A. Hofstetter (Hrsg.)
Urogenitale Infektionen

Springer
Berlin
Heidelberg
New York
Barcelona
Hongkong
London
Mailand
Paris
Singapur
Tokio

A. Hofstetter (Hrsg.)

Urogenitale Infektionen

Mit Beiträgen von

D. Bach · H. Bachmann · H. W. Bauer · K.-H. Bichler
H. Blenk · T. Bootz · P. Brühl · G. Feil · T. Gasser · S. E. Geerlings
J. Hacker · I. M. Hoepelmann · A. Hofstetter · S. Hofstetter
H.-J. Knopf · S. Lenk · B. Liedl · M. Ludwig · M. Menninger
K. G. Naber · H.-J. Nelde · E. E. Petersen · K.-H. Rothenberger
H. J. Schmitz · P. Schneede · M. Siebels · G. Stadie · S. Strasser
W. Vahlensieck jr. · W. Weidner · M. Westenfelder
A. Zumbrägel

Mit 163 Abbildungen, davon 105 in Farbe und 99 Tabellen

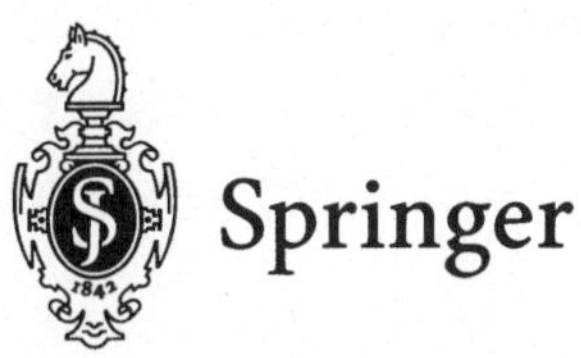

Springer

Professor Dr. med. Dr. h.c. mult. Alfons Hofstetter
Urologische Klinik und Poliklinik
Klinikum Großhadern
Ludwig-Maximilians-Universität
Marchioninistraße 15
D-81377 München

ISBN-13:978-3-642-64165-7

Die Deutsche Bibliothek – CIP-Einheitsaufnahme
Urogenitale Infektionen / Hrsg.: Alfons Hofstetter. – Berlin ; Heidelberg ; New York ; Barcelona ; Hongkong ; London ; Mailand ; Paris ; Singapur ; Tokio: Springer, 1999
   ISBN-13:978-3-642-64165-7   e-ISBN-13:978-3-642-59883-8
   DOI: 10.1007/978-3-642-59883-8

Umschlaggestaltung: de'blik, Berlin
Satz: Teichmann Verlagsservice, Mauer

SPIN 10567965   13/3135 - 5 4 3 2 1 0
Gedruckt auf säurefreiem Papier

Vorwort

Sarcinatoris est, summum suere centonem optime.
(Lucilius, Prokurator von Sizilien,
Freund Senecas)

Es war die logische Konsequenz zur *Klinischen Mikrobiologie für den Urologen*, einem Leitfaden für das Praxislabor, herausgegeben vom Arbeitskreis „Infektiologie" der Fort- und Weiterbildungskommission der Deutschen Gesellschaft für Urologie, ein Buch zu schreiben, das versucht, auf die zahlreichen Fragen und Probleme der Urogenitalinfektionen klare und praxisbezogene Antworten zu geben.

Um dies zu ermöglichen, wurden Spezialisten verschiedener Fachdisziplinen gebeten, aus ihrer Sicht zu bestimmten Themen der Urogenitalinfektionen Stellung zu nehmen. Daß dabei Überschneidungen und eventuell abweichende Meinungen nicht ganz zu vermeiden waren, ist verständlich, sollte aber den Leser dazu anregen, die verschiedenen Gesichtspunkte nachzuempfinden und seine eigenen Erfahrungen einzubringen, um so das Optimum in seinem ärztlichen Handeln zu erreichen – dies würde dem Ausspruch des Lucilius im Interesse der uns anvertrauten Patienten gerecht werden.

Danken möchte ich allen, die mit mir dieses Buch geschrieben haben, von dem ich hoffe, daß es zum Verständnis der Pathophysiologie der Harnwegsinfektionen und der daraus resultierenden Diagnostik und Therapie beiträgt.

Bedanken möchte ich mich auch beim Springer-Verlag für die exzellente qualitative Ausstattung dieses Buches, vor allem bei Frau Dr. Bacchus, die mich ermutigt hat, ein solches Werk in Angriff zu nehmen.

München, 1998   A. HOFSTETTER

Inhaltsverzeichnis

Autorenverzeichnis

BACH, D., Professor Dr. med.
Urologische Abteilung
St.-Agnes-Hospital Bocholt
Barloer Weg 125
46397 Bocholt

BACHMANN, H., Professor Dr. med.
Allgemeine Pädiatrie und Neonatologie
Klinik für Kinder- und Jugendmedizin
Zentralkrankenhaus Links der Weser
Senator-Weßling-Str. 1
28277 Bremen

BAUER, H.W., Professor Dr. med.
Urologische Praxis
Maximilianstr. 31
80539 München

BICHLER, K.-H., Professor Dr. med.
Lehrstuhl und Abteilung für Urologie
Eberhard-Karls-Universität Tübingen
Hoppe-Seyler-Str. 3
72076 Tübingen

BLENK, H., Dr. med.
Facharzt für Mikrobiologie, Infektions-
epidemiologie, und Labormedizin
Lehrbeauftragter der Ludwig-
Maximilians-Universität
Rohrmannstr. 12
90429 Nürnberg

BOOTZ, T., Dipl.-Biol.
BIWITEC
Clarenbachstr. 221a
50931 Köln

BRÜHL, P., Professor Dr. med.
Klinik und Poliklinik für Urologie
Medizinische Fakultät der
Universität Bonn
Sigmund-Freud-Str. 25
53105 Bonn

FEIL, G., Dipl.-Biol.
Lehrstuhl und Abteilung für Urologie
Eberhard-Karls-Universität Tübingen
Hoppe-Seyler-Str. 3
72076 Tübingen

GASSER, T., Priv.-Doz. Dr. med.
Urologische Universitätsklinik
beider Basel, Kantonsspital
Spitalstr. 21
CH-4031 Basel

GEERLINGS, S.E., Dr. med.
Abteilung Innere Medizin
Fachbereich für Infektions-
krankheiten und Aids
Eijkman Winkler Labor für
Medizinische Mikrobiologie
Universitätsklinik Utrecht
Heidelberglaan 10
3508 GA Utrecht
Niederlande

HACKER, J., Professor Dr. med.
Institut für Molekulare
Infektionsbiologie
Röntgenring 11
97070 Würzburg

HOEPELMANN, I.M., Dr. med.
Abteilung Innere Medizin
Fachbereich für Infektionskrankheiten
und Aids
Eijkman Winkler Labor für
Medizinische Mikrobiologie
Universitätsklinik Utrecht
Heidelberglaan 10
3508 GA Utrecht
Niederlande

HOFSTETTER, A., Professor Dr. med.
Dr. h.c. mult.
Urologische Klinik und Poliklinik
Klinikum Großhadern
Ludwig-Maximilians-Universität
Marchioninistr. 15
81377 München

HOFSTETTER, S., Dr. med.
Max von Pettenkofer-Institut
Ludwig-Maximilians-Universität
Pettenkoferstr. 9a
80336 München

KNOPF, H.-J., Dr. med.
Urologische Klinik
Ev. Jung-Stilling Krankenhaus
Wichernstr. 40
57074 Siegen

LENK, S., Professor Dr. med.
Universitätsklinik und Poliklinik
für Urologie
Universitätsklinikum Charité
Medizinische Fakultät
der Humboldt-Universität zu Berlin
Schumannstr. 20-21
10117 Berlin

LIEDL, B., Dr. med.
Urologische Klinik und Poliklinik
der Ludwig-Maximilians-Universität
Klinik Großhadern
Marchioninistraße 15
81377 München

LUDWIG, M., Dr. med.
Urologische Klinik
Justus-Liebig-Universität
Klinikstr. 29
35385 Gießen

MENNINGER, M., Dr. med.
Urologische Klinik und Poliklinik
Klinikum Großhadern,
Ludwig-Maximilians-Universität
Marchioninistr. 15
81377 München

NABER, K.G., Professor Dr. med.
Urologische Klinik
Klinikum St. Elisabeth
St. Elisabeth Str. 23
94315 Straubing

NELDE, H.-J., Dr. med.
Lehrstuhl und Abteilung für Urologie
Eberhard-Karls-Universität
Hoppe-Seyler-Str. 3
72076 Tübingen

PETERSEN, E.E., Professor Dr. med.
Frauenklinik
Klinikum der
Albert-Ludwigs-Universität
Hugstetter Str. 55,
79106 Freiburg

ROTHENBERGER, K.-H., Dr. med.
Urolgische Klinik
Klinikum Landshut
Robert-Koch-Str. 1
84034 Landshut

SCHMITZ, H.J., Dr. med.
Urologische Abteilung
St. Carolus Krankenhaus
St. Carolusstr. 242
02827 Görlitz

SCHNEEDE, P., Dr. med.
Urologische Klinik und Poliklinik
Klinikum Großhadern
Ludwig-Maximilians-Universität
Marchioninistr. 15,
81377 München

SIEBELS, M., Dr. med.
Urologische Klinik und Poliklinik
Klinikum Großhadern
Ludwig-Maximilians-Universität
Marchioninistr. 15
81377 München

STADIE, G., Dr. med.
Urologische Klinik
Klinikum der Stadt Gera,
Straße des Friedens 122,
07548 Gera

STRASSER, S., Dr. med.
Urologische Klinik und Poliklinik,
Klinikum Großhadern
Ludwig-Maximilians-Universität,
Marchioninistr. 15
81377 München

VAHLENSIECK, W., jr., Priv.-Doz. Dr. med.
Reha-Klinik Wildetal
Kliniken Hartenstein
Mühlenstr. 8
34537 Bad Wildungen-Reinhardshausen

WEIDNER, W., Professor Dr. med.
Urologische Klinik
Justus-Liebig-Universität
Klinikstr. 29
35385 Gießen

WESTENFELDER, M., Professor Dr. med.
Klinik für Urologie
und Kinderurologie
Krankenhaus Maria-Hilf Krefeld
Oberdießemer Str. 94
47805 Krefeld

ZUMBRÄGEL, A., Dr. med.
Lehrstuhl und Abteilung für Urologie
Eberhard-Karls-Universität
Hoppe-Seyler-Str. 3
72076 Tübingen

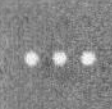

Epidemiologie*

H.W. Bauer

INHALTSVERZEICHNIS

1.1 Einleitung

Infektionen der Harnwege (HWI) sind die häufigsten renalen und urologischen Erkrankungen. Gleichzeitig stellen sie die verbreitetste bakterielle Infektion aller Organsysteme dar. Da die entsprechenden Statistiken aus Deutschland und Europa fehlen, sind hier einige Zahlen aus den USA aufgeführt: Man geht in den USA von ca. 8 Mio. Patientenbesuchen pro Jahr wegen HWI und von 1,5 Mio. stationären HWI-Erkrankungen pro Jahr aus. Die Zahl der Krankenhausaufnahmen wegen vermutlicher akuter Pyelonephritis liegt in den USA bei schätzungsweise 100 000 pro Jahr. Infekte der Harnwege gelten als die verbreitetste Ursache für Bakteriämien (Gransden et al. 1990; Kreger et al. 1980).

---

* Herrn Prof. Dr. Dr. h.c. A. Hofstetter zum 60. Geburtstag

1.2.1   Harnwegsinfektion (HWI)

Von einer HWI spricht man, wenn eine Zystitis, eine akute Pyelonephritis oder eine asymptomatische Bakteriurie vorliegt. Das Ausmaß der vorhandenen Bakterien muß bei der Definition der Erkrankung berücksichtigt werden.

Die weitaus meisten Keime infizieren die Harnwege in aufsteigender Richtung. Dies vollzieht sich über 2 Etagen, der ersten, wenn die Keime vom periurethralen Bereich durch die Harnröhre in die Blase aufsteigen, und der zweiten, wenn sie von der Blase durch die Harnleiter in die Nieren gelangen. Beide Male breiten sich die Bakterien entgegen des Spülstroms durch die Lumina der Harnwege mittels ihrer Adhäsionsmechanismen aus. Für einen Aufstieg entlang periurethraler Lymphwege von der Blase zu den Nieren gibt es keinen Beweis.

Die hämatogene HWI stellt einen geringen Anteil an allen HWI-Formen dar. Hier gelangen die Mikroorganismen direkt durch das Blut in die Nieren und von dort in die Harnwege. Solche Infektionen können im Rahmen von Septikämien von verschiedenen Keimen hervorgerufen werden, z. B. *Staphylococcus aureus*, *Salmonella spp. und Candida spp.* Es gibt sowohl Misch- als auch Monoinfektionen.

1.2.2   Bakteriurie

Bakteriurie bedeutet das mikroskopische Vorhandensein von Bakterien im Urin. Dies ist bei Infekten der Harnwege nahezu immer der Fall. Es gibt davon einige Ausnahmen, z. B. sind hämatogene Infektionen ohne Bakteriurie möglich. Darüber hinaus zeigen gelegentlich Patienten mit symptomatischer HWI keine mikroskopisch nachweisbare Bakterienausscheidung im Urin, obwohl Bakterien mit mikrobiologischen Tests nachweisbar sind (Elliot et al. 1986). Für epidemiologische und klinische Zwecke dokumentiert die Bakteriurie das Vorhandensein von Bakterien in den Harnwegen.

1.2.3   Unkomplizierte HWI

Die meisten HWI kommen bei Menschen mit unauffälligem Harntrakt vor, d. h. die abführenden Harnwege weisen keine komplizierenden Faktoren, die sie für bakterielle Infektionen anfällig machen, auf. *Escherichia coli* ist der allgemein verbreitetste Keim. Er ruft ca. 80% der unkomplizierten Harnwegsinfektionen hervor. Für die restlichen 20% sind *Proteus mirabilis*, *Klebsiella pneumoniae*, Enterokokken und, ganz besonders bei jüngeren Frauen, auch *Staphylococcus saprophyticus* verantwortlich. Diese Infektionen reagieren gut auf Antibiotika. Rückfälle sind gewöhnlich Reinfektionen durch Keime, die erneut nach erfolgreicher Behandlung aus dem Scheidenvorhof über die Harnröhre in die Blase aufsteigen.

1.2.4 Komplizierte HWI

Die komplizierte HWI betrifft 2 unterschiedliche Patientengruppen.

- Die 1. Gruppe bilden Patienten mit einer Komplikation des Harntraktes. Darunter versteht man eine anatomische oder funktionelle Störung.
- Die 2. Gruppe besteht aus Individuen, die aufgrund ihrer immunologischen Situation für Infektionen anfällig sind (Immunsuppression, maligne Prozesse, Diabetes).

Bei den komplizierten HWI ist das Spektrum der Auslöserkeime vielfältiger; die Virulenzfaktoren sind teilweise verändert. So zeigen isolierte *E. coli* veränderte Virulenzfaktoren, die Keime sprechen weniger sicher auf eine antibiotische Therapie an, was ein Rezidiv, d. h. einen Rückfall mit dem gleichen Keim, wahrscheinlicher macht.

1.2.5 Symptomatische HWI

1.2.5.1 Zystitis

Die Zystitis wird durch Schmerzhaftigkeit, Häufigkeit und Dringlichkeit des Urinierens und durch suprapubische Schmerzen charakterisiert. 95% aller Besuche beim Arzt wegen HWI finden wegen dieses Krankheitsbildes statt (Ferry et al. 1988). Obwohl der Name andeutet, daß sich die Infektion auf die Blase beschränkt, haben Tests zur Lokalisierung, wie Blasenspülungen und Katheterisierung im Ureter, ergeben, daß 15–25% der Zystitispatienten tatsächlich Bakterien oberhalb der Blase aufweisen. Da die gleichen Keime, die in der Blase gefunden werden, auch in der Urethra isoliert werden können und manche Frauen mit Zystitissymptomen einen sterilen Blasenurin, jedoch positive Urethralkulturen aufweisen, ist ein Teil der Frauen mit Zystitissymptomen wahrscheinlich ausschließlich an einer Urethritis erkrankt (Fihn et al. 1988).

Die quantitative Bakteriurie hilft bei der Diagnose einer Zystitis. Stamm et al. (1982) zeigten, daß bei jungen Frauen bereits Bakterienkonzentrationen von mehr als 100/ml Urin signifikant mit Zystitissymptomen assoziiert sein können (Warren 1996). Neuerlich bestätigten Kunin und Kollegen diese Ergebnisse und zeigten außerdem, daß ein stufenweiser Anstieg der Bakterienzahl mit gleichzeitiger Verstärkung der Symptome bis zur Pyurie möglich ist (Kunin et al. 1993). Unbehandelte Frauen mit Keimkonzentrationen von 10^2 und 10^3 wiesen nach mehreren Tagen eine Bakteriurie von mehr als 10^5 CFU/ml auf (Arav-Boger et al. 1994).

Merke Die *Infectious Diseases Society of America* (IDSA) hat den Begriff der Bakteriurie für Antibiotikastudien wie folgt definiert (Rubin et al. 1992): Eine Bakteriurie von mehr als 10^3 CFU/ml bedeutet bei entsprechender Symptomatik eine Zystitis. Diese Quantifizierung ergibt eine Spezifität von 90% und eine Sensitivität von 80%.

1.2.5.2 Akute Pyelonephritis

Klinisch liegt eine akute Pyelonephritis bei Flankenschmerz und Fieber, häufig begleitet von Übelkeit, Erbrechen, Schweißausbrüchen und Krankheitsgefühl vor. Zur

Diagnose führen ein erhöhtes C-reaktives Protein im Serum, eine erhöhte Blutsenkungsgeschwindigkeit und eine verringerte Konzentrierfähigkeit der Niere. Zystitissymptome können, aber müssen nicht vorhanden sein. In ca. 30% der Fälle (Warren 1996) kann die akute Pyelonephritis durch eine Bakteriämie kompliziert werden. Die Bezeichnung Pyelonephritis bezieht sich auf eine Entzündung des Nierenbeckens und des Nierenparenchyms. Bereits erwähnte Lokalisierungstechniken zeigten, daß bei 30–50% der Patienten mit einer akuten Pyelonephritis nur im unteren Harntrakt Bakterien nachweisbar waren (Busch u. Huland 1984). Inwieweit die Tests die tatsächliche Situation repräsentieren und zuverlässig sind, ist nach wie vor umstritten.

Auf welche Weise bei einer Niereninfektion die Bakterien durch den/die Ureter aufsteigen, ist unklar. Ein vesikoureteraler Reflux im normalen Urintrakt eines Erwachsenen ist ungewöhnlich. Er findet sich auch bei Kindern mit akuter Pyelonephritis bei unauffälligem Harntrakt nur selten (Winberg et al. 1982). Ob die Bakterien durch eine progressive Belagerung der luminalen Oberfläche sich schwimmend gegen den Urinstrom, entlang des mukösen Belags in den weniger turbulenten Randbezirken des Urins bewegen, oder indem sie die gestörte Peristaltik des Ureters während einer Infektion zum Aufstieg ausnützen, ist spekulativ.

Die IDSA-Gruppe hat festgesetzt, daß das Kriterium für eine Bakteriurie bei einer akuten Pyelonephritis bei 10^4 oder mehr CFU/ml liegt. Von den Patienten mit einer akuten Pyelonephritis weisen 90–95% eine Bakteriurie dieser Konzentration auf (Rubin et al. 1992).

1.2.6 Asymptomatische Bakteriurie

Bei Untersuchungen verschiedener Bevölkerungsgruppen auf das Vorhandensein von Bakterien im Urin fand man, daß nur ein kleiner Anteil der Personen mit einer Bakteriurie Symptome haben (Nordenstam et al. 1986). Insbesondere in einer Studie über ältere Frauen konnte gezeigt werden, daß bei dem Kollektiv mit der häufigsten Inzidenz einer Bakteriurie nur selten Beschwerden vorhanden sind. Darüber hinaus entwickeln Frauen mit einer Bakteriurie keine häufigeren urinalen oder unspezifischen Symptome als solche ohne Bakteriurie (Boscia et al. 1986a). In Lokalisierungsstudien wurden die Bakterien dabei des öfteren sowohl in der Niere als auch in der Blase entdeckt (Suntharalingam et al. 1983). Die IDSA billigte das seit Jahrzehnten bestehende Kriterium für eine asymptomatische Bakteriurie, nämlich 2 aufeinanderfolgende Urinkulturen mit 10^5 Keimen/ml oder mehr der gleichen Organismen. Diese Zählung ergibt eine Spezifität von über 95% und eine Sensitivität von über 80% (Rubin et al. 1992).

1.3 Epidemiologie

Die Epidemiologie der HWI kann auf verschiedene Weise untersucht werden. Eine Möglichkeit der Analyse stellt die Zusammensetzung des Erregerspektrums dar. Z. B. kann die Verteilung der Keimarten, die die HWI verursachen, bereits darüber aufklären, ob es sich bei den Infektionen um eine unkomplizierte oder eine komplizierte HWI handelt. So kommt bei den komplizierten HWI *E. coli* weit weniger häufig vor als

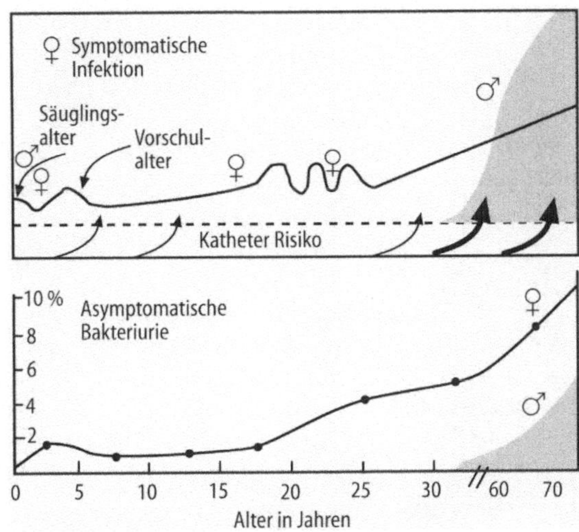

Abb. 1.1. Inzidenz von symptomatischer HWI und Prävalenz asymptomatischer HWI (*Kurven* Frauen, *blaue Flächen* Männer). (Nach Kunin 1987)

bei unkomplizierten HWI. Die meisten Infektionen werden bei komplizierten HWI durch andere gramnegative oder auch durch grampositive Keime und durch Hefen verursacht.

Weitere wichtige epidemiologische Gesichtspunkte der HWI sind Alter, sexuelle Betätigung und Begleiterkrankungen (Abb. 1.1) (Kunin 1987).

1.3.1 Kinder

Epidemiologie und klinischer Verlauf von HWI bei Kindern wurden von Jan Winberg und seinen Kollegen in einer Serie von Studien seit 1960 untersucht (Jodal 1987).

1.3.1.1 Symptomatische HWI

Jungen

Nach der Winberg-Studie haben 1% der Jungen mindestens eine symptomatische HWI während ihrer ersten 10 Lebensjahre. Die höchste Inzidenz liegt innerhalb des 1. Monats (Abb. 1.2).

Die meisten Erkrankungen bei diesen Säuglingen sind mit Fieber verbunden und stellen wahrscheinlich eine akute Pyelonephritis dar; 75–85% der Erkrankungen werden durch *E. coli* verursacht (Tabelle 1.1). Die Häufigkeit der kongenitalen Abnormitäten, die eine Obstruktion verursachen, beträgt 10–20% bei Jungen mit HWI in den ersten 2 Lebensmonaten (Warren 1996; Winberg et al. 1974). Das Verhältnis von männlicher zu weiblicher symptomatischer HWI beträgt 2,5:1 im 1. Lebensmonat und ändert sich mit zunehmendem Alter langsam zu 1:20 im 10. Lebensjahr. Bei älteren Jungen kommt P. mirabilis genauso oft wie *E. coli* vor (s. Tabelle 1.1). Bei 25% der Jungen tritt i. allg. ein Rezidiv innerhalb eines Jahres auf; mehrfache Infektionen sind selten.

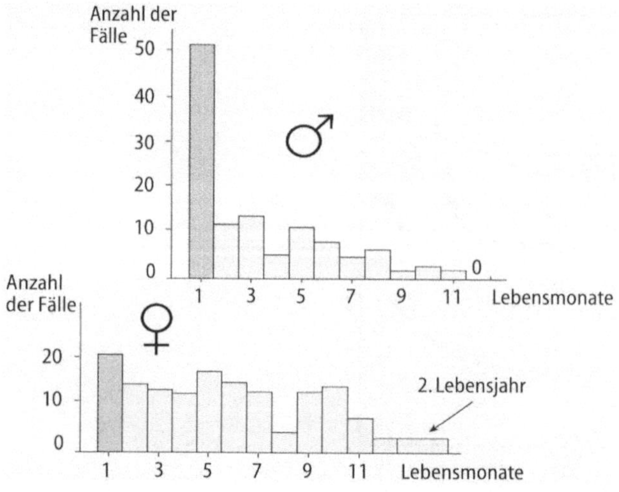

Abb. 1.2. Erstmalige HWI bei Kindern im 1. Lebensjahr. (Nach Winberg et al. 1974)

Weitere Untersuchungen zeigten, daß unbeschnittene Jungen in ihrem 1. Lebensjahr eine 10- bis 20mal höhere Inzidenz von HWI haben als beschnittene Jungen (Herzog 1989).

Mädchen

Ca. 3% der Mädchen haben eine symptomatische HWI in den ersten 10 Lebensjahren. Die höchste Inzidenz einer erstmaligen HWI liegt im 1. Jahr, aber im Gegensatz zu Jungen kommt sie über das ganze 1. Lebensjahr verteilt vor (s. Abb. 1.2). In den folgenden Jahren zeigen Mädchen eine langsam abnehmende Inzidenz der Ersterkrankungen bei symptomatischer HWI. Die meisten Infektionen der Harnwege verlaufen mit Fieber bis die Mädchen ein Alter von 8–10 Jahren erreicht haben (Abb. 1.3). *E. coli* wird in mehr als 80% der Fälle bei jungen Mädchen isoliert, aber nur in 60% bei Teenagern; hier kommt *S. saprophyticus* gehäuft vor (s. Tabelle 1.1). Nur ca. 2% der

Tabelle 1.1. Isolierte Keime bei Kindern mit primärer HWI. (Daten aus Winberg et al. 1974)

Keime	Infizierte [%]				
	Neugeborene beider Geschlechter (n=73)	Jungen		Mädchen	
		1 Monat–1 Jahr (n=62)	1–16 Jahre (n=42)	1 Monat–10 Jahre (n=389)	10–16 Jahre (n=30)
E. coli	75	85	33	83	60
Klebsiella spp.	11	2	2	<1	0
Proteus spp.	0	5	33	3	0
Enterokokken	3	0	2	2	0
Staphylokokken	1	0	12	<1	30

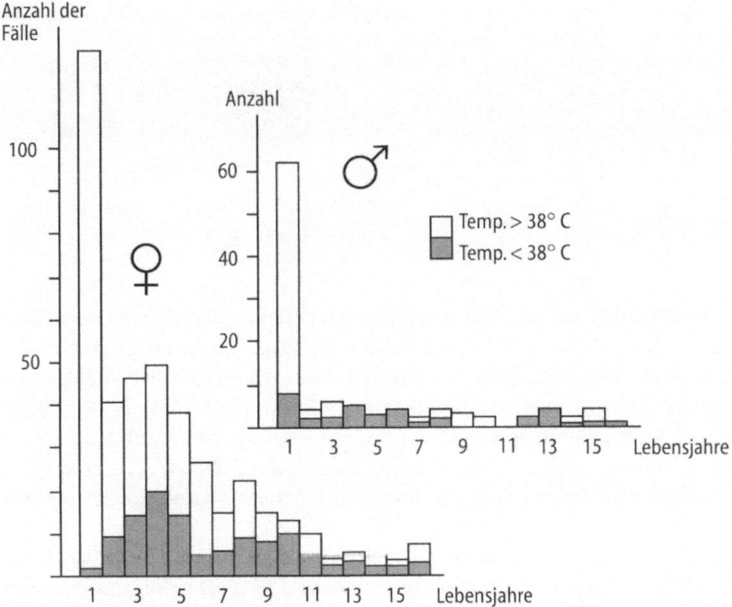

Abb. 1.3. Fiebrige und unfiebrige HWI bei Kindern bis zum 16. Lebensjahr. (Nach Winberg et al. 1974)

Mädchen, die an der Studie für symptomatische HWI teilnahmen, haben eine relevante Urinobstruktion. Bei 40% der Mädchen kommt es zu einem Rezidiv; gewöhnlich geschieht dies innerhalb 1 Jahres nach der Erstinfektion. Rezidive über die Jahre hinweg sind bei Mädchen häufiger als bei Jungen und sind dann öfter von einer verstärkten periurethralen Bakterienkolonisierung, und bei In-vitro-Untersuchungen mit bakterieller Adhäsion an periurethrale und uroepitheliale Zellen verbunden (Källenius u. Winberg 1978).

Renale Narbenbildung

Bei ca. 1/3 der Kinder mit akuter Pyelonephritis beobachtet man an der entsprechenden Infektionsseite eine Narbenbildung an der Niere (Tabelle 1.2; Jakobsson et al. 1994). Die Inzidenz einer solchen Narbenbildung ist innerhalb des 1. Lebensjahres am höchsten (Winberg et al. 1982); nach dem 10. Lebensjahr treten selten neue Narbenbildungen auf (Winberg 1992). Die renalen Narben können viele Jahre lang Auswirkungen haben. Kinder mit HWI und renaler Narbenbildung und Individuen, bei denen erstmals im Erwachsenenalter renale Narben festgestellt wurden (Warren 1996), scheinen ein deutlich höheres Risiko für hohen Blutdruck, renale Dysfunktion und renales Versagen zu haben (Winberg 1992).

Eine renale Narbenbildung bei Kindern mit fieberhafter HWI gehen überzufällig häufig mit einem vesikoureteralen Reflux, rezidivierenden Pyelonephritiden, Infektionen mit Nicht-*E. coli*-Bakterien und Infektionen mit *E. coli* ohne P-Fimbrien einher.

Ein vesikoureteraler Reflux tritt ein, weil das physiologische Ventil, bedingt durch die Lage des Ureters in der Wand der sich kontrahierenden Blase, wahrschein-

Tabelle 1.2. Renale Narbenbildung und vesikoureteraler Reflux bei Kindern mit HWI. (Daten aus Jakobsson et al. 1994)

Grad des Refluxes	Nierennarbenbildung [%]	Autor
0	23/119	(Källenius u. Winberg 1978)
1–2	5/17	(Nicolle et al. 1982)
3	9/16	(Korzeniowski 1991)

lich noch nicht ganz ausgebildet ist, und somit beim Urinieren der Urin in den Ureter zurückfließen kann. In 80% der Fälle verschwindet der Rückfluß spontan mit zunehmendem Alter (Warren 1996). Ca. 1/3 der männlichen und weiblichen Säuglinge mit akuter Pyelonephritis haben einen vesikoureteralen Reflux; bei 10% ist der Reflux hochgradig und mit einer Dilatation des Ureters, des Nierenbeckens und des Kelchsystems verbunden. Untersuchungen haben gezeigt, daß mit der Stärke des Refluxes auch die Wahrscheinlichkeit einer renalen Narbenbildung ansteigt (Jakobsson et al. 1994; Jodal 1987).

Es gibt jedoch auch Narbenbildungen im Nierenparenchym ohne Reflux (Jodal 1987; Winberg 1992). Neuere Untersuchungen zeigen, daß Parenchymnarben ausschließlich mit der Inzidenz der Pyelonephritiden koinzidiert (Jakobsson et al. 1994).

1.3.1.2 Asymptomatische Bakteriurie

Jodal (1987) untersuchte die Bakteriurie bei mehr als 3500 Neugeborenen in der Gegend von Göteborg. Bei mindestens 1 von 3 Untersuchungen bei Kindern unter 10 Monaten fand man eine asymptomatische Bakteriurie (bei 2,5% der Jungen und 0,9% der Mädchen). Die Refluxhäufigkeit unter diesen Kindern lag bei 11%, allerdings bei meist geringer Refluxintensität. Die Mehrheit dieser Bakteriurien verschwand spontan. Nach 3 Jahren zeigte sich nahezu keine Narbenbildung. Nach dem 1. Lebensjahr verringert sich die asymptomatische Bakteriurie bei Jungen, während sie bei Mädchen noch persistiert. Man schätzt, daß 5–10% der Mädchen mindestens 1mal vor dem 10. Lebensjahr eine asymptomatische Bakteriurie durchmachen. Eine anhaltende asymptomatische Bakteriurie bei normalem Harntrakt birgt keine Gefahr für die Nieren in sich. Die Entwicklung einer akuten Pyelonephritis daraus ist unbekannt (Lindberg et al. 1978).

Es gibt Untersuchungen, die zeigen, daß gestillte Kinder weniger anfällig sind für symptomatische wie auch für asymptomatische HWI (Marild et al. 1990).

1.3.2 Erwachsene Frauen

90% aller Patienten, die an einem Harnwegsinfekt erkranken, sind Frauen mit einem unauffälligen Harntrakt (Ferry et al. 1988).

1.3.2.1 Symptomatische HWI

Junge Frauen

95% der Frauen, die wegen einer HWI einen Arzt aufsuchen, haben Miktionsbeschwerden (Ferry et al. 1988). Die Häufigkeit der Zystitis steigt in der Pubertät an und zieht sich durch das gesamte Erwachsenenalter. Man schätzt, daß 40% aller erwachsenen Frauen 1mal zu Lebzeiten Zystitissymptome haben. *E. coli* hat dabei einen ursächlichen Anteil von 75–80% (Tabelle 1.3).

Sexuelle Aktivität

Eine große Anzahl klinischer Studien hat den Zusammenhang zwischen sexueller Betätigung und HWI untersucht (Strom et al. 1987). Es besteht Übereinstimmung darüber, daß es eine enge Korrelation zwischen dem Auftreten einer HWI und einem vorausgegangenen Sexualkontakt bzw. der Anzahl der sexuellen Kontakte gibt. Remis et al. berechneten z. B. die Wahrscheinlichkeit für eine HWI bei Studentinnen ohne Sexualkontakt mit 7:100, im Gegensatz zu sexuell aktiven Studentinnen mit 52:100 (Warren 1996).

Der Gebrauch eines Diaphragmas korreliert positiv mit einer erhöhten HWI-Rate (Warren 1996; Strom et al. 1987). Fihn et al. (1986) fanden eine stärkere *E. coli*-Kolonisierung von Harnröhre und Scheidenvorhof bei Diaphragmabenutzerinnen als bei Nichtbenutzerinnen. Sie machten Nonoxynol-9, ein Spermizid, womit das Diaphragma beschichtet ist, hierfür verantwortlich. Es konnte gezeigt werden, daß die normale Vaginalflora empfindlicher auf Nonoxynol reagiert als pathogene Keime.

Urinieren nach Sexualkontakt hat einen schützenden Effekt gegen HWI. Dabei werden die während des Geschlechtsverkehrs in die Blase gelangten Mikroorganismen ausgespült (Strom et al. 1987).

Nichtsexuelle Risikofaktoren

Es wurden auch Risikofaktoren für HWI bei jungen Frauen identifiziert, die nichts mit deren sexuellen Aktivitäten zu tun haben. Diese betreffen die Anzahl der HWI in der Eigenanamnese (Warren 1996; Strom et al. 1987) und die Anzahl der HWI in der Familienanamnese, insbesondere der Mutter (Strom et al. 1987). Foxman u. Chi bewiesen

Tabelle 1.3. Umgebungsbedingte Ursachen der HWI bei Erwachsenen

Infektions-keime	Symptomatische Infektionen [%]		Asymptomatische Infektionen [%]	
	Frauen[a] (330 Episoden)	Männer[a] (25 Episoden)	Ältere Frauen[b] (29 Episoden)	Ältere Männer[c] (29 Episoden)
E. coli	75	63	79	17
Klebsiella spp.	2	4	12	7
Proteus spp.	1	0	1	7
Staphylococcus spp.	6[d]	8[d]	0	53[e]
Streptococcus spp.	0	4	1	10

[a] Daten von Ferry et al. (1988), [b] Daten von Boscia et al. (1986), [c] Daten von Mims et al. (1990),
[d] *S. saprophyticus*, [e] *S. epidermidis* ist in der Überzahl

einen schützenden Effekt von Vitamin C (Warren 1996), ein Ergebnis, das von Strom et al. (1987) nicht bestätigt wurde.

Mit mehreren naheliegenden Faktoren konnte keine Koinzidenz mit der HWI-Rate gefunden werden. Zu diesen gehören das Tragen von Hosen statt Röcken, das Benutzen von Menstrualtampons statt Binden, Fahrradfahren, Miktionsfrequenz, Menge und Art der Flüssigkeit, die zu sich genommen wird (Kaffee, Tee, Alkohol, Preiselbeersaft), Verdauung der verschiedenen Nahrungsmittel, Verstopfung, Durchfall, das Einnehmen von Laxanzien oder Anwendung von Spülungen, Duschen, Baden in der Wanne, Schaumbäder und zu enge oder zu weite Kleidung (Warren 1996; Strom et al. 1987). Inwieweit diese Studienergebnisse den Vorkommnissen im Alltag entsprechen ist fraglich.

Rezidivierende HWI

Nach der Ersterkrankung erfahren ca. 30% der Frauen ein Rezidiv in den darauffolgenden 6–12 Monaten (Foxman 1990). Der Häufigkeitsgipfel liegt innerhalb der ersten 60 Tage. Die Inzidenz einer Wiederholung klingt danach kontinuierlich ab (Foxman 1990). Von den Rezidiven sind ca. 75% symptomatisch, davon 95% zystitisch, 5% stellen akute Pyelonephritiden dar (Stamm et al. 1991). Einige Frauen erfahren häufige Rezidive: Mabeck fand (1972), daß 70% der Rezidive bei 1/6 der Patientinnen vorkommen. Tägliche Urinkulturen zeigten eine klare positive Korrelation zwischen rezidivierenden HWI und sexueller Aktivität (Nicolle et al. 1982). Bei weniger als 5% der Rezidive fand man eine Prädisposition, die durch anatomische oder funktionelle Störungen der Harnwege hervorgerufen wurde (Mabeck 1972).

E. coli ist bei 65% der rezidivierenden Harnwegsinfekte der Erreger; dies bedeutet eine etwas geringere Häufigkeit als bei nicht rezidivierenden HWI.

Sehr häufig besteht bei Frauen mit rezidivierenden HWI bereits vor dem neuerlichen Rezidiv eine periurethrale Kontamination mit dem entsprechenden pathogenen Keim (Stamey et al. 1971). Auch die Keimdichte dieser Kontamination korreliert mit der Anzahl der Rezidive (Stamey et al. 1975). Tatsächlich können an den Epithelzellen aus den periurethralen, vaginalen und sogar bukkalen Schleimhautarealen von Frauen mit rezidierender HWI eine signifikant größere Anzahl von *E. coli* anhaften.

In Studien zur Kolonisierung und besonders zu den Adhäsionsmechanismen *in vitro* wird eine erbliche Disposition zu rezidivierenden HWI angedeutet. So sind Personen, die keine Blutgruppenantigene ausscheiden, dafür besonders anfällig. Die Blutgruppenantigene A, B, H und Lewis (*Le-a* und *Le-b*) sind biochemisch verwandt und werden von einer Anzahl von Genen reguliert und kontrolliert. Das *Se*-Gen ist zur Exprimierung dieser Antigene auf Epitheloberflächen und zur Ausscheidung z. B. im Speichel notwendig. Personen, die im Speichel keine Blutgruppenantigene ausscheiden, werden als Nichtausscheider bezeichnet. Nichtausscheider zeigen eine sehr viel niedrigere Exprimierung dieser Antigene auf dem Harnwegsepithel als Ausscheider (Cordon-Cardo et al. 1986).

Der Nichtausscheiderbefund herrscht bei Frauen mit rezidivierender HWI vor (Kinane et al. 1982). Auch bei Kindern mit febriler HWI (Lomberg et al. 1992), bei Frauen mit renaler Narbenbildung (Jacobson u. Lomberg 1990) und bei Kindern mit anatomischen Harnwegsveränderungen überwiegen die Nichtausscheider (Warren 1996). Stapleton et al. (1995) entdeckten, daß bei Nichtausscheidern mit rezidivierender HWI die Wahrscheinlichkeit der Rektalkolonisierung mit *E.coli*-behafteten F-Fimbrien häufiger ist als bei Nichtausscheidern ohne Rezidive und bei Ausscheidern mit Rezidiven.

Lomberg et al. (1986) bewiesen, daß uropathogene E. coli-Keime in größeren Mengen an squamösen Urothelzellen von Nichtausscheidern anhaften als an denen von Ausscheidern.

Postmenopausale Frauen

Ein großer Teil von älteren Frauen erkrankt an rezidivierender HWI. Dies wird mit dem Östrogenmangel in der Vaginal- und Urethralschleimhaut assoziiert. Ein verminderter Östrogenspiegel führt wegen der dadurch verursachten, abnehmenden Schleimsekretion des Vaginalepithels zu einer verminderten Kolonisierung der Schleimhaut mit Laktobazillen, was wiederum einen verstärkten Befall durch *E. coli* ermöglicht. Dies bedeutet für die *E. coli*-Keime eine größere Wahrscheinlichkeit, in die Blase zu gelangen und zu einer Infektion zu führen. Die Folge ist eine Bakteriurie. Es gibt diesbezüglich überzeugende Ergebnisse aus einer randomisierten und plazebokontrollierten Studie mit topischer Estriol-Creme, die in der Vagina aufgetragen wurde (Raz u. Stamm 1993). Frauen, die die Plazebocreme benutzten, bekamen im Durchschnitt 6 HWI pro Patientenjahr im Vergleich zu 0,5 HWI in der Estriol-Gruppe. Eine langjährigere Untersuchung der Vaginalflora ergab, daß 2/3 der Plazebofrauen, aber nur 1/3 der Frauen, die mit topischem Östrogen behandelt wurden, nachfolgend mit Bakterien aus der Familie *Enterobacteriaceae* infiziert wurden bzw. waren.

1.3.2.2 Asymptomatische Bakteriurie

Beginnend mit der Pubertät, rückt die Verbreitung von asymptomatischer Bakteriurie ca. um 1%/Lebensdekade bis hin zur 6. Dekade vor (s. Abb. 1.1). Einige Ergebnisse deuten an, daß der Gebrauch von Diaphragmen bei jungen Frauen mit asymptomatischer Bakteriurie korreliert (Strom et al. 1987).

Nach dem 60. Lebensjahr erhöht sich die Häufigkeit der asymptomatischen Bakteriurie. In diesem Alter zeigen Frauen eine Häufigkeit von 15–25% und höher (Boscia et al. 1986b).

Gaymans et al. (1976) fanden, daß Frauen mit asymptomatischer Bakteriurie eine signifikant höhere Wahrscheinlichkeit haben, im Folgejahr nach der Untersuchung an einem Harnwegsinfekt zu erkranken, als Frauen ohne asymptomatische Bakteriurie. Generell haben Frauen in Altersheimen und Pflegeheimen signifikant häufiger asymptomatische Bakteriurien (Nicolle 1993).

Schwangere

Eine asymptomatische Bakteriurie tritt bei 3–10% der Schwangeren auf (Sacks et al. 1987). Frauen, die während ihrer Kindheit eine asymptomatische Bakteriurie hatten, werden von diesem Befund eher während einer Schwangerschaft betroffen (Sacks et al. 1987).

Eine asymptomatische Bakteriurie geht in der Schwangerschaft mit einer Inzidenz von 25–50% in eine akute Pyelonephritis über (Kass 1962). Ursache hierfür ist die Dilatation der Ureter und des Nierenbeckens, die durch hormonelle und mechanische Veränderungen in der Schwangerschaft entstehen; dies erleichtert den Bakterien den Aufstieg von der Blase in die Nieren.

Es besteht eine Korrelation von maternaler asymptomatischer Bakteriurie mit Frühgeburt und reduziertem Geburtsgewicht des Kindes (Mittendorf et al. 1992). Romero et al. (1989) überprüften per Metaanalyse die englischsprachige Literatur. Sie fanden, daß eine unbehandelte asymptomatische Bakteriurie während der Schwangerschaft signifikant mit einem erniedrigten Geburtsgewicht und mit der Wahrscheinlichkeit der Frühgeburt korreliert. Sie zogen daraus den Schluß, daß eine antibiotische Therapie der asymptomatischen Bakteriurie notwendig ist, um das Risiko eines erniedrigten Geburtsgewichtes zu mindern.

Ältere Frauen

Ältere Frauen haben ein oder mehrfache Episoden einer asymptomatischen Bakteriurie (Warren 1996). Die meisten werden durch gramnegative Stäbchen hervorgerufen, unter welchen *E. coli* am häufigsten vorkommt (Tabelle 1.4). Die Bakteriurie erscheint und verschwindet spontan und nur wenige Individuen haben eine permanente Bakteriurie (Warren 1996). Die rezidivierenden asymptomatischen Bakteriurien erfolgen in der Regel durch neue Bakterienstämme (LiPuma et al. 1989). Asymptomatische Bakteriurien kommen sehr häufig bei Analinkontinenz, vaginalem Deszensus, Uterusprolaps und Zystozele oder Urethrozele vor (Sourander et al. 1965). Diabetes mellitus ist relativ häufig in dieser Bevölkerungsgruppe und begünstigt eine neurogene Blasenentleerungsstörung (Warren 1996).

Entgegen früheren Untersuchungen zeigen neue Studien keine vermehrte Mortalität bei unbehandelter asymptomatischer Bakteriurie der älteren Frau (Abrutyn et al. 1994).

1.3.3 Erwachsene Männer

Der erstgelassene Urin und der sauber aufgefangene Mittelstrahlurin des Mannes ergeben genauso verläßliche Untersuchungsergebnisse in Hinblick auf die Blasenbakteriurie wie der suprapubische oder periurethrale Katheterurin (Lipsky et al. 1987). Die trockene periurethrale Epidermis des Mannes ist vermutlich seltener mit uropathogenen Organismen kolonisiert als der feuchte Mukus im periurethralen Gebiet der Frau, deshalb ist eine Kontamination einer Urinprobe weniger häufig gegeben. Die IDSA schlägt Werte von mehr als 10^4 CFU/ml als Grenzwert für die HWI beim Mann vor (Rubin et al. 1992).

Tabelle 1.4. Umgebungsbedingte HWI, Korrelation Bakterien und Patientenalter, meist Frauen. (Daten aus Ferry et al. 1988)

Alter [Jahre]	% der Infektionen verursacht durch	
	E. coli	*S. saprophyticus*
0–14	89	0
15–44	63	15
45–64	80	1
65	81	1

1.3.3.1 Symptomatische HWI

Normale Harnwege

Nach dem Kindesalter geht bei Männern die Inzidenz einer symptomatischen und asymptomatischen Bakteriurie kontinuierlich auf nahezu null zurück (s. Abb. 1.1). Man kann davon ausgehen, daß eine HWI bei einem erwachsenen Mann jeden Alters eine komplizierte Infektion darstellt, die entsprechend diagnostiziert und behandelt werden muß (Kunin 1987).

Dies wird auch durch 2 Studien belegt, die zeigen, daß Harnwegsinfekte nur mit sehr geringer Inzidenz bei sonst gesunden Männern vorkommen. Über einen Zeitraum von 6 Jahren untersuchten Krieger et al. (1993) 38 Männer mit HWI und fanden eine durchschnittliche Inzidenz von 5 symptomatischen HWI pro Jahr pro 10.000 Männer. Fast alle zeigten Symptome im unteren Harntrakt; zudem hatten 14 der Männer Fieber und 7 Flankenschmerzen; 6 entwickelten einen urethralen Ausfluß; 1 Patient erkrankte an chronisch-bakterieller Prostatitis.

Die 2. Untersuchung berichtet über 88 Männer im Verlauf von 10 Jahren (Ulleryd et al. 1994). Die Patienten wurden dabei in solche mit akuter fieberhafter Pyelonephritis (n = 74) und solche mit Zystitis (n = 14) unterteilt. Die überwiegende Anzahl der Patienten hatte komplizierende Faktoren wie mechanische oder funktionelle Obstruktion oder Diabetes. Studien über die Frage, ob sexuell aktive, homosexuelle Männer zu einer symptomatischen HWI prädisponiert sind, verglichen mit heterosexuellen Männern, kamen trotz der offenkundigen Zusammenhänge zu widersprüchlichen Resultaten (Wilson et al. 1986).

1.3.3.2 Asymptomatische HWI

Nach dem Kindesalter verschwindet die Inzidenz einer asymptomatischen Bakteriurie bei Männern fast vollkommen. Diesen Befund gibt es erst wieder im Senium. Bei den über 85 Jahre alten Männern liegt die Häufigkeit für eine asymptomatische Bakteriurie bei ca. 15% (Mims et al. 1990). Bei Heimbewohnern kann sich diese Rate bis zu 42% erhöhen (Nicolle 1993). Die meisten Männer sind tatsächlich asymptomatisch, aber bei 10% ergibt eine intensivere anamnestische Erhebung doch eine Dysurie (Mims et al. 1990). Grampositive Organismen sind bei Männern häufiger der Grund für eine Bakteriurie als bei Frauen und belaufen sich auf 30–60% der asymptomatischen Bakteriurien (Mims et al. 1990) (s. Tabelle 1.3). Die asymptomatischen Bakteriurien bei Männern sind teilweise intermittierend und gehen häufig mit spontanen Remissionen einher (Mims et al. 1990). Wolfson et al. (1965) identifizierten mehrere prädisponierende Faktoren wie Obstruktionen durch BPH, Strikturen, anamnestische oder bestehende Steinleiden, Operationen am Harntrakt und endoskopische Untersuchungen im Bereich der Harnwege sowie früher stattgehabte Infektionen. Die Häufigkeit der mutmaßlichen Risikofaktoren war bei dieser Untersuchung in beiden Gruppen, d. h. mit und ohne HWI, allerdings verhältnismäßig hoch. Auch bei Männern besteht, abgesehen von solchen mit malignen Erkrankungen, keine Korrelation zwischen Bakteriurie und Mortalität (Nordenstam et al. 1986).

1.3.3.3 Komplizierte HWI

Eine symptomatische HWI ist das Ergebnis von Wechselwirkungen zwischen den aggressiven Fähigkeiten des pathogenen Keims und den Schutzmechanismen des betreffenden Wirts. Wenn letzterer nicht fähig ist, die bakterielle Kolonisierung zu begrenzen bzw. deren Vermehrung zu verhindern, oder die Penetration des Keims aufzuhalten bzw. die eingedrungenen Keime abzutöten, dann hat eine Infektion stattgefunden. Bestimmte Eigenschaften des Wirts können sich als Nachteil für die Entstehung einer Infektion erweisen. Diese Nachteile ziehen eine erhöhte Inzidenz der HWI nach sich und werden als Komplikationen definiert. Deshalb spricht man von komplizierten HWI. Diese Nachteile werden in 2 große Kategorien unterteilt:

1. funktionelle oder anatomische Veränderungen im Sinne einer Obstruktion bzw. eines Passagehindernisses,
2. systemische Erkrankungen, die eine erhöhte Inzidenz oder einen erschwerten Krankheitsverlauf einer HWI mit sich bringen (Saitoh et al. 1985), z. B. Niereninsuffizienz, Diabetes mellitus, Transplantationen, hämatologisch-onkologische Erkrankungen, Aids (Korzeniowski 1991).

In der Praxis manifestiert sich gewöhnlich eine komplizierte HWI, wenn eine Kurzzeitantibiose nicht erfolgreich ist bzw. ein Rezidiv nach kurzer Zeit mit dem gleichen Keim wieder auftritt, oder bei einer Infektion mit einem Nicht-*E. coli*-Erreger. Bei den Nicht-*E. coli*-Erregern bedürfen die Ureasebildner *P. mirabilis*, *Providencia*, *Morganella* und *Corynebacterium urealyticum* besonderer Aufmerksamkeit. Durch die Urease entsteht aus dem Harnstoff Ammoniak, was eine lokale Erhöhung des Urin-pHs und somit eine Präzipitation von struviten und apatiten Kristallen bewirkt. Da sich nachfolgend in der Regel größere Konkremente bilden, verschlechtern Ureasebildner die Situation beim komplizierten Infekt zusätzlich.

Die wichtigsten Gesichtspunkte bei der epidemiologischen Betrachtung bzw. bei dem Verdacht auf eine komplizierte HWI sind die anatomischen und funktionellen Begebenheiten der Harnwege. Anatomische oder funktionelle Abnormitäten erleichtern das Eindringen von pathogenen Keimen in die Urothelschleimhaut, behindern den Urinstrom, führen zu erhöhtem intraluminalen Druck und begünstigen die Sequestration von Erregern. Auch Fremdkörper permanent oder passager im Harntrakt behindern den Spülstrom des Urins und prädisponieren für eine komplizierte HWI (Tabelle 1.5).

1.4 Systemische Erkrankungen, die HWI begünstigen

Neben funktioneller und mechanischer Obstruktion in den Harnwegen gibt es noch systemische Erkrankungen, die den Organismus für HWI besonders anfällig machen oder die negativen Auswirkungen einer HWI forcieren (Korzeniowski 1991).

1.4.1 Diabetes mellitus

Ob bei Diabetikern HWI vermehrt auftreten, wird in der Literatur unterschiedlich beurteilt. Eine Anzahl von Studien zeigen, daß asymptomatische Bakteriurien häufiger

Tabelle 1.5. Beispiele komplizierter Harntrakte in antibiotischen Trials.
(Daten aus Allais et al. 1988, Cox 1989, 1992 und Mattina et al. 1993)

Komplizierender Faktor	Anzahl der Patienten mit Abnormalitäten
Urethrale Striktur	126
Prostatische Hypertrophie	84
Neurogene Blase	77
Nephrolithiasis	69
Urologische Malignome	96
Andere Hindernisse	30

bei diabetischen als bei nichtdiabetischen Frauen vorkommen, während bei diabetischen und nichtdiabetischen Männern die Angaben darüber ziemlich ähnlich sind (Zhanel et al. 1991). Symptomatische HWI treten nach den Angaben der Literatur bei Diabetikern und Nichtdiabetikern gleich häufig auf. Aber im Falle einer Erkrankung verlaufen die HWI bei Diabetikern ernster und führen wesentlich häufiger als bei Nichtdiabetikern zu renalen und perirenalen Abszessen, zu Papillennekrosen und chronischen Pyelonephritiden (Zhanel et al. 1991).

1.4.2 Glomerulopathie, chronische Niereninsuffizienz, Hämodialyse

Asymptomatische Bakteriurien treten bei Männern und Frauen, die an einer Glomerulopathie erkrankt sind, gleichermaßen gehäuft auf. Bei chronischer Niereninsuffizienz liegt die asymptomatische Bakteriurierate zwischen 27 und 44%, hiervon sind nach Angaben aus der Literatur Frauen signifikant häufiger betroffen als Männer. Bei der Heterogenität dieser Erkrankung ist es schwer, eine spezifische Ursache dafür auszumachen.

1.4.3 Transplantationen

Die Inzidenz von HWI bei Patienten nach Organtransplantation und mit zugehörender Immunsuppression hängt ab von der Dauer des perioperativen Blasenkatheters bzw. dem Fehlen einer perioperativen Antibiotikaprophylaxe. Weibliche Empfänger unterliegen einem größeren Risiko als männliche. Die Inzidenz der HWI verringert sich rapide nach den ersten 2–3 Monaten nach der Transplantation (Cuvelier et al. 1985).

1.4.4 Hämatologische/onkologische Erkrankungen

Bei den Patienten mit Granulozytopenie aufgrund einer Knochenmarkstransplantation, einer Myelosuppression bei Chemotherapie oder einer akuten Leukämie oder aplastischen Anämie, ist das Risiko für eine HWI signifikant erhöht. Der Verzicht auf instrumentelle Eingriffe bei derartigen Erkrankungen dient der besonderen Sorgfaltspflicht für diese Patienten. Interessant ist, daß in dieser Patientengruppe bei HWI irritative Blasensymptome wie Dysurie, Polliakisurie und Dringlichkeit des Urinierens seltene Begleiterscheinungen sind, während Fieber und Flankenschmerzen wesentlich häufiger als sonst auftreten (Warren 1996).

1.4.5 AIDS

Patienten mit AIDS haben eine etwas erhöhte Inzidenz asymptomatischer HWI. Hier können HWI der Beginn ernster Krankheitsepisoden bis hin zu Septikämie und Tod sein (De Pinho et al. 1994).

1.5 Zusammenfassung

Die Infektion ist die verbreitetste Erkrankung der Harnwege. In fast allen Fällen nimmt sie einen aszendierenden Verlauf und betrifft sonst gesunde Individuen mit normalen Harnwegen.

Die *unkomplizierten HWI* findet man gewöhnlich bei Frauen. Ursache hierfür ist die Anatomie der Anogenitalregion, die eine uropathogene Kolonisierung der Vagina und der mukösen Gewebe in unmittelbarer Nachbarschaft zu der relativ kurzen Harnröhre begünstigen. Bei Mädchen besteht die höchste Inzidenz für eine HWI im 1. Lebensjahr. Diese Inzidenz der symptomatischen HWI erhöht sich bei jungen Frauen und wird epidemiologisch mit der verstärkten sexuellen Betätigung assoziiert. HWI wiederholen sich bei ca. 30% der Patienten. Nichtausscheider von Blutgruppenantigenen haben eine verstärkte Disposition für Rezidive. Bei einer asymptomatischen Bakteriurie, in Abwesenheit einer anatomischen oder funktionellen Abnormität der Harnwege, besteht keine Gefahr für einen erhöhten Blutdruck, für Nierenversagen, erhöhte Morbidität oder erhöhte Mortalität.

Nur Schwangere mit asymptomatischer Bakteriurie laufen Gefahr, eine akute Pyelonephritis zu entwickeln. Das Vorhandensein einer asymptomatischen Bakteriurie korreliert mit einer erhöhten Frühgeburtsrate und reduziertem Geburtsgewicht.

Bei Männern treten symptomatische HWI mit großer Häufigkeit nur in der Kindheit und im Senium auf. 1% der Jungen erkranken an einer symptomatischen HWI, dies meist innerhalb des 1. Lebensmonats. Ob die Präsenz eines Präputiums den Befund eines komplizierten Harntrakts rechtfertigt, hängt von der jeweiligen Definition ab; bei unbeschnittenen Säuglingen liegt der Risikofaktor für HWI 10- bis 20mal höher. Nach dem Säuglingsalter ist die Inzidenz einer HWI unter Männern sehr niedrig, aber Infektionen kommen vor. Bei erwachsenen Männern ist die symptomatische HWI in den allermeisten Fällen die Folge eines Infekts des Genitale. Bei älteren Männern sind symptomatische Infektionen und asymptomatische Bakteriurien in der Regel komplizierte HWI, bedingt durch die mechanische oder funktionelle Obstruktion (BPH, Strikturen, neurogene Blase, Steinleiden). Wie bei Frauen scheint es keine direkte Korrelation zwischen der asymptomatischen Bakteriurie und der Sterblichkeit zu geben.

Komplizierte HWI können 2 unterschiedliche Ursachen haben, zum einen die verminderte immunologische Resistenz z. B. bei Patienten unter Chemotherapie, mit Tumorleiden, mit AIDS und nach Transplantationen, oder zum anderen die anatomische oder funktionelle Behinderung der Urinpassage. Unter Säuglingen mit HWI haben 20% der Jungen und 2% der Mädchen eine nachweisbare Obstruktion. 1/3 jeder Gruppe hat einen vesikoureteralen Reflux und eine funktionelle Abnormalität, die bei den meisten Kindern im Rahmen der Adoleszenz verschwindet. Kinder mit Reflux sind einer hohen Gefahr für die renale Narbenbildung ausgesetzt, obgleich ein Reflux weder notwendig noch hinreichend für eine derartige Infektionsfolge ist. Bei Erwachsenen sind Blasenentleerungsstörungen, verursacht durch neurogene Läsionen, mechanische Obstruktion, Steine, Malignome und urologische Instrumentationen, allgemein prädisponierende Elemente für komplizierte HWI.

Literatur

Abrutyn E, Mossey J, Berlin JA, Boscia J, Levison M, Pitsakis P, Kaye D (1994) Does asymptomatic bacteriuria predict mortality and does antimicrobial treatment reduce mortality in elderly ambulatory women? Ann Intern Med 120: 827–833

Allais JM, Preheim LC, Cuevas TA, Roccaforte JS, Mellencamp MA, Bittner MJ (1988) Randomized, double-blind comparison of ciprofloxacin and trimethoprim-sulfamethoxazole for complicated urinary tract infections. Antimicrob Agents Chemother 32: 1327–1330

Arav-Boger R, Leibovici L, Danon YL (1994) Urinary tract infections with low and high colony counts in young women. Spontaneous remission and single-dose vs. multiple-day treatment. Arch Intern Med 154: 300–304

Boscia JA, Kobasa WD, Abrutyn E, Levison ME, Kaplan AM, Kaye D (1986a) Lack of association between bacteriuria and symptoms in the elderly. Am J Med 81: 979–982

Boscia JA, Kobasa WD, Knight RA, Abrutyn E, Levison ME, Kaye D (1986a) Epidemiology of bacteriuria in an elderly ambulatory population. Am J Med 80: 208–213

Busch R, Huland H (1984) Correlation of symptoms and results of direct bacterial localization in patients with urinary tract infections. J Urol 132: 282–285

Cordon-Cardo C, Lloyd KO, Finstad CL, McGroarty ME, Reuter VE, Bander NH, Old LJ, Melamed MR (1986) Immunoanatomic distribution of blood group antigens in the human urinary tract. Lab Invest 55: 444–454

Cox CE (1989) Ofloxacin in the management of complicated urinary tract infections, including prostatitis. Am J Med 87: 61S–68S

Cox CE (1992) A comparison of the safety and efficacy of lomefloxacin and ciprofloxacin in the treatment of complicated or recurrent urinary tract infections. Am J Med 92: 82S–86S

Cuvelier R, Pison Y, Alexandre GPJ, de Strihou CV (1985) Late urinary tract infection after transplantation: prevalence, predisposition and morbidity. Nephron 40: 76–78

De Pinho AMF, Lopes GS, Ramos-Filho CF, Santos ODR, De Oliveira MPB, Halpern M, Gouvea CAB, Schechter M (1994) Urinary tract infection in men with AIDS. Genitourin Med 70: 30–34

Elliott TSJ, Slack CB, Bishop MC (1986) Scanning electron microscopy and bacteriology of the human bladder in acute and chronic urinary tract infections. In: Asscher AW, Brumfitt W (eds) Microbial diseases in nephrology. John Wiley & Sons, London, p 31–46

Ferry S, Buruan LG, Holm SE (1988) Clinical and bacteriological effects of therapy of urinary tract infection in primary health care: relation to in vitro sensitivity testing. Scand J Infect Dis 20: 535–544

Fihn SD, Johnson C, Pinkstaff C, Stamm WE (1986) Diaphragm use and urinary tract infections: analysis of urodynamic and microbiological factors. J Urol 136: 853–856

Fihn SD, Johnson C, Stamm WE (1988) Escherichia coli urethritis in women with symptoms of acute urinary tract infection. J Infect Dis 157: 196–199

Foxman B (1990) Recurring urinary tract infection: incidence and risk factors. Am J Public Health 80: 331–333

Gaymans R, Valkenburg HA, Haverkorn MJ, Goslings WRO (1976) A prospective study of urinary-tract infections in a Dutch general practice. Lancet II: 674–677

Gransden WR, Eykyn SJ, Phillips I, Rowe B (1990) Bacteremia due to Escherichia coli: a study of 861 episodes. Rev Infect Dis 12: 1008–1018

Herzog LW (1989) Urinary tract infections and circumcision. A case-control study. Am J Dis Child 143: 348–350

Jacobson SH, Lomberg H (1990) Overrepresentation of blood group nonsecretors in adults with renal scarring. Scand J Urol Nephrol 24: 145–150

Jakobsson B, Berg U, Svensson L (1994) Renal scarring after acute pyelonephritis. Arch Dis Child 70: 111–115

Jodal U (1987) The natural history of bacteriuria in childhood. Infect Dis Clin North Am 1: 713–729

Källenius G, Winberg J (1978) Bacterial adherence to periurethral epithelial cells in girls prone to urinary-tract infections. Lancet II: 540–543

Kass EH (1962) Pyelonephritis and bacteriuria: a major problem in preventive medicine. Ann Intern Med 56: 46–53

Kimm CM, White LV, Hua TH (1993) A reassessment of the importance of "low-count" bacteriuria in young women with acute urinary symptoms. Ann Intern Med 119: 454–460

Kinane DF, Blackwell CC, Brettle RP, Weir DM, Winstanley FP, Elton RA (1982) AB0 blood group, secretor state, and susceptibility to recurrent urinary tract infection in women. Br Med J 285: 7–9

Korzeniowski OM (1991) Urinary tract infection in the impaired host. Med Clin North Am 75: 391–404

Kreger BE, Craven DE, Carling PC, McCabe WR (1980) Gram-negative bacteremia. III. Reassessment of etiology, epidemiology and ecology in 612 patients. Am J Med 68: 332–355

Krieger JN, Ross SO, Simonsen JM (1993) Urinary tract infections in healthy university men. J Urol 149: 1046–1048

Kunin CM (1987) Detection, prevention and management of urinary tract infection, 4th edn. Lea & Febiger, Philadelphia

Lindberg U, Claesson I, Hanson LH, Jodal U (1978) Asymptomatic bacteriuria in schoolgirls. VIII. Clinical course during a 3-year follow-up. J Pediatr 92: 194–199

Lipsky BA, Ireton RC, Fihn SD, Hackett R, Berger RE (1987) Diagnosis of bacteriuria in men: specimen collection and culture interpretation. J Infect Dis 155: 847–854

LiPuma JJ, Stull TL, Dasen SE, Pidcock KA, Kaye D, Korzeniowski OM (1989) DNA polymorphisms among Escherichia coli isolated from bacteriuric women. J Infect Dis 159: 526–532

Lomberg H, Cedergren B, Leffler H, Nilsson B, Carlström A-S, Svanborg-Eden C (1986) Influence of blood group on the availability of receptors for attachment of uropathogenic Escherichia coli. Infect Immun 51: 919–926

Lomberg H, Jodal U, Leffler H, de Man P, Svanborg C (1992) Blood group non-secretors have an increased inflammatory response to urinary tract infection. Scand J Infect Dis 24: 77–83

Mabeck CE (1972) Treatment of uncomplicated urinary tract infection in nonpregnant women. Postgrad Med J 48: 69–75

Marild S, Jodal U, Hanson LH (1990) Breastfeeding and urinary-tract infection. Lancet II: 942

Mattina R, Cocuzza CE, Cesana M and the Italian Multicentre UTI Rufloxacin Group (1993) Rufloxacin once daily versus ofloxacin twice daily for treatment of complicated cystitis and upper urinary tract infections. Infection 21: 106–111

Mims AD, Norman DC, Yamamura RH, Yoshikawa TT (1990) Clinically inapparent (asymptomatic) bacteriuria in ambulatory elderly men: epidemiological, clinical, and microbiological findings. J Am Geriatr Soc 38: 1209–1214

Nicolle LE (1993) Urinary tract infections in long-term care facilities. Infect Control Hosp Epidemiol 14: 220–225

Nicolle LE, Harding GKM, Preiksaitis J, Ronald AR (1982) The association of urinary tract infection with sexual intercourse. J Infect Dis 146: 579–583

Nittendorf R, Williams MA, Kass EH (1992) Prevention of preterm delivery and low birth weight associated with asymptomatic bacteriuria. Clin Infect Dis 14: 927–932

Nordenstam GR, Brandberg CA, Oden AS, Svanborg-Eden CM, Svanborg A (1986) Bacteriuria and mortality in an elderly population. N Engl J Med 314: 1152–1156

Raz R, Stamm WE (1993) A controlled trial of intravaginal estriol in postmenopausal women with recurrent urinary tract infections. N Engl J Med 329: 753–756

Romero R, Oyarzun E, Mazor M, Sirtori N, Hobbins JC, Bracken M (1989) Meta-analysis of the relationship between asymptomatic bacteriuria and preterm delivery/low birth weight. Obstet Gynecol 73: 576–582

Rubin RH, Shapiro ED, Andriole VT, Davis RJ, Stamm WE (1992) Evaluation of new anti-infective drugs for the treatment of urinary tract infection. Clin Infect Dis 15: S216–S227

Sacks SH, Jones KV, Roberts R, Asscher AW, Ledingham JGG (1987) Effect of symptomless bacteriuria in childhood on subsequent pregnancy. Lancet II: 991–994

Saitoh H, Nakamura K, Hida M, Satoh T (1985) Urinary tract infection in oliguric patients with chronic renal failure. J Urol 133: 990–993

Sourander LB, Ruikka I, Gronroos M (1965) Correlation between urinary tract infection, prolapse conditions and function of the bladder in aged female hospital patients. Gerontol Clin 7: 179–184

Stamey TA, Sexton CC (1975) The role of vaginal colonization with enterobacteriaceae in recurrent urinary infections. J Urol 113: 214–217

Stamey TA, Timothy M, Millar M, Mihara G (1971) Recurrent urinary infections in adult women. The role of introital enterobacteria. Calif Med 115: 1–19

Stamm WE, Counts GW, Running KR, Fihn S, Turck M, Holmes KK (1982) Diagnosis of coliform infection in acutely dysuric women. N Engl J Med 307: 463–468

Stamm WE, Mckevitt M, Roberts PL, White NJ (1991) Natural history of recurrent urinary tract infections in women. Rev Infect Dis 13: 77–84

Stapleton A, Hooton TM, Fennell C, Roberts PL, Stamm WE (1995) Effect of secretor status on vaginal and rectal colonization with fimbriated Escherichia coli in women with and without recurrent urinary tract infection. J Infect Dis 171: 717–720

Strom BL, Collins M, West SL, Kreisberg J, Weller S (1987) Sexual activity, contraceptive use, and other risk factors for symptomatic and asymptomatic bacteriuria. Ann Intern Med 107: 816–823

Suntharalingam M, Seth V, Moore-Smith B (1983) Site of urinary tract infection in elderly women admitted to an acute geriatric assessment unit. Age Ageing 12: 317–322

Ulleryd P, Lincoln K, Scheutz F, Sandberg T (1994) Virulence characteristics of Escherichia coli in relation to host response in men with symptomatic urinary tract infection. Clin Infect Dis 18: 579–584

Warren JW (1996) Clinical presentations and epidemiology of urinary tract infections. In: Mobley HLT, Warren JW (eds) Urinary tract infections. ASM, Washington, p 3–20

Wilson APR, Tovey SJ, Adler MW, Grüneberg RN (1986) Prevalence of urinary tract infection in homosexual and heterosexual men. Genitourin Med 62: 189–190

Winberg J (1992) Commentary: progressive renal damage from infection with or without reflux. J Urol 148: 1733–1734

Winberg J, Andersen HJ, Bergström T, Jakobsson B, Larson H, Lincoln K (1974) Epidemiology of symptomatic urinary tract infection in childhood. Acta Paediatr Scand 252 (Suppl): 3–20

Winberg J, Boligren I, Källenius G, Möllby R, Svenson SB (1982) Clinical pyelonephritis and focal renal scarring. Pediatr Clin North Am 29: 801–814

Wolfson SA, Kalmanson GM, Rubini ME, Guze LB (1965) Epidemiology of bacteriuria in a predominantly geriatric male population. Am J Med Sci 250: 168–173

Zhanel GG, GKM Harding, Nicolle LE (1991) Asymptomatic bacteriuria in patients with diabetes mellitus. Rev Infect Dis 13: 150–154

Klinische Diagnostik
A. Hofstetter und S. Hofstetter

2.1 Einleitung

Voraussetzung für eine rationelle und qualifizierte Diagnostik bei Urogenitalinfektionen ist eine gezielte *Anamnese,* ein *genormter Untersuchungsgang* sowie *exakt gewonnenes Untersuchungsmaterial,* so daß Kontaminationen weitestgehend ausgeschlossen werden können. Da die Diagnostik bei Urogenitalinfektionen zwischen wenigen, einfachen und zahlreichen, z.T. sehr komplizierten Untersuchungsschritten schwanken kann, ist in jedem Fall eine *Stufendiagnostik* indiziert, dies um so mehr, als bei zunehmendem Defizit an Geldresourcen im Gesundheitswesen die Forderungen der Ökonomie einen besonderen Stellenwert bekommen haben. Dazu kommt, daß die Prävalenzen für Infektionen des Urogenitaltrakts z.T. Größenordnungen wie Diabetes mellitus oder Hypertonie erreichen und somit unter dem Begriff „Volkskrankheit" subsumiert werden können.

Dies macht die Urogenitalinfektionen zu einem bedeutenden Problem der täglichen Praxis und Klinik. Die Frage ist nun, wie kann dieses Problem diagnostisch und, daraus folgend, therapeutisch gelöst werden? Die Lösung könnte lauten: Enge Kooperation zwischen Hausärzten, Internisten, Urologen, Mikrobiologen und Radiologen, wobei die Devise gilt: „Nur soviel Diagnostik als unbedingt erforderlich, um Resourcen für die Fälle frei zu bekommen, bei denen eine sehr teure und aufwendige Diagnostik betrieben werden muß".

2.2 Grundprinzipien der Diagnostik

Die Grundprinzipien der Diagnostik sowie die „Aufgabenverteilung" sind in der Tabelle 2.1 dargestellt. Dabei sind von entscheidender Bedeutung eine exakte *Anamnese,* eine ausführliche *Hinterfragung der Symptomatik* sowie die allgemeine *körperliche Untersuchung.* Was alles zu einer Anamnese bei Urogenitalinfektionen gehört, kann

Tabelle 2.1. Diagnostik bei Harnwegsinfektionen

a)	Anamnese (Hausarzt, Internist, Urologe)
b)	Symptomatik (Hausarzt, Internist, Urologe)
c)	Körperliche Untersuchung (Urologe)
d)	Urin-, Abstrichmaterial-, Exprimatuntersuchung (Urologe/Mikrobiologe)
e)	Blutuntersuchung (Hausarzt, Internist, Urologe)
f)	Ultraschalldiagnostik (Urologe)
g)	Radiologische Untersuchungen (Urologe/Radiologe)
h)	Endoskopie (Urethrozystoskopie, Ureteropyeloskopie) (Urologe)
i)	Urodynamik (Urologe)
k)	Antibiotikatherapieversuch (in Notsituationen) (Urologe)

Tabelle 2.2. Anamnese

1)	Frühere Infektionen, auch sog. grippale Infekte
2)	Zustand nach urologischen und gynäkologischen Eingriffen (Operationen, Katheterungen, Skopien)
3)	Harnabflußbehinderungen (Tumoren, Anomalien, Strikturen, Fremdkörper, Verletzungen)
4)	Harnsteinleiden
5)	Schwangerschaften, gynäkologische Erkrankungen
6)	Stoffwechselerkrankungen (z. B. Diabetes mellitus)
7)	Immunsuppressive Therapie
8)	Kindliche Entwicklungsstörungen
9)	Darmerkrankungen
10)	Sexualpraktiken
11)	Medikamente
12)	Psychische Belastungen

der Tabelle 2.2 entnommen werden, wobei hier keineswegs der Anspruch auf Vollständigkeit gestellt wird, entscheidend ist das *individuelle Gespräch.*

Die Tabelle 2.3 gibt einen Überblick über die wichtigsten Symptome bei Urogenitalinfektionen. Wenn der Verdacht auf eine komplizierte Harnwegsinfektion besteht, oder wenn es sich um rezidivierende Entzündungen oder eine Urethroadnexitis handelt, gehört die Diagnostik in die Hand des Urologen. Aufgabe des Arztes für Allgemeinmedizin und des Internisten ist es, diese Patienten zu erkennen, um sie rechtzeitig zu überweisen. Hierbei wäre eine diagnostische Aufgabenverteilung, wie sie in der Tabelle 2.1 vorgeschlagen wird, sicherlich sinnvoll. Dies gilt natürlich mit der Einschränkung, daß eine qualifizierte Diagnostik nicht so sehr vom Fachgebiet als von der Ausbildung und Erfahrung desjenigen abhängt, der die Diagnostik durchführt.

Die körperliche Untersuchung beinhaltet die Palpation der Nierenlager, des Unterbauches sowie der *Regio pubis.* Dem sollte sich die sorgfältige Inspektion und Pal-

 A. Hofstetter und S. Hofstetter

Tabelle 2.3. Symptomatik bei Urogenitalinfektionen

1)	Urge
2)	Pollakisurie
3)	Dysurie
4)	Algurie
5)	Trüber, stinkender Urin
6)	Hämaturie
7)	Fluor (Vaginal-, Urethralfluor)
8)	Spontan- und Palpationsschmerz (Nierenlager, Unterbauch, Damm, Rektum, Skrotalinhalt)
9)	Fieber
10)	Evtl. Urämiesymptome
11)	Evtl. Schocksymptomatik (Urosepsis)

pation des äußeren Genitale anschließen, ergänzt durch die digitale vaginale Untersuchung bei der Frau und die rektal digitale Untersuchung beim Mann. Besondere Beachtung ist auch den inguinalen Lymphknoten zu schenken, da sie bei entzündlichen Prozessen der Penisschafthaut, der Glans penis, des Skrotums, der weiblichen Harnröhre sowie der Vulva vergrößert und druckdolent sein können.

2.3 Untersuchungsmaterial

Bei Urogenitalinfektionen kommt als Untersuchungsmaterial in Frage:

- ● beim Mann:
- – Urethralabstrichmaterial, Spontanurin (1. Portion 10–20 ml, 2. Portion Mittelstrahlurin), Prostataexprimat, Exprimaturin, Katheterurin, Punktionsurin, Ejakulat;
- ● bei der Frau:
- – Urethral-, Vaginal-, und Zervixabstrichmaterial, Mittelstrahlurin, Katheter- und Punktionsurin.

Was die Abstrichtechniken sowie die Gewinnung des Prostataexprimats betrifft, so sind hier spezielle fachbezogene Erfahrungen erforderlich. Bei der Uringewinnung (s. Tabelle 2.4) wird i. allg. so vorgegangen: Reinigung des äußeren Genitale mit sterilem Wasser (keine antiseptischen Lösungen verwenden!), dann Spontanmiktion. Bei

Tabelle 2.4. Urinarten und Untersuchungsempfehlungen

1)	Spontan gelassener Urin bei Männern, Kleinkindern
2)	Mittelstrahlurin (2. Portion des spontan gelassenen Urins) bei Männern, Frauen
3)	Katheterurin bei Frauen
4)	Punktionsurin (aus Harnblase/obere Harnwege) (bes. Fragestellung)
5)	Exprimaturin

Kleinkindern sterile Klebebeutel verwenden, bei *Frauen* Spontanmiktion, bei gespreiz-ten Labien, bei *Männern* 2-Gläser-Probe. Wegen der Schwierigkeiten der kontaminati-onsfreien Gewinnung von Spontanurin bei Frauen verwenden wir grundsätzlich bei der Erstuntersuchung Katheterurin, ein Verfahren, das, lege artis durchgeführt, eine Kontamination des Urins und ebenso eine iatrogene Keiminokkulation weitestgehend ausschließt. Die Keimkontaminationsrate bei der Untersuchung des spontan gelasse-nen Urins (Mittelstrahlurin der Frau) ist häufig sehr hoch und führt dann zu Fehlinter-pretationen mit unnötiger Antibiotikabehandlung.

Bei speziellen Fragestellungen ist die Gewinnung von *Punktionsurin* erforder-lich (chronische Harnwegsinfektionen, schwer anzüchtbare Keime wie Chlamydien, Mykoplasmen etc.). Bei Verdacht auf eine Urogenitaltuberkulose ist der konzentrierte Morgenurin mehrmals, d. h. mindestens 3mal zu untersuchen.

Der Exprimaturin ist Bestandteil der sog. 3-Gläser-Probe und obligat bei der Adnexitisdiagnostik (s. Tabelle 2.5 sowie Kap. 16).

Was die Uringewinnung betrifft, so empfehlen wir das in Tabelle 2.4 empfohlene Vorgehen. Bei Verdacht auf Urethroadnexitis wird das in der Tabelle 2.5 angegebene Vorgehen empfohlen. Darüber hinaus zeigt die Tabelle 2.5 die bei den einzelnen Unter-suchungsschritten erfaßbaren Informationen (s. auch Kap. 14).

2.4 Urinuntersuchung – Untersuchungsgang

Mit Hilfe von Teststreifen (s. Tabelle 2.6) können sehr schnell pH-Wert, Eiweiß- und Glukosebeimengungen, Urobilinogen, Nitrit sowie Erythrozyten und Leukozyten im Untersuchungsmaterial festgestellt werden. Das spezifische Gewicht und die Osmolali-tät des Urins lassen sich ebenfalls bestimmen.

In der Routinediagnostik hat sich die *standardisierte Urinsedimentuntersu-chung* durchgesetzt. Hierbei wird nach Auszählen von mindestens 5 Gesichtsfeldern bei 400facher Vergrößerung der Mittelwert für Leukozyten, Erythrozyten, Bakterien, Protozoen, Hefen, Epithelien und Zylinder ermittelt.

Quantitative Überprüfungen des Erythrozyten- und Leukozytengehaltes des Urins sind nach der Methode von *Stansfield* und *Wepp* in der Zählkammer möglich. Bei gezielter Fragestellung, wie z. B. Verdacht auf Tuberkulose, ist das Urinsediment auf säu-refeste Stäbchen nach der Methode von *Ziehl-Nelsen* zu untersuchen. Ein positives Er-gebnis kann v. a. dann erwartet werden, wenn der Morgenurin verwendet wird.

Tabelle 2.5. Untersuchungsgang bei Verdacht auf Urethroadnexitis. *L* Leukozyten, *E* Erythrozyten, *Mo* Mikroorganismen, *Ew* Eiweiß, *Glu* Glukose, *Osm* Osmolalität, *Gf* Gallenfarbstoffe, *antibakt. S* = anti-bakterielle Substanzen, 2)–4) = 4-Gläser-Probe.

1)	Urethralabstrich (L, E, Mo)
2)	2-Gläser-Probe (pH, Ew, Glu, L, E, Osm, Gf, antibakt. S, Mo)
3)	Prostataexprimat (L, E, Mo)
4)	Exprimaturin (pH, Osm, Ew, Gf, L, E, antibakt. S, Mo)
5)	Ejakulat (L, E, Mo, Akute-Phase-Proteine, Leukozytenelastase)

Tabelle 2.6 Urinuntersuchung

1)	Teststreifen (pH-Wert, Eiweiß, Glukose, Erythrozyten, Leukozyten, Gallenfarbstoffe, antibakterielle Substanzen, spezif. Gewicht)
2)	Spezifisches Gewicht/Osmolalität
3)	Sedimentuntersuchung (Erythrozyten, Leukozyten, Bakterien, Epithelien, Zylinder, Hefen, Trichomonaden, Kristalle, Wurmeier)
4)	Zählkammerverfahren (Addis Count)
5)	Keimisolierung, -identifizierung, Antibiogramm

Bei Verdacht auf *Bilharziose* muß im Sediment nach den typischen Bilharzia-Eiern gesucht werden (in diesem Fall ist zur weiteren Diagnostik Zystoskopie und Schleimhautbiopsie erforderlich).

Tabelle 2.7 gibt eine Übersicht über *Normalbefunde* hinsichtlich Erythrozyten, Leukozyten und Bakterien im spontan gelassenen *Urin* (Zählkammermethode, standardisiertes Urinsediment) sowie im Prostataexprimat.

Tabelle 2.7. Normalwerte (Urin/Prostataexprimat), *GF* Gesichtsfeld, *s* spontan gelassener Urin, *Zk* Zählkammer

	Erythrozyten	Leukozyten	Bakterien
Urin (s) Nativ (Zk.)	<5/mm	5/mm	<10/ml
Urin (s) Sediment	3/GF x 400	5/GF x 400	0/GF x 400
Prostataexprimat	5/GF x 400	20/GF x 400	0—3/GF x 400

2.5 Erregernachweis

Der Erregernachweis hängt vom Untersuchungsmaterial, der Materialgewinnung und der Materialverarbeitung sowie der Keimidentifizierung ab. Tabelle 2.8 gibt einen Überblick über die gängigen Erregernachweismethoden, während die Tabelle 2.9 und Tabelle 2.10 die wichtigsten Erregergruppen von Urogenitalinfektionen und STD's zeigen.

Die Anlage qualitativer Urinkulturen genügt – außer bei Verwendung von Punktionsurin – i. allg. nicht, da alle anderen Uringewinnungsarten die Gefahr der Kontamination in sich bergen. Es muß daher eine quantitative Bestimmung der Harnkeime zur Beurteilung einer Infektion erfolgen. Dabei ist es wichtig, daß bei der Bewertung der Anzahl der Mikroorganismen das spezifische Gewicht des Harns und die Miktionsfrequenz berücksichtigt werden. So sind z. B. 10^3 Keime/ml Urin bei einem spezifischen Gewicht von 1002 als pathologisch zu werten, während dieselbe Keimzahl bei einem spezifischen Gewicht von 1025 und geringer Miktionsfrequenz eine Verunreinigung darstellt.

Tabelle 2.8. Erregernachweis

1)	Nativpräparat (Hellfeld-, Dunkelfeld-, Phasenkontrast-, Mikrobiologie)
2)	Färbungen (Methylenblau-, Gram-, Spezialfärbungen)
3)	Kultur (Keimanzüchtung, -differenzierung), Spezialkulturen (Mykoplasmen, Chlamydien, Anaerobier)
4)	Antigennachweis (JFT, ELISA)
5)	PCR/LCR (Nukleinsäuretests)
6)	Gensonden
7)	Serologie (KBR, Immunoblot)

Anstelle der Bestimmung des spezifischen Gewichts ist es besser, die Urin-osmolalität (normal bis zu 1 400 mosmol/l) zu ermitteln, da das spezifische Gewicht durch Beimengung von Zucker, Eiweiß oder Röntgenkontrastmittel verfälscht sein kann.

2.6 Praktisches Vorgehen

Der Urin und anderes mikrobiologisches Untersuchungsmaterial muß unmittelbar nach der Abnahme verarbeitet werden, da bei Zimmertemperatur viele Keime in der Lage sind, sich innerhalb von 20–30 min zu reduplizieren. Die sofortige Verarbeitung des Untersuchungsmaterials in der Praxis ist durch Verwendung von standardisierten Objektträgernährböden möglich, wobei der besondere Wert dieser Methode v. a. darin zu sehen ist, daß mit ihr signifikante Keimzahlen zu erkennen sind. Meist wird dann so vorgegangen, daß erst bei signifikanten Keimzahlen weitere mikrobiologische Unter-suchungen erfolgen – ein Verfahren, das nicht unproblematisch ist. So sind zwar mit den modernen Eintauchverfahren die meisten pathogenen Keime im Harn erfaßbar, jedoch gibt es auch Lücken, v. a. bei grampositiven Kokken, Anaerobiern, Tuberkelbak-terien, Mykoplasmen und Chlamydien. Aus diesen Gründen ist zu empfehlen, bei Ver-dacht auf Harnwegsinfektion, das Untersuchungsmaterial auf einen Blut- und Endo-agar auszustreichen, während Spezialkulturen und PCR-/LCR-Untersuchungen auf Tuberkelbakterien, Mykoplasmen, Chlamydien und Anaerobier sowie Hefen nur im

Tabelle 2.9. Die wichtigsten Erreger von Urogenitalinfektionen

•	Bakterien: Gramnegative Stäbchen der Darmflora, grampositive Kokken der Haut und Schleimhaut, Mykoplasmen, Chlamydien
•	Viren: Humanpapillomavirus, Herpesgruppe, HIV (Human Immundeficiency Virus)
•	Trichomonaden
•	Hefen: Candidaarten, Torulopsis glabrata
•	Würmer: Echinococcus, Schistosoma, Filarien
•	Phthirus pubis

 A. Hofstetter und S. Hofstetter

Tabelle 2.10. Sexuell übertragbare Erkrankungen *TPHA* Treponema-pallidum-Hämagglutinations-Assay, *FTA-Abs.* Fluoreszenz-Treponema-Antikörper-Absorptions-Test, *VDRL* Venereal Disease Research Laboratory, *IFT* Immunfluoreszenztest, *ELISA* „enzyme-linked immunosorbent assay, *PCR* „polymerase chain reaction", *LCR* „ligase chain reaction", *TMA* „transcription mediated amplification". *(U)* Durchführung der Untersuchung durch Urologen; *(M)* Durchführung der Untersuchung durch Mikrobiologen. (Hinweise zur Durchführung von Untersuchungen stellen keine Richtlinien; sondern nur Empfehlungen dar!)

Erreger	Erkrankung	Diagnostik	Untersuchungs-material	Transport- und Kultur-medium	Sonstiges	Melde-pflicht
Bakterien						
Neisseria gonorrhoeae	Gonorrhö	Mikroskopie[a] (U, M), Anzucht auf Spezialnährböden (Thayer-Martin)[a] (U, M), ELISA (U, M), Gensonden (M)	Fluor, Zervix-, Urethral-, Anal-, Mund- und Pharynxab-striche, Urin	Transgrow-Stuart-Medium, Abstrichtupfer aus Kalziumalginat oder Dacron	Material sofort in Transport-medium geben, Verarbeitung inner-halb von 30 min ideal, Doppel-infektion mit Treponema pallidum möglich	Ja[b]
Treponema pallidum	Syphilis (Lues, harter Schanker)	Serologie[a] (TPHA, FTA-Abs., VDRL, Cardiolipin-Flockung) (M), Erregernachweis (M): Dunkelfeld-mikroskopie, PCR	Blut, Flüssigkeit aus Primärläsion (Reizserum), Abstriche	–	Abstrich für mikroskopischen Erreger-nachweis muß frisch sein und schnell untersucht werden, Anzucht nicht mög-lich	Ja[b]
Haemo-philus ducreyi	Ulcus molle, (weicher Schanker, Chancroid)	Mikroskopie[a] (U, M): gramnegative Stäbchen in parallel liegenden Ketten: Fischzuganordnung, Kultur, Dunkel-feldmikroskopie, PCR (M)	Ulkussekret, Biopsiematerial	–	Transport und Verarbeitung wie bei Treponema pallidum, in Europa selten, in den Tropen häufiger	Ja[b]
Calymmato-bacterium granulomatis	Granuloma inguinale (Donovanosis)	Klinisch[a] (U), Mikroskopie (Giemsa-Färbung): Bakterienhaufen in intrazytoplasmatischen Vakuolen von Makrophagen (M)	Ulkussekret, Gewebebiopsie	–	Transport und Verarbeitung wie bei Treponema pallidum, in Europa selten, in den Tropen häufiger	Nein
Gardnerella vaginalis	Bakterielle Vaginose	Nachweis von „clue-cells" im mikroskopischen Direktpräparat[1] (U, M), Anzucht (M)	Abstrichmaterial	–	Häufig Mischinfektionen mit Anaerobiern	Nein

Tabelle 2.10 (Fortsetzung)

Erreger	Erkrankung	Diagnostik	Untersuchungsmaterial	Transport- und Kulturmedium	Sonstiges	Meldepflicht
Bakterien						
Chlamydia trachomatis (Serotyp D–K)	Nichtgonorrhoische Urethritis/ Adnexitis	Zellkultur[a], Antigennachweis (IFT, ELISA), Nukleinsäurenachweis (PCR, LCR, TMA) (M), Gensonden, Serologie (M)	Abstrichmaterial (Urethra, Zervix), Urin (Morgenstrahl-Exprimaturin), Prostataexprimat	Saccharose-Phosphat-Medium (SP2), McCoy-Zellen, Abstrichtupfer aus Kalziumalginat oder	Material kühl transportieren und lagern (4–8 °C), Verarbeitung innerhalb von 24 h idal, ansonsten Material tieffrieren (–70 °C), Methode der Wahl für Urinproben: Nukleinsäurenachweis	Nein
Chlamydia trachomatis (Serotyp L)	Lymphogranuloma inguinale	Zellkultur[a] (M), Serologie (KBR) (M), IFT	Lymphknoten-(Bubonen) Aspirat	McCoy-Zellen	In Europa selten, in den Tropen häufiger	Ja[b]
Mycoplasma hominis	Nichtgonorrhoische Urethritis/ Adnexitis	Kultur[a] (U, M), PCR (M)	Abstrichmaterial (Urethra, Zervix), Urin (Morgenstrahl, Exprimaturin), Prostataexprimat	M.-bouillon, -agar (Hayflick, SP4-, A8-, U9-Medium)	Verarbeitung und Transport wie C. trachomatis (D-K), schnelles Wachstum (ca. 1 Woche)	Nein
Mycoplasma genitalium	Wie M. hominis	PCR[a], Kultur (U, M)	Wie M. hominis	–	Verarbeitung und Transport wie M. hominis, langsames Wachstum (mehrere Wochen	Nein
Ureaplasma urealyticum	Wie M. hominis	Kultur[a] (U, M), PCR (M)	Wie M. hominis	Wie M. hominis	Wie M. hominis, schnelles Wachstum (ca. 2–3 Tage)	Nein
Viren						
HIV	AIDS	Serologisches Screening (M): ELISA, Bestätigungsreaktion (M): Western Blot	Blut	–	Virusanzucht und Nukleinsäurenachweis bei spezieller Fragestellun	Nein

Erreger	Erkrankung	Diagnostik	Untersuchungs-material	Transport- und Kultur-medium	Sonstiges	Melde-pflicht
Viren						
Herpes-simplex-Virus	Herpes genitalis	Klinisch[a] (U), Zellkultur[a] (M), Antigenschnelltest (ELISA), PCR, Serologie (M)	Abstrichmaterial, Bläscheninhalt, Gewebeproben, Serum	–	PCR bei V. a. Herpes encephalitis	Nein
Papilloma-virus	Condylomata accuminata	Klinisch[a] (U), Elektronenmikroskopie (M), Serologie (M)	Gewebeproben, Blut	–	DD: Condylomata lata, Serologie schwierig, da häufig Kreuzreaktionen mit anderen Serotypen	Nein
Zytomegalie-virus	Zytomegalie	Antigennachweis[a]: indirekt aus Fibroblasten („early antigen"), direkt aus Patientenzellen (p65-Antigen), PCR, Serologie, Histologie: „Eulenaugen", Zellkultur (M)	Blut, bronchoal-veoläre Lavage, Urin, Gewebe-proben	–	Bei Immunkompetenten verlaufen die meisten Infektionen asymptomatisch	Ja[c]
Hepatitis-B-Virus	Hepatitis	Serologie[a], Nukleinsäurenachweis (M)	Blut, Leberbiopsie	–	–	Ja[c]
Poxvirus	Molluscum contagiosum (Dellwarze)	Klinisch[a] (U), Mikroskopie: Nachweis von Molluscum-Körperchen (M)	Sekret von Dellwarze	–	Antikörper werden nicht regelmäßig gebildet	Ja[e]

Erreger	Erkrankung	Diagnostik	Untersuchungs-material	Transport- und Kultur-medium	Sonstiges	Melde-pflicht
Protozoen						
Trichomonas vaginalis	Vaginitis	Mikroskopie[1] (nativ und Giemsa-Färbung) (U, M), Kultur (M): Diamond-Spezialmedium	Abstrich, Prostatasekret, Urin	Abstrich in steriler Salzlösung	Verarbeitung innerhalb von 15 min, T. sehr empfindlich gegen Austrocknung	Nein
Pilze						
Candida albicans	Pilzvaginose	Mikroskopie (U, M), Kultur (U, M), Serologie (M)	Abstrichmaterial, Blut		Bestätigungsreaktion: Latexagglutination mit polyvalenten Antikörpern gegen Candida spp	Nein
Ekto-parasiten						
Phthirus pubis (Filzlaus)	Dermatitis, stark juckend	Mikroskopie (M)	Hautschuppen, Schamhaare	–	–	Ja[d]
Sarcoptes scabies (Krätzmilbe)	Scabies	Mikroskopie (M)	Hautschuppen	–	–	Ja[d]

[a] Methode der Wahl, [b]Meldepflicht im Sinne des Gesetzes zur Bekämpfung der Geschlechtskrankheiten, [c]Meldepflicht nach § 3, [d]Meldepflicht nach § 48, [e]Meldepflicht nach § 8 Bundesseuchengesetz.

Verdachtsfall vertretbar sind, oder wenn bei objektiven Infektionskriterien vorangegangene bakteriologische Untersuchungen negativ ausgefallen waren.

Bei Verdacht auf Trichomonadenbefall kann gewöhnlich auf die Spezialkultur
verzichtet werden, da man sich hier auf die Mikroskopie des Urinsediments im Phasenkontrast und im Dunkelfeld verlassen kann. Hefen lassen sich nach Methylenblaufärbung gut darstellen, besser aber noch in der Kultur nachweisen.

2.7 Harnkeimdifferenzierung

Die Harnkeimdifferenzierung kann je nach Erfahrung und mikrobiologischer Ausbildung bei den heute zur Verfügung stehenden, genormten Nährbodensystemen nicht
nur in einem mikrobiologischem Labor, sondern auch in der urologischen Praxis
durchgeführt werden. Voraussetzung ist, daß eine entsprechende Erfahrung in der mikrobiologischen Diagnostik vorliegt. Der Arbeitskreis Infektiologie der Deutschen
Gesellschaft für Urologie und des Berufsverbandes unterstützt daher nachhaltig die
Forderung, daß nur derjenige mikrobiologische Keimdifferenzierungen durchführen
soll, der sich ein entsprechendes Fachwissen erworben und durch Prüfungen sowie
Ringversuche belegt hat. Davon abgesehen wird auch der in der mikrobiologischen
Diagnostik erfahrene Urologe grundsätzlich auf die enge Kooperation mit einem Mi-
krobiologen nicht verzichten können.

Tabelle 2.11. Fachärztliche Untersuchungen (U Urologe/M Mikrobiologe)

U: Chemische Untersuchungen
U: Mikroskopische Untersuchungen (Abstriche, Nativurin, Harnsediment, Prostataexprimat, Ejakulat)
M/U: Mikrobiologische Diagnostik
M/U: Resistenzbestimmungen
M/U: Bestimmung von Akute-Phase-Proteinen und Leukozytenelastase im Ejakulat

Bei Verdacht auf Urethroadnexitis ist das Urethralabstrichmaterial sowie das
Prostataexprimat zusätzlich zum Urin zu untersuchen. Dabei wird zur Entzündungslo-
kalisation der in Tabelle 2.5 vorgeschlagene Untersuchungsgang empfohlen.

Nach dem Urethralabstrich werden die 1. und 2. Urinportion untersucht. Es
folgt die Gewinnung des Prostataexprimats und anschließend des Exprimaturins. Aus
dem Zell- und Keimgehalt der verschiedenen Proben ist eine annähernde Lokalisation

Tabelle 2.12. Blutuntersuchungen bei Harnwegsinfektionen

	BKS		Elektrolyte
	BB		Gerinnungsstatus
	Kreatinin		CRP

Tabelle 2.13. Fachärztliche Untersuchungen (Urologe/Radiologe)

● U	Urogramm, Urethrozystogramm, Miktionszystogramm, Ureteropyelographie
● R	Nephrogramm, Szintigramm
● U	Uroflowmetrie, Zystometrie
● U	Sonographie
● R	Angiographie
● R	Computertomographie
● R	Kernspintomographie

des Entzündungsherdes möglich. Die Tabellen 2.10 und 2.11 sollen einen Hinweis auf die Verteilung der Untersuchungen bei der Harnkeimdifferenzierung zwischen Urologen und Mikrobiologen geben.

Urogenitalinfektionen erfordern einige wenige *Blutuntersuchungen* (s. Tabelle 2.12). *Bildgebende Untersuchungsverfahren*: Akute sekundäre, rezidivierende sowie chronische Infektionen benötigen bildgebende Untersuchungsverfahren (s. Tabelle 2.13) wie Infusionsurogramm, Zystourethrogramm, Miktionszystogramm, Kamerafunktionsszintigraphie und Sonographie. Nur selten – z. B. bei schweren Nierenparenchymdefekten – im Zusammenhang mit chronischen Entzündungen wie Tuberkulose und Bilharziose sowie zum Ausschluß eines malignen Tumors sind Angiographie, Computertomographie und Kernspintomographie angezeigt.

Weitergehende Diagnostik

Urodynamik. Bei Verdacht auf neurogene oder myogene Läsionen im Bereich des Harntrakts sind urodynamische Untersuchungen indiziert.

Zystoskopie. Chronisch-rezidivierende Zystitiden machen eine Urethrozystoskopie und evtl. Probebiopsie aus der Harnblasenschleimhaut erforderlich.

Ureteropyeloskopie mit Biopsie. Bei chronischen Infektionen der oberen Harnwege ist manchmal auch diese Untersuchung erforderlich, vor allem zur Differenzierung von chronisch-entzündlichen und malignen Veränderungen des Urothels.

Nierenfunktionsprüfungen: Zur orientierenden Prüfung der Nierenfunktion bei chronischen Infektionen hat sich in der Praxis die Kreatininclearance sowie die Bestimmung des spezifischen Gewichts des Urins oder besser der Osmolalität bewährt. So können normal funktionierende Nieren von 20- bis 30jährigen bis 1040, von 40jährigen bis 1036 und von 50jährigen bis 1030 konzentrieren. Bei Abnahme der Nierenfunktion verringert sich die Konzentrationsfähigkeit und erreicht schließlich Werte zwischen 1006 und 1010. Die Verdünnungsfähigkeit bleibt selbst bei extremen Nierenschäden erhalten, so daß derartige Untersuchungen obsolet sind. Zur Beurteilung der Funktionsfähigkeit von Restparenchym bei chronisch-entzündlichen Erkrankungen der Niere hat sich die Nierenszintigraphie (Kamerafunktionsszintigraphie) bewährt.

 | A. Hofstetter und S. Hofstetter

- **(Uretero)Pyelonephritis**
- Primär akut (Tabelle 2.1, a–f, wenn d, e, f nicht möglich, dann nur k)
- Sekundär akut (Tabelle 2.1, a–g)
- Chronisch (rezidivierend) (Tabelle 2.1, a–g, evtl. h–i)
- **Zystitis bei der Frau**
- Primär akut (Tabelle 2.1, a–d)
- Sekundär akut (Tabelle 2.1, a–d, g)
- Chronisch-rezidivierend (Tabelle 2.1, a–i)
- **Sonderformen**
- Interstitielle Zystitis (Tabelle 2.1, a–e plus Biopsie der Blasenwand)
- Reizblase (Tabelle 2.1, a–d, g, h, evtl. i)
- Urethralsyndrom (Tabelle 2.1, a–d, h)
- **Zystitis des Mannes**
- Akut sekundär oder chronisch-rezidivierend. Bei der Zystitis des Mannes handelt es sich immer um eine komplizierte Harnwegsinfektion. Aus diesem Grund sind die Primärursachen wie Prostatitis, Blasenhalsobstruktion, Urogenitaltuberkulose, Bilharziose etc. auszuschließen. Die Diagnostik erfordert laut Tabelle 2.1, a–g, evtl. h, i).
- **Urethroadnexitis** (Tabelle 2.5)
- **Balanitis/Posthitis** (Tabelle 2.1, a–d)
- **Epididymitis/Orchitis** (Tabelle 2.1, a–f) inkl. Dopplersonographie zum Ausschluß einer Samenstrang- bzw. Hydatidentorsion.
- **Kavernitis** (Tabelle 2.1, a–e)

Merke   Bei akuter Pyelonephritis, Urethroadnexitis, Epididymitis/Orchitis sowie Kavernitis besteht die Gefahr der *Urosepsis* (zu den diagnostischen und therapeutischen Maßnahmen s. Kap. 24).
Eine Sonderform stellt die *Fournier-Gangrän* dar, wobei Lokalbefund und Sepsissymptomatik die Grundlagen der Diagnostik bilden.

Literatur

Blenk H, Hofstetter A, Naber K, Vahlensieck W (1996) Klinische Mikrobiologie für den Urologen. Springer, Berlin Heidelberg New York
Gallien R (1990) Mikrobiologische Diagnostik. Gustav Fischer, Stuttgart New York
Hofstetter A (1981) Diagnostik und Therapie der Urogenitalinfektionen. Fortschr Med 99: 819–821
Hofstetter A (1990) Die Zystitis der Frau. Allgemeinarzt 12: 1044–1050
Hofstetter A (1991) Rationelle Diagnostik von Harnwegsinfektionen. Fortschr Med 109: 677–679
Hooton TM (1980) Epidemiology of UTI. Infection 18: 40–43
Spencer J, Lindsell P, Mastorakov J (1990) Ultrasonography compared with intravenous urography in investigation of UTI in adults. Brit Med J 675: 221–224
Stille V, Schilling A (1983) Infektionen des Harntrakts. Zuckschwerdt, München Bern Wien
Weidner W (1984) Moderne Prostatadiagnostik. In: Klinische und experimentelle Urologie, Bd 7; Zuckschwerdt, München Bern Wien

3

Mikrobiologische Diagnostik

H. Blenk und S. Hofstetter

INHALTSVERZEICHNIS

Die mikrobiologische Diagnostik urologischer Infektionen beruht nach wie vor auf 2 wesentlichen Säulen: der *mikroskopischen* und der *kulturellen* Untersuchung von Untersuchungsmaterialien zur Verifizierung und Charakterisierung pathogener Mikroorganismen und zur Erkennung entzündlicher Reaktionen des Wirtsorganismus. So dient die mikroskopische Untersuchung des Nativmaterials und die Mikroskopie während des Untersuchungsganges nicht nur der schnellen Orientierung, sie kann ebenso wie die mikroskopische Betrachtung des gefärbten Präparates unter Umständen für die Diagnosestellung richtungsweisend sein.

Die Identifizierung von pathogenen Mikroorganismen, ihre biochemische Charakterisierung, die Bestimmung ihrer Keimzahl im Untersuchungsmaterial und ihrer Empfindlichkeit gegenüber antibakteriell wirksamen Substanzen sind nach wie vor am wirtschaftlichsten durch die mikrobiologische Kultur zu erreichen. In den letzten 10 Jahren sind darüber hinaus andere Verfahren des Nachweises mikrobieller Antigene hinzugekommen, wie direkte Immunfluoreszenz, enzymimmunologische und molekularbiologische Verfahren mit Gensonden, Polymerase-/Ligasekettenreaktion zum Nachweis spezieller Erreger, vor allem bei der Tuberkulose oder den sexuell übertragbaren Infektionen. Die Vorteile liegen dabei in der kürzeren Zeit, in der eine mikrobiologische Diagnose gestellt werden kann (theoretisch innerhalb eines Arbeitstages), die Nachteile aber in den immer noch verhältnismäßig hohen Kosten, die das Doppelte oder Vielfache der Standardkulturmethoden betragen können, sowie in den nicht zu unterschätzenden Fehlermöglichkeiten und deren kritischer Wertung. Darüber hinaus ist zur Zeit zum Erhalt eines Antibiogrammes nach wie vor die Kultivierung der Erreger notwendig.

Im folgenden werden die Grundlagen der mikrobiologischen Diagnostik urologischer Infektionen und das diagnostische Prozedere besprochen sowie die Einsatzgebiete der unterschiedlichen Verfahren und deren Aussagekraft kritisch bewertet. Bezüglich der praktischen Arbeiten im urologischen Labor wird jedoch auf den Leitfaden *„Klinische Mikrobiologie für den Urologen"* (Blenk et al. 1997) und die neuen Verfahrensrichtlinien der Deutschen Gesellschaft für Hygiene und Mikrobiologie, die *„Qualitätsstandards in der mikrobiologisch-infektiologischen Diagnostik"* (Lütticken, Gatermann et al. 1997) verwiesen.

3.1 Gewinnung und Transport von Untersuchungsmaterialien

Im Rahmen eines modernen Qualitätsmanagements in Klinik, Praxis und Labor beginnt die gute mikrobiologische Diagnostik bereits mit der präanalytischen Phase, d. h. der Entnahme, der Kennzeichnung und dem Transport des Untersuchungsmaterials:

Merke Die Qualität und Verläßlichkeit eines mikrobiologischen Befundes ist in hohem Maße abhängig von der sorgfältigen Gewinnung des Untersuchungsmaterials beim Patienten und dem fachgerechten und umgehenden Transport des Materials in das Labor.

Zur mikrobiologischen Bearbeitung und Bewertung des Untersuchungsmaterials sind neben der *Identitätssicherung* (Name, Vorname, Geburtsdatum, ggf. Anschrift) folgende Angaben unbedingt erforderlich:

- Entnahmezeitpunkt/Datum,
- Herkunft des Untersuchungsmaterials (z. B. Harnröhrenabstrich, Wundabstrich),
- Untersuchungsauftrag und Fragestellung (z. B. Nachweis pathogener Keime und/oder spezieller Keime),
- Diagnose oder Verdachtsdiagnose, klinische Informationen (z. B. Krankheitsbeginn, Leitsymptome, Tropenaufenthalte, antibiotische Vorbehandlung).

Darüber hinaus erfordert die mikrobiologische Diagnostik in jedem Fall stabile, sterile, gut verschließbare Transportgefäße, beim Autotransport immer auch bruchsichere Versandcontainer. Für den Postversand sind darüber hinaus die *Allgemeinen Geschäftsbedingungen zum Versand von infektiösem Material* zu beachten. Für Harnröhren- und Wundabstriche sind agarhaltige Transportmedien unerläßlich, für Blutkulturen entsprechende Kulturflaschen mit Flüssigmedium. Zum verläßlichen Nachweis von Chlamydien oder Viren sind entsprechende Spezialmedien und ein gekühlter Transport ins Labor bzw. eine sofortige kühle Aufbewahrung im hauseigenen Labor Voraussetzung. Für molekularbiologische Nachweise, wie Gensonden, PCR oder LCR, ggf. auch für Antigennachweise mittels Enzym-Immuno-Assay sollte man auf die vom Hersteller empfohlenen Transportmedien zurückgreifen.

3.2 Mikroskopische Verfahren

Bei den mikroskopischen Verfahren unterscheidet man zwischen der Mikroskopie des Nativmaterials – z. B. mittels abgedunkeltem Hellfeld, eine Methode, die in der primären Mikroskopie nur noch vereinzelt geübt wird und inzwischen durch die wesentlich kontrastreichere Dunkelfeld- oder Phasenkontrastmikroskopie abgelöst wurde – und zwischen der Mikroskopie des gefärbten Präparates. Für eine Übersichtsfärbung bietet sich Löfflers Methylenblau an, während die Färbung nach Gram bereits eine Differenzierung der verschiedensten Erreger in grampositive und gramnegative Mikroorganismen gestattet. Zum Nachweis der säurefesten Mykobakterien, die sich in der Gram-Färbung nicht oder nur unzureichend anfärben lassen, hat sich die Ziehl-Neelsen-Färbung oder eine Färbung mit Fluorochromen (z. B. Auramin) durchgesetzt. Darüber hinaus haben in der Diagnostik noch Spezialfärbungen zum Nachweis von Leukozyten im Ejakulat Anwendung gefunden, um Leukozyten zwischen den vielen Zellen der Spermiogenese erkennen zu können. Abhängig von der Fragestellung ist das eine oder das andere Verfahren anzuwenden bzw. eine Übersichtsfärbung durch Spezialfärbungen zu ergänzen.

3.2.1 Nativpräparat

3.2.1.1 Hellfeldmikroskopie

Die Hellfeldmikroskopie – mit mehr oder weniger geschlossener Blende zur Kontrastierung – wird nur noch vereinzelt zur Untersuchung des Sedimentes als grobe Orien-

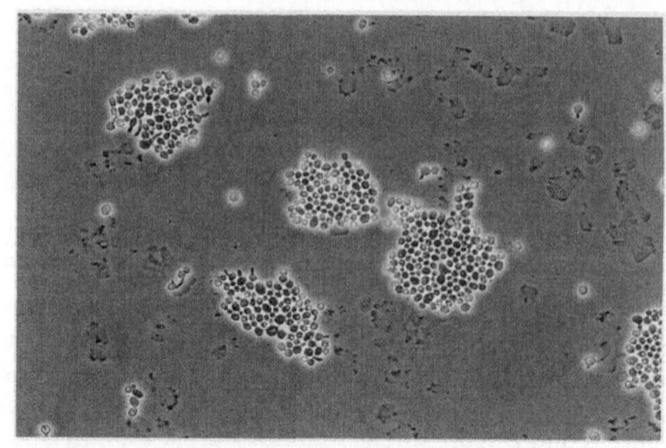

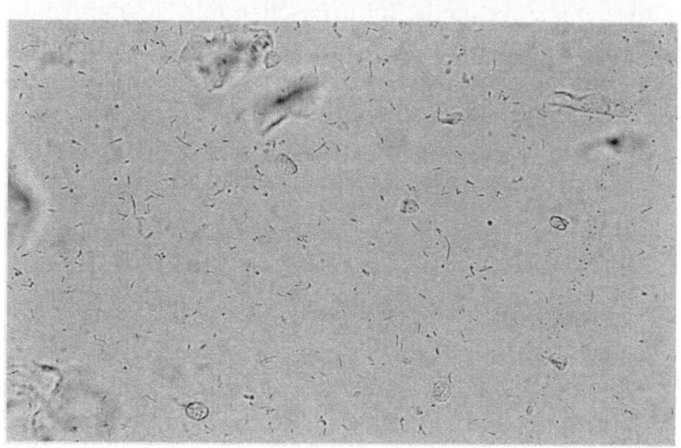

Abb. 3.1. a Hellfeldmikroskopie, Keimschlauchbildung bei Candida albicans (400fach); **b** Hellfeld- und **c** Phasenkontrastmikroskopie desselben Gesichtsfeldausschnittes eines Urinsedimentes; deutlich ist die wesentlich bessere Kontrastierung von Bakterien und Leukozyten in **c** zu erkennen (400fach); **d** Dunkelfeldmikroskopie, Leukozyten und Zellen im Harnröhrensekret bei Urethritis (100fach)

tierung angewandt. Im allgemeinen sollte das Sediment mit dem Phasenkontrastverfahren mikroskopiert werden. Hauptanwendungsgebiet der Hellfeldbetrachtung ist die schnelle orientierende Mikroskopie während der mikrobiologischen Arbeit, z.B. zur Feststellung der *Beweglichkeit* von Keimen, ihrer Morphologie (Stäbchen oder Kokken) oder die Beobachtung einer Keimschlauchbildung bei Candida albicans (Abb. 3.1a).

3.2.1.2 Phasenkontrast- und/oder Dunkelfeldmikroskopie

Zur Durchführung der Phasenkontrast- oder Dunkelfeldmikroskopie wird eine spezielle Einrichtung am Mikroskop benötigt. Die Anwendungsgebiete in der mikroskopischen Untersuchung sind vorwiegend die Untersuchung des Urinsedimentes auf Leukozyten, Erythrozyten, Epithelien, Kristalle und Bakterien sowie sämtlicher Nativmaterialien auf Leukozyten, Epithelien, „clue cells", Sproßpilze und Pseudomycelien (s. Abb. 3.1b–d). Eine besondere Domäne der Phasenkontrast-/Dunkelfeldmikroskopie ist die Nativuntersuchung der 1. Urinportion bei Männern auf Trichomonaden (Abb. 3.2), die aufgrund ihrer Beweglichkeit von den etwa gleich großen

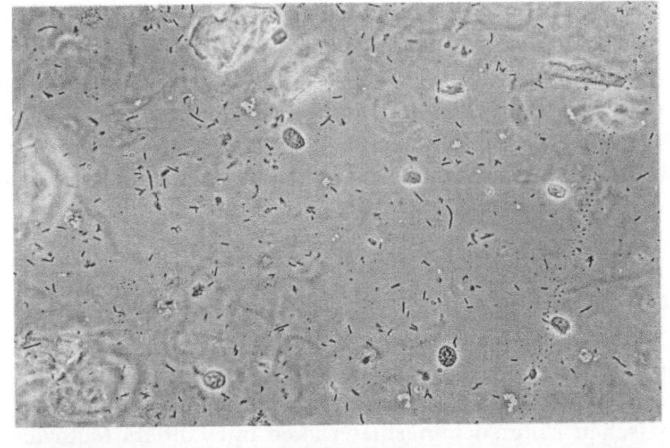

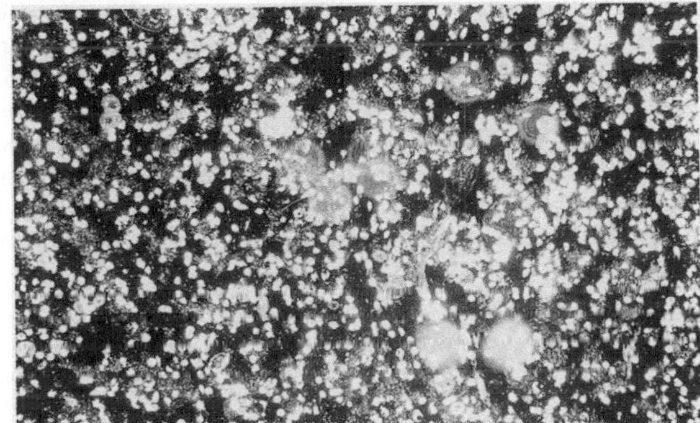

Abb. 3.1 (Fortsetzung)

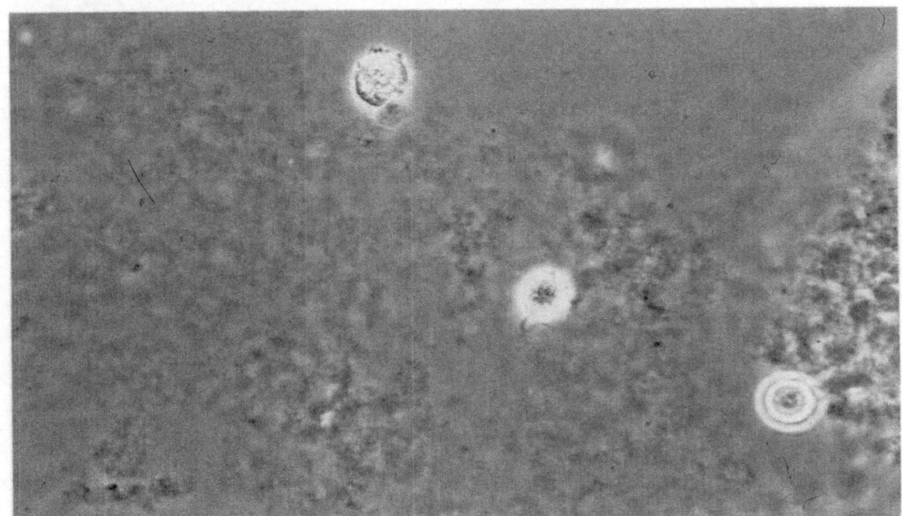

Abb. 3.2. Phasenkontrastmikroskopie. Trichomonaden im Urinsediment (400fach)

Leukozyten unterschieden werden können. Dabei gilt als sicheres diagnostisches Merkmal für *Trichomonas vaginalis* das Erkennen der wellenförmigen Bewegung der undulierenden Membran der Parasiten. Bei Frauen wird für die Trichomonadenuntersuchung am besten Sekret aus dem *Receptabulum seminis* – verdünnt in etwas Kochsalzlösung – verwendet. Desweiteren ist der Nachweis von *Treponema pallidum* aus dem Reizsekret des Primäraffektes mit Phasenkontrast- oder Dunkelfeldmikroskopie für den erfahrenen Untersucher beweisend für eine Lues I.

3.2.2 Gefärbtes Präparat

3.2.2.1 Methylenblaufärbung

Die Anfärbung von urologischen Untersuchungsmaterialien mit Löfflers Methylenblau ist eine orientierende Untersuchung, die Aufschluß über das Vorhandensein von Leukozyten und Erregern als Hinweis auf eine Entzündung und/oder Infektion geben soll. So ist z. B. die Differentialdiagnose zwischen einer gonorrhoischen und nicht-gonorrhoischen Urethritis primär durchaus mit einem Methylenblaupräparat zu treffen (Abb. 3.3). Bei Verdacht auf eine gonorrhoische Urethritis sollte dann aber zur weiteren Differenzierung unbedingt ein Gram-Präparat angeschlossen werden (Abb. 3.4). Die Vorteile der Methylenblaufärbung sind ihre einfache und rasche Durchführung (ca. 1–2 min) sowie gegenüber dem Nativpräparat die Möglichkeit, eine erheblich stärkere Vergrößerung (bis 1000fach) nutzen zu können. Auch der Nachweis von Hefezellen, Pseudomycel oder „clue cells", wie sie bei der bakteriellen Vaginose auftreten, ist mit der Methylenblaufärbung einfach und schnell möglich.

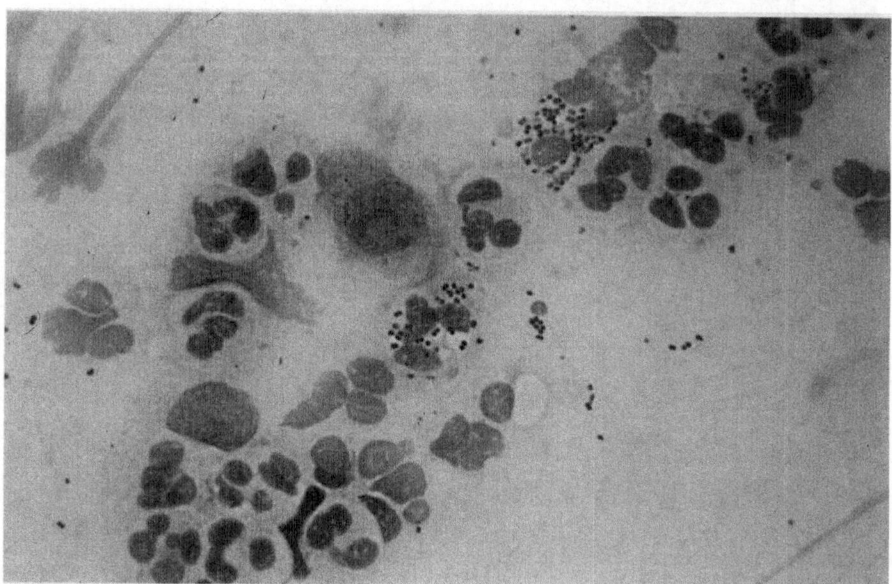

Abb. 3.3. Methylenblaupräparat von extra- und intrazellulären Diplokokken im Urethralsekret bei Gonorrhö (1000fach)

 H. Blenk und S. Hofstetter

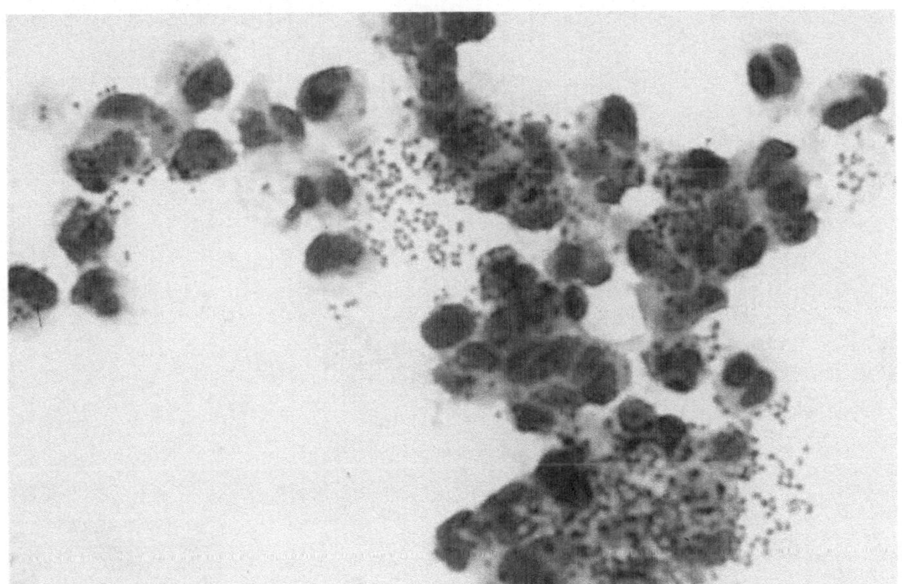

Abb. 3.4. Grampräparat von extra- und intrazellulären, gramnegativen Diplokokken im Urethralsekret bei Gonorrhö (1000fach)

Eine differenzierende Färbung wie die Gram-Färbung sollte immer dann angewandt werden, wenn nachfolgend mikrobiologische Kulturen angelegt werden.

3.2.2.2 Gram-Färbung

Die Färbung urologischer Untersuchungsmaterialien nach Gram ist eine differenzierende Färbung, die als Ergänzung zur Kultur nicht nur der Feststellung der Leukozytenzahl und damit der Verifizierung eines Entzündungsprozesses dient, sondern auch die Unterscheidung der gefundenen Mikroorganismen in grampositive (blau-violett) und gramnegative (rot) Erreger gestattet. Dabei kann die Morphologie der im Gram-Präparat identifizierten Mikroorganismen dem geübten Betrachter bereits wertvolle Hinweise auf das zu erwartende Kulturergebnis geben. So kann der Nachweis gramnegativer, semmelförmiger intrazellulärer Diplokokken den klinischen Verdacht auf eine Gonorrhö, der Nachweis von grampositiven Sproßzellen den auf eine Candidiasis oder der Nachweis dicker, plumper gramnegativer Stäbchen den Verdacht auf einen Infekt mit Enterobacteriaceen verstärken (Abb. 3.5a, b). Darüber hinaus dient das Gram-präparat – insbesondere wenn es unter semiquantitativen standardisierten Bedingungen durchgeführt wird – als Gegenkontrolle zur Keimzahlbestimmung und zum Kulturergebnis. So kann z. B. der Nachweis feiner gramnegativer bis gramlabiler Stäbchen bei negativem Ergebnis der Standardkultur den Hinweis auf eine Infektion mit *Gardnerella vaginalis* und/oder *Anaerobiern* geben.

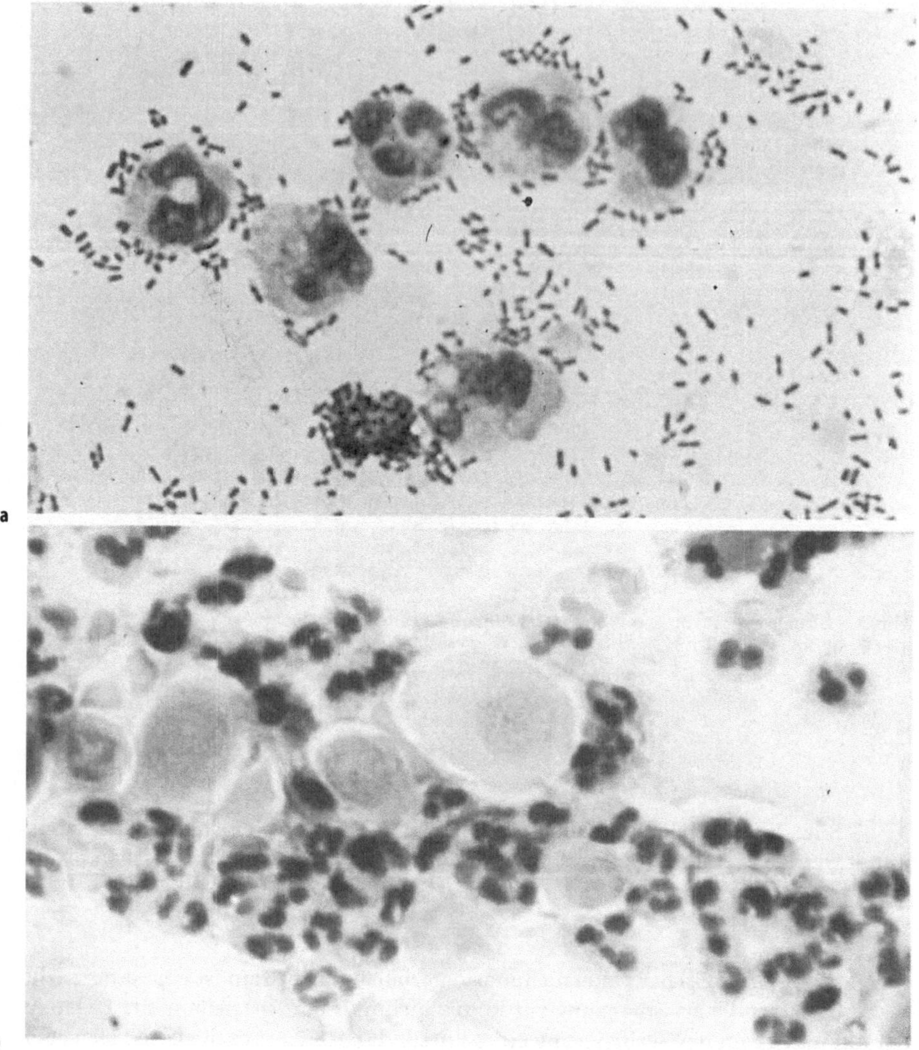

Abb. 3.5. a Grampräparat von gramnegativen, plumpen Stäbchen und Leukozyten bei bakterieller Urethritis (1000fach); **b** Grampräparat, abakterielle Leukozytose bei Verdacht auf Chlamydienurethritis (1000fach)

3.2.2.3 Ziehl-Neelsen- und Auraminfärbung

Bei Verdacht auf eine Urogenital-Tbc liefern weder eine Methylenblau- noch eine Gram-Färbung ein verläßliches Ergebnis, da die säurefeste Zellwand der Mykobakterien die Aufnahme dieser Farbstoffe verhindert, so daß Mykobakterien durch die o. g. Färbeverfahren allenfalls schemenhaft markiert werden. Dagegen hat sich die Spezialfärbung nach Ziehl-Neelsen und/oder die Anfärbung mit dem Fluorochrom Auramin bewährt (Abb. 3.6). Bei Verdacht auf eine Urogenital-Tbc sollte *lege artis* aus dem zentrifu-

 H. Blenk und S. Hofstetter

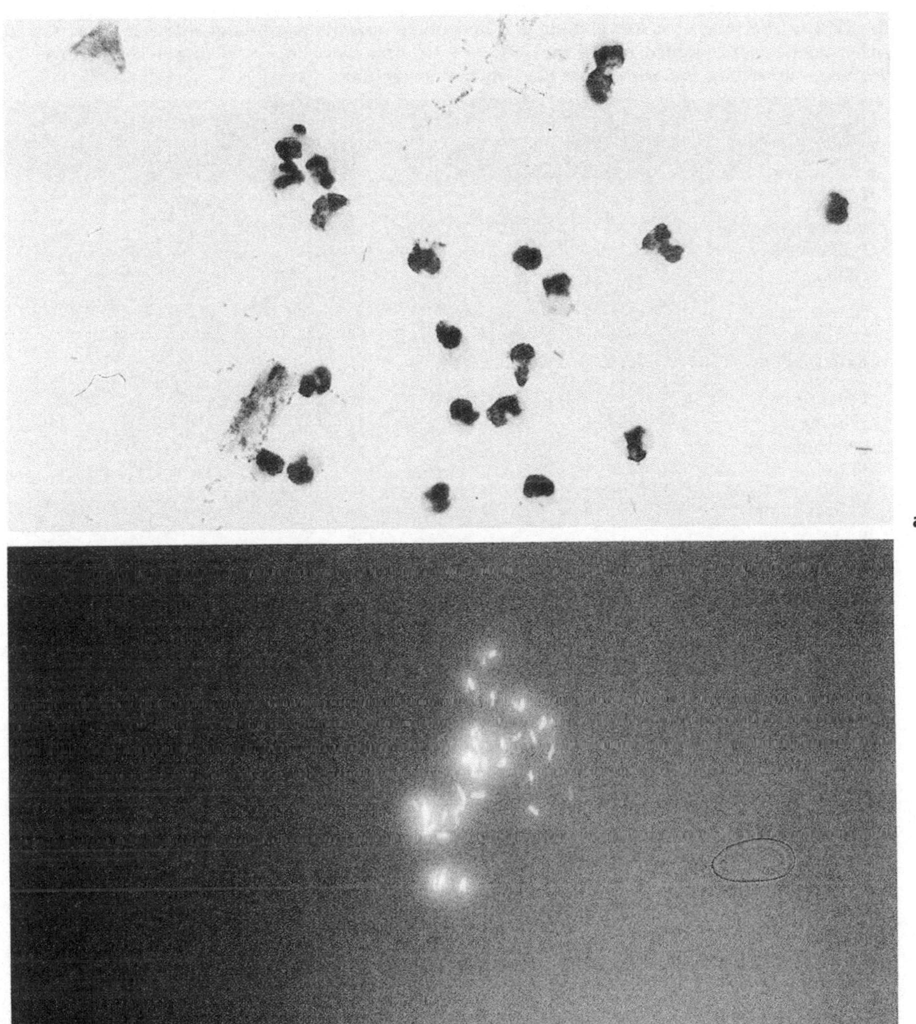

Abb. 3.6 a Ziehl-Neelsen- bzw. **b** Auraminpräparat eines Urinsedimentes bei Verdacht auf Uro-Tbc. Deutlich sind die karminroten- **(a)** bzw. gelb fluoreszierenden **(b)** Mykobakterien zu erkennen (1000fach)

gierten 1. „konzentrierten" Morgenurin das Präparat angefertigt werden. Die Nachweisrate säurefester Stäbchen im Urin ist jedoch klein, so daß der Mykobakterienfärbung nach Ziehl-Neelsen oder Auramin nur ein orientierender Charakter zukommt. Die Färbung muß immer durch die Kultur und ggf. molekularbiologische Nachweisverfahren ergänzt werden.

Tabelle 3.1. Übersicht über Anwendung und Bedeutung quantitativer und qualitativer Verfahren zur Sicherung einer Infektionsdiagnose im UGT, +++ richtungsweisend, ++ wichtig, + von geringer Bedeutung, – unwichtig, *n.d.* wird in der Regel nicht durchgeführt

	HA	Erst-/Mittelstrahlurin	Sediment	Prostataexprimat	Exprimaturin	Ejakulat
Native mikroskopische Leukozytenzählung	+++	+/+	+	+++	++	–
Native mikroskopische Keimzählung	–	–	+	–	–	–
Leukozytenzählung im gefärbten Präparat	++	++/++	n.d.	+	++	+
Keimzählung im gefärbten Präparat	–	+/+	n.d.	+	+	–
Granulozytenelastase	n.d.	n.d.	n.d.	n.d.	n.d.	++
Komplement C3	n.d.	n.d.	n.d.	n.d.	n.d.	+++
Coeruloplasmin	n.d.	n.d.	n.d.	n.d.	n.d.	+++
Kulturelle Keimzahlbestimmung	+	+++ / +++	n.d.	+++	+++	+++

3.2.2.4 Spezialfärbung zum Nachweis von Leukozyten

Bei zellreichen Materialien wie dem Ejakulat, das eine große Zahl von Zellen der Spermiogenese enthält, gestaltet sich die Suche nach Lymphozyten und Leukozyten recht schwierig. Hier findet die Spezialfärbung, die die Granulozytenelastase markiert (Abb. 3.7), ihre Anwendung. Mit Hilfe dieser Spezialfärbung ist es möglich, bei semiquantitativer, standardisierter Beschickung der Objektträger zu einigermaßen verläßlichen Leukozytenzahlen im Sperma zu kommen (Tabelle 3.1).

3.2.3 Mikroskopische und immunochemische Verfahren zum Nachweis eines Entzündungsprozesses im Urogenitaltrakt

Die komplizierten anatomischen Verhältnisse des Urogenitaltrakts mit seinen unterschiedlichen Kompartimenten, Sekreten und Funktionen erfordern ein besonderes Prozedere in der mikrobiologischen Diagnostik. So kommt der Abgrenzung entzündlicher, infektiologisch relevanter Prozesse von vegetativ-psychosomatischen

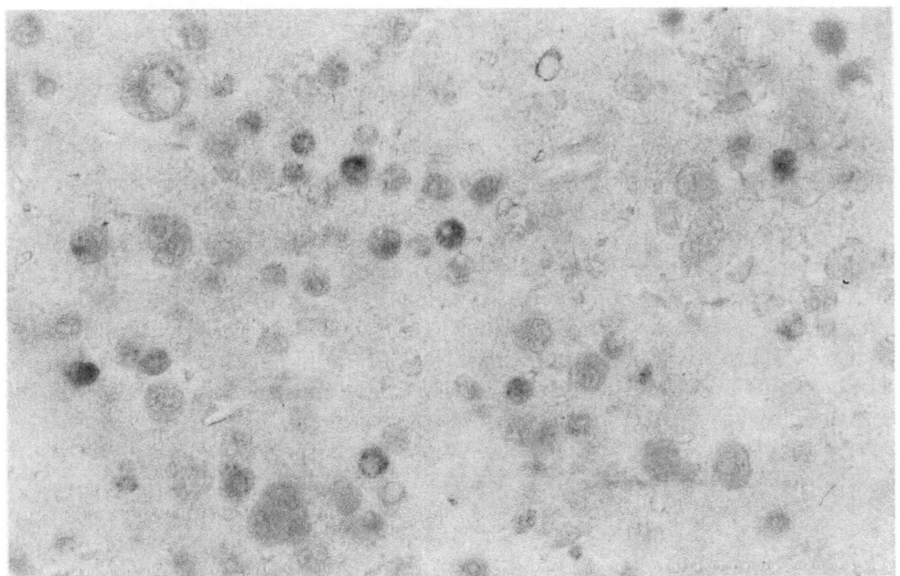

Abb. 3.7. Granulozytenspezialfärbung. Deutlich sind die braun gefärbten Granulozyten im Sperma von den rosa Zellen der Spermiogenese zu unterscheiden (400fach)

Störungen oder nicht relevanten Besiedlungen mit Mikroorganismen besondere Bedeutung zu. Deshalb unterliegt die mikrobiologische Diagnostik urogenitaler Infektionen in besonderem Maße nicht nur qualitativen, sondern auch quantitativen Gesichtspunkten, was sich sowohl in der sorgfältigen mikroskopischen Untersuchung wie auch der differenzierten kulturellen Aufarbeitung urologischer Untersuchungsmaterialien widerspiegelt. Zur Diagnose einer Urethritis genügt nicht nur die vom Patienten geschilderte klinische Symptomatik, sondern auch der objektive Nachweis einer entsprechend erhöhten Leukozytenzahl im Harnröhrenfluor oder in der 1. Urinportion. Gleiche Bedeutung kommt einer Quantifizierung der Keimzahlen zu, da die Urethra der Frau überwiegend, beim Mann zumindest der distale Teil der Harnröhre, mit fakultativ pathogenen Keimen wie *E. coli, Enterokokken*, aber auch *Gruppe B-Streptokokken (GBS)* und *Staphylococcus aureus,* besiedelt sein kann.

Darüber hinaus stellt z. B. die Verifizierung der klinischen Diagnose „chronische Prostatitis" mit objektiven Parametern eine besondere Schwierigkeit dar. Der quantitative Nachweis von Leukozyten und Keimen in Prostataexprimat und Exprimaturin im Vergleich zur Erst- und Mittelstrahlurinprobe, bekannt als 4-Gläserprobe nach Meares und Stamey (1972), ist ein aufwendiges Untersuchungsverfahren. Gleiches gilt für die Diagnose „entzündliche Adnexitis" aus dem Ejakulat mit der immunchemischen Bestimmung der Komplement C_3- und Coeruloplasminkonzentrationen im Ejakulat (s. Tabelle 3.1) nach Blenk und Hofstetter (1991).

Zusammenfassend stützt sich die Qualität der mikrobiologischen und infektiologischen Diagnostik entscheidend auf eine standardisierte Mikroskopie unterschiedlich gewonnener Untersuchungsmaterialien ggf. unter Zuhilfenahme weiterer biochemischer und immunchemischer Verfahren.

Bei der Verarbeitung der urologischen Untersuchungsmaterialien Urin, Ejakulat und Prostataexprimat sollte soweit wie möglich neben einer qualitativen eine semiquantitative kulturelle Untersuchung angestrebt werden. Dient die qualitative Untersuchung vorwiegend der Identifizierung der Mikroorganismen, ist ihre *Quantifizierung* entscheidend, um relevante Infektionen, die häufig mit hohen Keimzahlen einzelner oder mehrerer Erreger einhergehen, von Keimbefunden abzugrenzen, die sich aus der Kontamination mit der physiologischen Standortflora des Urogenitaltrakts ergeben, die meistens durch niedrige Keimzahlen gekennzeichnet ist. Es muß allerdings darauf hingewiesen werden, daß bei chronischen Entzündungen im Urogenitaltrakt oft nur geringe Keimzahlen nachgewiesen werden. Zur Sicherung der Diagnose einer chronischen Entzündung, wie z. B. einer chronischen Pyelonephritis oder Prostatitis, müssen deshalb zusätzlich andere Parameter herangezogen werden, wie die Anzahl der Leukozyten, CRP, pH-Wert oder im Ejakulat erhöhte C_3- und Coeruloplasminspiegel.

Zur Erzielung qualitativ und quantitativ einwandfreier kultureller Ergebnisse ist die Verwendung von Nährmedien, die den geltenden DIN-Normen entsprechen, sowie das Vorhandensein von wenigen, aber guten Gerätschaften und die Beherrschung bestimmter Ausstrich-, Fraktionierungs- und Isolierungstechniken erforderlich. Gründliche, fundierte Kenntnisse in der Anatomie des Urogenitaltrakts, in der allgemeinen Mikrobiologie und die Kenntnis wesentlicher biochemischer Eigenschaften der Erreger sowie Erfahrungen in der Bestimmung der antimikrobiellen Aktivität der Mikroorganismen sind weitere Voraussetzungen für eine erfolgreiche mikrobiologische Arbeit.

3.3.1 Eintauchnährböden

Zum orientierenden Keimnachweis und zur semiquantitativen Keimzahlbestimmung im Urin hat sich im bakteriologischen Labor des Urologen das Objektträgereintauchverfahren mit hinreichender Zuverlässigkeit bewährt, wenn es dem behandelnden Arzt um die Aussage geht, ob eine relevante Keimzahl grampositiver oder gramnegativer Erreger bei einer Harnwegsinfektion vorliegt. Die von der Industrie angebotenen, doppelseitig beschichteten Eintauchnährmedien enthalten in der Regel einen Nähragar sowie 1–2 verschiedene Selektivnährmedien (Abb. 3.8 und 3.9).

Neben der unzweifelhaft unkomplizierten Handhabung besitzen die Eintauchnährböden folgende gravierende Nachteile:

- Keimzahlen von 10^3 und darunter werden nicht immer sicher erfaßt. Bestimmte Keime, wie z. B. Mykoplasmen, Gardnerellen oder Gruppe B-Streptokokken, wachsen auf den Eintauchnährböden nicht oder sind nur schwer identifizierbar.
- Eine Isolierung von Einzelkolonien, um eine rasche biochemische Klassifizierung und Resistenzbestimmung vornehmen zu können, ist bei Vorliegen einer bakteriellen Mischinfektion mit hohen Keimzahlen meist nicht möglich. Damit verzögert sich die bakteriologische Diagnose um 1–2 Tage.

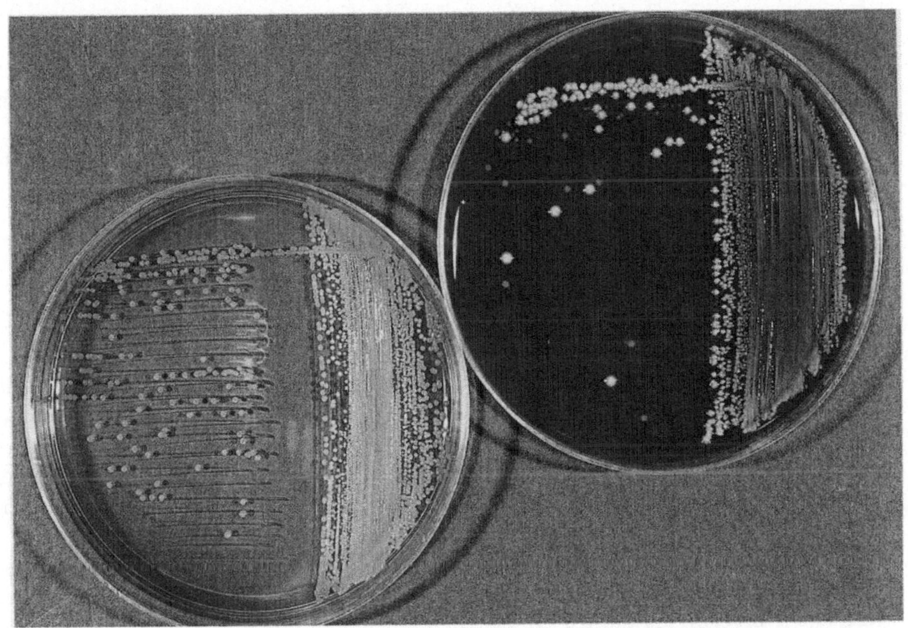

Abb. 3.8. Keimzahlbestimmung (10^5) und Differenzierungsausstrich aus dem Urin bei Harnwegsinfekt

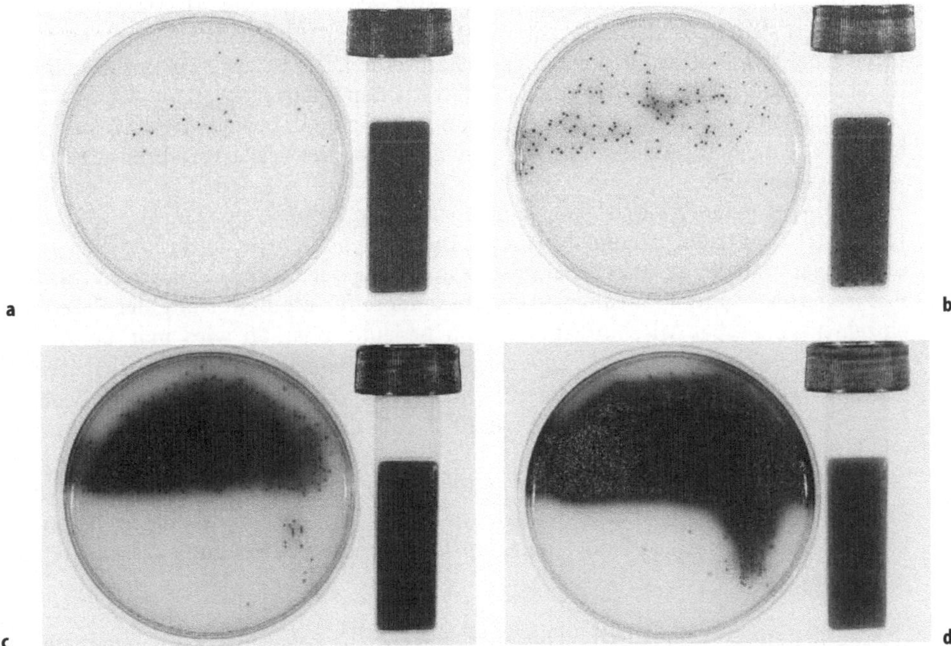

Abb. 3.9 a–d. Vergleich der Keimzahlbestimmung mit Eintauchobjektträgern und Plattenausspatelungsverfahren. Die Teilabbildungen zeigen Keimzahlen von **a** 10^3, **b** 10^4, **c** 10^5 und **d** 10^6 Keime/ml

Der Einsatz sollte deshalb auf folgende Indikationen begrenzt werden:

* akute und unkomplizierte Zystitis,
* orientierender, semiquantitativer Keimnachweis zum Ausschluß einer Harnwegsinfektion bei der Routineuntersuchung,
* orientierender Erregernachweis zur Kontrolle einer antibiotischen Therapie, wenn die verursachenden Erreger bekannt sind,
* Feststellung der Ausgangskeimzahl, wenn die bakteriologische Urindiagnostik nicht im eigenen Labor durchgeführt wird.

3.3.2 Keimzahlbestimmung

Für die Bestimmung der Keimzahlen in urologischen Untersuchungsmaterialien ist die Keimzählung in der Oberflächenkultur zu empfehlen, da sie die für die Befundbewertung erforderliche Zuverlässigkeit bietet. Das in der Bakteriologie gängige Plattengußverfahren, d. h. die Einbringung eines Aliquots des Untersuchungsmaterials in den abgekühlten, aber noch flüssigen Nähragar, ist wegen des technischen Aufwandes im urologischen Labor nicht praktikabel.

Die Technik der semiquantitativen Oberflächenkultur ist ein hinreichend genaues Keimzählungsverfahren und bietet den Vorteil des Nachweises aller urologisch relevanten Erreger. Sie kann grundsätzlich auf jedem Standardkulturmedium, aber auch auf allen Spezialmedien angewandt werden. Hierzu wird ein Aliquot (5 oder 10 µl) des *unzentrifugierten* Urins über etwa 1/3 der Nährbodenplatte ausgestrichen oder ausgespatelt. In Verbindung mit einem 1- oder 2-Ösenausstrich sind darüber hinaus die für biochemische Differenzierung und Resistenzbestimmung erforderlichen Einzelkolonien sicher zu erhalten (s. Abb. 3.8). Weiterhin kann der Anteil verschiedener Erreger bei Mischinfektionen gut abgeschätzt werden. Die 5 oder 10 µl des gleichmäßig ausgestrichenen bzw. ausgespatelten Untersuchungsaterials können nach 24 h Bebrütung entweder quantitativ ausgewertet oder nach einer gewissen Übung und Erfahrung wie die Keimzahlbestimmung beim Eintauchobjektträgerverfahren abgelesen werden (s. Abb. 3.9).

Die gefundenen Gesamtkeimzahlen werden in Zehnerpotenzen, also $\leq 10^3$, 10^4, 10^5 und $\geq 10^6$ im Laborprotokoll vermerkt. Die Verwendung von Selektivmedien oder Chromagar gestattet darüber hinaus die Bestimmung der Keimzahlen der verschiedenen isolierten Mikroorganismen, was insbesondere für die Bewertung der Relevanz einzelner Keime bei Mischinfektionen von Bedeutung ist. So wird man beispielsweise einer Bakteriurie mit 10^5 *Staphylococcus-epidermidis*-Keime/ml bei gleichzeitigem Nachweis von 10^3 *E.-coli*- und 10^3 *Proteus-mirabilis*-Keime/ml weniger Bedeutung beimessen als dem Vorkommen von 10^5 *E.-coli*- und 10^5 *Proteus-mirabilis*-Keime/ml im Urin.

Allgemein gilt, daß Keimzahlen ab 10^4 im Ejakulat und ab 10^5 im Urin als signifikante Bakteriospermie bzw. Bakteriurie anzusehen sind. Bei chronischen Infektionen können diese Keimzahlen jedoch auch um 1–2 Zehnerpotenzen unter diesen Grenzwerten liegen.

Merke Die Keimzahl allein sagt nichts über die klinische Relevanz eines Erregerbefundes aus. Stets muß der Keimbefund mit dem klinischen Bild und/oder Nachweis entzündlicher Veränderungen in Beziehung gesetzt werden.

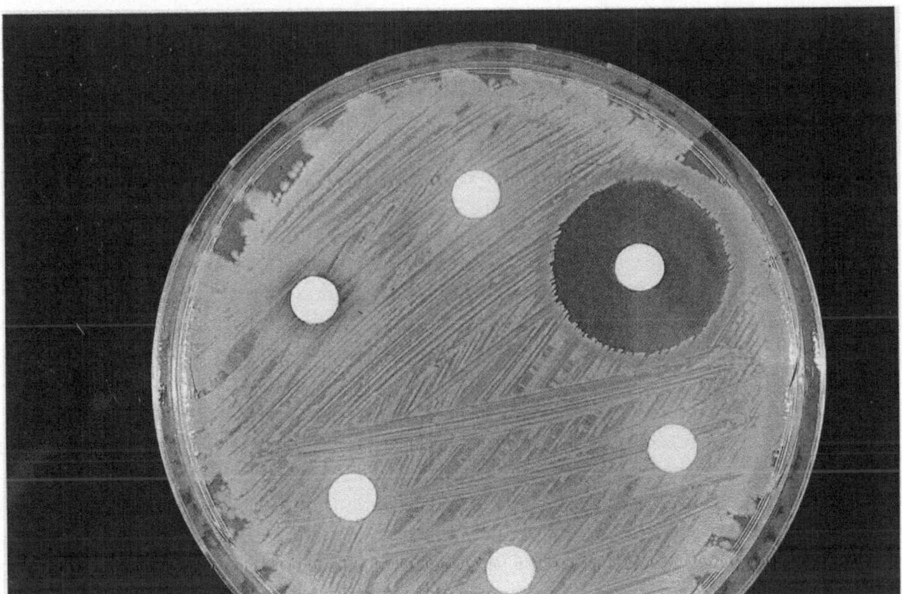

Abb. 3.10. Hemmstofftest mit *Bacillus subtilis*. Der Hemmhof kennzeichnet den Nachweis antibakteriell wirksamer Substanzen

3.3.3 Hemmstoffnachweis

Bei der mikrobiologischen Untersuchung von Urin ist grundsätzlich daran zu denken,
daß eine „sterile" Urinkultur oder geringe Keimzahlen die Folge einer noch laufenden
Antibiotikabehandlung (u. U. auch Zytostatikabehandlung) oder Selbstmedikation
sein können. Auch die Compliance von Patienten gegenüber einer Antibiotikatherapie
bedarf gelegentlich einer Überprüfung. Aus diesen Gründen wird in der Regel eine
Bestimmung der antibakteriellen Aktivität im Urin ggf. auch im Ejakulat notwendig
sein. Diese Nachprüfung kann entweder im kulturellen Wachstumshemmtest gegen
Sporen von *Bacillus subtilis* (ATCC 6633) (Abb. 3.10) oder durch kommerziell erhältliche Hemmstoffteststreifen erfolgen.

Beim Nachweis von Hemmstoffen im Untersuchungsmaterial verschieben sich
die Grenzwerte für signifikante Keimzahlen im Urin oder Sperma; nachgewiesenen
Reinkulturen von Bakterien ist deshalb besondere Relevanz zuzumessen.

3.3.4 Urinkulturen

Für die mikrobiologische Untersuchung kommen abhängig von der Fragestellung folgende Urine zur Verarbeitung:

- Mittelstrahlurin,
- Katheterurin,
- Blasenpunktionsurin,
- 1. Urinportion.

Der konzentrierte Morgenurin für die Tuberkulosediagnostik wird unter den Spezialkulturen abgehandelt.

3.3.4.1 Standardkulturen

Beim unkomplizierten, aber auch beim komplizierten Harnwegsinfekt ist in der Regel bei Mann und Frau der *lege artis* abgenommene *Mittelstrahlurin* für die mikrobiologische Diagnosestellung ausreichend. Für die Kultivierung der relevanten Harnwegserreger (Tabelle 3.2) werden 2 feste Nährmedien eingesetzt, eine Blutagarplatte und ein Enterobacteriaceen-Selektivmedium (z. B. McConkey oder Endoagar; s. Abb. 3.8). Auch die neuen Chromagar, die bereits eine gewisse Differenzierung der Keime bei der Ablesung zulassen, können an Stelle des Selektivmediums verwendet werden (Abb. 3.11).

Das Anlegen einer Bouillonkultur ist in der Urinbakteriologie nicht erforderlich und dürfte auf einzelne Fragestellungen beschränkt bleiben. Der Einsatz gesonderter Pilzmedien zum Nachweis von Candidaspezies in der Urinbakteriologie hat sich bewährt, auch wenn die Candidaspezies in der Regel auf den üblichen zur bakteriologischen Harnuntersuchung verwendeten Nährmedien wachsen. Das *Candida*wachstum kann jedoch gelegentlich über die 16- bis 24stündige Bebrütungszeit hinaus verlängert sein. Bei Verwendung von Pilzmedien sollte daher mindestens eine 5tägige Bebrütungszeit angestrebt werden, um in jedem Fall relevante *Candida*arten erfassen zu können.

Tabelle 3.2. Erreger von Harnwegsinfektionen

Grampositive Keime	*STD-Erreger*
Enterococcus spp.	Mycoplasma hominis
Staph. aureus	Ureaplasma urealyticum
Staph. saprophyticus	Gruppe B-Streptokokken (GBS)
Gruppe A-Streptokokken (GAS)	Gardnerella vaginalis
Candida spp.	–
Gramnegative Keime	
E. coli	Pseudomonas spp.
Proteus spp.	Stenotrophomonas spp.
Enterobacter spp.	–
Klebsiella spp.	–
Serratia spp.	–
Citrobacter spp.	
Seltene Nebenbefunde	
Salmonella spp.	–
Shigella spp.	–
Aeromonas spp.	–

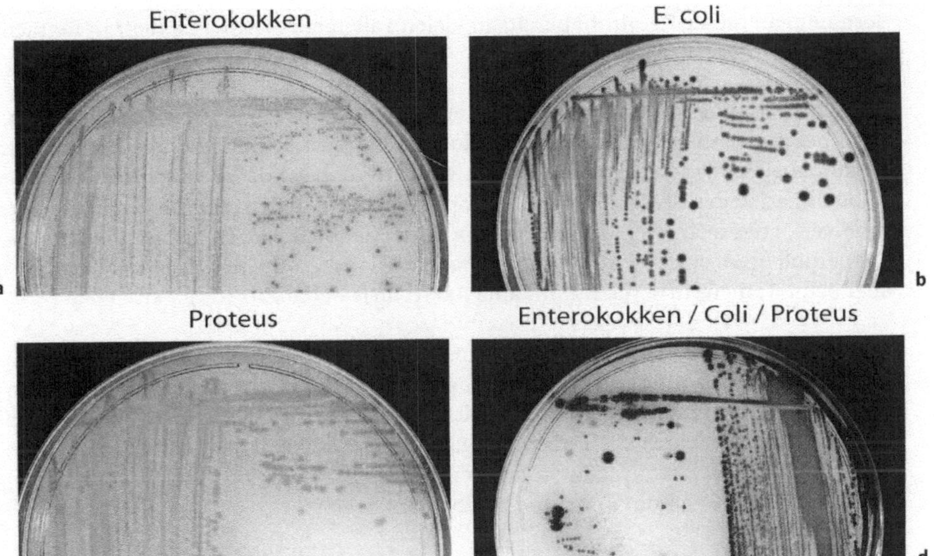

Abb. 3.11 a–d. Chromagar als Selektivmedium. Es sind die unterschiedlich angefärbten Kolonien von
a *Enterokokken*, b *E. coli*, c *Proteus* als Monokultur zu sehen sowie d die 3 Bakterienspezies in einer
Urinmischkultur

Nach 16- bis 24stündiger Bebrütung bei 37±1°C unter aeroben Verhältnissen
werden die Kulturplatten abgelesen. Die Bewertung der Untersuchungsergebnisse
richtet sich nach folgenden Grundregeln:

- Bestimmung der Gesamtkeimzahl auf der Blutplatte und dem Selektivmedium,
- Bestimmung der Anzahl der gefundenen unterschiedlichen Keime,
- Bestimmung der Keimzahlen der jeweiligen Spezies,
- Bestimmung der/des relevanten Keimes nach den Kriterien der signifikanten Bakteriurie,
- Isolierung der relevanten Keime für die biochemische Differenzierung und
- Erstellung einer Resistenzbestimmung.

Darüber hinaus sind nach den Vorstellungen eines modernen Qualitätsmanagements bei der Bewertung des Kulturergebnisses noch die präanalytischen Voraussetzungen wie Entnahmeart, Entnahmeort und Transportzeit und vor allem die vorliegenden klinischen Angaben mit einzubeziehen. *Erst unter Berücksichtigung aller dieser Kautelen ergibt sich hieraus als Resümee der ärztliche Befund.*

Interpretation der Untersuchungsergebnisse

Mittelstrahlurin. Liegt die Gesamtkeimzahl $<10^3$ Keime/ml kann bei negativem Hemmstoffnachweis in der Regel davon ausgegangen werden, daß keine Harnwegsinfektion vorliegt. Liegen die Keimzahlen zwischen 10^3 und 10^4/ml ist eine Harnwegsinfektion beim Erwachsenen wenig wahrscheinlich, im Einzelfall, bei Vorliegen chronischer Erkrankungen, wie z.B. einer Pyelonephritis etc., aber nicht auszuschließen. Ab 10^4 Keime/ml steigt die Wahrscheinlichkeit einer relevanten Bakteriurie. Bei Kindern muß ab dieser Keimzahl bereits in vielen Fällen ein Harnwegsinfekt in Betracht gezogen werden.

Katheterurin. Auch beim *lege artis* entnommenen Katheterurin ist weder beim Mann noch bei der Frau eine geringgradige Kontamination mit Keimen der Urethralflora auszuschließen. Untersuchungen haben jedoch bisher gezeigt, daß selbst bei starker Kontamination der Urethra mit fakultativ pathogenen Erregern die Kontamination des Katheter-, aber auch des Mittelstrahlurins, sich deutlich – d. h. um mindestens 1–2 Zehnerpotenzen – von der signifikanten Bakteriurie unterscheidet. Insgesamt wird man aber beim Katheterurin die signifikante Bakteriurie bereits ab 10^4/ml ansetzen.

Blasenpunktionsurin. Lege artis entnommener Blasenpunktionsurin ist aus mikrobiologischer Sicht das optimale Untersuchungsmaterial. Sämtliche angezüchteten Mikroorganismen sind, unabhängig von ihrer Keimzahl, als Erreger anzusehen, wenn sowohl die klinischen wie auch die Entzündungsparameter für einen Harnwegsinfekt sprechen. Beim vereinzelten Nachweis von Keimen der physiologischen Hautflora ist dennoch an eine seltene Kontamination zu denken.

1. Urinportion. Die Untersuchung der 1. Urinportion kommt in erster Linie beim Verdacht auf das Vorliegen einer sexuell übertragbaren Infektion (STD-Infektion) zur Anwendung. Insbesondere dann, wenn es sich um Partneruntersuchungen ohne klinische Beschwerden handelt, ist es zweckmäßig, die oft sehr unangenehme Materialentnahme des Harnröhrenabstriches bei Männern durch die Untersuchung der 1. Urinportion nach mindestens 2- bis 3stündigem Miktionsintervall vorzunehmen.

Bei Verdacht auf eine STD-Infektion müssen von vornherein neben den Standardkulturen auch Spezialkulturen angelegt werden. Die Keimzahlbestimmung erfolgt dabei zuerst einmal aus dem frisch gelassenen, unzentrifugierten Urin auf allen Nährmedien. Zum Nachweis der verschiedenen Erreger wird der Urin zentrifugiert und das Sediment auf den verschiedenen Nährmedien verarbeitet (s. 3.3.4.2).

3.3.4.2 Spezialkulturen

Bei negativem Hemmstoffnachweis und negativem Kulturergebnis trotz bestehender klinischer Symptomatik und/oder Nachweis entsprechender Entzündungszellen im Urinsediment oder im gefärbten mikroskopischen Präparat sind Erreger in Betracht zu ziehen, die mit den herkömmlichen Urinkulturverfahren nicht angezüchtet werden können. Diese sind *Mycoplasma spp., Ureaplasma urealyticum, Gardnerella vaginalis, Chlamydia trachomatis,* Mykobakterien und Anaerobier, in seltenen Fällen auch *Neisseria gonorrhoeae* (vgl. Abb. 3.12).

STD-Erreger

Bei Männern und Frauen während des Lebensabschnittes mit der höchsten sexuellen Aktivität (15–55 J) und u. U. häufigen Partnerwechseln ist eine entsprechende Infektion mit STD-Erregern nicht selten. Es hat sich daher bewährt, auch in der Routinebakteriologie durch das Mitführen entsprechender Nährmedien für Mykoplasmen und Gardnerellen den Nachweis dieser Keime in dieser Altersgruppe zu sichern. Der mikrobiologische Nachweis dieser Erreger erfordert jedoch in der Regel Spezialkenntnis-

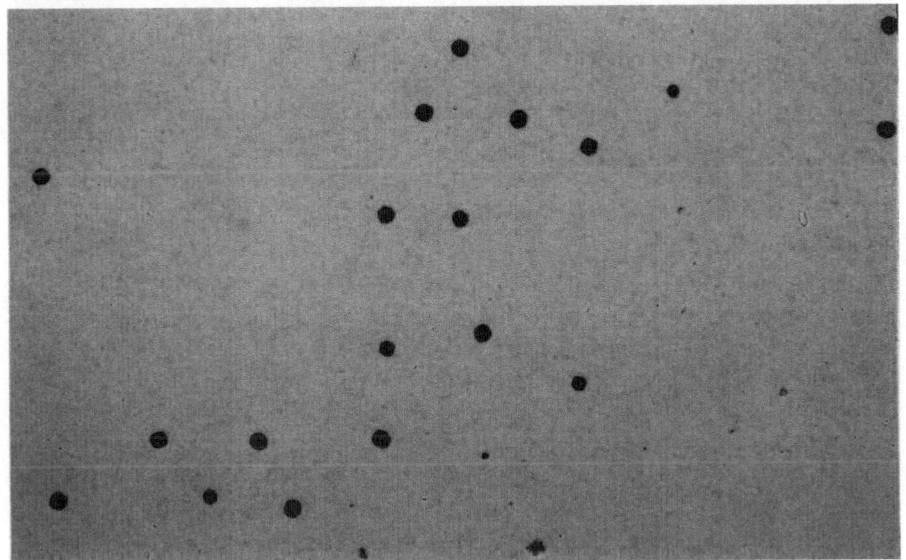

Abb. 3. 12. Urinspezialkultur auf *Ureaplasmen*, 10^4 *Ureaplasmen* im Urin bei Reizblase

se und ein über das normale Maß der Urinbakteriologie hinausgehende Ausrüstung im Labor, so daß sie im Fachlabor des Mikrobiologen vorgenommen werden sollte. Die Spezialnährmedien werden nach 48stündiger *anaerober* Bebrütung bei 37±1°C abgelesen und die Bewertung der pathogenen Relevanz den gleichen Kriterien unterworfen, wie sie für das jeweilige Untersuchungsmaterial oben aufgeführt sind. Neben einer signifikanten Keimzahl ist auch auf das Vorhandensein von Entzündungsparametern Wert zu legen.

Mykobakterien

Bei dem klinischen Verdacht auf eine Urogenitaltuberkulose oder bei Vorliegen einer nicht klärbaren Leukozyt- oder Haematurie sollte eine mikrobiologische Untersuchung hinsichtlich einer *Mykobakteriose/Tuberkulose* erfolgen. Als Standardmaterial wird konzentrierter Morgenurin (50–100 ml) untersucht, wobei die Urine von 3 unterschiedlichen Tagen verarbeitet werden sollten. Dabei wird das Material mit mindestens 2 *festen* und 1 *flüssigem* (radiometrisch, kolorimetrisch) *Nährmedium* exploriert; ggf. wird zusätzlich noch eine *Polymerase-/Ligasekettenreaktion*, also ein molekularbiologisches Amplifikationsverfahren eingesetzt. Ein positives Ergebnis ist kulturell nach 10–20 Tagen (Abb. 3.13), bei den molekularbiologischen Untersuchungen bereits innerhalb weniger Tage zu erhalten. Ein *endgültig negatives* Ergebnis kann oft erst nach 8wöchiger Bebrütung der Kulturen mitgeteilt werden. Der Stellenwert der PCR/LCR wird erst in den nächsten Jahren hinsichtlich ihrer Spezifität und Sensitivität genau zu bestimmen sein. Die Sensitivität der kombinierten Kulturverfahren wird – bezogen auf ein Untersuchungsmaterial – mit ca. 80–85% angegeben. Deshalb ist die *Verarbeitung mehrerer Materialien* wichtig um die Ausbeute zu steigern.

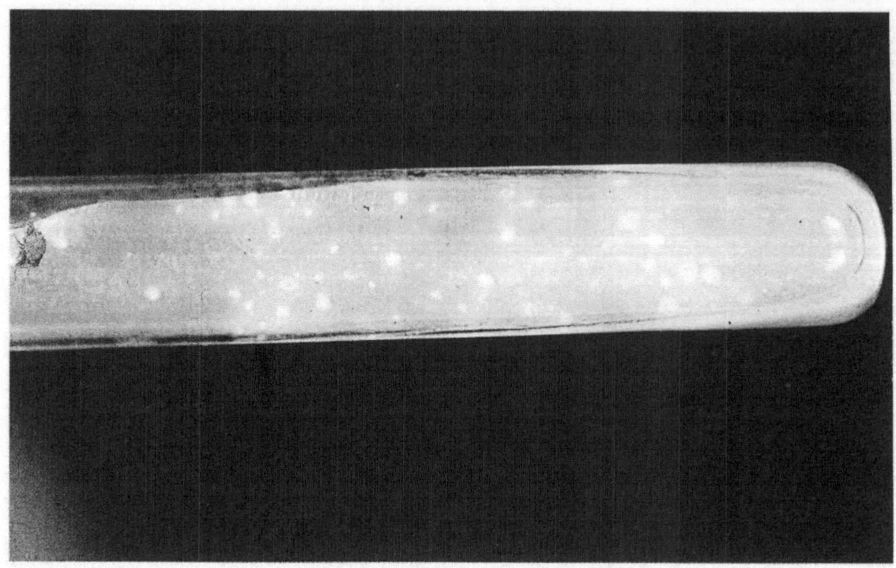

Abb. 3.13. Tuberkulose. Gelbliche Kolonien von *Mycobacterium tuberculosis* auf Tb-Spezialagar

3.3.5 Kulturen von Harnröhrenabstrichen

Zur mikrobiologischen Abklärung von Urogenitalinfektionen, v. a. der sexuell übertragbaren Infektionen (STD), gehört als Standard die Untersuchung des Harnröhrensekrets. Da der Harnröhrenabstrich insbesondere beim Mann unangenehm bzw. bei einer akuten Urethritis auch schmerzhaft ist, neigen viele Ärzte aus Rücksicht auf den Patienten dazu, den Urethralabstrich zu unterlassen. Ein *lege artis* durchgeführter Harnröhrenabstrich 2–3 h nach Miktionskarenz ist bei Urethritis nach wie vor das sensitivste Erregernachweisverfahren. Die exakte Feststellung *des* – oder wie beim überwiegenden Anteil (60%) der STD-Infektionen – *der* Erreger ist für die Therapieentscheidung und die Sanierung des Patienten von größter Bedeutung. Darüber hinaus ist wegen der bei sexuell übertragbaren Infektionen notwendigen Partnerbehandlung eine einwandfreie, exakte Diagnose der verursachenden Mikroorganismen auch aus forensischen Gründen wichtig und einer ungezielten Therapie vorzuziehen. Darüber hinaus ist jeder Arzt nach *§10 des Gesetzes zur Bekämpfung der Geschlechtskrankheiten* verpflichtet, die Untersuchung „nach den Grundsätzen der wissenschaftlichen Erkenntnis" durchzuführen. Nach heutigem Kenntnisstand gehört dazu auch der Nachweis des Erregers, wenn dies problemlos möglich ist.

3.3.5.1 Standardkulturen

Neben den Spezialkulturen, die im folgenden Abschnitt besprochen werden, sollte von jedem Harnröhrenabstrich als Standardkultur ein *Blutagar* und ein *Enterobacteriaceen-Selektivmedium* angelegt werden. Der Einsatz des Blutagars ist notwendig, weil auch Staphylokokken oder haemolysierende Streptokokken genitale Infektionen auszulösen vermögen. Darüber hinaus lassen sich durch die Standardkulturmedien Aussagen über die Zusammensetzung der Standortflora und das Vorliegen eventueller Dysbiosen machen. Diese Erkenntnisse können insbesondere bei rezidivierenden Infekten der unteren Harnwege v.a. bei Frauen von Bedeutung sein.

Zu den Standardkulturen gehört weiterhin die Untersuchung auf Candidaspezies. Bei Männern ist zwar eine Candidaurethritis, wenn sie nicht an einer schweren Grunderkrankung wie Diabetes, HIV oder medikamentöse Immunsuppression leiden, eine Rarität; bei Frauen muß jedoch häufiger mit klinischen Symptomen – auch im Bereich des Orificium externum urethrae und in der Urethra – gerechnet werden, wenn eine Vulvovaginalcandidose vorliegt.

Merke Auf das Mitführen eines speziellen Candidamediums sollte deshalb bei der Urogenitaldiagnostik nicht verzichtet werden.

3.3.5.2 Spezialkulturen einschließlich Zellkultur

Das Spektrum der sexuell übertragbaren Infektionserreger (STD) reicht von den Bakterien über die Protozoen bis hin zu den Viren. Dementsprechend umfangreich ist auch das mikrobiologische Equipment das zum Nachweis dieser Mikroorganismen vorgehalten werden muß. Eine eigene Nährbodenküche wie auch ein Zellkultur- und molekularbiologisches Labor erscheinen zumindest für Labors, die Wert auf eine über die Routine hinausgehende, anspruchsvollere Diagnostik legen, unerläßlich. Der Nachweis von STD-Erregern geht daher in der Regel weit über das Maß hinaus, das der Urologe im eigenen bakteriologischen Praxislabor durchzuführen in der Lage ist. Der Urologe sollte sich deshalb sehr sorgfältig ein gutes mikrobiologisches Fachlabor aussuchen und sich über dessen Möglichkeiten und Erfahrungen für den Nachweis von STD-Erregern vergewissern.

Von einem Labor, das nicht über die oben erwähnten Voraussetzungen verfügt, ist in der Regel auch nur eine einfache Standarddiagnostik zu erwarten. Die STD-Diagnostik kann durchaus als ein gewisser Maßstab für die Qualität eines mikrobiologischen Labors angesehen werden. In Tabelle 3.3 sind die wichtigsten Verfahren zum Nachweis von STD-Erregern aufgezeigt. Sie gibt zur raschen Orientierung auch wichtige Hinweise bezüglich der Sensitivität und Spezifität der Methoden sowie der Transportbedingungen und Kosten.

Neben Mikroskopie und Standardkulturen haben insbesondere Zellkulturen, speziell für den Nachweis von Chlamydien und Herpesviren, nach wie vor große Bedeutung. Für den Nachweis dieser Mikroorganismen gilt die Zellkultur weiterhin als goldener Standard – auch um an ihm die neuen Amplifikationsverfahren zu evaluieren. Der Vorteil der Zellkultur ist ihre 100%ige Spezifität. Der Nachweis von Chlamydieneinschlußkörperchen und/oder Viruspartikeln nach Gegenfärbung mit Fluoresceinmarkierten, monoklonalen Antikörpern sichert die jeweilige Diagnose (Abb. 3.14). Nachteil dieser Verfahren ist die Empfindlichkeit der Zellkultursysteme gegen bakterielle Kontaminationen oder toxische Einflüsse des Untersuchungsmaterials, die zu einer Verminderung der Sensitivität führen. Bei negativem Ausfall der Zellkultur und fortbestehendem klinischem Verdacht auf eine Chlamydien- oder Herpesinfektion sollte deshalb wie bei anderen Verfahren auch eine 2. andere Methode oder eine Kontrolluntersuchung durchgeführt werden.

Tabelle 3.3. Nachweisverfahren der STD-Erreger, (+) sehr gering + gering, ++ mäßig, +++ hoch, ++++ sehr hoch (ca. 100%), *T* Transportbedingungen, *K* Kosten/Kostenrelation, *sehr preiswert* <20,00 DM, *preiswert* 20,00–50,00 DM, *moderat* 50,00–100,00 DM, *sehr teuer* 100,00–200,00 DM, *extrem teuer* >200,00 DM

STD-Erreger	Nachweisverfahren	Sensitivität	Spezifität	Bemerkungen
Neisseria gonorrhoeae	Kultur (Kochblutagar)	+++	+++	T: 24 h im Spezialtransportagar, möglichst gekühlt
–	–	–	–	K: sehr preiswert
–	Gensonde	++	+++	T: 3–4 Tage
–	–	–	–	K: preiswert
–	Enzymimmunoassay	++	+	T: 3–5 Tage
–	–	–	–	K: preiswert
–	PCR	+++	+++	T: 3–5 Tage
–	–	–	–	K: extrem teuer
–	Serologie	–	–	T: Serum 5 Tage, gekühlt länger
–	KBR	++	+	K: preiswert
Treponema pallidum	Mikroskopie (nur Primäraffekt Lues I u. Exanthem/Lues II)	+++	++—+++	T: (nur am Patienten möglich)
–	–	–	–	K: sehr preiswert
–	Serologie (TPHA, 19 S-FTA-ABS, Immunoblot, VDRL)	+++	+++—++++	T: Serum 5 Tage, gekühlt länger
–	–	–	–	K: preiswert bis moderat
–	PCR	+++—++++	+++—++++	T: 3–5 Tage
–	–	–	–	K: extrem teuer, nur für wiss. Zwecke
Chlamydia trachomatis C–K	Zellkultur (McCoy, BGM-Zellen, Goldener Standard)	++	++++	T: 24–30 h/4–8 °C
–	–	–	–	K: sehr teuer
–	Enzymimmunoassay	++	+—++	T: 3–4 Tage
–	–	–	–	K: preiswert
–	Gensonde	++	+++	T: 3–4 Tage
–	–	–	–	K: preiswert

Tabelle 3.3. (Fortsetzung)

STD-Erreger	Nachweisverfahren	Sensitivität	Spezifität	Bemerkungen
Chlamydia trachomatis C–K (Fortsetzung)	Gensonde	++	+++	T: 3–4 Tage
–	–	–	–	K: preiswert
–	DFT (direkter Immunfluoreszenztest)	++—+++	++—+++	T: fixiert, 2–3 Wochen
–	–	–	–	K: preiswert
–	PCR/LCR	+++	+++—++++	T: 3–5 Tage
–	–	–	–	K: extrem teuer
–	Serologie	+++	–	T: Serum 5 Tage, gekühlt länger
–	Screening: Chlam-JFT, EIA-, LPS-EIA-Tests	++	++—+++	K: preiswert
–	Chlamydien-Mikroimmunfluoreszenztest (Goldener Standard)	+++—++++	+++—++++	T: Serum 5 Tage, gekühlt länger
–	–	–	–	K: moderat, *cave:* bei frischen Infektionen sehr oft negatives Ergebnis
Ureaplasma/ Mycoplasma	Kultur (mod. A7-Medium) fest und flüssig (Eigenherstellung) anaerob, 36+/–1°C, 48–72 h, s. Bemerkungen !	+++	++++	T: 3–5 Tage im Spezialtransportagar
U. urealyticum		+++	++++	K: preiswert
M. hominis		+++	++++	*Cave:* kommerzielle Kulturtests haben z.T. eine geringere Sensitivität und erheblich schlechtere Spezifität
M. fermentans	–	+++	++++	–
M. genitalium	–	+++—++++	+++—++++	Kombination: PCR/Kultur/PCR
–	PCR			nur in Speziallabors möglich
–	–	–	–	K: extrem teuer

STD-Erreger	Nachweisverfahren	Sensitivität	Spezifität	Bemerkungen
–	Serologie Ureaplasmen-Wachstums-inhibitionstests	++	+++	T: Serum 5 Tage, gekühlt länger
–	Mykoplasmen-Wachstums-inhibitionstests	++	+++	K: preiswert
–	KBR (Common-Antigen)	–	–	T: Serum 5 Tage, gekühlt länger
–	–	–	–	K: preiswert
Gardnerella vaginalis	Kultur (Human-blutagar, anaerob) 36+/−1°C, 48 h	+++	++—+++	T: im Spezialtransportagar ≤36 h, gekühlt länger
–	–	–	–	K: preiswert
Streptococcus agalactiae (GBS)	Kultur (Blut-, Streptokokkenagar)	+++	+++	T: im Spezialtransportagar 3–5 Tage
–	–	–	–	K: sehr preiswert
Haemophilus ducreyi	Kultur (Spezial-Kochblutagar mit Kaninchenserum)	++	++	T: sofortiger gekühlter Transport max. 24–30 h, Anmeldung im Labor erforderlich
–	–	–	–	K: preiswert
–	PCR	+++	++++	z.Z. nur für wiss. Zwecke
–	–	–	–	K: extrem teuer
Herpes-simplex-Virus I / II	Zellkultur I	+++	+++	T: 24 h, gekühlt 4–8°C K: sehr teuer
–	DFT (Direkter Immunfluoreszenz-test) II	++	++	T: fixiert: 2–3 Wochen
–		++	++	K: moderat
–	–	–	–	K: preiswert
Papillomaviren	DNA-Hybridisierung	++	+++—++++	T: im Transportmedium ca. 3–5 Tage
–	–	–	–	K: moderat
Calymmato-bacterium granulomatis	Mikroskopischer Direktnachweis nach Giemsa-Färbung	+—++	++	T: fixiert mehrere Wochen
–	–	–	–	K: preiswert
–	PCR	–	–	nur für wiss. Zwecke

Tabelle 3.3. (Fortsetzung)

STD-Erreger	Nachweisverfahren	Sensitivität	Spezifität	Bemerkungen
Chlamydia trachomatis L- Stämme	Mikroskopie: DFT	+++—++++	+++	T: fixiert mehrere Wochen
–	–	–	–	K: preiswert
–	Zellkultur (BGM, McCoy)	+++	++++	T: 24 h / 4–8°C
–	–	–	–	K: sehr teuer
–	PCR	+++—++++	+++—++++	für wiss. Zwecke
–	Serologie Screening: Chlamydien-IFT, EIA-, LPS-EIA-Tests	+++	–	T: Serum 5 Tage, gekühlt länger
–	–	–	–	K: moderat
–	Chlamydien-Mikroimmun-fluoreszenztest	+++—++++	+++—++++	–

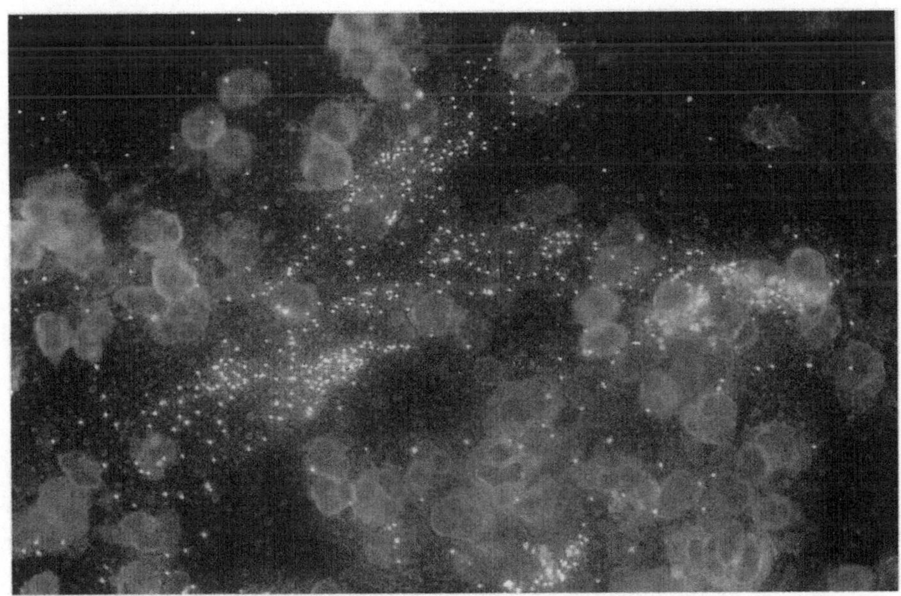

Abb. 3.14. Chlamydienantigennachweis. Mit Fluorescein-markierten monoklonalen Antikörpern werden die kleinen Elementarkörperchen von Chlamydien grün markiert (630fach)

Viele schwierig nachzuweisende STD-Erreger (z. B. M. genitalium, H. ducreyi) können heute über molekularbiologische Amplifikationsverfahren sicher und präzise nachgewiesen werden. Diese Verfahren sind aber in der Regel noch extrem teuer und erfordern eine aufwendige apparative und personelle Ausstattung des Labors. Wenn zum Nachweis von STD-Erregern einfache und sichere Standardverfahren zur Verfügung stehen, sollte die Routinediagnostik auch damit durchgeführt werden. Es gibt nach unserer Auffassung derzeit keinen Grund, die Diagnose einer klinischen Urethritis gonorrhoica anstatt durch eine Kultur (Kosten ca. 20,– DM) durch eine PCR zu sichern, die über 200,– DM teuerer ist, zumal Sensitivität und Spezifität beider Methoden in etwa gleich hoch einzuschätzen sind. So werden Labors, die über ein Zellkulturlabor verfügen, primär zum Nachweis von Chlamydien oder Herpesviren die Zellkultur einsetzen und erst in zweiter Linie, z. B. bei negativem Ergebnis, eine PCR.

3.3.6 Kulturen von Prostataexprimat und Ejakulat

Kulturen von Prostataexprimat sind in der Regel eine Domäne des urologischen Klinik- bzw. Praxislabors, weil die geringe Menge an Exprimat meist keinen Transport in ein entfernteres Labor gestattet. Die Untersuchung von Ejakulat im Fachlabor – *lege artis* gewonnen nach Urinieren und sorgfältiger Reinigung der Glans – ist dagegen unproblematisch, wenn wie bei allen Materialien ein rascher und in der warmen Jahreszeit möglichst gekühlter Transport ins Labor gewährleistet werden kann. Eine Vermehrung der Mikroorganismen durch unsachgemäße Lagerung und/oder Transport muß vermieden werden, weil die Beurteilung der Keimzahlen im Sperma als wichtiges Kriterium in die spätere Befundung eingeht. Für die Kulturen wird deshalb das unzentrifugierte Ejakulat nach Verflüssigung (ca. 20–30 min) verwendet.

3.3.6.1 Standardkulturen

Aus dem Untersuchungsmaterial wird mit einer Pipette oder kalibrierten Öse (5 oder 10 µl) auf Standardkulturen, wie *Blut-, Kochblut-, Endo-/McConkey-* und/oder *Chromagar,* eine semiquantitative Keimzahlbestimmung im Oberflächenbeimpfungsverfahren vorgenommen. Dabei wird, wie in 3.3.2. „Keimzahlbestimmung im Urin" beschrieben, das Ejakulat gleichmäßig über ca. 1/3 der Platte ausgestrichen bzw. ausgespatelt und dann mit einem 1- oder 2-Ösenausstrich eine weitere Fraktionierung vorgenommen. Die Keimzahlbestimmung wird dabei auf jedem Agar, auch auf den Spezialagars, angelegt.

Der Vorteil dieser Verarbeitungsmethode ist, daß bei der Ablesung nach 24 bzw. 48 h Bebrütung ($37\pm1°C$) auf allen Platten mit einem Blick die zahlenmäßige Größenordnung der im Ejakulat vorhandenen Keime abgeschätzt werden kann. Da *E. coli, Enterokokken, Staphylococcus epidermidis, apathogene Corynebakterien* und andere Keime zur normalen Standortflora der Glans penis und der Urethra gehören, werden sich in der Regel immer vereinzelt Kolonien dieser Gruppen im Ejakulat finden. Ihre Keimmenge liegt jedoch im Normalfall unter 10^3 Keime/ml, so daß Keimzahlen ab 10^3–10^4 als verdächtig und Keimzahlen ab 10^4 und darüber hinaus nach unserer Erfahrung als relevante Infektion eingestuft werden müssen.

Mit der Bestimmung der Entzündungsparameter *Leukozytenanzahl, Komplement C3, Coeruloplasmin* und *Leukozytenelastase* im Sperma erhält man dann eine gute Basis für die Beurteilung der Relevanz der Keimbefunde.

Keimzahlen von 10^4 und höher bei gleichzeitigem Fehlen jeglicher Hinweise für eine Entzündung kommen vor. Gründe hierfür sind, daß die Entnahmekautelen nicht eingehalten wurden, daß die Transportbedingungen ungünstig waren (z. B. zu lange Steh- oder Transportzeiten nach der Entnahme), oder daß andere Harnwegsinfektionen (akute Zystitis, Pyelonephritis) vorliegen. Auch nach einer unmittelbar vorangegangenen, längeren antibiotischen Therapie können hochkeimzahlige Fehlbesiedelungen mit verschiedensten Keimen zu falsch-positiven Ergebnissen führen.

Merke Die endgültige Interpretation der Keimbefunde im Sperma sollte daher stets unter Berücksichtigung der Entzündungsparameter erfolgen.

3.3.6.2 Spezialkulturen

Von Exprimat und Sperma werden neben den Standardkulturen unter Berücksichtigung von Klinik und Anamnese in der Regel auch Spezialkulturen zum Nachweis von STD-Erregern angelegt. Da die Prostatitis und Adnexitis vor allem in jungen Jahren ihren Ursprung in einer klinisch nicht erkannten sexuell übertragenen Infektion durch z. B. Chlamydien, Mykoplasmen, GBS und Gardnerellen haben kann, sollte viel häufiger auf den Nachweis dieser Mikroorganismen im Prostataexprimat und Ejakulat Wert gelegt werden – um so mehr, als schon seit mehr als 20 Jahren durch Arbeiten von Hofstetter und Blenk bekannt ist, daß Gonokokken, Mykoplasmen und Chlamydien nach Infektion der vorderen Urethra rasch in die hintere Urethra und Adnexe aufsteigen können. Zum Nachweis von Chlamydien ist allerdings das Ejakulat als Untersuchungsmaterial weniger empfohlen, da die Nachweisrate mit Zellkultur, DFT oder EIA gegenüber dem Harnröhrenabstrich deutlich vermindert ist (nur ca. 30–50%). Es wird empfohlen, ein Amplifikationsverfahren zum Nachweis der Chlamydien im Sperma einzusetzen.

3.3.7 Kulturen vom äußeren Genitale

Bei mikrobiell bedingten Infektionen des äußeren Genitale, z. B. einer Balanitis oder einer Vulvitis, wird am zweckmäßigsten mit einem sterilen Wattestieltupfer Material unter leichtem Druck von der Glans penis, der Praeputialhaut oder der Haut der Vulva oder Labien entnommen. Der Stieltupfer wird anschließend sofort auf entsprechenden Nährbodenplatten ausgestrichen oder in ein Transportmedium eingebracht. Mit einem 2. Abstrich wird ein mikroskopisches Präparat für die Gram-Färbung angefertigt. Bei bestehenden Ulzerationen sollte Material sowohl aus dem Ulkusgrund als auch v. a. aus dem Gebiet des Randwalles, evtl. nach vorheriger Reinigung des Ulkus, entnommen werden. Bei herpetischen Läsionen ist ggf. mit einer Tuberkulinspritze und 20er Nadel Material aus dem noch uneröffneten Bläschen Sekret zu aspirieren und in ein Virustransportmedium zu geben. Bei Vorhandensein von Papillomen wird versucht, Abstrichmaterial mit erheblichem Druck von den Warzenoberflächen zu gewinnen und in ein Transportmedium zum Nachweis von Papillomaviren mittels DNA-Hybridisierung zu geben. Auch Biopsiematerial von den Papillomen ist zum Erregernachweis geeignet.

3.3.7.1 Kulturen von der Glans

Das Untersuchungsmaterial von Glansabstrichen wird bei dem klinischen Bild einer Balanitis auf *Pilzselektivmedium, Blut- und Gardnerellenagar* zum Nachweis folgender Erreger angelegt:

- Candida spp.,
- Gruppe B-Streptokokken (GBS),
- Gruppe A-Streptokokken (GAS),
- Gardnerella vaginalis,
- Staphylococcus aureus.

Die häufigsten Erreger einer Balanitis sind Candidaarten, gefolgt von den Gruppe B-Streptokokken. Wenig bekannt ist, daß auch *Gardnerella vaginalis* eine Balanitis verursachen kann, die sich meist in einer diffusen Rötung mit erhöhter Epitheldesquamation und lästigem Jucken äußert. *Staphylococcus aureus-* und *Gruppe A-Streptokokken*-Befall ist beim Mann eher die Ausnahme. Bei vorhandenen Ulzerationen ist – v.a. wenn in der Anamnese Hinweise auf einen Zusammenhang mit einem Tropenaufenthalt oder Kontakt mit Partnern aus den Tropen besteht, an *Haemophilus ducreyi* zu denken, für den ein spezielles Kulturmedium – hilfsweise eine Kochblutplatte – angelegt werden sollte. Ulcera durch *Calymmatobacterium granulomatis* und das *Ulcus tropicum*, verursacht durch eine *Fusotreponematose*, sind in der Routine nur mikroskopisch zu diagnostizieren.

3.3.7.2 Kulturen von der Vulva

Bei einer Vulvitis ist das Untersuchungsmaterial wie bei Glansabstrichen des Mannes in erster Linie auf einem *Candida-Selektivmedium* und einer *Blutplatte* anzulegen, um folgende Erreger nachzuweisen:

- Candida spp.,
- Gruppe A-Streptokokken (GAS),
- Gruppe B-Streptokokken (BGS),
- Staphylococcus aureus.

Die häufigsten Erreger einer Vulvitis sind Candidaarten wie bei einer Balanitis des Mannes. Zunehmend häufiger werden – v.a. bei kleinen Mädchen – Gruppe A-Streptokokken als Ursache einer Vulvitis oder auch Vaginitis gefunden. Bei erwachsenen Frauen dominieren in der Regel die Gruppe B-Streptokokken; relativ selten sind *Staphylococcus-aureus*-Arten als ätiologisches Agens einer Vulvitis nachzuweisen.

3.3.7.3 Sonstige Kulturen aus dem Genitalbereich

Bei Männern wie Frauen ist bei Ulzerationen im Genitalbereich auch an *eine tropische STD-Infektion* durch *Haemophilus ducreyi, Calymmatobacterium granulomatis* oder an *eine Fusotreponematose (Ulcus tropicum)* zu denken. Bei putriden Ulcera und Fisteln neben pannusartigen Verhärtungen im Urogenital- und Analbereich muß darüber hinaus – v.a. wenn Hinweise auf eine mögliche tropische Ätiologie bestehen – an ein *Lymphogranuloma inguinale* gedacht werden. Zum Nachweis des Erregers wird eine möglichst tiefe Entnahme mit einem Nasopharyngealtupfer aus den Fistelgängen

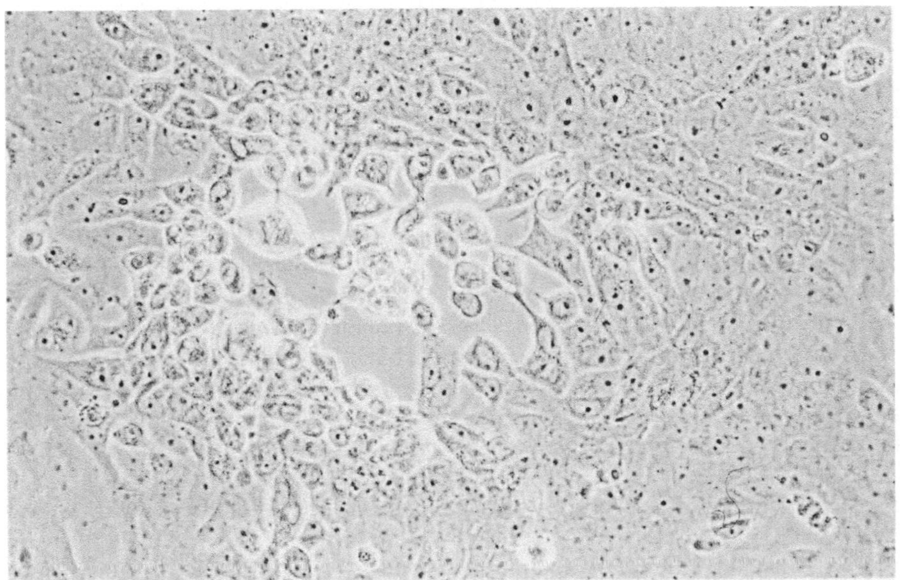

Abb. 3.15. Herpesnachweis. Zytopathogener Effekt von HSV 1 in der Zellkultur (100fach)

empfohlen. Der Tupfer wird in einem Chlamydientransportmedium ausgeschlagen und zur Kultivierung auf *Chlamydia trachomatis* (L-Stämme, 1–3) auf die Zellkultur gegeben. Die Kultivierung erfolgt über McCoy- und Buffalo-Green-Monkey (BGM)-Zellen.

Bei typischen herpetischen Läsionen wird aus den noch ungeöffneten Bläschen Sekret mit einer 20er Nadel oder Tuberculinspritze aspiriert, anschließend Zellkulturmedium aufgesogen und in das Transportgefäß zurückgespritzt. Die Kultivierung von Herpesviren 1 (oralis) und 2 (genitalis) erfolgt über Verozellen. Nach 1- bis 7tägiger Bebrütung zeigt sich in den Zellkulturen ein zytopathogener Infekt (Abb. 3.15). Die sichere Virusidentifizierung erfolgt mit spezifischen monoklonalen Antikörpern gegen HSV 1/2 unter dem Fluoreszenzmikroskop.

3.3.8 Kulturen von Wundabstrichen, Kathetern etc.

In Klinik und Praxis kann es nach urologischen Eingriffen, Harnröhren- oder Venenkathetern zu postoperativen Fistelungen oder Wundinfektionen kommen. Die Ursache sind überwiegend gramnegative und grampositive Keime – in der Regel also die Keime, die auch saprophytär oder pathologisch den Urogenitaltrakt besiedeln. Zum Nachweis werden Wundabstriche mit Standardstieltupfer, Nasopharyngealtupfer oder Aspirate, ggf. auch mit einer sterilen Schere abgeschnittene Stücke von Urethral- oder Venenkathetern, untersucht. Die Wundabstriche sind nach der Entnahme grundsätzlich in ein geeignetes Transportmedium zu geben. Teile von Kathetern sind in 1–2 ml steriler, physiologischer Kochsalzlösung zu transportieren.

Von diesen Untersuchungsmaterialien werden Standardkulturen wie *Blut-, Endo-/McCoy-Agar*, darüber hinaus stets auch eine *Nährbouillon* und meist auch eine *Anaerobierkultur* und zuletzt ein *Grampräparat* angelegt. Nach 24stündiger Bebrütung ist eine erste Keimdifferenzierung mit einfachen Schnellverfahren zu versuchen, um das Ergebnis zügig telefonisch oder über EDV der Klinik oder Praxis mitzuteilen. Gleichzeitig werden präzisere biochemische Differenzierungsverfahren eingeleitet und eine Resistenzbestimmung angelegt.

Bleiben die flüssigen und festen Kulturen nach 24 bzw. 48stündiger Bebrütung steril, so kann daraus entweder der Schluß gezogen werden, daß maximale Antibiotikakonzentrationen ein Wachstum verhindert haben oder daß eine anaerobe Infektion vorliegt. Oft kann das mikroskopische Präparat hierzu wertvolle Hinweise liefern, z. B. ob es sich um eine gramnegative oder -positive Infektion handelt. Bei sterilen aeroben Kulturen können z. B. die im Präparat gefundenen gramnegativen Stäbchen schon frühzeitig den Hinweis auf eine Anaerobierinfektion mit gramnegativen Erregern der *Bacteroides-* oder *Prevotella*gruppe geben.

Bei Verdacht auf eine Anaerobierinfektion ist frühestens nach 3, längstens nach 8–10 Tagen mit einem Ergebnis zu rechnen. Das gute Labor soll den Kliniker jedoch laufend über das Fortschreiten der Diagnostik informieren, damit dieser frühzeitig eine anaerobizide Antibiotikabehandlung in seine therapeutischen Überlegungen einbeziehen kann.

3.3.9 Blutkulturen

Nach urologischen Operationen oder Eingriffen, aber auch bei akuter Prostatitis, Abszeß im Urogenitalbereich, chronischer oder akuter Pyelonephritis kann es zu einer hämatogenen Aussaat der Erreger kommen. Rezidivierende Fieberschübe oder der Beginn eines septischen Krankheitsbildes signalisieren die Generalisierung einer Infektion. Möglichst im Fieberanstieg sollte dem Patienten 10 ml Vollblut (ohne Zusätze) entnommen werden, wovon jeweils 5 ml in eine aerobe und anaerobe Blutkulturflasche, die vorher möglichst auf 25–35°C angewärmt wurde, eingebracht werden; manche Blutkultursysteme arbeiten nur mit einer Kulturflasche für beide Bebrütungsarten. Blutkulturen werden entweder täglich auf Blutmedium ausgestrichen und aerob sowie anaerob bebrütet, oder es sind – je nach Hersteller der Blutkultursysteme – halbautomatische oder automatische Indikatorsysteme an den Flaschen oder im Meßsystem angebracht, die ein beginnendes Wachstum von Mikroorganismen in den Kulturflaschen anzeigen. Bei Nachweis von Wachstum ist der Kliniker von den ersten faßbaren Ergebnissen sofort zu informieren, damit er ggf. seine inzwischen getroffene Therapieentscheidung überprüfen kann.

3.4 Nichtkulturelle Antigennachweisverfahren

Die Entwicklung molekularbiologischer Testverfahren konnte in den letzten 15 Jahren die medizinisch-mikrobiologische Diagnostik von sexuell übertragbaren Erkrankungen (STD) wesentlich erweitern. Durch die Etablierung neuer hochsensitiver bzw. hochspezifischer Techniken sind speziell für die Chlamydien- bzw. Gonokokkendiagnostik bedeutende Fortschritte erzielt worden.

Die Möglichkeit, jetzt auch aus Materialien mit sehr geringem Antigengehalt (Urinproben, Biopsaten) STD-Erreger schnell und zuverlässig nachzuweisen, könnte in Zukunft dazu führen, auf aufwendige bzw. für den Patienten belastende Untersuchungen (Abstrich, Biopsie) zu verzichten. Klinische Studien werden in der Zukunft zeigen, in wie weit sich diese Vorstellungen verwirklichen lassen und die klinisch-mikrobiologische Diagnostik verändern werden.

Dieses Kapitel will einen Überblick über wichtige molekularbiologische Methoden geben. Die Darstellung der Methoden muß sich dabei aber auf wesentliche Punkte beschränken. Für detailliertere Informationen, z. B. zu Testprinzip, -beschreibung und -durchführung, muß deshalb auf die einschlägige Literatur verwiesen werden.

3.4.1 Allgemeines

Bei den nichtkulturellen Tests unterscheidet man grundsätzlich zwischen den Methoden zum Nachweis von Antigenen und den Methoden zum Nachweis von Nukleinsäuren. Die direkte Immunfluoreszenz und Enzymimmunoassays sind wichtige Antigennachweistechniken; Gensonden, Polymerasekettenreaktion (PCR), Ligasekettenreaktion (LCR) oder transkriptionsvermittelte Amplifikation (TMA) wichtige Nukleinsäurenachweisverfahren.

Um diese Methoden richtig und sinnvoll in der mikrobiologischen Diagnostik einsetzen zu können, ist es unerläßlich, Vor- und Nachteile bzw. Möglichkeiten und Grenzen dieser Verfahren zu kennen.

Zu den *Vorteilen* zählen: die schnelle Durchführung, die Standardisierung der Methode, die geringeren Anforderungen an Transport und Lagerung sowie die hohe Sensitivität und Spezifität (insbesondere bei PCR, LCR und TMA).

Wichtige *Nachteile* sind die hohen Kosten, die Gefahr der Kontamination der Probe während der Verarbeitung; die Bestimmung der Keimzahl ist nur mit speziellen, sehr aufwendigen Techniken und eine Empfindlichkeitsprüfung überhaupt nicht möglich. Die Interpretation der Ergebnisse kann durch falsch-positive Resultate infolge des Nachweises von Nukleinsäurebruchstücken von abgestorbenen Organismen bzw. falsch-negative Ergebnisse durch im Untersuchungsmaterial vorhandene inhibitorische Substanzen erschwert werden.

Zusammenfassend ist festzuhalten: der Einsatz molekularbiologischer Methoden bietet sich besonders für den Nachweis von schwer anzüchtbaren oder langsam wachsenden Erregern an. Insbesondere PCR oder LCR konnten sich aber wegen der beschriebenen Nachteile noch nicht als Standardmethoden für die STD-Routinediagnostik durchsetzen. Für spezielle klinische oder wissenschaftliche Fragestellungen sind sie jedoch unverzichtbar.

3.4.2 Antigennachweismethoden

Für den Nachweis von Antigenstrukturen aus Patientenmaterial bieten sich verschiedene Methoden an: die direkte Visualisierung (Immunfluoreszenz) oder immunhistochemische Verfahren (ELISA oder „rapid tests"). Diese Verfahren haben im Vergleich zu PCR/LCR/TMA eine geringere Sensitivität, sind dafür aber billiger. Wegen der relativ niedrigen Spezifität, insbesondere bei ELISA-Verfahren, sollten positive Resultate durch andere Verfahren wie z. B. Inhibitionstests, DFT oder PCR bestätigt werden.

Die sog. „rapid tests" können schnell (innerhalb von 30 min) und zuverlässig, auch von Nichtlaborpersonal durchgeführt werden. Sie eignen sich deshalb besonders gut als Schnelltests direkt am Krankenbett. Im Handel befinden sich zur Zeit kommerzielle Testkits zum Nachweis von Chlamydien und Gonokokken.

3.4.2.1 Direkte Immunfluoreszenz

Testverfahren. Das Untersuchungsmaterial wird auf spezielle Objektträger aufgetragen und in einer Methanol- bzw. Acetonlösung fixiert. Anschließend wird der Objektträger mit einer Lösung aus fluoreszenzfarbstoffmarkierten Antikörpern und der Gegenfärbung inkubiert und mikroskopiert (Abb. 3.14).

Der Test erlaubt neben dem direkten Antigennachweis auch die Beurteilung der Qualität des Untersuchungsmaterials. Allerdings verlangt die direkte Immunfluoreszenz große Erfahrung beim Mikroskopieren; außerdem benötigt man ein Fluoreszenzmikroskop. Die Sensitivität liegt unter der von Nukleinsäurenachweismethoden.

Das Verfahren hat sich mit Abstrichmaterialien gut bewährt, für den Nachweis von Chlamydien aus Urinproben eignet sich dieser Test jedoch weniger, weil die zur Beurteilung wichtigen Epithelzellen häufig im Untersuchungsmaterial nur spärlich vorhanden sind.

3.4.2.2 Enzymimmunoassays und „rapid tests"

Testverfahren. Spezifische Antikörper werden mit einem Enzym gekoppelt. Das Untersuchungsmaterial wird mit spezifischen Antikörpern inkubiert. Kommt es dabei zur Bildung eines Antikörper-Antigen-Komplexes, läuft nach Zugabe eines bestimmten Enzymsubstrates eine spezifische Enzymreaktion mit Farbänderung ab. Die Stärke des Farbumschlages kann mit einem Spektrophotometer gemessen werden, wobei das gemessene Signal desto stärker ist, je mehr Antigen gebunden wurde.

„Rapid tests" oder „point of care-Tests" beruhen auf der Basis der ELISA-Technik in Form der „Membrane-capture-Technik" oder als Lateximmundiffusion. Im Unterschied zu anderen ELISA-Verfahren genügt es hier, einige Tropfen Material auf eine Membran aufzutragen und 15 min zu warten, bis das Ergebnis abzulesen ist. Ein Nachteil dieses Tests ist, daß nur der qualitative Nachweis des Erregers gelingt und wegen der **hohen Rate an falsch-positiven Ergebnissen** (bis zu 25%) positive Ergebnisse immer durch andere Verfahren bestätigt werden müssen.

3.4.3 Nukleinsäurenachweismethoden

Grundsätzlich kann man diese Verfahren in 2 Gruppen einteilen, in die Nukleinsäurehybridisierung mit Gensonden und die Nukleinsäureamplifikation mit PCR, LCR oder TMA.

3.4.3.1 Nukleinsäurehybridisierung mit Gensonden

Testprinzip. Erregerspezifische Sonden binden direkt an komplementäre Stränge des gesuchten Erregers. Die Sonden sind entweder mit radioaktiven Isotopen oder nicht-radioaktiv mit Enzymen oder Chemilumineszenzfarbstoffen gekoppelt. Der Nachweis erfolgt dann autoradiographisch, chromogen oder durch Lichtproduktion.

Bei den Hybridisierungsverfahren unterscheidet man zwischen Festphasen-, Flüssigphasen- oder *In-situ*-Hybridisierung. Bei Festphasensystemen („dot blot, southern blot oder northern blot") wird auf einer Nylonmembran die Nukleinsäure fixiert, bei Flüssigphasensystemen erfolgt die Reaktion in einer wäßrigen Lösung und bei der *In-situ*-Hybridisierung findet die Nachweisreaktion direkt im fixiertem Gewebe statt.

Klinisch haben sich Gensonden besonders beim simultanen Nachweis von Chlamydia-trachomatis- und Neisseria-gonorrhoe-Infektionen aus Abstrichmaterialien bewährt. Insgesamt ist die Sensitivität im Vergleich zur PCR, LCR oder TMA aber etwas geringer.

3.4.3.2 Nukleinsäureamplifikation

Die Entwicklung von Nukleinsäureamplifikationstechniken erfolgte primär aus dem Grund, um den Nachweis insbesondere von schwer anzüchtbaren oder langsam wachsenden Erregern zu verbessern. Durch die Etablierung molekularer Techniken, vor allem von Amplifikationsverfahren sollte die Möglichkeit geschaffen werden, auch ganz geringe Erregerkeimzahlen zu erfassen. Außerdem sollte durch Automatisierung des Arbeitsprotokolles der Testablauf beschleunigt und standardisiert, insgesamt also vereinfacht werden.

Diese Ziele sind z. T. erreicht worden; die Weiterentwicklung bzw. Etablierung neuerer Methoden ist jedoch bis heute noch nicht abgeschlossen.

Prinzipiell teilt man Amplifikationstechniken in 3 verschiedene Gruppen ein:

- Zielsequenzamplifikation (PCR, TMA, NASBA, SDA),
- Sondenamplifikation (LCR, Qb-Replikase) und
- Signalamplifikation (branched DNA).

Das Grundprinzip aller Nukleinsäurenachweismethoden besteht aus 3 Schritten: Freisetzen und Aufreinigen der Nukleinsäure, Amplifikation und Nachweis des Amplikons.

Im Rahmen dieses Beitrages können nur PCR, LCR und TMA näher beschrieben werden, weil diese mittlerweile schon in vielen Labors angewendet werden. Die anderen Methoden sind z. T. erst kurz auf dem Markt oder noch in der klinischen Prüfung, so daß hier nur auf die Spezialliteratur verwiesen werden kann.

Polymerasekettenreaktion (PCR)

Testprinzip: Amplifikation der gesuchten Zielsequenz
Durchführung: Aufbrechen der dsDNA in Einzelstränge durch Erhitzen mit 94°C (Denaturierung), Anlagerung von 2 speziellen Primern („annealing") an komplementäre Einzelstrangsequenzen und Verlängerung mittels Taq-Polymerase, Entstehung eines neuen Doppelstranges, Wiederholung des beschriebenen Zyklus

Nachweis: z. B. Gelelektrophorese
Anwendung: Chlamydien, Mykoplasmen, Mykobakterien, Treponema pallidum
                   (nicht für Routinediagnostik)

Ligasekettenreaktion (LCR)

Testprinzip: Sondenhybridisierung und -amplifikation
Durchführung: Freisetzen und Reinigen der Nukleinsäure, Denaturierung der ge-
                   suchten dsDNA in Einzelstränge, Hybridisierung mit je 2 Oligonu-
                   kleotidsonden an komplementäre Einzelstrang-target-Sequenzen,
                   Entstehung von Lücken zwischen den Sonden, Auffüllen dieser durch
                   Taq-Polymerase, Verbinden (Ligieren) der Sonden durch das Enzym
                   Ligase, Amplifikation des entstandenen Hybrids
Nachweis: Mikropartikel-Enzymimmunoassay
Anwendung: Chlamydien, Gonokokken

Transcription-mediated Amplification (TMA)

Testprinzip: Isotherme Amplifikation der gesuchten Zielsequenz
Durchführung: Freisetzen und Reinigen der Nukleinsäure; Umschreiben der riboso-
                   malen 16SrRNA (Zielsequenz bei Chlamydien-TMA) mit reverser
                   Transkriptase in cDNA, Abtrennung der RNA durch das Enzym
                   RNAse H, Bildung eines DNA-Doppelstranges nach Anlagerung eines
                   2. Primers durch reverse Transkriptase, Initiierung der Transkription
                   mit Bildung von neuer RNA durch RNA-Polymerase, neuer Zyklus
                   beginnt
Nachweis: Sondenhybridisierung mit spezifischer, mit Chemolumineszenzfarb-
                   stoff markierter Gensonde
Anwendung: Chlamydien
Besonderheit: Gesamte Reaktion läuft unter isothermen Bedingungen bei 41°C ab,
                   so daß auf einen Thermocycler verzichtet werden kann; relativ neues
                   Verfahren

3.5   Resistenzbestimmungen

Die Empfindlichkeitsprüfung gegenüber Antibiotika ist neben der Erregeranzucht
und -differenzierung eine der Hauptaufgaben des mikrobiologischen Labors. Durch
sie soll dem Kliniker die notwendige Information zur wirksamen Auswahl eines Antibiotikums und letztendlich damit zur optimalen Therapie gegeben werden. Dieser Abschnitt gibt einen kurzen Überblick über die verschiedenen Verfahren und Voraussetzungen der Resistenzbestimmung. Für genauere Informationen wird auf die
DIN-Vorschriften bzw. den Leitfaden *„Klinische Mikrobiologie für den Urologen"*
(Blenk et al. 1997) verwiesen.
    Die korrekte Empfindlichkeitsprüfung eines Keimes beruht auf standardisier-
ten Testmethoden, die auf den vom Deutschen Institut für Normierung (DIN) erarbeiteten Normen basieren. In diesen Normen (DIN 58940) werden die korrekte Vorbereitung und Herstellung des Inokulums, die Beimpfung und Dauer der Bebrütung sowie
die Auswertung inklusive der Größe der Hemmstoffdurchmesser geregelt. Neben den

DIN-Vorschriften gibt es aber noch andere Normen, z. B. NCCLS, die vor allem in den USA angewandt werden.

Zur Empfindlichkeitsbestimmung bieten sich verschiedene Verfahren an, wie Bouillon- und Agardilutionsverfahren sowie Agardiffusion. Sie unterscheiden sich dadurch, daß bei Dilutionsverfahren der Wirkstoff verdünnt wird, während bei Diffusionsverfahren der Wirkstoff in den Agar hineindiffundiert. Eine kombinierte Form stellt der E-Test da. Bei diesem Test diffundiert der Wirkstoff von einem antibiotikahaltigen Plastikstreifen, der mit einem fortlaufenden, exponentiellen Konzentrationsgradienten versehen ist, in den keimhaltigen Agar. Dabei wird je nach Konzentration des Wirkstoffes das Wachstum des zu untersuchenden Keimes mehr oder weniger stark gehemmt. Es entsteht eine sogenannte „Hemmellipse".

Als geeignete Testnährmedien haben sich Müller-Hinton- bzw. Isosensitestagar oder -bouillon bewährt.

Für alle Verfahren gilt aber, daß die Auswertung eines Antibiogramms nur dann korrekt gelingt, wenn folgende Kriterien erfüllt sind:
- der zu untersuchende Keim muß als Reinkultur vorliegen,
- die Keimeinsaat darf nicht zu dicht sein,
- die Bebrütungsbedingungen, z. B. Temperatur, Dauer, aerobes oder anaerobes Milieu oder CO_2-Gehalt, müssen korrekt eingehalten werden, und
- die richtige Wahl des Nähragars oder der Nährbouillon.

Für bestimmte klinische Fragestellungen (z. B. Endokarditis, chron. Prostatitis) ist auch die Bestimmung der minimalen Hemmkonzentration (MHK) und der minimalen bakteriziden Konzentration (MBK) wichtig.

   Unter der *MHK-Konzentration* versteht man die niedrigste Konzentration einer antibiotischen Substanz in µg/ml, die *in vitro* zu einer *Keimwachstumshemmung* führt.

Die *MBK-Konzentration* ist die niedrigste Konzentration einer antibiotischen Substanz in µg/ml, die *in vitro 99,9% aller Keime abtötet.* Als Referenzmethode zur MHK-Bestimmung gilt die Bouillondilutionsmethode, die aber für die Routinediagnostik zu aufwendig ist. Als gute Alternative bietet sich der E-Test an, der aber wiederum relativ teuer ist. Die MBK-Bestimmung wird in der Routinediagnostik nur sehr selten durchgeführt und dient im wesentlichen nur speziellen Fragestellungen bzw. Forschungszwecken.

3.5.1 Agardiffusionsverfahren

Antibiotikahaltige Papierblättchen werden auf keimhaltige Nähragarplatten aufgetragen. Der Wirkstoff diffundiert in den Agar, wobei es bei Empfindlichkeit zur Bildung eines Hemmhofes kommt. Durch Messung dieses Hemmhofdurchmessers und Vergleich des Wertes mit Normtabellen, kann die Empfindlichkeit des Erregers beurteilt werden.

Die Größe des Hemmhofes ist dabei abhängig von den physikalisch-chemischen Eigenschaften des Wirkstoffes, der Dichte der Einsaat, der Wachstumsgeschwindigkeit und der Empfindlichkeit des Erregers.

Das Keiminokulum sollte etwa 10^6–10^7 Keime/ml betragen. Zur Herstellung dieser Keimzahl wird auf die Spezialliteratur verwiesen.

Wichtige Fehlerquellen können neben den weiter oben angeführten Ursachen sein:

- falsche Herstellung und Lagerung der Nährböden und der Testblättchen,
- Austrocknung der Nährböden,
- falsche Beimpfung, d. h. zu hohes bzw. zu niedriges Inokulum,
- fehlende Qualitätskontrollen mit Referenzstämmen,
- mehr als 6 Testblättchen werden auf einer Agarplatte getestet.

3.5.2 Agar-/Bouillondilution

Bei der Dilution wird von dem zu testenden Antibiotikum eine Verdünnungsreihe mit dem Faktor 2 hergestellt. Diese wird dann entweder in feste Nährmedien (Agardilution) oder in Flüssignährmedien (Bouillondilution) gegossen.

Der zu prüfende Keim wird in einer Konzentration von ca. 10^7 Keime/ml auf die antibiotikahaltigen Nährböden beimpft und ca. 16–20 h bei 36°C bebrütet. Die Antibiotikakonzentration, bei der sich kein Wachstum mehr zeigt, entspricht dann der MHK.

3.5.3 MHK-Breakpointbestimmungen

Die Breakpointmethode ist ein verkürztes Verfahren zur MHK-Bestimmung, bei dem nur 2 Antibiotikaverdünnungsstufen ausgewertet werden. Das Verfahren ermöglicht eine grobe Beurteilung in empfindlich, intermediär oder resistent. Für eine exakte MHK-Bestimmung reicht dieses Verfahren jedoch nicht aus, weil der MHK-Wert um 2 Verdünnungsstufen schwanken kann, und damit Konzentrationen als „falsch-empfindlich" oder „falschresistent" bewertet werden können. Die Durchführung entspricht dem unter 3.5.2 beschriebenen Verfahren.

3.5.4 MBK-Bestimmungen

Die Bestimmung der MBK entspricht dem Verfahren zur MHK-Bestimmung. Dabei werden nach Ablesen des MHK-Wertes die nicht bewachsenen Nährmedien auf Flüssig- oder Festnährmedien erneut ausgeimpft und weitere 24 h bebrütet. Die Antibiotikakonzentration, bei der sich kein Wachstum mehr zeigt, entspricht dann der MBK.

3.6 Serologische Nachweisverfahren

3.6.1 Luesserologie

Da außer dem mikroskopischen Nachweis aus der Primärläsion nur noch die für die Routine nicht etablierten molekularbiologischen Amplifikationsverfahren zum Nach-

 | H. Blenk und S. Hofstetter

weis einer Syphilis zur Verfügung stehen, basiert die Routinediagnose der Lues im wesentlichen auf ihrem serologischen Nachweis.

Zur Verfügung stehen folgende Verfahren:
* Treponemen-Haemagglutinationstest (TPHA, Screening);

bei positiver oder zweifelhafter Reaktivität:
* FTA-IgG-Absorptionstest,
* FTA-19 S-IgM-Absorptionstest,
* Treponemen-Immunoblot IgG/IgM.

Alle Verfahren zeigen eine hohe Sensitivität und eine relativ hohe Spezifität. Bereits bei Auftreten des Primäraffektes, dem Ulcus durum, ist meist im Serum eine Antikörperproduktion nachweisbar, die zu einem reaktiven TPHA-Test und/oder FTA-IgG-Absorptionstest führt. Die frische Infektion ist durch einen IgM-Nachweis mittels 19 S-IgM-Absorptionstest oder durch einen entsprechenden Treponemen-IgM-Immunoblot zu verifizieren. Die ausreichend behandelte Lues (*Lues satis curata*) zeichnet sich durch das Fehlen von IgM-Antikörpern bei fast lebenslang persistierendem IgG-Nachweis (serologische Narbe) aus. Rezidive einer nicht ausreichend behandelten Lues, aber auch Zweit- und Mehrfachinfektionen, gehen fast immer mit einem erneuten Anstieg der IgM-Antikörper einher. Eine sichere Abklärung ist mittels des 19 S-IgM-FTA-Absorptionstests oder oft eindeutiger – weil im niedrigen Grenzbereich besser ablesbar – mit dem IgM-Immunoblot durchzuführen. Der TPHA-Test hat zwar eine hohe Sensitivität, unspezifisch positive Reaktionen kommen jedoch hin und wieder auch bei anderen Infektionen (z. B. mit *Borrelia burgdorferi,* „Lyme disease") vor. Während das Auftreten dieser falsch-positiven Reaktionen eher selten ist, treten sie in den ersten Monaten einer Schwangerschaft relativ häufig auf. Bei diesen Patientinnen – unauffällige Anamnese und Klinik vorausgesetzt – wird eine Kontrolle ca. 3 Wochen später durchgeführt. Ist der TPHA-Test weiterhin reaktiv, wird ggf. eine Abklärung durch einen Immunoblot-IgM/IgG empfohlen.

3.6.2 Chlamydienserologie

Der Nachweis einer genitalen Chlamydieninfektion ist *grundsätzlich* durch den *Nachweis des Erregers mit einem Antigen- oder Nukleinsäuredetektionsverfahren* zu führen. Die Serologie auf *Chlamydia trachomatis* ist, wie unzählige Studien gezeigt haben, in keiner Weise geeignet, die Ätiologie einer z. B. nichtgonorrhoischen Urethritis, Urethroadnexitis, Zervizitis oder Salpingitis bezüglich Chlamydien sicher abzuklären. Dafür gibt es mehrere Gründe:

* Zwischen den genitalen (*Chlamydia trachomatis* der Gruppe C-K) und den respiratorischen Chlamydienstämmen (v. a. *Chlamydia pneumoniae*, aber auch *Chlamydia psittaci*) besteht eine hohe Antigengemeinschaft, die zu Kreuzreaktionen führt. Da die Durchseuchung der Bevölkerung mit *Chlamydia pneumoniae* relativ hoch ist (13–20%), sind viele positive serologische Titer des *Chlamydia-trachomatis*-Screenings gar nicht durch diesen Erreger, sondern durch *C. pneumoniae* bedingt.
* Frische urogenitale Infektionen mit *C. trachomatis* führen häufig zu keiner Antikörperantwort. Wahrscheinlich erst, wenn der Erreger die Schleimhautgren-

zen überschreitet und/oder in die männliche/weibliche Adnexe aufsteigt, kommt es bei etwa 70–80% der Patienten zu einer Antikörperbildung. Entscheidende Hinweise auf eine möglicherweise noch floride, chronische *Chlamydia-trachomatis*-Infektion liefern dann aber nicht die IgG-, sondern vorwiegend die IgA-, ggf. auch IgM-Antikörper.

- Bei einem Teil der Patienten (ca. 20–30%) bleibt offensichtlich eine Antikörperbildung aus, so daß trotz bestehender chronischer Infektion mit einem falschnegativen Ergebnis gerechnet werden muß.

Eine einigermaßen verläßliche Differenzierung zwischen *Chlamydia trachomatis* und *Chlamydia pneumoniae* oder *psittaci* ist nur mit dem *Mikroimmunfluoreszenztest (MIF)*, dem goldenen Standard der Chlamydienserologie, möglich. Dieses relativ teure Verfahren ist jedoch Speziallaboratorien vorbehalten und eignet sich nicht zum Screenen. Bisherige Erfahrungen haben gezeigt, daß auch Immunoblotverfahren keinen relevanten Fortschritt gegenüber dem MIF darstellen. Patienten, die Infektionen sowohl mit *C. trachomatis* als auch *C. pneumoniae* durchgemacht haben, weisen meist gleich hohe Titer gegen beide Erreger im MIF und Blot auf; eine Differenzierung ist in diesen Fällen nicht möglich.

Es verbleiben für den Einsatz einer *C. trachomatis*-Serologie folgende Indikationen:

- chronische Urethroadnexitis und Epididymitis,
- chronische Salpingitis („pelvic inflammatory disease"),
- STD-assoziierte postinfektiöse Arthritis (Morbus Reiter),
- STD-assoziierte, postinfektiöse extragenitale klinische Manifestationen,
- chronisch-rezidivierende postgonorrhoische Urethritis.

Beim diagnostischen Vorgehen sollte zuerst
- ein Screeningverfahren (FTA-Test, EIA, LPS-EIA) eingesetzt und
- bei deren positivem Ausfall eine Differenzierung mit Mikroimmunfluoreszenztest (MIF) und für spezielle sowie wissenschaftliche Fragestellungen ggf. ein Immunoblot angeschlossen werden.

3.6.3 Mykoplasmenserologie

Die Serologie genitaler Mykoplasmeninfektionen ist noch problematischer einzustufen als die Chlamydienserologie. Da die Kreuzreaktivität zwischen saprophytären Mykoplasmenarten (z. B. im Respirationstrakt) und den genitalen Stämmen relativ hoch ist, haben sich für eine Serologie lediglich Wachstumsinhibitionstests gegen Ureaplasmen und *Mycoplasma hominis* als einigermaßen tauglich erwiesen. Wie bei den Chlamydien verursachen frische genitale Mykoplasmeninfektionen in der Regel keine Antikörperbildung. Erst wenn eine Urethroadnexitis, Prostatoadnexitis oder eine Epididymitis auftritt, also eine chronische Infektion durch genitale Mykoplasmen, kann es zu einer Antikörperbildung kommen. Dabei ist stets zu beachten, daß das Serum keine Antibiotika, vor allem Tetrazyklin oder Makrolide, enthalten darf, da diese zu falsch-positiven Ergebnissen führen können, weil sie im Wachstumshemmtest die Mykoplasmen abtöten. Desweiteren ist zu beachten, daß Mykoplasmen ihre Oberflächenstrukturen verändern und damit das Testergebnis in positiver oder negativer Richtung beeinflussen können.

Indikationen, bei denen eine Mykoplasmenserologie in Erwägung gezogen werden kann, sind:

unklare chronisch-rezidivierende Urethroadnexitis oder Prostatoadnexitis, chronische Salpingitis,
STD-assoziierte, postinfektiöse Arthritiden (Morbus Reiter).

Neben den Wachstumshemmtests kann als Aktivitätsparameter noch die Komplementbindungsreaktion (KBR) auf Mykoplasmen durchgeführt werden. Negative Wachstumshemmtests gegen *M. hominis* und Ureaplasmen bei positiver KBR weisen meist in Richtung einer durchgemachten Mycoplasma-pneumoniae-Infektion, die fast immer eine relevante Antikörperantwort hinterläßt.

3.6.4 Gonokokkenserologie

Zur Erkennung chronischer Infektionen mit *Neisseria gonorrhoeae* steht eine nur dürftige Serologie zur Verfügung, die ausschließlich der Erkennung chronischer, v. a. extragenitaler Gonorrhöen (Salpingitis, Adnexitis) oder der gonokokkenassoziierten Arthritis dient. Diese Erkrankungen sind heute extrem selten geworden, da Gonokokken gegen die meisten Antibiotika gut empfindlich sind, und so auch alle aus anderen Gründen gegebenen antibiotischen Therapien eine unerkannt gebliebene Gonorrhö in der Regel eliminieren. Die Erfahrung hat gezeigt, daß trotz der geringen Sensitivität der KBR ihre Spezifität jedoch recht gut ist. Positive Titer ab 1:10 sind als verdächtig, ab 1:20 als hochverdächtig auf eine persistierende oder durchgemachte chronische Gonorrhö zu werten. Eine akute, frische Gonorrhö führt in der Regel nicht zu einer relevanten, in der KBR erfaßbaren Antikörperantwort.

3.7 Mikrobiologisch-infektiologische Qualitätsstandards
S. Gatermann

Die Diagnostik von Harnwegsinfektionen wird normalerweise aus dem Mittelstrahlurin durchgeführt. Da das äußere Genitale und die vordere Harnröhre mit fakultativpathogenen Mikroorganismen besiedelt sein können, hängt von der korrekten Materialentnahmetechnik die Validität der durchgeführten Untersuchungen ab. Es ist deshalb notwendig, daß die Patienten genau und verständlich in die Abnahmeprozedur eingewiesen werden. Die zu verwendende Portion des Urins wird in einem sterilisierten Gefäß aufgefangen, aus dem das Transportröhrchen befüllt wird. Zur infektiologischen Diagnostik gehört neben der Mikrobiologie der Nachweis von Leukozyten bzw. Leukozytenesterase.

Sofern möglich, ist für die mikrobiologische Diagnostik Nativurin zu bevorzugen, da dieser neben einer sicheren Quantifizierung und Identifizierung auch die Bestimmung antibakterieller Hemmstoffe ermöglicht. Die häufig praktizierte Inokulation von trägergestützten Agarflächen (Uricult) ist nicht optimal, da bestimmte Produkte einige Erreger im Wachstum nicht unterstützen und es bei Abweichungen von der korrekten Handhabung leicht zu fehlerhaften Keimzahlbestimmungen kommen kann. Zudem ist eine Bestimmung der antimikrobiellen Eigenaktivität des Urins nicht möglich. Als optimal für die Diagnostik ist Urin aus einer Blasenpunktion. Diese Methode hat ihre Indikation immer dann, wenn der einfache Mittelstrahlurin kein eindeutig interpretierbares Ergebnis ergibt.

Für die Bewertung von mikrobiologischen Urinbefunden ist eine Spezies-bezogene Keimzahlbestimmung unerläßlich. Nur sie erlaubt eine Differenzierung zwischen potentiellem Pathogen und möglicher Kontamination. Für die infektiologische Interpretation sind ferner die Anzahl der gefundenen Spezies und ihre Relation zueinander von großer Bedeutung. Für die Interpretation müssen außerdem die Herkunft des Materials (Mittelstrahlurin, Blasenpunktion, Dauerkatheter etc.) und die klinische Situation (z. B. unkomplizierte Harnwegsinfektionen, Obstruktionen, Grunderkrankung) berücksichtigt werden. Die mikrobiologischen Anforderungen an eine Urindiagnostik und Leitlinien zur infektiologischen Interpretation sind in den mikrobiologischen/infektiologischen Qualitätsstandards (MIQ) der DGHM ausführlich dargelegt (Gatermann et al. 1997).

Literatur

Handbücher

Blenk H, Hofstetter A, Naber KG, Vahlensieck W jr. (Hrsg) (1997) Klinische Mikrobiologie für den Urologen. Springer, Berlin Heidelberg New York
Brandis H, Pulverer G (Hrsg) (1988) Lehrbuch der Medizinischen Mikrobiologie, 6. Aufl. Gustav Fischer, Stuttgart New York
Burkhardt F (Hrsg) (1992) Mikrobiologische Diagnostik. Thieme, Stuttgart New York
DIN-Taschenbuch Medizinische Mikrobiologie. (1987) Beuth, Berlin Köln
Gatermann S, Podschun R, Schmidt H, Wittke J-W, Naber K, Sietzen W, Straube E (1997) MIQ 2: Harnwegsinfektionen. In: Mauch H, Lütticken R, Gatermann S (Hrsg) Qualitätsstandards in der mikrobiologisch-infektiologischen Diagnostik im Auftrag der Deutschen Gesellschaft für Hygiene und Mikrobiologie (DGHM). Gustav Fischer Verlag, Stuttgart
Geschlechtskrankheitengesetz (1992). In: Schuhmacher W, Meyn E (Bearb) Bundesseuchengesetz, 4. Aufl. Deutscher Gemeindeverlag und Kohlhammer, Köln
Mauch H, Lütticken R, Gatermann S im Auftrag der Deutschen Gesellschaft für Hygiene und Mikrobiologie (Hrsg) (1997) MIQ: Qualitätsstandards in der mikrobiologisch-infektiologischen Diagnostik. DGHM-Richtlinien. Gustav Fischer, Stuttgart
Murray P (ed) (1996) Manual of clinical microbiology, 6th edn. ASM Press, Washington DC
National Comitee for Clinical Laboratory Standards (NCCLS) (1979) Performance standards for antimicrobial disc susceptibility tests, 2. edn. NCCIS, Villanova
Opferkuch W (Hrsg) (1990) DGHM-Richtlinen für die Mikrobiologische Diagnostik. Gustav Fischer, Stuttgart
Rose NR (ed) (1997) Manual of clinical laboratory immunology. ASM Press, Washington DC
Thomas L (Hrsg) (1992) Labor und Diagnose, 4. Aufl. Medizinische Verlagsgesellschaft, Marburg

Artikel

Birkenmeyer LG, Mushahwar IK (1991) DNA probe amplification methods. J Virol Methods 35: 117–126
Blenk H, Hofstetter A (1991) Complement C_3, coeruloplasmin and PNM-elastase in the ejaculate in chronic prostato-adnexitis and their diagnostic value. Infection 19 (Suppl 13): 138–140
Larsen SA, Steiner BM, Rudolph AH (1995) Laboratory diagnosis and interpretation of tests for syphilis. Clin Microbiol Rev 8: 1–21
Mahony JB (1996) Multiplex polymerase chain reaction for the diagnosis of sexually transmitted diseases. Clin Lab Med 16(1): 61–71
Meares EM jr, Stamey TA (1972) The diagnosis and management of bacterial prostatitis. Br J Urol 44(2): 175–179
Pasternack R, Vuorinen P, Miettinen A (1997) Evaluation of the gen-probe Chlamydia trachomatis transcription-mediated amplification assay with urine specimens from women. J Clin Microbiol 35: 676–678
Sartori C (1990) Direktnachweis von STD-Erregern durch Lumineszenz-markierte DNA-Sonden. Extracta Diagnostica. Bd 4 (1): 20–23
Schmitz FJ, Küppers B, Reinartz P et al. (1996) Vergleich verschiedener Methoden zur Detektion von Chlamydia trachomatis in zervikalen und urethralen Abstrichen verschiedener Patientenkollektive. Med Clin Lab 42: 1059–1067
Wolcott MJ (1992) Advances in nucleic acid-based detection methods. Clin Microbiol Rev 5: 370–386

 H. Blenk und S. Hofstetter

Virulenzfaktoren aus mikrobiologischer Sicht
J. Hacke

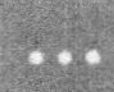

INHALTSVERZEICHNIS

4.1 Uropathogene Mikroorganismen

4.1.1 *Escherichia coli*

Harnwegsinfektionen stellen die am häufigsten vorkommenden bakteriellen Infektionen in Industriestaaten dar (Kunin 1997). In Deutschland werden jährlich ca. 2 Mio. Arztbesuche gezählt, bei denen Harnwegsinfektionen im Mittelpunkt der Konsultationen stehen (Hacker 1996). Hinsichtlich des Typs der Infektionen muß zwischen unkomplizierten, d. h. Infektionen bei Patienten, bei denen der Harnweg keine Abnormalität aufweist, und komplizierten Infektionen unterschieden werden. Bei

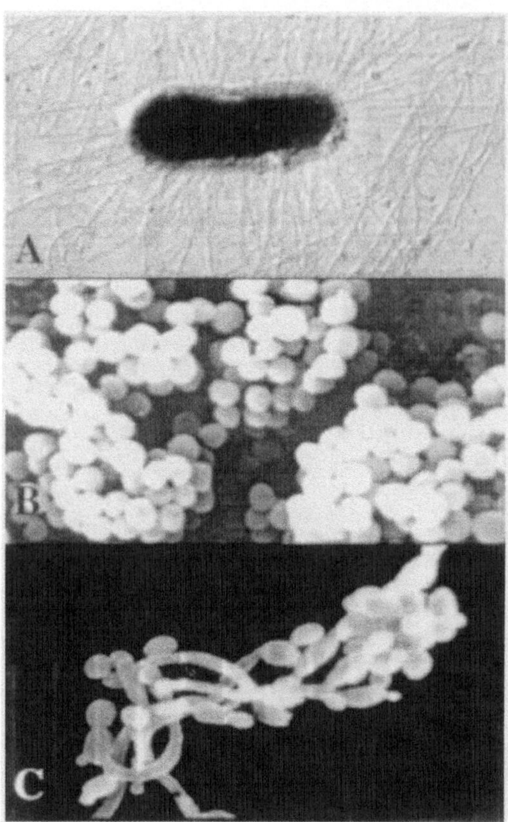

Abb. 4.1a–c. Elektronenoptische Aufnahmen von uropathogenen Mikroorganismen. **a** Uropathogene *E. coli*-Bakterien. Die haarförmigen Fimbrien-Strukturen sind gut erkennbar. **b** *Staphylococcus epidermidis*. Die traubenförmige Kokkenstruktur der Keime ist sichtbar. **c** *Candida albicans*. Es sind sowohl Keimschläuche als auch Candidaeinzelzellen zu erkennen

unkomplizierten Harnwegsinfektionen werden bis zu 80% der Fälle durch *E. coli*-Bakterien ausgelöst. Weiterhin haben 20–40% der komplizierten Harnwegsinfektionen ebenfalls ihre Ursache in *E. coli*-Keimen. Diese uropathogenen *E. coli*-Bakterien unterscheiden sich von Durchfallserregern, aber auch von normalen fäkalen *E. coli*-Keimen durch die Produktion bestimmter Virulenzfaktoren (Mühldorfer u. Hacker 1994; s. unten und Abb. 4.1a). In der Regel stellen die harnwegsinfizierenden Mikroorganismen ehemals fäkale Stämme desselben Patienten dar, die durch die aszendierende Route zunächst in die Blase und dann ggf. in die Niere gelangen. Epidemiologische Untersuchungen haben gezeigt, daß ein kleiner Teil der Darmflora (ca. 10% der fäkalen *E. coli*-Bakterien) potentiell uropathogene Keime darstellen (Johnsen 1991). Diese Keime können dann unter bestimmten Bedingungen (Veränderung des Wirtsstatus) eine Infektion auslösen.

4.1.2 Andere gramnegative uropathogene Mikroorganismen

Neben *E. coli* sind weitere gramnegative uropathogene Mikroorganismen bekannt, die in Tabelle 4.1 dargestellt sind. Zu diesen Keimen gehören die Enterobakterien *Proteus mirabilis* und *Klebsiella pneumoniae*. Aufgrund der starken Ureaseproduktion (s. 4.3.7)

Tabelle 4.1. Uropathogene Mikroorganismen

Uropathogene Mikroorganismen	Besonderheit
Escherichia coli	Häufigster uropathogener Mikroorganismus, Erreger von bis zu 80% aller unkomplizierten Harnwegsinfektionen
Proteus mirabilis	Häufig mit Steinbildung und komplizierten Harnwegsinfektionen assoziiert
Klebsiella pneumoniae	Kommt häufig bei Personen mit Komplikationen der Harnwege und Diabetes vor, zeigt häufig Multiresistenzen
Pseudomonas aeruginosa	Wichtiger Keim bei nosokomialen Infektionen, zeigt häufig Multiresistenzen
Enterococcus faecalis	Häufig bei Transplantatempfängern, bis zu 8% der Infektionen entwickeln sich zur Sepsis
Staphylococcus saprophyticus	Häufig vorkommend bei sexuell aktiven, jungen Frauen
Staphylococcus epidermidis	Wichtigster katheterassoziierter uropathogener Organismus
Candida albicans	Häufig nach Antibiotikabehandlung und bei Immunsuppression vorkommend, oft mit systemischen Infektionen korreliert

sind *Proteus-mirabilis*-Infektionen häufig mit Steinbildungen assoziiert. *Klebsiella pneumoniae,* aber auch *Pseudomonas aeruginosa* bilden sehr häufig Multiresistenzen aus, die vor allem bei nosokomialen Infektionen eine Rolle spielen. Darüber hinaus werden zunehmend Infektionen durch *Enterobacter cloacae* und *Citrobacter freundii* beobachtet. Auch in diesen Fällen spielen Multiresistenzen gegen die gebräuchlichen Antibiotika im Infektionsgeschehen eine große Rolle.

4.1.3 Grampositive uropathogene Mikroorganismen

In letzter Zeit nehmen Harnwegsinfektionen durch grampositive Mikroorganismen zu (s. Tabelle 4.1 und Abb. 4.1b). Hier ist vor allem *Staphylococcus saprophyticus* zu nennen, der als harnwegspathogener Erreger vor allem bei jungen Frauen vorkommt. Bei der Frequenz der Infektion spielt die sexuelle Aktivität der Patientinnen eine Rolle (Gatermann 1996). Neben *S. saprophyticus* können auch *S. epidermidis* und *S. aureus* als uropathogene Infektionserreger auftreten. *S. epidermidis* kommt aufgrund der starken Schleimentwicklung vor allem bei katheterassoziierten Infektionen vor. *S. aureus* spielt eine wichtige Rolle als Infektionserreger bei immunsupprimierten Personen. Weiterhin können Harnwegsinfektionen durch *Enterococcus faecalis* ausgelöst werden; diese Keime infizieren häufig Transplantationspatienten (Hacker 1996). Generell gilt, daß grampositive Mikroorganismen als uropathogene Erreger zunehmend im nosokomialen Milieu Bedeutung erlangen.

4.1.4 Uropathogene Pilze

Die Zahl der pilzbedingten Harnwegsinfektionen hat sich in den letzten 10 Jahren verdreifacht (Morschhäuser et al. 1997). Als häufigster uropathogener Keim ist hier

Candida albicans zu nennen (Abb. 4.1c). Pilze spielen vor allem als Verursacher von Harnwegsinfektionen bei immunsupprimierten Patienten eine Rolle, insbesondere nach einer Antibiotikabehandlung. Hinzu kommt die Tatsache, daß infektiöse *C.-albicans*-Varianten, die gegen gängige Antimykotika (z. B. Fluconazol) resistent sind, stark zunehmen. Darüber hinaus treten zunehmend auch harnwegsinfizierende Pilze auf, die zu den sog. „Non-albicans-Candidaarten" zählen. Einige dieser Arten (z. B. *C. krusei, C. lusitaniae*) bilden artspezifisch Resistenzen gegen Antimykotika aus und sind deshalb besonders gefährliche Infektionserreger.

4.1.5 Seltene uropathogene Mikroorganismen

In Einzelfällen können weitere uropathogene Mikroorganismen Infektionen auslösen. Zu diesen Mikroorganismen zählen Mykoplasmen und Ureoplasmen sowie Gardnerellaarten. Gelegentlich werden auch Harnwegsinfektionen durch *Neisseria gonorrhoeae* oder durch Mykobakterien beobachtet. Die durch Shigellen oder enterohämorrhagische *E. coli*-Bakterien ausgelösten Harnwegsinfektionen können als Raritäten betrachtet werden, die bisher keine epidemiologische Bedeutung erlangt haben (Kunin 1997).

4.2 Virulenzfaktoren – ein pathogenetisches Konzept

Werden uropathogene *E. coli*-Bakterien im Elektronenmikroskop betrachtet, so fallen die haarförmigen Fimbrienadhäsinstrukturen an der Zelloberfläche auf (s. Abb. 4.1a). Derartige Fimbrienadhäsine werden in dieser Dichte und in dieser großen Anzahl nur von pathogenen, nicht aber von apathogenen *E. coli*-Bakterien ausgebildet. Fimbrienadhäsine zählen zu den sog. Virulenz- oder Pathogenitätsfaktoren, die entscheidend zur krankmachenden Wirkung von Mikroorganismen beitragen. Das Konzept der Virulenzfaktoren beruht auf der Tatsache, daß bestimmte, fakultativ pathogene Mikroorganismen nicht mehr allein durch ihre Artzugehörigkeit als krankmachend angesehen werden können. Vielmehr müssen die spezifischen pathogenen Stämme dieser Arten bestimmte biologische Leistungen, wie die Produktion von Virulenzfaktoren, erbringen, um als pathogen zu gelten (Hacker 1992). Ein sehr häufig gewähltes Modell für die Bedeutung der Virulenzfaktoren bei der Pathogenese stellen uropathogene Mikroorganismen dar. So sind die Eigenschaften uropathogener *E. coli*-Bakterien sehr verschieden von normalen, fäkalen *E. coli*-Isolaten (Donnenberg u. Welch 1996).

Neben *E. coli* produzieren auch andere uropathogene Mikroorganismen Virulenzfaktoren, die eine spezifische Rolle bei der Infektion spielen. Eine große Zahl dieser Virulenzfaktoren ist mittlerweile molekularbiologisch charakterisiert worden. Die Gene wurden identifiziert und kloniert. Oft stellen Virulenzfaktoren die Grundlage für spezifische Detektionsreaktionen dar.

In der Folge sollen die wichtigsten Virulenzfaktoren uropathogener Mikroorganismen beschrieben werden, wobei besonderes Gewicht auf die uropathogenen *E. coli*-Bakterien gelegt wird. In Abb. 4.2 ist das Modell eines uropathogenen *E. coli*-Bakteriums dargestellt, das eine Reihe von Virulenzfaktoren ausbildet.

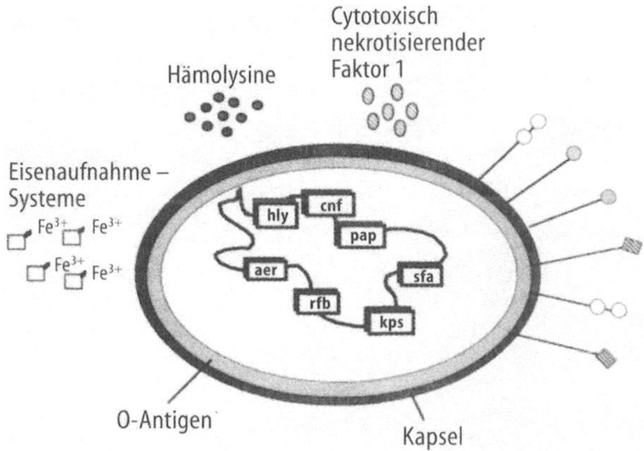

Abb. 4.2. Modelldarstellung eines *E. coli*-Bakteriums. Einige der wichtigsten Virulenzfaktoren sind aufgeführt (Details s. Text). Innerhalb des Bakteriums ist ein Chromosom mit den entsprechenden Genen dargestellt

4.3.1 Adhäsine

Eine Infektion der Harnwege beginnt in der Regel mit einer spezifischen Kolonisation der Mikroorganismen auf den Uroepithelzellen. Zu diesem Kolonisationsprozeß tragen Haftfaktoren, sog. Adhäsine, bei. Diese Adhäsine sind in der Lage, an Rezeptoren der uroepithelialen Zellen spezifisch zu binden und so die Kolonisation einzuleiten.

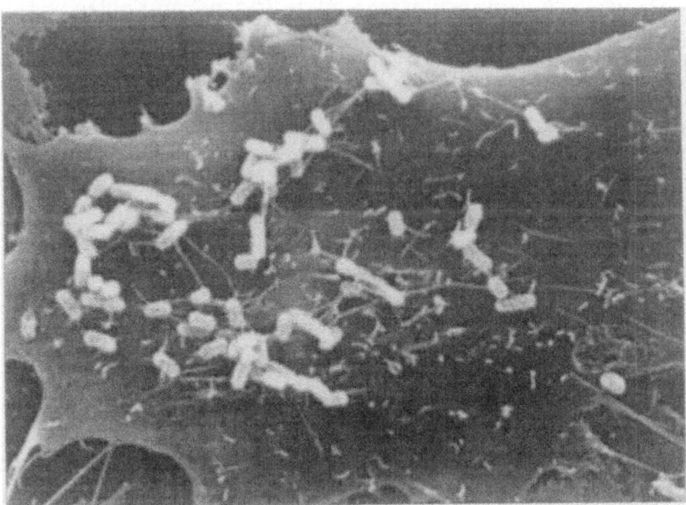

Abb. 4.3. Rasterelektronenoptische Aufnahme von uropathogenen *E. coli*-Bakterien nach Kolonisierung auf einer uroepithelialen Zelle der Zellinie T24. Eine Zelle kann von bis zu 100 Bakterien kolonisiert werden

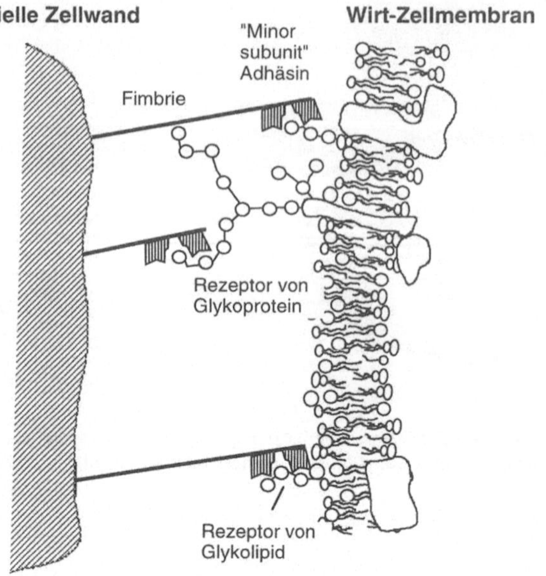

Abb. 4.4. Schematisierter Vorgang der Adhärenz von uropathogenen Mikroorganismen an eukaryontischen Zelloberflächen. Auf der linken Seite ist die bakterielle Zellwand mit Fimbrien und „Minor-subunit-Adhäsinen" dargestellt (s. Text). Die Adhäsine können spezifisch an Glykolipid- und Glykoproteinrezeptoren der Wirtszelle binden

Abb. 4.3 zeigt ein rasterelektronenoptisches Bild von uropathogenen *E. coli*-Bakterien, die auf einer Uroepithelzelle eine Mikrokolonie ausbilden. In Abb. 4.4 sind die Prozesse der Adhärenz schematisch dargestellt. Es zeigt sich, daß bestimmte bakterielle Proteine, die Adhäsine, nach dem „Schlüssel-Schloß-Prinzip" an Kohlenhydratrezeptoren der uroepithelialen Zellen binden können. Die Bedeutung der Adhärenz für eine Harnwegsinfektion wird aus dem Modell, das in Abb. 4.5 dargestellt ist, deutlich.

Von der Morphologie her sind 2 Typen von Adhäsinen uropathogener Mikroorganismen bekannt: Fimbrienadhäsine und „Nichtfimbrienadhäsine" (Afa oder Nfa) (Hacker 1992). Die Fimbrienadhäsine stellen Zellwandanhängsel dar, die ca. 2 μm lang sein können. Sie haben einen Durchmesser von 2–7 nm und bestehen in der Regel aus identischen Proteinuntereinheiten („major subunits") (Hacker et al. 1993b). An der Spitze der Fimbrienadhäsine sind oft weitere Proteinuntereinheiten („minor subunits") lokalisiert, die dann eine spezifische Bindung mit Rezeptoren auf der Uroepithelialzelle eingehen (vgl. Abb. 4.4). Im Gegensatz dazu bilden die Nicht-fimbrienadhäsine keine spezifische Struktur auf der bakteriellen Zelloberfläche aus. Sie sind locker mit der äußeren Membran assoziiert und können ebenfalls spezifische Protein-Kohlenhydrat-Interaktionen eingehen.

Die Fimbrienadhäsinproteine werden mit Hilfe spezieller „Chaperone" durch das Periplasma der Bakterien geschleust, dann bauen sie sich auf der Zelloberfläche auf. Besonders gut sind Fimbrienadhäsine uropathogener *E. coli*-Bakterien charakterisiert. Die wichtigsten Fimbrienadhäsine stellen dabei die P-Fimbrienadhäsine (Pap) dar, die an α-(1–4)-Gal-β-(1–4)-Gal-Rezeptoren der uroepithelialen Zelle bin-

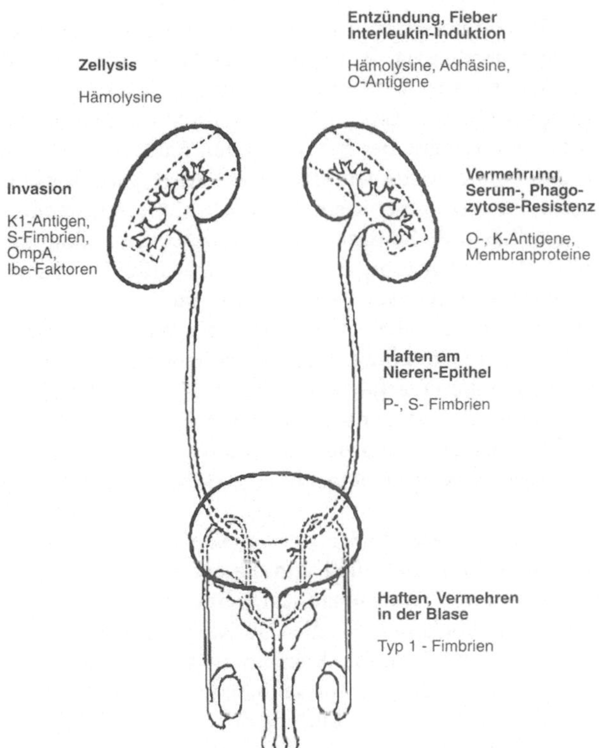

Abb. 4.5. Schematische Darstellung der Vorgänge, die bei einer Harnwegsinfektion ablaufen. In den Kästen sind jeweils die Vorgänge kurz beschrieben, darunter sind wichtige Virulenzfaktoren genannt

den können (Strömberg et al. 1991). Ca. 80% aller uropathogenen *E. coli*-Bakterien bilden diese P-Fimbrien-Adhäsine aus. Darüber hinaus werden von *E. coli*-Bakterien häufig sialinsäurespezifische Fimbrienadhäsine der S-Gruppe gebildet (Hacker et al. 1993b). Diese Adhäsine sind aber auch in der Lage, an das Tamm-Horsfall-Glykoprotein (THP) zu binden, das in hoher Konzentration im Urin vorliegt. Durch diese Bindung werden S-Fimbrien-tragende *E. coli*-Bakterien häufig aus dem Harnweg „ausfiltriert" (Israele et al. 1987). Pathogene, aber auch apathogene *E. coli*-Bakterien produzieren darüber hinaus Typ-1-Fimbrien, die an mannosespezifische Rezeptoren binden können (Abraham et al. 1985). Diese Typ-1-Fimbrien scheinen eine Rolle bei der Zystitis zu spielen. Interessanterweise sind die erwähnten Fimbrienadhäsine von *E. coli* auch in der Lage, an bestimmte Komponenten der zellulären Matrix zu binden (Westerlund u. Korhonen 1993). Dies könnte eine Bedeutung für invasive Prozesse während der Harnwegsinfektion, aber auch für die Ausbildung von Sepsis und Meningitis haben.

Wie aus den Tabellen 4.2 und 4.3 hervorgeht, produzieren neben *E. coli* auch andere uropathogene Mikroorganismen Fimbrienadhäsine und Nichtfimbrienadhäsine. *Proteus mirabilis* ist u. a. in der Lage, ein Fimbrienadhäsin zu synthetisieren, das eine ähnliche Rezeptorspezifität aufweist wie das P-Fimbrien-Adhäsin von *E. coli*. *Klebsiella pneumoniae* bildet 2 Fimbrienadhäsine aus, wobei das Typ-I-Fimbrienadhäsin ebenfalls an mannosespezifische Rezeptoren bindet. Von *Pseudomonas aeruginosa* werden die sog. Typ-4-Pili produziert. Ähnliche Adhäsine bilden auch *V. cholerae, N. gonorrhoeae* und andere pathogene Mikroorganismen (Hacker 1992).

Während bei gramnegativen Bakterien die Adhärenzprozesse relativ gut charakterisiert sind, stehen diese Phänomene bei grampositiven Bakterien erst am Beginn der Untersuchungen. Bei *Enterococcus faecalis* ist ein Aggregationsfaktor bekannt, der sowohl eine Rolle beim horizontalen Gentransfer (Initiation der Konjugation) spielt, der aber auch als Adhäsin Bedeutung hat. *S. saprophyticus* bildet ein Hämagglutinin, das die Fähigkeit dieses Mikroorganismus, an uroepitheliale Zellen zu binden, determiniert. Von *S. aureus* werden sog. „Fibronektinbindeproteine" produziert, die an Fibronektin, möglicherweise aber auch an weitere Wirtssubstanzen binden können. *S. epidermidis* ist in der Lage, eine extrazelluläre Schleimsubstanz zu bilden, die eine Bindung an hydrophobe Oberflächen, u. a. an Plastikmaterialien, initiiert. In letzter Zeit zeigte sich, daß nur bestimmte pathogene *S. epidermidis*-Stämme in der Lage sind, diese Oberflächenstruktur auszubilden, während nichtpathogene *S. epidermidis*-Stämme eine derartige Struktur nicht produzieren können (Gatermann 1996).

Auch von *Candida albicans* und anderen Pilzen werden Adhäsine gebildet, die sowohl an Epithelzellen, aber auch an Endothelzellen und die extrazelluläre Matrix binden können. Bei *C. albicans* wurden u. a. Fimbrienadhäsine beschrieben. Darüber hinaus ist ein integrinähnliches Molekül bekannt, das die C3b-Komplement-Komponente bindet. C3b nun wiederum kann an bestimmte Rezeptoren der Wirtszelle binden, um so einen Kolonisationsprozeß einzuleiten (Morschhäuser et al. 1997).

Adhäsine spielen eine große Rolle bei der Ausbildung der Harnwegsinfektion. Deshalb nimmt auch ihre Bedeutung als Targets für neue Therapieformen zu (Ofek et al. 1996). So gewinnt in letzter Zeit die sog. „antiadhäsive Therapie" an Bedeutung, bei der die Bindung von uropathogenen Mikroorganismen an Wirtszellen durch verschiedene Substanzen verhindert werden soll. Weitere Untersuchungen werden zeigen, ob diese neue Therapieform in Zukunft weiter eingesetzt werden wird.

4.3.2 Toxine

Nach einer Kolonisierung der uropathogenen Mikroorganismen kommt es häufig zu entzündlichen Prozessen, Fieber, zu einer Schädigung der Epithelzellen und der darunter liegenden Zellverbände (s. Abb. 4.5). An diesen Prozessen sind Toxine beteiligt. Bei uropathogenen *E. coli*-Bakterien sind 2 Toxine bekannt, die als α-Hämolysin und als „cytotoxisch nekrotisierender Faktor 1" (CNF 1) bezeichnet werden (Braun u. Focareta 1991; De Ryke et al. 1996; s. Abb. 4.2). Das α-Hämolysin ist relativ leicht durch Ausstreichen der uropathogenen Mikroorganismen auf Blutplatten nachzuweisen.

Ca. 50% aller uropathogenen *E. coli*-Bakterien bilden α-Hämolysin aus. Der Hämolysinkomplex wird von 4 Proteinen gebildet. Das eigentliche Strukturprotein (HlyA) wird zunächst durch das HlyC-Protein modifiziert. Die beiden Proteine HlyB und HlyD sind dann für den Transport des Toxins durch die bakterielle Membran verantwortlich. Nach dem Ausschleusen des α-Hämolysins aus dem Bakterium bindet es an noch nicht bekannte Rezeptoren auf der eukaryontischen Zelle. Dabei können sowohl Erythrozyten als auch Leukozyten oder Epithelzellen als Target-

Tabelle 4.2. Virulenzfaktoren uropathogener Enterobakterien

Virulenz-faktoren	E. coli	Proteus mirabilis	Klebsiella pneumonia
Adhäsine	P-Fimbrien, F1C-Fimbrien, S-Fimbrien	MR/P-Fimbrien, PMF-Fimbrien	Typ-1-Fimbrien, Typ-3-Fimbrien
Toxine	α-Hämolysin, CNF 1	Hämolysin	–
LPS	+ (z.B. O1, O2, O4, O6, O18, O75)	+	+
Kapseln	+ (z.B. K1, K5, K12)	+	CPS
Invasion	+	+	+
Eisenaufnahme	Aerobaktin	Desaminase	Enterobaktin, Aerobaktin
Urease	–	+	+
Verschiedenes	Serumresistenz	Flagella, Metalloprotease	–

strukturen in Frage kommen. Nach Bindung an die eukaryontische Zelle kommt es zum Aufbau einer Pore und damit zu einer Störung der eukaryontischen Zellmembran und letztlich zu einer Zerstörung der Integrität der eukaryontischen Zelle. Somit wirkt das α-Hämolysin als ein Zytolysin.

CNF-1-Toxine werden von uropathogenen *E. coli*-Bakterien distinkter O-Serogruppen (insbesondere O4, O6 und O18) gebildet. Dieses Toxin bewirkt eine Neuzusammenfugung von Aktinfilamenten der Wirtszellen. Dabei kommt es zu einer Modifikation des GTP-Bindeproteins Rho und damit zu einer Dysregulation des eukaryontischen Zellstoffwechsels, was in der Konsequenz ebenfalls zu einem Absterben der eukaryontischen Zellen fuhrt.

Auch andere uropathogene Mikroorganismen bilden Toxine aus (Tabellen 4.2 und 4.3). *Proteus mirabilis* besitzt Hämolysine, die dem *E. coli*-Hämolysin ähnlich sind. Über Toxine weiterer enterobakterieller Harnwegsinfektionserreger ist bisher nichts bekannt. Bei *P. aeruginosa* ist das Exotoxin A, das Ähnlichkeit zum Diphtherietoxin hat, bekannt. Darüber hinaus werden von *P. aeruginosa* eine Reihe weiterer Toxine und Enzyme mit Toxineigenschaften gebildet. Auch grampositive Bakterien sind in der Lage, Toxine zu produzieren. Gut beschrieben sind das Hämolysin von *Enterococcus faecalis* und ein Hämolysin von *S. saprophyticus*. *S. aureus* bildet eine große Anzahl von Toxinen, deren Bedeutung für die Harnwegsinfektion allerdings noch nicht geklärt ist. *Candida albicans* produziert u. a. 7 „saure Aspartatproteasen" (SAP), die in unterschiedlichen Phasen der Infektion eine Rolle spielen. Diese Proteasen scheinen sowohl für die „Zerkleinerung" von Proteinen und damit für die Aufnahme von Stickstoffverbindungen, aber auch für Invasionsprozesse wichtig zu sein (Morschhäuser et al. 1997).

4.3.3 Eisenaufnahmesysteme

Eisenionen sind essentiell für mikrobielle Pathogene; auch für harnwegsinfizierende Mikroorganismen stellen sie eine wichtige Substanz dar (Neilands 1992). Während

Tabelle 4.3. Virulenzfaktoren nichtenterobakterieller uropathogener Mikroorganismen

Virulenzfaktoren	*Pseudomonas aeruginosa*	*Enterococcus faecalis*	*Staphylococcus saprophyticus*	*Candida albicans*
Adhäsine	Typ-IV-Pili	Aggregations-faktor	Hämagglutinin, SSP-Faktor	Komplementrezeptor, verschiedene Adhäsine
Toxine	Exotoxin A, Exotoxin S, Zytotoxin, Proteasen, Phospholipase C	Hämolysin	Hämolysin	Saure Proteasen
Zellwand	Alginatekapsel	–	–	–
Urease	–	–	+	–
Verschiedenes	Umwelt-regulation	Bacteriocin	Schleim-produktion	Dimorphismus, phänotypisches Switching

einer Infektion müssen die Mikroorganismen mit Wirtsstrukturen um das Eisen kompetitieren. Dabei bilden sie sog. „Siderophore", die Eisen spezifisch binden und dem Mikroorganismus zur Verfügung stellen können. Bei *E. coli* sind 2 Typen von eisenbindenden Siderophoren, das Aerobaktin und das Enterobaktin (Enterochelin), bekannt. Während das Chatechol Enterobaktin von pathogenen und auch von apathogenen *E. coli*-Bakterien gebildet wird, kommt Aerobaktin besonders häufig bei uropathogenen Mikroorganismen, aber auch bei Sepsiserregern vor. Bei dem Aero-baktin handelt es sich um ein kleines Molekül, das spezifisch an einen äußeren Membranrezeptor bindet und dann das gebundene Eisen in die Zelle transportiert. Auch bei anderen gramnegativen Mikroorganismen werden Eisenaufnahmesysteme beschrieben (s. Tabelle 4.2). Während sie bei *Klebsiella pneumoniae* recht gut bekannt sind, sind sie bei grampositiven Mikroorganismen bisher nur in Ansätzen molekular charakterisiert.

4.3.4 Kapselbildung

Viele uropathogene Mikroorganismen sind in der Lage, Kapseln auszubilden. Kapseln bestehen in der Regel aus Saccharidpolymeren, die einen Teil der bakteriellen Zelloberfläche bilden (Jann u. Jann 1992). Die Kapsel spielt aufgrund von 2 Mechanismen eine besondere Rolle bei der Pathogenese der Harnwegsinfektion. Zum einen ist die Kapsel in der Lage, die Wirkung des Komplementes und der Phagozyten auf die Bakterien zu minimieren und dabei Serumresistenz bzw. Resistenz gegen Phagozytose auszubilden (s. Abb. 4.5). Zum anderen kann die Kapsel Wirtsstrukturen nachahmen und dabei als sog. „Mimikrystruktur" eine Immunantwort gegen die eindringenden pathogenen Mikroorganismen unterdrücken.

Interessanterweise werden Kapseln vor allem von uropathogenen *E. coli*-Stämmen produziert, während Durchfallserreger in der Regel keine Kapseln bilden. Die Kapselstrukturen uropathogener *E. coli*-Bakterien sind besonders gut untersucht. Es sind ca. 80 Kapseltypen von *E. coli* bekannt, wobei bestimmte Typen, nämlich K1, K2, K5, K6, K12, K13, K29 und K51, bei uropathogenen Mikroorganismen häufig vorkommen. Alle diese Kapseln bilden eine distinkte biochemische Struktur aus. Die am häufigsten gebildete *E. coli*-Kapsel, die K1-Kapsel, besteht dabei aus 2,8-gebundenen Sialinsäuren (N-Acetylneuraminsäure). Eine derartige Kapsel wird auch von *Neisseria meningitidis* gebildet. Interessanterweise bildet diese Kapsel eine ähnliche Struktur aus wie das „neurale Zelladhäsionsmolekül" (n-CAM). Insofern kann die K1-Kapsel auch als Mimikrystruktur bezeichnet werden. In den letzten Jahren hat die genetische Analyse der Kapselgencluster große Fortschritte gemacht. So ist bekannt, daß neben 2 allgemeinen Genregionen, d. h. Regionen, deren Gene bei allen kapseltragenden *E. coli*-Bakterien gefunden werden, bei jedem Kapseltyp noch eine spezielle Genregion vorkommt, die die biochemische Spezifität determiniert.

Auch andere grampositive und gramnegative Mikroorganismen neben *E. coli*-Bakterien bilden Kapseln aus. So produzieren pathogene *P. aeruginosa*-Stämme eine Alginatkapsel. Inwieweit diese Kapsel allerdings bei der Harnwegsinfektion eine Rolle spielt, ist bisher nicht bekannt.

4.3.5 Weitere Bestandteile der bakteriellen Zelloberfläche

Neben der Kapsel stellen weitere bakterielle Oberflächenstrukturen Virulenzfaktoren dar. Dies gilt insbesondere für das Lipopolysaccharid (LPS), das ein wichtiger Bestandteil der gramnegativen Zellwand ist. Die LPS-Strukturen bei uropathogenen *E. coli*-Bakterien sind besonders gut untersucht (Reeves 1995). Das Lipopolysaccharid von Enterobakterien besteht aus 3 Bereichen, dem Lipid-A-Teil, dem sog. Kern-(„core")-Bereich und den sich wiederholenden Zuckereinheiten („repeating units" oder „O-units"). Diese Bereiche werden von den Genen *rfa*, *rfb* und *rfc* determiniert. Bei *E. coli* sind mittlerweile 170 verschiedene „Repeating-unit-Strukturen" und 5 „Core-Typen" bekannt (Orskov u. Orskov 1992). Diese 170 „Repeating-unit-Bereiche" werden durch mehr als 170 verschiedene O-Typen repräsentiert. Bei uropathogenen *E. coli*-Bakterien werden allerdings nur bestimmte O-Typen gefunden. Dies sind vor allem die Typen O1, O2, O4, O6, O7, O8, O16, O18, O25, O50 und O75. Diese LPS-Gruppen scheinen mit anderen Virulenzfaktoren in spezifischer Art und Weise kooperativ zu agieren und bei der Abwehr der Attacken des humanen Immunsystems eine wichtige Rolle zu spielen.

Auch andere uropathogene Mikroorganismen neben *E. coli* bilden spezifische LPS-Strukturen aus. Die grampositiven Mikroorganismen besitzen dagegen ein mehrschichtiges Peptidoglycan, das wahrscheinlich eine Rolle bei der Interaktion mit der Wirtsabwehr spielt. Inwieweit diese Peptidoglycanschichten spezifisch zur Uropathogenität beitragen, ist bisher nicht bekannt. Auch die β-(1,3)-Glucane der Pilze stellen zelluläre Oberflächenstrukturen dar. Auch hier ist unklar, ob diese einen spezifischen Beitrag zur Uropathogenität leisten.

4.3.6 Serumresistenz

Uropathogene Mikroorganismen kommen, wenn sie in tiefere Zellschichten eindringen, mit Komplementmolekülen in Berührung. Das Komplementsystem ist dabei in der Lage, den „membrane attack complex" (MAC) auszubilden und so bakterielle Zellen abzutöten. Viele der uropathogenen *E. coli*-Bakterien, aber auch andere uropathogene Mikroorganismen werden als serumresistent bezeichnet (Donnenberg u. Welch 1996; s. Abb. 4.5). Diese Eigenschaft macht es den Bakterien möglich, sich in Gegenwart von Komplement zu vermehren.

Bei uropathogenen *E. coli*-Bakterien spielen die Kapsel und das O-Antigen eine große Rolle bei der Serumresistenz. Darüber hinaus werden verschiedene Proteine der Zelloberfläche als sog. „Serumresistenzfaktoren" diskutiert. Ein derartiges Protein (Iss) wird dabei von ColV-Plasmiden kodiert. Inwieweit diese Proteine in vivo eine Rolle bei der Serumresistenz spielen, ist jedoch noch nicht geklärt.

4.3.7 Ureaseproduktion

Ein Hauptvirulenzfaktor von *Proteus mirabilis*, aber auch von grampositiven Mikroorganismen wie *S. saprophyticus* stellt das Enzym Urease dar (Mobley et al. 1995). Dieses Enzym ist in der Lage, Harnstoff zu hydrolysieren und so Ammoniak zu bilden, was zu einer Erhöhung des pH-Wertes im Harnweg beiträgt. Dabei kommt es zur Präzipitation bestimmter Salze wie Magnesiumammoniumphosphat (Struvid) oder Kalziumphosphat (Apatit), was dann zu Steinbildung führt. Unter den uropathogenen *E. coli*-Bakterien bildet nur ein geringer Prozentsatz der Keime dieses Enzym. Urease kann auch bei *Klebsiella pneumoniae*-Isolaten nachgewiesen werden.

4.3.8 Invasionsprozesse

Es gibt Hinweise darauf, daß uropathogene Mikroorganismen während einer Harnwegsinfektion nicht nur extrazellulär, d. h. auf Gewebezellen, sondern auch intrazellulär überleben können (Meier et al. 1996). Dafür sprechen u. a. die Tatsachen, daß sich eine Harnwegsinfektion zu einer Urosepsis entwickeln kann, daß häufig blutiger Urin gefunden wird und daß uropathogene Mikroorganismen in inneren Gewebeschichten der Niere nachgewiesen werden (Kunin 1997). Man kann davon ausgehen, daß, wie auch bei anderen fakultativ intrazellulär überlebenden Bakterien, bestimmte Virulenzfaktoren an der möglichen Invasion uropathogener Mikroorganismen beteiligt sind (s. Abb. 4.5). Diese Faktoren sind jedoch bisher nur in Ansätzen bekannt. So konnte eine amerikanische Arbeitsgruppe bei *E. coli*-Meningitiserregern nachweisen, daß das OmpA-Membranprotein an der Invasion beteiligt ist. Darüber hinaus wurden weitere Faktoren (sog. Ibe-Faktoren) als mögliche Invasionsfaktoren identifiziert (Huang et al. 1995). Interessant ist in diesem Zusammenhang die Tatsache, daß bestimmte Adhäsine von *E. coli* in der Lage sind, an extrazelluläre Matrixsubstanzen zu binden und den „tissue plasminogen activator" zu aktivieren (Westerlund u. Korhonen 1993). Nach Aktivierung von Plasminogen kann es dann zu einer Penetration dieser Erreger durch die extrazelluläre Matrix kommen. Somit wäre bei der Ausbreitung uropathogner *E. coli* auch ein „extrazellulärer Invasionsweg" möglich.

Wichtig erscheint in diesem Zusammenhang die Tatsache, daß eine mögliche Invasion uropathogener Mikroorganismen auch therapeutische Implikationen haben könnte. So sind intrazelluläre Mikroorganismen für bestimmte Antibiotika nicht zugänglich. Möglicherweise liegt hier eine Erklärung für das Phänomen von chronischen Harnwegsinfektionen, die nicht auf Reinfektionen zurückzuführen sind.

4.3.9 Weitere Virulenzfaktoren

Uropathogene Mikroorganismen haben häufig die Fähigkeit, sich in Urin zu vermehren. Diese physiologische Eigenschaft, deren molekulare Grundlage bisher ungeklärt ist, scheint ebenfalls zur Fähigkeit, eine Harnwegsinfektion auszulösen, beizutragen (Russo et al. 1996). Darüber hinaus scheint bei *Proteus mirabilis* die Flagelle Bedeutung für die Pathogenität zu haben. Weiterhin werden von einigen uropathogenen Mikroorganismen wie *E. coli* oder *Proteus mirabilis* Proteasen gebildet, die möglicherweise an der Penetration der Mikroorganismen beteiligt sind. Die stetig sich verbessernde molekularbiologische Methodik läßt erwarten, daß in nächster Zeit weitere, neue Pathogenitätsfaktoren uropathogener Mikroorganismen identifiziert werden.

4.3.10 Kombination von Virulenzfaktoren

Pathogene Mikroorganismen zeichnen sich dadurch aus, daß sie in der Regel nicht nur einen Virulenzfaktor exprimieren, sondern eine ganze Reihe unterschiedlicher Faktoren produzieren. Dies ist auch bei uropathogenen Mikroorganismen der Fall. Besonders gut ist die Kombination verschiedener Virulenzfaktoren wiederum bei uropathogenen *E. coli* (Kunin 1997) untersucht. Es zeigte sich, daß Gruppen bestimmter *E. coli*-Stämme, sog. „Klone", durch die Expression spezifischer Kombinationen von Oberflächenantigenen, Kapselantigenen, Geißeltypen und anderen unterschiedlichen Virulenzfaktoren charakterisiert sind. Zu diesen Klonen zählen u. a. O18:K1:H7-Stämme, O6:K5:H1-Stämme und eine Reihe weiterer Varianten. Auch bei anderen uropathogenen Mikroorganismen scheint es ein gemeinsames „Arrangement" von Virulenzfaktoren zu geben. Es wird spekuliert, daß diese Klone im Laufe der Evolution ein einheitliches Virulenzmuster entwickelt haben, das dann erst eine Infektion möglich macht. Weiteren Untersuchungen wird es vorbehalten bleiben, spezifische Nachweismethoden für derartige Klone, also unterhalb der Speziesebene liegende diagnostische Unterscheidungsmerkmale, zu entwickeln, um schnell uropathogene Bakterien identifizieren zu können.

4.4 Resistenz- und Virulenzfaktoren

Für die antibakterielle Chemotherapie uropathogener Mikroorganismen stehen eine Reihe von wirksamen Antibiotika bereit (Kunin 1997). Bei der Entscheidung über den Einsatz dieser Antibiotika sind der Erreger, der Ort der Infektion (Zystitis oder Pyelonephritis), die Fragen, ob es sich um eine unkomplizierte oder eine komplizierte Harnwegsinfektion handelt und ob ein chronischer Verlauf vorliegt, zu berücksichtigen. Als gebräuchliche Substanzen werden Trimethoprim und Sulfonamide sowie Ampicillin verwendet. Darüber hinaus sind Chlorfluorchinolone, Cephalosporine und Penizilline gängige Therapeutika zur Behandlung von Harnwegsinfektionen.

Es zeigt sich nun aber, daß bei gramnegativen, aber auch bei grampositiven Mikroorganismen die Resistenzen gegen diese Antibiotika zunehmen. So sind ca. 30% der uropathogenen *E. coli*-Bakterien resistent gegen Ampicillin. Auch Resisten-

zen gegen Trimethoprim sowie gegen Chinolone nehmen zu (Huovinen et al. 1995).
Die Ursachen für die Zunahme der Resistenzen liegen einmal in dem Transfer von
Plasmiden, die häufig mehrere Resistenzdeterminanten tragen. Das ist bei Resistenzen gegen Ampicillin- und Trimethoprim der Fall. Die Chinolonresistenz ist dagegen
auf Punktmutationen in den chromosomal lokalisierten Genen für die Topoiso-
merasen zurückzuführen (Heisig et al. 1996). Weiterhin werden zunehmend Multiresistenzen durch die Induktion sog. „Multiresistenzloci" (u. a. *mar*-Locus) gefunden.
Darüber hinaus ist eine Ausbreitung von „extended broad range" β-Lactamasegenen
und eine Induktion von chromosomal kodierten β-Lactamasen durch Antibiotika zu
beobachten (Jacoby 1994). *Enterobacter cloacae*, aber auch Klebsiellen und Pseudomonaden sind sehr häufig multiresistent.

Diese Multiresistenz kann im weitesten Sinne als Virulenzfaktor angesprochen
werden, da natürlich ein Einfluß der Resistenzdeterminanten auf den Verlauf der Infektionen besteht. Weitestgehend ungeklärt ist die Frage, ob Resistenzdeterminanten
auch einen direkten Beitrag zur Virulenz der Mikroorganismen leisten. Jüngste Beispiele aus dem Labor von Heisig zeigen (Heisig et al. 1996), daß durch Mutationen in
den Topoisomerasegenen, die zur Quinolonresistenz führen, die Spiralisierung der
DNS verändert wird, was wiederum die Expression von Adhäsindeterminanten beeinflußt. Diese Untersuchungen bedürfen aber noch einer Absicherung. Weiterhin ist
bekannt, daß subinhibitorische Antibiotikadosen auch bei resistenten Mikroorganismen Einfluß auf die Expression von Virulenzgenen haben. So ist Trimethoprim u. a.
geeignet, die Adhärenz von uropathogenen Mikroorganismen zu reduzieren (Hacker
et al. 1993a; Schifferli et al. 1986). Inwieweit sich hinter diesen Prinzipien mögliche
neue therapeutische Ansätze verbergen, wird sich nach künftigen Untersuchungen
zeigen.

4.5   Genetische Lokalisation der virulenzassoziierten Gene

Die Molekularbiologie hat in den letzten Jahren große Fortschritte bei der Identifikation der für Virulenzfaktoren kodierenden Gene gemacht. Bei uropathogenen Mikroorganismen sind nunmehr viele Gene, die für die genannten Virulenzfaktoren kodieren, bekannt (Hacker 1996). Bei *E. coli* sind diese Gene vorwiegend auf dem
Chromosom lokalisiert. Die kodierenden chromosomalen Bereiche werden in einigen Fällen als „Pathogenitätsinseln" bezeichnet (Hacker et al. 1997). Pathogenitätsinseln stellen dabei distinkte Bereiche des Chromosoms dar, die über horizontalen
Gentransfer austauschbar sind. Sehr häufig sind Pathogenitätsinseln mit tRNA-Ge-
nen assoziiert (Blum et al. 1994). In Abb. 4.6 sind die Virulenzgene eines uropathogenen *E. coli*-Stammes in der Genkarte dargestellt.

Auch bei anderen uropathogenen Mikroorganismen sind die wesentlichen
virulenzassoziierten Gene auf dem Chromosom lokalisiert. In einigen Fällen ist jedoch auch eine Plasmidlokalisierung bekannt. Dies gilt für die Aerobaktingene bei
pathogenen *E. coli*-Bakterien sowie für Gene der Kapselregulation von *K. pneumoniae*. Auch bei Enterokokken befinden sich Hämolysin und Bakteriocindeter-
minanten auf Plasmiden. Auf Bakteriophagen lokalisierte Virulenzfaktoren wurden
bei uropathogenen Mikroorganismen bisher nicht beobachtet.

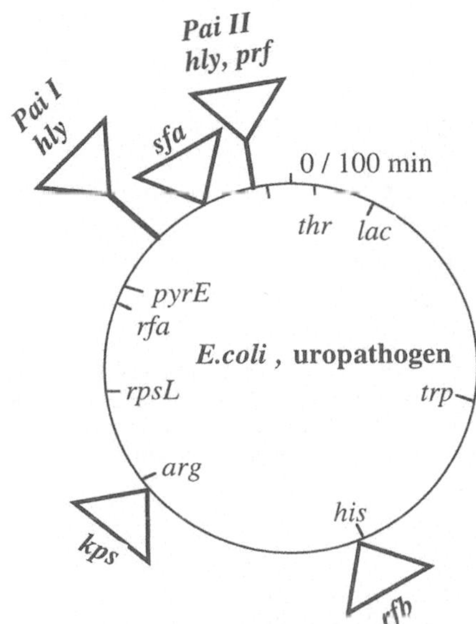

Abb. 4.6. Schematische Darstellung der Genkarte des *E. coli*-Chromosoms. Die Karte wurde auf der Basis des *E. coli*-K12-Genoms erstellt. Die entsprechenden Dreiecke symbolisieren Virulenzgene, die nur bei uropathogenen, nicht jedoch bei anderen *E. coli*-Stämmen vorkommen

4.6 Regulation von Virulenzfaktoren

4.6.1 Umweltregulation

Virulenzfaktoren pathogener Mikroorganismen werden nicht konstitutiv gebildet, sie unterliegen vielmehr einem komplexen Expressionssystem. Dies gilt auch für uropathogene Mikroorganismen. Bestimmte Umweltsignale, wie Temperatur, Salzgehalt, Kohlenstoffquelle, Osmolarität, pH-Wert oder Ionenstärke und andere, werden dabei von in der Membran verankerten Regulatormolekülen „erfühlt". Dabei kommt es zu einer Änderung der molekularen Struktur dieser Regulatoren. Diese Veränderung, die häufig mit Phosphorylierungsvorgängen einhergeht, wird auf in der Zelle wirkende Regulationsfaktoren übertragen, die direkt die Expression der Virulenzgene beeinflussen (Hughes u. Koronakis 1997). Die Virulenzfaktoren uropathogener Mikroorganismen unterliegen beispielsweise einer strikten Temperaturregulation. So werden Adhäsine und Kapselgene nur bei Körpertemperatur (37 °C) ausgebildet, nicht jedoch bei Temperaturen unter 37 °C.

Virulenzfaktoren uropathogener Mikroorganismen können auch durch sog. „globale Regulatoren" in ihrer Expression beeinflußt werden. Diese globalen Regulatormoleküle spielen auch eine Rolle bei der Regulation von Strukturgenen und von Genen, die für Stoffwechselenzyme kodieren. Darüber hinaus tragen die virulenzassoziierten Gene häufig in ihrer Nachbarschaft Regulatorgene, die sehr spezifisch nur diese Gene regulieren. Es gibt neuerdings Bemühungen, über die Beeinflussung des Signaltransfers die Expression von Virulenzfaktoren während einer In-

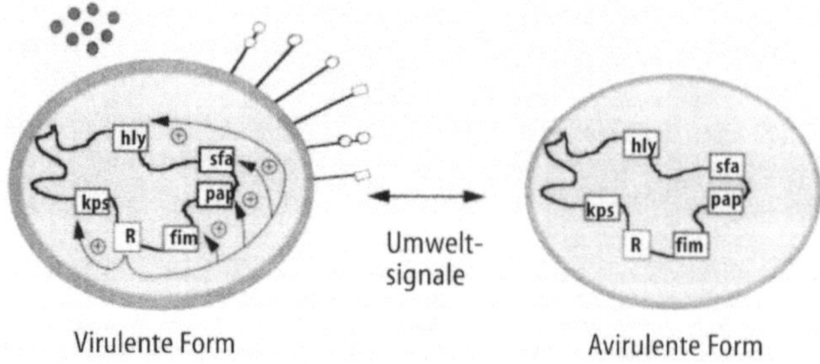

Abb. 4.7. Virulenzmodulation durch Umweltsignale. Auf der *linken Seite* ist die virulente Form eines uropathogenen Erregers dargestellt. Ein Regulatorgen R reguliert die Expression der entsprechenden Virulenzgene positiv. Auf der *rechten Seite* ist eine avirulente Form dargestellt. Nach dem Wirken bestimmter Umweltsignale werden die noch vorhandenen Virulenzgene nicht mehr exprimiert

fektion zu unterdrücken und so zu neuen Therapieformen zu kommen. Diese Bemühungen, die in Abb. 4.7 schematisch dargestellt sind, stehen jedoch noch ganz am Anfang.

4.6.2 Phasenvariation und antigene Variation

Während die sog. „Umweltregulation" reversible Ereignisse repräsentiert, bei denen bestimmte Gene in ihrer Aktivität durch Umweltfaktoren beeinflußt werden, handelt es sich bei der Phasenvariation bzw. bei der antigenen Variation um „Zufallsereignisse", bei denen sich die Eigenschaften von pathogenen Mikroorganismen innerhalb bestimmter Populationen verändern.

Besonders gut untersucht ist die Phasenvariation der Typ-1-Fimbrien bei *E. coli*. Mit einer Frequenz von 10^{-2}–10^{-3} bilden fimbrierte *E. coli*-Bakterien nichtfimbrierte Varianten; in einer afimbrierten Population entstehen mit einer ähnlichen Frequenz fimbrierte Bakterien (Abraham et al. 1985). Zurückzuführen sind diese Ereignisse auf die Inversion eines 314 Basenpaare großen DNA-Stückes, auf dem sich der Promotor der Typ-1-Fimbriengene befindet. Für eine Infektion können diese Ereignisse von großer Bedeutung sein, da die Typ-1-Fimbrienadhäsine sowohl an Epithelzellen als auch an Granulozyten binden. Insofern kann die Ausbildung der Typ-1-Fimbrien bei der Initiation einer Harnwegsinfektion von Vorteil sein. In einem späteren Stadium, beispielsweise während einer Urosepsis, ist es eher günstig für das Bakterium, keine Adhäsine zu bilden, da dann die Bindung an die Granulozyten nicht vorkommt. Auch andere virulenzassoziierte Gene wie P-Fimbrien unterliegen einer derartigen Phasenvariation.

Darüber hinaus werden antigene Variationsprozesse beobachtet, bei denen verschiedene serologische Formen von bestimmten Strukturproteinen auftreten. Hier sind die molekularen Ursachen noch weitestgehend unbekannt. Eine derartige antigene Variation spielt eine große Rolle bei der Pathogenese von Infektionsprozessen, da die Immunantwort durch diese Mechanismen regelmäßig „unterlaufen" werden kann.

4.7.1 Phänotypische Nachweismethoden

Virulenzfaktoren uropathogener Mikroorganismen können sowohl phänotypisch, d. h. auf der Ebene ihrer Expression, als auch genotypisch, d. h. durch Nachweis der Gene, bestimmt werden. Hinsichtlich der phänotypischen Nachweismethoden kann man klassische sowie neue molekulare Verfahren, die sich vor allem immunologischer Methoden bedienen, unterscheiden (Tabelle 4.4 und Abb. 4.8).

Die Adhäsinbildung wird traditionell durch die Hämagglutination nachgewiesen. Dabei werden Mikroorganismen unterschiedlicher Spezies mit Erythrozyten zusammengebracht. Erkennen die Adhäsine Rezeptoren auf den Erythrozyten, so kommt es zu einer Agglutination. Ebenfalls ein einfacher Test ist der Nachweis der Hämolysinbildung mit der Hilfe von Blutagarplatten (s. Abb. 4.8a). Weitere phänotypische Nachweismethoden bestehen in Kreuzfütterungstests zum Nachweis von Siderophoren oder in Schwärmtests zum Nachweis von Flagellen. Gegen viele Virulenzfaktoren sind spezifische Antikörper generiert worden, die u. a. bei der Serotypie eine Rolle spielen. Bestimmte, speziell eingerichtete Labors sind dabei in der Lage, von uropathogenen *E. coli*-Bakterien, aber auch von anderen uropathogenen Mikroorganismen die „Antigenformel" auf der Basis der O-Antigene, der Kapselantigene und der Flagellen (z. B. O18:K1:H7) zu bestimmen. Auch gegen andere Virulenzfaktoren wie Fimbrien wurden Antiseren hergestellt, die in verschiedenen Verfahren (Blot, ELISA) Verwendung finden können. Weiterhin können Virulenzfaktoren in Funktionstests nachgewiesen werden. Hier sind vor allem die Adhärenztests und die Zytotoxizitätstests zu nennen. Darüber hinaus geben Tiermodelle ein genaues Bild der Virulenz bestimmter uropathogener Erreger. Der phänotypische Nachweis ist teilweise relativ einfach zu führen und kann, wenn er sachgemäß in Routinelabors angewendet wird, einen Hinweis auf das uropathogene Potential von Mikroorganismen geben.

Tabelle 4.4. Methoden zum Nachweis von Virulenzfaktoren und deren Gene

	Methode	Nachgewiesene Faktoren
Phänotypische Tests	Hämagglutination	Adhäsine
	Hämolysetests	Hämolysin
	Hefeagglutination	Typ-1-Fimbrien
	Kreuzfütterung	Siderophore
	Serologische Tests	Alle Faktoren, insbesondere O-Antigene, Kapseln, Flagellen
Genotypische Tests	DNA-DNA-Hybridisierung mit Gensonden	Alle Faktoren
	PCR	Alle Faktoren

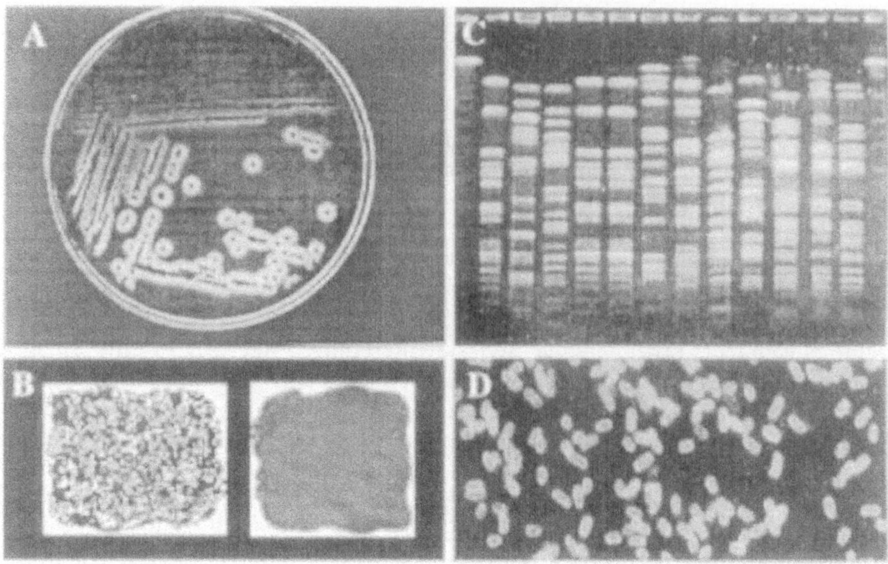

Abb. 4.8 a–d. Darstellung verschiedener geno- und phänotypischer Tests zur Charakterisierung uropathogener Mikroorganismen. **a** Bestimmung der Hämolysehöfe hämolysierender, uropathogener Organismen mit Hilfe von Blutagarplatten. **b** Hämagglutinationstest. Auf dem linken Objektträger wurde ein hämagglutinationspositiver Bakterienstamm mit Erythrozyten vermischt; der rechte Objektträger zeigt die Negativkontrolle. **c** Bandenmuster genomischer DNA von *E. coli* nach Spaltung mit dem Restriktionsenzym *XbaI* und Auftrennung in der Pulsfeldgelelektrophorese. Distinkte Bandenmuster sind charakteristisch für ein bestimmtes Bakterium. **d** Immunfluoreszenztest zum Nachweis der K1-Kapsel von *E. coli*. K1-spezifisches Antiserum bindet an die Oberfläche der K1-positiven *E. coli*-Zellen. Das Antiserum wird mit einem fluoreszenzfarbstoffgekoppelten 2. Antikörper sichtbar gemacht.

4.7.2 Genotypische Nachweismethoden

Bedingt durch die Tatsache, daß eine Reihe von Virulenzfaktoren der Phasenvariation oder der Umweltregulation unterliegen (vgl. 4.6), ist es sinnvoll, für eine genaue Virulenzanalyse uropathogener Mikroorganismen genetische Methoden zu verwenden. Dabei werden Gensonden verwendet, mit deren Hilfe virulenzassoziierte Gene in bisher nicht charakterisierten Mikroorganismen aufgespürt werden können. Neuerdings wird auch häufig die Polymerasekettenreaktion (PCR) zum Nachweis von virulenzassoziierten Genen verwendet. In beiden Fällen ist es sinnvoll, die genetischen Methoden durch phänotypische Tests abzusichern.

Bedeutung kann die Virulenzanalyse dann gewinnen, wenn das mikrobielle Virulenzpotential u. a. bei chronischen Harnwegsinfektionen nachgewiesen werden soll, oder wenn eine Virulenzanalyse von Erregern bestimmter Patientenkollektive, etwa nach Häufung von Infektionen in bestimmten Kliniken, angeraten ist.

4.7.3 Analyse von Erregergenomen

Neben der Bestimmung des Virulenzpotentials uropathogener Ereger kann das genetische Muster des Genoms bestimmt werden. Hierzu können bestimmte PCR-Verfahren, aber auch die Pulsfeldgelelektrophorese (PFGE) verwendet werden (s. Abb. 4.8c). Eine Kombination dieser Mappingmethoden mit Virulenzanalysen macht es möglich, die Verwandtschaften und die Eigenschaften bestimmter Stämme genau einzuschätzen. Dies kann von Bedeutung sein, wenn Infektionsquellen identifiziert werden müssen oder wenn der Infektionsweg von bestimmten Mikroorganismen dokumentiert werden soll.

4.8 Virulenzfaktoren in Prävention und Therapie

4.8.1 Virulenzfaktoren als „neue Targets"

Normalerweise sind uropathogene Mikroorganismen durch eine gezielte Chemotherapie eliminierbar. Allerdings nehmen auch bei uropathogenen Bakterien die multiresistenten Keime zu. Dies gilt für bestimmte Enterobakterien (*Enterobacter cloacae, Klebsiella pneumoniae*) genauso wie für *P. aeruginosa*. Auch bei den grampositiven Mikroorganismen wird eine Zunahme der Resistenzen gegen die gebräuchlichen Antibiotika beobachtet. Insofern ist es sinnvoll, neue, außerhalb der traditionellen Targets liegende Effektormoleküle für eine antimikrobielle Therapie zu definieren. Hierbei gibt es einige hoffnungsvolle Ansätze. Es wurde bereits darauf hingewiesen, daß bestimmte Antibiotika die Expression von Virulenzfaktoren wie Adhäsinen oder Kapseln reduzieren (Hacker et al. 1993a). Weiterhin gibt es Substanzen, die in der Lage sind, spezifische Phosphorylierungsvorgänge, die bei der Regulation von Virulenzfaktoren Bedeutung haben, zu inhibieren. Auch eine spezielle antiadhäsive Therapie, etwa durch die Verabreichung von Rezeptoranaloga, ist möglich. In diesem Zusammenhang sei auf die häufige Verschreibung von Tees und Fruchtsäften (Preiselbeerextrakt) hingewiesen, denen auch ein antiadhäsives therapeutisches Potential zugemessen wird (Ofek et al. 1996). Die molekularen Grundlagen dieser Vorgänge liegen jedoch noch weitestgehend im Dunkeln.

4.8.2 Virulenzfaktoren als Antigene bei Vakzinierungen

Die Notwendigkeit, gegen uropathogene Mikroorganismen Impfstoffe zu entwickeln, ist durchaus umstritten. Zum einen lassen sich unkomplizierte Harnwegsinfektionen durch eine Chemotherapie weitestgehend beherrschen. Zum anderen nehmen Harnwegsinfektionen aber gerade bei Risikogruppen zu, zu denen auch immunkomprimierte Patienten zählen. Auch werden komplizierte Harnwegsinfektionen häufig durch multiresistente Erreger ausgelöst (Marre 1997). Insofern ist es sinnvoll, über neue Präventionsmöglichkeiten und die Entwicklung effektiver Impfstoffe nachzudenken.

Erschwert wird diese Entwicklung aber durch die Tatsache, daß Harnwegsinfektionen nicht durch einen Keim oder ein Pathogenitätsprinzip (wie z. B. beim Diphtherieerreger das Diphtherietoxin) ausgelöst werden, sondern durch eine große Anzahl unterschiedlicher Mikroorganismen mit unterschiedlichen Virulenzfaktoren. Insofern bieten sich zwei Strategien zur Entwicklung von Impfstoffen an. Zum einen können Mutationen in bestimmte charakteristische uropathogene Erreger eingeführt werden, die aus virulenten avirulente Stämme machen (Attenuation). Hier eignen sich wiederum Regulatorgene, deren Ausschaltung dann zu einem Verlust der Virulenz führen würde. Zum anderen könnten Virulenzfaktoren, die bei sehr vielen uropathogenen Mikroorganismen gebildet werden, als Antigene verwendet werden. Es gibt Bemühungen, auf Komponenten der Typ-1-Fimbrienadhäsine bzw. der P-Fimbrienadhäsine, aber auch auf der Basis des α-Hämolysins und des Aerobaktins derartige Impfstoffe zu entwickeln (Langermann et al. 1997). Obwohl tierexperimentelle Untersuchungen relativ optimistisch stimmen, sind hier noch weitere Entwicklungsarbeiten zu leisten, bis klinische Aussagen zur Wirkung von Impfstoffen auf der Basis von Virulenzfaktoren gemacht werden können.

4.9 Zukünftige Trends

Die Entwicklung der Molekularbiologie hat zu einem großen Durchbruch bei der Analyse der Pathogenitätsprinzipien von Infektionskrankheiten geführt. Dabei sind harnwegspathogene Mikroorganismen als Modellorganismen umfassend analysiert worden. Besonders weit fortgeschritten ist das Wissen über die Pathomechanismen bei uropathogenen *E. coli*-Bakterien. Dennoch werden momentan immer wieder neue Virulenzfaktoren beschrieben, deren Stellenwert während einer Infektion nachgewiesen werden muß.

Bei vielen Nicht-*E. coli*-Bakterien ist eine umfassende Analyse von Virulenzfaktoren bisher unterblieben. Hier sind weitere Untersuchungen nötig, um auch bei diesen uropathogenen Organismen die Pathomechanismen eindeutig definieren zu können. Durch das Auftreten neuer Erreger (z. B. Nicht-albicans-Arten der Gattung *Candida*) werden die Virulenzmechanismen vieler Erreger neu bestimmt werden müssen. Auch hier werden molekularbiologische, zellbiologische und immunologische Methoden eingesetzt werden.

Für den Nachweis von pathogenen Mikroorganismen spielen Virulenzfaktoren insofern eine Rolle, als hierbei das pathogenetische Potential dieser Organismen definiert werden kann. Hierzu bieten sich phänotypische und genotypische Methoden an, die umfassend nur in bestimmen Speziallabors Anwendung finden werden. Virulenzfaktoren werden möglicherweise auch als Targets für neue Chemotherapeutika in Frage kommen. Hier sind jedoch noch umfassende Entwicklungsarbeiten nötig. Impfstoffentwicklungen auf der Basis von Virulenzfaktoren als Antigene befinden sich in verschiedenen Arbeitsgruppen im Tierversuchsstadium; klinische Aussagen sind allerdings noch nicht zu machen.

Literatur

Abraham JM, Freitag CS, Clements JR, Eisenstein BI (1985) An invertible element of DNA controls phase variation of type 1 fimbriae of *Escherichia coli*. Proc Natl Acad Sci USA 82: 5724–5727

Blum G, Ott M, Lischewski A, Ritter A, Imrich H, Tschäpe H, Hacker J (1994) Excision of large DNA regions termed pathogenicity islands from tRNA-specific loci in the chromosome of an *Escherichia coli* wild-type pathogen. Infect Immun 62: 606–614

Braun V, Focareta T (1991) Pore-forming bacterial protein hemolysins (cytolysins). Crit Rev Microbiol 18: 115–158

De Rycke J, Mazars P, Nougayrede J-P et al. (1996) Mitotic block and delayed lethality in HeLa epithelial cells exposed to *Escherichia coli* BM2-1 producing cytotoxic necrotizing factor type 1. Infect Immun 64: 1694–1705

Donnenberg MS, Welch RA (1996) Virulence determinants of uropathogenic *Escherichia coli*. In: Mobley HLT, Warren JW (eds) Urinary tract infections: molecular pathogenesis and clinical management. American Society for Microbiology, Washington, DC, pp 135–174

Gatermann SG (1996) Virulence factors of *Staphylococcus saprophyticus*, *Staphylococcus epidermidis*, and Enterococci. In: Mobley HLT, Warren JW (eds) Urinary tract infections: molecular pathogenesis and clinical management. American Society for Microbiology, Washington, DC, pp 313–340

Hacker J (1992) Role of fimbrial adhesins in the pathogenesis of *Escherichia coli* infections. Can J Microbiol 38: 720–727

Hacker J (1996) Harnwegsinfektionen. TW Urol Nephrol 8: 309–313

Hacker J, Ott M, Hof H (1993a) Effects of low, subinhibitory concentrations of antibiotics on expression of a virulence gene cluster of pathogenic *Escherichia coli* by using a wild-type gene fusion. Int J Antimicrob Agents 2: 263–270

Hacker J, Kester H, Hoschützky H, Jann K, Lottspeich K, Korhonen TK (1993b) Cloning and characterization of the S fimbrial adhesin II complex of an *Escherichia coli* O18:K1 meningitis isolate. Infect Immun 61: 544–550

Hacker J, Blum-Oehler G, Mühldorfer I, Tschäpe H (1997) Pathogenicity islands of virulent bacteria: structure, function and impact on microbial evolution. Mol Microbiol 23: 1089–1097

Heisig P, Olsoczki D, Lehn N, Wiedemann B (1996) Klinische Fluorchinolonresistenz bei *Escherichia coli*. Chemother J 4: 185–188

Huang S-H, Wass C, Fu Q, Prasadarao NV, Stins M, Kim KS (1995) *Escherichia coli* invasion of brain microvascular endothelial cells in vitro and in vivo: Molecular cloning and characterization of invasion gene *ibe*10. Infect Immun 63: 4470–4475

Hughes C, Koronakis V (1997) Global regulation of virulence gene expression in uropathogenic *E. coli* and *Proteus*. In: Fünfstück R, Straube E, Stein G (Hrsg) Harnwegsinfektion. Pathogenetische, klinische und therapeutische Aspekte. Pabst Science, Lengerich, pp 54–64

Huovinen P, Sundström L, Swedberg G, Sköld O (1995) Trimethoprim and sulfonamide resistance. Antimicrob Agents Chemother 39: 279–289

Israele V, Darabi A, McCracken GH Jr (1987) The role of bacterial virulence factors and Tamm-Horsfall protein in the pathogenesis of *Escherichia coli* urinary tract infection in infants. Am J Dis Child 141: 1230–1234

Jacoby GA (1994) Extrachromosomal resistance in Gram-negative organisms: the evolution of β-lactamases. Trends Microbiol 2: 357–360

Jann K, Jann B (1992) Capsules of *Escherichia coli*, expression and biological significance. Can J Microbiol 38: 705–710

Johnson JR (1991) Virulence factors in *Escherichia coli* urinary tract infection. Clin Microbiol Rev 4: 80–128

Kunin CM (1997) Urinary tract infections. Williams & Wilkins, Baltimore

Langermann S, Palaszynski S, Barnhart M et al. (1997) Prevention of mucosal *Escherichia coli* infection by FimH-adhesin-based systemic vaccination. Science 276: 607–611

Marre R (1997) Therapeutic aspects of virulence in urinary tract infections. In: Fünfstück R, Straube E, Stein G (Hrsg) Harnwegsinfektion. Pathogenetische, klinische und therapeutische Aspekte. Pabst Science, Lengerich, pp 134–139

Meier C, Oelschlaeger TA, Merkert H, Korhonen TK, Hacker J (1996) Ability of *Escherichia coli* isolates that cause meningitis in newborns to invade epithelial and endothelial cells. Infect Immun 64: 2391–2399

Mobley HLT, Island MD, Hausinger RP (1995) Molecular biology of microbial ureases. Microbiol Rev 59: 451–480

Morschhäuser J, Blum-Oehler G, Hacker J (1997) Virulenz- und Resistenzmechanismen pathogener *Candida*-Spezies. Med Welt 48: 352–357

Mühldorfer I, Hacker J (1994) Genetic aspects of *Escherichia coli* virulence. Microb Pathogen 16: 171–181

Neilands JB (1992) Mechanism and regulation of synthesis of aerobactin in *Escherichia coli* K12 (pColV-K30). Can J Microbiol 30: 728–733

Ofek I, Kahane I, Sharon N (1996) Toward anti-adhesion therapy for microbial diseases. Trends Microbiol 4: 297–298

Orskov I, Orskov F (1992) *Escherichia coli* serotyping and disease in man and animals. Can J Microbiol 38: 699–704

Reeves P (1995) Role of O-antigen variation in the immune response. Trends Microbiol 3: 381–385

Russo TA, Jodush ST, Brown JJ, Johnson JR (1996) Identification of two previously unrecognized genes (*gua*A and *arg*C) important for uropathogenesis. Mol Microbiol 22: 217–229

Schifferli DM, Abraham SN, Beachey EH (1986) Influence of trimethoprim and sulfamethoxazole on the synthesis, expression, and function of type 1 fimbriae of *Escherichia coli*. J Infect Dis 154: 490–496

Strömberg N, Nyholm P-G, Pascher I, Normark S (1991) Saccharide orientation at the cell surface affects glycolipid receptor function. Proc Natl Acad Sci USA 88: 9340–9344

Westerlund B, Korhonen TK (1993) Bacterial proteins binding to the mammalian extracellular matrix. Mol Microbiol 9: 687–694

5

Körpereigene Abwehrmechanismen bei Harnwegsinfektionen

P. Brühl

Die Harnwegsinfektion gehört zu den häufigsten bakteriellen Infektionen. Während davon betroffene Jungen in der Neonatalperiode bis zum 5. Lebensmonat dominieren, kehrt sich das Verhältnis in der Folgezeit um: In den ersten 5 Lebensjahren beträgt das Infektionsrisiko für Mädchen etwa 5%, für Jungen 1%. Bei über 50% der Kinder sind Infektrezidive zu erwarten. Reihenuntersuchungen ergaben bei 2% und mehr Schwangeren und bei 15–20% der Frauen über 70 Jahre eine Bakteriurie.

Die Infektionsanfälligkeit ist bei Frauen generell höher als bei Männern, mit Ausnahme von älteren Menschen, bei denen die Häufigkeit von Harnwegsinfektionen bei beiden Geschlechtern vergleichbar ist. Das Vorkommen einer Bakteriurie steigt bei gesunden, erwachsenen Frauen um etwa 1% pro Dekade bis zum 60. Lebensjahr an, und es ist wahrscheinlich, daß es mit zunehmendem Lebensalter zu einer einheitlichen und fortschreitenden Resistenzminderung des weiblichen Harntrakts kommt. Beim Mann erhöht sich die Prävalenz der Bakteriurie nach dem 65. Lebensjahr. Dabei verringern sich die im Kindes- und Erwachsenenalter bestehenden Unterschiede zwischen den Geschlechtern, so daß neben dem ohnehin häufigeren Vorkommen der Bakteriurie bei beiden Geschlechtern im höheren Lebensalter Männer dann so häufig infiziert sind wie Frauen.

Da das Verhältnis bakteriurischer jüngerer Frauen zu Männern bei ambulanten Probanden etwa 10:1 beträgt, beruht der kaum mehr bestehende Unterschied bei ambulanten älteren Probanden auf einem viel stärkeren Anstieg von Harntraktinfektionen bei Männern als bei Frauen‚ wobei es sich in aller Regel um die Manifestation eines urologischen Grundleidens handelt. Hierbei besteht eine besondere Gefährdung durch Keimverschleppung nach transurethralen diagnostischen oder therapeutischen Eingriffen (nosokomiale Harnwegsinfektion). Zunehmende Immobilisierung im Alter sowie Stuhlinkontinenz haben eine wichtige ätiopathogenetische Bedeutung. Multimorbidität und Polypathie erleichtern die Dissiminierung der Erreger bei obstruktiver Uropathie, Elektrolyt – und Kalkstoffwechselstörungen, Diabetes und Gicht (Brühl 1997).

5.1 Mikrobielle Ätiologie

Harnwegsinfektionen werden überwiegend durch Mikroorganismen verursacht, die zur physiologischen Dickdarmflora gehören. Neben ihren Pathogenitätsmerkmalen entscheidet die organspezifische Prädisposition des Wirts darüber, ob sich nach deren Aszension eine Harnwegsinfektion entwickelt. Bei Berücksichtigung klinischer Daten ist tendenziell erkennbar, daß z. B. nach invasiven diagnostischen Maßnahmen am Harntrakt oder bei Harntransport- und Entleerungsstörungen Mikroorganismen mit weniger „virulentem" Phänotyp in Erscheinung treten, während ohne erkennbare organpathologische Infektbahnung eher ein „virulenter" Phänotyp vorherrschen kann (Sloot et al. 1992). Beide Faktoren stehen in wechselseitiger Beziehung; die Infektion resultiert aus der schädigenden Aktionskapazität des mikrobiellen Erregers bzw. der endogenen Reaktionsfähigkeit des Wirts (Abb. 5.1).

Bei der Pathogenese der unteren Harnwegsinfektion bzw. der Zystitis folgt der mikrobiellen Besiedlung der periurethralen Region die Keimaszension über die Urethra zur Blase. Ihr häufigeres Auftreten bei männlichen Säuglingen und beim weiblichen Geschlecht kann durch den anatomisch kürzeren Weg erklärt werden (Roberts 1990). Die Vagina stellt einen Übergangsbereich zwischen Haut und Schleimhaut dar. So spielt die vaginale Ausgangsbesiedlung bei vesikalen Bakteriurien eine ätiologisch bedeutsame Rolle. Hier entscheidet dann die Kolonisationsfähigkeit, also der mögliche Kontakt mit dem Urothel und das vorgeschaltete unspezifische Abwehrsystem der Harnblase, über Invasion und Infektion. Dies hängt einerseits ab von der adhäsiven Bindungskapazität der Mikroorganismen und andererseits von der Art, Verteilung und Dichte spezifischer urothelialer Rezeptoren beim Wirt (Bergogne-Berezin 1987; Schoolnik 1989).

5.2 Ungestörter Harntransport und restharnfreie Blasenentleerungsstörung als Voraussetzung eines Selbstreinigungsmechanismus

Die Disposition, an einer Harnwegsinfektion zu erkranken, ist bei Patienten mit angeborenen oder erworbenen Harnflußstörungen erhöht. Die Frage, ob ungestörte Diurese ausreichend ist, die Keimfreiheit des Harntraktes zu gewährleisten, ist vielfach untersucht worden. Sie ist eine von vielen Faktoren, die dazu beitragen. Die Diurese verdünnt nicht nur die Bakteriendichte, sondern ist zusammen mit der Miktion im-

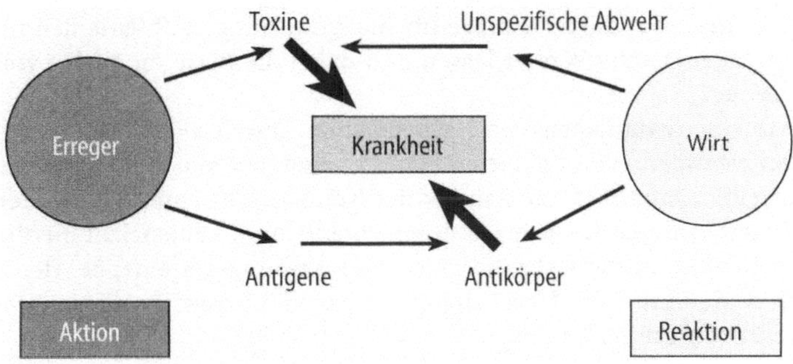

Abb. 5.1. Harnwegsinfektionen als Resultate von mikrobieller Pathogenität und Infektdisposition des Wirts. (Nach Brühl 1993)

stande, die Blase keimfrei zu machen. Dies geht aus Abb. 5.2 hervor; untersucht wurde hier die Wirkung großer Flüssigkeitszufuhr und häufiger Miktion bei infizierten Patienten ohne bzw. großem Restharn. Bemerkenswert ist die Bakterienausschwemmung bei fehlendem Restharn (Proband A) und das Zurückbleiben einer hohen Bakterienzahl im Urin bei unvollständiger Blasenentleerung (Proband B). Hubmann u. Brühl (1966) konnten zeigen, daß die Infektionsbehandlung letztlich nicht kurativ sein kann, wenn auch nur kleine Restharnmengen nach der Miktion verbleiben.

Studien dieser Art bilden die Grundlage operativer und medikamentöser Maßnahmen mit dem Ziel, eine restharnfreie Blasenentleerung bei jeder Miktion sicherzustellen, und sie passen gut zu klinischen Beobachtungen einer engen Beziehung zwischen Infektion und obstruktiver Uropathie oder neurologischen Störungen der

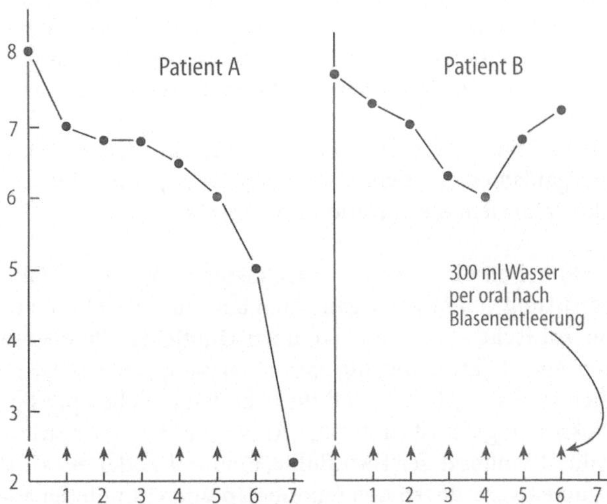

Abb. 5.2. Vesikale Bakteriurie. Reduktion der Keimzahl im Urin bei Steigerung der Diurese und restharnfreier Blasenentleerung (Patient A). Bei Restharn keine Beeinflussung der Urinkeimzahl (Patient B). (Nach O´Grady u. Cattel 1966)

Harnentleerung. Sie sind auch die Grundlage für die Anweisung, daß Patienten mit Harninfekten viel trinken, häufig Wasser lassen und dabei die Blase möglichst vollständig entleeren sollen.

Die theoretischen Grundlagen der Mechanismen, durch welche Blase und Nieren zum „Ausschwemmen" von Bakterien befähigt sind, wurden von O'Grady u. Cattell (1966) erarbeitet. Danach ist die Kinetik der Keimausschwemmung mit dem Urin in den oberen und unteren Harnwegen unterschiedlich und entspricht im oberen Harntrakt den Bedingungen kontinuierlicher Kultivierungssysteme, bei denen konstant ein frisches Medium (hier Urin) zugeführt und die Erregerkultur im gleichen Ausmaß abgeführt (drainiert) wird.

Die Bedingungen in der Blase sind aber komplizierter. Sie entsprechen etwa der Kultivierung in einer statischen Kammer, wobei jedoch erhebliche Unterschiede bestehen. Das Volumen des Kulturmediums wird durch Zufluß frischen Urins ständig vergrößert und die gesamte Erregerkultur wird periodisch entleert; die Intervalle können wechseln, werden aber – wenigstens bis zu einem gewissen Grad – durch das Ausmaß der Zufuhr frischen Mediums gesteuert.

5.2.1 Oberer Harntrakt

Die eine Bakterienpersistenz in den oberen Harnwegen bewirkenden Faktoren sind:

1. Die Geschwindigkeit der Bakterienvermehrung: Die maximale Verdopplungszeit von Darmbakterien im Urin beträgt etwa 20 min. Diese Zeit schwankt je nach den Eigenschaften des Urins (pH, Osmolalität u. a.) und der Wirkung antibakterieller Medikamente.
2. Das Verhältnis zwischen Perfusion und Volumen: Die Konzentration der Mikroorganismen bleibt konstant, wenn das Ausmaß der Zufuhr von neuem Urin gerade groß genug ist, um die Konzentration von Bakterien in jedem Verdopplungszeitintervall zu halbieren. Die Änderungsgeschwindigkeit hängt von der Zustromquote geteilt durch das Volumen im System ab (dem Quotienten aus Perfusion und Volumen). Das Volumen des oberen Harntrakts Erwachsener wird auf 5–15 ml geschätzt.
3. Der kritische Perfusion-Volumen-Quotient: Das ist der Wert, bei dem die Konzentration von Mikroorganismen im Urin konstant ist. Steigt die Harnzustromquote, so sinkt die Bakterienkonzentration und umgekehrt.

O'Grady u. Cattell (1966) haben die Wirkung verschiedener Perfusion-Volumen-Quotienten auf die Vermehrung von Mikroorganismen bzw. auf ihre Elimination (steril) untersucht und den kritischen Perfusion-Volumen-Quotienten im oberen Harntrakt berechnet, der für eine Bakteriendichte zur Erreichung eines Gleichgewichtszustandes erforderlich ist. Es ergab sich, daß dies bei den üblichen physiologischen Quoten des Harnflusses möglich ist (unter der Annahme, daß das mittlere Volumen des oberen Harntrakts 10 ml und der Harnfluß 0,35 ml/min oder etwa 1 l/Tag beträgt). Höhere Zuflußquoten vergrößern den Quotienten und eliminieren allmählich die Bakterien aus dem System. Niedrigere Flußquoten (z. B. nachts) erhöhen die Keimdichte. Die kinetische Analyse erklärt, warum der normale obere Harntrakt einfach durch Steigerung des Urinstroms über 1 l/Tag keimfrei bleiben kann. Sie erklärt aber auch, warum ein antibakterieller Wirkstoff Bakterien aus den oberen Harnwegen eliminieren kann, indem die Bakterienverdopplungszeit verlängert wird, ohne daß die Mikroorganismen abgetötet werden, sofern die Urinflußquote adäquat ist.

Diese Berechnungen für die oberen Harnwege gehen von der Annahme aus, daß der Urin vollständig durchmischt wird, ein regelmäßiger Urinzufluß besteht und keine Bakterien an Zellen, Fremdkörpern oder urothelialen Oberflächen anhaften. Ein weites dilatiertes Nierenbecken, ein Stein, ein nekrotischer Tumor, ungleiche Perfusion von Nephronen oder eine reduzierte Diurese (z. B. nachts) begünstigen eine Bakterienpersistenz. Selbst bakterizide Wirkstoffe wirken dann nur palliativ.

5.2.2 Unterer Harntrakt

Veränderungen der Bakteriendichte im Blasenurin hängen ab vom Ausmaß der urothelialen Kolonisation, von der Vermehrungsgeschwindigkeit, vom Restharn, der Harnflußquote und der Miktionsfrequenz. Die nach einer Miktion in der Blase verbleibende Bakterienzahl im Urin (C) ist abhängig vom Restharnvolumen (V). Je höher der Restharn, desto mehr Mikroorganismen können sich im Blasenurin vermehren. Je mehr Mikroorganismen zurückbleiben, desto häufiger werden die Miktionen sein müssen, um sie zu eliminieren. Die Änderung der Bakteriendichte hängt ferner von der Verdünnung mit frischem Urin (Diurese) oder der Größe der Blasenneufüllung (r) ab. Große Urinvolumina verdünnen die im Restharn zurückgebliebenen Bakterien, verändern aber nicht deren absolute Anzahl. O'Grady u. Cattell (1966) haben folgende Formel zur Beschreibung der Blasenkinetik entwickelt: Die Bakterienzahl in der Blase zum Zeitpunkt t nach einer Miktion ist (Konzentration mal Restharnmenge mal Wachstumsgröße in einem gegebenen Intervall):

$$C \cdot V \cdot e^{kt}$$

Da die Blase sich immer wieder neu mit Urin füllt, muß diese Größe in die Gleichung eingeführt werden als (*rt* Harnvolumenzunahme in einer gegebenen Zeitperiode):

$$\frac{C \cdot V \cdot e^{kt}}{V + rt}$$

Aus diesen Gleichungen ist zu ersehen, daß die Keimelimination begünstigt wird durch:

1. kleines Restharnvolumen,
2. Zunahme der Verdopplungszeit (verringerte Vermehrungsgeschwindigkeit),
3. schnellen Harnfluß und kurze Miktionsintervalle.

Hinman u. Cox (1996) haben berechnet, daß das Restvolumen bei Gesunden etwa 0,5 ml bzw. gerade soviel beträgt, um die Schleimhaut zu benetzen. Das Restharnvolumen steigt bei allen Patienten mit vesikoureteralem Reflux (da sich der Ureter direkt nach der Miktion in die Blase entleert) und bei allen anderen, eine völlige Entleerung störenden vesikalen und subvesikalen Faktoren.

O'Grady u. Cattell (1966) haben die folgenden Berechnungen angestellt, um den Selbstreinigungsmechanismus der Blase verständlich zu machen. Unter der Annahme einer Bakterienverdopplungszeit von 20 min, einem Blasenvolumen von 300 ml und einem Restharnvolumen von 3 ml wird eine Bakterienpopulation ihre vorhergehende Dichte in etwa 2,5 h erreichen. Aus dieser Berechnung wird ersichtlich, warum z. B. eine abendliche, vesikale, bakterielle Kontamination ohne folgende (nächtliche) Miktion kritisch ist für das Angehen und die Persistenz einer vesikalen Infektion. Daher werden Chemoprophylaktika abends verordnet. Das Infektproblem einer auch nur niedrigen Restharnmenge erklärt, warum es wichtig ist, beim intermittierenden Katheterismus die Blase so vollständig wie möglich zu entleeren. Die obige Formel erklärt ferner, warum große Flüssigkeitsmengen zur Prävention von Infekten wirksam sind, indem sie die Bakteriendichte (Zahl) im Urin verdünnen und die Miktionsfrequenz steigern. Dieser Entleerungseffekt auf die Keimzahl ist jedoch durch die physischen Grenzen der Aufnahme großer Flüssigkeitsvolumina und häufiger Miktionen beschränkt. Antimikrobielle Substanzen können aber wirken, weil sie die Keimverdopplungszeit verlangsamen, so daß eine hohe Miktionsfrequenz weniger entscheidend wird.

Abb. 5.3 zeigt die Bedeutung eines ungestörten Harnabflusses (Mackintosh et al. 1975). Bei einer normalen Diurese mit einer Flowrate von 1 ml/min und bei stündlicher restharnfreier Blasenentleerung kommt es nicht zur Vermehrung experimentell eingebrachter vitaler Keime. Diese werden durch den Dilutionseffekt restlos ausgespült, und es zeigt sich folglich kein Unterschied zum Selbstreinigungseffekt zuvor eingebrachter abgetöteter Keime.

Im Gegensatz dazu führt jede – auch noch so geringe – Restharnvermehrung zu einer Störung bis zu einer Aufhebung dieses Selbstreinigungsmechanismus. Bei einer längere Zeit gefüllten Blase treten vermutlich eine Ischämie der Blasenwand und ein Nachlassen der lokalen Abwehrmechanismen auf. Außerdem können lebensfähige Keime länger im Hohlraumsystem sistieren und sich vermehren (Hasenbach 1993).

Die Blase ist nicht ein einfaches Gefäß, dessen Inhalt auf die flüssige Phase begrenzt ist. Dies ist eine der Schwierigkeiten bei der Extrapolierung von bei In-vitro-

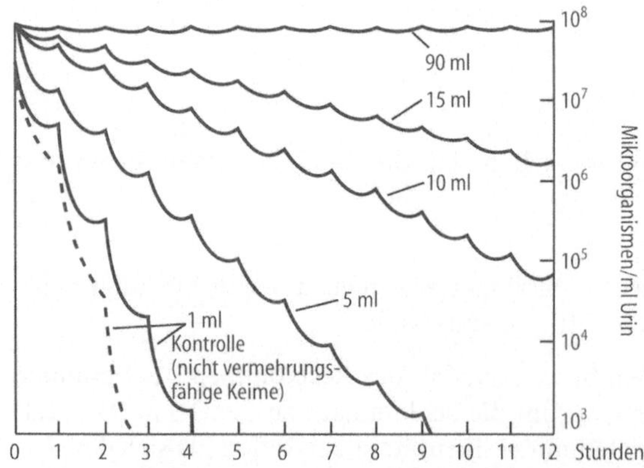

Abb. 5.3. Keimretention bei normaler Harndiurese (Flowrate 1ml/min) und stündlicher Blasenentleerung in Abhängigkeit von unterschiedlichen Restharnmengen. (Nach Mackintosh et al. 1975)

Modellen gewonnenen Ergebnissen auf den Menschen. Bakterien können auf der Oberfläche der Schleimhaut oder an besonderen Materialien der Oberfläche haften. VC (Bakterienmenge nach Miktion) müßte alle Bakterien in der Blase umfassen, gleich, ob im Urin vorhanden, am Urothel oder an einer anderen Oberfläche (z. B. Verweilkatheter) haftend. Gwynn, Webb u. Rolinson (1981) haben gezeigt, daß es zu einem Nachneuwachstum von Pseudomonas nach der bakteriziden Wirkung von β-Lactam-Antibiotika kommen kann, weil Bakterien an der Oberfläche des Kulturgefäßes hafteten. Die Blase bedarf also zusätzlicher Abwehrmechanismen, um adhäsive Mikroorganismen zu eliminieren.

5.3 Die Rolle der Adhärenz und der Variation der Rezeptorenexpression beim Wirtsorganismus

In verschiedenen Studien wurde bestätigt, daß Frauen und Kinder mit rekurrierender Harnwegsinfektion eine höhere vaginale und urotheliale Bindungsfähigkeit für Bakterien haben als gesunde Kontrollgruppen (Fowler u. Staney 1977; Schaeffer et al. 1981). Die molekularen Mechanismen der Adhärenz sind am besten für *E. coli*-P-Fimbrien charakterisiert.

P-Fimbrien umfassen eine breite Palette von serologisch unterschiedlichen Adhäsinen. Sie werden u. a. kodiert von der *pap*-Determinante („pili-associated with pyelonephritis"), die ein F 13-spezifisches Gencluster darstellt. Serologisch identische P-Fimbrien können eine unterschiedliche Rezeptorspezifität ausprägen, u. a. *pap* und *prs* („pap-related sequence fimbriae").

P-Fimbrien binden in vitro an menschliche epitheliale Darmzellen und haften hier länger bei solchen wie oben angegebenen Infektionsanfälligen als andere E. coli-Stämme. Als Rezeptoren dienen bestimmte galaktosehaltige (mannosefreie) Oligosaccharidsequenzen (Galα1–4Galβ- und GalNAcβ-3Galα1–4Galβ) von Glykolipiden. Die P-Fimbrien unterscheiden sich aufgrund verschiedener G-Adhäsin-Varianten in ihrer Rezeptorspezifität für einen Isorezeptor. Die von den P-Fimbrien zur Bindung benötigten Glykolipide stellen die quantitativ dominierenden nichtsauren Glykolipide des Nierengewebes dar. Die strukturellen Voraussetzungen für eine Interaktion der Fimbrienrezeptoren sind also im gesamten Harntrakt gegeben. Die Expression dieser Glykolipide variiert allerdings in Abhängigkeit von der *P-Blutgruppe*, *AB0-Blutgruppe* und des Sekretorstatus des Wirtsorganismus (Brühl et al. 1992).

5.4 Rezeptorassoziation und Blutgruppenphänotypen

Da P-Fimbrien verschiedener G-Adhäsionsklassen in bezug auf das bevorzugte Rezeptorepitop variieren, wird die Wirtsreihenfolge von *E. coli*-Stämmen *in vivo* beeinflußt. Es wurden schon verschiedene P-Blutgruppenantigene (P, P1, p^k) als patientenspezifischer Faktor besonderer Wirtsempfänglichkeit herausgestellt (Lomberg et al. 1986, 1992). G-Ahäsine des papGIA2-Typs erkennen die meisten Galα1–4Galβ enthalten Glykolipide. Sie binden an uroepitheliale Zellen P-positiver Individuen unabhängig von der AB0-Blutgruppe oder dem Sekretorstatus des Wirts. P1-Individuen haben gegenüber P2-Individuen ein 11fach höheres Risiko, an rezidivierenden akuten Pyelonephritiden, hervorgerufen durch mit P-Fimbrien besetzte *E. coli*, zu erkranken. Eine Zunahme von Rezeptoren für mit P-Fimbrien besetzte *E. coli* am Urothel von P1-Kindern im Vergleich zu P2-Kindern konnte aber nicht gefunden werden. Neuere Studien haben gezeigt, daß P1-Individuen eine höhere Tendenz haben, mit P-Fimbrien besetzte *E. coli*-Stämme in der fäkalen Flora zu beherbergen als Individuen der P2-Blutgruppe. P1-Individuen exprimieren möglicherweise mehr oder bessere Rezeptoren für mit P-Fimbrien besetzte *E. coli* im Dickdarm, was die Neigung dieser Menschen verstärkt, von mit P-Fimbrien besetzten Stämmen besiedelt zu werden. Es darf angenommen werden, daß Blutgruppen-P-negative Personen nicht auf diese Weise infiziert werden können. Die Rezeptorsuszeptibilität korreliert noch mit weiteren Blutgruppenmerkmalen. So sind Unterschiede zwischen Sekretor- und Nichtsekretorphänotyp bei rezidivierenden Harnwegsinfektionen festgestellt worden. Sekretoren haben eine Urothelglykosyltransferaseaktivität, die mit den AB- und 0-Blutgruppen korreliert.

G-Ahäsine vom prsGJ96-Typ bevorzugen ein Rezeptorepitop, das sich aus einer Verbindung eines Glykolipidkerns und GalNAcα zusammensetzt. Ihre Bindung an uroepitheliale Zellen erfordern das Forssmann- oder die Globo-A-Glykolipide. Das Globo-A-Glykolipid wird in uroepithelialen Zellen von A1-Sekretoren exprimiert und ist das quantitativ dominierende nichtsaure Glykolipid des Nierengewebes. Die prsGJ96-kodierten P-Fimbrien binden an uroepitheliale Zellen von A1-Sekretoren, nicht aber an Zellen von Non-A-Individuen oder Nonsekretoren. Stämme mit dem prsGJ96-Adhäsintyp verursachen eine Harnwegsinfektion bei A1-positiven Blutgruppenangehörigen.

Der Sekretorantigenstatus beeinflußt die Derivatisierung epithelialer Glykokonjugate mit A-, B- und 0-Blutgruppendeterminanten. Nonsekretoren fehlt die Glykosyltransferase, die benötigt wird, um die Kernstruktur der Globoserie mit der A,B,0-Determinante zu verlängern. Ein Nichtsekretorantigenstatus, der bei etwa 72% der Bevölkerung gefunden wird, erhöht das Risiko, an Schleimhautinfektionen zu erkranken (Lomberg et al. 1986; Scheinfeld et al. 1989). Bei Frauen mit rezidivierenden Zystitiden wurde im Vergleich zu Gesunden eine erhöhte Adhärenz von *E. coli* gefunden, jedoch nicht durch mehr Gal-Gal (P-Rezeptor) pro Zelle, sondern durch das Vorliegen eines Nonsekretorantigenstatus, der über das Lewis-Antigen identifiziert wird, z. B. Le (a+b-). Die Schleimhaut von Nonsekretoren scheint aufgrund geringerer Mengen protektiver Oberflächenpolysaccharide durchlässiger für toxische Bakterienprodukte zu sein. Endotoxinspiegel in der Zirkulation sind bei Nonsekretoren höher als bei Sekretoren mit Harnwegsinfektion. Diese erhöhten Endotoxinspiegel mögen eventuell zu den verstärkten Gewebeschäden und der renalen Vernarbung bei diesen Patienten beitragen.

Es scheint besonders bei rezidivierenden Harnwegsinfektionen eine Wechselwirkung zwischen der Empfänglichkeit und den blutgruppenspezifischen Eigenschaften vorzuliegen. So existiert insgesamt ein ursächlicher Zusammenhang zwischen Art und Ausprägung sowie Wirksamkeit der Rezeptorstruktur, der genetisch individuell u. a. durch Antigeneigenschaften festgelegt ist. Für weitere Untersuchungen ist somit außer der Rezeptorbestimmung die Feststellung des Sekretorstatus von Bedeutung (Källenius et al. 1985).

Die Fähigkeit zur Adhärenz an der uroepithelialen Oberfläche ermöglicht den Mikroorganismen, der mechanischen Ab- und Ausschwemmung durch den Harnstrom zu
widerstehen und *vor* Zustandekommen einer zellulären und humoralen Reaktion die
Zellinvasion und damit die Infektion vorzubereiten. Bakterielles Wachstum wird
durch intakte Urothelzellen gesunder Personen gehemmt. Auch andere Zellen, z. B.
Buccalzellen, wirken suppressiv auf eine Keimbesiedlung. Bei Patienten mit rezidivierenden Harnwegsinfektionen fehlt sowohl den Urothel- als auch den Buccalzellen
diese suppressive Eigenschaft (Parsons 1986; Schofer et al. 1988). Da diese Patienten
außer an rezidivierenden Harnwegsinfektionen auch häufig an Atemwegsinfektionen
erkranken, wurde eine generelle Abwehrschwäche der Epithelzellen angenommen.

5.6 Konkurrierende Keimbesiedlung

Frauen mit rezidivierenden Harnwegsinfektionen zeigen vaginal die gleichen gramnegativen Bakterienstämme, die dann auch in der distalen Harnröhre und im Harntrakt gefunden werden (Parsons 1986), mit übereinstimmenden Fimbrieneigenschaf-
ten (Svanborg-Eden et al. 1978; Svanborg-Eden 1985). Eine „normale" periurethrale
Standortflora ist für bakterielle Interferenzen und damit für die körpereigene Abwehr wichtig (Abraham et al. 1985; Bibel 1983). Bei nicht oder gering für Harnwegsinfektionen empfänglichen Frauen kommen grampositive Laktobakterien oder diphte-
roide Bakterien vor (Brühl 1993; Parsons 1986).

   Vor der Menopause, wenn die Östrogenproduktion noch ausreichend ist, ist die
Vulvovaginalregion in Folge der hohen Rezeptordichte für Steroidhormone und des
erhöhten Hormonmetabolismus normotroph und produziert Glykogen, das ein Substrat für die Laktobakterien darstellt. Als Folge davon wird der pH-Wert leicht sauer,
wodurch die Kolonisation pathogener Mikroorganismen verhindert wird. Die (grampositive) vaginale und zervikale Standortflora hemmt die Ahäsion gramnegativer
Mikroorganismen am (gesunden) Urothel, was als „competitive exclusion" bezeichnet wird (Chan et al. 1984; Dialogues in Pediatric Urology 1986). Bei In-vitro-Untersuchungen binden am Urothel kolonisierende, physiologische Laktobakterien entweder durch ihre Gylcokalyx oder die Zellwand (Chan et al. 1985), wodurch die
Adhäsion uropathogener gramnegativer Mikroorganismen kompetitiv gehemmt
wird. Die LTA („lipoteicholic acid") wird als Adhäsionsvermittler grampositiver Mikroorganismen an Zellen angesehen (Bruce 1983; Courtney 1983); LTA von Lacto-
bakterien, die am Urothel gebunden ist, kann die Adhäsion von uropathogenen Mikroorganismen verhindern, aber zu einem geringeren Anteil als die sog. B-Fraktion
(SDS-extrahierte Laktobakterienzellwandfragmente), die hauptsächlich aus Peptidoglycan und LTA besteht. Es ist deswegen weniger wahrscheinlich, daß ein direkter
Wettstreit zwischen endogener Standortflora wie Laktobakterien und uropathogenen Keimen um Rezeptorsitze besteht. Da die Einzelkomponenten in der Blockade
weniger wirksam sind, scheint eine sterische Inhibition die Adhärenz gramnegativer
Mikroorganismen zu hemmen, zumal die verschiedenen uropathogenen Mikroorganismen ja auch unterschiedliche Rezeptoren haben (Chan et al. 1985).

Die rekurrierende Harnwegsinfektion ist ein Problem vieler *Frauen nach der Menopause*. Das Urothel erleidet die gleichen atrophischen Veränderungen wie sie in der Vagina beobachtet werden. Dieser Verlust der Integrität scheint ein prädisponierender Faktor bei der Anfälligkeit gegenüber einer Harnwegsinfektion zu sein. Postmenopausal findet sich eine deutlich vermehrte gramnegative Besiedlung. Die Harnwegsinfektionsrate ist dabei insgesamt höher als sonst bei Frauen im Durchschnittsalter (Parsons 1986). Dies kann ihre Ursache im Mangel an Laktobakterien haben. Der pH steigt dann auf Werte zwischen 5 und 6 an, und potentiell pathogene gramnegative Fäkalbakterien kolonisieren in der Vagina und aszendieren in die Harnröhre. Studien mit niedrigdosierter Östrogensubstitution zeigen bemerkenswerte Verbesserungen der vaginalen und urothelialen Atrophie. Mit der Beseitigung der atrophischen vaginalen Mukosa und der Herabsetzung des vaginalen pH-Wertes wird korrespondierend die Abnahme der rekurrierenden Harnwegsinfektion bei diesen Patientinnen beobachtet.

5.7 Antibakterielle Faktoren im Harn

Kaye zeigte 1968, daß Keime von Patienten mit Harnwegsinfektion sich gut im Patientenurin vermehren, während viele andere im Wachstum gehemmt werden. Diese Erkenntnis veranlaßte die Suche nach antibakteriellen Faktoren im Urin. Asscher et al. hatten bereits 1966 nachgewiesen, daß aus dem Urin isolierte *E. coli*-Stämme optimal bei einem pH-Wert zwischen 6 und 7 wachsen und das Wachstum im Urin außerhalb dieses pH-Bereiches gehemmt ist. Der physiologische pH-Bereich des menschlichen Urins liegt zwischen 4,6 und 7,2. Kass u. Ziai (1967) reduzierten die Bakterienzahl im Urin von Patienten mit chronischer Harnwegsinfektion durch Gabe von DL-Methionin, das sauren Urin initiiert. Die Hemmung des Bakterienwachstums war auf undissoziierte organische Säuren, die in hoher Konzentration im sauren Urin vorkommen, zurückzuführen.

Die Harnosmolarität beeinflußt ebenfalls die Fähigkeit von *E. coli*, im menschlichen Urin zu wachsen. Bei hoher Osmolarität (1200 mosmol/kg) wird das Bakterienwachstum genauso gehemmt wie bei niedriger Osmolarität (unter 200 mosmol/kg. Chambers u. Kunin (1985) wiesen nach, daß Urin einen osmoprotektiven Effekt auf *E. coli* ausübt. *E. coli*-Isolate aus Urin, die in einem definierten Minimalmedium wachsen, wurden durch hohe Elektrolyt- und Zuckerkonzentrationen in direkter Relation zur osmotischen Kraft dieser Substanzen im Wachstum gehemmt. Das Zufügen von menschlichem Urin und Betain zu diesem Medium erhöhte die osmotische Resistenz von *E. coli*-Isolaten gegenüber diesen Substanzen.

Bei Bakterien ist Betain eine der wichtigsten osmoprotektiven Substanzen. Es handelt sich um kleine, hochpolare Moleküle, die intern die Osmolalität des externen Mediums ausbalancieren. Es kann aus dem Medium aufgenommen und im Bakterium 100 000fach konzentriert werden. Es kann auch als Oxidationsprodukt des Cholins synthetisiert werden. Halophile Bakterien nehmen Betain in direkter Relation zur Tonizität des Mediums auf. *E. coli* und andere Darmbakterien kumulieren ebenfalls unter osmotischen Streßbedingungen Betain.

Nativer Urin ist stärker osmoprotektiv für Darmbakterien als Glycinbetain. Urin enthält kleine osmoprotektive Moleküle, darunter Prolinbetain. Die Anwesenheit osmoprotektiver Substanzen im Urin spricht für seine relativ guten Nährbodeneigenschaften. In künstlichem Urin ohne osmoprotektive Verbindungen wachsen Bakterien nicht gut.

Chambers u. Kunin (1985) postulierten, daß Urin osmoprotektive Substanzen von niedrigem Molekulargewicht enthält, die von *E. coli* genutzt werden können, um sich selbst gegen den hypertonen Effekt des Urins zu schützen. Menschlicher Urin scheint eine Reihe dieser Moleküle zu enthalten, die anders wirken als Elektrolyte und bakterielles Wachstum hemmen. Norden et al. (1968) zeigten, daß Blasenmukosa von Meerschweinchen fähig ist, die schleimhautgebundene Fraktion eines *E. coli*-Isolates abzutöten. Schulte-Wissermann et al. (1985) nehmen an, daß Epithelzellen Moleküle produzieren, die bakterizid auf *E. coli* wirken, und daß zu Harnwegsinfektion neigende Menschen weniger dieser Faktoren produzieren als gesunde Kontrollen.

Im Urin konnte durch Gelfiltrationssäulenchromatographie eine antibakterielle Komponente isoliert und nach Reinigung und Anreicherung ein chemisches Profil erstellt werden, das mit dem der Familie der Polyamine vergleichbar ist (Agace et al. 1996). Polyamine verhindern die DNA-Replikation in Bakterien und werden durch ein LPS-abhängiges Transportsystem transportiert (Srivenugopal et al. 1990; Tjandrawinata et al. 1994; Wei et al. 1992). Die Ergebnisse legen nahe, daß diese polyaminähnliche Komponente zu den Substanzen mit neutraler antibiotischer Aktivität wie „defensins, magainins, cecropins und cryptdins" zugerechnet werden sollte (Eisenhauer et al. 1992; Lee et al. 1989; Pattersson-Delafield et al. 1980; Zasloff 1987). Variierende Konzentrationen dieser Komponente im Harntrakt sollen zu Unterschieden in der Harnwegsinfektionsanfälligkeit beitragen (Agace et al. 1996).

5.8 Sezernierte Inhibitoren der bakteriellen Adhärenz

Urin enthält wie andere Sekrete molekulare Analoga der zellgebundenen Rezeptoren für bakterielle Adhäsine. Diese löslichen Rezeptoranaloga agieren als kompetitive Hemmer der Anheftung. Urin enthält eine Vielzahl freier Oligosaccharide und eine beachtliche Anzahl von Glykoproteinen mit Rezeptoraktivität.

Das Tamm-Horsfall-Glykoprotein (*THP*, Uromodulin) ist das im normalen menschlichen Urin häufigste Protein. Es agiert als eine Rezeptormatrix für *E. coli* mit Typ-1- und S-(MSHA-)Fimbrien, die dann einem Wash-out-Phänomen unterliegen, dessen klinische Bedeutung aber umstritten ist (Brühl et al. 1992; Brühl 1993). THP interagiert aber nicht spezifisch mit *E. coli*, die P-Fimbrien haben. Dieser Sachverhalt erklärt, warum mit S-Fimbrien besetzte *E. coli* selten unter den pyelonephritogenen Stämmen anzutreffen sind, trotz ihrer Fähigkeit, an das gleiche Urothel anzuheften wie mit P-Fimbrien besetzte *E. coli*-Stämme *in vitro*.

Im Urin befinden sich zahlreiche *niedrigmolekulare Oligosaccharide* (200–2000), die wahrscheinlich Mannosereste tragen, die an die Hauptanheftungsstelle von Typ-1-Fimbrien binden, und so die durch *E. coli* Typ 1 vermittelte Hämagglutination von Meerschweinchenerythrozyten hemmen.

Das Urothel synthetisiert eine Glykosaminglykan-(GAG)-Schicht, die als Barriere zwischen dem Urothel und den Mikroorganismen wirken kann (Balish et al. 1982). Der Syntheseweg und die Art und Weise, wie diese oberflächliche *Uromucoidschicht* die Adhärenz der Bakterien stört, ist nicht bekannt. Es handelt sich im

Gegensatz zu spezifischen Antikörpern um eine nicht verbrauchbare Abwehrkomponente. Die unspezifische Natur der antiadhärenten Wirkung der Urotheloberfläche wurde dadurch bewiesen, daß sich bei Baktierenspezies, die keinerlei Verwandtschaft aufwiesen, stets eine vermehrte Adhärenz einstellte, sobald das GAG lädiert wurde. Tierexperimentell konnte die Antiadhäsionswirkung durch intravesikale Instillation von synthetischen sulfonierten Gykosaminoglykanen ersetzt werden (Parsons 1986). Postmenopausal wurde eine vergleichsweise verringerte Uromucoidexkretion gefunden, was die erhöhte Infektanfälligkeit erklären könnte (Sobel u. Kaye 1985). Eine Hormonabhängigkeit der Exkretion zeigten Untersuchungen an Ratten, bei denen nach Ovarektomie die Schleimproduktion vermindert war (Uehling 1986, 1988).

Mucinersatz und Anregung der Mucinproduktion scheinen bei entsprechender Zielgruppe eine therapeutische Möglichkeit darzustellen, die weiterer Untersuchungen bedarf. In der Auseinandersetzung zwischen Wirtszellen und Mikroorganismen der Vagina wird den sekretorischen Immunglobulinen, insbesondere sekretorischem IgA, eine Bedeutung beigemessen. Die Bildung der lokalen Immunglobuline wird erst durch den Kontakt der Zellen mit Mikroorganismen ausgelöst (Svanborg-Eden 1985). Durch weniger IgA, das durch Coating die Adhärenz verhindert, sinkt die Abwehrpotenz (Dialogues in Pediatric Urology 1986). Uehling (1982) zeigte im Tierexperiment, daß eine vaginale Applikation von formalinabgetöteten *E. coli*-06-Stämmen zu einer konsekutiven verminderten Adhärenz pathogener Mikroorganismen und verminderten Läsion des Blasenurothels führt.

Die lokale Abwehr der vesikalen Infektion ist in erster Linie durch verstärkte Sekretion von IgA in den Harn gekennzeichnet (Fünfstück et al. 1987). Sekretorisches IgA besteht aus 2 monomeren IgA-Molekülen, die durch 2 Polypeptidketten miteinander verbunden sind, der sog. J-Kette („joining chain"), und der sekretorischen Komponente (SC-Stück). Das IgA-Dimer sowie die J-Kette werden von Plasmazellen im subepithelialen Bereich des Urogenitaltrakts gebildet und sezerniert. Syntheseort der sekretorischen Komponente ist die Epithelzelle, in deren Basalmembran sie als Rezeptormolekül fungiert. Das dimere IgA wird dort mit der J-Kette als Ligand von der sekretorischen Komponente gebunden und durch die Epithelzelle transportiert. Anschließend wird das fertige sekretorische IgA-Molekül durch Exozytose auf die Schleimhautoberfläche ausgeschieden (Hanson et al. 1985). Außer einer lokalen Produktion wird auch eine renale Ausscheidung des Plasmaproteins diskutiert. Svanborg-Eden u. Svennerholm (1978) zeigten, daß der Harn von Pyelonephritispatienten große Mengen von sIgA enthält, das in vitro die Anheftung der Bakterien an Epithelzellen verhindert. Nach der Absorption von IgA wurde wiederum eine starke mikrobielle Adhäsion beobachtet. Diese Untersuchungen lassen vermuten, daß die Schutzwirkung in erster Linie dadurch zustande kommt, daß sich IgA an die Mikroorganismen anlagert und dadurch eine Ahäsion an das Urothel verhindert (Misselwitz 1986).

Sezerniertes Immunglobulin A (IgA) und Proteine insbesondere der IgA2-Unterklasse sind glycosyliert und exprimieren endständige Mannosereste, die als Kohlenhydratrezeptoren der mit Typ-1-Fimbrien besetzten *E. coli* agieren. IgA2-Proteine, die keine Anti-*E. coli*-Antikörperaktivität haben, hemmen die Anheftung von *E. coli*-Typ-1-Fimbrien in urothelialen Zellen *in vitro* (Wold et al. 1988). Zu dem Zeitpunkt, wenn IgA2 während einer Harnwegsinfektion in den Urin sezerniert wird, beeinflussen solche Mechanismen die *In-vivo*-Interaktion von Typ-1-Fimbrien mit dem Urothel.

Harnwegsinfektionen werden von einer *Zytokinausschüttung* begleitet. Aufgrund der nachzuweisenden Diskrepanz zwischen Zytokinserumspiegel und der Menge der im Urin nachweisbaren Zytokine liegt die Vermutung nahe, daß im Harntrakt eine lokale Produktion stattfindet. Es konnte gezeigt werden, daß eine Zytokinausschüttung bei Kindern und Erwachsenen mit unterschiedlichen Harnwegsinfektionen vorkommt (Benson et al. 1994; Hedges et al. 1992; Ko et al. 1993; Tullus et al. 1994).

Die urothelialen Zellen stellen während der frühen Phase der Infektion die Quelle der Zytokine dar. Ihre Kompetenz und die Stärke ihrer Reaktion beeinflußt die nachfolgende Aktivierung der Schleimhautentzündung und der Immunität. Interleukin-6 wurde bei Kindern mit fieberhafter Harnwegsinfektion, aber nicht bei Kindern mit Fieber anderer Genese oder Kindern mit asymptomatischer Bakteriurie (ABU) im Urin nachgewiesen (Benson et al. 1994). Die höchsten Urin- und Serumspiegel an Interleukin-6 wurden bei Kindern mit Reflux und renalen Vernarbungen gefunden. Interleukin-6 wurde bei Erwachsenen mit akuter Pyelonephritis und ABU im Urin nachgewiesen. Auch wird IL-8 durch eine Harnwegsinfektion induziert. Unabhängig von der mikrobiellen Spezies waren bei den meisten Patienten die Urin-IL-8-Spiegel während einer Harnwegsinfektion erhöht.

Der Zustrom von polymorphkernigen Granulozyten, T-Zellen und anderen Entzündungszellen erfolgt erst nach primärer Interaktion der Bakterien mit der Mukosa.

5.9.1 Unspezifische und spezifische Zellreaktionen

Bei defizitärer antibakterieller Kompetenz der Urothelzelle, wie bei einer Verletzung der urothelialen Integrität, findet eine vermehrte mikrobielle Kolonisation statt. Können durch die genannten Abwehrmechanismen die Mikroorganismen nicht eliminiert werden, so entsteht im Rahmen der Schleimhautbesiedlung Gewebekontakt mit nachfolgender Invasion. Durch die zelluläre und humorale Abwehr werden dann Entzündungsmediatoren freigesetzt, woran zahlreiche Faktoren beteiligt sind, die zu verschiedenen Zeiten und in unterschiedlicher Intensität aktiviert werden: Zunächst steht dem Wirt die evolutionär früheste Linie der „inneren" Abwehr zur Verfügung, die an dafür spezialisierte Zellen gebunden ist. Der Mechanismus dieser unspezifischen Zellreaktivität besteht in der Phagozytose, die durch polymorphkernige neutrophile Leukozyten sowie Monozyten den entzündlichen Herd begrenzen können (Falkenhagen et al. 1986; Roberts 1990). Chemotaktisch angezogene Neutrophile binden an die mikrobielle Oberfläche, um obsonierte Mikroorganismen anschließend durch Einstülpung und Abschnürung von Teilbereichen ihrer Plasmazellmembran zu inkorporieren, durch Sauerstoff- und Hydroxylradikale anzugreifen und sie enzymatisch zu katabolisieren. Unter der Chemotaxis werden durch chemische Mediatoren, aber auch durch Toxine und andere Entzündungssubstanzen „Freßzellen" an den Ort der Entzündung gelockt. Die Infektionssymptome sind Ausdruck der Auseinandersetzung auf zellulärer Ebene. Ohne Freisetzung zytotoxischer Mediatoren entsteht keine Zystitissymptomatik, sondern (nur) eine asymptomatische Bakteriurie (ABU).

Die während einer urothelialen Infektion residenten bzw. einströmenden Leukozyten unterstützen die mukosale Zytokinreaktion. Neutrophile produzieren große

Mengen an IL-8 nach Stimulation durch *E. coli* und sind wahrscheinlich die zweite Quelle der Zytokinproduktion während einer Harnwegsinfektion. So mag die Produktion von Zytokinen durch einströmende Leukozyten die Zytokinantwort der Epithelzellen beeinflussen. Andererseits mögen die Epithelzellzytokine die Lymphozytenaktivität beeinflussen. Diese Art der Kommunikation zwischen Mukosazellen stellt die Basis eines *mukosalen zytokinetischen Netzwerkes* dar (Agace et al. 1996).

Die Leukozyturie ist ein klassisches Symptom der Harnwegsinfektion. Der Mechanismus der *Rekrutierung der Neutrophilen* in den Harntrakt und die Interaktion der polymorphkernigen Granulozyten mit der Schleimhaut ist noch unklar. Der Zustrom der Neutrophilen während einer Harnwegsinfektion erfordert die Erzeugung eines chemotaktischen Gradienten an der Harntraktmukosa mit der Anheftung der Neutrophilen an die endotheliale Gefäßwand, Extravasation in die Lamina propria und Migration zur urothelialen Barriere. Schließlich gelangen Neutrophile durch das Urothel in den Urin. Epithelzellen sind bei der Rekrutierung der Neutrophilen beteiligt durch Sezernierung chemischer Lockstoffe und durch Expression von Adhäsionsmolekülen, die bei der neutrophilen Migration benötigt werden (Agace et al. 1993, 1995).

T-Zellen und urotheliale Lymphozyten sollen die spezifische *Immunantwort* des Urothels regulieren. Der molekulare Mechanismus ist noch nicht geklärt. Einige ihrer regulatorischen Effekte werden durch die Interaktion mit nonlymphoiden Zellen der Schleimhautschicht erreicht. T-Zellen und immunoregulatorische Zytokine, die hauptsächlich durch T-Zellen produziert werden, beeinflussen verschiedene Zellfunktionen, auch die Expression der Klasse-II-Moleküle und der sekretorischen Komponente (Cerf-Bensussan et al. 1984; Kvale et al. 1992; Sollid et al. 1987).

Normalerweise enthält die Harntraktmukosa nur wenige T-Zellen. Frühere Studien von Smith et al. (1975) zeigten die Anwesenheit von T-Zellen im zellulären Infiltrat bei Patienten mit Pyelonephritis. Bei Patienten mit bakterieller Zystitis sind das Urothel und die Submukosa vorwiegend von CD4-T-Zellen infiltriert. Das zelluläre Infiltrat enthält T-Zellen, die spezifisch für den infizierenden Stamm sind. Die Reaktionsstärke der T-Zellen gegenüber *E. coli* war auf den Haupthistokompatibilitätskomplex beschränkt und stärker gegenüber Stämmen, die nicht mit P-Fimbrien besetzt waren, als gegenüber mit P-Fimbrien besetzten Stämmen.

5.9.2 Humorale Immunreaktionen

In der letzten Phase der spezifischen Immunreaktion unterscheidet man humorale Reaktionen, die durch Immunglobuline und spezifische Antikörper gegen den infizierenden Erregerstamm vermittelt werden (Brühl 1993). Die Frühantikörper gehören zur Klasse IgM, die Spätantikörper zur Klasse IgG.

Der normale Urin enthält große Mengen an Immunglobulinen und ihren Fragmenten, die einen großen Anteil der täglich ausgeschiedenen Proteine ausmachen. IgA, IgG und selten IgM werden im Urin ausgeschieden (Burdon 1970). Die *Antikörperreaktion* ist heftig bei Patienten mit akuter Pyelonephritis, nur gering bei Patienten mit Zystitis oder ABU. Es ist anzunehmen, daß solche zellvermittelten Immunleistungen bei der vesikalen Infektion kaum erbracht werden. In Zusammenhang damit steht, daß die Serumkonzentration des wichtigsten „Akute-Phase-Proteins" CRP (C-reaktives Protein), der dominierende unspezifische Proteinmarker einer bakteriellen

Entzündungsreaktion, bei der vesikalen (Hohlraum)infektion nicht erhöht ist. Antikörper vom sekretorischen IgA-Typ legen einen mukosalen Ursprung der Antikörperproduktion nahe.

Spezifische Antikörper gegen *E. coli*-Antigene werden im Blut der meisten Menschen gefunden. Diese Spiegel nehmen während einer Harnwegsinfektion zu (Brühl u. Tunn 1967). Die *Serumantikörperreaktion* wird dabei von IgM- und IgG-Antikörpern dominiert. Eine durch *E. coli* induzierte Pyelonephritis stimuliert eine spezifische Serumantikörperreaktion gegen die O- und in wenigen Fällen gegen die K-Antigene des infizierenden Bakterienstammes.

Obwohl zahlreiche Studien über eine spezifische Antikörperreaktion bei Harnwegsinfektion berichten und auf eine Rolle der spezifischen Immunität bei der Prävention nachfolgender Infektionen schließen lassen, ist das Ausmaß der Einbeziehung spezifischer Antikörper im Harntrakt bei der Infektabwehr unklar. Die Spiegel spezifischer zirkulierender und lokaler Antikörper bei Mäusen zeigten nach präliminarer Exposition mit einem Antigen (Vakzination) keine Korrelation mit dem Ausbruch und dem Ausmaß einer nachfolgenden experimentellen Infektion (Hagberg et al. 1984). Bakterien persistieren bei Infektionen trotz hoher Titer der speziespezifischen Antikörper (Vosti et al. 1965). Mäuse mit B-Zellimmundefekten waren genauso wie ihre normalen Pendants fähig, experimentell durch *E. coli* erzeugte Harnwegsinfektionen abzuwehren (Svanborg-Eden et al. 1984). Die Häufigkeit der nicht nosokomialen Harnwegsinfektion ist bei Patienten mit Hypogammaglobulinämie oder anderen Antikörperdefekten nicht erhöht.

5.10 Immuntherapie

Tierexperimentelle Studien von Brooks et al. (1974), bei denen hohe Antikörperspiegel bei Ratten durch Impfung mit durch Hitze oder Formalin abgetöteten *E. coli* induziert wurden und so einer retrograden Pyelonephritis vorbeugten, gaben Anlaß zu der Hoffnung, daß eine spezifische *Impfung gegen Harnwegsinfektionen* möglich ist. Im Experiment führte die Immunisation von Tieren mit intakten Bakterien zu einer O-Typ-spezifischen Protektion. Die große Variationsbreite der O-Antigene verknüpft mit dem Risiko gegenläufiger Reaktionen nach Immunisation mit Endotoxin enthaltenen Antigenen führte zu Versuchen mit anderen *E. coli*-Antigenen. Die Kapsel-(K-)Antigene sind von geringerer Anzahl und führen bei Tiermodellen zu einem stärkeren Schutz als O-Antigene (Kaijser et al. 1977). K-Antigene sind aber beim Menschen nur schwach immunisierend (Brühl et al. 1992; Hanson u. Tan 1965).

5.10.1 Klinische Relevanz einer Immuntherapie

Problematisch ist und bleibt die Übertragbarkeit der Ergebnisse tierexperimenteller HWI-Modelle auf die Verhältnisse beim Menschen, zumal rezidivierende Harnwegsinfektionen nicht nur durch pilierte Mikroorganismen unterhalten werden (Harber 1984). Außerdem wurden entsprechende tierexperimentelle Untersuchungen und auch Untersuchungen genetischer Steuerungsmechanismen der bakteriellen Virulenz fast ausschließlich mit *E. coli*-Stämmen, nicht jedoch mit anderen uropathogenen Mikroorganismen durchgeführt.

Zur „Therapie und Prophylaxe rezidivierender HWI" wird die „Immunstimulation" durch orale Gabe lysierter Fraktionen verschiedener *E. coli*-Stämme propagiert. Zum Indikationsbereich liegen jedoch nur wenige kontrollierte prospektive Studien vor, die fast ausschließlich die Rezidivprophylaxe der akuten Zystitis bei der Frau (Grischke u. Rüttgers 1987; Riedasch u. Möhring 1986; Tammen 1990) oder ganz unzureichend definierter „Harnwegsinfektionen" betreffen (Schulman et al. 1993; Magasi et al 1994; O'Hanley 1996).

Eine isolierte Zystitis beim Mann ist selten und primär verdächtig auf Blasenentleerungsstörung oder aber Tumor, bis das Gegenteil bewiesen ist. Mikrobiologisch-immunologische Überlegungen stehen hier erst an 2. Stelle.

Die Bakterienkomponenten (Fimbrienadhäsine, Antigenvarianten und andere Virulenzfaktoren) sind bei gegenwärtig in klinischer Anwendung befindlichen Präparaten nicht ausreichend deklariert. Außerdem ist eine Spezifitätsbestimmung der nach „Immuntherapie" von verschiedenen Autoren gemessenen Antikörper notwendig, um einen Kausalzusammenhang nachvollziehen zu können. Bestimmungen von Antikörpern im Urin, speziell von sIgA, sind problematisch. Der Harn enthält überdies Substanzen, die bei der Messung stören oder kreuzreagieren können. Die kurze Halbwertszeit der IgA-Antikörper muß Berücksichtigung finden. Trinchieri et al. (Trinchieri et al. 1990) wiesen auf die Problematik der nicht ausreichenden Sensitivität der Bestimmungsmethoden für niedrige Immunglobulinspiegel hin.

Provozierte Immungloblinspiegel müßten über viele Monate in ausreichender, antiadhäsiv wirkender Konzentration nachweisbar sein. Bei einer Untersuchung an gesunden Männern, denen eine hitzeinaktivierte *E.-coli*-Vakzine 0111,B4 (J5) subkutan appliziert wurde, konnte nur ein vorübergehender Anstieg der systematischen IgG- und IgM-Antikörper nachgewiesen werden, die auch durch eine Boosterung nicht mehr angehoben werden konnten (Schwartzer et al. 1988). Riedasch u. Möhring (1986) untersuchten die sIgA-Konzentrationen im Urin von Frauen mit rezidivierenden HWI nach parenteraler Applikation hitzeinaktivierter uropathogener Mikroorganismen (*E. coli, Proteus spec., Klebsiella pneumoniae, Streptococcus faecalis*). Die nach 3 Monaten gemessenen erhöhten sIgA-Antikörper zeigten schon nach 2 weiteren Monaten einen starken Rückgang ihrer Konzentration. Es ist davon auszugehen, daß induziertes IgA nur kurze Zeit anhält (Hanson et al. 1984) und eine periodische Boosterung in kurzen Zeitabständen notwendig ist. Der Effekt wird allerdings in einigen Studien angezweifelt (Hanson et al. 1984; Schwartzer et al. 1988).

Bei einem Immunisierungsversuch sind auch *Dosis* und *Applikationshäufigkeit* bei der Induktion der immunologischen Antwort bedeutsam (Uehling et al. 1990). Nach einer mehrfachen, in wöchentlichen Abständen erfolgten vaginalen Immunisierung von Affen mit dem *E.-coli*-Stamm 1677 kam es nach Induktion einer Zystitis via transurethralem Katheter zu einer verminderten immunologischen Antwort.

5.10.2 Kritische Beurteilung einer Immuntherapie

Ein „Antikörperanstieg" kann keinesfalls mit einer erhöhten Infektresistenz gleichgesetzt werden. Zellen brauchen eine Kaskade von Signalen zur Stimulation, um der möglichen Vielfalt der Antigenität uropathogener Mikroorganismen protektiv begegnen zu können. Die Antigenvielfalt beruht nicht zuletzt auf episodischem Keimwechsel bei wiederauftretenden Harnwegsinfektionen (Neuinfektion). Schutz tritt allenfalls nur gegen den homologen Stamm auf. Die kreuzreaktive protektive Kapazität von P-Fimbrien-Vakzinen unterschiedlicher *E. coli*-Stämme ist unsicher. Es ist mit einer reduzierten Antikörperantwort gegenüber heterologen Fimbrienadhäsinen zu rechnen. Diese ist nicht vergleichbar mit der Höhe und dem Grad der Antikörperbildung gegenüber homologen Fimbrienadhäsionen eines nephrotoxischen *E. coli*-Stammes (Kaack et al. 1989). Außerdem ist nicht jedes Antigen immunogen.

Die Vielfalt der adhäsiven Eigenschaften eines Mikroorganismus spiegeln sich im Phänomen der Phasen- und antigenen Variation wieder, die als Hauptproblem bei der Entwicklung einer Vakzine gilt. Nach der geläufigen Interpretation dient dieses Phänomen primär der Täuschung des Immunsystems (Svenson u. Källenius 1986; Virkola et al. 1988), denn ein Antikörper, der sich gegen nicht vorhandene Oberflächenantigene richtet, ist unwirksam. Robledo et al. (1990) beschrieb die Variation der Synthese verschiedener Proteine der Außenmembran bei *E. coli*, mit deren Hilfe der Mikroorganismus in der Lage zu sein scheint, sich sogar veränderten Milieufaktoren (z. B. veränderte Osmolarität des Urins) anzupassen. Damit ändert sich auch gleichzeitig die Antigenität. Der schädigende Mikroorganismus ist für das sensibilisierte Immunsystem nicht sofort erkennbar. Darüber hinaus wird der Mikroorganismus durch die antigene Variation befähigt, unterschiedliche Rezeptoren auf den eukaryontischen Zellen zur Anheftung zu benutzen.

Allein schon das Modell uropathogener *E. coli*-Stämme präsentiert die Komplexität der Reaktionsmechanismen im Verlauf einer HWI, vor allem auch im Hinblick auf die Interaktion mit den Zellen des Wirtsorganismus. Diese wird von der Infektprädisposition des Wirtes und auch von der genetischen Flexibilität des Erregers bestimmt. Hinweise auf das An- bzw. Abschalten einzelner Gene, was die Präsenz bzw. die Nichtpräsenz bestimmter Zelleigenschaften zur Folge haben kann (Phasenvariation), und der Übergang von einer virulenten zu einer avirulenten Phase durch Aufgabe von Hämolysin- und Fimbrienbildung als Folge eines Verlustes chromosomaler DNA (Deletion) verdeutlichen die Variabilität uropathogener *E. coli*-Spezies. Hier liegen die Schwierigkeiten einer Immunstimulation bei Harnwegsinfektionen, die auch durch Medikamente, die als „polyvalenter Impfschutz" propagiert werden, wahrscheinlich nicht kompensiert werden können.

Die Prävention rekurrierender Harnwegsinfektionen erfordert also einen anderen Ansatz als den der Vakzination. Handelt es sich hier doch vielmehr um Reinfektionen mit Mikroorganismen von erheblicher Variabilität ihrer Resistenz-, Pathogenitäts- oder anderer Faktoren und wohl nur zu einem geringem Grad um genetische Konserviertheit. Verschiedene primär infektragende Mikroorganismen ändern auch ihre Virulenz durch den „Aufruf" neuer antigener Pathogenitätsfaktoren, für die Immunantwort noch nicht besteht, oder sie „schalten" die Expression der vorhandenen Pathogenitätsfaktoren ab (Phasenwechsel), was den Eintritt in eine nichtinfektiöse, nur kolonisierende Reservationsphase ermöglicht. Bei Erregerpopulationen mit hoher variabler klonaler Heterogenität laufen Impfprogramme immer hinter der antigenen Vielfalt hinterher.

Literatur

Abraham SN, Babu JP, Biampapa CS (1985) Protection against Escherichia coli induced urinary tract infections with hybridoma antibodies directed against type I fimbriae or complementary D-mannose receptors. Infect Immun 48: 625–628

Agace W, Hedges S, Ceska M, Svanborg C (1993) IL-8 and the neutrophil response to mucosal Gram negative infection. J Clin Invest 92: 780–785

Agace WW, Patarroyo M, Svensson M, Carlemalm E, Svanborg C (1995) Escherichia coli induces trans-uroepithelial neutrophil migration by an ICAM-I dependent mechanism. Infect Immun 63: 4054–4062

Agace W, Connell H, Svanborg C (1996) Host resistance to urinary tract infection. In: Mobley HLT, Warren JW (eds) Urinary tract infections, molecular pathogenesis and clinical management. American Society for Microbiology, Washington, pp 221–243

Asscher AW, Sussman M, Waters WE, Davis RH, Chick S (1966) Urine as a medium for bacterial growth. Lancet 12 II: 1037–1041

Balish MJ, Jensen J, Uehlin DT (1982) Bladder mucin: a scanning electron microscopy study in experimental cystitis. J Urol 128: 1060–1062

Benson M, Andreasson A, Jodal U, Karlsson A, Rydberg J, Svanborg C (1994) Interleukin 6 in childhood urinary tract infection. Pediatr Infect Dis J 13: 612–616

Bergogne-Berezin E (1987) Bacterial host interaction in the pathogenesis of lower urinary tract infection. Eur Urol 13 [Suppl 1]: 37–41

Bibel DJ (1983) Competitive adherence as a mechanism of bacterial interference. Can J Microbiol 29: 700–703

Briese V (1987) Nachweis von Immunglobulinen im weiblichen Urogenitaltrakt und Kolostrum unter besonderer Berücksichtigung des sekretorischen Immunglobulin A (A-IgA). Z Klin Med 42: 1735–1736

Brooks S, Lyons J, Braude A (1974) Immunization against retrograde pyelonephritis. Am J Pathol 74: 345–354

Bruce AW (1983) Adherence of gram-negative uropathogenes to human uroepithelial cells. J Urol 130: 293–298

Brühl P (1993) Körpereigene Abwehrmechanismen der vesikalen Infektion. Urologe (B) 33: 289–293

Brühl P (1997) Harnwegsinfektionen. Urologe (B) 37: 327

Brühl P, Heinrich J (1990) Harnwegsinfektionen. Urologe (A) 29: W4–12

Brühl P, Tunn U (1967) Immunologische Aspekte der Pyelonephritis – die Bedeutung der unspezifischen Infektionsresistenz und der Immunität. Urologe 6: 37

Brühl P, Heinrich J, Hacker J (1992) Immuntherapie bei Harnwegsinfektionen, Urologe (A) 31: 37–42

Burdon D (1970) Quantitative studies of urinary immunoglobulins in hospital patients, including patients with urinary tract infection. Clin Exp Immunol 6: 189–196

Cerf-Bensussan N, Quaroni A, Kurnick J, Bhan A (1984) Intraepithelial lymphocytes modulate the expression by intestinal epithelial cells. J Immunol 132: 244–2252

Chambers S, Kunin C (1985) The osmoprotective properties of urine for bacteria: the protective effect of betaine and human urine against low pH and high concentrations of electrolytes, sugars and urea. J Infect Dis 152: 1308–1316

Chan RCY, Bruce AW, Reid G (1984) Adherence of cervical vaginal and distal urethral normal, microbial flora to human uroepithelial cells and the inhibition of adherence of Gram-negative uropathogens by competitive exclusion. J Urol 31: 596–601

Chan RCY, Reid G, Irvin RT, Bruce AW, Costerton JW (1985) Competitive exclusion of uropathogens from human uroepithelial cells by Lactobacillus whole cells and cell wall fragments. Infect Immun 47: 84–89

Courtney H (1983) Binding of streptococcal lipoteichoic acid to fatty acid-binding sites on human plasma fibronectin. J Bacteriol 153: 763–770

Cox CE, Hinman F Jr. (1961) Experiments with induced bacteriuria, vesical emptying and bacterial growth on the mechanism of bladder defense to infection. J Urol 86: 739–748

Dialogues in Pediatric Urology (1986) Bacterial virulence factors in UTI. 9: 5

Dulawa J, Jann K, Thomsen M, Rambausek M, Ritz E (1988) Tamm-Horsfall glycoprotein interferes with bacterial adherence to human kidney cells. Eur J Clin Invest 18: 87–91

Eisenhauer PB, Harwig SL, Lehrer RI (1992) Cryptdins antimicrobial defensins of the murine small intestine. Infect Immun 60: 3556–3565

Falkenhagen U, Becziczka B, Gotthardt HJ, Speckin KU, Straube E (1986) Phagozytose bei Patienten mit chronischer Pyelonephritis. Z Urol Nephrol 79: 629–636

Fowler J, Stamey E (1977) Studies of introital colonization in women with recurrent urinary tract infection. VII. The role of bacterial adherence. J Urol 117: 472–476

Fünfstück R, Fuchs M, Stein G, Wessel G, Tietz U (1987) Untersuchungen über den Einfluß des Urins auf die Adhärenz von E. coli an Uroepithelzellen. Nieren Hochdruck 16: 479–486

Grischke EM, Rüttgers H (1987) Treatment of bacterial infections of the female urinary tract by immunization of the patients. Urol Int 42: 338–343

Gwynn MN, Webb LT, Rolinson GN (1981) Regrowth of Pseudomonas aeruginosa and other bacteria after the bactericidal action of carbenicillin and other beta-lactam antibiotics. J Infect Dis 144: 263–269

Hagberg L, Leffler H, Svanborg-Eden C (1984) Non-antibiotic prevention of urinary tract infection. Infection 12: 132–137

Hanson L, Tan E (1965) Characterization of antibodies in human urine. J Clin Invest 44: 703–715

Hanson L, Ahlstedt S, Fasth A (1977) Antigens of Escherichia coli, human immune response, and the pathogenesis of urinary tract infections. J Infect Dis 135: 144–149

Hanson LA, Andersson B, Carlsson B et al. (1984) Defens of mucous membranes by antibodies, receptor analogues and non-specific host factors. Infection 12: 111–114

Hanson LA, Andersson B, Carlsson B et al. (1985) The secretory IgA system. Klin Pädiatr 197: 330–333

Harber MJ (1984) Virulence factors of E. coli. In: Losse H (ed) Pyelonephritis, vol 5. Thieme, Stuttgart, pp 43–50

Hasenbach J (1993) Urologe [B] 33: 318–322

Hedges S, Stenquist K, Lidin-Janson G, Martinell J, Sandberg T, Svanborg C (1992) Comparison of urine and serum concentrations of interleukin-6 in women with acute pyelonephritis or asymptomatic bacteriuria. J Infect Dis 166: 653–656

Hedges S, Bjarnadottir M, Agace W, Hang L, Svanborg C (1996) Immunoregulatory cytokines modify Escherichia coli induced epithelial cell IL-6 and IL-8 responses. Cytokine 8:686–697

Herzenberg L (1975) Fluorescence-activated cell sorting. Sci Am 234: 108 117

Hinman F Jr., Cox CE (1996) The voiding vesical defense mechanism: the mathematical effect of residual urine, voiding interval and volume on bacteriuria. J Urol 96. 491–498

Hubmann R, Brühl P (1966) Ergebnisse der Langzeitbehandlung der chronischen Zysto-Pyelonephritis. Urologe 5: 15–19

Kaack I, Pere MB, Korhonen TK, Svenson SB, Roberts JA (1989) P-fimbriae vaccines; 1. Cross reactive antibodies to heterologues P-fimbriae. Ped Nephrol 3: 386–390, 391–396

Källenius G, Jacobsen SH, Tullus K, Svenson SB (1985) P-fimbriae studies on the diagnosis and prevention of acute pyelonephritis. Infection 13 [Suppl 2]: 159–162

Kaijser B, Ahlstedt S (1977) Protective capacity of antibodies against Escherichia coli O and K antigens. Infect Immun 17: 286–289

Kass EH, Ziai M (1957) Methionine as a urinary antiseptic. In: Welch H, Marti-Ibanez F (eds) Antibiot Ann. Medical Encyclopedia, New York, pp 80

Kaye D (1968) Antibacterial activity of human urine. J Clin Invest 47: 2374–2390

Kinane DF (1982) ABO blood group: secretor state and susceptibility to current urinary tract infection in women. Br Med J 285: 7–9

Ko YC, Mukaida N, Ishiyama S, Tokue A, Kawai T, Matsushima K, Kasahara T (1993) Elevated interleukin-8 levels in the urine of patients with urinary tract infections. Infect Immun 61: 1307–1314

Kunin CM (1986) The prospects for a vaccine to prevent pyelonephritis. N Engl J Med 314: 514–515

Kunin CM (1997) Urinary tract infections: detection, prevention and management, 5th edn. Williams & Wilkens, London

Kvale D, Krajci P, Brandtzaeg P (1992) Expression and regulation of adhesion molecules ICAM-1 (CD54) and LFA-3 (CD58) in human intestinal epithelial cell lines. Scand J Immunol 35: 669–676

Lee J-Y, Boman A, Chuanxin S, Andersson M, Jörnvall H, Mutt V, Boman H (1989) Antibacterial peptides from pig intestine: isolation of a mammalian cecropin. Proc Natl Acad Sci USA 86: 9159–9162

Lomberg H, Cedergren B, Leffler H, Nilsson B, Carlström A-S, Svanborg-Eden C (1986) Influence of blood group on the availability of receptors for attachment of uropathogenic Escherichia coli. Infect Immun 51: 919–926

Lomberg H, Jodal U, Leffler H, de Man P, Svanborg C (1992) Blood group non-secretors have an increased inflammatory response to urinary tract infection. Scand J Infect Dis 24: 77–83

Mackintosh JP, Watson BW, O'Grady F (1975) Theory of hydrokinetic clearance of bacteria from the urinary bladder. II. Effect of "bound" organisms and diuresis. Invest Urol 12: 473–478

Magasi P, Pánovics J, Illése A, Nagy M (1994) Uro-Vaxom and the management of recurrent urinary tract infection in adults: a randomized multicenter double-blind trial. Eur J Urol 26: 137–140

Marx M, Weber M, Schafranek D, Wandel E, Meyer zum Büschenfelde K-H, Köhler H (1989) Secretory immunoglobulin A in urinary tract infection, chronic glomerulonephritis, and renal transplantation. Clin Immunol Immunopathol 53: 181–191

Misselwitz J (1986) Neuere Erkenntnisse auf einigen Gebieten der Harnwegsinfektion im Kindesalter. Z Ärztl Fortbild (Jena) 80: 411–414

Neumann G (1988) Regulationsfaktoren des vaginalen mikroökologischen Systems. Zbl Gynäkol 110: 405–412

Norden C, Green G, Kass E (1968) Antibacterial mechanism of the urinary bladder. J Clin Invest 47: 2689–2700

O'Grady F, Cattell WR (1966) Kinetics of urinary tract infection. Br J Urol 38: 156–162

O'Hanley P (1996) Prospects for urinary tract infection vaccines. In: Mobley et al. (eds) Urinary tract infections: molecular pathogenesis and clinical management. ASM, Washington

Parsons CL (1986) Pathogenesis of urinary tract infections. Bacterial adherence, bladder defense mechanisms. Urol Clin North Am 13: 563–568

Pattersson-Delafield J, Martinez R, Lehrer R (1980) Microbicidal cationic proteins in rabbit alveolar macrophages: a potential host defense mechanism. Infect Immun 30: 180–192

Retzke U, Graf H, Brühl P (1997) Die Harnweginfektionen der Frau. Ärztebl Thüring 8: 45–50, 88–91

Riedasch G, Möhring K (1986) Immunisierungstherapie rezidivierender Harnwegsinfektionen der Frau. Therapiewoche 10: 896–900

Roberts JA (1990) Pathogenesis of nonobstructive urinary tract infections in children. J Urol 144: 475–479

Robledo JA, Serrano A, Domingue GJ (1990) Outer membrane proteins of E. coli in the host-pathogen interaction in urinary tract infection. J Urol 143: 386–391

Schaeffer A, Jones J, Dunn J (1981) Association of in vitro Escherichia coli adherence to vaginal and buccal epithelial cells with susceptibility of women to recurrent urinary tract infection. N Engl J Med 304: 1062–1066

Sheinfeld J, Schaeffer AJ, Cordon-Cardo C, Rogatko A, Fair WR (1989) Association of the Lewis blood-group phenotype with recurrent urinary tract infections in women. N Engl J Med 320: 773–776

Schofer O, Ludwig K-H, Mannhardt W, Beetz R, Zepp F, Schulte-Wissermann H (1988) Antibacterial capacity of buccal epithelial cells from healthy donors and children with recurrent urinary tract infections. Eur J Pediatr 147: 229–232

Schoolnik GK (1989) How Escherichia coli infects the urinary tract. N Engl J Med 320: 804–805

Schulman CC, Corbusier A, Michiels H, Taenzer HJ (1993) Oral immunotherapy of recurrent urinary tract infections: a double-blind placebo-controlled multicenter study. J Urol 150: 917–921

Schulte-Wissermann H, Mannhardt W, Schwarz J, Zepp F, Bitter-Sauermann D (1985) Comparison of the antibacterial effect of uroepithelial cells from healthy donors and children with asymptomatic bacteriuria. Eur J Pediatr 144: 230–233

Schwartzer T, Alcid DV, Numsuwan V, Gocke DJ (1988) Characterization of the human antibody response to an E. coli 0111:B4 (J5) vaccine. J Infect Dis 158: 1135–1136

Sloot N, Hacker J, Kreft B, Marre R (1992) Uropathogenität von Escherichia coli. Einfluß von Virulenzdeterminanten auf den Infektionsverlauf. Chemother J 1: 104–110

Smith J, Adkins M, McGreary D (1975) Local immune response in experimental pyelonephritis in the rabbit. Immunology 29: 1067–1076

Sobel JD, Kaye D (1985) Reduced uromucoid excretion in the elderly. J Infect Dis 152: 653

Sollid LM, Kvale D, Brantzaeg P, Markussen G, Thorsby E (1987) Interferon-g enhances expression of secretory component, the epithelial receptor for polymeric immunoglobulins. J Immunol 138: 4303

Srivenugopal K, Ali-Osman F (1990) Stimulation and inhibition of 1,3- bis (2-chloroethyl)-1-nitrosourea-induced strand breaks and interstrand cross-linking in ColE1 plasmid deoxyribonucleic acid by polyamines and inorganic cations. Biochem Pharmacol 40: 473–479

Svanborg-Eden C (1985) Urinary immunoglobulins in healthy individuals and children with acute pyelonephritis. Scand J Immunol 21: 305–313

Svanborg-Eden C, Svennerholm A-M (1978) Secretory IgA and IgG prevent adhesion of Escherichia coli to human urinary tract epithelial cells. Infect Immun 22: 790

Svanborg-Eden C, Briles D, HagbergL, McGhee J, Michalec S (1984) Genetic factors in host resistance to urinary tract infection. Infection 12: 118–123

Svenson SB, Källenius G (1986) The role of bacterial adherence in the initiation of clinical pyelonephritis. Year Book Medical Publishers, pp 245–257

Tammen H (1990) Immunobiotherapy with Uro-Vaxom in recurrent urinary tract infection. Br J Urol 65: 6–9

Tjandrawinata R, Hewel L III., Byus C (1994) Regulation of putrescine export in lipopolysaccharide or IFN-g-activated murine monocytic-leukemic RAW 264 cells. J Immunol 154: 3039–3052

Trinchieri A, Brachesi L et al. (1990) Secretory immunoglobulin A and inhibitory activity of bacterial adherence to epithelial cells in urine from patients with urinary tract infections. Urol Res 18: 305–308

Tschäpe H (1992) Charakterisierung der Antibiotikaresistenz. Genotypanalysen von Bakterien zur epidemiologischen und ökologischen Charakterisierung. Chemother J 1: 50–57

Tulluo K, Fituri O, Burman L, Wretlind D, Draunei A (1994) Interleukin-6 and Interleukin-8 in the urine of children with acute pyelonephritis. Pediatr Nephrol 8: 280–284

Tunn U, Brühl P (1969) Experimentelle Pyelonephritis I: Komplement- und Antikörper-Titer bei nicht obstruktiver Enterokokken-Pyelonephritis. Klin Wochenschr 47: 479

Uehling DT, Jensen J, Balish E (1982) Vaginal immunization against UTI. J Urol 128: 1382–1384

Uehling DT (1986) Future approaches to the management of urinary tract infections. Urol Clin North Am 13: 4

Uehling DT (1988) This month in investigative urology: what makes bacteria stick to the bladder mucosa? J Urol 140: 749–758

Uehling DT, Hopkins WJ, Balish E (1990) Decreased immunologic responsiveness following intensified vaginal immunization against urinary tract infection. J Urol 143: 143–145

Virkola R, Westerlund B, Holthöfer H, Parkinnen J, Kekomäki M, Korhonen TK (1988) Binding characteristics of E. coli adhesins in human urinary bladder. Infect Immun 56: 2615–2622

Vosti K, Monto A, Rantz L (1965) Host-parasite interaction in patients with infections due to Escherichia coli. II. Serologic response of the host. J Lab Clin Med 66: 612–626

Wei T-F, Bujalowski W, Lohman T (1992) Cooperative binding of polyamines induces the Escherichia coli single-strand binding protein DANN-binding mode transitions. Biochemistry 31: 6166–6174

Wold AF, Mestecky J, Svanborg EC (1988) Agglutination of Escherichia coli by secretory IgA – a result of interaction between bacterial mannose-specific adhesins and immunoglobulin carbohydrate. Monogr Allergy 24: 307–309

Zasloff M (1987) Maganins, a class of antimicrobial peptides from Xenopus skin: isolation, characterization of two active forms, and partial cDNA sequence of a precursor. Proc Natl Acad Sci USA 84: 5449–5453

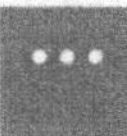

6 Urogenitalinfektionen bei Erwachsenen*

A. Hofstetter

6.1 Entzündungen der Nierenhüllen und des perirenalen Gewebes

6.1.1 Peri- und Paranephritis

Ätiologie. Nierenferne Staphylokokkenherde (z.B. Furunkel, Mastitiden, Anginen) können eine Peri- und Paranephritis hervorrufen. Diese Entzündungen zeigen eine ausgeprägte Neigung zur Abszedierung in das lockere Gewebe der Nierenfettkapsel. Ein Übergreifen auf die Niere selbst wird selten beobachtet.

Symptomatik. Initial Schüttelfrost, hohes intermittierendes Fieber, später Kontinua. In der Anfangsphase meist kein Spontanschmerz, erst bei Abszedierung Schmerzen in der Lendengegend, die sich allmählich auf die Nierenlager konzentrieren. Bei Irrida-

---

* Dieser Beitrag wurde dem Buch „Urologie für die Praxis" von F. Eisenberger, A. Hofstetter, 2. Auflage, 1996, Springer Berlin Heidelberg NewYork, entnommen.

tion des *M. psoas* typische Schonstellung des Beines auf der betroffenen Seite und Beugung im Hüftgelenk. Evtl. Vorwölbung über dem Darmbeinkamm im Bereich des *Trigonum petiti (Trigonum lumbale)* oder am Oberschenkel im Bereich der *Fossa ovalis*; starkes Durstgefühl, Appetitlosigkeit, Zwerchfellhochstand, evtl. Pleuraerguß, ausgeprägte Abwehrspannung.

Diagnostik. Druckempfindliches Nierenlager, Beugung und Streckung im Hüftgelenk der betroffenen Seite schmerzhaft.

- Blut: BKS erhöht, Leukozytose, evtl. Thormbozytopenie (cave: Übergang zur Urosepsis!).
- Urin: o.B.
- Röntgen: verschwommene Psoasrandlinie, aufgehobene Atemverschieblichkeit der Niere durch entzündungsbedingte Fixierung im Nierenlager (Durchleuchtungskontrolle! Gegenseite vergleichen!).
- Ultraschall: liquide Raumforderung (Abszeß!).

Differentialdiagnose. Subphrenischer Abszeß, Basalpleuritis, retrozökale Appendizitis (rechts!).

Komplikationen. Sepsis, paranephritischer Abszeß.

Therapie

- Medikamentös: hochdosierte antibakterielle Therapie mit Staphylokokken-wirksamen β-Lactam-Antibiotika, Thienamycin.
- Indikation zur Operation: Abszedierung, Urosepsis. Breite Eröffnung und Drainage, evtl. Nephrektomie.

6.1.2 Paranephritischer Abszeß (s. S. 133)

6.2 Entzündungen im Bereich des Nierenparenchyms

6.2.1 Akute Pyelonephritis

Ätiologie. Interstitielle, destruktive Nephritis mit Einbeziehung des Nierenbecken-kelchsystems. Infektionsweg gewöhnlich kanalikulär aufsteigend, kann aber auch hämatogen, bzw. lymphogen sein. Man unterscheidet die *primäre* von der *sekundären* Pyelonephritis, wobei die häufigere Form die sekundäre Pyelonephritis als Folge von Abflußhindernissen im Bereich der Harnwege ist.

Symptomatik. Initialer Schüttelfrost, dann Kontinua um 39 °C rektal. Der Patient macht einen schwerkranken Eindruck. Er klagt über ein dumpfes Druckgefühl in der Nierengegend, manchmal auch über Koliken. Im Vordergrund stehen Durst, Appetitlosigkeit, Obstipation. Typisch ist die trockene, bräunlich-borkige Zunge.

Diagnostik. Ausgeprägte Druckempfindlichkeit über dem erkrankten Nierenlager.

- Blut: Leukozytose mit Linksverschiebung, BKS-Erhöhung, evtl. Thrombo-zytopenie, häufig positive Blutkultur.

- Urin: Eiweißreaktion schwach positiv, massenhaft Leukozyten und Bakterien, vereinzelt Erythrozyten und granulierte Zylinder.
- Nierenfunktion: zunächst nur gering eingeschränkt, außer bei foudroyant verlaufender Sepsis oder Papillennekrose.
- Röntgenübersichtsaufnahme: Nierenschatten verwaschen oder fehlend.
- Urogramm: nur geringe Einschränkung der Nierenfunktion (Kontrastmittelausscheidung), wobei die Kelche auf der befallenen Seite zudem spastisch verengt sein können.
  (Es ist besonders auf konkrementverdächtige Schatten oder Kontrastmittelaussparungen zu achten! Ein Refluxzystogramm ist bei der akuten Pyelonephritis wegen der Gefahr der bakteriellen Streuung kontraindiziert!).

Differentialdiagnose
- *Pankreatitis:* ähnliche Schmerzsymptomatik, jedoch fehlender Urinbefund und erhöhte Serumamylasewerte.
- *Basale Pneunomie bzw. basale Pleuritis:* Lungenübersichtsaufnahme.
- *Akute Appendizitis, Cholezystitis, Divertikulitis, Herpes-Zoster-Neuritis (T_{12}/L_1).*

Komplikationen. Chronische Pyelonephritis mit sekundärer Schrumpfniere, evtl. mit Hochdruck und Urämie, häufig auch Steinbildung, Urosepsis.

Therapie:
Primäre Pyelonephritis. Hochdosierte Chemotherapie mit Aminoglycosid- und β-Lactam-Antibiotika in Kombination, da eine Resistenztestung nicht abgewartet werden kann.
Sekundäre Pyelonephritis. Operative Entfernung der Obstruktion und hochdosierte Chemotherapie, wenn sich das Hindernis im Bereich des Nierenbeckenkelchsystems oder der Ureteren befindet (obere Harnwege). Liegt das Abflußhindernis zwischen Blasenauslaß und Ostium urethrae externum (untere Harnwege), genügt meist das Anlegen einer suprapubischen Blasenpunktionsfistel bei gleichzeitiger Gabe von Aminoglycosiden und/oder β-Lactam-Antibiotika.

Allgemeine Maßnahmen. Analgetika, Spasmolytika, Flüssigkeitszufuhr, am besten in Form von Infusionen, absolute Bettruhe, kalte, feuchte Extremitätenwickel.

6.2.2 Sonderformen der Pyelonephritis

6.2.2.1 Schwangerschaftspyelonephritis

Atypische Symptomatik, die klassische Trias der Pyelonephritis – Fieber, Flankenschmerz und pathologischer Urinbefund – ist gewöhnlich nicht vorhanden. Entscheidend für die Diagnostik sind Keimzahlbestimmungen aus dem Katheterurin sowie quantitative Leukozytenzählung (Addis-Count).

6.2.2.2 Nekrotisierende Papillitis

Beidseitige akute Pyelonephritis mit Abstoßung der Papillen, vor allem bei Diabetikern, chronischen Harnabflußstörungen, Phenacetinabusus, Sichelzellanämie sowie vesikoureteralem Reflux.

6.2.3 Pyonephrose (Eitersackniere)

Ätiologie. Entwickelt sich aus einer abszedierenden Pyelonephritis bei obturierenden Steinen, Strikturen, Tumoren, Anomalien oder ist die Folge einer sekundären Infektion einer Harnstauungsniere.

Symptomatik. Dumpfer Druckschmerz über dem erkrankten Nierenlager, septische Temperaturen.

Diagnostik. Druckschmerzhaftes Nierenlager, evtl. palpabler Tumor; BKS stark erhöht.

- Blut: Anämie, Leukozytose (kann fehlen, vor allem unter oder nach Antibiotikatherapie!).
- Urin: bei Ureterverschluß o.B., sonst massenhaft Leukozyten, Bakterien und Erythrozyten.
- Urogramm, Kamerafunktionsszintigraphie; funktionslose oder in ihrer Funktion stark eingeschränkte Niere.
- Retrograde Ureteropyelodrainage (Vk).

  Nach Überwindung der Obturation Abtropfen von Eiter aus dem Ureterenkatheter.

- Sono: Weites, destruiertes Nierenbeckenkelchsystem. Geringer Parenchymsaum.

Differentialdiagnose. Infizierte Zystenniere, Nierenzysten, infizierter, zerfallener Tumor, abszedierende spezifische oder unspezifische Pyelonephritis.

Therapie. Nephrektomie, falls funktionstüchtige weitere Niere vorhanden, ansonsten Beseitigung der Obstruktion, Nierenfistelung, Drainage des perirenalen Raumes unter Antibiotikaschutz. Voraussetzung: funktionstüchtiges Restparenchym.

6.2.4 Chronische Pyelonephritis

Ätiologie. Häufig Folge einer insuffizienten Behandlung einer akuten Pyelonephritis bei prädisponierenden Faktoren wie Harnabflußstörung, Gravidität, Stoffwechselstörungen (Diabetes, Gicht), iatrogenen Infektionen, allgemeiner und lokaler Abwehrschwäche, Medikamenten (Analgetika, Kortikoide).

Symptomatik. Gelegentlich geringe Schmerzen über dem Nierenlager, oft Reizzustände im Bereich der Blase. Meist jedoch keine Beschwerden. Manchmal gastrointestinale Störungen, subfebrile Temperaturen, erhöhte BKS, Anämie und erhöhter Blutdruck.

Diagnostik

- Blut: BKS-Erhöhung, CRP erhöht, harnpflichtige Serumsubstanzen normal oder erhöht, Hypokaliämie, *keine* Leukozytose.
- Urin (Mittelstrahlurin oder besser Blasenpunktionsurin): pathogene Keime, Leukozyten, evtl. auch Erythrozyten nachweisbar. (Bei Verdacht auf chronische

Pyelonephritis ist immer eine quantitative Leukozyten- und Erythrozytenbe-
stimmung erforderlich (Addis-Count)). Ebenso müssen wiederholt quantitative
Bakterienkulturen angelegt werden, da eine negative Urinprobe die Diagnose
„chronische Pyelonephritis" nicht widerlegt.

- Nierenfunktionsproben: Endogene Kreatininclearance, Serumkreatinin, und
  -harnstoff-N. *Zur weiteren Diagnostik:* Kamerafunktionsszintigraphie, evtl.
  Renovasographie, Sonographie, CT.
- Bei Hochdruck: Angiographie und selektive Reninbestimmung (Schrumpfniere!).
- Röntgenübersichtsaufnahme: kleiner Nierenschatten mit unregelmäßigen Kon-
  turen, manchmal Konkremente.
- Urogramm: teils Verengung, teils Erweiterung sowie Verplumpung und unregel-
  mäßige Zeichnung der Kelche und Kelchhälse, verzögerte Kontrastmittelausscheidung. Zum Ausschluß eines vesikoureteralen Refluxes als Ursache der
  chronischen Pyelonephritis: Refluxzystogramm.

Differentialdiagnose. Chronisch rezidivierende Zystitis, Uro-Tbc, Adnexitis ♂.

Komplikationen. Hochdruck, Steinbildung, Schrumpfnierenbildung, Urämie.

Therapie. Operative Beseitigung von Harnabflußstörungen und gezielte antibakterielle Therapie. Bei Hochdruck und rezidivierenden Fieberschüben Nephrektomie. (Eine
Nephrektomie zur Behandlung des Hochdruckes ist im allgemeinen nur sinnvoll,
wenn der Hochdruck nicht länger als 1 Jahr besteht und der Patient nicht älter als
45 Jahre ist.)

6.3   Nierenkarbunkel

Ätiologie. Gewöhnlich durch hämatogene Streuung eines nierenfernen Entzündungsherdes entstandener lokalisierter, eitriger Prozeß *im* Nierenparenchym. (Staphylokokken!)

Symptomatik. Wie Peri- und Paranephritis.

Diagnostik

- Blut: Leukozytose mit Linksverschiebung, BKS erhöht, meist positive Blutkultur,
  Thrombozytopenie.
- Urin: Eiweiß schwach positiv, vereinzelt granulierte Zylinder, Erythrozyten,
  massenhaft Leukozyten und Bakterien (wenn Herd Anschluß an NBKS hat).
- Röntgen: ähnlich wie akute Pyelonephritis und Perinephritis (Veratmungs-
  pyelographie!).
- Sono (intraparenchymale Raumforderung).

Komplikationen. Perforation in das Nierenbecken, Sepsis.

Therapie. Hochdosierte Chemotherapie (s. Seite 132). Operative Freilegung und
Drainage des Entzündungsherdes. Entfernung der Niere nur als Ultima ratio bei Urosepsis.

6.4 Urosepsis (s.a. Kap. 24)

Ätiologie. Sepsis, die vom Urogenitaltrakt ausgeht und hauptsächlich durch Endotoxin-bildende, gramnegative Stäbchen verursacht wird. Mortalitätsrate um 70 %.

Ursachen
- Ungezielte Breitbandantibiotika-Anwendung.
- Unsachgemäße, transurethrale Eingriffe mit Ureterenkathetern und Schlingen bei Harnstauungsnieren.
- Verschleppung von hochresistenten Hospitalkeimen bei transurethralen Eingriffen und prädisponierenden Faktoren.

Obwohl die pathophysiologischen Vorgänge bis heute nicht restlos geklärt sind, weiß man, daß Endotoxine in der Lage sind, im Niederdrucksystem des Kreislaufes zu einer Sequestrierung des Blutes zu führen, und zwar über eine vermehrte kapilläre Filtration und venöse Stase. Für die Nierenfunktion bedeutet dies zunehmende Oligoanurie und Urämie.

Symptomatik (Tabelle 6.1). Plötzlicher Blutdruckabfall und Schüttelfrost, gefolgt von septischen Temperaturen. Im Frühstadium warme Haut, später livide Hautverfärbung (Livedo racemosa), Fieberabfall (in diesem Stadium häufige Fehldiagnose: Herzinfarkt, Lungenembolie).

Diagnostik. Zentralvenendruck unter 15 cm H_2O, Granulozytose, Thrombozytopenie, positiver Godal-Test, Verminderung der Gerinnungsfaktoren, Schocklunge, Lungenödem, Hyperventilation, Ikterus, Anstieg der alkalischen Phosphatasen (Differentialdiagnose: septische Cholezystitis), positive Blutkultur.

Labordiagnostik. Urinkulturen, Blutkulturen, Elektrolyte, Blutgasanalyse, Blutbild und Thrombozyten, harnpflichtige Substanzen, Laktat, Prothrombin, Fibrinogen, Äthanoltest (Fibrinmonomere im Blut bei Hyperfibrinolyse).

Therapie. Die wichtigste therapeutische Maßnahme ist die schnellstmögliche Beseitigung des septischen Herdes!

Therapieempfehlungen bei Urosepsis (s. Kap. 24):
1. Legen eines zentralen Venenkatheters.
2. Infusionstherapie mit Überwachung des zentralen Venendruckes, EKG- und laufende Blutdrucküberwachung, Dauerkatheter mit Flüssigkeitsbilanzierung, Sensorium beachten!
3. Entnahme von Blut für bakteriologische Untersuchungen, Überprüfung des Gerinnungsstatus.
4. Antibiotikakombinationen: Aminoglycoside und Cephalosporine oder Carbenicillin bei Verdacht auf Pseudomonassepsis. Bei Hefensepsis Ancotil-Infusionen.
5. Ausgleich der Azidose.
6. Operative Beseitigung des septischen Herdes oder transrenale Nierenfistelung mit ausreichender Drainage.

 A. Hofstetter

Tabelle 6.1. Gegenüberstellung von Schockfrüh- und -spätzeichen. Keines der Zeichen ist obligat. Deshalb sollen möglichst viele dieser Zeichen beim gefährdeten Patienten kontrolliert werden.

Früh	Spät
Klinische Zeichen	
Schüttelfrost Septische Temperaturen (Temp.-Anstieg, -Zacken) Ruhelosigkeit Tachykardie	Bewußtseinstrübung Abfall des Blutdruckes und Anstieg der Pulsfrequenz Warme, trockene Extremitäten (hyperdynamischer Schock) Kalte, schweißige Extremitäten (hypodynamischer Schock) Oligoanurie
Lungen-Röntgen	
Spindelige Auftreibung der Gefäßschatten und milchglasähnliche Trübung	Streifig, netzige Zeichnung
Zirkulatorische Zeichen	
Zunahme des pulmonalen Widerstandes	Zunahme des totalen systemischen (peripheren) Widerstandes Niedriger Herzindex
Blutveränderungen	
Leukozytose, Leukozytensturz, Linksverschiebung, Vakuolen und toxische Granulation im Blutausstrich, Thrombozytensturz, hämostaseologische Veränderungen im Sinne einer Hypokoagulabilität Respiratorische Alkalose, Hypophosphatämie	Metabolische Azidose Laktatanstieg Positive Blutkultur

7. Medikation (detailliert):
   3 l/min Sauerstoffzufuhr über Nasensonde, 1–2 g Prednison i.v., Volumenersatzmittel als Infusion, z.B. Dextran 40, Dextran 60, Natriumbikarbonat und THAM zur Azidosebekämpfung, Furosemid, Digitalis, Antibiotika in hohen Dosen (s. oben).
   Bei *Hypotension,* Oligurie, Ateminsuffizienz und deutlicher Azidose zusätzlich Intubation und assistierte Beatmung bei P_aO_2 unter 60 mm Hg unumgänglich. Einmaliger Versuch der Diureseförderung mit Furosemid bis 1 g, Glucagon 5 mg in 15 min, dann Übergang auf Dauerinfusion mit dem Perfusor in der Dosierung 2–4 mg/h, dabei ständige Blutdruckkontrolle, Kortikosteroide, Noradrenalin, maschinelle Infusion von Dopamin (Dosierung 1–5 mg/kg/min), Isoproterenol (Dosierung 1–8 mg/kg/min), Phenoxybenzamin (Dosierung 1 mg/kg/min), Gabe von kolloidalen Lösungen i.v.: Dextran 40, Plasma, ggf. Vollblut. Heparin oder Antihämophiliefaktor B und α-Aminocapronsäure und Prothrombin, jedoch bei renalem Versagen mit toxischer Hämorrhagie und Fibrinolysehemmung keine Antifibrinolytika, sondern Frischblut und Dialyse.

Prädisponierende Faktoren. Leberzirrhose, harnsaure Diathese, Diabetes mellitus, immunsuppressive Therapie, Schwangerschaft, Blutkrankheiten, M. Parkinson.

6.5 Entzündungen des Harnleiters und des Retroperitonealraumes

6.5.1 Ureteritis

Ätiologie. Unspezifische Entzündungen des Harnleiters finden sich bei paraureteralen Prozessen, Obstruktionen im Bereich des Ureters (Steine, Strikturen, Tumoren, Anomalien) sowie in Begleitung einer Pyelonephritis.

Symptomatik. Wie akute Pyelonephritis oder Perinephritis. Bei Ureteritis cystica und Strikturbildungen als Spätkomplikationen Ausbildung einer Harnstauung, evtl. Pyonephrose mit entsprechender Symptomatik.

Diagnostik. Typische Veränderungen im Urogramm (Ureterweitstellung infolge Atonie). Sonographie.

Therapie. Chemotherapie und bei Strikturbildung partielle Harnleiterresektion mit Reanastomosierung über eine Schräganastomose, auch endoskopische Strikturschlitzung oder Ureterotransversostomie. Auch Ureterersatz durch Darm- oder Nabelschnur möglich.

6.5.2 Idiopathische Retroperitonitis fibroplastica (Orsmond's Disease)

Ätiologie. Chronisch-sklerosierende Entzündung im Bereich des retroperitonealen Fettgewebes mit allmählicher Ummauerung der Ureteren und der retroperitoneal verlaufenden Gefäße.

Symptomatik. Druckgefühl im Bereich des Nierenlagers infolge Ausbildung einer Harnstauungsniere.

Diagnostik. Anämie, BKS-Erhöhung, Einschränkung der Nierenfunktion, häufig auch Pyelonephritiden, evtl. Pyonephrose. *Endstadium:* Urämie. Im Urogramm findet man die typische Einengung der Ureteren in der Höhe von LWK_3 und eine Verlagerung der Ureteren nach medial. Sonographie.

Therapie. Freilegung der eingemauerten Ureteren und intraperitoneale Verlagerung. Im fortgeschrittenen Stadium Anlegen einer transrenalen Nierenfistel, evtl. Ureterersatzplastik.

 | A. Hofstetter

6.6.1 Zystitis

Ätiologie. Entzündungen der Blasenschleimhaut, meist verursacht durch gramnegative Stäbchen, aber auch durch grampositive Kokken, Mykoplasmen, Hefen, Trichomonaden, Amöben, Schistosomen sowie Chlamydien, evtl. auch durch Herpesviren, Anaerobier. Chemische Substanzen (z.B. Cyclophosphamid) und physikalische Noxen (z.B. verschiedene Strahlenarten) können ebenfalls eine Zystitis auslösen.

Bei der Frau kommt es gewöhnlich zur Infektion der Blasenschleimhaut durch Invasion von Keimen, die durch die Urethra aufsteigen, wobei anatomische Veränderungen wie Meatusengen, hormonal bedingte Veränderungen der Urethralschleimhaut (Postmenopause, Kontrazeptiva) diesen Infektionsmodus begünstigen. Eine von einer Zervizitis ausgehende lymphogene Entzündung ist ebenfalls möglich. *Bei Männern* ist die Zystitis immer durch eine Nieren- oder Prostataentzündung oder durch Restharnbildung bei Blasenhalsobstruktionen bzw. einer neurogenen Blasenentleerungsstörung hervorgerufen.

Auch Darminfektionen sowie entzündliche Prozesse des kleinen Beckens können auf die Blase übergreifen.

Symptomatik. Brennen bei der Miktion, imperativer Harndrang, Schmerzen im Unterbauch, Pollakisurie, Nykturie und terminale Hämaturie.

Diagnostik. Im Urin massenhaft Leukozyten und meist auch Erythrozyten, hohe Keimzahlen. (Es fehlen Fieber, BKS-Erhöhung, Leukozytose.)

Differentialdiagnose. Sekundäre Entzündungen bei Blasensteinen, Tumoren (ALA-induzierte Fluoreszenz-Diagnostik!), Fremdkörpern, Urethritis, Trigonitis, Adnexitis, Reizblase, Endometriose.

Therapie. Bei akuten Formen reichliche Flüssigkeitszufuhr und Gabe von Chemotherapeutika. Bei chronisch rezidivierenden Infektionen ist das Augenmerk vor allem auf komplizierende Faktoren zu richten wie Diabetes mellitus, Strahlenschäden, Hormonmangel, Tuberkulose, Karzinome, anatomische Veränderungen der unteren Harnwege (z.B. Meatusstenosen, Harnröhrenklappen). In letzterem Falle ist die Indikation zur operativen Wiederherstellung normaler Abflußwege gegeben (Urethrotomia interna, Harnröhrenplastik). Bei Schrumpfblase infolge chronischer Infektion Blasenerweiterungsplastik; nur bei schwersten Formen von Schrumpfblase oder Blasen-Scheiden-Fisteln nach Bestrahlung sind supravesikale Harnableitung und Zystektomie indiziert.

Ansonsten bei chronisch-rezidivierender Zystitis: Single shot Chemotherapie und anschließend Versuch einer Immunstimulation.

Verlaufsformen. Akut – subakut – chronisch.

6.6.1.1 Sonderformen

Interstitielle Zystitis. Mit Ulkusbildung und Blasenwandschrumpfung sowie Ausbildung einer Harnstauungsniere einhergehend.

Therapie. Neben intramukosaler Injektion von Orgotein u.ä. Laserkoagulation des Ulkus, evtl. partielle Zystektomie und Blasenersatzplastik. Laserbestrahlung vielversprechend.

Cystitis emphysematosa. Verursacht durch gasbildende Bakterien.

Therapie. Antibiotika entsprechend Keimtestung und Beseitigung oder Kompensation des Grundleidens, z.B. Diabetes mellitus.

6.6.2 Harnröhrenentzündung

Ätiologie. Aufsteigende Infektion, wobei es sich häufig um Keime handelt, die durch Geschlechtsverkehr übertragen werden (STD-Keime) (STD = sexual transmitted diseases). Davon abgesehen können chemische und physikalische Reize oder auch Abflußhindernisse im Bereich der Urethra (Klappen, Strikturen, Fisteln, Steine, Divertikel, Tumoren, Meatusengen) Entzündungen verursachen.

Symptomatik. Harnröhrenfluor verschiedener Konsistenz und Farbe, Brennen in der Harnröhre, brennender Schmerz bei der Miktion, evtl. Dysurie, abgeschwächter Harnstrahl.

Diagnostik. Mikrobiologische Untersuchung des Urethralabstriches bzw. -sekretes. Röntgenübersichtsaufnahme und Urethrozystogramm zum Ausschluß eines Abflußhindernisses im Bereich der unteren Harnwege.

Komplikationen. Urethroadnexitis, periurethraler Abszeß mit Urinfistel und Harnröhrenstrikturbildung.

Therapie. Antibakterielle Behandlung entsprechend dem isolierten Erreger.

- Bei Harnröhrenenge: Urethrotomia interna, evtl. Harnröhrenplastik.
- Bei Fisteln + Divertikel: Exzision und Verschiebelappenplastik.
- Bei Steinen, Tumoren: operative Entfernung.
- Bei Meatusengen: Schlitzung, plastische Operation.

Verlaufsformen. Akut – subakut – chronisch.

Merke: Bei allen Operationen an der Harnröhre vorübergehende Urinableitung über suprapubischen Katheter.

 A. Hofstetter

6.6.3 Akute Prostatovesikulitis

Ätiologie. Gewöhnlich Übergreifen eines entzündlichen Prozesses von der hinteren Harnröhre auf die Adnexe. Daneben scheint aber auch der lymphogene und hämatogene Infektionsweg möglich. Auch ein direktes Übergreifen eines entzündlichen Prozesses vom Enddarm aus ist in Erwägung zu ziehen.

Symptomatik. Zunächst Pollakisurie und Dysurie, dann Spannungs- und Druckgefühl im After und Damm, Schüttelfrost, septische Temperaturen, Schmerzen bei der Defäkation, evtl. Harnverhaltung, meist geringer Urethralfluor.

Diagnostik. Leukozytose mit Linksverschiebung, erhöhte BKS. Rektale Untersuchung: geschwollene, teigige, äußerst druckschmerzhafte Prostata. *Cave:* Prostataexpression!

Therapie. Antibiotika, Analgetika, Sitzbäder, Bettruhe und reichliche Flüssigkeitszufuhr. Bei Abszedierung: (Sonokontrolle) perineale oder transurethrale Eröffnung des Abszesses.

6.6.4 Chronische Prostatovesikulitis

Symptomatik. Gewöhnlich Ziehen im Bereich beider Leisten, Druckgefühl über der Blase und am Damm, Schmerzen im Bereich der Glans penis, evtl. Dysurie. Subfebrile Temperaturen. Häufig auch symptomlos verlaufend.

Diagnostik. Blutbild und Blutsenkung meist unauffällig. Im Prostataexprimat massenhaft Leukozyten und erhöhte Keimzahlen. Rektaler Tastbefund uncharakteristisch, manchmal bringt nur Biopsie eine Klärung der Diagnose.

Differentialdiagnose. Psychovegetatives Urogenitalsyndrom: negativer bakteriologischer Befund, psychische Störungen (Anamnese!), Streßsituationen, gestörtes Sexualleben; *anogenitales Syndrom:* verursacht durch entzündliche Erkrankungen im Bereich des Enddarmes.

Therapie. Antibiotika und Chemotherapeutika nur nach Erregertestung und Beachtung der pharmakokinetischen Eigenschaften (Tetrazykline, Erythromycin, Gyrasehemmer, Trimethoprim); Prostatamassagen, Sitzbäder, Wärme. Für die unspezifischen *Entzündungen der Bläschendrüsen gelten* im Grunde dieselben therapeutischen Maßnahmen wie für die Prostatitis. Da gewöhnlich keines dieser Organe allein befallen wird, spricht man von Prostatovesikulitis = Adnexitis.

Komplikationen. Strikturbildungen im Bereich des Blasenauslasses.

Therapie: transurethrale Blasenhalsinzisionen bzw. Blasenhalserweiterungsplastik.

6.7 Entzündungen des Skrotalinhaltes

6.7.1 Nebenhodenentzündung

Ätiologie. Bakterielle Streuung bei Prostatovesikulitis. Die Infektion kann aber auch den Nebenhoden über die perivasalen Lymphgefäße oder auf hämatogenem Wege erreichen.

Symptomatik. Hochgradige Schwellung des Skrotalinhaltes und Rötung der Skrotalhaut. Der gesamte Skrotalinhalt ist äußerst berührungsempfindlich. Nebenhoden und Hoden lassen sich nicht voneinander abgrenzen. Starke Schmerzen im Skrotalbereich mit Ausstrahlung in die Leistengegend. Temperaturen um 40 °C. Weitere Symptomatik wie bei der akuten Prostatovesikulitis.

Bei Anheben des Hodens symphysenwärts vermindert sich der Schmerz (Prehn-Zeichen).

Diagnostik. Ausgeprägte Leukozytose. BKS-Erhöhung, vereinzelt Urethralfluor und zystitische Symptome. Sonographie des Skrobalinhaltes.

Therapie. Infiltration des Samenstranges direkt oberhalb des Hodens mit 20 ml einer 1%igen Novocainlösung oder einem anderen Lokalanästhetikum. Hochdosierte Gaben von β-Lactam-Antibiotika und Aminoglycosiden, evtl. auch Tetrazyklinen. Bettruhe, Hochlagerung des Skrotums, feuchte Umschläge. Ist mit diesen Maßnahmen der Entzündungsprozeß nicht innerhalb von 4 Wochen zum Abklingen zu bringen, ist eine Nebenhodenresektion indiziert. *Bei Abszedierung:* Eröffnung und Drainage.

Verlaufsformen. Akut – chronisch.

Differentialdiagnose
Hodentumor. Schmerzlose Hodenschwellung. Im Gegensatz zur Entzündung ist der Nebenhoden hier gut vom Hoden abgrenzbar (Sonographie!). Die Skrotalhaut erscheint unverändert. Der Hoden erweist sich bei der Palpation als derb-hart. Nach Choriongonadotropin, α-Fetoglobulin- und BKS-Bestimmung sowie Lungenübersichtsaufnahme sofortige operative Entfernung von Hoden, Nebenhoden und Samenstrang bis in die Höhe des inneren Leistenringes von einem Leistenschnitt aus.
Samenstrangtorsion. In jedem Alter, jedoch häufig bei Jugendlichen kurz vor oder nach Eintritt der Pubertät. Zur Differenzierung von der Nebenhodenentzündung hebt man das Skrotum leicht zur Symphyse an, der Schmerz nimmt zu, wenn es sich um eine Torsion handelt (Prehn-Zeichen). Abklärung durch Dopplersonographie!

Therapie. Sofortige *operative Freilegung* und Redressement des torquierten Samenstranges. Pexie des Hodens am Septum scroti und ebenso des Hodens der Gegenseite.

6.7.2 Orchitis

Ätiologie. Eine primäre Orchitis ist selten, gewöhnlich ist sie eine Begleiterscheinung einer Virusinfektion (Mumps), oder der entzündliche Prozeß des Nebenhodens hat auf den Hoden übergegriffen. Der Infektionsmodus ist bei der Orchitis in erster Linie hämatogen.

Symptomatik. Wie Nebenhodenentzündung.

Therapie. Behandlung der Grundkrankheit, Samenstranginfiltration wie bei Nebenhodenentzündung. Ansonsten Bettruhe, Hodenhochlagerung, je nach Erkrankung Antibiotika, evtl. auch γ-Globuline.

6.8.1 Balanitis, Posthitis

Ätiologie. Ungenügende Reinigung des Vorhautsackes, z.B. bei Phimose. Auch eine direkte Keimübertragung durch den Geschlechtsverkehr wie bei der Urethritis und der Prostatovesikulitis ist von Bedeutung. Vor allem häufige Übertragung von Hefen bei Vaginalmykosen.

Symptomatik. Brennen und Jucken im Bereich der Glans penis mit Absonderung eines eitrigen Sekretes.

Diagnostik. Entzündliche Veränderungen im Bereich der Glans penis und der Vorhaut. Im Abstrichmaterial gewöhnlich dieselben Keime wie bei der Urethritis und der Adnexitis. Bläschenbildung im Bereich des Ostium urethrae externum weist auf Herpesinfektion hin.

Therapie. Bei Vorliegen einer Phimose zunächst dorsale Inzision, dann radikale Zirkumzision. Spezifische antimikrobielle Behandlung. Genitalhygiene!

6.8.2 Kavernitis

Ätiologie. Entzündungen der Corpora cavernosa penis mit massiver Keimeinschwemmung in die Blutbahn bei operativen Eingriffen am Penis oder bei Traumatisierungen.

Symptomatik. Septische Temperaturen, hochgradige Schwellung des Membrums, das zudem äußerst druckschmerzhaft ist.

Diagnostik. Leukozytose mit Linksverschiebung, BKS-Erhöhung, Urin ohne Befund.

Therapie. Hochdosierte antibakterielle Therapie. Die Indikation zum operativen Eingriff ist gegeben, wenn es zu Abszeßbildung oder Sepsis kommt, oder wenn es um die Entfernung von Fremdkörpern geht, die die Kavernitis ausgelöst haben.

Erkrankung	Symptome, Diagnostik	Therapie
Primäre, akute Pyelonephritis	**Symptome** Hohe, septische Temperaturen mit Schüttelfrösten Klopfschmerzhaftes Nierenlager Starkes Durstgefühl Auch Pollakisurie, Dysurie **Diagnostik** Leukozyturie Ausscheidung von Leukozytenzylindern im Urin Bakteriurie ($\geq 10^5$ Keime im Urin) Proteinurie Erhöhte BKS Linksverschiebung im Differentialblutbild Harnpflichtige Substanzen im Serum zunächst nicht erhöht, außer bei perakutem Verlauf (Urosepsis, Papillennekrose) Urogramm, im akuten Stadium wenig aussagekräftig **Druck- und Klopfschmerz des Nierenlagers** Bräunlich verfärbte, belegte, borkige Zunge **Differentialdiagnostik** Akute Zystitis: keine septischen Temperaturen Kein klopfempfindliches Nierenlager	Aminoglykoside Evtl. Kombination mit β- Lactam-Antibiotika **Merke:** Vor der Applikation des Antibiotikums Urin- und Blut- entnahme für bakteriologische Untersuchungen Reichlich Flüssigkeitszufuhr, v. a. als Infusionen **Merke:** Wenn mit dieser Therapie das Fieber innerhalb von 24 h nicht fällt, Klinikein- weisung, da sekundäre Pyelone- phritis sehr wahrscheinlich! **Sekundäre Pyelonephritis** Bei Männern in > 95 % der Fälle Bei Frauen > 55 % der Fälle
Sekundäre, akute Pyelonephritis	**Symptome** Wie bei primärer, akuter Pyelonephritis **Diagnostik** Abflußbehinderung im Urogramm Restharn	**Operative Beseitigung** der Abflußbehinderung bei Obstruktion im Bereich der oberen Harnwege Bei Restharn und Obstruktion im Bereich der unteren Harnwege suprapubische Blasenpunktionsfistel (z.B. mit Cystofix) **Adjuvante Chemotherapie:** häufig Kombination Amino- glycoside und β-Lactam- Antibiotika erforderlich
Nieren-karbunkel	**Symptome** Septische Temperaturen mit Schüttelfrost Druckschmerzhaftes Nierenlager (Anamnese: nierenferne Staphylokokkenherde!) **Diagnostik** Druck- und klopfschmerzhaftes Nierenlager BKS erhöht Linksverschiebung im Differentialblutbild Urin: frei von Leukozyten und Bakterien bei fehlendem Einbruch ins Nierenbeckenkelch- system Urogramm: u. U. verzögerte und eingeschränkte Kontrastmittelausscheidung **Differentialdiagnostik** Paranephritischer Abszeß Pyonephrose Akute Pyelonephritis	Hochdosierte, staphylokokken- wirksame Chemotherapie, z.B. mit penicillinasefesten Penizillinen, Cephalosporinen Bei Cephalosporinallergie: Vancomycin, Fusidinsäure evtl. in Kombination mit Flucloxacillin Eröffnung und Drainage des Abszeßherdes

Erkrankung	Symptome, Diagnostik	Therapie
Pyo-nephrose	**Symptome** Häufig wie bei sekundärer Pyelonephritis, da Pyonephrose gewöhnlich Endzustand der sekundären Pyelonephritis Besteht der Zustand längere Zeit vor allem unter Antibiotikatheraphie, dann „blander" Verlauf nicht selten, d.h. keine septischen Temperaturen, negativer Urinbefund **Diagnostik** Druck- und klopfschmerzhaftes Nierenlager stark beschleunigte BKS Leukozytose Häufig subfebrile Temperaturen, aber auch septische Temperaturen möglich Gewichtsverlust Urogramm: stumme Niere oder flaue und verzögerte Kontrastmittelausscheidung bei Dilatation des Nierenbeckenkelchsystems, Kontrastmittelpfützen Ultraschalluntersuchung Kamerafunktionsszintigraphie Einlegen eines Ureterkatheters: Entleerung von Eiter → mikrobiologische Untersuchung! **Merke:** Ureterkatheterung und evtl. Kontrastmittelinjektion nur unmittelbar vor der Operation erlaubt, Gefahr der Auslösung eines septischen Schocks!	**Operative Entfernung des Abflußhindernisses** mit Nierenfistelung und pararenaler Drainage bei gleichzeitiger hochdosierter Antibiotikagabe (Kombination: Aminoglycosid und β-Lactam-Antibiotika Bei fehlendem funktionstüchtigen Nierenparenchym oder Urosepsis → Nephrektomie
Parane-phritischer Abszeß	**Symptome** Wie bei Nierenkarbunkel Unter Antibiotikatheraphie jedoch überwiegend schleichender Verlauf mit subfebrilen Temperaturen Diagnose häufig unklar, bis fluktuierende Verwölbung in der betroffenen Flanke Häufig fixierter Zwerchfellhochstand und Pleuraerguß auf der betroffenen Seite Skoliose der Lendenwirbelsäule mit Konkavität auf der Herdseite als Ausdruck einer Reizung des M. psoas **Diagnostik** Wie bei Nierenkarbunkel, dazu: **Veratmungsurogramm** Lungenübersichtsaufnahme	Wie bei Nierenkarbunkel **Merke:** 2–3 Monate nach Abklingen des Prozesses → Urogrammkontrolle zum Ausschluß narbiger Uretereinengungen mit konsekutiver Harnstauung
Urosepsis	s. Kap. 6.4 und 24 sowie Tabelle 6.1	Operative Beseitigung des Sepsisherdes

Übersicht: Diagnostik und Therapie der Urogenitalinfektionen (Fortsetzung)

Erkrankung	Symptome, Diagnostik	Therapie
Akute Zystitis der Frau	**Symptome** Harndrang Pollakisurie Urge-Inkontinenz Blasentenesmen Terminale Hämaturie (Blut am Toilettenpapier) Gewöhnlich kein Fieber (Beschwerden treten häufig 24–48 h nach Geschlechtsverkehr auf!)	**Allgemein:** Trimethoprim-, Tetroxoprim-Sulfonamid-Kombinationen Gyrasehemmer Ampicillin/Amoxicillin Nitrofurantoin Tetrazykline 2–3 l Flüssigkeit/die Spasmolytika Lokale Wärmeapplikation **Merke:** Die unspezifische akute Zystitis muß unter dieser Therapie nach 2–3 Tagen abgeklungen sein; ist das nicht der Fall, an komplizierende Faktoren denken wie: Urethrastenose – Tumoren – Fremdkörper in der Blase – Vaginalinfektionen – Allgemeinerkrankungen wie Diabetes mellitus – Bilharziose – Urogenitaltuberkulose! Tuberkulöse Zystitis kann von unspezifischen Infektionen überdeckt sein! *Therapie:* Beseitigung der komplizierenden Faktoren, Beseitigung von Urinabflußbehinderungen, Sanierung der Vaginalflora!
Akute Zystitis des Mannes	**Symptome** Wie bei der Frau, jedoch häufig mit Fieber, da Zystitis beim Mann nie primäre, sondern sekundäre Erkrankung, z.B. bei Pyelonephritis. Adnexitis, Nebenhodenentzündung, Blasen- und Prostatatumoren, Fremdkörpern (Katheter, Steine usw.) **Diagnostik bei Frau und Mann** Keimzahlen im Mittelstrahlurin 10^5/ml und mehr Im Urinsediment: Leukozyten, Erythrozyten massenhaft, ebenso Bakterien Urin pH: gewöhnlich alkalisch **Merke:** Bei saurem Urin-pH, Leukozyt- und Erythrozyturie immer an Urogenitaltuberkulose denken! **Bei Frauen** immer zusätzlich Vaginal- und Urethralflora untersuchen. Prüfung auf: distale Urethrastenose, Harnröhrendivertikel, Hymnalreste. Vesikorenalen Reflux abklären. **Beim Mann** immer zusätzlich Urethralsekret sowie Prostataexprimat und Exprimaturin (3-Gläser-Probe!) untersuchen. Abflußbehinderung im Bereich der unteren Harnwege (Urethralstenosen, -klappen, Blasenhalstumoren usw.) abklären!	Da **beim Mann** Zystitis gewöhnlich eine Sekundärerkrankung ist, müssen hier in erster Linie die Grundkrankheiten behandelt und etwaige Urinabflußhindernisse beseitigt werden. Ansonsten **Chemotherapie** wie bei Zystitis der Frau. Bei Abflußbehinderungen im Bereich der unteren Harnwege → *Cystofix*-Harnblasenpunktionsfistel

 | A. Hofstetter

Erkrankung	Symptome, Diagnostik	Therapie
Akute Prostatovesikulitis =Adnexitis	**Symptome** Zunächst: Pollakisurie Dysurie Dann: Spannungs- und Druckgefühl im After Schüttelfrost Septische Temperaturen Schmerzen bei der Defäkation Evtl. Harnverhaltung Meist Urethralfluor Rückenschmerzen **Diagnostik** Blutbild: 20000 Leukozyten/µl BKS erhöht Urin: massenhaft Leukozyten Bakterien Evtl. Erythrozyten **Merke:** Im akuten Stadium keine Prostataexpression oder Urethrozystokopie, Gefahr der Urosepsis! **Differentialdiagnose** Akute Pyelonephritis Akute Prostatakongestion Bei granulomatöser Prostatitis Abklärung eines Prostatakarzinoms → Biopsie! **Komplikationen:** Harnverhaltung Prostataabszeß Akute Nebenhodenentzündung, akute Zystitis, akute Pyelonephritis	**Spezifisch:** Trimethoprim-, Tetroxoprim-Sulfonamid-Kombinationen, Gyrasehemmer Tetrazykline Erythromycin **Bei septischem Krankheitsbild:** Aminoglycosidantibiotika, evtl. kombiniert mit Cephalosporinen Allgemein: Analgetika Spasmolytika Bettruhe Reichliche Flüssigkeitszufuhr (2–3 l/die)
Prostataabszeß	**Symptome** Dysurie Pollakisurie Defäkationsschmerz Druckschmerz am Damm Kreuzschmerzen Septische Temperaturen **Merke:** Patient nach vorausgegangener transurethraler Katheterung oder Urethrozystoskopie fragen! Liegt Diabetes mellitus vor? **Diagnostik** Transrektale Palpation der Prostata: fluktuierender Herd! **Merke:** Bei Miktionsbeschwerden mit septischen Temperaturen an akute Prostatitis und Prostataabszeß denken!	Perineale oder transurethrale Eröffnung des Abszesses Gleichzeitig kombinierte, hochdosierte Chemotherapie: Aminoglycosidantibiotika und β-Lactam-Antibiotika

Übersicht: Diagnostik und Therapie der Urogenitalinfektionen (Fortsetzung)

Erkrankung	Symptome, Diagnostik	Therapie
Akute Nebenhodenentzündung (häufig)	**Symptome** Skrotalhaut entzündlich gerötet Akute, schmerzhafte Schwellung des Skrotalinhalts Schmerzausstrahlung in die Leiste Septische Temperaturen Auch Symptome wie bei akuter Urethroadnexitis **Diagnostik** BKS erhöht Leukozytose Palpationsbefund: Nebenhoden verdickt, kaum vom Hoden abgrenzbar	*Novocain*infiltration des Samenstrangs in Höhe des Skrotalansatzes (20 ml einer 1%-Lösung) Breitbandantibiotika Bettruhe Hodenhochlagerung Feuchte Umschläge **Merke:** Ist mit diesen Maßnahmen die Nebenhodenentzündung nach 5–6 Wochen nicht abgeklungen, dann operative Freilegung
Akute Orchitis (selten als Primärerkrankung, gewöhnlich Begleiterscheinung bei Virusinfektion – z.B. Mumps – oder Sekundärinfektion bei Nebenhodenentzündung	**Symptome** Lokalbefund wie bei Nebenhodenentzündung Septische Temperaturen **Es fehlen** Dysurie, Pollakisurie und Urethrafluor, wie man sie häufig bei der Nebenhodenentzündung findet **Diagnostik** Lokalbefund (auf Parotitis achten!) **Differentialdiagnose** Akute Nebenhodenentzündung Samenstrangtorsion **Komplikatonen:** Hodenatrophie	Samenstranginfiltration wie bei Nebenhodenentzündung Hodenhochlagerung Feuchte Umschläge Evtl. γ-Globuline oder Antibiotika, je nach Grundkrankheit
Akute Urethritis	**Symptome** Urethralfluor Brennen in der Urethra Meatus urethrae gerötet, ödematös geschwollen **Diagnostik** a) Inspektion des Fluors gelblich, rahmig → Gonorrhoe, andere Bakterien grünlich, schaumig → Trichomonaden glasig, schleimig → Mykoplasmen, Chlamydien, Viren weißlich, dickflüssig → Hefen **b) Mikroskopische Untersuchung des Fluors:** bei Trichomonadenverdacht: Nativpräparat im Dunkelfeld oder Phasenkontrast betrachten bei Verdacht auf bakterielle Infektion: Methylenblau- oder Gram-Färbung bei Verdacht auf Mykoplasmen-, Virus- und Chlamydieninfektion: Methylenblaufärbung bei Verdacht auf Hefeninfektion: Nativ- und Methylenblaufärbung **c) Anlegen von Spezialkulturen aus Fluor** **d) 3-Gläser-Probe** (1. Urinportion trüb!) Merke: Bei akuter Urethritis immer Untersuchung und Behandlung des Partners! Komplikationen: Urethroadnexitis, Nebenhodenentzündung Prostataabszeß, Zystitis, Pyelonephritis	**Gonorrhoe:** Penicillin Ampicillin Spectinomycin Thiamphenicol **Andere Bakterien:** nach Testung Therapiebeginn zunächst mit Trimethoprim/Tetroxoprim-Sulfonamid **Trichomonaden:** Nitroimidazolderivate **Mykoplasmen:** Tetrazykline Erythromycin **Chlamydien:** Tetrazykline Erythromycin **Hefen:** zunächst Absetzen aller Antibiotika, dann klingt Hefenurethritis meist von selbst ab; ist dies nicht der Fall, Versuch mit Ketoconoizol, Fluconazol **Viren:** Aciclovir, evtl. Immunglobuline

Erkrankung	Symptome, Diagnostik	Therapie
Akute Balanitis/ Posthitis	**Symptome** Schmerzhafte Rötung und Schwellung von Glans penis und Vorhaut Bei Herpesinfektion typische Bläschenbildung, meist kombiniert mit Urethritis **Diagnostik** Inspektion Erregeridentifizierung aus Abstrichmaterial	Entsprechend dem Erreger (wie bei Urethritis) Evtl. im akuten Stadium dorsale Inzision des Präputiums Bei rezidivierender Balanitis/ Posthitis → Zirkumzision
Kavernitis	**Symptome** Penisschaft äußerst druck- und berührungsempfindlich, geschwollen, prallelastisch Septische Temperaturen (Anamnese: Verletzung, auch iatrogen, z.B. bei Urethroskopie oder rigoroser Katheterung) **Diagnostik** Palpationsbefund Septischer Allgemeinzustand; Anamnese	Hochdosierte, kombinierte Chemotherapie mit Aminoglycosidantibiotika und β-Lactam-Antibiotika Bei größeren Verletzungen evtl. operative Revision Bei Urosepsisverdacht: s. Therapie Urosepsis und Kap. 6.4

Harnwegsinfektionen bei Kindern

H. Bachmann und M. Westenfelder

INHALTSVERZEICHNIS

Die Untersuchungen von Winberg haben überzeugend belegt (Winberg et al. 1974), daß die Pyelonephritis eine *„typische Kinderkrankheit"* ist: Bei Jungen ereignen sich die Mehrzahl der Pyelonephritiden im 1. (und 2.) Lebensjahr, bei Mädchen im 1. (bis 5.) Lebensjahr (Abb. 7.1). Zahlreiche andere Untersuchungen haben dazu beigetragen, die Konzentration der Pyelonephritis auf die ersten Lebensjahre verständlich zu machen. So wissen wir heute, daß der vesikoureterorenale Reflux (VUR) im Säuglingsalter häufiger als danach vorkommt und daß die stärksten Refluxgrade in diesem Lebensabschnitt zu finden sind (International Reflux Study Committee 1981; Olbing 1987; Smellie et al. 1975). Angeborene Obstruktionen im harnableitenden System sind in diesem Alter besonders ausgeprägt und unkorrigiert. Die periurethrale Kontamination mit Bakterien wird durch die Windelperiode begünstigt und bei Jungen mit belassener Vorhaut kommt es in den ersten Lebensmonaten deutlich häufiger zu symptomatischen Harnwegsinfektionen als bei Säuglingen nach Zirkumzision (Ginsberg 1982; Wiscoll et al. 1985; Svanborg et al. 1978; Winberg et al. 1982).

Diese Tatsachen bedeuten auch, daß sich neue, bei Geburt noch nicht vorhandene Nierenparenchymschäden in den ersten 5 Lebensjahren, bevorzugt im 1. oder 2.,

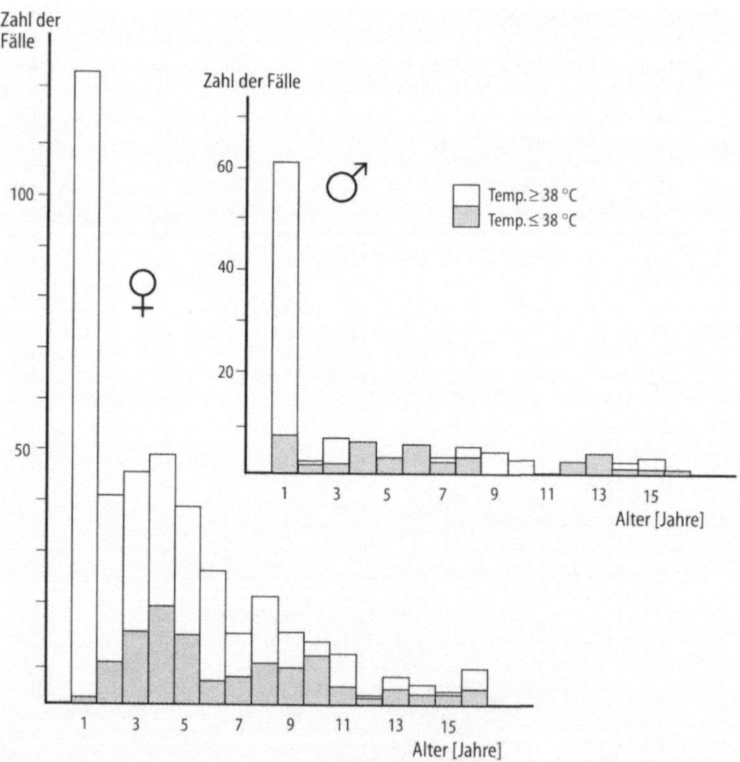

Abb. 7.1. Die Pyelonephritis konzentriert sich auf die ersten Lebensjahre, Auftreten der 1. Infektion bei 419 Mädchen und 104 Jungen. (Epidemologische Daten aus Winberg 1974)

entwickeln (Bachmann 1993b; Smellie et al. 1992; Olbing et al. 1992). Die Entstehung neuer Nierenparenchymschäden ist ohne Zweifel auch nach dem 5. Lebensjahr möglich; dies belegen zahlreiche individuelle und systematische Beobachtungen, aktuell die Daten der Internationalen Refluxstudiengruppe (Tamminen-Möbius et al. 1994). Das Risiko für den Patienten, gravierende Nierenparenchymschäden zu entwickeln, ist bei Schulkindern und Jugendlichen aber offensichtlich deutlich geringer als in den ersten Lebensjahren.

Der wichtigste diagnostische Schritt in der Betreuung von Patienten mit Harnwegsinfektionen (HWI) ist die Differenzierung in Patienten mit und ohne Pyelonephritis. In der Praxis bewährt hat sich die von Winberg vorgegebene Klassifikation in *febrile* und *afebrile HWI* (Winberg et al. 1982). Febrile HWI werden hierbei mit der Diagnose der Pyelonephritis gleichgesetzt. Klinisch wird die Diagnose sicher, wenn – bei pathologischer Bakteriurie mit pathologischer Leukozyturie, oft auch Hämaturie – neben dem Fieber (über 38,5 °C) weitere klinische Krankheitszeichen (Erbrechen, Beeinträchtigung des Allgemeinzustandes), pathologische Laborbefunde (CRP über 20 mg/l, BSG über 25 mm in der ersten Stunde, Leukozytose mit Linksverschiebung) und eine unilaterale transiente Nierenvergrößerung im Ultraschall vorliegen (s. Definition).

Neugeborene, Säuglinge und Kleinkinder mit febrilen HWI müssen von Beginn an als Hochrisikogruppe eingestuft werden. Ihre Betreuung – Geschwindigkeit und Umfang der Diagnostik, Art der antibiotischen Therapie, Therapiegeschwindigkeit – und oft auch ihre langfristige Prognose ist prinzipiell anders als die der Patienten mit afebrilen HWI (Bachmann 1993b).

HWI-Rezidive beschränken sich bei Jungen fast immer auf die ersten Lebensjahre. Bei Mädchen zieht sich die Rezidivtendenz oft über Jahre, manchmal über Jahrzehnte hin (Jodal u. Winberg 1987). Der Charakter der einzelnen Schübe der HWI ist für den jeweiligen Patienten meist sehr charakteristisch. Ein Wechsel von afebrilen zu febrilen HWI ist ungewöhnlich und muß automatisch zur Überprüfung der Diagnostik führen, ein Wechsel von febrilen zu afebrilen HWI ist dagegen sehr viel häufiger zu beobachten (Hellström et al. 1991).

7.1.1 Afebrile Harnwegsinfektionen

Afebrile HWI ereignen sich als asymptomatische Bakteriurie (ABU) oder als Zystourethritis.

Definition der Pyelonephritis

- Signifikante Bakteriurie mit pathologischer Leukozyturie
- Leukozytenzylinder im Urin
- Fieber >38,5 °C
- BSG >25 mm/h
- CRP >1 mg/dl
- Leukozytose mit Linksverschiebung
- Unilaterale transiente Nierenvergrößerung

7.1.1.1 Asymptomatische Bakteriurie

Bei der asymptomatischen Bakteriurie fühlt sich der Patient gesund. Trotz eines „auffälligen Urinbefundes" ist eine Beeinträchtigung des Befindens nicht erkennbar; bei der Mehrzahl der Patienten besteht ausschließlich eine pathologische Bakteriurie, bei einigen Patienten zusätzlich eine pathologische Leukozyturie (s. Übersicht; Beetz et al. 1995).

Solange der Patient gesund ist und Hinweise für eine Pyelonephritis fehlen, ist keine antibiotische Therapie erforderlich (Jodal u. Winberg 1987).

Bei der ganz überwiegenden Zahl der Patienten mit ABU sind oberer und unterer Harntrakt normal. Gelegentlich läßt sich aber auch bei Patienten mit ABU ein VUR oder eine alte Nierenparenchymnarbe nachweisen. Bei diesen Patienten gibt es in aller Regel anamnestische Hinweise für früher abgelaufene febrile HWI. Auch bei dieser Patientengruppe kann, solange die HWI asymptomatisch ist und Hinweise für eine Pyelonephritis fehlen, auf eine antibiotische Therapie verzichtet werden. Voraussetzung ist, daß der Patient genauestens über seine Situation informiert und in der Lage ist, Änderungen in der Krankheitssituation rasch zu erkennen und mitzuteilen. Bei jedem Hinweis für eine Pyelonephritis muß unverzüglich eine antibiotische Therapie eingeleitet werden.

Eine angemessene Betreuung dieser Patientengruppe ist immer schwierig und aufwendig, vor allem dann, wenn früher febrile HWI vorausgegangen sind. Es bleibt schwierig zu vermitteln, daß sich der Charakter der HWI prinzipiell geändert hat und daß von dem „auffälligen Urin" – bei gleicher pathologischer Keimzahl – nicht die gleiche Gefährdung ausgeht wie bei den früheren Infektionen.

Bei *Neugeborenen und Säuglingen* ist die ABU oft Vorstufe einer symptomatischen HWI. Die Indikation zur antibiotischen Therapie ist in dieser Patientengruppe deshalb großzügig zu stellen.

Asymptomatische Bakteriurie – diagnostische Hinweise

- Mit normalem Harntrakt (meist)
- Mit auffälligem Harntrakt (alte Nierenparenchymnarbe, VUR),
  anamnestisch oft febrile HWI
- Sonderform bei Neugeborenen/Säuglingen:
  ABU vielfach Vorläufer einer Pyelonephritis

7.1.1.2 Zystourethritis

Bei einigen Patienten mit Zystourethritis bestehen heftigste Schmerzen während der Miktion verbunden mit Urgesymptomen und blutigem Urin, im miktionsfreien Intervall haben diese Patienten häufig Unterbauchbeschwerden; bei anderen Patienten ist die Zystourethritis nur durch stark riechenden Urin oder durch vorher nicht bestehende Einnäßsymptome erkennbar (s. Übersicht; Beetz et al. 1995).

Auch bei Patienten mit Zystourethritis ist der *Harntrakt* gewöhnlich *normal* (kein Reflux, sonographisch sind beide Nieren normal). Für die akute Infektion ist eine kurze antibiotische Therapie von 3 Tagen ausreichend. Bei zahlreichen Rezidiven

- Mit normalem Harntrakt (meist)
- Mit auffälligem Harntrakt (alte Nierenparenchymnarbe, VUR, korrigierte Obstruktion)
- Spezielle Diagnostik:
- Anamnese: andere Familienmitglieder mit HWI?
- Periurethrale Region inspizieren (Mädchen: Vulvitis, Labiensynechie; Jungen: Phimose, Posthitis)
- Nach Blasenentleerungsstörung suchen (Restharn, Uroflow, Blasenwandverdickung, Beckenboden-EMG); funktionelle Blasenentleerungsstörung sehr viel häufiger als neurogene oder mechanische Blasenentleerungsstörung

(mehr als 1 Rezidiv pro Monat) ist eine niedrigdosierte, *kontinuierliche Reinfektionsprophylaxe* oft sinnvoll (s. Übersicht; Trimethoprim oder Nitrofurantoin 1 bis 2 mg/kg/Tag in 1 abendlichen Einzeldosis) (Jodal et al. 1987; Beetz et al. 1995).

Für Patienten mit *auffälligem Harntrakt* (VUR, korrigierte Obstruktion, alte Nierenparenchymnarbe) gelten die gleichen Therapieprinzipien wie für Patienten mit Zystourethritis und normalem Harntrakt. Notwendig ist, daß der Patient optimal über seine Situation informiert ist und daß er in der Lage ist, die Frühzeichen einer Pyelonephritis zu erkennen. Routinemäßig sind zusätzlich – bei akuten Schüben einer vermuteten Zystourethritis – auch Blutuntersuchungen (CRP, BSG, weißes Blutbild) und Sonographiekontrollen erforderlich.

Die klinische Untersuchung des Patienten muß die Suche nach *Auffälligkeiten im Bereich der Harnröhrenmündung* (bei Jungen Phimose, Posthitis?; bei Mädchen Labiensynechie, Vulvovaginitis?) beinhalten. Im infektionsfreien Intervall muß gezielt nach *Blasenentleerungsstörungen* gesucht werden (Beetz et al. 1995; Bachmann et al. 1996). Hierzu gehören Restharnbestimmung, Uroflowmetrie, sonographische Bestimmung der Blasenwanddicke. Eine neurogene Blasenentleerungsstörung kann vermutet werden, wenn sich klinisch Hinweise für eine Spina bifida occulta finden lassen. Zu überprüfen ist die Motorik und Sensibilität der unteren Extremitäten und zu inspizieren ist die Haut im Sakralbereich (vermehrte Behaarung, Pigmentanomalien, Hämangiome/Neuroporus?).

Bei der Anamneseerhebung ist nach anderen *Familienmitgliedern mit HWI* zu suchen. In vielen Familien findet sich über mehrere Generationen eine „Neigung zu HWI".

Reinfektionsprophylaxe

1. und 2. Lebensmonat:	Cephalosporine z. B. Cefaclor 10 mg/kg/Tag
Ab 3. Lebensmonat:	Trimethoprim (1)–2 mg/kg/Tag 1 abendliche ED
	Nitrofurantoin 1 mg/kg/d 1 abendliche ED

7.1.1.3 Funktionelle Blasenentleerungsstörungen

Diese sind oft mit afebrilen Harnwegsinfektionen, selten mit febrilen kombiniert (Beetz u. Schofer 1993). Zusätzliche Leitsymptome sind imperativer Harndrang, Haltemanöver und unwillkürlicher Harnabgang tagsüber und nachts (van Gool u. De Jong 1989). Mit Hilfe der anamnestischen Angaben, der klinischen Befunde und der urodynamischen Daten ist eine Differenzierung in 3 Entitäten möglich:

- *Detrusorinstabilität,*
- *Sphinkter-Detrusor-Dyskoordination* mit Detrusorinstabilität und
- *Lazy-bladder-Syndrom.*

Eine Indikation zum MCU besteht immer dann, wenn eine erste mit Fieber einhergehende Harnwegsinfektion aufgetreten ist. Vor jeder Antirefluxoperation muß mit den oben genannten Methoden überprüft werden, ob es Hinweise für eine funktionell bedeutsame Blasenentleerungsstörung gibt (Koff 1992). Die Therapie der Blasenentleerungsstörung hat Priorität vor der Behandlung des Refluxes. Sie ruht auf den 2 Säulen Reinfektionsprophylaxe und Biofeedbacktraining (van Gool et al. 1992; Hellström et al. 1987).

7.1.2 Febrile Harnwegsinfektionen

7.1.2.1 Prinzipielles

Die febrile HWI ist diejenige Form der HWI, die für den Patienten sowohl akut (lokale/ systemische Krankheit: Pyelonephritis, Pyonephrose, Urosepsis) als auch langfristig (Abb. 7.2) [Nierenparenchymverlust und Nierenparenchymnarbe mit funktioneller Auswirkung (Jacobson et al. 1992): arterielle Hypertonie, Nierenfunktionseinbuße] Bedeutung haben kann. Bei Diagnosestellung der Pyelonephritis ist oft nicht klar, ob und in welchem Umfang eine der oben genannten Gefährdungen für den individuellen Patienten vorliegt und ob die Infektionen negative Konsequenzen für die Nierenparenchymentwicklung haben wird (s. Übersicht).

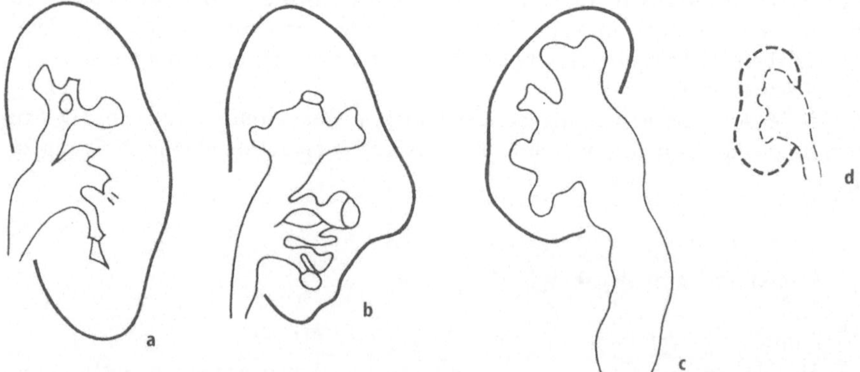

Abb. 7.2 a–d. Unterschiedliche Ausprägungen der Nierenparenchymnarbenbildung. (Aus Smellie et al. 1975)

Zu den anatomisch vorgegebenen Faktoren, die die Entstehung einer Pyelonephritis begünstigen, gehört der *intrarenale Reflux* (IRR). Die Struktur der Nierenpapille entscheidet darüber, ob ein IRR möglich ist oder nicht. Konvexe Papillen verhindern, konkave Papillen erlauben einen IRR (Abb. 7.3 und 7.4). Die Zahl der vorhandenen konkaven Papillen beeinflußt deshalb entscheidend die Größe der durch die Pyelonephritis betroffenen Region und damit auch den Umfang der hieraus resultierenden Nierenparenchymschädigung (Ransley u. Risdon 1975a, 1975b). Der zweite, das Ausmaß der Infektion und ihre Langzeitfolgen beeinflussende Faktor ist nicht vorgegeben, sondern sehr gut therapeutisch anzugehen: Experimentelle und klinische Studien haben bewiesen, daß die Pyelonephritis in ihren ungünstigen Auswirkungen begrenzt werden kann, wenn die *antibiotische Therapie so früh wie möglich* wirksam wird (Ransley u. Risdon 1981; Glauser et al. 1987; Miller u. Phillips 1981). Hatte die Pyelonephritis mehr als 72 h Zeit, sich ungestört zu entwickeln, dann sind die Möglichkeiten der antibiotischen Therapie, den Entzündungsprozeß zu begrenzen, nur noch sehr klein.

Ziel der antibiotischen Therapie ist es deshalb, möglichst früh (24–48 h nach Entzündungsbeginn) und von Beginn an 100%ig effektiv zu sein. Je früher die antibiotische Therapie wirksam wird, um so kleiner ist der Parenchymverlust.

Mit der üblichen oralen antibiotischen Behandlung wird eine Therapiesicherheit von ca. 80% erreicht. Durch intravenöse Kombinationstherapie kann eine 100%ige Sicherheit erzielt werden. Wir bevorzugen das parenterale Therapiekonzept, insbesondere bei Säuglingen, bei bilateraler Risikosituation bzw. bei Patienten mit

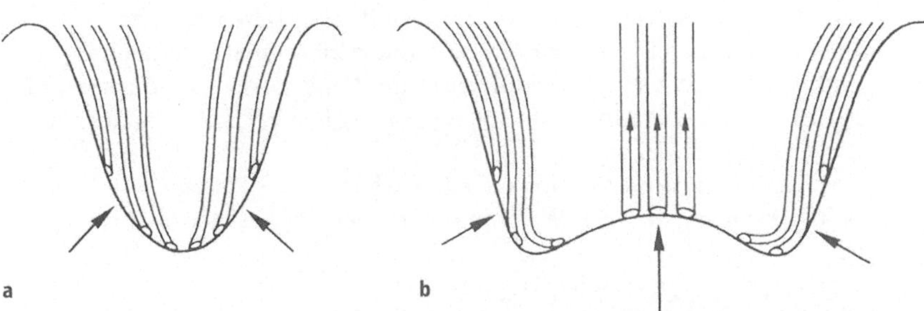

Abb. 7.3a, b. Nierenpapille und intrarenaler Reflux (IRR). **a** Konvexe Papille erlaubt keinen IRR; **b** konkave Papille ermöglicht IRR. (Aus Ransley u. Risdon 1978)

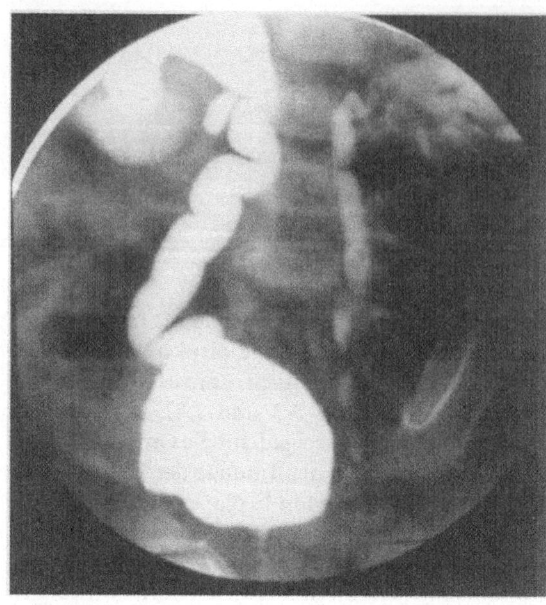

Abb. 7.4. Röntgen-MCU mit VUR und IRR (in den unteren Pol der rechten Niere)

Einzelniere, um, vergleichbar der bakteriellen Meningitis, das Risiko einer bleibenden Schädigung für den Patienten so klein wie möglich zu halten (s. Übersicht).

Die antibiotische Therapie erfolgt gewöhnlich über 4–5 Tage intravenös. Bis zu diesem Zeitpunkt ist der Patient üblicherweise entfiebert, außerdem liegt das Resistogramm vor. Der Rest der Therapie bis zu einer Gesamtdauer von 7–10 Tagen erfolgt oral.

Therapie der akuten Pyelonephritis

- Parenteral:
  - Jede Pyelonephritis während der ersten 6 (bis 12) Lebensmonate
  - Bei individuellen Risikofaktoren (z. B. Einzelniere, bilaterale Nephropathie, chronische Niereninsuffizienz) auch jenseits der Säuglingsperiode
  - Medikamente: z. B. Ampicillin 100 mg/kg/Tag in 3 ED plus Gentamycin 2 mg/kg/Tag in 2 ED
  - Wechsel auf orale Medikation nach Entfieberung des Patienten, Normalisierung der CRP-Werte und Vorliegen der Resistenzdaten
- Oral:
  - Pyelonephritis jenseits des Säuglingsalters
  - Medikamente: z. B. Trimethoprim 5 mg/kg/Tag in 2 ED; Cefaclor 50 mg/kg/Tag in 3 ED oder Cefixim 8 mg/kg/Tag in 1 ED

7.1.2.2 Febrile HWI ohne erkennbare Harntransportstörung (ohne VUR, ohne Obstruktion)

Bei ca. 50% der Patienten mit febrilen HWI ist durch MCU und Sonographie keine der üblichen Harntraktanomalien erkennbar (Jodal u. Winberg 1987; Roberts et al. 1985). Die Diagnostik sollte trotzdem um eine *DMSA-Szintigraphie* ergänzt werden, um möglichst zuverlässig schon zu diesem Zeitpunkt sehen zu können, ob eine wesentliche Nierenparenchymschädigung eingetreten ist oder nicht (Goldraich et al. 1989; Rushton et al. 1992; Smellie et al. 1992; Wikstad et al. 1990). Bei Pyelonephritiden, die schon in den ersten Lebensmonaten aufgetreten sind, raten wir trotz des normalen MCU und des unauffälligen Sonographiebefundes zur Reinfektionsprophylaxe, insbesonders dann, wenn die DMSA-Szintigraphie eine Minderbelegung zeigt.

Bei Kindern ab dem 2. Lebensjahr empfehlen wir nur dann eine Reinfektionsprophylaxe, wenn eine 2. Pyelonephritis auftritt.

Zur Beurteilung der weiteren Nierenparenchymentwicklung vereinbaren wir für alle Patienten nach Pyelonephritis Sonographiekontrolluntersuchungen nach 3, 6 und 12 Monaten. Eine gravierende Nierenparenchymbeteiligung ist anzunehmen, wenn eine Niere in ihrem Wachstum deutlich zurückbleibt.

7.1.2.3 Febrile HWI bei Patienten mit primärem VUR

Bei ca. 30–50% der Patienten mit febriler HWI läßt sich ein primärer VUR unterschiedlicher Graduierung nachweisen (Abb. 7.5) (International Reflux Study Committee 1981; Jodal et al. 1992). Die Daten der Internationalen Refluxstudie belegen eine enge Korrelation zwischen Refluxgrad und Ausmaß der Nierenparenchymschädigung: Das Risiko für Nierenparenchymnarben ist besonders groß bei Patienten mit dilatierendem Reflux (Grad III, IV und V) (International Reflux Study Committee 1992; Tamminen-Möbius et al. 1994). Das Diagnostikkonzept bei Kindern mit primärer VUR entspricht dem von Patienten mit normalem Harntrakt (MCU, Sonographie, DMSA-Szintigraphie). Wenn es gelingt, die Eltern für eine regelmäßige Reinfektions-

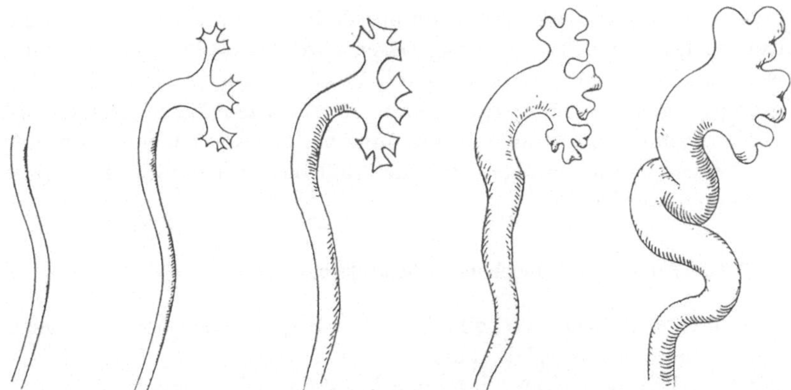

Abb. 7.5. Internationale Refluxgraduierung; nichtdilatierender VUR Grad I, II; dilatierende VUR Grad III, IV und V

prophylaxe zu gewinnen, sollte diese Prophylaxe für mindestens 12 Monate geplant werden. Nach 12 Monaten erfolgt dann gewöhnlich das Kontroll-MCU.

Stehen die Eltern der Prophylaxe sehr skeptisch gegenüber, kann nach ausführlicher Information der weitere Verlauf zunächst auch ohne Prophylaxe beobachtet werden. Wichtig ist, daß die Eltern bei jeder gravierenden Veränderung des Allgemeinzustandes ihres Kindes, auf jeden Fall bei Fieber über 38,5°C, eine kompetente Harndiagnostik veranlassen und daß bei nachgewiesener febriler HWI rasch eine effektive antibiotische Therapie eingeleitet wird.

Zur *Hochrisikogruppe* gehören Patienten mit bilateralem Reflux, vor allem dann, wenn zusätzlich schon ein- oder beidseitig eine Refluxnephropathie besteht, und Patienten mit Einzelniere und Reflux (s. Übersicht).

> **Das Risiko für bleibende Nierenparenchymschäden ist erhöht**
> **bei der Kombination einer Pyelonephritis mit**
>
> - dilatierendem VUR,
> - Obstruktion,
> - einer Erkrankung während der ersten 6–12 Lebensmonate und
> - bei verzögertem Beginn von Diagnostik und Therapie: mehr als 72 h nach Krankheitsbeginn.

Der *VUR* ist für den Patienten – nach allem was wir hierzu wissen – *nur dann gefährlich, wenn er sich mit einer febrilen HWI kombiniert* (Edwards et al. 1977; Smellie et al. 1992). Eine Schädigung des Nierenparenchyms ist deshalb dann nicht mehr zu erwarten, wenn der Reflux spontan oder operativ verschwunden ist bzw. wenn Harnwegsinfektionen – bei persistierendem Reflux – nicht mehr auftreten, entweder weil eine Reinfektionsprophylaxe erfolgreich durchgeführt wird oder weil eine Neigung zu Harnwegsinfektionen nicht mehr besteht (Winberg 1994). Mit der zuletzt genannten Situation kann bei Jungen gewöhnlich schon ab dem 2. Lebensjahr gerechnet werden. Bei Mädchen ist die Situation deutlich problematischer. Ob die individuelle Patientin noch zu HWI-Rezidiven neigt, kann nur dadurch geprüft werden, daß die Reinfektionsprophylaxe versuchsweise weggelassen wird. Dieses Vorgehen ist dann vertretbar, wenn die Eltern die zugrundeliegende Problematik im Detail verstanden haben und wenn Rezidive der Harnwegsinfektion so früh wie möglich erkannt und therapiert werden. Kommt es zu einem Rezidiv, muß bei persistierendem Reflux entweder eine Antirefluxoperation erfolgen oder die Prophylaxe erneut für 6–12 Monate wieder aufgenommen werden.

7.1.2.4 Febrile HWI bei Patienten mit angeborener Obstruktion

Ca. 10% der Patienten mit febriler HWI und Krankheitsbeginn in den ersten 2 Lebensjahren gehören in diese Kategorie. Die akute Infektion (Pyelonephritis, Pyonephrose, Urosepsis) führt regelmäßig zu einer schweren Erkrankung des Patienten. Die Prinzipien der Therapie lassen sich relativ einfach formulieren. Ihre Umsetzung für den individuellen Patienten ist schwierig und bedarf großer Erfahrung.

Prinzipielles zur Therapie

Die antibiotische Behandlung des akuten Schubes einer Erkrankung bei bekannter Obstruktion erfolgt intravenös – mindestens so lange bis der Patient sicher entfiebert ist, sich die Akut-Phase-Proteine normalisiert haben und der Urinbefund in Ordnung ist: Dauer ca. 10 (bis 14) Tage.

Strittig ist, ob bei einem Kind mit dem sonographischen Befund einer Obstruktion im Bereich des Harntraktes, bei dem bislang keine HWI aufgetreten ist, eine Reinfektionsprophylaxe notwendig ist (Bachmann 1993a). Daten hierzu liegen bislang nicht vor. Eine aktuelle Studie der Arbeitsgemeinschaft für Pädiatrische Nephrologie versucht zu klären, wie hoch das Risiko für Kindern mit unilateraler angeborener Ureterabgangsstenose ist, in den ersten Lebensmonaten an einer symptomatischen HWI zu erkranken.

Aus Daten, die aus der Vorsonographieära stammen, kann abgeleitet werden, daß das Risiko, innerhalb der ersten 12 Monate an einer febrilen HWI zu erkranken, für Kinder mit *Urethralklappe* sehr groß, für Kinder mit *primärem Megaureter* oder *VUR* erheblich kleiner und für Kinder mit isolierter Ureterabgangsstenose noch geringer ist. Diese Überlegungen können als grobe Orientierungshilfen dienen. Konsequenterweise sollte bei Patienten mit subvesikaler Obstruktion (Jungen mit Urethralklappe) immer direkt nach Diagnosestellung eine Reinfektionsprophylaxe eingeleitet werden. Bei Patienten mit Ureterabgangsstenose ohne Reflux und ohne Dilatation des distalen Ureters (oft nur sonographisch nachweisbar) kann wahrscheinlich ohne großes Risiko auf die Reinfektionsprophylaxe verzichtet werden.

Bei funktionell bedeutsamer Obstruktion – der Beweis hierfür ist oft nur schwer zu führen – ist eine operative Normalisierung des Harntransportes anzustreben. Wichtig ist, daß in der Phase der hierzu notwendigen diagnostischen und therapeutischen Maßnahmen Pyelonephritiden möglichst komplett vermieden werden. Dies muß durch eine angemessene antibiotische Prophylaxe und/oder Therapie unbedingt versucht werden.

Die *Obstruktion allein* (ohne begleitende Pyelonephritis) verursacht in aller Regel nur eine sehr langsame Verschlechterung der Nierenfunktion. Dieser Prozeß dauert oft Monate bis Jahre. Im Gegensatz dazu kann *jede Pyelonephritis bei noch bestehender Obstruktion* innerhalb kürzester Zeit zu einer dramatischen Verschlechterung der Nierenfunktion führen.

Spezielle Krankheitsbilder

Unilaterale Ureterabgangsstenose

Eine funktionell bedeutsame Ureterabgangsstenose liegt sonographisch wahrscheinlich dann vor, wenn sich – bei vergrößerter Niere – eine deutliche Erweiterung des Nierenbeckens (über 1,0–1,5 cm) mit einer erheblichen Aufweitung der Kelchenden (über 1,0 cm) und einer Verschmälerung des Nierenparenchymmantels (unter 0,8 cm) kombiniert (Bachmann 1993a; s. Übersicht). Bei vielen Patienten mit Ureterabgangsstenose besteht gleichzeitig ein VUR oder eine Dilatation des Ureters prävesikal. Selten entwickelt sich aus einer milden Ureterabgangsstenose im Laufe des 1.–3. Lebensjahres eine urodynamisch relevante Ureterabgangsstenose.

> **Sonographische Kriterien für eine urodynamisch relevante Harntrans-
> portstörung (Trias)**
>
> - Die betroffene Niere ist deutlich vergrößert.
> - Nierenbecken *und* Kelchenden sind erheblich erweitert (über 1,0 cm).
> - Nierenparenchymmantel ist verschmälert (unter 0,8 cm).

Primärer Megaureter

Der primäre Megaureter tritt in sehr unterschiedlichen Spielarten auf: mit VUR, ohne
VUR, mit Obstruktion. Eine konservative Behandlung evtl. kombiniert mit vorübergehender hoher Harnableitung, z. B. nach Sober, ist als Therapie oft ausreichend.

Nierendoppelanlage

Die Nierendoppelanlage gehört zu den häufigsten Harntraktanomalien. Die Variabilität ist extrem groß. Ohne nachweisbare Harntransportstörung (Obstruktion oder
Reflux) kommt dieser Anomalie keine krankmachende Bedeutung zu. Besteht isoliert
ein VUR (bei Ureter duplex), empfiehlt sich im 1. Lebensjahr eine Reinfektionsprophylaxe. Kommt es nach Beendigung der Prophylaxe im 2. Lebensjahr zu febrilen
Harnwegsinfektionen, besteht die Indikation zur Antirefluxoperation. Die spontane
Refluxrückbildung bei Patienten mit Nierendoppelanlage und Ureter duplex ist extrem gering (um 10%).
Bei Patienten mit Nierendoppelanlage und Obstruktion, vielfach bedingt durch
eine Ureterozele, muß früh operativ interveniert werden.

Subvesikale Obstruktion (Urethralklappe bei Jungen)

Trotz der Komplexität der bei diesen Patienten bestehenden Probleme können operative Maßnahmen oft auf ein Minimum reduziert werden. Fast immer besteht neben der
Harntransportstörung eine ein- oder beidseitige Nierendysplasie. Oberstes Ziel ist es
deshalb, die schon primär reduzierte Nierenparenchymmasse nicht zusätzlich zu beeinträchtigen. Pyelonephritiden müssen unter allen Umständen vermieden werden
(antibiotische Prophylaxe/Therapie im Zusammenhang mit MCU, Zystoskopie, Einlage von Fremdmaterialien). Nach Überbrückung des subvesikalen Hindernisses (durch
suprapubischen Katheter, transurethralen Katheter, Vesikostomie oder am besten
Schlitzung der Klappe) kann auf operative Eingriffe am ureterovesikalen Übergang
fast immer verzichtet werden.

Neurogene Blase

Als Grunderkrankung besteht bei über 90% der Kinder mit neurogener Blase eine Spina
bifida. Zum Zeitpunkt der Geburt sind die Nieren dieser Patienten bis auf ganz wenige
Ausnahmen völlig normal. Eine optimale Betreuung muß das Ziel haben, diese funktionelle und morphologische Integrität der Nieren so weit wie möglich zu erhalten. Risikofaktoren (VUR, hoher intravesikaler Druck) müssen so früh wie möglich erkannt und
konsequent behandelt werden. Für diese Patientengruppe besteht häufig die Indikation
zur Reinfektionsprophylaxe und zur intermittierenden Katheterisierung.

 | H. Bachmann und M. Westenfelder

Bei Fehlen von Risikofaktoren (kein VUR, niedriger intravesikaler Druck) besteht gewöhnlich keine Indikation zur Reinfektionsprophylaxe. Für jeden Patienten mit neurogener Blase muß ein individuelles Risikoprofil erarbeitet werden. Dieses Profil entscheidet über den Umfang von Diagnostik und Therapie.

7.1.2.5 Febrile HWI bei Patienten mit erworbener Obstruktion

Erworbene Obstruktionen sind bei Kindern selten. An eine Obstruktion ist vor allem bei Konkrementbildung oder postoperativ z. B. nach Ureterneueinpflanzung zu denken. Die funktionellen Auswirkungen der erworbenen Obstruktion auf das Nierenparenchym sind erheblich unangenehmer als die der angeborenen Obstruktion. Der Verlust an Nierengewebe vollzieht sich sehr viel schneller.

Hieraus ergeben sich die Konsequenzen für die Therapie. Neben der intravenösen antibiotischen Therapie muß die Ursache der Obstruktion, wenn irgend möglich, beseitigt oder eine vorübergehende Entlastung des Harntraktes erreicht werden.

7.1.3 Erfolgversprechende präventive Maßnahmen

Es besteht heute kein Zweifel mehr darüber, daß die Mehrzahl der Nierenparenchymschäden entweder schon pränatal entstanden sind, z. B. Nierendysplasie bei subvesikaler Obstruktion und angeborene Refluxnephropathie (Crabbe et al. 1992; Anderson u. Richwood 1991; Smellie 1992; Tamminen-Möbius et al. 1994), oder in den ersten Lebensjahren entstehen. Die Internationale Refluxstudie hat auf diesen Tatbestand nochmals eindrücklich hingewiesen. Bei Diagnosestellung des Refluxes haben ca. 50 % der Patienten schon ausgedehnte Nierenparenchymnarben. Nur wenige Patienten (5%) entwickeln im Verlauf der folgenden 5 Jahre neue Narbenbezirke. Unter Berücksichtigung dieser Tatsachen kann die Pyelonephritis nicht nur als Kinderkrankheit sondern – noch stärker pointiert – als *Säuglings- oder Kleinkinderkrankheit* bezeichnet werden.

Ein zusätzlicher Verlust von funktionierendem Nierengewebe wirkt sich besonders ungünstig für Patienten mit anatomischer oder funktioneller Einzelniere und für Patienten mit bilateraler Nephropathie aus (s. Übersicht).

Das Ziel, die Entstehung von Nierenparenchymschäden als Folge einer Pyelonephritis zu reduzieren oder möglichst ganz zu vermeiden, läßt sich schon heute in beträchtlichem Umfang durch folgende Maßnahmen realisieren:

* Fieberhafte Infektionen im 1. und 2. Lebensjahr müssen von den Eltern und von den behandelnden Ärzten als verdächtig auf eine febrile HWI angesehen wer-

> **Die Pyelonephritis erhöht das Risiko für die Entwicklung einer chronischen Niereninsuffizienz bei**
>
> * vorbestehender bilateraler Nephropathie,
> * Einzelniere und
> * unilateraler Nierendysplasie und Pyelonephritis im gesunden Nierenorgan.

den. Dies bedeutet praktisch, daß bei jeder fieberhaften Erkrankung (über 38,5 °C), die nicht eindeutig einem anderen Organ zugeordnet werden kann, auch eine Harndiagnostik erfolgen muß. Bei ca. 6–8% der Säuglinge mit hohem Fieber besteht als Grunderkrankung eine Pyelonephritis (Beetz et al. 1995). Es bietet sich an, die Eltern im Zusammenhang mit der U2 über die Notwendigkeit der Harndiagnostik bei Fieber im 1. Lebensjahr zu informieren.

- Febrile HWI im 1. Lebensjahr, insbesondere in den ersten Lebensmonaten, müssen prinzipiell möglichst innerhalb der ersten 24 (bis 48) h nach Krankheitsbeginn diagnostiziert und intravenös antibiotisch behandelt werden. Die Therapie muß 100%ig wirksam sein. Ähnlich wie bei der bakteriellen Meningitis können Verzögerungen einer wirksamen Therapie zu irreversiblen Schäden führen.

- Durch ein *postnatales Sonographiescreening von Niere und Harntrakt* ist es möglich, die „Hochrisikogruppe" direkt postpartal mit hoher Präzision zu diagnostizieren (Bachmann 1993a). Wir haben Erfahrungen mit diesem Screening seit mehr als 10 Jahren. Erkannt werden Patienten mit angeborenen obstruktiven Uropathien (Ureterabgangsstenose, Nierendoppelanlage mit Harntransportstörung, Megaureter) und Patienten mit primär reduzierter Nierenparenchymmasse [z. B. anatomische Einzelniere, funktionelle Einzelniere (unilaterale multizystische Niere) und verschiedenen Schweregraden einer unilateralen Nierendysplasie]. Dilatierende Refluxe sind bei diesem Screening gelegentlich erkennbar. Unter 1.000 Neugeborenen findet man 5–7 Kinder mit schweren therapiebedürftigen Obstruktionen und/oder einem angeborenen Defizit an Nierenparenchym.

Literatur

Anderson PAM, Richwood AMK (1991) Features of primary vesicoureteric reflux detected by prenatal sonography. Br J Urol 67: 267

Bachmann H (1993a) Vorschläge zur Betreuung von Neugeborenen und jungen Säuglingen mit auffälligen sonographischen Befunden im Bereich von Niere und Harntrakt. Kinderarzt 12: 1442

Bachmann H (1993b) Harnwegsinfektionen – unterschiedliche Aufgaben in der Betreuung von Säuglingen und Schulkindernder. Kinderarzt 24: 33

Bachmann H, Beetz R, Klingmüller V et al. (1996) Harnwegsinfektionen in der pädiatrischen Praxis. Kinderarzt 5: 671

Beetz R, Schofer O (1993) Zusammenhänge zwischen idiopathischen Blasenkontrollstörungen und rezidivierenden Harnwegsinfektionen. Kinderarzt 11: 1306

Beetz R, Bachmann H, Klingmüller V et al. (1995) Harnwegsinfektionen in der pädiatrischen Praxis, Diagnostik – Therapie – Prophylaxe. Hans Marseille, München

Crabbe DCG, Thomas DFM, Gordon AC et al. (1992) Use of ^{99m}technetium-dimercaptosuccinic acid to study patterns of renal damage associated with prenatally detected vesicoureteral reflux. J Urol 148: 1229

Edwards D, Normand ICS, Prescod N et al. (1977) Disappearance of vesicoureteric reflux during long-term prophylaxis of urinary tract infection in children. Br Med J 2: 285

Ginsberg CM, Crasken GH Jr. (1982) Urinary tract infections in young infants. Pediatrics 69: 409

Glauser MP, Meylan P, Bille J (1987) The inflammatory response and tissue damage. The example of renal scars following acute renal infection. Pediatr Nephrol 1: 615

Goldraich NP, Ramos OL, Goldraich IH (1989) Urography versus DMSA scan in children with vesicoureteric reflux. Pediatr Nephrol 3: 1

Gool van JB, De Jong A (1989) Urge syndrome and urge incontinence. Arch Dis Child 64: 1629

Gool van JB, Vijberberg MAW, Messer AP et al. (1992) Functional daytime incontinence: non-pharmacological treatment. Scand J Urol Nephrol (Suppl) 141: 93

Hellström A-L, Hjälmas K, Jodal U (1987) Rehabilitation of the dysfunctional bladder in children: method and 3-year follow-up. Urology 138: 847

Hellström A, Hanson E, Hansson S et al. (1991) Association between urinary symptoms at 7 years old and previous urinary tract infections. Arch Dis Child 66: 232

International Reflux Study Committee (1981) Medical versus surgical treatment of primary vesico-ureteral reflux. Pediatrics 67: 392

International Reflux Study Committee (1992) Five year study of medical or surgical treatment in children with severe reflux: radiological renal findings. Pediatr Nephrol 6: 223

Jacobson SH, Eklöf O, Lins LE et al. (1992) Long-term prognosis of post-infectious renal scarring in relation to radiological findings in childhood: a 27 year follow-up. Pediatr Nephrol 6: 19

Jodal U, Winberg J (1987) Management of children with unobstructed urinary tract infection. Pediatr Nephrol 1: 647

Jodal U, Koskimies O, Hanson E et al. (1992) Infection pattern in children with vesicoureterical reflux randomly allocated to operation or longterm antibacterial prophylaxis. Urology Part 2 148: 1650

Källenius G, Svenson SB, Hultberg H et al. (1981) Occurrence of p-fimbriated Escherichia coli in urinary tract infections. Lancet 19/26: 1369

Koff SA (1992) Relationship between dysfunctional voiding and reflux. Urology 148: 1703

Miller T, Phillips S (1981) Pyelonephritis: the relationship between infection, renal scarring and anti-microbial therapy. Kidney Int 19: 654

Olbing H (1987) Vesico-uretero-renal reflux and the kidney. Pediatr Nephrol 1: 638

Olbing H, Claesson I, Ebel KD et al. (1992) Renal scars and parenchymal thinning in children with vesicoureteric reflux: a 5-years report of the International Reflux Study in Children (European Branch). J Urol 148: 1653

Ransley PG, Risdon RA (1975a) Renal papillary morphology and intrarenal reflux in the young pig. Urol Res 3: 105

Ransley PG, Risdon RA (1975b) Renal papillary morphology in infants and young children. Urol Res 3: 111

Ransley PG, Risdon RA (1978) Reflux and renal scarring. Br J Radiol (Suppl) 14

Ransley PG, Risdon RA (1981) Reflux nephropathy: effects of antimicrobial therapy on the evolution of the early pyelonephritis scar. Kidney Int 20: 733

Roberts JA, Suarez GM, Kaak B et al. (1985) Experimental pyelonephritis in the monkey, VII. Ascending pyelonephritis in the absence of vesicoureteral reflux. J Urol 133: 1968

Rushton HG, Majd M, Jantausch B et al. (1992) Renal scarring following reflux and nonreflux pyelonephritis in children: evaluation with [99m]technetium-dimercaptosuccinic acid scintigraphy. J Urol 147: 1327

Smellie JM (1992) Commentary: management of children with severe vesicoureteral reflux. J Urol 148: 1676

Smellie JM, Edwards D, Hunter Normond ICS, Prescod N (1975) Vesicoureteric reflux and renal scarring. Kidney Int 8 (Suppl): 65

Smellie JM, Tamminen-Möbius T, Olbing H et al. (1992) 5-year study of medical or surgical treatment in children with severe reflux: radiological findings. Pediatr Nephrol 6: 223

Svanborg-Eden C, Eriksson B, Hanson LA et al. (1978) Adhesion to normal human uroepithelial cells of Escherichia coli from children with various forms of urinary tract infection. J Pediatr 93: 398

Tamminen-Möbius T, Olbing H, Smellie JM (1994) Management of children with severe vesico-ureteric reflux: overview, including the 5-year results of the European Branch of the International Reflux Study in Children (IRSC). Nephrol Dial Transplant 9 (Suppl): 85

Wikstad I, Hanners L, Karlsson A et al. (1990) [99m]Techneticum dimercaptosuccinic acid scintigraphy in the diagnosis of acute pyelonephritis in rats. Pediatr Nephrol 4: 331

Winberg J (1994) Management of primary vesico-uretric reflux in children – operation ineffective in preventing progressive renal damage. Infection 22 (Suppl 1): 4

Winberg J, Andersen JH, Bergström T et al. (1974) Epidemiology of symptomatic urinary tract infections in childhood. Acta Paediatr Scand 63 (Suppl 252): 1

Winberg J, Bollgren I, Källenius G et al. (1982) Clinical pyelonephritis and focal renal scarring. Pediatr Clin North Am 29: 801

Wiscoll TE, Smith FR, Bass JW (1985) Decreased incidence of urinary tract infections in circumcised male infants. Pediatrics 75: 901

M. Westenfelder

7.2.1 Die Problematik von HWI im Kindesalter

HWI gehören zu den häufigsten bakteriologischen Erkrankungen. Ihr Vorkommen ist alters- und geschlechtsspezifisch (Abb. 7.6 und 7.9) (Kunin 1969). Auch wenn sie bei Kindern seltener entstehen als bei Erwachsenen, so sind sie doch mit 24,2% häufiger für die terminale Niereninsuffizienz verantwortlich als im Erwachsenenalter (14,2%) (Tabelle 7.1). Dies bedeutet einerseits, daß das kindliche Nierengewebe durch bakterielle Infektionen leichter geschädigt werden kann als später, andererseits, daß der Harntrakt im Kindesalter gegen die Invasion pathogener Keime widerstandsfähiger zu sein scheint als im Erwachsenenalter. Da Nierenparenchymschäden nur infolge einer schwersten oder zumindest über 3–5 Tage unbehandelten Pyelonephritis (PN) auftreten – und dies meist in Gegenwart komplizierender Faktoren – und da bis zum 2. Lebensjahr die klinischen Symptome sehr uncharakteristisch sein können, muß gefolgert werden, daß bei Kindern das Risiko einer unentdeckt und unbehandelt ablaufenden PN ungleich größer ist als bei Erwachsenen (Schulte-Wissermann 1986).

Pyelonephritiden im Säuglings- und Kleinkindesalter imponieren häufig als unklare fieberhafte Infektion mit Inappetenz und werden leicht als „Darmgrippe" oder „Zahnfieber" fehlinterpretiert. Die besondere Problematik der kindlichen HWI im Vergleich zu Harnwegsinfektionen bei Erwachsenen ergibt sich also aus dem ungleich höheren Risiko für die Nieren bei einer sich schneller atypisch entwickelnden Entzündungsreaktion. Damit besteht die Notwendigkeit, das Risiko der vorliegenden

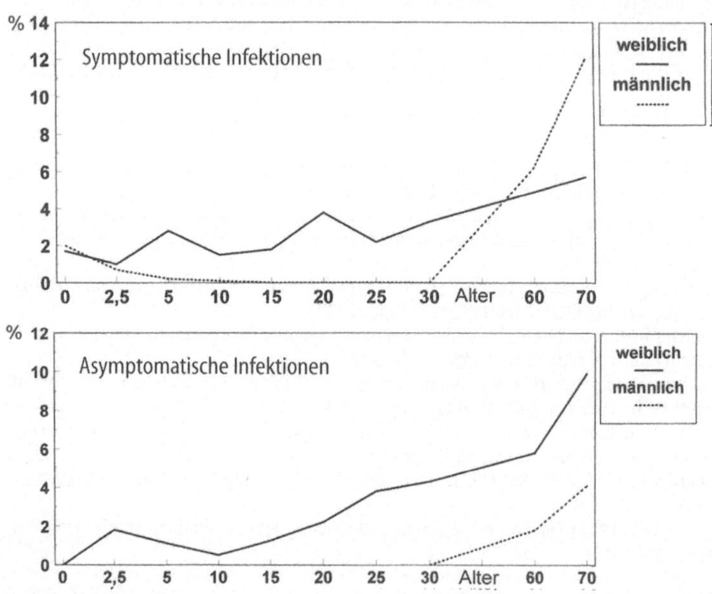

Abb. 7.6. Häufigkeit symptomatischer und asymptomatischer HWI, aufgeschlüsselt nach Alter und Geschlecht. (Mod. nach Jawetz aus Kunin)

Tabelle 7.1. Ursachen der terminalen Niereninsuffizienz bei Erwachsenen und Kindern (n >16 000) in %. (Nach Angaben der EDTA 1984/85)

	Erwachsene	Kinder
Unbekannt	12,8	5,7
Glomerulonephritis	28,3	25,8
Pyelonephritis	14,5	24,2
Obstruktion	2,5	–
Kongenitale Dysplasie	–	13,5
Familiäre Nephropathie	2,9	15,6
Sonstige	39,9	15,2

HWI rasch abzuschätzen und unverzüglich eine „kalkulierte" Therapie einzuleiten. Nur so läßt sich ein potentieller Schaden vom Nierenparenchym fernhalten. Dazu kommt, daß die klinische Situation durch mehrere Faktoren kompliziert werden kann, wie z. B. durch Harntraktanomalien (Doppelnieren, ektatische Systeme, Ektopien und Malrotationen etc.), durch angeborene dysplastische Nierenschäden und durch Parenchymnarben infolge einer früher unerkannt abgelaufenen PN. Zu einem abwartenden Verhalten bei klinischem Verdacht auf PN darf dies nicht führen.

Aufgrund des primär noch unklaren, möglicherweise erhöhten Risikos für die Nieren ist die Zeit für eine aufwendige Diagnostik limitiert, so daß sicherheitshalber folgende Richtlinien eingehalten werden sollten.

Eine komplizierte HWI liegt vor bis zum Beweis des Gegenteils:

- in den ersten 2 Lebensjahren,
- bei Knaben,
- bei Fieber/Sepsis,
- bei eingeschränkter Nierenfunktion,
- bei einem Infekt mit Proteusspezies,
- beim 1. Rezidiv eines Mädchens.

Daraus ergibt sich bei einer HWI im Kindesalter die Notwendigkeit, die Diagnostik rasch voranzutreiben und unverzüglich eine antimikrobielle Therapie zu beginnen, die nach Infektsanierung durch eine Langzeitprophylaxe fortgeführt wird, und zwar so lange wie Diagnostik und Therapie dies erfordern.

In der klinischen Praxis können Diagnostik und Therapieeinleitung, bei zweckmäßiger Organisation, in einer Zeit von unter 30 min realisiert werden. *Anamneseerhebung und körperliche Untersuchung* erfolgen dabei auf einer Liege, neben der ein Ultraschallgerät steht:

1. *Vorrangig zu klären sind:* Fieber? Liegt eine Erstinfektion vor? Wie sind Abdomen, Rachen, Lunge? Liegt eine Nackensteifigkeit vor, ist die Wirbelsäule komplett, lumbal/sakral? Gibt es Genitalanomalien (Phimose, Labiensynechie)?
2. *Sonographie:* Nieren: normal/pathologisch, Blase, retrovesikale Harnleiter, Blase gefüllt, Schwebstoffe?
3. *Uringewinnung:* Beutelurin, Mittelstrahlurin, Katheterurin, suprapubischer Punktionsurin.

4. *Urindiagnostik:* Stix, Phasenkontrastmikroskop, Urinkultur zur Keimdifferenzierung.
5. *Beginn der kalkulierten antimikrobiellen Therapie* je nach klinischer Symptomatik: parenteral oder oral.

Die differenzierte Abklärung erfolgt erst, wenn die Infektion sicher unter Kontrolle ist.

7.2.2 Klassifikation der HWI im Kindesalter

Die Klassifikation entspricht der, die auch im Erwachsenenalter Anwendung findet. Nach dem vermutlichen Lokalisationsort unterscheiden wir die *Zystitis,* die sich auf die Blase beschränkt, von der *Pyelonephritis (PN),* die die Blase, den oberen Harntrakt und das Nierengewebe trifft. Die *Primärinfektion* unterscheiden wir vom *Rezidiv* mit einem neuen Keim bzw. dem *Relaps* mit dem gleichen Keim oder dem *persistierenden Infekt.* Nach dem Vorkommen struktureller oder funktioneller Anomalien, die die Prognose beeinflussen, wird zwischen *unkomplizierter und komplizierter HWI* unterschieden.

Unter *asymptomatischer Bakteriurie (ABU)* versteht man das Vorkommen von Bakterien im Harntrakt, ohne daß dadurch klinische Symptome verursacht werden. Hinter diesem Begriff verbergen sich eine ganze Reihe von Zuständen wie:

- symptomatische, aber nicht ausreichend hinterfragte HWI,
- HWI bei Toleranzentwicklung gegen Endotoxin,
- Besiedlung mit relativ apathogenen Bakterienformen wie R-Formen, die keine Entzündungsreaktion mehr auslösen,
- als HWI fehlinterpretierter, abnahmetechnisch bedingt kontaminierter Urin, wofür Mischkulturen höchst untypischer Keime typisch sind.

Die frühere Unterscheidung zwischen akuter und chronischer PN ist von nicht zutreffenden pathophysiologischen Vorstellungen ausgegangen und gilt heute als veraltet. Der Begriff der *chronischen Pyelonephritis* bleibt aber auch heute noch erhalten. Er wird verwendet, um im Ausscheidungsurogramm (AUG) nachweisbare morphologische Veränderungen zu charakterisieren, die mit großer Sicherheit infolge rezidivierender HWI entstanden sind. Für diese Veränderungen haben sich die Smellie-Deformitätsstadien A, B, C und D durchgesetzt (s. Abb. 7.2) (Smellie 1975).

7.2.3 Ätiologie

7.2.3.1 Mechanismen der Harnwegsinfektion

HWI entstehen, wenn Keime in den Harntrakt eindringen, sich dort schneller vermehren als sie eliminiert werden und nach Überschreiten einer gewissen Konzentration eine Entzündungsreaktion auslösen, die zu den Symptomen der HWI führen. Durch chemischen Reiz des Urothels und der Wände des Harntraktes kommt es zur *Dysurie, Pollakisurie, Drangsymptomatik,* durch die Bakterientoxine zu Fieber und Polyurie. Die Proliferationsgeschwindigkeit des Urothels nimmt zu; die oberflächlichen, sich

 | H.Bachmann und M.Westenfelder

abschilfernden Zellen tragen die anhaftenden Keime ebenso mit davon wie Leukozyten und Erythrozyten. Diese Reaktion kann genauso wie die Polyurie und Pollakisurie als Abwehrreaktion des Harntraktes gewertet werden, mit der er versucht, die Keime zu eliminieren.

Klinische Symptome und Schweregrad der Erkrankung sind von vielen Faktoren abhängig wie:

1. Lokalisation der Infektion (oberer/unterer Harntrakt),
2. Primärinfektion/Rezidiv,
3. Eigenschaften des infizierenden Keimes,
4. Grad der Obstruktion,
5. Alter des Patienten etc.

7.2.3.2 Der Harntrakt: ein Schutzorgan

Zu den Aufgaben des Harntraktes gehören nicht nur Transport und Speicherung des Urins, sondern auch der Schutz des Nierenparenchyms vor Mikroorganismen. Diese Schutzfunktion entstand während der Evolution des „erst" 500 Mio. Jahre alten Harntraktes in der Interaktion mit den ubiquitären Bakterien. Das schon viel ältere Immunsystem war als Schutzsystem wohl nicht ausreichend effektiv. Interessant in diesem Zusammenhang ist auch die Beobachtung, daß immundefiziente Patienten (z. B. bei AIDS) nach Transplantation und unter Chemotherapie nicht häufiger an HWI erkranken als vor der Zeit ihrer Immunsuppression.

Die im Harntrakt wirksamen Schutzmechanismen sind sehr komplex und sicher nur unvollständig aufgeklärt. Ein wesentlicher Mechanismus ist die spülende Wirkung des von den Nieren nach außen transportierten Urins. Da Nieren und Harnleiter physiologisch obligat unter niederen Drücken arbeiten, die Blase aber potentiell sehr hohe Drücke aufbauen kann, ist zur Trennung des oberen vom unteren Harntrakt eine Klappe an der Uretermündung lokalisiert, die den Rückfluß des Urins und damit eine Druck- und Volumenüberlastung, aber auch eine Keimaszension – relativ zuverlässig – verhindert (Abb. 7.7). Unter der Infektion läßt sich eine „reduzierte Konzentrierungsfähigkeit" der Nieren beobachten. Auch dies stellt die Antwort der Niere auf die Infektion dar, indem der Spüleffekt gesteigert wird.

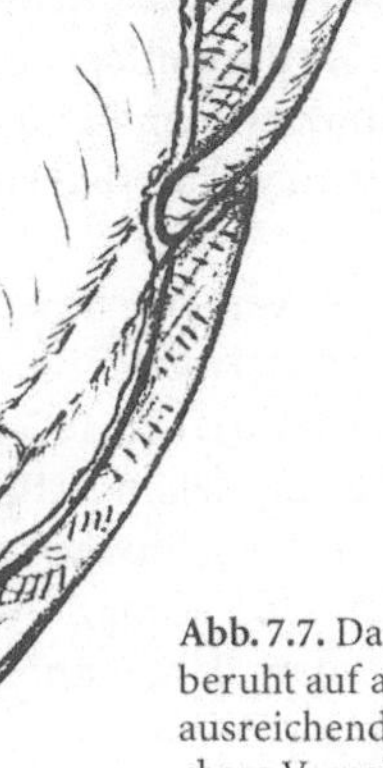

Abb. 7.7. Darstellung der Klappe zwischen oberem und unterem Harntrakt. Sie beruht auf aktiven und passiven Komponenten. Von größter Bedeutung ist der ausreichend lange submuköse Verlauf des Harnleiters in die Blase und die sichere Verankerung des Ostiums mit der Trigonummuskulatur

Ein weiterer wichtiger Schutzmechanismus liegt in den Eigenschaften des Urothels, in Kontakt getretene Bakterien vernichten zu können. Bei der Urinentleerung ist es physiologisch, daß sich periodisch von kranial nach kaudal alle Harntraktabschnitte regelmäßig entleeren und so die im Urin vorhandenen Keime in Kontakt mit dem Urothel gebracht werden.

Während Bakterien ihre Fähigkeit zur Adhäsion nutzen, um im Harntrakt persistieren zu können, nutzt der Harntrakt denselben Mechanismus, die Keime zu eliminieren. Im Rahmen der Entzündungsreaktion nimmt die Proliferation des Urothels zu, die oberflächlichen, bakterienbeladenen Zellen werden abgeschilfert und nehmen die anhaftenden Keime als Vehikel mit hinaus. Dasselbe gilt auch für Bakterien, die an Erythrozyten und Leukozyten anhaften. In gleicher Weise kann man die Blutung bei der hämorrhagischen Zystitis nicht nur als Folge, sondern auch als Antwort des Harntraktes auf die bakterielle Invasion ansehen.

Zu diesen eher mechanischen Reinigungsabläufen kommt die Abwehrleistung des humoralen und zellulären Immunsystems. Diese Abwehrmechanismen sorgen normalerweise dafür, daß eindringende Keime rascher eliminiert werden, als daß sie sich vermehren können. Weder beim Menschen noch beim Versuchstier läßt sich durch alleinige Instillation einer Suspension pathogener Keime in die Blase eine HWI auslösen. Sind die Abwehrmechanismen gestört, wird der Harntrakt entsprechend anfälliger, d. h. es können entweder nur hochspezialisierte (*E. coli*) oder aber schon weniger spezialisierte (*Serratia*) oder bei komplettem Verlust der Schutzfunktion alle Keime eindringen, die in diesem Milieu überhaupt lebensfähig sind.

7.2.3.3 Die Invasion des Harntraktes

Die Invasion erfolgt ganz überwiegend aszendierend, indem spezialisierte, harntraktpathogene Keime aus der Fäkalflora nach Besiedlung von Genitale und Meatus durch die Urethra in die Blase aufsteigen. Nur in Ausnahmefällen entsteht eine HWI auf hämatogenem Weg.

Die Keimaszension basiert auf einer ganzen Reihe von Mechanismen wie Brown-Molekularbewegung, Schmierkontamination entlang der elastisch sich verschiebenden Wände der Urethra, durch aufsteigende Besiedlung der Urethralschleimhaut und Hochspülen bei der Miktion durch Turbulenzen einer ungleichmäßig im Kaliber ausgebildeten Urethra (alle diese Mechanismen sind nachgewiesen). So finden sich bei ca. 1 Drittel aller Frauen morgens Bakterien in der Blase, die allerdings mit der 1. Miktion am Morgen wieder entleert werden. Ist die Entleerung zu selten, unvollständig (Restharn), oder besteht durch einen vesikoureteralen Reflux (VUR) ein Pendelurin, können sich die Keime im Urin schneller vermehren, als daß sie eliminiert werden.

Über 90% aller primären HWI werden durch E. coli verursacht, obwohl diese Keime nur ca. 10% der Stuhlflora ausmachen. Die Serotypisierung zeigt, daß es sich um *E. coli*-Stämme der O-Antigen-Serogruppen 01, 02, 04, 06, 07, 025, 075 handelt. Sie besitzen Fimbrien (Pili), mit denen sie auf der Oberfläche von Zellen haften und Erythrozyten agglutinieren. Diese Agglutination wird durch verschiedene Zucker gehemmt, und es konnte gezeigt werden, daß den Stämmen eine besondere Uropathogenität zukommt, die durch Mannose nicht gehemmt werden, d. h. mannoseresistent sind (MRHA) (Väisänen et al. 1981; Källenius et al. 1981).

Als Rezeptor für die Pili dienen die terminalen Glykolipidgruppen der P-Blutgruppenantigene. Über diese 2 Mechanismen gelingt es diesen Keimen, am Urothel zu haften und damit ihre Chance zur Invasion des Harntraktes deutlich zu verbessern.

Normalerweise ist aber die Schutzfunktion des Harntraktes so gut, daß HWI verhindert werden können. Liegen jedoch Störungen vor, kann eine ganze Reihe von gramnegativen und grampositiven Keimen eine HWI auslösen, und dieses Keimspektrum ändert sich mit der Rezidivhäufigkeit sehr charakteristisch (Tabelle 7.2) (Winberg et al. 1974).

Die HWI bleibt entweder auf die Blase beschränkt (Zystitis), oder sie überwindet die Barriere zum oberen Harntrakt und aszendiert zur Pyelitis bzw. Pyelonephritis. Während eine unkomplizierte Zystitis und PN ein eher geringes Risiko und eine Spontanheilung von ca. 100% aufweisen, verschlechtert sich dieser Prozentsatz gegen 0, je schwerer die Abwehrmechanismen durch komplizierende Faktoren gestört sind. Die Bakterieninvasion der Niere führt zur Entzündungsreaktion im Parenchym, eine Folge der biologischen Wirkung der Bakterientoxine (Endotoxin, K-Antigen, Hämolysine, Exotoxine) auf Nierenzellen, Gefäße und Makrophagen. Bleibt die Infektion unbehandelt über 3–5 Tage bestehen, ist die Schädigung so stark, daß Gewebe zugrundegeht, die Bildung von Kollagen induziert wird und Narben entstehen. Am häufigsten findet sich als Ursache für PN-Narben die Kombination von HWI, pyelotubulärem Reflux und intrapelviner Drucksteigerung durch VUR bei Blasenentleerungsstörungen mit intravesikaler Drucksteigerung, z.B. Urethralklappen, funktionelle oder neurogene Blasenentleerungsstörungen.

Die Klassifikation der Nierenparenchymnarben erfolgt nach Smellie in die Formen A, B, C und D (s. Abb. 7.2).

Kommt es im weiteren Krankheitsverlauf zur Niereninsuffizienz, so sind zusätzlich zum Parenchymverlust, Mechanismen der Hyperfiltration und Autoimmunphänomene verantwortlich.

Tabelle 7.2. Erregerspektrum in Abhängigkeit von Alter und Geschlecht bei Erstinfektionen und Rezidiven in %. (Nach Winberg 1974)

	Neugeborene	Mädchen bis 10. LJ	Knaben bis 1. LJ	Knaben 1. bis 10. LJ	Rezidive bis 14. LJ
E coli	75	83	85	33	47
Klebsiella	11	< 1	2	2	7
Proteus	0	3	5	33	9
Enterokokken	3	2	0	2	19
Staphylokokken	1	< 1	0	12	1
Sonstige	10	11	8	18	18

7.2.4 Pathogenese

Harntransportstörungen, welcher Art auch immer, sind die wichtigsten Ursachen aller HWI. Immunologische Mechanismen spielen eine sekundäre, aber nachweisbare Rolle. Harntransportstörungen setzen die Schutzmechanismen des Harntraktes außer Kraft oder schwächen sie signifikant, so daß Keime, die in den Harntrakt eindringen, sich schneller vermehren, als daß sie von ihm eliminiert werden (Shortliffe 1992).

7.2.4.1 Systematik der Harntransportstörungen (deszendierend aufgeführt)

Störungen im Bereich des Nierenparenchyms

- Primär dysplastisches Nierengewebe, bei Doppelnieren, refluxiven Megaureteren, zystischen Fehlbildungen des Nierenparenchyms etc.
- Pyelonephritische Narben, refluxive Papillen („compound papillae"; s. Abb. 7.3), bei denen die Sammelrohre nicht schräg, sondern rechtwinklig münden (Theorie). Dadurch entsteht bei erhöhtem Druck im Pyelon ein Reflux durch die Sammelrohre bis in die Nierenrinde hinein.

Ein erhöhtes Infektionsrisiko stellen diese Parenchymveränderungen aber nur in Kombination mit einer im Abflußgebiet tiefer liegenden Obstruktion dar.

Störungen im Bereich des oberen Harntraktes

- Ureterabgangsstenose, intrinsisch, extrinsisch bei kreuzendem Gefäß oder Briden (Abb. 7.8),
- Ureteralklappen, fetale Harnleiterschlängelung, Jo-Jo-Reflux bei Ureter fissus und primären Megaureteren,
- Steine und Tumore, bei Kindern allerdings relativ selten.

Störungen der vesikoureteralen Verbindung

- Der vesikoureterorenale Reflux (VUR, s. Abb. 7.5), wichtigster Faktor in der Pathogenese von HWI, vor allem in Kombination mit Blasenentleerungsstörungen, die zu einer Erhöhung der Blasendrücke führen.
- Primär obstruktive Megaureteren,
- Doppelnieren mit ektoper Ureterozele oder ektoper Harnleitermündung.

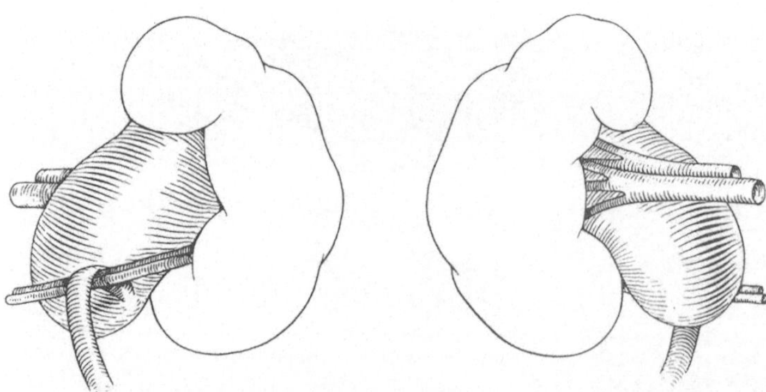

Abb. 7.8. Prototypen der Ureterabgangsstenose durch kreuzende Gefäße oder eine intrinsische Enge

 H.Bachmann und M.Westenfelder

Störungen der Blasenfunktionen: Speicherung und Entleerung

- Funktionelle Blasenentleerungsstörungen (FBES), große inhomogene und häufig unbeachtete Gruppe von Kindern mit Störungen der Blasenentleerung durch
1. verzögerte Reifung der Miktionsreflexe, z. B. Detrusor-Sphinkter-Dyskoordination,
2. habitueller oder
3. psychogener Fehlsteuerung der Blasenentleerung,
   - neurogene Blasenentleerungsstörungen (NBES), z. B. bei MMC, „tethered cord", Encephalitis, etc.,
   - Urethralklappen, Urethraldivertikel beim Knaben,
   - echte Meatusstenose des Mädchens, embryologisch das Äquivalent zur Urethralklappe,
   - Megazystis-Megaureter-Syndrom, Prune-Belly-Syndrom,
   - große Blasendivertikel,
   - Urethra- und Meatusstrikturen bzw. Stenosen, welcher Ursache auch immer.

Die Bedeutung dieser Harntransportstörungen nimmt naturgemäß von kaudal nach kranial zu, da sie die Keimaszension erleichtern. Ferner sind Störungen, die das Druckniveau erhöhen, schwerwiegender, insbesondere bei Auswirkung auf das Nierenbeckenkelchsystem (NBKS), als solche, die lediglich die Durchströmungsgeschwindigkeit verlangsamen.

Externe Störfaktoren der Miktion

Phimose, Labiensynechie und urethrovaginaler Reflux mit rezidivierender Vulvovaginitis sind häufige Ursachen aszendierender Infektionen bei zusätzlich vorhandenen Harntransportstörungen.

7.2.5 Diagnostische Besonderheiten bei Kindern

Die Uringewinnung, -untersuchung und -beurteilung bei Kindern können Schwierigkeiten bereiten.

7.2.5.1 Uringewinnung

Der als *Mittelstrahlurin (MSU)* gewonnene Urin ist für die Diagnostik in der Praxis unübertroffen, wenn er richtig abgenommen und frisch verarbeitet wird. Voraussetzungen dafür sind allerdings eine volle Blase, ein einigermaßen sauberes Genitale, ein kräftiger Harnstrahl und eine Person, die den Urin geschickt auffängt. Bei älteren Kindern, aber auch bei Neugeborenen und Säuglingen, kann dies völlig problemlos sein. Bei 1- bis 3jährigen, bei Exsikkierten oder bei Schwerkranken und bei Patienten mit extremer Pollakisurie kann der Wunsch nach einem MSU völlig illusorisch sein, auch wenn die Kinder älter und guten Willens sind. Unter Umständen ist es viel realistischer, sich mit einem (wenn auch viel gescholtenen) *Beutelurin* zu begnügen. Seine Auswertung und Interpretation ist zuverlässiger, wenn das Genitale gereinigt und der Urin ohne Verzögerung untersucht wird.

Die *Katheterurinabnahme* verbietet sich im Regelfall bei einem Kind (außer in Kombination mit einem MCU), ebenso wie die Uringewinnung durch suprapubische

Punktion. Beide Abnahmetechniken werden aus theoretischen Gründen heraus empfohlen, da bei ihnen das Risiko, eine Kontamination als HWI fehlzuinterpretieren, sehr viel geringer ist als beim MSU oder beim Beutelurin. Für die klinische Praxis ist diese Empfehlung aber realitätsfremd. Beide Abnahmetechniken sind beim (kranken!) Kind meist nur unter Gewaltanwendung möglich. Dies erschwert später die atraumatische Durchführung eines MCU und verursacht nicht selten eine Kontamination des Katheterurins bei ungekonnter Abnahme (z. B. Abgleiten des Katheters), die dann ebenfalls mit dem Risiko der Fehlinterpretation behaftet ist.

Das gleiche gilt für den durch *suprapubische Punktion* der Blase gewonnenen Urin. Diese Abnahmetechnik wird in Deutschland nur von sehr wenigen erfahrenen Ärzten praktiziert. Dafür spricht die Tatsache, daß die Anweisungen zur Abnahmetechnik in der Literatur häufig falsch sind, weil sie unüberlegt von den Erwachsenen auf die Kinder übertragen wurden.

MSU und Beutelurin sind aussagekräftig, was das Vorliegen einer schweren, klinisch relevanten HWI angeht, wenn

- das Genitale gereinigt und die Blase voll ist,
- der Urin sofort verarbeitet wird und
- das Kulturergebnis unter Berücksichtigung der Stixbefunde und des Befundes des unmittelbar mit dem Phasenkontrastmikroskop untersuchten Nativurins bewertet wird.

Im Zweifelsfall schadet eine antimikrobielle Therapie bei einem schwerkranken Kind weniger als die unsachgemäße Katheterisierung eines Knaben oder die Punktion eines überblähten Darmes. Geht es aber z. B. um abschließende Therapiekontrollen nach operativer Sanierung eines Harntraktes und vor Beendigung der LP, so kann im Zweifelsfall ein Katheterurin oder ein suprapubischer Punktionsurin zur Beurteilung hilfreich sein.

7.2.5.2 Phasenkontrastmikroskopische Untersuchung des Nativurins

Die Phasenkontrastmikroskopie ist die ideale Ergänzung zur Bakteriologie und zur Stixuntersuchung. Verunreinigungen werden sofort erkannt, ebenso wie die Dichte der Keimbesiedlung, die Art der Keime (Stäbchen, Kokken), das Vorkommen von Epithelien, Leukozyten, Leukozytenzylindern oder sonstigen Zylindern, Kristallen und Erythrozyten. Bei entsprechender Erfahrung ist es kaum möglich, eine schwere HWI fehlzuinterpretieren.

7.2.5.3 Sonographie

Neben klinischer Untersuchung und Urindiagnostik kommt der Sonographie die größte Aussagekraft zu. Sie liefert unverzögert Hinweise darauf, ob komplizierende Faktoren vorliegen, vorausgesetzt, ein leistungsfähiges Gerät, Erfahrung und 5 min Untersuchungszeit sind vorhanden. Zu erkennen sind die Nierenmorphologie, das Echomuster von Mark und Rinde, die Morphologie des Nierenbeckenkelchsystems, ein sichtbarer, d. h. ektatischer Harnleiter, Doppelnieren, Megaureteren, eine Hufeisenniere, Steine etc. Weitere Kriterien sind Blasenmorphologie, Füllungsgrad und Wandstärke der Blase, die Konfiguration des Blasenhalses, Sludge, Steine, Fremdkörper, ein retrovesikaler oder ektoper Harnleiter oder eine Ureterozele. Das Einbeziehen dieser Befunde in die Klinik macht das Infektionsrisiko beim Kind kalkulierbar.

 | H. Bachmann und M. Westenfelder

7.2.5.4 Labordiagnostik

Die Kontrolle einiger Laborparameter bei schwerer PN mit Fieber ist obligat:

- Blutbild mit Beachtung der Thrombozyten, Abfall bei Sepsis!
- CRP: interessant in der Verlaufskontrolle,
- Kreatinin, Elektrolyte und Astrup zur Beurteilung der Niereninsuffizienz,
- Blutkulturen bei septischen Temperaturen.

7.2.5.5 Röntgendiagnostik

Sie liefert weiterhin die aussagekräftigsten Informationen über Funktion und Morphologie des Harntraktes; die Notwendigkeit der Kostenreduktion macht sie aktueller denn je. Nach Infektsanierung, d. h. wenn die klinische Situation beherrscht und das Kind fieberfrei ist, wird bei sonographisch unauffälligem oberem Harntrakt nur ein Miktionszystourethrogramm (MCU), sonst ein Ausscheidungsurogramm (AUG) *und* ein MCU erforderlich werden. Ein MCU darf bei Kindern nur dann durchgeführt werden, wenn ein Gerät mit Durchleuchtung und moderner Technik zur Verfügung steht, das die Strahlenbelastung in Kombination mit einer Kurzbeleuchtungstechnik maximal reduziert. Der sonographische VUR-Nachweis ist unsicher und eher experimentell, ein Isotopen-MCU sehr empfindlich, aber ohne morphologische Aussage und höchstens zur Verlaufskontrolle geeignet.

Sind im MCU kein VUR oder sonstige Anomalien sichtbar und die Nierensonographie sicher normal, erübrigt sich ein AUG. Findet sich aber ein VUR und/oder ist der Nierenbefund auffällig, sollte ein AUG nach Entfieberung durchgeführt werden. Damit lassen sich die Folgen der HWI abschätzen, und für die weitere Beobachtung steht ein Ausgangsbefund zur Verfügung.

7.2.5.6 Isotopennephrographie

Die Methode ist bei schwerer Obstruktion und bei Einschränkung der Nierenfunktion indiziert. Die Interpretation der Befunde kann allerdings schwierig sein, z. B. bei Säuglingen, bei vergessenem Katheter und voller Blase, die eine Obstruktion vorspiegeln, bei stark eingeschränkter Nierenfunktion oder bei sehr unruhigen Kindern.

Unter Beachtung der möglichen Artefakte ist die Isotopendiagnostik aber außerordentlich wertvoll und z. B. beim Entdecken fokaler PN-Narben ungleich sensibler als das AUG.

7.2.5.7 Urodynamik

Urodynamische Untersuchungen sind in der Abklärung, z. B. bei neurogenen Blasenentleerungsstörungen (NBES), unverzichtbar. Blasendruck- und Harnflußmessungen mit Restharnbestimmungen liefern Hinweise auf die Art der Störung.

Bei FBES reicht fast immer eine aussagekräftige Uroflow- und Restharnkontrolle. Ausnahmen bestätigen allerdings die Regel!

7.2.5.8 Kontrolle der Therapiecompliance

Immer wieder wird bei erfolgloser aber testentsprechender antimikrobieller Therapie oder bei Durchbruchinfektionen unter der Langzeitprophylaxe der Verdacht auf eine mangelhafte Medikamenteneinnahme aufkommen. Um diese zu kontrollieren, läßt sich mit Bacterium subtilis beladenen Teststäbchen die antimikrobielle Aktivität im Urin nachweisen (z. B. Micur-Test).

7.2.6 Risikogruppen

Beim Abschätzen des HWI-Risikos ist es hilfreich, die Patientengruppen zu kennen, für die jede primäre HWI und jedes Rezidiv ein bedrohliches Risiko darstellt.

Im folgenden werden solche kinderurologischen Krankheitsbilder beschrieben, die mit dem hohen Risiko einer PN und – unbehandelt – der daraus folgenden Nierenparenchymschädigung bis hin zur Niereninsuffizienz verbunden sind. Sie zeichnen sich durch signifikante Harntransportstörungen in Kombination mit kongenitaler Dysplasie von Niere und Harntrakt aus. Besonders hoch ist dabei das Risiko unmittelbar nach der Geburt gegenüber der 1. Keiminvasion.

7.2.6.1 Neugeborene und Säuglinge

Urethralklappen beim Knaben
Urethralklappen entstehen sehr früh in der Embryonalentwicklung und behindern daher die Blasenentleerung ab dem Zeitpunkt der 1. Urinproduktion. Da zu diesem Zeitpunkt die Differenzierung des Nierenparenchyms und des Harntraktes noch in vollem Gang ist, kommt es druck- und rückstaubedingt, graduell verschieden zur primär dysplastischen Nierenschädigung, Blasen- und Blasenhalshypertrophie, evtl. zum sekundären VUR und zur Erweiterung des oberen Harntraktes. Knaben mit Urethralklappen sind postnatal extrem infektanfällig, und die Infektion hat fast immer eine schwere zusätzliche Schädigung des Harntraktes und der Nieren zur Folge. Liegt sonographisch schon pränatal ein solcher Verdacht vor, empfiehlt es sich, die Geburt in ein Zentrum zu verlegen, das sich unmittelbar um das Neugeborene kümmern kann: durch antimikrobielle Prophylaxe, suprapubische Blasenpunktion oder sofortige Klappenresektion und Kathetereinlage. Nephrostomien und Ureterokutaneostomien zeigen vergleichsweise schlechtere Langzeitergebnisse (Smith et al. 1996; Coplen 1997). Eine vorzeitige Entbindung, um früher eingreifen zu können, hat sich als nicht hilfreich erwiesen und wird heute von Kinderurologen abgelehnt.

Bilaterale hochgradige Ureterabgangsstenosen mit Niereninsuffizienz
Kinder mit diesem Krankheitsbild stellen eine ähnliche Hochrisikogruppe dar. Schon eine HWI, die immer eine hochfieberhafte PN sein wird, kann alle Wachstumsreserven der Nieren komplett aufbrauchen.
Empfehlung: Bilaterale perkutane Nephrostomie unter antimikrobiellem Schutz und operative Korrektur, sobald sich die Nieren stabilisiert haben. Ein längeres Zuwarten läßt das Risiko durch infizierte, verstopfte oder dislozierte Nephrostomiekatheter erneut anwachsen.

Megazystis-Megaureter-Syndrom, refluxive Megaureteren, Prune-Belly-Syndrom
Bei diesen Kindern, meist Knaben, besteht nicht nur eine hochgradige Harntransportstörung, sondern zusätzlich eine primäre Dysplasie des Nierengewebes, das wie bei den Urethralklappen sehr infektanfällig ist. Zusätzlich ist die Qualität der Harnleiter infolge einer fetalen Differenzierungsstörung schlecht, so daß die Operationsergebnisse nach Harnleitermodellage und Antirefluxplastik sehr häufig nicht befriedigen.
Empfehlung: Extreme Zurückhaltung bei operativen Maßnahmen, außer bei großer

Erfahrung, möglichst keine Ureterokutaneostomien; Langzeitprophylaxe unmittelbar nach der Geburt beginnen.

Neurogene Blasenentleerungsstörungen mit Beckenbodenspastik, Detrusorspastik mit und ohne VUR

Fast ausschließlich wird es sich um Kinder mit Myelomeningozele handeln, bei denen es nach Zelenverschluß zu einer spastischen Lähmung des Beckenbodens kommt. *Empfehlung:* Initiale Langzeitprophylaxe, intermittierende Katheterisierung der Blase bei Mädchen oder temporäre Vesikostomie, pharmakologische Senkung des Blasendruckes mit Alpharezeptorenblockern.

7.2.6.2 Säuglinge und Kleinkinder

Vesikoureterorenaler Reflux mit infravesikaler Obstruktion

Der vesikoureterorenale Reflux (VUR) verhindert die physiologische Trennung des obligaten Niederdrucksystems im oberen Harntrakt vom potentiellen Hochdrucksystem des unteren Harntraktes, d. h. die Blasendrücke können ungedämpft auf das Nierenbecken und damit auf das Nierenparenchym übertragen werden. Zusätzlich kommt es nicht nur zu einer Druck , sondern auch zu einer Volumenüberlastung mit Pendelurin und der unmittelbaren Aszension von Keimen aus der Blase in das Nierenbecken. Am ungünstigsten ist die Situation bei hohen intravesikalen Druckverhältnissen und sekundärem VUR, z. B. Urethralklappen, NBES und Urethrastriktur.

Beginnt das Kind mit dem Versuch der willkürlichen Blasenkontrolle, kann es beim Versuch des Einhaltens bei gleichzeitigem Harndrang zu extremen intravesikalen Drücken und daraus resultierenden funktionellen Blasenentleerungsstörungen (FBES) kommen, die in Kombination mit einem VUR zu HWI, PN und rezidivierenden HWI bis hin zur schweren pyelonephritischen Parenchymdestruktion führen können. Da auch durch den Reiz der infizierten Blase solche Störungen ausgelöst werden, muß auch davon ausgegangen werden, daß bei VUR auch ohne sonst nachweisbare FBES ein erhöhtes Risiko besteht. Am risikoreichsten für das Nierenparenchym ist die Kombination *VUR, pyelorenaler Reflux und unphysiologisch hohe Blasendrücke* (Koff 1992).

Therapieempfehlung wie bei VUR.

Proteusinfektion und Infektionssteinbildung

Eine primäre HWI mit Proteusspezies ist ungewöhnlich und weist auf eine Harntransportstörung hin. Durch die Fähigkeit der Keime, mit ihrer Urease Harnstoff in Ammoniak und Bikarbonat zu spalten, wird der Urin extrem alkalisch, reizt chemisch das Gewebe, welches Matrix ausschwitzt, in das sich entsprechend dem überschrittenen Löslichkeitsprodukt Magnesium-, Ammonium- und Phosphationen als Struvitstein einlagern. Am häufigsten entstehen diese Infektsteine bei 1- bis 2jährigen Knaben mit Phimose und ektatischer Harntransportstörung durch die Primärinfektion mit Proteus mirabilis, der aufgrund seiner Geißeln mobiler und schneller in den Harntrakt bei Transportstörungen eindringen kann als andere Keime. Dagegen werden sonst primäre HWI am häufigsten bei 1- bis 3jährigen Mädchen mit VUR und/ oder FBES durch E. coli hervorgerufen.

Der Entstehungsmechanismus der Infektionssteine erklärt ihre Ausgußform, die dem Hohlsystem entspricht. Die infektiologische Besonderheit liegt darin, daß die

Keime im Inneren des Steins persistieren, und dies auch nach testentsprechender antimikrobieller Therapie, und daß es dabei immer wieder zum „Rezidiv" kommt, solange der Stein persistiert. Die weitere Besonderheit der Infektionssteine liegt darin, daß sie nach operativer Beseitigung, einschließlich der Korrektur des Harntraktes, praktisch nicht rezidivieren.

7.2.6.3 Kinder und Jugendliche

Ab dem 4. Lebensjahr werden eine ganze Reihe von Zuständen durch immer wieder auftretende Infektionen und Komplikationen zu einer progressiven Zerstörung des Nierenparenchyms führen. Dazu gehören alle schweren und insuffizient kinderurologisch therapierten Harntransportstörungen, ob NBES, VUR, Megaureteren oder Ureterabgangsstenosen etc. Dazu kommen einige Zustände wie rHWI bei unerkannt gebliebenen Doppelnieren mit stummem oberen Segment und ektop mündendem Harnleiter bzw. ektoper Ureterozele, Urethraldivertikel, aber auch zu spät diagnostizierten Urethralklappen. Eine weitere Risikogruppe sind Kinder mit Komplikationen von seiten ihrer Harnableitung, z. B. nach Blasenekstrophie oder bei NBES in Folge von Myelomeningozele, "tethered cord" oder sonstiger Probleme des Rückenmarkes.

Abschließend erwähnt sei das seltene und wenig bekannte *Hinnman-Syndrom*, auch als *okkulte neurogene Blase* apostrophiert, das meist bei Mädchen (über Verlustängste) psychogen ausgelöste, hochgradige Blasenentleerungsstörungen bis hin zum Harnverhalt und schwersten rezidivierenden HWI verursacht (Bauer 1992). Der Mechanismus besteht darin, daß diese Kinder ihren Beckenboden nicht mehr relaxieren und ständig angespannt haben mit den gleichen Folgen wie eine spastische NBES. Unerkannt werden solche Kinder nicht selten aufwendigen Prozeduren bis hin zur Harnableitung unterzogen. Ist die Diagnose verifiziert, wird eine Psychotherapie erforderlich kombiniert mit Maßnahmen, die eine Blasenentleerung bis zur Lösung des Problems gewährleisten.

7.2.7 Antimikrobielle Therapie

Die antimikrobielle Therapie kinderurologischer Fälle berücksichtigt sowohl das erhöhte Risiko der PN bei Harntransportstörungen als auch die negative Auswirkung einer über 3–5 Tage unbehandelten PN (Narbenbildung). Rasches, kalkuliertes Handeln ist gefordert. Bei eindeutiger Klinik ist es obsolet, das Ergebnis der Urinkultur abzuwarten und erst dann „testentsprechend" zu therapieren.

Urinkontrollen zur Verlaufsbeobachtung sind essentiell; sie erfolgen vor Therapiebeginn, am 3. Tag der Therapie, nach Therapieende und unter der LP, ohne diese zu unterbrechen.

7.2.7.1 Parenterale Therapie

Die parenterale Therapie empfiehlt sich immer dann, wenn aufgrund der klinischen Symptomatik eine orale Therapie unmöglich ist (Nahrungsverweigerung, Erbrechen), aber auch bei Neugeborenen und Säuglingen bis zum 6. Lebensmonat. Der Vorteil besteht darin, daß neben dem Antibiotikum je nach Bedarf auch Flüssigkeit, Kalorien, Elektrolyte und Bikarbonat zugeführt werden können. Sobald es die klinische Situation erlaubt und die bakteriologische Austestung vorliegt, wird die Therapie oral fortgesetzt. Dabei ist der Wechsel des Antibiotikums unproblematisch. Die Therapiedauer richtet sich nach der Klinik und Grundkrankheit und wird bei einer PN im Durchschnitt 7– 12 Tage betragen. Besteht der Verdacht auf komplizierende Faktoren, muß bis zur definitiven Abklärung und Therapie die antimikrobielle Therapie in eine Langzeitprophylaxe (LP) übergeführt werden.

7.2.7.2 Kaskade der antimikrobiellen Therapie komplizierter HWI

1. Therapiebeginn, parenteral, „blind, aber kalkuliert"
2. Falls erforderlich, Anpassung entsprechend der bakteriologischen Austestung
3. Übergang auf die orale Therapie, sobald klinisch möglich
4. Fortsetzen der Therapie als LP bis zur definitiven Lösung des Problems

Bei Primärinfektion kann fast immer von sensiblen *E. coli*-Keimen ausgegangen werden, solange die Infektion nicht im Krankenhaus erworben wurde oder nach Katheterisierung oder Instrumentierung in der Praxis entstand.

Geeignet bei Neugeborenen und Säuglingen bis zum 6. Lebensmonat sind:

- Cephalosporine der 2. und 3. Generation, die überwiegend renal ausgeschieden werden (z. B. Cefotiam, Cefotaxim, Ceftazidim) als Monotherapie
- Acylureidopenicilline (z. B. Piperacillin, Mezlocillin) als Monotherapie
- Bei nosokomialen Infektionen Acylureidopenicilline in Kombination mit einem β-Laktamase-Inhibitor
- Ampicillin, kombiniert mit Aminoglycosid

Ab dem 7. Lebensmonat sind zur primären parenteralen Therapie geeignet:

- Ampicillin
- Co Trimoxazol
- Cephalosporine der 2. Generation (Cephotiam)
- Bei Rezidiven und nosokomialen Infektionen Piperacillin, allein oder in Kombination mit einem Aminoglycosid, tgl. 2–3 mg/kg als einmalige Kurzinfusion über 30–60 min

Nach heutiger Vorstellung ist auch bei Kindern die parenterale Verabreichung von Antibiotika 2mal tgl. bei fast allen Substanzen ebenso wirksam wie die Verabreichung 3mal tgl. Bei Aminoglycosiden und Cephtriaxon ist die Einmalgabe ausreichend (Tabelle 7.3).

Bei der Verabreichung von *Cephtriaxon* ist auf das Einhalten einer exakten Dosierung zu achten. Es wurde mehrfach beobachtet, daß bei überhöhter Dosierung, in Kombinationstherapie mit anderen Antibiotika und bei exsikkierten fiebernden Kinder, ein Cephtriaxon-Steinsludge nicht nur in der Gallenblase, sondern auch im Nierenbeckenkelchsystem und in den Harnleitern auftrat. Diese unlöslichen Cephtriaxon-Kalziumkomplexe verursachen dabei durch bilaterale Verlegung der Harnleiter eine postrenale Anurie (Karliczek et al. 1996).

Tabelle 7.3. Geeignete Substanzen zur parenteralen und oralen Therapie von HWI bei Kindern

Name	Handelsname	Oral	Parenteral	Dosen	Einzeldosis (mg/kg KG)	Tagesdosis (mg/kg KG)
Ampicillin	Binotal	+	–	3	20–50	60–150
–	–	+	–	3	50–100	150–300
Amoxicillin	Amoxypen	+	–	3	50	150
Sulbactam/Ampicillin	Unacid	+	+	3	15–45	45–135
Cefotiam	Spizef	–	+	2–3	50	100–150
Cefotamim	Claforan	–	+	2	100–200	200–400
Ceftazidim	Fortum	–	+	2	30–100	60–200
Piperacillin*	Pipril	–	+	2–3	30–60	60–120
Mezlocillin	Baypen	–	+	2–3	100	200–300
Co-Trimoxazol	Bactrim	+	+	2	2–4	4–8 Trimethoprim
Co-Tetroxoprim	Sterinor	+	–	2	2–4	4–8 Tetroxoprim
Trimethoprim	Trimono	+	–	2	3	6
Cefixim	Cephoral	+	–	1–2	4–8	8
Cefuroxim-Axetil	Elobact, Zinnat	+	–	2	10	20–30
Cefaclor	Panoral	+	–	3	50	150
Ab 1. LJ geeignet: Nitrofurantoin	Furadantin	+	–	3	1	3

* Wirksamkeit wie Cefotiam, aber 10mal stärker gegen Pseudomonaden; Cephalosporine bei schwerer Infektion mit Aminoglycosid kombinieren

7.2.7.3 Perioperative Antibiotikaprophylaxe in der Kinderurologie

Die Indikation hierfür ist selten, aber bei folgenden Eingriffen indiziert:
- Harnableitung unter Verwendung von Darm
- Korrekturoperationen am Harntrakt bei nicht sicher auszuschließender Infektion
- Sanierung von Infektionssteinen
- Aufwendige plastisch-rekonstruktive Operationen wie Verschluß einer Blasenekstrophie, aufwendige Korrektur einer Epispadie oder Hypospadie

7.2.7.4 Orale antimikrobielle Therapie

Besteht keine Notwendigkeit zur Infusionstherapie, ist das Kind klinisch stabil und in der Lage zur Nahrungsaufnahme, empfiehlt sich die orale Therapie (s. Tabelle 7.3). Geeignet sind:
- Amoxicillin
- Ampicillin/Sulbactam
- Oralcephalosporine

- Co-Trimoxazol
- Co-Tetroxazim
- Nitrofuradantin, *cave* Nebenwirkungen!

Gyrasehemmer sind bei Kindern wegen der theoretisch möglichen Nebenwirkungen auf den wachsenden Knorpel nicht zugelassen. Bei über 1500 dokumentierten Fällen, ganz überwiegend mit Ciprofloxacin, sind aber bisher keine entsprechenden Nebenwirkungen beobachtet worden (Deutsche Gesellschaft für Urologie 1995). Es muß daher abgewogen werden, ob evtl. Ciprofloxacin für die orale Therapie von Pseudomonasinfektionen oder hochresistenten Keimen bei asymptomatischen Rezidiven von HWI oral eingesetzt werden, um dadurch einen stationären Krankenhausaufenthalt zu vermeiden. Möglich ist dies nur nach Aufklärung der Eltern und schriftlicher Einverständniserklärung. Beruhigend ist dabei die Tatsache, daß in der gesamten Zeit der Therapie mit Nalidixinsäure (Nogram) nie entsprechende Nebenwirkungen beobachtet wurden.

7.2.8 Antimikrobielle Langzeitprophylaxe bei Kindern

Harnwegsinfektionen entstehen ganz überwiegend durch Aszension der Keime durch die Harnröhre in die Blase und dies während der Nachtperiode, in der die Harnröhre nicht durchspült wird. Tagsüber reicht meist der normale Reinigungseffekt der Blasenentleerung aus, um eine Aszension zu verhindern. Gelangen die Bakterien nachts in die Blase in einen antibiotikahaltigen Urin, so wird ihre Vermehrung so stark beeinträchtigt, daß sie keine Entzündungsreaktion auslösen und am Morgen mit der 1. Blasenentleerung wieder eliminiert werden. Es hat sich gezeigt, daß es ausreicht, wenn hierfür relativ geringe Dosen verwendet werden, so daß die üblichen Nebenwirkungen einer verlängerten antimikrobiellen Therapie nicht oder nur selten auftreten.

Dieses Prinzip der antimikrobiellen Langzeitprophylaxe (LP) hat sich auch bei Kindern bewährt. Durch die regelmäßige Gabe einer geringen Dosis (1/3–1/4–1/6 der normalen therapeutischen Dosis) nach der letzten Blasenentleerung zur Bettzeit entstehen im Urin ausreichend hohe Spiegel. Ein solcher Schutz durch die LP läßt sich über Monate bis Jahre, z. B. bei der konservativen Therapie des VUR, aufrechterhalten. Allerdings müssen hierfür eine ganze Reihe von Voraussetzungen erfüllt sein, die im folgenden erläutert werden:

1. Die Harntransportstörung darf nicht so schwerwiegend sein, daß die Wirksamkeit der LP „überfordert" ist, z. B. dadurch, daß die tagsüber eindringenden Keime wegen Restharns nie eliminiert werden. Die unter der LP auftretenden Infektionen werden als „Durchbruchinfektionen" bezeichnet und sind ein Zeichen dafür, daß bei Harntraktanomalien eine operative Korrektur erforderlich sein wird, z. B. eine Antireflux- oder Ureterabgangsplastik etc.
2. Die Medikamente dürfen keine rasche Resistenzentwicklung induzieren, d. h. Penizilline sind ungeeignet, und auch Trimethoprim als Monosubstanz ist weniger geeignet als die Kombination oder Nitrofurantoin (Tauchnitz 1997). Co-trimoxazol hat den zusätzlichen Vorteil, auch im Vaginalsekret zu erscheinen.
3. Arzt, Eltern und Patienten müssen das Prinzip der LP verstehen. Es werden sonst unüberlegt Fehler bei der Medikamentenauswahl, -dosierung und -einnahme gemacht. Die Anweisung zum Zeitpunkt der Medikamenteneinnahme lautet: *„Zähne putzen, Wasser lassen, Medikament einnehmen, schlafen!"*

4. Das Kind muß das Medikament vertragen (häufigstes Problem bei Nitrofurantoin) und auch wirklich schlucken. Eine durch Kontrolle der antimikrobiellen Aktivität im Urin der Kinder unter LP nachgewiesene Tatsache ist, daß nur ca. 1/3 aller Patienten das Medikament regelmäßig, die anderen es aber nie oder nur unregelmäßig einnehmen. Im Zweifelsfall läßt sich die antimikrobielle Aktivität im Urin durch den Mikur-Teststreifen nachweisen. Ein guter Geschmack wie bei Co-tetroxazin oder den Oralcephalosporinen ist für die Medikamenteneinnahme hilfreich.

Die häufigsten Fehler bei der Durchführung der LP sind:

- Verwechseln mit einer Langzeittherapie, die sicher obsolet ist,
- Überdosierung meist mit der 1/2 Tagesdosis,
- falscher Zeitpunkt der Medikation, d. h. irgendwann am Tag, aber nicht als letztes vor dem Schlafengehen.

Als geeignete Substanzen haben sich bei Kindern bewährt (Tabelle 7.4):

1. Co-Trimoxazol, 1/4 der normalen Tagesdosis als Saft,
2. Co-Tetroxazin, 1/4 der Tagesdosis als Tropfen,
3. Trimethoprim, 1/4 der Tagesdosis als Saft bzw. als 20 mg Tablette.

Diese Substanzen sind gut verträglich, die Resistenzentwicklung bei den Kombinationen geringer als bei Trimethoprim allein.

4. Nitrofurantoin, 1/3–1/6 der Tagesdosis als Tropfen oder Tabletten, oft schlecht vertragen, aber wegen der mangelnden Resistenzentwicklung sehr gut geeignet.
5. Oralcephalosporine, vor allem bei Neugeborenen und Säuglingen, 1/4 der Tagesdosis; häufigstes Problem: Durchfall und Soor genitalis.

7.2.9 Kausale Therapie kinderurologischer Erkrankungen, die zu HWI führen

7.2.9.1 Anomalien

Unser heutiges Verständnis der Harntransportstörungen orientiert sich an pathophysiologischen Mechanismen und nicht an im Röntgenbild erweiterten Ab-

Tabelle 7.4. Zur antimikrobiellen Langzeitprophylaxe (LP) geeignete Substanzen: orale Einmalgabe zur Bettzeit nach der letzten Miktion, 1/4–1/6 der Tagesdosis

		mg/kg KG
Co-Trimoxazol	Bactrim	1
Co-Tetroxoprim	Sterinor	1
Trimethoprim	Trimono	1
Nitrofurantoin	Furadantin	1–0,5
Cefixim	Cephoral	2
Cefaclor	Panoral	50

schnitten des Harntraktes. Ein weites Nierenbeckenkelchsystem (NBKS) und/oder ein weiter Harnleiter sind nicht automatisch mit einer korrekturbedürftigen Anomalie gleichzusetzen. Dies trifft vor allem für die inzidentiell perinatal entdeckten ektatischen NBKS und Harnleiter zu. Ein Großteil aller ektatischen Systeme bildet sich im Laufe des 1. Lebensjahres spontan zurück, führt nicht zu HWI, muß nicht korrigiert werden und bedarf wahrscheinlich auch keiner LP. Das Problem liegt heute darin, daß es keine zuverlässigen diagnostischen Untersuchungstechniken gibt (ING, Druckmessung, Mikroglobulinausscheidung etc.), die eine echte Obstruktion im frühen Alter von einer nichtobstruktiven Ektasie unterscheiden. Wir sind daher zum Schutz der Nieren durch eine LP und zur Verlaufsbeobachtung gezwungen.

Kommt es zur Durchbruchinfektion, zu Schmerzen, zur Verschlechterung der Nierenfunktion und zur kompensatorischen Hypertrophie der kontralateralen Seite, so bedeutet dies, daß die betroffene Niere gefährdet ist und eine Indikation zur Korrekturoperation besteht. Bei der hohen Komplikationsrate, die komplexe Korrekturen im Neugeborenen- und im frühen Säuglingsalter aufweisen, muß das Risiko der Frühoperation dem Risiko der verzögerten Operation gegenübergestellt werden. Meist wird sich die Operation mit Hilfe der LP verzögert durchführen lassen. Dabei erhebt sich die Frage, ob ein gestautes System temporär abgeleitet werden soll oder muß, z. B. durch perkutane Punktion oder durch Ureterokutaneostomie. Hier gelten ähnliche Kriterien wie für die Operation, zeigt es sich doch, daß mit wenigen Ausnahmen (akute uni-/bilaterale Obstruktion) das Komplikationspotential des Eingriffs höher liegt als das Risiko der Anomalie. In jedem Falle obsolet ist heute die pränatale Intervention, ebenso wie das vorzeitige Einleiten einer Geburt, um „drohenden" Schaden zu „verhindern".

Ist die operative Korrektur angezeigt, dann ist es für die Kinder sinnvoll, das Problem in 1 operativen Sitzung so sicher und umfassend wie möglich zu beseitigen. Weder für die Kinder noch für den Harntrakt sind vorläufige Teilkorrekturen sinnvoll. Es sollten also keine „später" zu korrigierenden Anomaliekomponenten als Restrisiko belassen werden. Ziel der operativen Sanierung ist es, das Kind „gesund zu machen", so daß in absehbarer Zeit keine weitere Diagnostik und Therapie mehr notwendig werden wird, d. h. z. B. die einzeitige Korrektur bilateraler Reflluxe etc.

Bis zum definitiven Nachweis, daß die Anomalie erfolgreich korrigiert wurde, 6 Monate nach der Therapie, wird die LP ohne Pause beibehalten.

Therapieempfehlung bei VUR

Bei einer bestehenden HWI wird antimikrobiell saniert, dann ohne Therapiepause auf eine LP übergegangen. Kommen zusätzliche funktionelle Blasenentleerungsstörungen (FBES) vor, so werden diese mitbehandelt. Die LP wird so lange ohne Unterbrechung beibehalten, bis der VUR beseitigt ist, entweder durch spontane Maturation oder aber durch eine Antirefluxplastik. Nach aktuellem Wissensstand und den 10-Jahresergebnissen der Internationalen Refluxstudie ergeben sich für das Vorgehen beim VUR, alters- und schweregradabhängig, folgende Empfehlungen (Tabelle 7.5–7.7) (Olbing 1992):

1. Lebensjahr, VUR-Grade 1–4. LP, kommt es zur Durchbruchinfektion: Zystoskopie zur Beurteilung der Ostienkonfiguration und damit der Chance der Spontanheilung. Falls diese zu gering ist, sollte die Antirefluxoperation erfolgen. *VUR-Grad 5:* Zystoskopie und Operation ab dem 4.–6. Lebensmonat. Bei einer früheren Operation ist das Risiko zu hoch.

Tabelle 7.5. Aktuelles Therapiekonzept des primären VUR unter Berücksichtigung der Ergebnisse der Internationalen Refluxstudie

Alter	Langzeitprophylaxe	Zystoskopie	Operation
1. LJ	Grad 1–4	Grad 5	Grad 5
–	Durchbruch-HWI	–	–
2. LJ	Grad 1–3	Grad 4–5	Grad 4–5
–	Durchbruch-HWI	–	–
3. LJ	Grad 1–2	Grad 3–5	Grad 3–5
–	Durchbruch-HWI	–	–
Bei Blasenentleerungsstörungen gleichzeitige Mitbehandlung	–	–	–
Nach Operation Langzeitprophylaxe für weitere 6 Monate	–	–	–

2. Lebensjahr, VUR-Grade 1–3. LP, bei Durchbruchinfektion wie bei *Grad 4 und 5,* Zystoskopie und Operation, falls keine Chance zur Spontanmaturation (-heilung).
3. Lebensjahr, VUR-Grade 1–2. LP, bei Durchbruchinfektion Zystoskopie und Operation wie oben beschrieben. *Grad 3 – 5:* Zystoskopie und Operation.

Ab dem 3. Lebensjahr nehmen funktionelle Blasenentleerungsstörungen (FBES) prozentual sehr stark zu und müssen abgeklärt und mitbehandelt werden (Koff 1992). Dies gilt vor allem für Refluxe niederen Grades mit leicht trabekulierten, hochovalen Blasen und kleinen Divertikeln.

Paraureterale Divertikel (Hutch), VUR bei Doppelnieren, VUR in Kombination mit ektopen Ureterozelen, ipsi- oder kontralateral, stellen absolute Operationsindikationen (wie auch Refluxrezidive) dar. Treten bei persistierendem Reflux keine HWI mehr auf, so empfiehlt sich die Operation dennoch unter folgenden Konstellationen: bei Knaben mit Refluxgraden 3–5 und bei Mädchen der Refluxgrade 2 und größer und dies vor Eintritt in die Pubertät. Diese Empfehlung geht von der Überlegung aus, daß der VUR in der Schwangerschaft und später, z. B. bei Blasendeszenzus und damit erhöhter Anfälligkeit gegen HWI, wie auch bei Männern mit infravesikaler Obstruktion infolge einer Prostatavergrößerung, zu einem echten Problem werden kann und dann die Operation unverhältnismäßig aufwendig ausfällt.

Tabelle 7.6. Aktuelles Therapiekonzept bei VUR ohne Harnwegsinfektionen unter Berücksichtigung der Ergebnisse der Internationalen Refluxstudie

Knaben	Operation	Grad 3–5
	Kontrolle	Grad 1–2
Mädchen	Operation vor der Pubertät	

 | H. Bachmann und M. Westenfelder

Tabelle 7.7. Therapiekonzept bei VUR 1.–2. Grades und rezidivierenden HWI

1.	Langzeitprophylaxe, Kontrolle und Therapie von funktionellen oder neurogenen Blasenentleerungsstörungen
2.	Bei rezidivierenden Durchbruchharnwegsinfektionen: Zystoskopie, Ostiumunterspritzung oder Antirefluxoperation

Therapieempfehlung bei Infektsteinen

Infektsteine bei Kindern entstehen fast ausnahmslos in Folge einer primären HWI durch ureaseproduzierende Proteusspezies und in Kombination mit signifikanten Harntraktanomalien. Überwiegend bei Knaben, und häufig in Kombination mit einer Phimose oder mit Proteus besiedelter Vorhaut, besteht die Behandlung in der Infekt- und Steinsanierung, der Korrektur der Phimose und einer LP. Persistieren die Steine, wird es immer wieder zum Auswachsen der Keime aus diesen kommen – der typische Relaps im Kindesalter. Ist die Anomalie dergestalt, daß sie einen Steinabgang verhindert, z. B. Ureterabgangsstenose, so ist eine ESWL kontraindiziert. Andernfalls, z. B. beim VUR, lassen sich diese Struvitsteine auch bei Kindern sehr gut mit der ESWL beseitigen.

7.2.9.2 Neurogene Blasenentleerungsstörungen

Neurogene Blasenentleerungsstörungen (NBES) (Bauer 1992) entstehen in Folge der Innervationsstörungen bei Myelomeningozele, „tethered cord", Sakralagenesie etc., aber auch bei anderen neurologischen Erkrankungen wie Enzephalomeningitis. Je nach Art der NBES sind die Funktionen des Harntransportes und der Speicherung gestört. Entscheidend für die Anfälligkeit gegen HWI ist das erhöhte Druckniveau der Blase, Restharn und ein VUR. Noch in den 60er Jahren, nach der Entwicklung der Liquor-shuntenden Ventile, waren HWI die häufigste Todesursache für Kinder mit Myelomeningozele. Eine Zystomanometrie zur Abklärung der Blasendruckverhältnisse und der funktionellen Blasenkapazität ist eine unabdingbare Voraussetzung zur Therapieplanung. Therapieprinzip bei NBES ist die Drucksenkung, das Vermeiden von symptomatischen HWI und das Schaffen einer sozialen Kontinenz. Das Therapiespektrum ist weit und umfaßt LP, medikamentöse Drucksenkung durch Parasympathikolytika oder Alpharezeptorenblocker, temporäre Vesikostomaanlage, ab dem 4.–6. Lebensjahr definitive Formen der kontinenten Harnableitung und sehr häufig die intermittierende, saubere, aber nicht sterile Katheterisierung CIC („clean intermittent catheterisation").

Die CIC, die mindestens 5- bis 6mal tgl. ausgeführt werden muß, verhindert nicht nur die symptomatische HWI, sondern auch das Entstehen einer Detrusor-Sphinkter-Dyssynergie und damit die Entwicklung einer Hochdruckblase. Die Katheterisierung erfolgt ohne Desinfektion und ohne Handschuhe lediglich sauber („clean") mit einem Einmalkatheter und Gleitmittel. Die regelmäßig und vollständig entleerte Blase wird mit den eingeschleppten Keimen selbst fertig; auf eine LP kann verzichtet werden. Da auf längere Zeit gesehen doch nur ca. 20% keimfrei bleiben, bedeutet dies aber nicht, daß eine Infektsanierung erforderlich ist, solange *keine* Symptome auftreten.

7.2.9.3 Funktionelle Blasenentleerungsstörungen

Funktionelle Blasenentleerungsstörungen (FBES) sind sehr häufig Ursache, aber auch Folge, von rezidivierenden HWI (Bauer 1992).

Im Verlauf der Entwicklung, die zur willkürlichen Blasenkontrolle führt, treten relativ häufig Koordinationsstörungen zwischen Blasenmuskel (Detrusor) und Sphinkterapparat auf. Nur der Mensch und die vom Hund abstammenden Caninen sind in der Lage, ohne Harndrang willkürlich ihre Blase zu entleeren. Vor der Phase des Trockenwerdens, etwa ab dem 1. Lebensjahr, wird die Blasenentleerung über den Miktionsreflex völlig unwillkürlich gesteuert. Dann wird über den Willen dieser Miktionsreflex zunächst beeinflußt und dann, bei Erlangen der vollen Kontinenz, gesteuert. Dies bedeutet, daß die reflektorisch induzierten Detrusorkontraktionen aufhören und sich der Aktivität des Sphinkters unterordnen müssen, denn nur der quergestreifte Sphinkter unterliegt der willkürlichen Steuerung. In der Übergangsphase zwischen Naß- und Trockensein kommt es bei allen Kindern zu unkoordinierten, d. h. gleichzeitigen Kontraktionen von Sphinkter und Detrusor; dies gibt sich normalerweise aber wieder rasch, und das Kind beherrscht dann den Miktionsreflex und ist trocken. Die Kontraktion des Detrusors wird vom Kind als Harndrang empfunden, gegen den es den Beckenboden anspannt. Physiologischerweise ist dies der Befehl für den Detrusor zu relaxieren, und der Harndrang verschwindet bei Füllungsvolumina unter der Blasenkapazität. Persistiert aber die Detrusorkontraktion und bleibt der Schließmuskel angespannt, um nicht naß zu werden, so drücken Detrusor und Sphinkter gegeneinander an, und die Drücke in der Blase steigen enorm an, auf Werte weit über dem Blutdruck. Dies stellt eine erhebliche funktionelle Obstruktion (Harntransportstörung) dar, die die marginal kompetenten Harnleiterostien überfordert, d. h. refluxiv macht, bei bestehendem VUR, dessen pathophysiologische Wirkung verstärkt, zur erheblichen Druck- und Volumenüberlastung des oberen Harntraktes führt und sich in einer nachweisbaren Verdickung der Blasenwand, evtl. einem klaffenden Blasenhals und Enuresis nocturna et diurna mit rezidivierenden HWI und chronischer Obstipation, manifestiert.

Es lassen sich 4 Formen solcher FBES unterscheiden, die allesamt die physiologischen Abwehrmechanismen stören und Ursache von rezidivierenden HWI sind. Das zeitliche Auftreten der FBES entspricht dann auch exakt dem der HWI im Kindesalter (Abb. 7.9). Der Mechanismus macht auch verständlich, daß der Reiz der Infektion auch

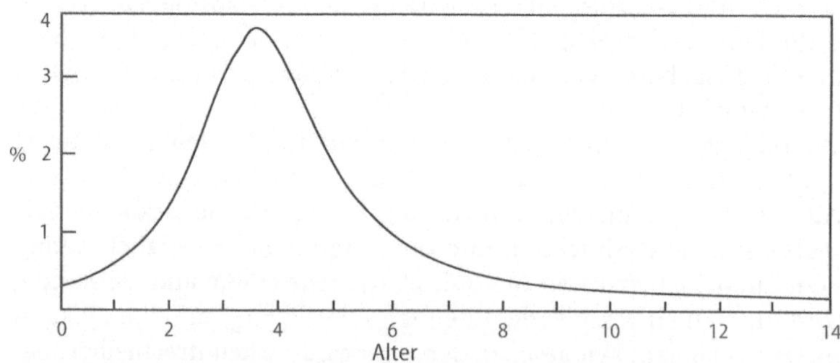

Abb. 7.9. Häufigkeit symptomatischer HWI im Kindesalter mit dem Maximum um das 4. Lebensjahr, dem Alter mit den häufigsten funktionellen Blasenentleerungsstörungen

selber zur Dyskoordination führt, was ebenfalls zu erhöhten Blasendrücken beiträgt. Der Großteil aller FBES verschwindet im Laufe der Entwicklung, ein geringer Prozentsatz persistiert ins Erwachsenenalter hinein. Früher wurden die klinischen Symptome dieser FBES als „Meatusstenose" beim Mädchen bzw. als postsphinkterische Stenose beim Knaben (z. B. Moormann-Ring) fehlgedeutet.

FBES bedürfen einer differenzierten Abklärung. Ihre Behandlung besteht aus 4 Komponenten (4-Punkte-Programm):

1. LP bis FBES beseitigt.
2. Änderung des Miktionsverhaltens: kurze Intervalle (alle 2 h) und Erlernen der Blasenentleerung bei fehlendem Harndrang.
3. Relative Flüssigkeitsrestriktion (ohne Dursten), um ein rasches Füllen der Blase zu verhindern.
4. Parasympathikolytika, z. B. Oxybuthinin, in einer angepaßten Dosierung 3mal tgl. so viel, daß leichte Nebenwirkungen wie Mundtrockenheit oder etwas gerötete Wangen auftreten.

Cave: Parasympathikolytika verstärken die Obstipation, so daß evtl. zusätzlich laxierende Maßnahmen erforderlich werden.

Die häufigsten Fehler bei der Therapie FBES und rezidivierenden HWI sind:

1. Keine LP, s. dort.
2. Empfehlung, den Harndrang zurückzuhalten; dies verschlechtert die Situation.
3. Empfehlung, viel zu trinken, steigert Drangsymptomatik.
4. Obstipation bleibt unbehandelt: unterhält FBES.
5. Unterdosierung von Parasympathikolytika; d. h. Nebenwirkungen treten nicht auf.

Die Dosierungsempfehlungen in den Beipackzetteln sind allesamt unzutreffend. Sie berücksichtigen weder die Pharmakokinetik noch die ganz unterschiedliche Bioverfügbarkeit dieser Substanzen, die bei Kindern meist 3- bis 4mal täglich und in einer höheren Dosierung als bei Erwachsenen gegeben werden müssen. Nur ein geringer und kaum vorhersehbarer Anteil dieser Substanzen wird resorbiert.

7.2.9.4 Faßbare Ursachen rezidivierender „Zystitiden" ohne Harntraktanomalie

Finden sich trotz differenzierter Abklärung keine Ursachen für rezidivierende HWI, so empfiehlt es sich, *nochmals* auf externe Ursachen zu achten, z. B.:

bei rezidivierender Vulvovaginitis auf das Toilettenverhalten wie Po-Abputzen von dorsal nach ventral, Miktion mit geschlossenen Knien und dadurch ausgelöstem urethrovaginalem Influx, Fussel oder Fremdkörper in der Scheide, überintensives Waschen mit Seife und Auf-/Einbringen von Cremes, Unterlassen jeglicher Reinigung vor MSU-Abnahme.

All dies sind häufig beobachtete Ursachen rezidivierender HWI. Vergleichsweise selten sind eine übersehene Labiensynechie oder weibliche Hypospadie, während die Phimose als Ursache eines kontaminierten Urins häufig ist, aber nur selten übersehen wird.

Literatur

Bauer SB (1992) Functional voiding disorders. In: Campbells Urology, 6th edn, vol 2. W.B. Saunders, Philadelphia, pp 1655–1668

Coplen DE (1997) Prenatal intervention for hydronephrosis. J Urol 157: 2270–2277

Deutsche Gesellschaft für Infektiologie e.V. (DGPI) (Hrsg) (1995) Infektionen bei Kindern und Jugendlichen. Futuramed, München, S 107

Källenius G, Möllby R, Svenson SB, Helin I, Hultberg H, Cedergren B, Winberg J (1981) Occurrence of P-fimbriated Escherichia coli in urinary tract infections. Lancet 2: 1369–1372

Karliczek SB, Döring S, Vogt S, Beintker M, Berg W, Misselwitz J (1996) Harnkonkremente und Ceftrianxontherapie. Monatschr Kinderheilkd 144: 702–706

Koff SA (1992) Relationship between dysfunctional voiding and reflux. J Urol 148: 1703–1705

Kunin CM (1969) Epidemiology of bacteriuria and its relation to pyelonephritis. J Infect Dis 120: 1–9

Kunin CM Detection, prevention and management, 5th edn

Olbing H, Claesson I, Ebel KD et al. (1992) Renal scars and parenchymal thinning in children with vesicoureteric reflux: a 5-years report of the International Reflux Study in Children (European Branch). J Urol 148: 1653

Schulte-Wissermann H (1986) Harnwegsinfekt. In: Hohenfellner R, Thüroff JW, Schulte-Wissermann H (Hrsg) Kinderurologie in Klinik und Praxis. Thieme, Stuttgart New York, S 219–235

Shortliffe LM (1992) Urinary tract infections in infants and children. In: Campbell's Urology, 6th edn, vol 2. W. B. Saunders, Philadelphia, pp 1669–1674

Smellie JM, Edward D, Hunter N et al. (1975) Vesico-ureteric reflux and renal scarring. Kidney Int 8 (Suppl): 65

Smith GHH, Canning DA, Schulman SL, Snyder HM, Duckett JW (1996) Long-term outcome of posterior urethral valves treated with primary valve ablation and observation. J Urol 155: 1730–1734

Tauchnitz C (1997) Stellung der Trimethoprim-Sulfonamid-Kombination heute. Chemotherapie-Journal 6 (1): 17–20

Väisänen V, Elo J, Tallgren LG et al. (1981) Mannose-resistant haemagglutination and P antigen recognition are characteristic of Escherichia coli causing primary pyelonephritis. Lancet 2: 1366–1369

Winberg J, Andersen JH, Bergström T et al. (1974) Epidemiology of symptomatic urinary tract infections in childhood. Acta Paediatr Scand (Suppl) 252: 1

 | H. Bachmann und M. Westenfelder

Urogenitalinfektionen bei Frauen

8.1 Einleitung

Infektionen im Genitalbereich sind häufig. In der Mehrzahl handelt es sich um lokale Störungen und Lästigkeiten, die lediglich die Lebensqualität beeinträchtigen. Zum Teil handelt es sich auch um milde, aber chronische Infektionen, die bei Nichterkennen und ohne Therapie zu erheblichen Folgeschäden führen können. Infektionen im Genitalbereich der Frau bedeuten nicht nur ein Risiko für sie selbst, sondern auch für ihr Kind während Schwangerschaft und Geburt. Hier kann es durch den Erreger direkt zu Sofort- oder Spätschäden kommen oder indirekt durch die infektionsverursachte Frühgeburt (Unreife des Kindes) zur Schädigung kommen.

Akute, lebensbedrohliche Infektionen sind heute zum Glück selten, kommen aber dennoch vor und werden dann wegen fehlender Erfahrung womöglich zu lange verkannt. Nur der Erfahrene wird die Frühzeichen rechtzeitig erkennen und die richtigen diagnostischen und therapeutischen Schritte einleiten und somit die Patientin vor fatalen Folgen bewahren.

Bei der Bewertung von Infektionen bzw. Erregernachweisen im äußeren Genitalbereich sind der klinische Zustand der Patientin und besondere Risikoumstände, wie das Vorliegen einer Schwangerschaft, ein anstehender operativer Eingriff oder der Zustand nach einem operativen Eingriff, von gleich großer oder sogar größerer Bedeutung als der Keimnachweis selbst.

Daß es sich beim äußeren Genitalbereich um einen physiologischerweise besiedelten Bereich handelt, der aufgrund der Perianalnähe mit einer Fülle von verschiedenen fakultativ pathogenen Keimen kolonisiert sein kann, macht die Bewertung von Keimnachweisen so schwierig. Zu unterscheiden ist immer zwischen den häufigen Keimen des Perianalbereiches, die in der Regel nur in hoher Keimzahl ein Risiko bedeuten, und pathogenen, meist externen Erregern, deren Nachweis immer Konsequenzen nach sich ziehen sollte. Unerfahrenheit führt dazu, daß bei den mikrobiologisch nachgewiesenen Keimen oft nicht genug die pathogene Potenz beachtet wird, was dazu führt, daß mancher Keimnachweis überbewertet wird und andere unterschätzt werden. Bei den sexuell übertragenen Erregern handelt es sich meist um eher pathogene Keime. Die Besonderheit mancher dieser Erreger ist jedoch, daß sie nicht selten erst nach Jahren zu erkennbaren Schäden führen. Einige sexuell übertragene Erreger benutzen das Genitale nur als Eintrittspforte, um dann systemische oder spezielle Organerkrankungen auszulösen (z. B. Hepatitis B, CMV, HIV).

In der Zeit der stärksten Beanspruchung des Genitale, während der Reproduktionsphase, ist es durch Östrogene, die in der Gravidität ihre höchste Konzentration aufweisen, recht gut geschützt. Östrogene sind die Voraussetzung für die schützende Laktobazillenflora, die ohne östrogenstimuliertes Zervix- und Vaginalsekret nicht zu den erforderlichen Konzentrationen anwachsen können. Weiterhin führen Östrogene zu schützender Schleimbildung und zu einer starken Durchblutung des Gewebes, wodurch es prall und widerstandsfähiger wird.

Das Absinken des Östrogenspiegels in der Menopause führt nicht nur zu einer Keimverschiebung von der schützenden Laktobazillenflora zu einer Zunahme von Perianalkeimen, sondern auch zu einer Erschlaffung des Gewebes, was Harninkontinenzprobleme und Keimaszension begünstigt.

8.2   Infektionen im äußeren Genitalbereich

Diese stellen in der Regel nur Lästigkeiten dar. Sie werden als besonders unangenehm empfunden, da der äußere Genitalbereich, vor allem der Introitus, zu den sensibelsten Körperbereichen gehört. Das Spektrum reicht von mit starken Entzündungs-

Tabelle 8.1. Vulvaerkrankungen, aufgeführt nach geschätzter Häufigkeit

Infektionen	Dermatosen und andere Störungen
Candidosen	Lichen sclerosus
HPV-Infektion	Ekzem
Herpes genitalis	Vulvodynie; Brennen/Jucken ohne Befund
Staphylodermie	Vestibularadenitis
Streptokokken A	Gutartige Tumoren
Trichomoniasis	Verletzungen
Vulvitis plasmacellularis	Pigment-/Gefäßveränderungen
Hidradenitis suppurativa	Behçet-Syndrom
Tinea inguinalis	Psoriasis vulgaris
Erythrasma	Vulvakarzinom, Melanom
Molluscum contagiosum	Lichen ruber mucosae
Oxyuren	Factitia
Phthiriasis pubis	Pemphigus vulgaris
Lues	Endometriose
Bilharziose	–
Ulcus molle	–
Lymphogranuloma venereum	–

reaktionen einhergehenden Infektionen, z. B. dem primären Herpes genitalis, bis hin zu den schmerzlosen, aber durchaus beachtliche Größe erreichenden Condylomata acuminata. Insgesamt sind es aber nicht allzuviele Erreger, die eine Vulvitis oder Kolpitis auslösen können (Tabelle 8.1).

8.2.1 Diagnostik gynäkologischer Infektionen

Der Großteil der Erreger, die im Vulva- und Vaginalbereich Infektionen mit Entzündungsreaktion auslösen, sind mit relativ einfachen Mitteln, wie Kolposkopie, Mikroskopie, pH-Wert-Messung, KOH-Test, und an dem typischen klinischen Bild erkennbar. Die Erreger sind in erster Linie Hefen, Trichomonaden, Filzläuse und Würmer.

Bei der mikrobiologischen Diagnostik im äußeren Genitale (Vulva bis Zervix) geht es nur teilweise um den Nachweis von Erregern; oft sollen nur pathogene Keime ausgeschlossen werden. Fakultativ pathogene Keime haben nur in hoher Keimkonzentration eine Bedeutung. Auch der Nachweis einer schönen Normalflora ohne Entzündungreaktion ist von prognostischem Wert. Keimnachweise müssen immer zusammen mit dem klinischen Bild bewertet werden. Eine Beratung durch den

Infektiologen/Mikrobiologen kann nur erfolgen, wenn klinische Angaben vorliegen (Tabelle 8.2).

8.2.2 Klinische Untersuchung

Hier ist die Erfahrung das Wichtigste. Hat man das Krankheitsbild schon einmal gesehen oder kennt man die Störung, so läßt sich rasch die richtige Diagnostik zur Sicherung der Diagnose vornehmen. Leider haben wir nicht für alle Störungen eine Erklärung, oder es findet sich nichts, was die Beschwerden der Patientin erklären könnte. Hier geht es dann um den Ausschluß bekannter und behandelbarer Störungen. Ähnliches gilt auch bei mikrobiologischen Maßnahmen.

Bei Beschwerden muß das Genitale vom perivulvären Bereich (von Anus über Mons pubis und Inguinalleisten) bis hin zur Zervix sorgfältig mit dem Auge auf Schwellung, Rötung, Papel, Erosiones oder Ulkus etc. untersucht werden. Manche Veränderungen können besser durch Tasten erkannt werden. Doppelseitige vergrößerte und dolente Leistenlymphknoten finden sich beim primären Herpes genitalis, einseitige bei der Lues, aber auch sonst gelegentlich bei Entzündungen des äußeren Genitale. Art und Lokalität der Rötung zeigen an, ob eine Allergie auf die Binde (infektiologischer Hintergrund kann der Fluor sein), eine Candidose, ein Ekzem, eine Phthiriasis, ein Herpes, eine Staphylodermie oder eine Dermatose (z. B. Lichen ruber mucosae, Lichen sclerosus etc.) vorliegt.

8.2.3 Beurteilung des Fluors

Als Fluor wird die Feuchtigkeit in der Vagina bezeichnet. Normalerweise ist es so wenig, daß es nicht aus der Vagina herausfließt und daher auch nicht das Gefühl von Nässe verursacht. Eigentlich bedeutet Fluor etwas, das herausfließt, und wäre somit etwas Krankhaftes. Der Begriff hat sich aber heute eher für die Feuchtigkeit an sich eingebürgert, weshalb wir von normalem und krankhaftem Fluor sprechen.

Der normale Fluor ist weiß, formbar und geruchlos. Unter der Östrogenwirkung, besonders mittzyklisch, kann er erheblich zunehmen, so daß manche Frau meint, es sei anormal.

8.2.3.1 pH-Wert des Fluors

Ein pH-Wert unter 4,5 ist ein sicheres Zeichen für die Anwesenheit von Laktobazillen. Dabei ist der pH-Wert um so niedriger, je höher die Konzentration der Laktobazillen ist. Ein pH-Wert zwischen 4,5 und 5,0 wird gefunden, wenn nur wenige Laktobazillen oder wenn mittelhohe Konzentrationen von anderen Bakterien vorhanden sind. Auch eine starke Erhöhung der Leukozytenzahl führt trotz Anwesenheit von Laktobazillen zu einer leichten Anhebung des pH-Wertes.

Ein pH-Wert zwischen 5,0 und 5,5 ist typisch für die Aminvaginose, bei der hohe Konzentrationen von Gardnerella vaginalis und verschiedenen Anaerobiern vorliegen. Ein ähnlicher pH-Wert findet sich aber auch nach Antibiotikatherapie, wenn keine Laktobazillen oder überhaupt keine Bakterien vorhanden sind. Ein noch höherer pH-Wert von 6,0 und mehr ist typisch für die atrophische Kolpitis, kann

 | E. E. Petersen

Tabelle 8.2. Genitalinfektionen. Nachweismöglichkeiten in Praxis und Labor, *FT* Fluoreszenztest

Erkrankung bzw. Erreger	–	Diagnostik	–
–	in der Praxis	Sicherung/Labor	–
Vulvitis			
Candida albicans	Mikroskop	Kultur	Typisierung (biochemisch)
Herpes genitalis	Klinisches Bild	Zellkultur/FT	Typisierung (serologisch)
Staphylococcus aureus	–	Kultur	–
Streptokokken A	–	Kultur	Serotypisierung
Papillomviren	Klinisches Bild/Essigprobe	–	Typisierung (Hybridisierung)
Vestibulitis	Klinisches Bild	–	–
Kolpitis			
Candida albicans	Mikroskop	Kultur	Typisierung
Trichomonaden	Mikroskop	(Kultur)	–
Herpes-simplex-Virus	Klinisches Bild	Zellkultur/FT	Typisierung
Streptokokken A	–	Kultur	–
Staphylococcus aureus		Kultur	–
Gardnerella vaginalis und Anaerobier (Aminvaginose, „bacterial vaginosis")	pH, Mikroskop und Amintest	–	–
Kolpitis plasmacellularis	Klinisches Bild	Kein typischer Erreger	–
Atrophische Kolpitis	Klinisches Bild	Heilung durch Östrogene	–
Papillomviren	Klinisches Bild/Essigprobe	–	Typisierung
Zervizitis			
Chlamydia trachomatis	–	LCR/PCR/FT/ELISA	–
Gonokokken	–	Kultur	
Herpes-simplex-Virus	Klinisches Bild	Zellkultur	
Streptokokken A	–	Kultur	
Papillomviren	Klinisches Bild	Zytologie/Histologie	Typisierung
Endometritis/Salpingitis			
Chlamydia trachomatis	Klinik, Labor	Erregernachweis	
Gonokokken	Klinik, Labor	Erregernachweis	–
(Aktinomykose, Tbc)	Zufallsbefund bei Operation	Histologie, Erregernachweis	–

aber auch bei einer massiven Trichomoniasis oder bei einer eitrigen Kolpitis entstehen.

Das Zervixsekret hat einen pH-Wert um ca. 7,0, was bei der Messung des Fluor-pH-Wertes zu berücksichtigen ist.

8.2.3.2 Amintest (KOH-Test) des Fluors

Er sichert die Aminvaginose. Allerdings ist er relativ subjektiv, da Riechfähigkeit und -bereitschaft unterschiedlich sind. Die Verstärkung des fischartigen Geruchs durch einen Tropfen 10%ige KOH-Lösung spricht für Amine, die von Anaerobiern gebildet werden.

8.2.3.3 Mikroskopie mit Naßpräparaten

Der Fluor muß für die Naßmikroskopie, die auch Nativmikroskopie genannt wird, verdünnt werden, damit Zellen, Leukozyten und Mikroorganismen einzeln zu liegen kommen. Dies kann durch physiologische NaCl-Lösung oder besser 0,1%ige Methylenblaulösung erfolgen. Das 40er Objektiv ist für die Beurteilung am besten geeignet, da es eine Unterscheidung der Bakterien erlaubt und die Ölimmersion noch nicht notwendig ist. Kleinere Objektive sind höchstens für Würmer notwendig oder zur groben Orientierung. Das Phasenkontrastmikroskop erleichtert das Auffinden von Trichomonaden und Hefen, ist aber für Bakterien nicht von Vorteil.

Die Nativmikroskopie gehört zu jeder gynäkologischen Untersuchung dazu. Unter Verwendung von 0,1%iger Methylenblaulösung werden Zellkerne, Bakterien und nach einiger Zeit auch Hefen und Trichomonaden angefärbt. Da die Anfärbung ein pH-abhängiger Vorgang ist, erfolgt die Anfärbung um so rascher, je höher der pH-Wert ist, d. h. je stärker die Vaginalflora gestört ist. Bei den Lymphozyten kann die Anfärbung gelegentlich länger dauern; sie zeigen dann rege Zytoplasmaaktivität, weshalb sie manchmal, z. B. bei der Kolpitis plasmacellularis, mit Trichomonaden verwechselt werden.

Die mikroskopische Beurteilung der Vaginalflora ist bei Vorliegen großer Laktobazillen einfach, da diese kaum mit anderen Bakterien zu verwechseln sind. Schwierig wird es bei kleinen Laktobazillen, da diese mikroskopisch kaum von Darmbakterien (*E. coli* etc.) und auch von Gardnerella nicht ohne weiteres zu unterscheiden sind. Hier hilft dann der pH-Wert, der bei einem Wert von 4,0 anzeigt, daß diese Keime mit größter Wahrscheinlichkeit milchsäurebildende Laktobazillen sind.

Die Mikroskopie erlaubt folgende Aussagen:

1. Normalflora (Laktobazillen) ohne Entzündungsreaktion (weniger als 20 Leukozyten/Gesichtsfeld bei 40er Objektiv).
2. Normale Laktobazillenflora mit erhöhter Leukozytenzahl (mehr als 50/Gesichtsfeld), wobei diese sowohl von der Zervix als auch von Entzündungsreaktionen der Vaginalwand stammen können, was bei der Materialentnahme berücksichtigt werden muß.
3. Gestörte Vaginalflora (Laktobazillen und gleich viele oder mehr morphologisch unterscheidbare kleine Bakterien mit oder ohne Entzündungsreaktion).
4. Laktobazillen mit Hefeelementen (Sproßzellen oder Pseudomyzel) mit oder ohne Entzündungsreaktion.
5. Keine Laktobazillen, „clue cells", massenhaft kleine Bakterien, Leukozyten unter 50/Gesichtsfeld (Aminvaginose).

6. Normalflora oder Mischflora, massenhaft Leukozyten (über 100/Gesichtsfeld);
   dies ist typisch für eine ausgeprägte Kolpitis; Differentialdiagnose: schwere
   Candidose, Trichomoniasis, Kolpitis plasmacellularis, atrophische Kolpitis.

Die Einteilung der Vaginalflora in Reinheitsgrade von Döderlein (1882) und anderen vor über 100 Jahren hat an Aktualität nichts verloren.

Die Aussage der Nativmikroskopie ist sehr nützlich, aber auch begrenzt. Hier kann bei den Bakterien mit gutem Gewissen nur zwischen sauberer Laktobazillenflora, Mischflora und Aminvaginose eindeutig unterschieden werden. Einige Bakterien können aufgrund ihrer besonderen Struktur (Fusobakterien, Mobiluncus) oder Mobilität (Mobiluncus) mikroskopisch identifiziert werden (Petersen 1997a). Letztere sind aber Variationskeime bei der Aminvaginose. Gonokokken und Streptokokken A oder B sind mikroskopisch nicht als solche erkennbar!

Keimzahlen von $<10^5$ kommen mikroskopisch nicht zur Darstellung, lassen sich aber kulturell leicht anzüchten. Das kann ein Problem bedeuten, wenn nämlich trotz schönster Laktobazillenflora reichlich *E. coli* und andere Keime der Perianalflora im kulturellen Befundbericht aufgeführt werden.

Bei symptomatischer Patientin, bei Problemschwangerschaften, im Wochenbett und postoperativ darf man sich nicht allein auf die Mikroskopie verlassen.

8.2.3.4 Kolposkopie

Das Kolposkop ist ein beleuchtetes Vergrößerungsgerät, das für die Beurteilung des Epithels der Vulva, der Vagina und der Portio von großer Hilfe ist. Viele diskrete Veränderungen können ausschließlich hiermit erkannt werden. Die Kolposkopie ist somit unerläßlich für die Diagnostik der Phthiriasis, der Scabies, des diskreten rezidivierenden Herpes genitalis oder der Papillomvirusinfektion. Durch das zusätzliche Betupfen der Haut mit 3%iger Essigsäure werden manche krankhaften Strukturen des Epithels erst erkennbar.

8.2.3.5 Essigprobe der Vulva

Das Betupfen der Vulva mit 3%iger Essigsäure ist hilfreich bei der Unterscheidung zwischen Candidose und Papillomvirusinfektion. Während sich die Candidabeläge abwaschen lassen, kommen bei der HPV-Infektion hierdurch erst die weißen Flecken mit den mikrogranulären und mikropapillären Oberflächenstrukturen zum Vorschein. Auch bei Morbus Bowen (VIN III) heben sich die präkanzerösen Strukturen eindrucksvoll von der gesunden Haut ab.

8.2.3.6 Zytologie

Mikroorganismen werden mit der Papanicolau-Färbung schlecht angefärbt. Dennoch werden manche Infektionen erst vom Zytologen erkannt oder vermutet. Hier seien genannt die Trichomoniasis, der Herpes genitalis, die Aminvaginose, sogar die Chlamydieninfektion, besonders aber die Papillomvirusinfektion. Grund hierfür ist u. a. die große mikroskopische Erfahrung. Zytologen sind oft auch gute Infektiologen. Dennoch sollte die Erstdiagnose im zytologischen Labor die Ausnahme sein. Wie schlecht muß eine gynäkologische Untersuchung sein, wenn erst eine relativ wenig sensitive Methode (meist unter 50%) die Diagnose bringt.

Unruhe verbreitet gelegentlich die zytologische Diagnose einer Aktinomykose. Im Vergleich zur klinischen oder gar mikrobiologisch bestätigten Aktinomykose ist die zytologische relativ häufig, insbesondere bei IUP-Trägerinnen, wobei es nicht selten Artefakte sind (Striepecke u. Bollmann 1994).

In diesen Fällen sollten mikrobiologische Untersuchungen angefordert werden. Allerdings ist die Anzüchtung der Aktinomyzeten schwierig und langwierig (10 Tage) (Hahn et al. 1991). Ist die Aktinomykose gesichert, z. B. bei Endometritis, dann sollte eine 3wöchige Antibiotikatherapie, z. B. mit 3mal 1 g Amoxicillin, durchgeführt werden.

8.2.3.7 Histologie

Die Histologie ist bei mikrobiologischen Störungen nur selten hilfreich und eher eine onkologische Ausschlußmaßnahme und Sicherung von Dermatosen. In unklaren Fällen kann sie aber wichtig werden. Beispiele hierfür sind die Schistosomiasis (Bilharziose), Scabies (Krätze), Pyodermia fistulans sinifica (Hidradenitis), atypische Verrucae vulgaris oder Mollusca contagiosa.

Infektionen werden in der histologischen Routinediagnostik, bei der nur die HE-Färbung eingesetzt wird, nur dann erkannt, wenn eine Entzündungsreaktion, d. h. Leukozytose, im Gewebe vorliegt. Durch Anwendung von Spezialfärbungen wie Versilberung oder PAS-Färbung können auch Bakterien und Hefen sichtbar gemacht werden.

8.2.3.8 Bakteriologische Kulturen

Sie müssen vom Fachmann angelegt und beurteilt werden. Für einzelne Erreger kann das durchaus auch der Gynäkologe oder Urologe sein. Abstriche für Kulturen sind abzunehmen, wenn der Infektionserreger unklar ist, ganz besonders aber, wenn ein schwerer Verlauf droht. Die Therapie muß bei schweren Verläufen sofort einsetzen und richtet sich nach der Erfahrung. Das mikrobiologische Ergebnis ist für die Diagnose und den weiteren Verlauf wichtig. In der Mehrzahl der Fälle dient die Mikrobiologie jedoch dazu, pathogene Keime auszuschließen.

Jeder Abstrich muß in Transportmedium verschickt werden, da sonst empfindliche Keime wie Gonokokken und Anaerobier nicht mehr anzüchtbar sind. Der Mikrobiologe wird bei einem Abstrich aus gynäkologischem Gebiet die hier relevanten Keime anzuzüchten versuchen.

Beim Nachweis von Hefen, Streptokokken der Gruppe A oder Trichomonaden im Urin sollte zunächst immer an einen Kontaminationsbefund aus dem Vulva- bzw. Vaginalbereich gedacht werden.

8.2.3.9 Mykologische Kultur

Die Zahl der relevanten Hefen im Genitalbereich ist begrenzt und die Anzüchtung nicht allzu schwierig. Kulturen sind immer dann anzulegen, wenn die Patientin Beschwerden hat und im Mikroskop keine Pseudomyzelien gesehen werden. Der Nachweis von Sproßzellen allein reicht für eine Diagnose nicht aus, da es sich um eine apathogene Hefe (Bierhefe) handeln kann und die Beschwerden eine andere Ursache haben.

Nach Anzüchtung der Hefe auf der Sabourand-Platte, die mit dem Auge abgelesen werden kann, ist unbedingt eine 2. Kultur auf der Reisagarplatte anzulegen, denn es muß geprüft werden, ob es sich um Candida albicans oder um eine andere Hefe handelt. Inzwischen sind Chrom-Sabourand-Agarplatten oder Fluoroplatten auf dem Markt, die über einen Farbumschlag die einzelnen Pilzkolonien identifizieren lassen.

Die weitere Differenzierung der Hefen wird im Labor meist anhand der biochemischen Leistungen (z. B. Api-System) durchgeführt.

8.2.3.10 Trichomonadenkultur

Mit der Nativmikroskopie werden je nach Erregermenge, d. h. klinischer Ausprägung der Entzündung und Erfahrung des Untersuchers, nur etwa 60–80% der Trichomonadeninfektionen erkannt. 70% der Trichomonadeninfektionen sollen asymptomatisch verlaufen (Draper et al. 1993). Einzeltrichomonadenkulturen auf Diamond-Medium-Basis sind auf dem internationalen Markt. Abrechnungstechnisch wird die Diagnostik aber behindert, da diese Kultur als OIII-Leistung gilt, die Diagnostik aber wegen der Labilität der Trichomonaden vom Gynäkologen durchgeführt werden muß. So kommt es immer wieder vor, insbesondere nachdem die Trichomonaden seltener geworden sind (Göttlicher 1993) und daher in der klinischen Ausbildung nicht gesehen wurden, daß die Trichomoniasis lange verschleppt wird und viel unnötige Diagnostik und Therapie verursacht.

8.2.3.11 Fluoreszenztest

Fluoreszenztests (FT) stehen für Chlamydien und Herpes-simplex-Viren zur Verfügung. In der Hand des Geübten sind sie gute Nachweisverfahren. Sie erreichen allerdings nicht die Sensitivität von kulturellen oder gar Amplifikationsmethoden.

8.2.4 Ultraschall

Insbesondere der vaginale Ultraschall gehört heute zur gynäkologischen Grunduntersuchung. Er erlaubt die Beurteilung des inneren Genitale und ist zum Ausschluß von Myomen, Ovarialzysten, die bei entsprechender Größe erhebliche Beschwerden verursachen können, und auch einer Schwangerschaft geeignet. Zur Erkennung ausgeprägter Entzündungsreaktionen besonders im Adnexbereich ist er ebenfalls sehr hilfreich.

8.2.5 Laborparameter

Die Entzündungsparameter im Blut sind besonders wichtig. Bei einer subakuten Adnexitis sind die Leukozyten im Blut oft normal bis grenzwertig, die BSG als Spätparameter und das CRP als Frühparameter dagegen zeigen das infektiöse entzündliche Geschehen recht zuverlässig an. Entzündungsparameter erlauben die Unterscheidung zwischen oberflächlicher und tiefer Infektion. Bei systemischen Infektionen gestattet die mehrfache Bestimmung eine Aussage über die Schwere bzw. Prognose der Erkrankung.

Bei Adnexitisverdacht ist die Bestimmung dieser Entzündungsparameter neben der Bakteriologie daher unbedingt vorzunehmen. Bei Normalwerten ist eine akute sowie eine subakute Adnexitis höchst unwahrscheinlich. Eine Ausnahme ist die asymptomatische, chronische Chlamydiensalpingitis, die so leicht ablaufen kann, daß die Entzündungsparameter nichts anzeigen. Hier hilft nur die Bakteriologie.

Zu berücksichtigen ist, daß auch Infektionen und Entzündungen in anderen Körperbereichen die Entzündungsparameter ansteigen lassen können.

8.3.1 Vulvitis

Die häufigste und am einfachsten zu diagnostizierende Erkrankung ist die Vulvitis durch Candida albicans. Pilzinfektionen gehören zu den häufigsten Ursachen einer Entzündung im Genitalbereich der Frau. Meistens ist der Erreger ein Hefepilz, allen voran Candida albicans. Infektionen durch Fadenpilze, z. B. Trichophyton rubrum, treten allenfalls im perivulvären Bereich gelegentlich auf.

Selbst bei starker Entzündungsreaktion mit massenhaft Pilzelementen bei der Frau klagt der männliche Sexualpartner nur in wenigen Fällen ebenfalls über Beschwerden.

Daß Frauen während der Geschlechtsreife derart häufig von Pilzinfektionen befallen werden, liegt an den besonderen anatomischen Verhältnissen des weiblichen Genitale und vor allem an den Östrogenen, die in dieser Zeit gebildet werden. Sie schaffen ein glykogen- und glukosereiches Milieu in der Vagina, das den Pilzen ein hervorragendes Wachstum ermöglicht.

Pilzinfektionen im Vaginalbereich bei präpubertären Mädchen, d. h. vor der Östrogenbildung, sind eine außerordentliche Rarität. Allenfalls treten in diesem Lebensalter perivulväre und perianale Pilzinfektionen auf. Ähnliches gilt für die Phase der Postmenopause, wobei hier allerdings wegen der oft noch vorhandenen geringen Östrogenbildung oder der externen Zufuhr von Östrogenen Pilzinfektionen im Vaginalbereich gelegentlich doch auftreten können.

Beim Immunkompetenten bleibt die genitale Pilzinfektion auf den äußeren Genitalbereich beschränkt und bedeutet somit in erster Linie eine Lästigkeit.

Man geht davon aus, daß mehr als 75% aller Frauen mindestens 1mal in ihrem Leben eine genitale Pilzinfektion durchmachen. Geplagt sind besonders solche Frauen, die mehrfach im Jahr bis hin zu allen 4 Wochen unter einer solchen Infektion leiden. Wenn auch letztlich die Ursache der immer wieder auftretenden Pilzinfektionen nicht in jedem Einzelfall geklärt werden kann, so sind doch inzwischen eine ganze Reihe von Risikofaktoren bekannt, die eine genitale Pilzinfektion begünstigen und nach denen man spätestens nach dem 2. Rezidiv fahnden sollte.

Risikofaktoren

Bei *Diabetes mellitus* wird durch den erhöhten Zuckerspiegel in den Sekreten das Pilzwachstum begünstigt.

Durch die Zerstörung der normalen oder selbst auch der gestörten Vaginalflora kann es zu einem vermehrten Wachstum von Hefen im Genitalbereich unter einer *Antibiotikatherapie* kommen. Antagonismen zwischen Anaerobiern, aber auch manchen Laktobazillenarten zu Hefen sind bekannt.

Hautschädigungen durch übertriebenes Waschen, häufigen Schwimmbadbesuch, Slipeinlagen, synthetische Wäsche, mangelnde Hygiene, Analekzem etc. begünstigen die Verschiebung von Hefen aus dem Perianal- in den Genitalbereich.

Hohe Östrogendosen fördern das Wachstum von Hefen. In der Schwangerschaft kommt es daher infolge der erhöhten Östrogenkonzentrationen zu einem vermehrten Pilzwachstum, weshalb bei bis zu 35% aller Schwangeren Hefen im Vaginalbereich nachweisbar sind. Die modernen niedrigdosierten Ovulationshemmer dagegen führen nicht zu einem vermehrten Pilzwachstum.

Pilzinfektionen beim meist asymptomatischen Partner, sei es im Genital-, Mund- oder Handbereich, stellen einen weiteren Risikofaktor dar.

Klinische Zeichen einer Pilzinfektion

Das typische Symptom einer Pilzinfektion im Genitalbereich ist der Juckreiz. Gelegentlich, aber immer schwächer als der Juckreiz, kann auch Brennen vorhanden sein. Im Vulvabereich finden sich neben fleckförmiger oder diffuser Rötung gelegentlich auch Knötchen, Pusteln und Beläge. In der Vagina zeigten sich Rötung und vermehrter Ausfluß, der dann je nach Schwere der Entzündung flockig oder bröckelig ist, eine schmutzig-gelbe Farbe annehmen kann und sogar als Belag das Epithel bedeckt.

Diagnostik

Bei einer klinisch ausgeprägten Pilzinfektion ist die Diagnose leicht (Abb. 8.1). Die starke Rötung, der vermehrte flockig-gelbliche Fluor sind sehr typisch und werden durch keinen anderen Erreger hervorgerufen.

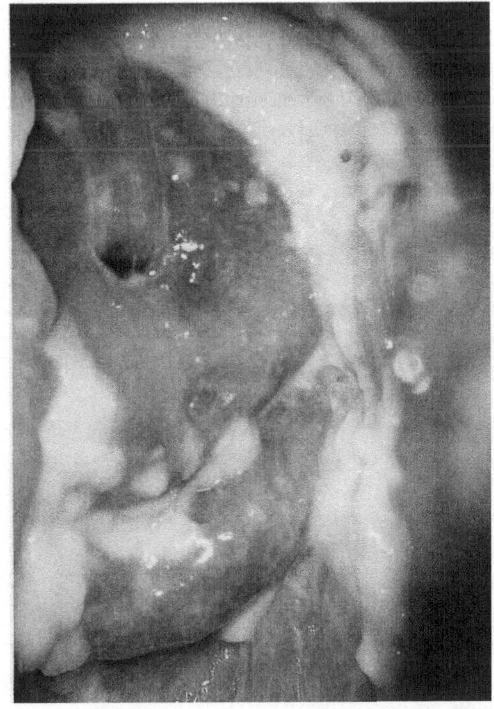

Abb. 8.1. Kolpitis durch Candida albicans mit Rötung und flockigem Fluor

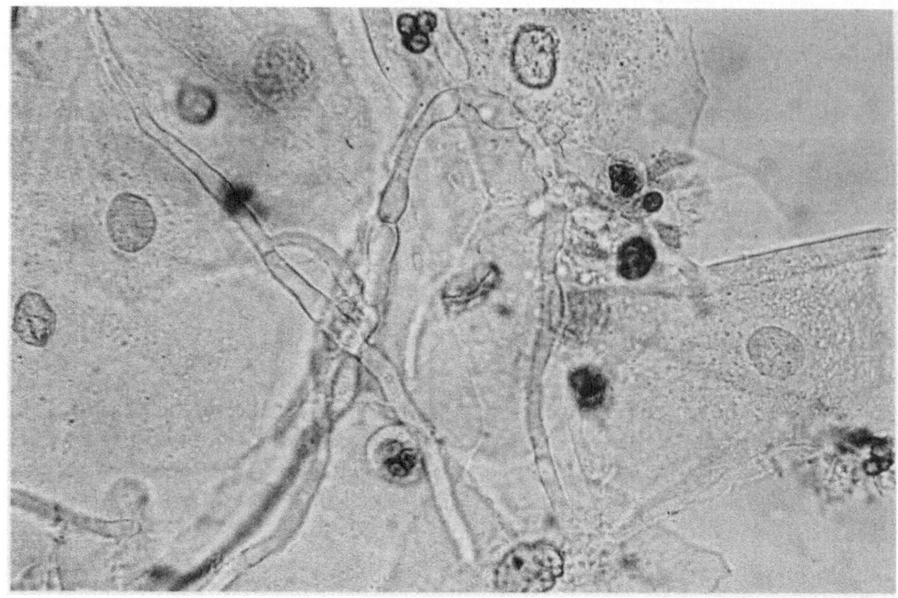

Abb. 8.2. Mikroskopisches Bild einer Candidakolpitis mit Pseudomyzel, Laktobazillen, und Leukozyten, 0,1%ige Methylenblaufärbung, 400fache Vergrößerung

Bei ausgeprägter Symptomatik lassen sich die Pseudomyzelien leicht mikroskopisch nachweisen (Abb. 8.2). Entscheidend für diesen Erfolg ist jedoch, daß man ausreichend Material, z. B. mit dem Holzstiel eines Watteträgers, von der Vulva oder besser dem Introitus abschabt und in einen Tropfen 0,1% Methylenblaulösung einrührt. Die gleichzeitige Entnahme eines Abstriches von einer möglichst großen Fläche der Vulva für die mykologische Kultur sichert die Diagnose bei negativer Mikroskopie und erlaubt die Typisierung der Hefe. Für alle Abstriche von der trockenen Vulva gilt, daß der Tupfer vorher angefeuchtet werden muß, um die Saugfähigkeit zu erhöhen und die Schmerzhaftigkeit des Abstriches zu mindern, was besonders bei Kindern wichtig ist.

Gelegentlich ist das Bild aber nicht so typisch, und es finden sich im mikroskopischen Bild nur Sproßzellen oder gar keine Pilzelemente. Hier ist eine Kultur mit anschließender Bestimmung der Hefeart notwendig, da auch apathogene Hefen wie Bäckerhefe oder Candida glabrata im Genitalbereich vorkommen können.

Die Anzüchtung der Hefen ist einfach und erfolgt entweder auf einer Sabourand-Platte oder besser noch in der Sabourand-Bouillon, wo die Nachweisrate etwas höher ist. Nach Anzüchtung der Hefen wird die Morphologie über die Reisagarplatte festgestellt, die erkennen läßt, welche Pilze nur zur Sproßzellbildung fähig sind (apathogene) und welche ein Pseudomyzel bilden (fakultativ-pathogene).

Der Nachweis von Chlamydosporen auf der Reisagarplatte ist beweisend für Candida albicans, die 70–80% aller Pilzisolate darstellt und bei über 90% der symptomatischen Pilzinfektionen im Genitalbereich gefunden wird. Die Bestimmung der nicht chlamydosporenbildenden Hefen erfolgt biochemisch, was vielerorts auch schon primär für den Candida-albicans-Nachweis eingesetzt wird.

Therapie

Eine Therapie ist nur erforderlich bei Beschwerden und in der Schwangerschaft. Bei etwa 10–15% der Frauen lassen sich Pilze in geringer Konzentration auch ohne Beschwerden im Genitalbereich isolieren.

Die Therapie stellt heute bei der unkomplizierten, gelegentlich auftretenden Infektion kein Problem dar, da eine Fülle von wirksamen Antimykotika sowohl für die lokale als auch die systemische Behandlung zur Verfügung stehen. Resistenzen spielen bei der Therapie von Pilzinfektionen im Genitalbereich so gut wie keine Rolle. Ein Problem bleibt dagegen die rezidivierende Candidose, die bei etwa 10–20% der betroffenen Frauen zu finden ist und unter der manche Patientin doch sehr heftig leidet.

Viele Antimykotika, die alle an verschiedenen Stellen der Ergosterolsynthese der Zellmembran angreifen, stehen zur Verfügung (s. Übersicht).

Antimykotika

- Polyene: Die beiden wichtigsten Vertreter dieser Gruppe sind das Nystatin, das unter den Handelsnamen Moronal, Nystatin, Candio-Hermal oder Biofanal auf dem Markt ist, und das Natamycin, das unter dem Namen Pimafucin angeboten wird. Die Therapiedauer mit diesen Präparaten beträgt 7–14 Tage. Sie werden nicht über den Gastrointestinaltrakt aufgenommen, weshalb sie auch zur Mund- und Darmsanierung eingesetzt werden.
- Azole/Imidazolderivate: Ihre Wirkung auf Pilze ist etwas stärker, weshalb sie auch zur Einmaltherapie bei entsprechend höherer Konzentration verwendet werden können. Außerdem ist ihr Wirkungsspektrum etwas breiter, d. h. sie wirken auch auf einige Bakterienarten und Dermatophyten. Die wichtigsten Substanzen sind Clotrimazol (Canesten, Canifug, Kadefungin, Mykofungol etc.), Miconazol (Gyno-Dactar, Epi-Monistat, Gyno-Monistat) und Econazol (Epi-Pevaryl, Gyno-Pevaryl).
- Triazole sind systemisch wirksam und liegen zur oralen und parenteralen Applikation vor. Fluconazol (Fungata für die gynäkologische Anwendung, Diflucan) ist besonders wirksam bei Hefen und wasserlöslich. Die Standardtherapie bei der Genitalmykose ist die einmalige Gabe von 150 mg. Itraconazol (Siros für die gynäkologische Anwendung, Sempera) ist auch gegen Dermatophyten wirksam und lipidlöslich. Als Standardtherapie wird bei der Genitalmykose 2mal 200 mg an 1 Tag verabreicht.
- Farbstoffe werden nur noch bei Problemfällen in der Dermatologie verwendet.
- Antiseptika haben auch eine Wirkung auf Hefen, wobei Dequaloniumchlorid (Fluomycin) wirksamer ist als Polyvidonjod (Betaisodona).

Behandlungsformen

Die Lokalbehandlung hat den Vorteil, daß nur dort behandelt wird, wo die Infektion auch abläuft. Der Nachteil ist jedoch, daß bei unzureichender Applikation, das gilt ganz besonders für den oberen Vaginalbereich oder auch für den Vulva- und Perianalbereich, nicht alle betroffenen Stellen mit der Substanz in Kontakt kommen.

Bei Verwendung von Clotrimazol werden infolge der Wirksamkeit gegen einige Bakterien gelegentlich auch bakterielle Störungen der Vagina gebessert. Nystatin erfordert eine längere Therapiedauer von 7–14 Tagen. Clotrimazol steht sowohl zur Einmaltherapie als auch zur 3- und 5-Tage-Therapie zur Verfügung. Je kürzer die Anwendungsdauer, desto höher muß die Wirkstoffmenge sein. So enthält die Einzeldosis bei der Einmalgabe 500 mg, bei der 3-Tage-Therapie 200 mg und bei der 6-Tage-Therapie nur 100 mg Wirksubstanz. Bei der Lokaltherapie sollte einer kombinierten Therapie mit Vaginalovula oder Tabletten zusammen mit einer Cremebehandlung des äußeren Genitalbereichs, insbesondere des Dammbereiches, der Vorzug gegeben werden, da in der Regel beide betroffen sind und Pilze meist den Weg vom Perianalbereich über die Vulva in die Vagina nehmen.

Die orale Therapie hat den Vorteil der leichteren Applikation und im Falle von Fungata kommt hinzu, daß nur eine einzige Tablette eingenommen werden muß. Bei Itraconazol (Siros) muß 2mal am Tag eine Tablette eingenommen werden. Ein weiterer Vorteil der oralen Therapie besteht darin, daß sie auch während der Menstruation durchgeführt werden kann. Aus Gründen der Vorsicht sollte sie, obwohl kein Hinweis für Teratogenität besteht, in der Schwangerschaft nicht angewendet werden, da noch nicht genügend Erfahrungen vorliegen.

Die Heilungsraten der verschiedenen Therapieformen sind mit 80–95% ähnlich. Die 3-Tage-Therapie hat sich weitgehend durchgesetzt, auch aus psychologischen Gründen, da die Entzündungreaktion und somit die Beschwerden meist nach 3 Tagen verschwunden sind.

Vorgehen bei häufigen Rezidiven

- Suche nach bzw. Ausschluß von Risikofaktoren
- Partnertherapie
- Darmdiagnostik und Versuch der Darmsanierung; Erfolg meist sehr bescheiden
- Hautpflege im Perianal- und Genitalbereich
- Prophylaktische orale Gabe von z. B. alle 4 Wochen 1 Tablette Fungata
- Prophylaktische lokale Gabe eines Antimykotikums

8.3.1.1 Herpes genitalis

Nur die Primärinfektion wird sexuell übertragen. Das Rezidiv ist eine endogene Reaktivierung.
Häufigkeit. Schätzungsweise haben 20–30% der Erwachsenen einen Herpes genitalis durchgemacht, wobei diese Angabe auf serologischen Daten basiert.

Erreger. Üblicherweise wird Herpes-simplex-Virus Typ 2 als der genitale Typ angesehen. Inzwischen wird aber bei der schweren Primärinfektion ebenso häufig HSV 1 wie HSV 2 nachgewiesen (Christie et al. 1997; Enders Laborstatistik 1997; eigene Daten 1997). Beim Rezidiv dagegen überwiegt HSV 2 mit über 80%.

Klinik

Die Primärinfektion ist eine Infektion des ganzen Genitale (Abb. 8.3). Sie verläuft besonders schwer, wenn noch keinerlei Antikörper gegen Herpes-simplex-Viren vorhanden sind. In diesen Fällen können der ganze äußere Genitalbereich, die Vagina und auch der Muttermund die verschiedenen Stadien über 2–3 Wochen durchlaufen, d. h. Rötung, Knötchen, Bläschen, Ulkus/Erosio, Verkrustung und Abheilung. Die einzelnen Erosionen können konfluieren und größere, girlandenförmig begrenzte Defekte ergeben. Durch die Entzündungsreaktion kommt es zu einer Schwellung, starken Rötung und der Exkretion von reichlich Leukozyten. Die Leistenlymphknoten sind in der Re-

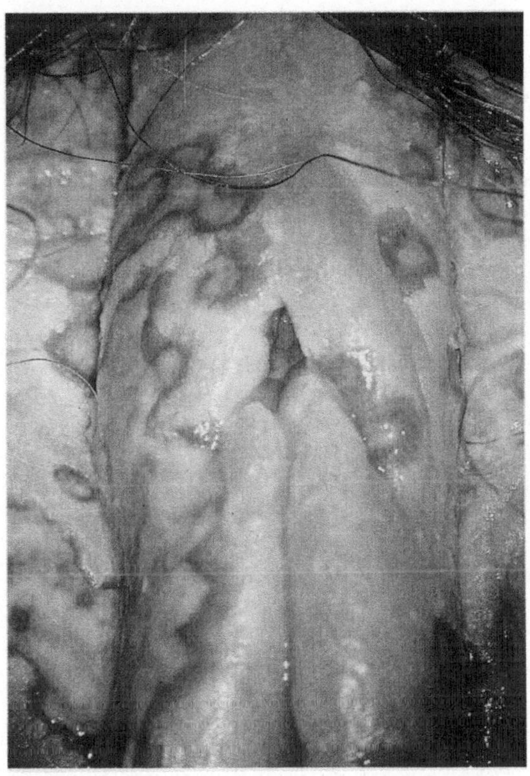

Abb. 8.3. Primärer Herpes genitalis mit multiplen Bläschen und Ulcera/ Erosionen des gesamten Vulvabereichs

gel schon früh mitbetroffen und fallen durch Vergrößerung und Schmerzhaftigkeit auf. Das Hauptsymptom bei der Patientin ist das schmerzhafte Brennen. Bei der Frau ist die klinische Symptomatik in der Regel erheblich schwerer als beim Mann.

Herpes-genitalis-Rezidiv

Dies ist eine endogene Reaktivierung des Virus im Sakralganglion mit anschließendem Auftreten von gruppenförmigen Effloreszenzen (s. oben) in der Regel nur an einer Stelle, die allerdings wandern kann. Der klinische Verlauf ist milder und auch kürzer und dauert in der Regel 5–8 Tage. Auch hier ist das Hauptsymptom das Brennen.

Viele rezidivierende Herpesinfektionen werden als solche nicht erkannt, da die Effloreszenz sehr diskret sein kann, die Beschwerden aber erheblich. Mancher Herpes urethralis oder subclitoralis wird mit einer rezidivierenden Zystitis verwechselt, da der rezidivierende Herpes genitalis beim Immunkompetenten nach 5–7 Tagen spontan abheilt.

In der Schwangerschaft ist der primäre Herpes genitalis gefürchtet, insbesondere zum Zeitpunkt der Geburt. Dies ist zum Glück ein sehr seltenes Ereignis. Das Herpesrezidiv ist unangenehm, bedeutet aber kaum ein Risiko bei der Geburt.

Das besondere Problem der Herpesinfektion ist, daß diese auch ohne klinische Symptomatik vorhanden sein kann und Virus ausgeschieden wird, worüber üblicherweise die Infektion auf den empfänglichen Sexualpartner erfolgt.

Der sicherste Nachweis ist die kulturelle Anzüchtung des Virus in der Zellkultur (Corey 1994). Es wird reichlich Virus in den Bläschen und auch noch in den Erosionen ausgeschieden. Wegen der Labilität des Virus sollte es möglichst rasch ins Labor und dort direkt auf die Zellkultur gebracht werden. Es ist auch ein Fluoreszenztest möglich, der jedoch nicht die gleiche Sensitivität wie die Kultur hat. Der Virusnachweis bei der ausgeprägten Primärinfektion ist kein Problem. Schwieriger dagegen kann er beim Rezidiv werden, wo die Defekte wesentlich kleiner sind. Beim rezidivierenden Herpes genitalis muß wenigstens einmal der Erregernachweis erbracht werden, damit die Diagnose akzeptiert werden kann.

Die häufigste Fehldiagnose beim frühen Herpes genitalis ist die Candidose, die nach meiner Erfahrung bei etwa 50% zunächst vermutet wird. Im Ulkusstadium ist die wichtigste Differentialdiagnose das Behçet-Syndrom. Letzteres ist vom Erfahrenen klinisch leicht zu erkennen und wird durch den fehlenden Herpes-simplex-Virus-Nachweis gesichert. Beim Behçet-Syndrom liegt eine Arteriitis vor, die zu einer sehr schmerzhaften tiefen Ulzeration führt. Es kann häufig rezidivieren und wird daher nicht selten mit dem rezidivierenden Herpes genitalis verwechselt. Unterscheidungsmerkmale zum Herpes sind jedoch die Tiefe der Ulzeration und das multiple Auftreten, was für den rezidivierenden Herpes ungewöhnlich ist. Die Behandlung des Behçet-Syndroms erfolgt mit Cortison.

Eine Typisierung ist wünschenswert, da die Prognose über Rezidivhäufigkeit und Pathogenität in der Gravidität auch etwas vom Typ abhängt, geht aber nur nach Anzüchtung des Virus.

Die *Serologie* ist nur von untergeordneter Bedeutung. Bei der Primärinfektion kann sie hilfreich sein, wenn der Virusnachweis nicht gelungen ist, oder zur Entscheidung führen, ob schon eine Teilimmunität durch Infektionen mit dem anderen Typ vorgelegen hat. Die Antikörperbildung ist verzögert, so daß der anfänglich negative Test oft erst nach Wochen und Monaten positiv wird. Die Serologie hat keine Bedeutung bei der Diagnose des Rezidivs, da es hier nicht zu meßbaren Titerbewegungen kommt.

Therapie

Aciclovir (5mal 200 mg) und Valaciclovir (2mal 500 mg) über 5–8 Tage werden bei der Primärinfektion empfohlen. Entscheidend für den Therapieerfolg ist der frühzeitige Beginn, da nur hierdurch der Krankheitsverlauf und auch die Beschwerden der Patientin verkürzt werden können. Beim Herpesrezidiv ist die kurzfristige (1–3 Tage) orale Aciclovir- bzw. Valaciclovirgabe der lokalen Aciclovirtherapie überlegen.

8.3.1.2 Vulvitis beim Kind

Die häufigsten Erreger einer Vulvitis beim präpubertären Kind sind *Streptokokken der Gruppe A* und gelegentlich auch Staphylococcus aureus, die nur durch die bakteriologische Kultur nachgewiesen werden können. Diese Erreger kommen auch bei der Frau vor und sind immer zu behandeln. Findet man bei einer kindlichen Vulvitis nur Perianalflora, sollte nach anderen Ursachen gefahndet werden.

8.3.1.3 Wurmerkrankungen

Sie kommen gelegentlich auch im Vulvabereich vor. Oxyuren verursachen Juckreiz, wodurch es infolge des Kratzens zu Entzündungsreaktionen kommen kann, insbesondere bei kleinen Mädchen. Mit dem Kolposkop ist daher der Perianal- und Vulvabereich auf Würmer abzusuchen. Abklatschpräparate mit dem Tesafilm vom Perianalbereich und die mikroskopische Suche nach Wurmeiern rundet die Wurmausschlußdiagnostik ab.

8.3.1.4 Vestibularadenitis

Dies ist eine Sonderform der Vulvitis, die gerade jungen Frauen erhebliche Beschwerden bereitet. Sie klagen über Dyspareunie. Umschriebene Rötung im Bereich des Bartholin-Drüsenausganges, fehlender Nachweis pathogener Erreger und das Nichtansprechen auf Antimykotika und übliche Antibiotika machen die Behandlung so schwierig und langwierig.

8.3.1.5 Kondylome (Papillomvirusinfektionen, HPV, Condylomata acuminata)

Papillomviren stellen die Erreger der am häufigsten persistierenden Infektion im Genitale dar.
Häufigkeit. Die Angaben schwanken zwischen 10 und 80%, wobei wahrscheinlich 50% der Erwachsenen mit diesen Viren chronisch latent infiziert sein dürften.
Erreger. Humane Papillomviren, die bis heute nicht kulturell vermehrbar sind. Von den über 80 bekannten Papillomviren kommen mehr als 25 im Genitalbereich vor. Es wird zwischen High risk Typen (HPV 16 und 18) und Low-risk-Typen (IIPV 6 und 11) unterschieden (zur Hausen 1994; Clad 1997).

Klinik

Die Mehrzahl der HPV-Infizierten hat keine Symptome, und die Infektion wird nie diagnostiziert. Bei etwa 1–3% der Erwachsenen kommt es zu makroskopisch sichtbaren Condylomata acuminata. Diese werden meist durch die harmlosen Typen HPV 6 und 11 verursacht. Sie bereiten keine Schmerzen und sind nur Lästigkeiten aufgrund ihrer Größe und ihres Aussehens. Bei jungen, sexuell aktiven Menschen kommt es häufiger nach der HPV-Infektion zum Auftreten von sichtbaren Läsionen, die teilweise spontan wieder zurückgehen, ohne daß das Virus eliminiert wird.

Die besondere Bedeutung der HPV-Infektion liegt in der möglichen Beteiligung beim Zervixkarzinom, insbesondere die High-risk-Typen HPV 16 und 18 und noch einige weitere werden hier häufig gefunden.

Diagnostik

Da die Viren nicht anzüchtbar sind und die Serologie bis heute keine Rolle spielt, ist der Nachweis nur über die DNA-Hybridisierung und in der Zukunft auch über die DNA-Amplifikation möglich. Für die Routine ist dies aber nicht erforderlich und sollte daher auf Einzelfälle beschränkt bleiben.

Therapie

Eine Vielzahl von Behandlungsmöglichkeiten steht zur Verfügung, angefangen von der Denaturierung mit Säurebehandlung (Trichloressigsäure), über Podophyllotoxin, Laserabtragung, Kryotherapie, elektrische Abtragung bis hin zur lokalen oder systemischen Interferonbehandlung. Rezidive sind häufig. Eine Elimination des Virus durch diese Maßnahmen ist in der Regel nicht möglich. Neuerdings werden auch Immunstimulatoren zur Beseitigung der Effloreszenzen und nach Möglichkeit auch der Viren eingesetzt.

In der Schwangerschaft erfahren die Kondylome einen gewissen Wachstumsschub, der nach der Entbindung spontan zurückgeht. Die Behandlung in der Schwangerschaft sollte sich daher auf wenige extreme Fälle beschränken.

8.3.1.6 Nichtinfektiologische Vulvitisformen

Nichtinfektiologische Vulvitisformen wie das Ekzem, Lichen sclerosus, Lichen ruber mucosae, Behçet-Syndrom, Allergien gegen Waschmittel oder Binden sind Ausschlußdiagnosen, die übrigbleiben, wenn typische Erreger ausgeschlossen worden sind. Sie sind die schwierigeren Probleme und erfordern meist mehr Aufwand und intensivere Betreuung der Patientin. Nicht selten führen übertriebene Hygienemaßnahmen mit Überwaschungen zu einer Schädigung der Haut, was Infektionen und sonstige Hauterkrankungen begünstigt.

8.3.1.7 Pyodermia fistulans sinifica (Hidradenitis suppurativa)

Typisch hierfür ist der rezidivierende Verlauf mit kleinen Abszessen und Narbenbildung im perivulvären Bereich. Im Gegensatz zur Follikulitis, die hier ebenfalls ablaufen kann und bei der nahezu immer Staphylococcus aureus gefunden wird, werden wechselnde Bakterien, meist zur Hautflora gehörend, nachgewiesen. Hier ist die mikrobiologische Kultur als Ausschlußuntersuchung für die Diagnose durchaus hilfreich. Erst die Histologie sichert die Diagnose.

8.3.2 Kolpitis/Vaginitis

Es gibt nicht viele Erreger, die eine Entzündungsreaktion der Vagina hervorrufen können. Besonders von den häufig nachweisbaren Bakterien vermögen nur ganz wenige Infektionen auszulösen. Die häufigsten Erreger einer Kolpitis sind daher Pilze, allen voran Candida albicans. Die Trichomonaden sind inzwischen so selten geworden, daß sie gelegentlich übersehen werden.

Neben dem klinischen Bild sind die pH-Wert-Bestimmung – ein pH-Wert von 4,0 bedeutet die Anwesenheit von Laktobazillen (Normalflora) in hohen Konzentrationen – und die Nativmikroskopie am Naßpräparat die wichtigsten diagnostischen Maßnahmen. Der Amintest – die Verstärkung des fischartigen Geruchs des Fluors nach Zugabe von 10%iger KOH-Lösung – ist eine Ergänzung und zeigt die Anwesenheit von aminbildenden Anaerobiern an, die typisch ist für die Aminkolpitis (Petersen et al. 1983) oder besser Aminvaginose, da sie eher eine Keimstörung als eine Kolpitis ist.

Abstriche für eine mikrobiologische Diagnostik sind bei allen schweren Kolpitisformen, bei denen der Erreger nicht sofort im mikroskopischen Bild erkennbar ist, notwendig. Sie sind auch erforderlich, um zusätzliche pathogene Keime, wie Gonokokken, Streptokokken der Gruppe A, Staphylococcus aureus, auszuschließen. Dies ist um so wichtiger, je uncharakteristischer die Rötung der Vagina und je dünner und schwerer beurteilbar der Fluor ist.

Reichlich gelbflockiger bis bröckeliger Fluor tritt eigentlich nur bei der Candidose auf. Beim dünnen Fluor dagegen wird es schwieriger, weil hier Trichomonaden, Streptokokken der Gruppe A, Staphylokokken oder andere Erreger die Ursache sein können.

Spezielle Abstriche sind erforderlich bei einem Verdacht auf eine herpesbedingte Kolpitis, die jedoch isoliert so gut wie nur beim rezidivierenden Herpes vorkommt und meist wenige vorübergehende Beschwerden oder Ausfluß verursacht.

Diagnostische Probleme bereitet die Kolpitis plasmacellularis, die mit größter Wahrscheinlichkeit eine bakterielle Infektion ist, da wir sie mit Clindamycin heilen können, obwohl kein typischer Erreger nachweisbar ist. Klinisch ist sie der Trichomoniasis zum Verwechseln ähnlich. Tritt sie in der Perimenopause auf, so kommt noch die Verwechslung mit der atrophischen Kolpitis hinzu. Im Zweifelsfall helfen therapeutische Maßnahmen wie die Gabe von 2 g Tinidazol (Simplotan) oder Östrogene weiter. Hilft alles nichts, auch nicht orale Antibiotika, und geht der Verlauf über Monate und Jahre, so ist dies typisch für die Kolpitis plasmacellularis.

8.3.2.1 Trichomoniasis

Häufigkeit. Die Trichomoniasis ist weltweit mit über 120 Mio. Fällen die häufigste STD (Quinn 1994). In Deutschland ist diese Erkrankung in den letzten Jahren stark zurückgegangen mit schätzungsweise 1–2 Fällen pro 10.000 Einwohner. Ein leichter Anstieg zeigt sich seit kurzem durch Zuwanderer.

Erreger ist Trichomonas vaginalis, ein birnenförmiges, begeißeltes Protozoon, etwas größer als ein Lymphozyt.

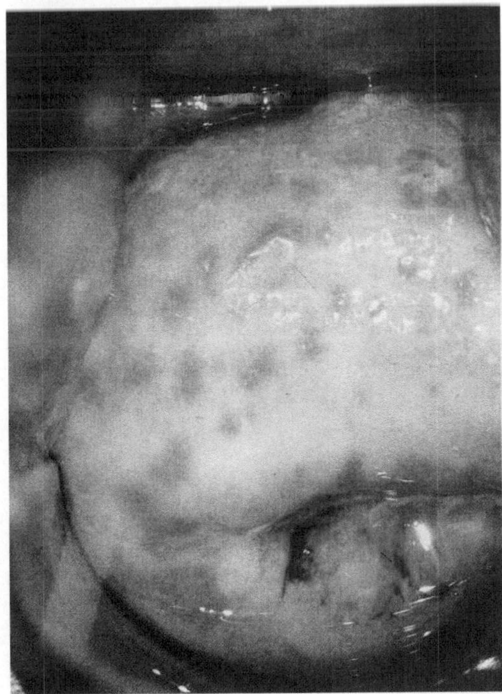

Abb. 8.4. Trichomonadenkolpitis mit fleckförmiger Rötung und gelbem Fluor

Klinik

Die Infektion verläuft häufig asymptomatisch, insbesondere beim Mann. Bei der Frau treten eher Beschwerden in Form von Brennen und Ausfluß auf, der im Extremfall grün-schaumig sein kann. Die Erreger können monate- und jahrelang persistieren, währenddessen nur wenige Erreger gebildet werden und keinerlei Symptomatik hervorgerufen wird. Unter besonderen Umständen kann es später zu einer starken Vermehrung und zu einer Symptomatik kommen. Die Vulva und Vagina sind dann gerötet, zum Teil fleckförmig, sogar kleine Erosionen sind möglich (Abb. 8.4). Es bleibt eine Lästigkeit, da die Erreger nicht aszendieren und keine schwere Erkrankung hervorrufen. Im Gefolge einer Trichomoniasis liegt aber häufig eine bakterielle Störung vor, die dann jedoch zu schweren Infektionskomplikationen führen kann, weshalb die Trichomoniasis als Risiko in der Schwangerschaft oder bei Eingriffen gewertet werden muß (Cotch et al. 1997; Guillermo u. McCormack 1997).

Diagnostik

Der direkte mikroskopische Nachweis der beweglichen, mit ihren Geißeln um sich schlagenden Einzeller im Vaginalsekret ist bis heute das übliche Nachweisverfahren. Eine kulturelle Anzüchtung im Diamond-Medium ist möglich und erhöht den Trichomonadennachweis etwa auf das Doppelte, wird aber aus Kosten- und Zeitgründen nur selten angewendet. Auch durch Anfärbung lassen sich die Trichomonaden ganz gut darstellen, wobei das schaumige Zytoplasma das besondere Charakteristikum ist.

Therapie

Sie besteht in der einmaligen Gabe von 2 g Metronidazol oder Tinidazol oral. Gelegentlich auftretende resistentere Trichomonaden erfordern eine Erhöhung der Dosis auf 3–4 g mit Wiederholung nach einigen Tagen. Die Partnertherapie wird dringend empfohlen, auch wenn keine Trichomonaden gesehen wurden.

8.3.3 Zervizitis

Die wichtigsten Erreger einer Zervizitis (Rötung der Zervix mit gelb-klebrigem Sekret oder Kontaktblutung; Abb. 8.5) sind Gonokokken und Chlamydia trachomatis. Obwohl die Gonokokken in den letzten 15 Jahren stark zurückgegangen sind, müssen sie bei jeder Zervizitis bedacht und durch entsprechende Kulturverfahren ausgeschlossen werden (Weissenbacher 1994).

Hierzu ist erforderlich, einen Abstrich aus dem Zervixkanal, der Urethra oder dem Bartholin-Drüsenausgang zu entnehmen und diesen direkt in der Praxis auf den Thayer-Martin-Nährboden aufzutragen oder in einem Transportmedium möglichst rasch ins Labor zu bringen.

Die häufigste Ursache einer Zervizitis ist inzwischen die Chlamydia-trachomatis-Infektion. Bei Krankheitssymptomen ist die Infektion in der Regel so ausgeprägt, daß genügend Erreger gebildet werden, so daß auch mit weniger empfindlichen Nachweisverfahren wie z. B. den Einzeltests, die für die Praxis entwickelt wurden, die Infektion nachgewiesen werden kann. Sicherer ist jedoch der Fluoreszenztest oder photometrisch abzulesende Enzymtests. Der neue goldene Standard sind die Amplifikationsmethoden (LCR und PCR) (Lee et al. 1995; Konsensuspapier 1997; Schachter et al. 1994).

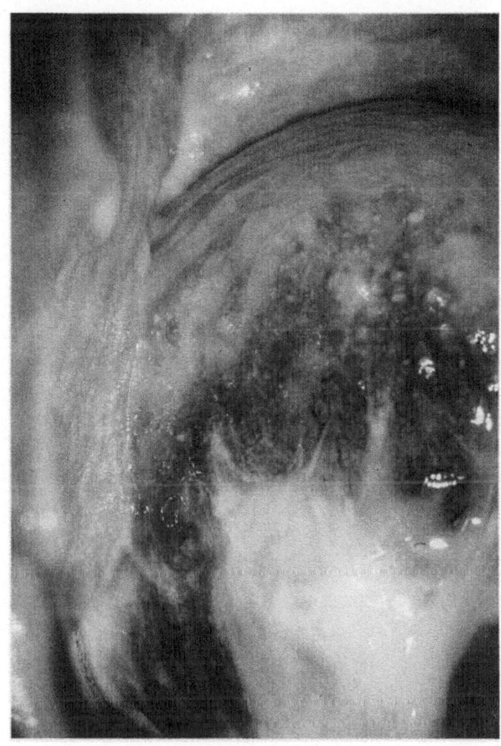

Abb. 8.5. Zervizitis durch Chlamydia trachomatis

Da Chlamydien auch als die häufigste bei der Geburt übertragene und durch rechtzeitige Therapie der Mutter vermeidbare Infektion des Neugeborenen gilt, wurde im April 1995 das Pflichtscreening in der Schwangerschaft eingeführt. Hierfür sind jedoch hochempfindliche Nachweisverfahren erforderlich, da in vielen Fällen nur wenige Erreger ausgeschieden werden, weshalb sonst mit ungeeigneten Methoden nur 50–70% der positiven Schwangeren erfaßt würden.

8.3.4 Endometritis

Sie ist nicht so selten, fällt aber klinisch wegen der meist geringen Symptome, die sich üblicherweise als Blutungsstörungen und leichte, wechselnde Unterbauchschmerzen zeigen, kaum ins Gewicht. Die Endometritis ist in der Regel nur eine Durchgangsstation aszendierender Infektionen. Sonderformen sind die Pyometra im Senium bei fortgeschrittenem Corpuskarzinom oder die tuberkulöse Endometritis, bei der es zu einem Verschluß der Zervix mit der Ausbildung einer Pyometra kommen kann.

Eine Beurteilung des Zervixsekretes ist hierbei von großer Bedeutung. Klares Zervixsekret ohne Leukozytose schließt eine Endometritis größtenteils aus. Ob es eine solitäre Salpingitis gibt mit völlig normalem Zervixsekret, ist zu bezweifeln.

Die Diagnostik in der Praxis entspricht mikrobiologisch derjenigen bei Zervizitis. Hinzu kommen die Entzündungsparameter, die bei einer Infektion in tieferen Gewebeschichten erhöhte Werte anzeigen.

Ab der Endometritis aufwärts ist daher die Labordiagnostik im Blut hilfreich. CRP und BSG sind wichtige Parameter, die etwas über die Aktualität und Chronizität und über das Vorliegen einer Salpingitis überhaupt auszusagen vermögen. Nach meiner Erfahrung gibt es keine klinische Salpingitis bei Normalwerten dieser beiden Parameter. Allerdings wissen wir, daß uns bei der chronischen asymptomatischen Chlamydiensalpingitis diese Parameter meist doch im Stich lassen.

8.3.5 Urethritis/Zystitis

Neben der Trockenchemie (Urinstix), die u. a. Nitrit, Blut und Leukozyten anzeigt, ist die Nativmikroskopie des Urins wichtig. Bei einer Zystitis werden im Mikroskop mit einem 40er Objektiv mindestens 2–4 Leukozyten pro Gesichtsfeld gesehen. Nicht jede positive Nitritanzeige ist beweisend für eine Zystitis, obwohl mehr als 70% der Harnwegsinfekte durch *E. coli* verursacht werden.

Mit den hochsensitiven DNA-Amplifikationsmethoden (LCR, PCR) können inzwischen 90% der Chlamydieninfektionen auch bei der Frau im Erststrahlurin nachgewiesen werden (Lee et al. 1995; Bassiri et al. 1995), d. h. die Urethra ist auch bei der Frau regelmäßig mitbetroffen. Bei Dysurie junger, sexuell aktiver Frauen ist daher auch eine Chlamydiendiagnostik vorzunehmen, aber auch an einen rezidivierenden Herpes genitalis zu denken.

8.3.6 Skenitis

Ausgeprägte Skenegänge findet man häufig bei Frauen mit Urethralbeschwerden. Inwieweit die Ausprägung oder schon Infektionen der Grund sind, die manche Frau belästigen, ist oft nicht zu beantworten.

8.3.7 Salpingitis/Adnexitis

Hier ist zwischen der akuten, die meist durch Gonokokken ausgelöst wird, und der subakuten bzw. asymptomatischen Erkrankung durch Chlamydia trachomatis zu unterscheiden. Seltenere Formen werden durch Herpes-simplex-Viren, Tuberkelbakterien oder Aktinomyzeten verursacht.

Die akute Adnexitis, die heute selten ist, beginnt mit heftigen Schmerzen und Fieber. Bei optimaler Diagnostik können bei über 60% der Fälle Gonokokken nachgewiesen werden. Nur ein Teil der Gonokokkeninfektionen führt zur Adnexitis. So schnell wie sie kommt, führt eine rechtzeitige Antibiotikatherapie auch über wenige Tage zur Heilung.

Anders zeigt sich die Chlamydienadnexitis, die wegen der geringen, aber über Wochen ablaufenden Entzündungsreaktion nur leichte, wechselnde oder nicht bemerkte Symptome in Form von Unterbauchschmerzen, Blutungsstörung und Schulterschmerz (Perihepatitis) hervorruft.

Die genitalen Chlamydia-trachomatis-Typen sind heute die Hauptursache von infektionsbedingter Sterilität, Eileiterschwangerschaft und chronischen Unterbauchbeschwerden (Weström 1994; Petersen u. Clad 1995). Außerdem führen sie nach

Jahren zu arthritischen Beschwerden, die in diesem Stadium nur noch schwer zu beseitigen sind. Die besondere Problematik der Chlamydien liegt neben der geringen klinischen Symptomatik in dem schwierigen Erregernachweis, da nur wenige Erreger ausgeschieden werden und die Erregermenge auch schwanken kann.

Nachdem die Chlamydieninfektion als medizinisches Problem bei Ärzten, aber auch bei Patienten immer bewußter wird, tritt der Aspekt der diagnostischen Schwierigkeiten immer mehr in den Vordergrund.

Wegen der wechselnden und zum Teil sehr geringen Menge an nach außen ausgeschiedenen Chlamydien ist die Zuverlässigkeit der meisten Tests begrenzt. Besonders kraß wird dies bei den sog. Schnelltests, die auf einem Enzymassay beruhen und bei der symptomatischen Patientin mit hoher Erregerausscheidung durchaus zuverlässige Daten liefern, aber dann, wenn nur wenige Erreger ausgeschieden werden, häufig versagen (Kluytmans et al. 1993).

Nachweis einer Chlamydieninfektion

Nur mit dem direkten Erregernachweis läßt sich eine floride Chlamydieninfektion sicher nachweisen. Dabei kommt es nur bei einem Teil der Infizierten zu einer stärkeren Erregervermehrung und damit zum Auftreten von klinischen Symptomen. Aber vieles spricht dafür, daß auch bei denjenigen, bei denen es nicht zu einer klinischen Symptomatik kommt, in über 50% der Fälle eine Aszension der Erreger bis hin zu den Eileitern stattfindet (Tait et al. 1997).

Aber auch bei solchen Infizierten, die anfänglich eine stärkere Erregerausscheidung aufweisen, kann diese sich in ihrer Intensität ändern und die Ausscheidung im äußeren Bereich nach einigen Monaten zurückgehen, ohne daß die Infektion selbst zum Stillstand gekommen wäre.

Die Zellkultur, die über 20 Jahre als goldener Standard galt, ist inzwischen weitgehend verlassen worden, da sie aufwendig und anfällig ist und auch nur 60 bis maximal 80% der Chlamydieninfektionen damit nachgewiesen werden können (Schachter et al. 1994).

Der Fluoreszenztest ist in der Hand des Geübten eine brauchbare Methode für kleine Probenaufkommen. Aber auch dieser Test ist im unteren Bereich (geringe Erregerausscheidung) unzuverlässig, so daß maximal 80–90% der Chlamydieninfektionen damit erkannt werden können und auch falsch-positive Ergebnisse vorkommen.

Enzymtests (EIA, ELISA) waren die Tests der Wahl bei großen Probenaufkommen, weil sie automatisierbar sind. Aber auch hiermit wird nur eine maximale Sensitivität von 90% erreicht bei einer Spezifität von 90–95%, wodurch auch hier insbesondere im unteren Bereich, falsch-negative und falsch-positive Ergebnisse auftreten.

Bei den sog. Schnelltests handelt es sich um Enzymimmuntests, die chromatographisch zu einer Verdichtung von Antigen-Antikörper-Komplexen führen und dadurch visuell ablesbar werden. Sensitivität und Spezifität liegen deutlich unter den üblichen Enzymtests, weshalb sie nur für symptomatische Infektionen geeignet sind und nicht für das Screening.

Auch Gensondentests haben keine höhere Sensitivität und Spezifität als die Enzymteste.

Der neue goldene Standard sind die Amplifikationstests (LCR, PCR), da hiermit eine 100fach höhere Sensitivität bei ebenfalls hoher Spezifität (98%) erreicht wird. Da bei der chronischen asymptomatischen Chlamydieninfektion, also der Mehrzahl der Chlamydieninfektionen, nur wenige Erreger ausgeschieden werden, bedeutet das, daß nur eine derartige Methode für ihre Erkennung geeignet ist. Ein weiterer Vorteil ist, daß alle Materialien, d. h. alle Arten von Abstrichen, Urin und andere Materialien (Ejakulat, Gewebehomogenat), eingesetzt werden können.

Hauptausscheidungsorte der Chlamydien im Genitalbereich sind bei der Frau die Zervix und die Urethra. Nur mit den Amplifikationsmethoden können Chlamydien im Urin bei Mann und Frau zuverlässig nachgewiesen werden. Die bislang notwendigen schmerzhaften Urethralabstriche sind daher überholt.

Serologie

Die Chlamydienserologie ist nur eine ergänzende Methode, da sie lediglich aussagt, daß sich der Organismus mit Chlamydien auseinandergesetzt hat. Wegen der verschiedenen Chlamydienarten mit verschiedenen Manifestationsorten im Körper ist eine Aussage über eine genitale Chlamydieninfektion nur mit artspezifischen Antikörpertests möglich.

Sind gar keine Chlamydienantikörper nachweisbar, so kann damit eine tiefere genitale Chlamydieninfektion nahezu sicher ausgeschlossen werden. Allerdings ist die Empfindlichkeit der zur Verfügung stehenden serologischen Tests unterschiedlich und teilweise nicht allzu groß. Ein rasches Absinken der Chlamydienantikörper läßt sich aber nur bei einer frischen Infektion nach ausreichender Antibiotikatherapie beobachten. Bei der Mehrzahl der Antikörpernachweise persistieren die Titer über viele Jahre, was die Interpretation erschwert.

Häufigkeit einer Chlamydieninfektion

Offizielle Zahlen über genitale Chlamydieninfektionen liegen nicht vor. Die in Studien publizierten Häufigkeitsangaben schwanken zwischen 1 und 30%, wobei es davon abhängig ist, welches Klientel untersucht wurde, asymptomatische oder Adnexitispatientinnen, und mit welcher Methode gearbeitet wurde.

Da inzwischen allgemein akzeptiert ist, daß sowohl bei der Frau als auch beim Mann etwa 90% der Chlamydieninfektionen asymptomatisch oder mit nur sehr geringen, wechselnden und vorübergehenden Beschwerden einhergehen, kann eine Aussage über die Häufigkeit nur über allgemeines Screening gewonnen werden.

Die größte Studie zur Chlamydienprävalenz in Deutschland wurde 1995 und 1996 von uns (Petersen et al. 1996) bei 4381 asymptomatischen Männern und Frauen durchgeführt. Der Chlamydiennachweis erfolgte über eine Urinprobe mit LCR. Dabei waren bei den Frauen zwischen 15 und 30 Jahren 4,8% und bei den Männern 5,2% positiv. Die Altersverteilung der chlamydienpositiven Frauen und Männer entspricht den Erfahrungen anderer Untersucher in vergleichbaren Ländern.

Die Chlamydieninfektion ist streng altersabhängig, und zwar je jünger sexuell aktive Menschen sind, desto häufiger haben sie eine Chlamydieninfektion, wie die Abb. 8.6 zeigt.

Folgeschäden

Eine nicht rechtzeitig behandelte Chlamydieninfektion ist heute die Hauptursache der infektionsbedingten Sterilität und der Eileiterschwangerschaft. Als Spätschäden kommen weiterhin die chronische Arthritis und chronische Unterbauchbeschwerden hinzu (WeströM 1994; Petersen 1997a).

Wie auch bei anderen chronischen Infektionen mit degenerativen Spätschäden ist bei frühzeitiger Erkennung der Infektion eine Ausheilung in der Mehrzahl der Fälle mit einer begrenzten Antibiotikagabe zu erreichen. Wird die Infektion jedoch erst

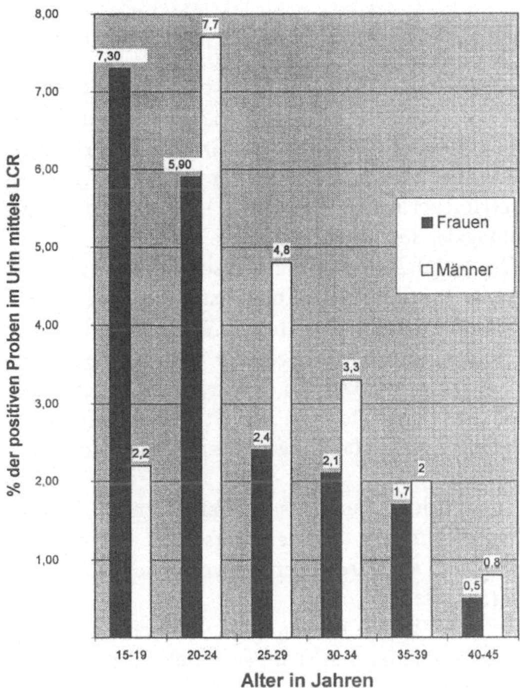

Abb. 8.6. Altersabhängige Chlamydienprävalenz bei asymptomatischen Frauen und Männern in Deutschland mittels LCR Nachweis im Urin

nach Jahren über die Spätschäden erkannt, so kann es trotz wochenlanger Antibiotikatherapie nur noch selten zur völligen Ausheilung der Infektion kommen.

Therapie

Mittel der 1. Wahl sind Doxycyclin (200 mg/Tag und Tetracycline 5mal 500 mg/Tag), Mittel der 2. Wahl Makrolide (Erythromycin, Roxythromycin, Azithromycin), Mittel der 3. Wahl Gyrasehemmer (Ofloxacin, Ciprofloxacin), 4. Wahl, da auch wirksam, sind Amoxicillin, Clindamycin und Sulfonamide.

Die Dauer der Therapie richtet sich nach dem Ort und der Dauer der Infektion. Bei einer frischen, unkomplizierten Infektion reicht eine 10tägige Therapie, bei der Endometritis und Salpingitis sollte eher länger, d. h. 20 Tage, behandelt werden. Bei der Arthritis wird eine noch sehr viele längere Therapiedauer empfohlen. Partnerdiagnostik und -therapie sind dringend angebracht.

8.4 Genitalinfektionen und Schwangerschaft

Eine der besonderen Leistungen des vergangenen Jahrhunderts war die Bekämpfung der Infektionen, die wie ein Damoklesschwert das Fachgebiet Gynäkologie, speziell die Geburtshilfe, überschatteten. In der schlimmsten Kindbettfieberepidemie verstarb jede 4. Mutter. Als Semmelweis (1818–1865) seine Ergebnisse zur Ursache des Kindbettfiebers 1847 veröffentlichte, wurden diese, wie so oft in der Medizin, lange Zeit nicht zur Kenntnis genommen.

Das Spektrum der Infektionen, sowohl in bezug auf das Keimspektrum als auch auf die Art der Infektionen mit ihren Infektionsursachen und -wegen ist einem ständigen Wandel unterworfen. So waren zu Zeiten von Semmelweis Streptokokken der Gruppe A die Haupterreger bei letalem Infektionsverlauf, später – allerdings sehr viel seltener – die gramnegativen Aerobier wie *E. coli* mit ihrem Endotoxin (Hofer et al. 1977; Graeff 1981). Es folgten die Anaerobier, deren stärkere Beachtung erst Anfang der 80er Jahre begann.

Was damals noch als schicksalhafte Infektionsverläufe beschrieben wurde, sehen wir heute nur noch, wenn anerkannte Prinzipien der Diagnostik und Therapie in der Ausbildung nicht vermittelt wurden und daher unbeachtet blieben. Natürlich gibt es auch heute noch letale Einzelfälle entweder durch Erreger, die zu einer sehr rasch ablaufenden Erkrankung fähig sind wie die Streptokokken der Gruppe A, oder durch Infektionen, die atypisch ablaufen, so daß an eine Infektion zu spät gedacht wird, oder die so selten sind, daß man die Symptome aus Erfahrungsmangel falsch einschätzt (z.B. Malaria).

Dank sehr viel besserer Hygiene, genauerer Kenntnis der Bakterien im Vaginalbereich, wirksamer Antibiotika, Abschaffung von flächenwirksamen Intrauterinpessaren und guter ärztlicher Betreuung sind schwere, lebensbedrohliche Infektionen in den letzten Jahrzehnten sehr selten geworden.

Trotzdem spielen Infektionen in der Geburtshilfe auch heute noch eine große Rolle (Petersen 1997a). Das Spektrum der Schäden hat sich gewandelt. Es sind heute mehr die Risiken für das Kind, wie Embryopathien, Fetopathien, Frühgeburt und Spätschäden, die z. T. erst im Erwachsenenalter sichtbar werden, die zahlenmäßig im Vordergrund stehen.

Aber auch heute, trotz aller medizinischer Möglichkeiten, kommen Mütter – seltener während der Schwangerschaft, häufiger postpartal – zu schwerem Schaden bis hin zum Tod. Epidemiologische Daten liegen für Deutschland nicht vor. Die Mehrzahl der Publikationen sind einzelne Fallberichte. In den USA, die auch heute aufgrund ihrer Gesellschaftsstruktur noch häufiger Infektionsprobleme erfahren als wir, sank die Morbidität unter Müttern zwischen 1949 und 1992 von 376 auf 7,8 Todesfälle pro 100 000 Lebendgeburten. In den Entwicklungsländern wird die Müttertodesrate auch heute noch auf über 45mal höher geschätzt (Atrash et al. 1995). Und selbst für die USA wird die tatsächliche Todesrate doppelt so hoch wie offiziell angegeben vermutet.

Den behandelnden Arzt treffen derartige fatale Infektionsverläufe meist völlig unvorbereitet, da er die Frühzeichen der Infektionsentwicklung in seiner Ausbildung kaum gesehen hat, er die Risiken daher falsch einschätzt und zu spät mit einer lebensrettenden Antibiotikatherapie beginnt. Unsere Gesellschaft will vermeidbare Infektionsschäden heute nicht mehr hinnehmen, weshalb es nach derartigen Ereignissen häufig zu juristischen Nachspielen und Verurteilungen kommt.

Gerade in der Schwangerschaft können Infektionen durch die veränderte und leicht gebremste Immunlage atypisch und in Einzelfällen schwerer ablaufen als außerhalb der Schwangerschaft. Hinzu kommt, daß gerade der puerperale Uterus eine besonders gute Eintrittspforte bietet sowohl für hoch pathogene als auch für fakultativ pathogene Erreger, wenn sie in hoher Konzentration vorliegen.

Da es sich bei der Mehrzahl der Erreger um mäßig bzw. fakultativ pathogene Keime handelt und nur sehr selten um hoch virulente Erreger, sind es die Zusatzrisikofaktoren wie z. B. Stauungen im Harntrakt, Dauerkatheter (Venen, Urethra, Ureter), operative Manipulationen, Traumen, Mehrfachinfektionen, Ernährungsmangel, Stoffwechselkrankheiten, chronische Organschäden (z. B. Leberzirrhose), Immunsuppression (HIV, Zustand nach Organtransplantation mit medikamentöser Immunsuppression, Zustand nach Splenektomie), die das Infektionsrisiko erhöhen und den Verlauf verschlechtern.

Hinzu kommt, daß gelegentlich wegen des Kindes eine rechtzeitige Therapie nicht vorgenommen wird, da man die Krankheitszeichen bei der Schwangeren nicht als so gefährlich einschätzt und aus Sorge, das Kind durch die Therapie zu gefährden, was sehr oft dem Wunsche der Mutter entspricht, zunächst zögert. Auch bremsen Kosten und Warnungen vor einem allzu häufigen und frühen Antibiotikagebrauch, der, da es sich auch um eine Virusinfektion handeln könnte, nicht notwendig sei oder zu Resistenzen führen könnte.

Dabei gibt es kaum ein Antibiotikum, das zu einer ernsthaften Schädigung des Kindes führt, wenn man einmal von Innenohrschäden bei sehr hoher Dosierung von Aminoglycosiden, den Zahnverfärbungen durch Tetracycline, die sowieso bei schweren Infektionen nicht Mittel der Wahl sind, und dem eher theoretischen Risiko der Knorpelschädigung durch Quinolone (Gyrasehemmer), absieht.

Mindestens 1/3 der Frühgeburten und die Mehrzahl der Spätaborte werden heute als Folge einer Infektion angesehen. Speziell die aszendierenden Infektionen aus dem Vaginalbereich gehören zu den weitgehend vermeidbaren Risiken während der Schwangerschaft. Das Spektrum der Erreger reicht von selten im Genitalbereich vorkommenden, aber sehr gefährlichen Keimen wie den Streptokokken der Gruppe A bis hin zu den nur fakultativ pathogenen Anaerobiern, die dafür aber um so häufiger in der Vagina angetroffen werden können (Stubblefield u. Grimes 1994).

Viele Arbeiten belegen, daß bestimmte Infektionen oder Keimstörungen im Vaginalbereich wie z. B. die Aminvaginose oder die Trichomoniasis signifikant häufiger zu einer Frühgeburtlichkeit führen (Holst et al. 1994; Krohn et al. 1991; McDonald et al. 1992; Petersen et al. 1986; Petersen 1997a; Saling et al. 1997). Weiterhin sind postpartale Endometritis, Episiotomiewundinfektion und auch Peritonitis post sectionem bei Frauen mit Aminvaginose 5- bis 10mal häufiger als bei Frauen mit Laktobazillenflora. Das bedeutet, daß diese Infektionen in der Schwangerschaft auf jeden Fall behandelt werden müssen. Erfolgte keine Therapie und wird aus geburtshilflichen Gründen eine Sectio caesarea durchgeführt, so ist die Antibiotikaprophylaxe hier unbedingt vorzunehmen.

8.4.1 Bewertung von Keimen im äußeren Genitalbereich während der Schwangerschaft

Streptokokken der Gruppe A. Werden diese nachgewiesen, so ist auch ohne jegliche klinische Symptomatik eine mindestens 10tägige Penicillintherapie erforderlich. Streptokokken der Gruppe A, die Erreger des Kindbettfiebers, sind leider wieder auf dem Vormarsch. Sie sind die Haupterreger von Todesfällen bei Müttern nach der Entbindung oder nach operativen Eingriffen (Kaufhold et al. 1992; Köhler 1995; Petersen 1997b). Für das Kind scheinen sie nicht so gefährlich zu sein wie für die Mutter im Wochenbett, wenn eine große Eintrittspforte die Infektion erleichert.
Streptokokken der Gruppe B können gefährlich werden für das Kind, sind für die Mutter aber relativ harmlos. Das besondere Problem liegt in der Häufigkeit ihres Vorkommens in der Vagina (ca. 20%) und der relativen Seltenheit der Erkrankung des Neuge-

borenen (1–3% der Kinder von kolonisierten Müttern). Bis heute fehlen Kenntnisse über Zusatzrisikofaktoren, die uns erlauben, diejenigen Fälle zu erkennen, bei denen das Kind in einem stärkeren Maße gefährdet ist, damit durch eine rechtzeitige Therapie der Mutter die Konzentration der Erreger verringert werden kann.

Streptokokken der Gruppe B führen nicht zum vorzeitigen Blasensprung! Die Gefahr beginnt nach dem Blasensprung, wenn das Kind große Bakterienmengen aufnimmt, daher ist die Kenntnis über das Vorliegen dieser Bakterien wichtig.

Der Nachweis der Streptokokken der Gruppe B erfolgt am sichersten über die Kultur mit Selektivnährböden und anschließender Serotypisierung. Vaginalabstriche sind zum Nachweis geeigneter als alleinige Zervixabstriche, bei denen die wahre Konzentration unterschätzt wird. Da es bei diesen Erregern auf die Menge ankommt, sind die weniger sensitiven Schnelltests in Einzelfällen hilfreich.

Staphylococcus aureus. Dieser Keim ist in der Vagina immer als pathogen anzusehen und sollte auch therapiert werden.

E. coli. Neben Streptokokken der Gruppe B ist *E. coli* derjenige Erreger, der hauptsächlich für die Neugeboreneninfektionen verantwortlich ist. Bei Nachweis sollte daher die Mutter noch vor der Entbindung mit z. B. Amoxicillin behandelt werden.

Haemophilus influenzae. Dieser Keim wird selten im Vaginalbereich gefunden, bedeutet für das Kind aber ein hohes Risiko, so daß bei Nachweis Mutter und auch Kind sofort mit Amoxicillin oder besser mit Cephalosporin der 3. Generation behandelt werden müssen.

Gardnerella vaginalis ist häufig im Vaginalbereich anzutreffen: bei ca. 40% aller Frauen. Es ist bisher wenig bekannt, welche Bedeutung er für das Neugeborene hat. Der Nachweis ist schwierig. Gardnerella kann in unseren Blutkulturen wegen des Zusatzes von Heparin nicht nachgewiesen werden kann. Deswegen fehlen hierzu Daten aus der Pädiatrie.

Anaerobier. Während sie für die Mutter ein erhöhtes Risiko bedeuten und auch Frühgeburtlichkeit auslösen können, ist über ihre Folgen für das Neugeborene noch wenig bekannt.

Chlamydia trachomatis. Eine Therapie bei der Mutter vor der Entbindung ist unbedingt durchzuführen, da mehr als 50% der Kinder von positiven Müttern bei der Vaginalgeburt infiziert werden. Chronische Infektionen beim Kind im Genitalbereich, Pneumonien und andere Folgeschäden sind möglich. Auch für die Mutter besteht ein erhöhtes Risiko einer später aszendierenden Infektion mit nachfolgender Sterilität.

Mykoplasmen werden bei einer gestörten Vaginalflora sehr viel häufiger nachgewiesen als bei einer Laktobazillenflora. Dies trifft besonders auf M. hominis zu. Ureaplasma urealyticum ist in niedriger Keimzahl als Kolonisationskeim bei bis zu 40% aller Frauen nachweisbar. Die Bedeutung dieser Keime wird bis heute kontrovers diskutiert (Abele-Horn et al. 1997; Hudson u. Talbot 1997; Petersen 1997a). Ihre Rolle kann nur in Zusammenhang mit allen in der Vagina vorkommenden Keimen gesehen werden und hieran kranken die meisten Studien, da dies außerordentlich schwierig und aufwendig ist.

8.4.2 Prophylaxe und Therapie

Möglichkeiten zur Normalisierung der Vaginalflora vor dem VBS

Durch Ansäuerung des Vaginalbereiches mit z. B. Milchsäure oder Vitamin C (Vagi-C®) lokal läßt sich den Laktobazillen ein Wachstumsvorteil verschaffen, der in vielen Fällen zu einer Normalisierung der Vaginalflora führt. Auch die auf dem Markt befindlichen Laktobazillenpräparate wie Gynoflor und Vagiflor oder Desinfektiva wie Fluomycin oder Vagihex führen häufig zu einer Normalisierung der Vaginalflora. Sind diese Maßnahmen nicht erfolgreich, so kann nach der 20. SSW durch die einmalige lokale Einlage von 500 mg Metronidazol die Vaginalflora in der Regel rasch normalisiert werden.

Bei Schwangeren mit vorausgegangenem septischem Abort sollte man auch ohne Nachweis von pathogenen oder fakultativ pathogenen Keimen großzügig sein mit einer Antibiotikabehandlung, insbesondere zum Zeitpunkt des vorherigen Abortes.

Sind Zeichen einer Amnioninfektion vorhanden, z. B. durch CRP-Erhöhung, Leukozytose oder Fieber, so ist eine systemische Antibiotikatherapie auf jeden Fall erforderlich. Das Antibiotikum richtet sich nach vermuteten Keimen, vor allem aber nach der Schwere der Infektion, das bedeutet je schwerer die Infektion, desto breiter und wirksamer muß das eingesetzte Antibiotikum bzw. die Antibiotikakombination sein.

Kommt es nicht rasch zu einer Stabilisierung und ist das Kind ausreichend reif, so ist eine baldige Schwangerschaftsbeendigung anzustreben, da das Kind dann durch eine Direktbehandlung bessere Chancen hat als über die Mutter.

8.4.3 Harnwegsinfekte in der Gravidität

Der Harntrakt ist neben dem Genitale nicht selten die Eintrittspforte für Infektionen in der Gravidität. Im Falle eines Infektionsverdachts ist auch die Beachtung dieses Bereichs wichtig. Urinuntersuchungen sind aus gutem Grund schon lange Bestandteil der Schwangerschaftsbetreuung. Trockenchemie und Mikroskopie des frisch gelassenen Harns sind dabei die wichtigsten Sofortmaßnahmen, gefolgt von der Anlage einer Bakterienkultur (Urikult, Uritube). Der Nachweis von Nitrit spricht für *E. coli*. Mehr als 5 Leukozyten bei der Mikroskopie des Urins mit einem 40er Objektiv ohne Anfärbung sind nahezu beweisend für einen Harnwegsinfekt.

Massive Proteinurie weist auf eine starke Nierenschädigung hin. Sie kann auch Zeichen der gefürchteten EPH-Gestose (Ödem, Proteinurie, Hypertonie) bzw. des HELLP-Syndroms (Hypertonie, erhöhte Leberwerte, Proteinurie) sein, bei der Mutter und Kind lebensbedrohlich gefährdet sind.

Literatur

Abele-Horn M, Peters J, Genzuel-Boroviczény O, Wolff C, Zimmermann A, Gottschling W (1997) Vaginal Ureaplasma urealyticum colonization: influenze on pregnancy outcome and neonatal morbidity. Infection 25/5: 286–291

Atrash HK, Alexander S, Berg CJ (1995) Maternal mortality in developed countries: not just a concern of the past. Obstet Gynecol 86 (4): 700–705

Bassiri M, Hu HY, Domeika MA, Burczak J, Svenson L-O, Lee HH, Mardh P-A (1995) Detection of Chlamydia trachomatis in urine specimens from women by ligase chain reaction. J Clin Microbiol 33: 898–900

Christie SN, McCaughey C, McBride M, Coyle PV (1997) Herpes simplex type 1 and genital herpes in Northern Ireland. Int J STD AIDS: 68–69

Clad A (1997) Sexuell übertragbare Infektionen. Gynäkologe 30: 370–380

Corey L (1994) The current trend in genital herpes. Sex Transm Dis 21/2: 38–40

Cotch MF, Postorek JG II., Nugent RP et al. (1997) Trichomonas vaginalis associated with low birth weight and preterm delivery. Sex Transm Dis 26/6: 353–360

Döderlein A (1882) Das Scheidensekret. Besold, Leipzig

Draper D, Parker R, Patterson E, Jones W, Beutz M, French J, Borchardt K (1993) In: McGregor A (ed) Detection of Trichomonas vaginalis in pregnant women with the inpouch TV culture system. J Clin Microbiol 31 (4): 1016–1018

Göttlicher S (1993) Über den drastischen Rückgang der Häufigkeit von Trichomoniasis-vaginalis-Infektionen. Zentralbl Gynäkol 115: 121–124

Graeff H (1981) Infektionen in der Schwangerschaft, unter der Geburt und im Wochenbett. In: Käser O, Friedberg V, Ober KG, Thomsen K, Zander J (Hrsg) Gynäkologie und Geburtshilfe Bd II, Teil 2, 2. Aufl. Thieme, Stuttgart New York

Guillermo RS, McCormack (1997) WM Trichomoniasis in pregnancy. Sex Transm Dis 8: 361–362

Hahn H, Falke D, Klein P (Hrsg) (1991) Medizinische Mikrobiologie. Springer, Berlin Heidelberg New York

Hofer U, Hochuli E (1977) Die schweren Infektionen in unserem geburtshilflich-gynäkologischen Patientinnengut inklusive Nosokomialinfekte (1972–1976). Geburtsh Frauenheilkd 37: 268–277

Holst E, Goffeng AR, Andersch B (1994) Bacterial vaginosis and vaginal microorganisms in idiopathic premature labor and association with pregnancy outcome. J Clin Microbiol 32/1: 176–186

Hudson MMT, Talbot MD (1997) Ureaplasma urealyticum. Int J STD AIDS 8: 546–551

Kaufhold A, Podbielski A, Kühnemund O, Lütticken R (1992) Infektionen durch Streptococcus pyogenes: Neuere Aspekte zur Diagnostik, Epidemiologie, Klinik und Therapie. Immun Infekt 20: 192–198

Kluytmans JA, Goessen HF, Mouton JW et al. (1993) Evaluation of clearview and magic lite tests, polymerase chain reaction, and cell culture for detection of chlamydia trachomatis in urogenital specimens. J Clin Microbiol 31 (12): 3204–3210

Köhler W (1995) A-Streptokokken: Wunder der Virulenz? Die gelben Hefte 35: 20–28

Konsensuspapier zum Expertengespräch Chlamydiendiagnostik. (1997) Mikrobiologe 7: 19–21

Krohn MA, Hillier SL, Lee ML, Rabe LK, Eschenbach DA (1991) Vaginal bacteroides species are associated with an increased rate of preterm delivery among women in preterm labor. J Inf Dis 164: 88–93

Lee HH, MA Chernesky, J Schachter et al. (1995) Diagnosis of Chlamydia trachomatis genitourinary infection in women by ligase chain reaction assay of urine. Lancet 345: 213–216

McDonald HM et al. (1992) Prenatal microbiological risk factors associated with preterm birth. Br J Gynaecol 99: 190–196

Petersen EE (1997a) Infektionen in Gynäkologie und Geburtshilfe, 3. Aufl. Thieme, Stuttgart New York

Petersen EE (1997b) Lebensbedrohliche Infektionen in der Schwangerschaft. Gynäkologe 30: 694–701

Petersen EE (1997c) Lebensbedrohliche Infektionen im Wochenbett. Gynäkologe 30: 775–781

Petersen EE, Clad A (1995) Genitale Chlamydien-Infektionen. Dtsch Ärztebl Jhrg 92/5: 205–210

Petersen EE, Pelz K, Isele T, Fuchs A (1983) Die Aminkolpitis. Diagnose und Therapie. Gyn Prax 7: 447–455

Petersen EE, Sanabria de Isele T, Pelz K (1986) Disturbed vaginal flora as risk factor in pregnancy. J Obstet Gynaecol 6: 16–18

Petersen EE, Clad A, Mendel R, Prillwitz J, Hintz K (1996) Prevalence of chlamydial infections in Germany: screening of asymptomatic women and men by testing first void urine by ligase chain reaction (LCR). Proceedings 3. Meeting Eur Soc for Chlamydial Res, Vienna, pp 415

Quinn TC (1994) Recent advances in diagnosis of sexually transmitted diseases. Sex Transm Dis 21: S19–27

Saling E, Al-Taie T, Schumacher E, Placht A (1997) Läßt sich die Frügeborenenrate durch Vermeidung bzw. Behandlung der aszendierenden Infektion senken? Perinatol Med 9: 26–30

Schachter J, Stamm WE, Quinn TC, Andrews WW, Burczak JD, Lee HH (1994) Ligase chain reaction to detect Chlamydia trachomatis infection of the cervix. J Clin Microbiol 32/10: 2540–2543

Striepecke E, Bollmann R (1994) Pseudosulfurgranula (Pseudoaktinomyzesdrusen) bei Intrauterinpessar-Trägerinnen. Geburtsh Frauenheilkd 54: 171–173

Stubblefield PG, Grimes DA (1994) Septic abortion. N Engl J Med z: 310–313

Tait IA, Duthie SJ, Taylor-Robinson D (1997) Silent upper genital tract chlamydial infection and disease in women. Int J STD AIDS 8: 329–331

Weissenbacher E (1994) Fluorpraktikum. medifact mrugalla

Weström LV (1994) Sexually transmitted diseases and infertility. Sex Transmit Dis 21/2: S32–37

Zur Hausen H (1994) Papillomvirusinfektionen als Ursache des Gebärmutterhalskrebses. Dtsch Ärztebl 91-28/29: B 1488–1450

Therapie von Harnwegsinfektionen

K.G. Naber

9.1 Einleitung

Bei der Therapie von Harnwegsinfektionen sind grundsätzlich 2 Aspekte zu beachten:

- effektive antibakterielle Chemotherapie und
- Sanierung des Harntraktes zur Wiederherstellung einer normalen Nierenfunktion und normaler urodynamischer Abläufe soweit dies möglich ist.

Da der Erfolg einer antibakteriellen Chemotherapie und die Prognose sehr wesentlich mit der funktionellen und anatomischen Beschaffenheit des Harntraktes korrelieren, ist in jedem Fall eine sorgfältige Zuordnung zu den verschiedenen Arten einer Harnwegsinfektion erforderlich.

Im folgenden soll mit einigen grundsätzlichen Bemerkungen zum richtigen Gebrauch von antibakteriell wirksamen Chemotherapeutika (Antibiotika) bei der Behandlung von Harnwegsinfektionen Stellung genommen werden.

9.2 Einteilung von Harnwegsinfektionen

Die Auswahl der Antibiotika und der Therapieregime richtet sich sehr wesentlich nach der Art der Harnwegsinfektion und dem nachgewiesenen Erreger bzw. dem zu erwartenden Erregerspektrum. Die für die Prognose und damit Gefährdung des Patienten wichtigsten Kriterien ergeben sich aus der Feststellung, ob eine Infektion auf die Schleimhaut begrenzt ist („Hohlrauminfektionen" gibt es definitionsgemäß nicht; dabei handelt es sich allenfalls um eine Kolonisation) oder bereits tiefere Schichten (Parenchym) erfaßt hat, wie z. B. bei Pyelonephritis und Prostatitis.

Prognostisch wichtig ist die diagnostische Abgrenzung einer komplizierten von einer unkomplizierten Harnwegsinfektion. Dabei gilt eine Harnwegsinfektion als kompliziert, wenn

- im Harntrakt anatomische, strukturelle oder funktionelle Veränderungen vorliegen, die die Urodynamik wesentlich beeinflussen, oder wenn im Harntrakt Fremdkörper, z. B. Katheter, Steine, vorhanden sind,
- die Nierenfunktion durch Parenchymerkrankungen, aber auch durch prä- oder postrenale Erkrankungen gestört ist oder
- Begleiterkrankungen vorliegen, die Harnwegsinfektionen begünstigen können, z. B. schlecht einstellbarer Diabetes, Immunsuppressiva nach Nierentransplantation, AIDS etc.

Können solche Faktoren ausgeschlossen werden, liegt eine unkomplizierte Harnwegsinfektion vor, selbst wenn Fieber oder Allgemeinsymptome wie Übelkeit und Erbrechen auftreten.

Unter Berücksichtigung dieser Kriterien hat sich hinsichtlich der Diagnostik und Therapie die folgende Einteilung von Harnwegsinfektionen für die Praxis und Klinik bewährt.

9.2.1 Akute unkomplizierte untere Harnwegsinfektion

Darunter versteht man in der Regel die akute unkomplizierte Zystitis, die am häufigsten bei heranwachsenden Mädchen und Frauen im geschlechtsaktiven Alter auftritt. Die Diagnose ergibt sich aufgrund klinischer Symptome, wie Dysurie, Algurie, imperativer Harndrang und Pollakisurie, gelegentlich mit Hämaturie und mit dem Nachweis einer Leukozyturie und Bakteriurie, wobei bereits Keimzahlen von 10^3/ml mit uropathogenen Erregern klinisch signifikant sein können. Die häufigsten Erreger sind *E. coli*, in größerem Abstand gefolgt von Proteus mirabilis, Klebsiellen und Staphylokokken (meistens S. saprophyticus).

9.2.2 Akute unkomplizierte Pyelonephritis

Diese Harnwegsinfektion tritt ebenfalls am häufigsten bei der o. g. Patientengruppe auf, wobei eine besondere Gefährdung während der Schwangerschaft und darüber hinaus auch bei Neugeborenen vorliegt. Zur klinischen Diagnose gehören Fieber (möglicherweise nur vorübergehend), Flankenschmerzen mit klopfschmerzhaften Nierenlagern (meistens einseitig), eine Leukozyturie (unterschiedlich ausgeprägt) und eine Bakteriurie, wobei hier Keimzahlen von 10^4/ml als signifikant angesehen werden. Zusätzlich können außer Fieber auch andere Allgemeinsymptome wie Übelkeit und Erbrechen auftreten. Die häufigsten Erreger sind *E. coli*, gefolgt von Klebsiellen und Proteus mirabilis; andere Erreger sind selten. Am häufigsten liegt eine diffuse, meistens einseitige Pyelonephritis vor, die innerhalb weniger Tage bei richtiger Antibiotikaauswahl auf die Therapie anspricht. In seltenen Fällen gibt es schwere fokale und zum Teil abszedierende Verlaufsformen.

 | K. G. Naber

9.2.3 Komplizierte Harnwegsinfektionen

Dabei handelt es sich um eine heterogene Gruppe, die als gemeinsames Merkmal lediglich das Vorhandensein eines oder mehrerer der o. g. komplizierenden Faktoren aufweist. Die Infektion kann auf die Schleimhaut begrenzt sein oder tiefere Schichten erfassen, wie z. B. die akute Pyelonephritis bei obstruierendem Harnleiterstein. Zu dieser Gruppe gehören auch Harnwegsinfektionen, die nach urologischen Interventionen oder bei Harnableitungen mit Kathetern, Schienen oder Splints auftreten. Bei diesen Infektionsformen kann eine Antibiotikatherapie auf Dauer nur erfolgreich sein, wenn die komplizierenden Faktoren beseitigt oder die urodynamischen Abläufe weitgehend wiederhergestellt werden können. Deshalb erfordern diese Harnwegsinfektionen neben einer effektiven antibakteriellen Chemotherapie eine spezielle urologische Diagnostik und Therapie.

9.2.4 Sonderformen

Dazu gehören Harnwegsinfektionen

- verursacht durch spezielle Erreger, wie z. B. Chlamydien, Gonokokken, Tuberkelbakterien, Schistosoma haematobium (Bilharziose) oder
- Prozesse, die als fortgeleitete Infektionen von Harnwegsinfektionen anzusehen sind, wie z. B. Prostatitis, Epididymitis, Urosepsis, Nierenkarbunkel und paranephritischer Abszeß.

  Einige dieser Infektionsformen (Urethritis, Prostatoadnexitis) werden an anderer Stelle näher behandelt (s. Kap. 16).

9.3 Antibiotikaauswahl

Es ist nicht in jedem Fall möglich, aber auch nicht in jedem Fall notwendig, die Antibiotikaauswahl nur aufgrund der individuellen Erregertestung und Empfindlichkeitsprüfung vorzunehmen. Dies trifft insbesondere dann zu, wenn z. B. aufgrund der akuten Symptomatik oder einer notwendigen urologischen Intervention eine sofortige Antibiotikatherapie aus klinischen Gründen erforderlich ist. Die Antibiotikaauswahl sollte dabei aber kalkuliert, d. h. die Auswahl nach der größten Wahrscheinlichkeit, erfolgen.

Bei urologischen Infektionen können meistens aus der Art der Infektion, z. B. akute unkomplizierte Zystitis, akute unkomplizierte Pyelonephritis, komplizierte Harnwegsinfektion mit oder ohne Urinableitung, Urethritis oder Prostatitis, gewisse Rückschlüsse auf das mögliche Erregerspektrum und auf die zu erwartende Empfindlichkeitslage gezogen werden (Naber et al. 1987). Dazu ist allerdings erforderlich, daß die in einer Praxis oder Krankenhausabteilung erhobenen bakteriologischen Befunde in gewissen Zeitabständen regelmäßig analysiert werden, um Veränderungen des Erregerspektrums und der Empfindlichkeit rechtzeitig zu bemerken (Naber et al. 1993).

Dabei können nicht unerhebliche Abweichungen von andernorts erhobenen und publizierten Befunden beobachtet werden.

In den meisten Fällen ist es aber ratsam, vor Einleitung der Antibiotikatherapie eine Urin- und ggf. Blutkultur abgenommen zu haben, damit die zunächst kalkuliert eingeleitete Therapie so früh wie möglich überprüft und ggf. dann entsprechend dem in der Zwischenzeit vorliegenden Testergebnis angepaßt werden kann. Empfehlungen zur Antibiotikaauswahl für die Empfindlichkeitstestung von Harnwegsinfektionserregern wurden kürzlich publiziert (Naber 1995). Nach Einleitung einer Antibiotikatherapie gewonnene Proben erschweren oder verhindern relevante bakteriologische Ergebnisse.

Die im folgenden vorgeschlagene Antibiotikaauswahl berücksichtigt auch die Empfehlungen einer Expertenkommission (Naber et al. 1998) und einer Konsensuskonferenz der Paul Ehrlich Gesellschaft für Chemotherapie e. V. (1994) für das Indikationsgebiet. Die Antibiotikagruppen sind dort hinsichtlich ihres antibakteriellen Spektrums, ihrer Pharmakokinetik und ihrer wichtigsten Nebenwirkungen charakterisiert.

9.3.1 Antibiotikaauswahl bei unkomplizierten Harnwegsinfektionen

Aufgrund der PEG-Empfehlungen (Naber et al. 1998) kommen für unkomplizierte Harnwegsinfektionen, zu denen die akute Zystitis und die akute unkomplizierte Pyelonephritis bei Mädchen und Frauen zu rechnen sind, die in Tabelle 9.1 aufgeführten, vorwiegend oralen Antibiotikagruppen in Frage.

Für die Therapie der akuten unkomplizierten Zystitis bei der Frau im geschlechtsaktiven Alter kann heute die Einmal- bzw. Kurzzeittherapie (bis zu 3 Tagen) als Therapie der Wahl angesehen werden, da mit dieser Therapieform gleich gute Ergebnisse wie mit der konventionellen Therapiedauer von 5 Tagen oder länger zu erzielen sind. Neben einer verbesserten Patientencompliance und einer geringeren Nebenwirkungsrate wird im Vergleich zu einer längerdauernden Therapie auch ein geringerer Einfluß auf die periurethrale, vaginale und fäkale Standortflora mit reduziertem Selektionsdruck für resistente Erreger beobachtet. Bei Patientinnen, die auf diese Therapieform nicht ansprechen oder bei denen ein frühzeitiges Rezidiv zu verzeichnen ist, findet sich häufig eine komplizierte Harnwegsinfektion oder eine Parenchymbeteiligung der Infektion. Sie sollten entsprechend urologisch untersucht werden.

Für die Einmal- bzw. Kurzzeittherapie eignen sich Trimethoprim, Cotrimoxazol, Fluorchinolone und Fosfomycin-Trometamol. β-Laktam-Antibiotika wie Amoxicillin und die klassischen oralen Cephalosporine, wie z. B. Cephalexin, Cefadroxil und Cefaclor, eignen sich dafür weniger. Für einige der neueren oralen Cephalosporine sind in klinischen Studien mit der Kurzzeittherapie ebenfalls günstige Ergebnisse beschrieben worden.

Für die Reinfektionsprophylaxe rezidivierender unkomplizierter Zystitiden (häufiger als 2mal in 6 Monaten bzw. 3mal im Jahr) wird die tägliche Einnahme einer reduzierten Antibiotikumdosis oder bei entsprechender klinischer Anamnese die Einnahme nach dem Geschlechtsverkehr empfohlen. Dazu eignen sich orale Antibiotika wie Trimethoprim, Cotrimoxazol, Nitrofurantoin, orale klassische Cephalosporine und bei „Durchbruchinfektionen" Fluorchinolone.

Tabelle 9.1. Antibiotika zur Behandlung unkomplizierter Harnwegsinfektionen

Gruppe	Antibiotika
Trimethoprim-Sulfonamid-Kombinationen	Trimethoprim, Co-Trimoxazol (TMP/SMZ), Co-Tetroxoprim (TMP/SDZ)
Cephalosporine	–
klassische orale[a]	Cefalexin, Cefadroxil, Cefaclor
neuere orale[a]	Cefuroximaxetil, Cefixim, Cefpodoxim-proxetil, Ceftibuten, Cefetametpivoxil, Loracarbef
Aminopenicilline[b]	Amoxicillin, Ampicillinester
Aminopenicilline und β-Lactamase-Inhibitor	Ampicillin/ Sulbactam, Amoxicillin/ Clavulansäure
Fluorchinolone[c]	Ciprofloxacin, Enoxacin, Fleroxacin, Norfloxacin, Ofloxacin/Levofloxacin, Pefloxacin
Fosfomycin	Fosfomycin-Trometamol[d]
Aminoglykoside[e]	Gentamicin, Netilmicin, Tobramycin, Amikacin
Nitrofurantoin[f]	Nitrofurantoin

[a] In dieser Gruppe bestehen zum Teil wesentliche Unterschiede im antibakteriellen Verhalten, so daß eine Substanz nicht unbedingt repräsentativ für die gesamte Gruppe ist (Bauernfeind et al. 1990; Naber et al. 1993). Einige Vertreter dieser Gruppe können auch als repräsentativ für parenterale Cephalosporine der 2. bzw. 3. Gruppe angesehen werden.
[b] Bei Resistenz muß mit β-Laktamase-Produktion des Erregers gerechnet werden (Naber et al. 1982).
[c] Nur bei Erwachsenen, außer Schwangerschaft und Stillzeit.
[d] Nur bei akuter Zystitis (orale Einmaltherapie). Für die Testung muß dem Agar bzw. der Bouillon 25 mg/l Glucose-6-Phosphat hinzugefügt werden.
[e] Falls aus Gründen der Compliance eine parenterale Therapie notwendig ist (Naber et al. 1996).
[f] Bei rezidivierender Harnwegsinfektion zur Reinfektionsprophylaxe.

Bei der akuten unkomplizierten Pyelonephritis erzwingt der klinische Zustand der Patienten (Übelkeit, Erbrechen, hohes Fieber) zu Beginn oft eine parenterale Therapieform. Dafür eignen sich Aminoglykoside, Cephalosporine der 2. und 3. Gruppe, Amino- und Acylureidopenicilline in Kombination mit einem β-Laktamase-Blocker und Fluorchinolone. Nach wenigen Tagen kann in der Regel die Therapie über 5–7 Tage oral fortgesetzt werden, wenn sich der klinische Zustand der Patientin gebessert hat. Die orale Therapie richtet sich nach der Erregerempfindlichkeit. Dabei muß das orale Antibiotikum nicht zur gleichen Substanzklasse wie das parenterale Antibiotikum gehören.

9.3.2 Antibiotikaauswahl bei komplizierten und im Krankenhaus erworbenen Harnwegsinfektionen

Bei solchen Harnwegsinfektionen muß mit einer größeren Variabilität des Erregerspektrums und häufiger auch mit resistenten, gelegentlich auch multiresistenten Erregern gerechnet werden. Aus diesem Grunde sind weitere Antibiotikagruppen zu berücksichtigen. Außerdem ist es besonders im stationären Bereich sinnvoll, Antibiotika aus verschiedenen Gruppen abwechselnd zum Einsatz zu bringen, um den Selektionsdruck für resistente Erreger zu verringern. Deshalb sollte für diesen Bereich eine größere Auswahl vorrätig sein, wobei die Anwendungsform (oral oder parenteral) und die Kosten natürlich berücksichtigt werden müssen. Weitere Antibiotikagruppen, die insbesondere für die Therapie von komplizierten und im Krankenhaus erworbenen Harnwegsinfektionen in Frage kommen, sind in Tabelle 9.2 aufgeführt.

Falls möglich, sollte die Antibiotikatherapie testkonform erfolgen. Häufig muß aber eine kalkulierte antibiotische Therapie eingeleitet werden, bevor das Ergebnis der mikrobiologischen Untersuchung vorliegt, wie z. B. bei fieberhaften Harnwegsinfektionen, drohender Urosepsis oder vor interventionellen Eingriffen in den Harnwegen. Initial müssen dann Breitspektrumantibiotika (Breitspektrumpenicilline mit β-Laktamase-Inhibitoren, Cephalosporine der 2. und 3. Gruppe, Fluorchinolone, Carbapeneme) eingesetzt werden. Nach Kenntnis des Antibiogramms kann dann gezielt weiter behandelt werden.

Tabelle 9.2. Zusätzliche Antibiotika zur Therapie von komplizierten und im Krankenhaus erworbenen Harnwegsinfektionen

Gruppe	Antibiotika
Cephalosporine[a]	–
Gruppe 1	Cefazolin, Cefazedon
Gruppe 2	Cefamandol, Cefuroxim, Cefotiam
Gruppe 3	Cefmenoxim, Cefodizim, Cefotaxim, Ceftizoxim, Ceftriaxon
Gruppe 3a	Cefoperazon, Ceftazidim, Cefepim
Gruppe 4	Cefsulodin
Gruppe 5	Cefoxitin, Cefotetan, Flomoxef
Acylureidopenicilline	Apalcillin, Azlocillin, Mezlocillin, Piperacillin
Acylureidopenicilline mit β-Laktamase-Inhibitor[b]	Sulbactam, Tazobactam
Monobactame	Aztreonam
Carbapeneme	Imipenem, Meropenem

[a] Einteilung der Cephalosporine nach Konsensuskonferenz der PEG (1994). Charakteristische Merkmale und Einsatz bei urogenitalen Infektionen der einzelnen Gruppen s. dort.
[b] Die β-Lactamase-Inhibitoren sind nur in Kombination zu verwenden. Sulbactam kann frei kombiniert werden. Tazobactam liegt in fester Kombination mit Piperacillin vor.

9.3.3 Antibiotikaauswahl bei Sonderformen und multiresistenten Erregern

Bei Infektionen durch Chlamydien, Ureaplasmen und Mykoplasmen kommen Tetracycline und Makrolide zur Anwendung. Makrolide sind auch gegen grampositive Erreger, wie z. B. Enterokokken und Staphylokokken, wirksam und Tetracycline darüber hinaus auch gegen einige gramnegative Erreger mit unterschiedlicher Empfindlichkeitslage.

Die Wirksamkeit der heute verfügbaren Fluorchinolone, Ciprofloxacin und Ofloxacin, ist gegen diese Erreger schwächer. Levofloxacin, das L-Enantiomer des Ofloxacin, ist doppelt so aktiv wie das Racemat Ofloxacin. Neuere, noch aktivere Fluorchinolone sind bereits verfügbar, wie z. B. Grepafloxacin und Trovafloxacin. Bei Infektionen mit Gardnerella vaginalis oder Trichomonaden, die – auch beim Mann – eine Urethritis verursachen können, kommen Metronidazol oder eine Einmaltherapie mit Ornidazol (1,5 g) oder Tinidazol (2 g) in Frage. Wenn möglich, sollte bei allen sexuell übertragbaren Infektionen der Geschlechtspartner mitbehandelt werden.

Bei multiresistenten Enterokokken und oxacillinresistenten Staphylokokken sind Glykopeptide und bei letzteren auch Clindamycin, parenterales Fosfomycin und Fusidinsäure zu empfehlen (Tabelle 9.3).

Harnwegsinfektionen, verursacht durch Pilze, insbesondere durch Candida spp., treten meist nur bei älteren oder abwehrgeschwächten Patienten auf, z. B. bei chemotherapeutisch behandelten Tumorpatienten. Dabei ist es nicht immer leicht zwischen Kolonisation und Infektion zu unterscheiden. Eine Candidurie kann auch einmal Ausdruck einer systemischen Candidainfektion sein.

Zur lokalen Instillationsbehandlung kommt z. B. Amphotericin B in Frage. Ist eine systemische Therapie erforderlich, die oral verabreicht werden soll, so bietet sich Fluconazol an, das ausreichend gut absorbiert und über die Nieren ausgeschieden wird. Candida glabrata ist jedoch gegen Fluconazol resistent, daher ist eine Speziesdifferenzierung empfehlenswert.

Tabelle 9.3. Spezielle Antibiotika bei Sonderinfektionsformen, multiresistenten Enterokokken bzw. oxacillinresistenten Staphylokokken

Gruppe	Antibiotika
Tetracyclin	Doxycyclin, Minocyclin, Tetracyclin
Makrolide	Erythromycin, Roxithromycin, Clarithromycin, Azithromycin
Glykopeptide	Vancomycin, Teicoplanin
Lincosamide	Clindamycin
Fusidinsäure	Fusidinsäure

9.4 Zusammenfassung

Da der Therapieerfolg und die Prognose wesentlich von der funktionellen und anatomischen Beschaffenheit des Harntraktes abhängen, muß vor Therapiebeginn eine sorgfältige Zuordnung zu den verschiedenen Arten von Harnwegsinfektionen erfolgen. Bei der akuten unkomplizierten Zystitis der Frau im geschlechtsaktiven Alter kann heute die Einmal- bzw. Kurzzeittherapie (bis zu 3 Tagen) als Therapie der Wahl angesehen werden. Bei der akuten unkomplizierten Pyelonephritis erzwingt der klinische Zustand der Patientin (Übelkeit, Erbrechen, hohes Fieber) oft zu Beginn eine parenterale Therapieform. Nach wenigen Tagen kann in der Regel die Therapie oral fortgesetzt werden. Bei komplizierten und im Krankenhaus erworbenen Harnwegsinfektionen muß mit einer größeren Bandbreite möglicher Erreger gerechnet werden,

die häufig auch multiresistent sein können. Falls möglich, sollte deshalb die Antibiotikatherapie testkonform erfolgen. Häufig muß aber eine kalkulierte Chemotherapie
eingeleitet werden, bevor das Ergebnis der mikrobiologischen Untersuchung vorliegt.
Nach Kenntnis des Antibiogramms kann dann gezielt weiterbehandelt werden. Bei den
Infektionssonderformen (Urethritis, Prostatitis) und bei multiresistenten Erregern
kommen nur wenige, speziell dafür geeignete Antibiotika in Frage.

Literatur

Bauernfeind A, Jungwirth R, Schweighart S, Theopold M (1990) Antibakterielle Aktivität und β-Lak-
tamase-Stabilität von elf Oralcephalosporinen. Infection 18 (Suppl 3): 155–167
Konsensuskonferenz der Paul-Ehrlich-Gesellschaft für Chemotherapie e.V. (1994) Cephalosporine zur
parenteralen Applikation. Chemother J 3: 101–115
Naber KG (1995) Antibiotikaauswahl zur Empfindlichkeitstestung von Harnwegsinfektions-Erregern.
Urologe B 35: 155–158
Naber KG, Niemetz A (1993) Häufigkeit und Antibiotikaempfindlichkeit von Harnwegsinfektionserre-
gern bei urologisch-stationären Patienten. Urologe B 33: 294–298
Naber KG, Niemetz A (1996) Aminoglykoside bei der Behandlung von Harnwegsinfektionen. Chemo-
ther J 6:79–83
Naber KG, Ahrens T, Zimmermann W, Puppel H, Schultheis H, Maly V (1982) Klinische Bedeutung der
β-Lactamase-Produktion von Bakterien bei der Therapie von Harnwegsinfekten mit oralen β-Lak-
tam-Antibiotika. Urologe A 21: 225–228
Naber KG, Bauernfeind A, Dietlein G, Wittenberger R (1987) Spektrum und Sensibilität der Erreger von
Harnwegsinfektionen bei stationären urologischen Patienten in Korrelation zu klinischen Aspek-
ten. Urologe B 27: 157–164
Naber KG, Witte W, Bauernfeind A (1993) In-vitro-Aktivität oraler Cephalosporine/Cepheme gegen
Erreger von komplizierten Harnwegsinfektionen. Fortschritte der antimikrobiellen und antineo-
plastischen Chemotherapie. FAC 12–1: 21–30
Naber KG, Vogel F, Scholz H et al. (1998) Rationaler Einsatz oraler Antibiotika in der Praxis. Münch med
Wsch 140:118–127. Chemotherapie J 7:16–26

Prophylaxemaßnahmen bei rezidivierenden Harnwegsinfektionen

W. Vahlensieck jr.

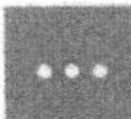

INHALTSVERZEICHNIS

10.1 Indikationen und Zielsetzung

Bei häufiger als 3mal pro Jahr, d. h. rezidivierend, auftretenden Harnwegsinfektionen (rHWI) (10–29% aller HWI-Patienten mit Zystitis und/oder Pyelonephritis), bei de-

> **Indikationen zur Langzeitprophylaxe rezidivierender Harnwegsinfektionen (rHWI)**
> - Rezidivierende (un-)komplizierte Zystitiden
> - Rezidivierende (un-)komplizierte Pyelonephritiden
> - Zustand nach plastischen Eingriffen am ableitenden Harntrakt
> - Vesikorenaler Reflux I–II (III?)
> - Schwangere
> - Chronische bakterielle Prostatitis mit rezidivierenden Zystitiden
> - Niereninsuffiziente
> - Diabetiker
> - Urolithiasispatienten
> - Transplantierte
> - Neurogene Harnblasenfunktionsstörungen mit Selbstkatheterismus

nen keine ursächlich anders zu therapierende Ursache vorliegt, sollte eine Rezidivprophylaxe in Erwägung gezogen werden.

Dies kann auch bei HWI-Patienten erfolgen, deren Krankheitsursache nicht zu beseitigen ist, z. B. bei Nierentransplantierten oder neurogenen Harnblasenfunktionsstörungen mit Selbstkatheterismus (s. Übersicht) (Nicolle 1992; Vahlensieck u. Schander 1986). Erfolgreich eingesetzt wurde eine niedrigdosierte antibiotische Langzeitprophylaxe auch bei präpubertären Mädchen, schwangeren Frauen und älteren Männern (Brumfitt et al. 1981).

Auch nach bestimmten plastischen Eingriffen am ableitenden Harntrakt empfiehlt sich eine Langzeitprophylaxe für 3–6 Monate (Vahlensieck u. Hofstetter 1991; Westenfelder et al. 1987a). Dabei sollen temporäre lokale oder systemische Immundefekte, z. B. durch vorangegangene HWI oder Streß, überbrückt werden, bis die wieder erholte lokale Abwehr des Harntraktes die Entstehung neuer HWI verhindern kann (Landes et al. 1972).

10.2 Allgemeine Prophylaxemaßnahmen

Vor Einleitung einer medikamentösen Prophylaxe rezidivierender HWI sollte nach erfolgreicher Behandlung des letzten Rezidivs die Beratung der Patientin über *allgemeine Maßnahmen zur Vorbeugung* erfolgen (s. Übersicht; Vahlensieck et al. 1994).

Lumsden und Hyner konnten durch eine alleinige Patientenschulung eine gegenüber dem Ausgangspunkt statistisch signifikant reduzierte Infekthäufigkeit erzielen (Lumsden u. Hyner 1985). Neben der Aushändigung eines Merkblattes ist die nicht unter Zeitdruck erfolgende Darstellung der Prophylaxemaßnahmen im persönlichem Gespräch oder im Kleingruppenunterricht sehr wichtig (Jecht 1985; Lumsden u. Hyner 1985).

In der Literatur widersprüchlich beurteilte Risikofaktoren, wie die Zyklusphase, die Positionen beim Geschlechtsverkehr und die Antikonzeption mit der „Pille" (Fihn et al. 1985; Laufer 1993; Lumsden u. Hyner 1985; Nicolle et al. 1982), wurden bei den Empfehlungen nicht berücksichtigt.

Informationsblatt für Patienten mit rezidivierenden Harnwegsinfektionen (Vahlensieck jr. et al. 1994)

Sie leiden an gehäuften Harnblasenentzündungen. Deshalb empfehlen wir Ihnen, die folgenden Anweisungen genau einzuhalten, damit die Behandlung mit Medikamenten erfolgreich sein kann und keine oder seltener neue Entzündungen auftreten. Die Literaturstellen geben wissenschaftlich gesicherte Nachweise der Wirksamkeit der vorgeschlagenen Maßnahmen:

1. Wenn Sie keine bekannte Herzerkrankung haben, trinken Sie mindestens 2,5 l Flüssigkeit am Tag. Es sollten etwa 1,5 l Urin pro Tag ausgeschieden werden (Deutsche Gesellschaft für Ernährung 1992; Vahlensieck et al. 1993).
2. Schützen Sie sich vor Unterkühlung. Nasse Kleidung so schnell wie möglich oder Badeanzüge sofort nach dem Bad wechseln (Olbing 1987; Vahlensieck 1974).
3. Keine Intravaginalpessare zur Empfängnisverhütung verwenden (Fihn et al. 1985; Lumsden u. Hyner 1985).
4. Nach Analverkehr sollte nicht direkt ein vaginaler Geschlechtsverkehr erfolgen (Lumsden u. Hyner 1985).
5. Gehen Sie nach jedem Geschlechtsverkehr innerhalb von 15 min zum Wasserlassen (Buckley et al. 1978; Kunin 1978; Lach et al. 1980; Lumsden u. Hyner 1985; Vosti 1975).
6. Bei Harndrang sofort zur Toilette gehen, nicht lange einhalten (Olbing 1987). Normal ist 4- bis 6maliges Wasserlassen am Tag.
7. Beim Wasserlassen nicht so sehr mit der Bauchmuskulatur pressen, nicht in angespannter Hockstellung Wasser lassen (Halverstadt u. Leadbetter 1968; Hinman 1966; Voss 1991).
8. Wenn Sie einen Reflux (Rückfluß von Urin von der Blase zur Niere) haben, sollten Sie immer 5 min nach dem Wasserlassen ein 2. Mal Wasser lassen (Olbing 1987).
9. Vermeiden Sie Stuhlverstopfungen, am besten durch reichliches Essen von Obst und Gemüse. Nach dem Stuhlgang von vorne (Scheide) nach hinten (After) abwischen, nie dasselbe Stück Toilettenpapier 2mal benutzen (Jecht 1985; Lumsden u. Hyner 1985).
10. Täglich frische, weite Baumwollunterwäsche tragen, keine Kunststoffunterwäsche (Jecht 1985).
11. Nicht übertrieben häufig den Intimbereich mit Seife waschen, und keine Desinfektionsmittel, Intimsprays oder Bidets verwenden, damit der Säureschutzmantel der Haut nicht angegriffen wird. Am besten hautschonende Flüssigseife verwenden. Bei Gebrauch von Waschlappen täglicher Wechsel. Keine Gemeinschaftshandtücher. Spezielles Handtuch für den Intimbereich (Jecht 1985; Lumsden u. Hyner 1985; Turck u. Peterdorf 1962).
12. Vermeiden Sie beim Wannenbad Schaumbäder oder Badeölzusätze, da diese Zusätze die Harnröhre reizen können (Lumsden u. Hyner 1985; Marshall 1965).
13. Alle Männer sollten täglich den Penis bis zur Kranzfurche der Eichel reinigen (Chessare 1992). Partner von Patientinnen mit häufig wiederkehrenden Harnblasenentzündungen und Vorhautverengung oder häufigen Eichelentzündungen sollten sich umgehend beim Urologen zur Behandlung vorstellen.

Der Gebrauch von Tampons oder Binden zur Menstruationshygiene hat keinen Einfluß auf die bakterielle Besiedlung des Vestibulums vaginae (Übersicht bei Loch u. Hellweg 1985).

Generell sollte bei Harnwegsinfektionen auf eine ausreichende Trinkmenge und Harnproduktion geachtet werden (Vahlensieck et al. 1994). Der verdünnte hypoosmolare Harn sowie eine häufige Harnblasenentleerung erschweren die Vermehrung der Erreger in der Harnblase. Deshalb ist die Empfehlung einer höheren Flüssigkeitszufuhr von 2,5 l/Tag bei Patienten mit rezidivierenden Harnwegsinfektionen im Gegensatz zu den von der Deutschen Gesellschaft für Ernährung bei Gesunden vorgeschlagenen 1,3 l/Tag gerechtfertigt (Deutsche Gesellschaft für Ernährung 1992). Eckford und Mitarbeiter konnten bei Zunahme der Trinkmenge, ablesbar an einer Abnahme der Urinosmolarität bei Selbstmessung der Patientinnen, eine Abnahme der HWI-Quote feststellen (Eckford et al. 1995).

Es ist eine alte urologische Erfahrung, daß eine Unterkühlung vor allem der unteren Extremitäten durch eine Kongestion und/oder eine reflektorische Minderperfusion im Beckenbereich Harnwegsinfektionen begünstigt (Olbing 1987; Vahlensieck 1974).

Der Gebrauch von Intravaginalpessaren, zusammen mit spermiziden Schäumen zur Kontrazeption, erhöht die HWI-Inzidenz um das 1,5- bis 4,1fache, da die Mikroflora der Vagina durch Verdrängen der Laktobazillen und Besiedlung mit gramnegativen Enterobacteriaceae gestört wird (Fihn et al. 1985; Lumsden u. Hyner 1985; Neu 1992).

Durch konsekutiven Anal- und Vaginalverkehr können Enterobacteriaceae und andere HWI-Erreger in den Scheidenbereich transportiert werden. Diese Praktik geht mit einer statistisch erhöhten HWI-Inzidenz einher (Lumsden u. Hyner 1985).

Durch eine Miktion innerhalb von 15 min nach dem Verkehr kann die HWI-Quote statistisch signifikant gesenkt werden (Lumsden u. Hyner 1985; Lach et al. 1980), was andere Autoren bestreiten (Buckley et al. 1978; Vosti 1975).

Eine habituelle Harnretention führt infolge ungenügenden und/oder zu seltenen natürlichen Auswaschens der Erreger durch die Miktion durch große Harnblasenkapazitäten zu langen potentiellen Generationszeiten von Bakterien, die in die Harnblase eingedrungen sind.

Die Miktion mit Bauchpresse bzw. gegen den erhöhten Widerstand eines in Hockstellung nur unvollständig relaxierten Sphinkters kann, ähnlich wie bei Harnröhren- oder Meatusstenose, zu einem turbulenten Harnstrahl mit Zurückspülen von Bakterien in die Harnblase (urethrovesikaler Reflux) führen und eine Infektion auslösen (Hinman 1966; Halverstadt u. Leadbetter 1968; Voss 1991).

Die Empfehlungen zur Intimhygiene bei Frauen haben zum Ziel, eine Kontamination des äußeren Genitales mit Stuhl, die Ausbildung einer feuchten Kammer und eine Zerstörung des Säureschutzmantels der Haut bei übertriebener Hygiene zu vermeiden (Iravani 1991; Jecht 1985; Kunin 1978; Lumsden u. Hyner 1985; Marshall 1965; Turck u. Peterdorf 1962).

Beim Mann ist eine suffiziente Genitalhygiene wichtig (Chessare 1992).

Durch Beurteilung der Ergebnisse von Placebogruppen in Studien kann die *Effektivität der allgemeinen prophylaktischen Beratung* abgeschätzt werden. Bei Landes et al. waren nach 1–2 Jahren 14% der Placebogruppe infektfrei, bei Stamm et al. 23% und bei Kasanen et al. 37% (Kasanen et al. 1982; Landes et al. 1972; Stamm et al. 1980).

Während Placebogabe waren in Untersuchungen von Bailey et al. (1971) 40% der Patientinnen mit rHWI infektfrei (2,06 HWI/Patientenjahr).

10.2.1 Behandlung von begünstigenden Erkrankungen

Eine erfolgreich beseitigte Streßharninkontinenz sollte zu einer verringerten Infektionsquote führen, da streßinkontinente Frauen wesentlich mehr Infektionen aufweisen als kontinente (Vahlensieck u. Hofstetter 1991).

Eine anatomische Obstruktion als Ursache rezidivierender Harnwegsinfektionen durch eine benigne Prostatahyperplasie oder eine Harnröhrenstriktur sowie ein vesikorenaler Reflux können häufig erfolgreich durch eine Operation beseitigt werden. Funktionelle Störungen wie z. B. eine Detrusor-Sphinkter-Dyssynergie oder ein instabiler Detrusor können häufig nur unzureichend gebessert werden, so daß in solchen Situationen eine andauernde Langzeitprophylaxe angezeigt erscheint (Vahlensieck 1993).

10.3 Antibiotische Prophylaxe

10.3.1 Verabreichungsformen

Seit ca. 55 Jahren ist die *niedrigdosierte Antibiotikaprophylaxe*, 1mal täglich am Abend nach der letzten Miktion, bei Harnwegsinfektionen eingeführt (s. Übersicht). Dabei wird die lange nächtliche Urinspeicherphase durch wirksame Antibiotikaspiegel im Urin überbrückt. In den Harntrakt eingedrungene Erreger haben so keine Möglichkeit, die lange Harnverweilzeit in der Blase zur Vermehrung auszunutzen. Außerdem tritt bei einigen Antibiotika wie z. B. Trimethoprim oder den Gyrasehemmern eine Verringerung der vaginalen bakteriellen Besiedlung und der fakultativ pathogenen Darmflora als weitere Wirkprinzipien im Sinne einer Verringerung der Vorfeldbesiedlung auf. Die Langzeitprophylaxe wird in der Regel 3, 6 oder 12 Monate durchgeführt. Es gibt auch Berichte über bis zu 5 Jahre erfolgreich durchgeführte Prophylaxen (Übersichten bei Hubmann u. Brühl 1966 sowie Nicolle 1992).

In Studien und bei Risikopatienten, denen die terminale Niereninsuffizienz oder eine Urosepsis droht, sollte ein engmaschiges Monitoring mit Blutbild-, Urinsta-

---

Modalitäten der Langzeitprophylaxe bei rezidivierenden Harnwegsinfektionen

- Eindeutig wirksam:
  Täglich
  Jeden 2. Tag
  3mal/Woche
  Nach dem Koitus
  Bei Beschwerden

- Fraglich wirksam:
  3 Wochen Volldosistherapie
  Bei positivem Teststreifenbefund

tus- und Urinkulturkontrollen jeden Monat sowie bildgebender Diagnostik und Urethral-, Anal- und Vaginalabstrichen alle 3 Monate erfolgen. Für die Routine ist dies jedoch nicht erforderlich. Es gibt Autoren, die die Einleitung einer Langzeitprophylaxe ohne Abklärung propagieren und eine intensive Untersuchung nur bei Rezidiven vorschlagen.

10.3.2 Alternativen der Verabreichung

Kontrollierte Studien mit der *postkoitalen Einmalantibiotikagabe*, der *Selbstbehandlung bei Symptomen* oder der *Antibiotikagabe nur alle 2 Tage bzw. 3mal alle 2 Wochen* sind, insbesondere bei kooperativen und entsprechend intelligenten Patientinnen, mögliche Alternativen (Pfau u. Sacks 1994; Wong et al. 1985). Pfau u. Sacks (1994) berichteten über eine Reduktion der Infektionshäufigkeit von 5,90/Patientenjahr auf 0,03/Patientenjahr unter einer prospektiven, randomisierten postkoitalen Prophylaxe mit 125 mg Ciprofloxacin, 200 mg Norfloxacin oder 100 mg Ofloxacin bei prämenopausalen Frauen mit rHWI. 97% der Patientinnen blieben rezidivfrei. Es traten keine Nebenwirkungen auf (kontinuierliche Prophylaxe 8–33%). Im Vaginalabstrich ließen sich im Verlauf 3% resistente Keime nachweisen. Diese Daten liegen in der Größenordnung der postkoitalen Prophylaxe mit Cotrimoxazol (0,00 HWI/Patientenjahr), Cephalexin (0,03 HWI/Patientenjahr) oder Nitrofurantoin (0,10 HWI/Patientenjahr). Bei Vosti (1975) reduzierte sich die Infektionsquote von 1,53 auf 0,30/Patientenjahr unter postkoitaler Antibiotikagabe (Nitrofurantoin, Cephalosporin oder Nalidixinsäure). Der Antibiotikagebrauch geht gegenüber der kontinuierlichen Prophylaxe auf 1 Drittel zurück. Bei erneutem Koitus innerhalb von 12 h muß die Prophylaxe nicht wiederholt werden.

Bei älteren Patienten ist eine Langzeitprophylaxe mit 200 mg Ofloxacin tgl. genauso effektiv wie eine Prophylaxe mit 2mal 200 mg Ofloxacin über 3 Tage alle 2 Wochen. Die Nebenwirkungsrate ist bei intermittierendem Vorgehen deutlich geringer (Dontas et al. 1993). Mit der Gabe von Trimethoprim 20–100 mg jeden 2. Tag sank die Infektrate von 4,25/Patientenjahr auf 0,56/Patientenjahr (Light et al. 1981).

Eine *3wöchige Prophylaxe mit der vollen Therapiedosis* oder eine *Selbstbehandlung der Patienten bei von diesen selbst ausgewertetem pathologischem Urinteststreifenbefund* sind in ihrer Effektivität noch nicht hinreichend belegt (Breithaupt 1987; Light et al. 1981; Nicolle 1992; Sachse 1984; Vahlensieck u. Hofstetter 1993).

10.3.3 Substanzen

Ein ideales Antibiotikum zur Langzeitprophylaxe sollte ein breites Spektrum harnpathogener Keime abdecken, in aktiver Form ausreichend in den Harn ausgeschieden werden, wenig toxisch sein, wenig Nebenwirkungen und in der Darmflora wenig Resistenzen induzieren und dabei die gramnegative Flora reduzieren (s. Übersicht). Die Substanz sollte keine immunsupprimierende Wirkung haben wie z. B. die Tetracycline. Im Idealfall sollte ein Synergismus mit dem Immunsystem auftreten wie bei den Chinolonen. Auch in subinhibitorischen Konzentrationen sollten die bakterielle Adhäsion und andere bakterielle Aktivitäten durch eine geänderte Erregerstruktur mit konseku-

Antibiotika und Desinfektionsmittel zur täglichen Langzeitprophylaxe bei rezidivierenden Harnwegsinfektionen

- Mittel der 1. Wahl:
  50 mg Nitrofurantoin
  50 mg Trimethoprim
- Reserve:
  420 mg Cotrimoxazol
  100 mg Ofloxacin
  125 mg Ciprofloxacin
  200 mg Norfloxacin
  3mal 250 mg Nitroxolin
  125–250 mg Cephalexin oder Cefaclor
  2mal 1 g Methenaminhippurat

tiv anderer Wirtsreaktion gehemmt werden (Anonymus 1991; Brumfitt et al. 1981; Nicolle 1992).

In kontrollierten Studien haben sich vor allem Nitrofurantoin und Trimethoprim bewährt (Brumfitt et al. 1981). Bei einer erfolgreichen Prophylaxe wird die Infektionsrate von 2–3/Patientenjahr auf 0,2 oder weniger pro Patientenjahr reduziert.

Als Dosis wird täglich abends nach der letzten Miktion für 3–6 Monate 1/4–1/8 der therapeutischen Dosis bei manifester HWI eingesetzt (z. B. 50 mg Nitrofurantoin, 50 mg Trimethoprim oder 0,48 g Cotrimoxazol).

10.3.3.1 Nitrofurantoin

Nitrofurantoin ist gegenüber den meisten üblichen gramnegativen Erregern von Harnwegsinfektionen wie *E. coli*, Citrobacter, Klebsiella und Enterobacter wirksam. Im grampositiven Bereich werden *Enterococcus faecalis*, *Staphylococcus aureus*, *Staphylococcus epidermidis* und *Staphylococcus saprophyticus* als ebenfalls häufiger HWI verursachende Erreger erfaßt. Acinetobacter, Pseudomonas, Proteus und Serratia sind meistens resistent. Trotz langjähriger Anwendung (seit 1953) wurden Resistenzen bisher nur selten beobachtet (Hillig 1974; Schneider et al. 1993; Simon u. Stille 1993; Walther 1977).

Nitrofurantoin wird nach oraler Gabe vor allem aus dem Dünndarm rasch und nahezu vollständig resorbiert. Trotz Verteilung in allen Geweben und Körperflüssigkeiten werden im Serum und allen Körpergeweben keine bakteriziden Medikamentenspiegel erreicht. In den Fäzes werden nur 2% des aktiven Nitrofurantoins wiedergefunden. Dadurch wird der Selektionsdruck auf die Darmflora reduziert.

Im Urin treten bei normaler Nierenfunktion und den üblichen Dosierungen Konzentrationen von 50–250 mg/l auf (bakteriensupprimierende Wirkung ab 30 mg/l) (Simon u. Stille 1993).

Zur niedrigdosierten antibiotischen Langzeitprophylaxe rezidivierender Harnwegsinfektionen nach erfolgreicher Therapie der vorangegangenen Infektionsepisode oder zur Prophylaxe nach plastischen Eingriffen am Harntrakt bzw. bei neurogener Harnblasenfunktionsstörung werden 50–100 mg Nitrofurantoin tgl. (Kinder 2 mg/kg KG) am Abend nach der letzten Miktion über 3–12 Monate verabreicht. Alternativ kann eine Langzeitprophylaxe auch mit der Gabe von 50–100 mg abends nur alle 2 Tage erfolgen. Bei der Untergruppe der Patientinnen mit „Honeymoon-Zystitis" erfolgt jeweils die einmalige Gabe von 50 mg Nitrofurantoin direkt nach dem Koitus (Simon u. Stille 1993; Vahlensieck u. Hofstetter 1991; Vahlensieck u. Hofstetter 1993; Westenfelder et al. 1987b).

Bei der Langzeitprophylaxe mit 50–100 mg Nitrofurantoin läßt sich eine Reduktion der Infektionshäufigkeit von über 3/Patientenjahr auf 0,01–1,08/Patientenjahr erzielen (Kraatz u. Scherber 1988; Vahlensieck u. Westenfelder 1992; Vahlensieck u. Eulitz 1998).

Unter Nitrofurantoinprophylaxe treten 1–28% Therapieabbrüche wegen gastrointestinaler Nebenwirkungen auf. Nebenwirkungen im Bereich der Lunge treten in 0,001% der Fälle auf und können in Einzelfällen tödlich enden. Der Einsatz von makrokristallinem Nitrofurantoin und die niedrige Dosierung bei der Langzeitprophylaxe lassen diese Nebenwirkungen bei der Prophylaxe Nierengesunder nur selten erwarten. Akute Lebertoxizität (0,0003%), Polyneuropathie (0,0007%) oder hämatologische Nebenwirkungen (0,0004%) treten so selten auf, daß Nitrofurantoin zu einem der sichersten Antibiotika gehört (Cunha 1988).

Ein Teil der Nebenwirkungen wird durch einen krankheitsbedingten Mangel an Vitamin B6 hervorgerufen. Um die Inzidenz und Intensität vor allem der neurologischen und hämatologischen Nebenwirkungen zu verringern, wird seit 1990 das Kombinationspräparat Nifurantin B6® mit 50 mg Nitrofurantoin und 7 mg Vitamin B6 klinisch eingesetzt. Kraatz u. Scherber konnten 1988 durch die zusätzliche Gabe von 20 mg Vitamin B6 bei 3 von 6 Patienten (3 von 51 insgesamt behandelten; 6%) unter Langzeitprophylaxe mit 50 mg Nitrofurantoin die gastrointestinalen Nebenwirkungen zum Verschwinden bringen. Von 15 Patienten mit anamnestisch bekannten toxischen Nitrofurantoinnebenwirkungen vertrugen 8 (53%) 100 mg Nitrofurantoin zur Langzeitprophylaxe unter Zusatz von 20 mg Vitamin B6 ohne Nebenwirkungen. Vor dem bedrohlichem Szenario der zunehmenden Resistenzentwicklung gegenüber den potenten Breitspektrumantibiotika ist die Verfügbarkeit eines Harnwegschemotherapeutikums mit breitem Wirkspektrum wie Nitrofurantoin für die Langzeitprophylaxe von großer Wichtigkeit. Dadurch wird der Resistenzdruck gegenüber den hochpotenten Antibiotika abgemildert, da sie nicht auch noch für die Langzeitprophylaxe verwendet werden (Kraatz u. Scherber 1988; Vahlensieck u. Westenfelder 1992; Brumfitt et al. 1981; Kasanen et al. 1982).

10.3.3.2 Trimethoprim

50 mg Trimethoprim ist gleich wirksam wie 100 mg Trimethoprim oder 240 mg Cotrimoxazol. Die Infektionsrate sank von über 4/Patientenjahr auf 0,70/Patientenjahr. 87–90% der Patienten blieben während der Behandlung rezidivfrei. 58% der Durchbruchsinfektionserreger waren bei Weidner et al., 63% bei Kasanen et al. und 82% bei Brumfitt et al. resistent gegenüber Trimethoprim. Die Anzahl Trimethoprim-resistenter Stämme unterschied sich in der Trimethoprimgruppe bei Kasanen et al. (6,5%)

nicht wesentlich von der in der Placebogruppe (16,2%), der in der Nitrofurantoin-Gruppe (8,3%) und der in der Methenamin-Hippurat-Gruppe (11,0%). Das heißt, Rezidive unter Trimethoprimprophylaxe werden häufig durch vorhandene resistente Erreger hervorgerufen. Trimethoprim induzierte dabei, zumindest in einigen Studien, keinen höheren Anteil resistenter Stämme (Brumfitt et al. 1983; Kasanen et al. 1982; Weidner et al. 1985).

Bei 4–40% Fällen von Nebenwirkungen kam es in 0–25% der Fälle zum Therapieabbruch wegen gastrointestinaler Störungen (Light et al. 1981; Kasanen et al 1982; Weidner et al. 1985). Der Nachweis gramnegativer Enterobacteriaceae im Urethral-, Vaginal- und Rektalabstrich sinkt während der Prophylaxe deutlich ab, um 6 Monate nach Abschluß der Prophylaxe wieder den alten Stand zu erreichen (Stamm et al. 1980). Aufgrund dieser und anderer Daten sollte Trimethoprim vorzugsweise als Monosubstanz zur Langzeitprophylaxe in einer Dosierung von 50 mg eingesetzt werden (Howe u. Spencer 1996; Weidner et al. 1985).

10.3.3.3 Cotrimoxazol/Cotetroxazin

Stamm et al. (1980) beobachteten bei der Prophylaxe mit 240 mg Cotrimoxazol keine Durchbruchsinfektionen. Bei Betrachtung vieler Studien zur Prophylaxe, die Trimethoprim mit Cotrimoxazol oder Cotetroxazin vergleichen, weisen die Kombinationspräparate keinen therapeutischen Vorteil auf, haben aber mehr Nebenwirkungen. Deshalb sind Cotrimoxazol und Cotetroxazin als Reservepräparate anzusehen (Kasanen et al. 1983; Vahlensieck u. Westenfelder 1987; Weidner et al. 1985).

10.3.3.4 Nitroxolin

Nitroxolin ist ein Hohlraumchemotherapeutikum mit breitem Wirkspektrum bei HWI-Erregern. Durch die Gabe von 3mal 250 mg Nitroxolin über durchschnittlich 4 Monate sank bei 44 Frauen die HWI-Rate von 3,99/Patientenjahr auf 1,27/Patientenjahr (Sachse 1984). 77% der Frauen blieben während der Therapie infektfrei. Die bei 9% zu beobachtenden gastrointestinalen Nebenwirkungen führten zu keinem Therapieabbruch. Bei Kreatininwerten ≥ 2 mg% sollte Nitroxolin nicht mehr eingesetzt werden. Die beobachteten Erreger bei 10 Durchbruchsinfektionen waren nach wie vor empfindlich auf Nitroxolin. Der Einsatz von Nitroxolin zur Langzeitprophylaxe reduziert, ähnlich wie bei Nitrofurantoin, den Resistenzdruck gegenüber potenten Breitspektrumantibiotika, die dann für die Indikation Langzeitprophylaxe nicht mehr verwendet werden müssen. Da Daten zu Nitroxolin nur spärlich vorhanden sind, ist es nur als Reserveprophylaktikum anzusehen.

10.3.3.5 Gyrasehemmer

Gyrasehemmer (200 mg Barazan, 125 mg Ciprofloxacin oder 100 mg Ofloxacin, 250–500 mg Cinoxacin) sind ebenfalls als Reservepräparate anzusehen, um ihre hohe Potenz bei der Therapie akuter HWI nicht durch eine gesteigerte Resistenzentwicklung aufgrund des Einsatzes bei der Prophylaxe zu gefährden. Ihre Wirkung bei der Prophylaxe ist dagegen ausgezeichnet.

Biering-Sorensen et al. (1994) verabreichten über 12 Monate 100 mg Ciprofloxacin oder Placebo an Patienten mit Rückenmarksläsionen und neurogenen Harnblasenfunktionsstörungen. Unter Therapie wurden 5 HWI-Rezidive behandelt, unter Placebo 59 (p<0,00005). Unter Norfloxacin ist bei 11% der behandelten Patienten ein Therapieabbruch wegen Nebenwirkungen zu erwarten. Dagegen liegen Berichte zu Ofloxacin und Ciprofloxacin ohne nebenwirkungsbedingte Abbrüche vor.

10.3.3.6 Weitere Reservepräparate

Sulfonamide, Cycloserin, Tetracycline, Penicilline und Oralcephalosporine sind aufgrund geringerer Prophylaxewirkung, geringer Urinausscheidung, hoher primärer Resistenzquote oder verstärkter Resistenzinduktion für diese Indikation nicht gut geeignet. Oralcephalosporine können während der Schwangerschaft oder bei Niereninsuffizienten eingesetzt werden (Brumfitt et al. 1981; Grüneberg 1981). Kindrachuk et al. (1984) erreichten mit 250 mg Cephalexin eine Infektrate von 0,39/Patientenjahr bei 96% infektfreien Frauen während der Behandlung. Resistente Keime in der Vaginal- oder Rektalflora traten nicht auf. Wünschenswert wäre auch der Einsatz von *Fosfomycin-Trometamol* zur Langzeitprophylaxe, da dies ebenfalls den Resistenzdruck auf andere hochpotente Antibiotika verringern würde. Studiendaten zu dieser Indikation liegen allerdings bisher nicht vor.

10.3.4 Compliance und andere Probleme der Langzeitprophylaxe

In eigenen prospektiv randomisierten Studien an insgesamt 206 Patienten über jeweils 1/2 Jahr konnte die Infektionshäufigkeit bei Gabe von Trimethoprim, Cotetroxazin, Norfloxacin oder Nitrofurantoin von über 3 auf 0,12–1,08/Patientenjahr, d. h. um den Faktor 3–25 gesenkt werden. Dabei sind resistente Erreger und eine mangelnde Compliance für jeweils etwa die Hälfte der Durchbruchsinfektionen verantwortlich (Abb. 10.1).

Eine tatsächliche Antibiotikaeinnahme durch den Patienten kann dabei objektiv nur mittels eines kommerziell erhältlichen Bakteriensporenteststreifens (Urotest® AB Merck Darmstadt) überprüft werden. Nach Befeuchten des Teststreifens mit antibiotikahaltigem Urin ändert sich die Teststreifenfarbe nach Bebrütung nicht, da die Bacillus-subtilis-Sporen nicht auskeimen. Falls kein Antibiotikum im Harn vorliegt,

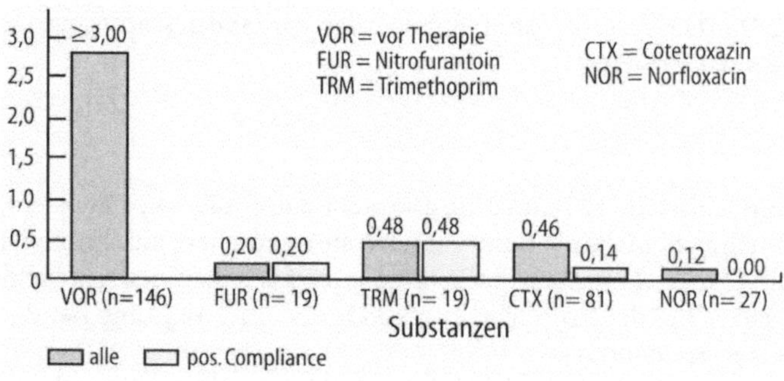

Abb. 10.1. Effektivität der antibiotischen Langzeitprophylaxe bei rezidivierenden Harnwegsinfektionen

keimen die Sporen aus und verändern den vormals weißen Farbstoff zu einem blauen Formazanfarbstoff. Da die Teststreifen nach dem Befeuchten mehrere Tage bei Zimmertemperatur lagerbar sind, ist auch ein Postversand zur wöchentlichen einfachblinden Complianceüberprüfung möglich. Bei Substanzen mit kurzer Halbwertszeit wie z. B. Nitrofurantoin ist die Teststreifenbefeuchtung am Morgen nach der Einnahme wichtig, da ansonsten kein Antibiotikawirkspiegel im Urin vorliegt. Diese Complianceüberprüfung ist im Rahmen von Studien und bei Risikopatienten mit dem Verdacht auf eine mangelhafte Compliance angezeigt.

Unter einer Langzeitprophylaxe ist durchschnittlich während 70% der Zeit mit einer tatsächlichen Einnahme des Medikaments zu rechnen. Bei der Analyse der einzelnen Patienten nahmen 5–21% ihre Antibiotika nie, trotz regelmäßigen Besuchs der Sprechstunde, und nur 26–42% während des ganzen Beobachtungszeitraums ein (Abb. 10.2).

Die Complianceüberprüfung ermöglicht eine Differenzierung der Mißerfolge der niedrigdosierten antibiotischen Langzeitprophylaxe. Nach den eigenen Untersuchungen sind Complianceprobleme für ca. die Hälfte der beobachteten Mißerfolge verantwortlich. Berücksichtigt man nur die Patienten mit nachgewiesener Medikamenteneinnahme beim Auftreten eines Rezidivs, so kann sich die Quote an Durchbruchsinfektionen bis auf 0 Infektionen/Patientenjahr wie in der Untersuchung mit Norfloxacin reduzieren.

Daneben limitieren Kontraindikationen den Einsatz der Antibiotika bei der Langzeitprophylaxe. Pilzinfektionen (bis zu 19%) und Nebenwirkungen führen zum Abbruch. Eine antibiotische Langzeitprophylaxe zeigt eine Abbruchquote von ca. 5% wegen Nebenwirkungen (Vahlensieck u. Westenfelder 1992; Westenfelder et al. 1987a, 1987b). Diese Probleme lassen es geraten erscheinen, auch nach anderen Möglichkeiten der Prophylaxe zu suchen.

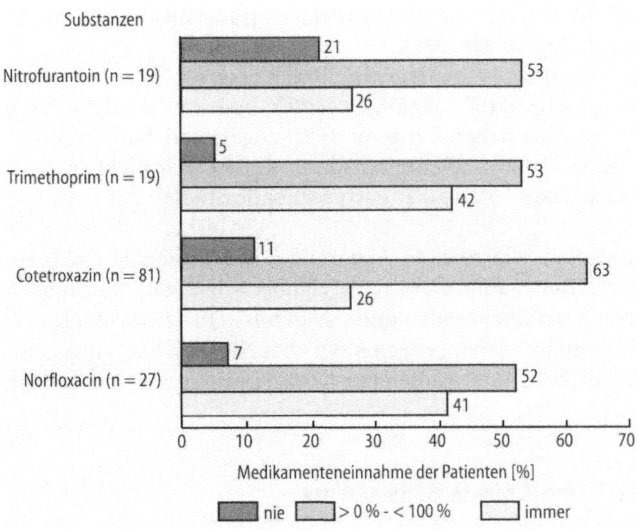

Abb. 10.2. Ergebnisse der Complianceüberprüfung während einer Langzeitprophylaxe bei rezidivierenden Harnwegsinfektionen

10.4.1 Systemische Medikation

Formalin freisetzende Desinfektionsmittel in der Harnblase (*Methenaminhippurat, Methenaminmandelat*) sind als Reservepräparate anzusehen (Brumfitt et al. 1981). Im Vergleich zu 100 mg Trimethoprim ist 2mal 1 g Methenaminhippurat tgl. gleich effektiv, obwohl im Gegensatz zur Behandlung mit dem Antibiotikum keine Reduktion der periurethralen Besiedlung mit gramnegativen Enterobacteriaceae auftritt. Es weist aber bei vielen Studien mehr zum Therapieabbruch führende (3–16%), vor allem gastrointestinale Nebenwirkungen auf (Brumfitt et al. 1983; Kasanen et al. 1982). Bei einer Literaturübersicht (8 Studien) waren Nitrofurantoin, Cotrimoxazol oder Trimethoprim jeweils effektiver als die Methenaminsalze. Diese wiederum waren besser als Plazebo bei der Verringerung symptomatischer HWI-Episoden oder signifikanter Bakteriurien (Übersicht bei Brumfitt et al. 1981). Methenaminhippurat scheint dabei besser verträglich zu sein (3,5% Therapieabbrüche wegen Nebenwirkungen) als Methenaminmandelat, das außerdem durch seine Einnahmemodalitäten (4mal 2 Tbl. à 500 mg, begleitende urinansäuernde Medikation) belastet ist (Brumfitt et al. 1981, 1983).

Durch Ansäuern des Harns mit der Aminosäure *L-Methionin* treten bei Patienten mit neurogenen Harnblasenfunktionsstörungen oder Dauerkathetern ca. 50% weniger symptomatische HWI und Infektharnsteine auf (Reichelt 1985; Stöhrer 1983). Durch 3mal 500 mg L-Methionin ist eine statistisch signifikante Abnahme des Struvitharnsteinbildungsrisikos zu erreichen (Bach et al. 1987). Bei unkomplizierten rezidivierenden HWI konnte kein wesentlicher prophylaktischer Effekt erzielt werden (Vahlensieck u. Eulitz 1998), was den Ergebnissen anderer Autoren mit gutem prophylaktischem Effekt entgegensteht (Fünfstück et al. 1997). *Ammoniumchlorid mit Adipinsäure, Vitamin C in hohen Dosen (keine Brausetabletten) und Acidolpepsin* werden aufgrund mangelnder Verträglichkeit nur noch selten zur Harnansäuerung herangezogen (Stöhrer 1983; Westenfelder u. Ungemach 1981).

Einige *pflanzliche Harnwegsdesinfizienzien* wie Bärentraubenblätter (Arbutin), Brunnenkressekraut, Meerrettichwurzel (Senfölglycoside) und weißes Sandelholz (Santalol) sind zur unterstützenden Behandlung von HWI zugelassen. Bärentraubenblätter (Leberschäden) und Sandelholz (Nierenschäden) eignen sich nicht für eine Langzeittherapie. Wissenschaftlichen Standards entsprechende Studien zur Langzeitprophylaxe mit senfölglycosidhaltigen Phytotherapeutika liegen bisher nicht vor. Auch zu den positiv monographierten pflanzlichen Aquaretika, wie Birkenblätter, Brennnesselkraut, Gartenbohnenhülsen, Goldrutenkraut, Hauhechelwurzel, Katzenbartblätter, Liebstöckelwurzel, Petersilienkraut und -wurzel, Queckenwurzelstock, Schachtelhalmkraut und Wacholderbeeren (wegen möglicher Nierenschädigung keine Langzeitprophylaxe), liegen bisher keine Studien zur Langzeitprophylaxe mit validen Daten vor (Schilcher 1992).

10.4.2 Lokal in die Harnblase eingebrachte Medikamente

Bei rezidivierenden HWI ohne Notwendigkeit des Katheterismus sollte aufgrund der mechanischen Zerstörung der Barrierefunktion der Harnblase bei der Instillationstherapie keine intravesikale Prophylaxe betrieben werden (Elliott et al. 1989).

Bei multiresistenten Problemkeimen und neurogenen Harnblasenfunktionsstörungen führt die intravesikale Instillation von Neomycin und Sulfonamid (56% infektfrei), Polymyxin mit Bacitracin und Neomycin (72% infektfrei) sowie 0,05% Äthacridinlactat (59% infektfrei) zu besseren Heilungsraten als physiologische Kochsalzlösung (47% infektfrei) (Stöhrer 1983). Weitere diesbezügliche Studien sind in 10.7.9 aufgeführt.

10.5 Änderung der Vorfeldbesiedlung durch orale oder lokale Medikation

Eine Verringerung der Vorfeldbesiedlung mit harntraktpathogenen Bakterien in Darm, Perineum und Vestibulum vaginae wurde durch lokale Desinfektion, Hormongabe oder Substitution von Milchsäurebakterien vereinzelt erreicht, ohne daß sich diese Verfahren bereits in der Routine durchgesetzt hätten (Cass u. Ireland 1985; Coppa et al. 1990; Landes et al. 1972; Moorman u. Fowler 1992; Raz u. Stamm 1993).

10.5.1 Darm

Die *orale* Gabe von *Lactulose* über 6 Monate reduziert bei geriatrischen Patienten die HWI-Quote von 32% auf 12% (keine Änderung unter Placebo). Dabei trat ein Anstieg der fäkalen Laktobazillen auf, der auf eine Änderung der fäkalen Flora als möglichen Wirkmechanismus hinweist. Vergleichsuntersuchungen zu anderen Formen der Rezidivprophylaxe fehlen bisher (Mack et al. 1993; McCutcheon u. Fulton 1989).
Meroni et al. (1983) konnten nach 5 (35%) bzw. 6 Monaten (35%) Gabe von 2 Ampullen Bacillus-subtilis-Sporen/d (ATCC 9799) bei 40 geriatrischen Patienten mit rHWI gegenüber der Placebogruppe (n=40; 57,5 bzw. 55%) eine statistisch signifikante Abnahme der Infektionsinzidenz verzeichnen. Muscettola et al. (1992) konnten in vitro durch B. subtilis-Sporen die Bildung von Interferon als möglichem Prinzip der prophylaktischen Wirkung indizieren.

10.5.2 Perineum

Durch die *lokale* 2mal tägliche Reinigung der Perinealregion mit *Chlorhexidinlösung* alleine konnte, verglichen mit der antibiotischen Langzeitprophylaxe mit Nitrofurantoin bzw. Cotrimoxazol, keine ausreichende Reduzierung der HWI-Quote bei rezidivierenden unkomplizierten HWI erzielt werden. Die Kombination von lokalem Chlorhexidin und antibiotischer Langzeitprophylaxe war nicht effektiver in der Reduktion von Durchbruchsinfektionen als die antibiotische Prophylaxe alleine (Cass u. Ireland 1985).
Demgegenüber konnten Landes et al. (1972) durch die 2mal tägliche *lokale* Applikation von *PVP-Jodsalbe* an den Meatus urethrae die HWI-Rate bei rezidivierenden unkomplizierten HWI von 3,6/Patientenjahr auf 0,9/Patientenjahr senken (bei der Kontrollgruppe sank die Rate von 3,4 auf 3,0/Patientenjahr). 4 von 43 Patientinnen stoppten die Studie vorzeitig wegen brennender Mißempfindungen. Bei Brumfitt re-

duzierte sich durch 2mal tägliche perineale Waschung mit PVP-Jodlösung die HWI-Quote von über 4 auf 2,4/Patientenjahr und war damit statistisch nicht unterschiedlich zur Reduktion der Quote unter Trimethoprim (von über 4 auf 2,2/Patientenjahr). 16% der Patienten brachen die Behandlung wegen Brennen oder Rötung ab (Brumfitt et al. 1983). Insgesamt hat sich trotz der Erfolge mit der perinealen PVP-Jodapplikation diese Form der Prophylaxe wohl wegen der mühevollen Applikationsform bisher nicht durchgesetzt.

10.5.3 Vagina/Urethra

Eine anerkannte Tatsache der Pathogenese von Harnwegsinfektionen ist die häufig der Infektion vorausgehende, symptomlose, vaginale oder urethrale Besiedlung mit Enterobacteriaceae. Dabei haben die Vaginalzellen betroffener Frauen verglichen mit Vaginalzellen von Frauen ohne häufige Harnwegsinfektionen eine erhöhte Affinität gegenüber den bakteriellen Pili. Außerdem weist das Scheidenmilieu häufiger einen erhöhten pH-Wert auf als bei nicht von rHWI betroffenen Frauen. Diese Phänomene sind bei Frauen in der Postmenopause gehäuft (Übersicht bei Moorman u. Fowler 1992 sowie Raz u. Stamm 1993).

10.5.4 Hormonsubstitution

Durch die Gabe von 3 mg *Estriol p.o.* konnten Brandberg et al. (1987) bei 41 geriatrischen Patientinnen in der Verumgruppe nach einem Monat eine Dominanz von Laktobazillen in der Vagina feststellen. Unter Verum wurden Antibiotika 16mal weniger eingesetzt. Bis auf geringfügige Blutungen bei einer Patientin traten keine gynäkologischen Probleme auf. Demgegenüber war die orale Hormonsubstitution bei Frauen in der Postmenopause in der Untersuchung von Orlander et al. (1992) mit einem 2fachen Anstieg der HWI-Inzidenz verbunden, so daß der Wert der oralen Hormonsubstitution zur Verringerung der HWI-Quote unklar ist.

Bei einer randomisierten, prospektiven Doppelblindstudie konnte durch die tägliche *vaginale* Applikation von 0,5 mg *Estriol* bei 93 Frauen in der Postmenopause die Harnwegsinfektionsquote auf 0,5/Patientenjahr gesenkt werden (Placebo 5,9/Patientenjahr) (Raz u. Stamm 1993). 61% der Frauen unter Verum und 0% unter Placebo wiesen Laktobazillen im Vaginalabstrich auf, nachdem diese bei keiner der Frauen vor Beginn der Therapie nachweisbar waren. Der vaginale pH-Wert sank unter dem Verum von 5,5 auf 3,8, während unter Placebo keine Veränderungen auftraten. Die vaginale Besiedlung mit Enterobacteriaceae verringerte sich unter Verum von 67% auf 31% (Placebo 67 zu 63%). Wegen geringfügiger lokaler Nebenwirkungen brachen 28% der Patientinnen unter Verum und 17% unter Placebo die Behandlung ab. Da andere Studien zu ähnlichen Ergebnissen gekommen sind, ist die lokale Applikation des natürlichen Östrogens Estriol (0,5 mg/Tag) die Hormonsubstitution der Wahl zur Verringerung der HWI-Quote bei rHWI. Bei dieser Form und Dosis der Applikation sind keine gynäkologischen und/oder systemischen Nebenwirkungen zu befürchten.

10.5.5 pH-Senkung

Durch die tägliche *intravaginale* Applikation von 5 g einer auf pH 3 eingestellten *Puffercreme* konnte keine Verringerung der Scheidenbesiedlung mit uropathogenen Bakterien erzielt werden (Moorman u. Fowler 1992).

10.5.6 Blockade oder Veränderung der Virulenzfaktoren

Chan et al. (1984) fanden Hinweise darauf, daß die normale Standortflora eine Besiedlung der distalen Harnröhre mit uropathogenen Keimen verringert.

Durch das Stillen von Säuglingen treten sowohl bei der Mutter als auch beim Kind Oligosaccharide im Urin auf, die in ihrem Verteilungsmuster an die Oligosaccharide der Muttermilch erinnern. Sie können möglicherweise die bakteriellen Pili blockieren und somit die HWI-Rate senken (Coppa et al. 1990).

Kotz et al. (1990) fanden für Joghurt in vitro bakterizide und bakteriostatische Eigenschaften gegenüber pathogenen *E. coli*-Stämmen, die nicht nur durch den niedrigen pH-Wert von 4,1–4,4 erklärbar waren. Nach diesen Untersuchungen könnte Joghurt eine Reduktion potentiell uropathogener Bakterienstämme im Darm herbeiführen. Der gelegentlich berichtete naturheilkundliche Einsatz von Joghurt in der Vagina zur Therapie der Vaginose oder Verringerung der Vorfeldbesiedlung und damit Verringerung der HWI-Rate erscheint somit sinnvoll. Konkrete wissenschaftliche Daten zum In-vivo-Einsatz liegen aber nicht vor (Kotz et al. 1990).

Medikamente oder andere Einflußmethoden zur Änderung der Antigenexpression auf den Urothelzellen gibt es bisher nicht. Dieses Phänomen tritt bei Verlaufsbeobachtungen spontan auf und kann möglicherweise die Ursache von zeitlich begrenzt auftretenden rHWI sein (Whitmore 1994).

Avorn und Mitarbeiter konnten in einer prospektiven, randomisierten Doppelblindstudie über 6 Monate an 153 älteren Frauen einen die HWI-Rate signifikant verringernden Effekt von 300 ml Preiselbeersaft/Tag nachweisen (Verum: 15%) (Placebo: 28% HWI). Der Effekt von Preiselbeersaft beruht nicht auf einer Steigerung der Diurese, der Ausscheidung von Hippursäure oder einem harnansäuernden Effekt, sondern auf der Blockade der bakteriellen Adhäsine (Ahuja et al. 1998, Avorn et al. 1994).

10.6 Immunstimulation

10.6.1 Systemische Immunstimulation (externe Reize – oral – intramuskulär)

Die nach vielen Aktivitäten in den 40er und 50er Jahren zunächst verlassene Immuntherapie wird zur Zeit wieder intensiv erforscht. Neben kompletten, abgetöteten Bakterien, Bakterienwandfraktionen und pflanzlichen Immunstimulanzien werden auch Antikörper gegen FimH-Adhäsine, einem als Pathogenitätsfaktor fungierenden Fimbrienantigen von uropathogenen *E. coli*, experimentell und klinisch überprüft (Frey u. Suter 1951; Langermann et al. 1997).

Erste Hinweise auf *psychoimmunologische Faktoren* als (Mit-) Ursachen der rHWI im Sinne der Begünstigung einer lokalen Abwehrschwäche haben bisher in der Urologie bei der Rezidivprophylaxe noch keinen Eingang gefunden (Csef 1997).

Während und bis zu 1 Jahr nach einem urologischen *Rehabilitationsaufenthalt* wurde die HWI-Rate durch eine Kombination physiotherapeutischer Anwendungen (Trinkkur, Kohlensäurebäder, Fangopackungen, Bewegungstherapie) statistisch signifikant gesenkt (Median von 3 auf 1 HWI/Jahr). Die T-Helferzellrate stieg bei 20 dieser diesbezüglich untersuchten Patienten im Serum signifikant an. Diese Ergebnisse unterstreichen die Bedeutung einer systemischen Stärkung der körpereigenen Immunabwehr für die Rezidivprophylaxe (Kramer et al. 1990).

Die beiden zur HWI-Prophylaxe zugelassenen Immunmodulatoren UroVaxom® (Kapseln) und SolcoUrovac® (i.m.-Spritzen) haben ihre Wirksamkeit in kontrollierten Studien bewiesen (Hachen 1990; Litschgi 1987; Grischke u. Rüttgers 1987; Magasi et al. 1994; Riedasch u. Möhring 1986; Rüttgers u. Grischke 1987; Schneider 1990; Tammen et al. 1990; Vahlensieck 1991; Vahlensieck u. Eulitz 1998).

UroVaxom® enthält lyophilisierte Wandfraktionen aus 18 uropathogenen *E. coli*-Stämmen. Nach Untersuchungen an Mäusen erfolgt eine Stimulation der Makrophagen, der natürlichen Killerzellen und der Sekretion von Immunglobulin A. Außerdem wird die Bildung von spezifischen Antikörpern induziert. UroVaxom® wird in der Regel über 3 Monate morgens nüchtern eingenommen. Nach einer Einnahmepause von 3 Monaten wird über weitere 10 Tage behandelt („geboostert") und dieses Vorgehen über 3 Monate fortgesetzt. Treten nach 9 Monaten keine Rezidive mehr auf, wird die Behandlung abgebrochen.

Magasi et al. (1994) stellten in einer prospektiv randomisierten Doppelblindstudie fest, daß die HWI-Quote bei Frauen mit rezidivierenden unkomplizierten Infektionen von 5,1/Patientenjahr auf 0,28/Patientenjahr (Placebo: von 5,6 auf 1,59/Patientenjahr) sank. 67% der Frauen unter Verum blieben rezidivfrei. In anderen prospektiv randomisierten Doppelblindstudien unter UroVaxom® verringerte sich die HWI-Rate von 3,28 bzw. 7,00/Patientenjahr auf 0,96 bzw. 1,64/Patientenjahr (Hachen 1990; Tammen et al. 1990). 4% der Patienten klagen bei Einnahme von UroVaxom® über Nebenwirkungen gastrointestinaler und febriler Art.

SolcoUrovac® ist ein Impfstoff, der 5 komplette, abgetötete, uropathogene Erreger enthält: *E. coli, Proteus mirabilis, Proteus morganii, Klebsiella pneumoniae, Streptococcus faecalis*. Insgesamt 3mal wird der Patient 1mal/Woche tief intragluteal immunisiert. Nach 1 Jahr kann eine Auffrischimpfung vorgenommen werden. Kinder zwischen 5 und 14 Jahren erhalten die halbe Dosis nach dem gleichen Schema. Negative Auswirkungen auf eine bestehende Schwangerschaft ließen sich nicht beobachten.

Sekretorisches Immunglobulin A (sIgA) reduziert die Adhäsion der Bakterien an die Urothelzelloberfläche. Riedasch u. Möhring (1986) konnten durch die Immunstimulation mit SolcoUrovac® einen Anstieg des sIgA im Urin von 1,38 mg/g Kreatinin auf 2,07 mg/g nach 3 und auf 1,83 mg/g nach 6 Monaten verzeichnen. In der Kontrollgruppe unterblieb der Anstieg des sIgA. Die Infektrate reduzierte sich unter Verum von 7,8/Patientenjahr auf 2,0/Patientenjahr (Kontrollgruppe: 3,6/Patientenjahr). Grischke u. Rüttgers (1987) beobachteten in einer randomisierten, offenen Studie an jeweils 32 Patientinnen mit rHWI unter SolcoUrovac® eine Infektionsrate von 0,06/Patientenjahr und unter alleiniger Beobachtung von 0,90/Patientenjahr. 47% der Patientinnen hatten Nebenwirkungen entweder an der Einstichstelle oder als systemische Immunreaktion. Litschgi

(1987) konnte in einem gemischten Klientel mit rHWI-Patientinnen und Patientinnen mit nur vereinzelten HWI die Infektrate von 5,00/Patientenjahr auf 0,48/Patientenjahr reduzieren. 80% der Patientinnen waren nach 1 Jahr ohne Reinfektion; 28% wiesen Nebenwirkungen auf, die in keinem Fall zum Abbruch der Behandlung führten.

10.6.2 Intravesikale und intravaginale Immunstimulation

In ersten Untersuchungen führte auch die intravaginale Immunisation mit bakteriellen Antigenen aus 5 uropathogenen Species (SolcoUrovac®) zu einer gegenüber Placebo verringerten HWI-Rate und einem verzögertem Auftreten von Infektrezidiven (Uehling et al. 1997). Eine intravesikale Immunisierung sollte wegen der zu erwartenden Störungen des Urothelgefüges nicht durchgeführt werden (Elliott et al. 1989).

10.6.3 Vergleichsuntersuchungen

Interessant sind die Ergebnisse bei erstmals im Vergleich mit Nitrofurantoin eingesetzten Immunmodulatoren als Rezidivprophylaxe. Im Rahmen einer eigenen prospektiven, randomisierten Pilotstudie bei 60 Patientinnen mit rezidivierenden unkomplizierten Zystitiden (über 3 HWI/Patientenjahr) wurden jeweils 15 über ein halbes Jahr mit Nitrofurantoin, Esberitox®, UroVaxom® oder Acimethin® behandelt, nachdem die letzte Infektionsepisode erfolgreich antibiotisch therapiert worden war.

Esberitox®, ein unspezifisches Immunstimulans aus Indigowurzel, Lebensbaum und Sonnenhut (0,76 HWI/Patientenjahr), sowie UroVaxom® (1,46 HWI/Patientenjahr) waren bei der Langzeitprophylaxe ebenbürtig mit Nitrofurantoin (1,08 HWI/Patientenjahr). Acimethin®, ein harnansäuerndes L-Methioninpräparat war dagegen etwas weniger wirksam (2,1 HWI/Patientenjahr; Vahlensieck u. Eulitz 1998) (Abb. 10.3).

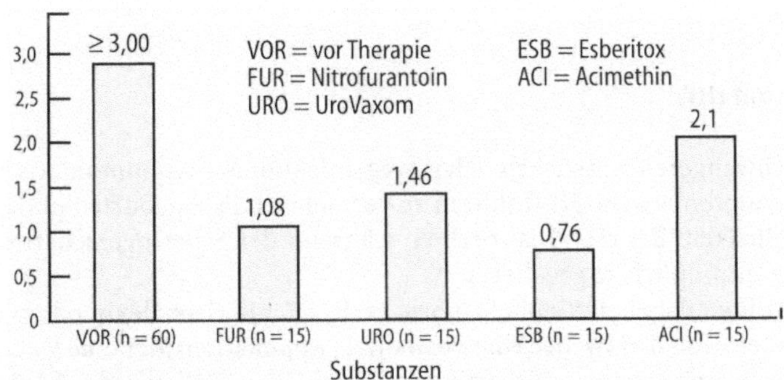

Abb. 10.3. Effektivität der Langzeitprophylaxe mit Immunmodulatoren bei rezidivierenden Harnwegsinfektionen

10.7.1 Ältere Patienten

Die Rezidivprophylaxe asymptomatischer Harnwegsinfektionen, asymptomatischer signifikanter Bakteriurien und rezidivierender symptomatischer Harnwegsinfektionen bei älteren Menschen hat keine Vorteile bezüglich Morbidität oder Mortalität gegenüber einer Nichtbehandlung ergeben (Übersicht bei Blumberg u. Abrutyn 1997).

10.7.2 Rezidivierende Pyelonephritis

Unter einer Langzeitprophylaxe mit 100 mg Ofloxacin zur Nacht über 6–26 Monate reduzierte sich die Pyelonephritishäufigkeit von 7,8/Patientenjahr auf 0,42/Patientenjahr. 88% der Patienten blieben während der Behandlung infektfrei (Toma et al. 1989).

10.7.3 Kinder

Viele Kinder mit rHWI haben strukturelle Harntraktanomalien. Durch die chirurgische Beseitigung dieser Faktoren kann das HWI-Risiko verringert werden. Die routinemäßige Zirkumzision kann zwar die HWI-Rate von Knaben herabsetzen; sie ist aber umstritten und führt nach Meinung einiger Autoren zu mehr Problemen als Vorteilen (Übersicht bei Blumberg u. Abrutyn 1997; Chessare 1992).

Die Harnleiterneueinpflanzung bei Reflux verringert die HWI-Häufigkeit nicht; einige Autoren beschreiben sogar eine Zunahme der Inzidenz. Aber es scheinen weniger Pyelonephritiden und Nierennarben zu entstehen (Übersicht bei Blumberg u. Abrutyn 1997).

90% der Kinder mit rHWI haben bei normaler bildgebender Diagnostik funktionelle Miktionsstörungen gegenüber 40% der Kinder mit strukturellen Harntraktanomalien (Wan et al. 1995).

Nitrofurantoin (1,2–2,4 mg/kg KG; kein Saft vorhanden), Trimethoprim (1–2 mg/kg KG) und Cotrimoxazol (1–2 mg/kg KG Trimethoprim und 5–10 mg/kg KG Sulfamethoxazol) sind die bei Kindern am häufigsten erfolgreich eingesetzten Substanzen zur Langzeitprophylaxe (Kasanen et al. 1983).

10.7.4 Schwangere mit rHWI

Bis zu 20% der Schwangeren entwickeln Harnwegsinfektionen. Asymptomatische Bakteriurien oder symptomatische HWI führen zu vermehrten Frühgeburten und erhöhten Kindersterblichkeit. Bei rHWI ist deshalb während der Schwangerschaft die Indikation zur Langzeitprophylaxe gegeben.

Schwangere sollten dabei ein Cephalosporin (z. B. 250 mg Cephalexin oder Cefuroximaxetil) erhalten, wobei entweder eine postkoitale Applikation oder eine Dauerprophylaxe gewählt werden kann. Die früher empfohlenen Substanzen Methenaminhippurat, Nitrofurantoin und Trimethoprim sind als möglicherweise fruchtschädigende Medikamente nur bei strenger Indikation zu verabreichen (Kasanen et al. 1983).

10.7.5 Prostatitispatienten

Sollte bei Prostatitispatienten keine Dauerheilung zu erzielen sein und laufend Harnwegsinfektionen auftreten, so ist die Indikation zu einer niedrigdosierten Langzeitprophylaxe mit Cotrimoxazol oder Nitrofurantoin für 1/2 Jahr gegeben (Pfau 1987).

10.7.6 Niereninsuffiziente

Niereninsuffiziente sollten ihre Langzeitprophylaxe bei rHWI mit 125 mg Cephalexin oder 100 mg Ofloxacin bzw. 125 mg Ciprofloxacin jeden 2. Tag für 1/2 Jahr durchführen.

10.7.7 Diabetiker

Bei einer Langzeitstudie mit 100 mg Ofloxacin/d konnte gegenüber nichtbehandelten Kontrollen die HWI-Rate bei Diabetikern auf 8% gesenkt werden (Kontrollen: 50% Rezidive) (Kashiwagi et al. 1991).

10.7.8 Nierentransplantierte

Unter einer Langzeitprophylaxe mit 400–700 mg Ofloxacin/Woche über 77–760 Tage waren 92% der Nierentransplantierten mit rHWI infektfrei. Nebenwirkungen oder wesentliche Interaktionen mit Cyclosporin traten nicht auf. Ofloxacin ist das Mittel der Wahl zur Langzeitprophylaxe Nierentransplantierter (Vogt et al. 1989). Andere Autoren berichten über gute Ergebnisse mit Cotrimoxazol, das auch gegen Nocardiosen, Toxoplasmosen und Pneumozystis als bei Transplantierten öfter auftretenden Infektionen wirkt. Mögliche nephrotoxische Effekte und Interaktionen mit Cyclosporin lassen Cotrimoxazol aber nur als Reservesubstanz erscheinen (Fox et al. 1990).

10.7.9 Katheterpatienten

Dauerkatheter stellen eine große Gefahr für die Entwicklung von HWI dar. Sie werden oft aus nicht erklärlichen Indikationen und zu lange gelegt. Bei chronischen Dauerkatheterträgern liegt zu fast 100% eine signifikante asymptomatische Bakteriurie vor, die von gelegentlichen symptomatischen HWI-Episoden unterbrochen wird. Eine antibiotische Dauerprophylaxe ist nicht indiziert. Asymptomatische Bakteriurien oder Harnwegsinfektionen sollten nicht antibiotisch behandelt werden, nur symptomatische HWI werden therapiert (Grüneberg 1981).

Die Studie von Riley et al. mit der Zunahme von Bakteriurien bei Patienten mit einem *silberbeschichteten Katheter* stellen die Studien von Liedberg et al. sowie Schaeffer et al. in Frage, die bei Einsatz von silberbeschichteten Dauerkathetern über einen Rückgang der symptomatischen HWI-Quoten um jeweils 27% berichteten (Liedberg u. Lundberg 1990; Riley et al. 1995; Schaeffer et al. 1988).

Bei Iontophoresekathetern erzeugen schwache Ströme eine chlorinduzierte Biozidie. Im Tiermodell reduzierten sie die Bakteriurieraten. Daten zum Einsatz beim Menschen liegen noch nicht vor (Davis et al. 1995; Wong et al. 1995).

Beim Selbstkatheterismus sind ein niedriger intravesikaler Druck und kurze Katheterismusintervalle entscheidende Faktoren für eine verringerte HWI-Quote. Der intravesikale Druck sollte immer unter 40 cm H_2O liegen und das intravesikale Volumen beim Katheterismus unter 400 ml. Alleine durch eine Verdopplung der Katheterisierungsfrequenz konnte Anderson bei Patienten mit intermittierendem Selbstkatheterismus eine Halbierung der HWI-Rate erzielen (Anderson 1987; Bennett et al. 1997).

Bei Einsatz des sauberen intermittierenden Katheterismus traten nicht mehr HWI auf als bei Einsatz des sterilen intermittierenden Katheterismus (Duffy et al. 1995).

Zur Rezidivprophylaxe von HWI waren bei 31 Patienten mit neurogener Harnblasenfunktionsstörung und Selbstkatheterismus 200 mg Nitrofurantoin signifikant effektiver als Placebo. Beim Vergleich von intravesikalen Instillationen und oraler Prophylaxe war die Kombination aus intravesikaler Antibiotikaspülung und Nitrofurantoin am effektivsten (Übersicht bei Cunha 1988).

Eine Prophylaxe mit 100 mg Ciprofloxacin über 6 Monate verringerte gegenüber Placebo (5,6/Patientenjahr) die Rate an rHWI bei Patienten mit Rückenmarkserkrankungen (0,48/Patientenjahr). Nebenwirkungen traten nicht auf. Ein Patient hatte Ciprofloxacin-resistente *E. coli* während der Behandlung im Stuhl (Biering-Sorensen et al. 1994).

Stöhrer (1983) konnte die HWI-Rate bei Patienten mit neurogenen Harnblasenfunktionsstörungen durch orale Gabe von 3mal 0,5–1 g L-Methionin als Dauermedikation von über 2/Patientenjahr auf 0,4/Patientenjahr reduzieren.

Durch den Einsatz eines Kathetersystems mit spezieller Einführungsspitze (O'Neil-Katheter; 82 bzw. 36 Einmalkatheter bis zur Infektion) wurde die HWI-Rate beim sauberen Selbstkatheterismus gegenüber der Gruppe ohne Einführungsspitze (34 bzw. 33 Einmalkatheter bis zur Infektion) signifikant gesenkt (Bennett et al. 1997).

Die Infektionsrate beim Selbstkatheterismus konnte durch intravesikale Instillation einer Chlorhexidinlösung gegenüber dem Gebrauch des O'Neil-Katheters mit Einführungsspitze signifikant verringert werden (Pearman et al. 1991).

Antiseptika sollten bei Harnblasenspülungen und Instillationen gegenüber Antibiotika den Vorzug erhalten, um eine Resistenzentwicklung zu vermeiden, und auch weil sie meist mit einem geringeren Allergierisiko behaftet sind (Brühl et al. 1984; Chisholm 1982; Pearman et al. 1988; Wagenknecht 1977).

10.8 Verlaufsbeurteilung

Schwierig bei der Bewertung des Verlaufs nach der Prophylaxe von rHWI ist das Auftreten von gehäuften HWI während eines bestimmten Zeitabschnitts („cluster"), der dann von beschwerdefreien längeren Zeiträumen abgelöst wird. Einige Autoren berichten über ein spontanes Sistieren der Infektanfälligkeit bei 80% der Patienten im

Verlauf. Dieses Phänomen kann eine Dauerheilung durch die Prophylaxe und Beratung vortäuschen (Huland 1987; Nicolle 1992). Die Langzeitprophylaxe soll bei diesem Ansatz die Phase der Infektanfälligkeit überbrücken. Deshalb wird sie zunächst nur 6 Monate durchgeführt, um dann während eines Auslaßversuches die aktuelle Infektprädisposition zu überprüfen.

Die Langzeitprophylaxe wird auch unter dem Aspekt des „Ausbrennens" der HWI durchgeführt. Unklar ist dabei bisher der Verlauf nach Abschluß der Prophylaxe. Bis 3 Monate nach Abschluß der Prophylaxe treten nur wenige Rezidive auf (11%, das bedeutet 0,33/Patientenjahr) (Weidner et al. 1985). Einige Studien berichten über das erneute Auftreten von Rezidiven bei 50–70% der Patientinnen 3–4 Monate nach Abschluß der Prophylaxe (Nicolle 1992; Zorbas et al. 1994). Bei Svensson et al. war nach einer Langzeitprophylaxe mit 100 mg Trimethoprim die Infektionsrate nahezu unverändert gegenüber dem Zeitraum vor der Prophylaxe (26 HWI/100 Monate vor, 23 HWI/100 Monate nach der Prophylaxe). Deshalb kann durch die Langzeitprophylaxe und die prophylaktische Beratung nur maximal 1 Drittel bis die Hälfte der Patienten mit rHWI dauerhaft saniert werden.

Interessant ist, daß sich bei einem durchschnittlichen Nachsorgeintervall von 143 Tagen nach einer 12monatigen Prophylaxe eine Verringerung der Infektquote auf 2,4/Patientenjahr bei 12 Patientinnen nach Nitrofurantoin und auf 0,8/Patientenjahr bei 16 Patientinnen nach Methenaminhippurat beobachten ließ. Weitere Hinweise auf unterschiedliche Häufigkeiten der HWI-Quote nach verschiedenen Prophylaxemedikamenten gibt es nicht (Brumfitt et al. 1981). Auf jeden Fall erscheinen Kontrolluntersuchungen nach Abschluß einer Prophylaxe bei rHWI sofort bei Auftreten von Beschwerden, ansonsten zumindest anfangs in 1/4jährlichem Abstand angeraten.

Literatur

Ahuja S, Kaack B, Roberts J (1998) Loss of fimbrial adhesion with the addition of Vaccinum macrocarpon to the growth medium of p-fimbriated Escherichia coli. J Urol 159: 559–562
Anderson RU (1987) Chemoprophylaxe bei Patienten mit Querschnittsläsionen. Akt Urol 18 (Suppl 1):28–30
Anonymus (1991) Antibiotics as biological response modifiers. Lancet 337: 400–401
Avorn J, Monane M, Gurwitz JH, Glynn RJ, Choodnovkiy I, Lipsitz LA (1994) Reduction of bacteriuria and pyuria after ingestion of cranberry juice. JAMA 271: 751–754
Bach D, Hesse A, Schaefer RM (1987) Harnansäuerung mit L-Methionin. Fortschr Med 105: 300–302
Bailey RR, Roberts AP, Gower PE, De Wardener HE (1971) Prevention of urinary-tract infection with low-dose Nitrofurantoin. Lancet 1112–1114
Bennett CJ, Young MN, Razi SS, Adkins R, Diaz F, McCrary A (1997) The effect of urethral introducer tip catheters on the incidence of urinary tract infection outcomes in spinal cord injured patients. J Urol 158: 519–521
Biering-Sorensen F, Hoiby N, Nordenbo A, Ravnborg M, Bruun B, Rahm V (1994) Ciprofloxacin as prophylaxis for urinary tract infection: prospective, randomized, cross-over, placebo controlled study in patients with spinal cord lesion. J Urol 151: 105–108
Blumberg EA, Abrutyn E (1997) Methods for the reduction of urinary tract infection. Curr Opin Urol 7: 47–51
Brandberg A, Mellström D, Samsioe G (1987) Low dose oral estriol treatment in elderly women with urogenital infections. Acta Obstet Gynaecol Scand 140 (Suppl): 33–38
Breithaupt H (1987) Grundlagen der Chemoprophylaxe unter besonderer Berücksichtigung von Trimethoprim und Nitrofurantoin aus klinisch-pharmakologischer Sicht. Akt Urol 18 (Suppl) 1: 2–5
Brühl P, Schumacher B, Knolle P (1984) PVP-Jod-Harnblasenspülung: Systemische Jodbelastung und Verträglichkeit. Urologe B 24: 218–222

Brumfitt W, Cooper J, Hamilton-Miller JMT (1981) Prevention of recurrent urinary infections in women: a comparative trial between Nitrofurantoin and Methenamine hippurate. J Urol 126: 71–74

Brumfitt W, Hamilton-Miller JMT, Gargan RA, Cooper J, Smith GW (1983) Long-term prophylaxis of urinary infections in women comparative trial of trimethoprim, methenamine hippurate and topical povidone-iodine. J Urol 130: 1110–1114

Buckley RM, McGuckin M, McGregor RR (1978) Urine bacterial counts after sexual intercourse. New Engl J Med 298: 321–324

Cass AS, Ireland GW (1985) Antibacterial perineal washing for prevention of recurrent urinary tract infections. Urology 25: 492–494

Chan RCY, Bruce AW, Reid G (1984) Adherence of cervical vaginal and distal urethral normal microbial flora to human uroepithelial cells and the inhibition of adherence of gram-negative uropathogens by competitive exclusion. J Urol 131: 596–601

Chessare JB (1992) Circumcision: is the risk of urinary tract infection really the pivotal issue? Clin Pediatr 31: 100–104

Chisholm GD (1982) Antimicrobial prophylaxis in urology and transplantation. World J Surg 6: 281–292

Coppa GV, Gabrielli O, Giorgi P, Catassi C, Montanari MP, Varaldo PE, Nichols BL (1990) Preliminary study of breastfeeding and bacterial adhesion to uroepithelial cells. Lancet 335: 569–571

Csef H (1997) Somatoforme Störungen in der Urologie. Urologe A 36: 87–99

Cunha BA (1988) Nitrofurantoin – current concepts. Urology 32: 67–71

Davis CP, Shirtliff ME, Scimeca JM, Hoskins SL, Warren MM (1995) In vivo reduction of bacterial populations in the urinary tract of catheterized sheep by iontophoresis. J Urol 154: 1948–1953

Deutsche Gesellschaft für Ernährung (1992) Empfehlungen für die Nährstoffzufuhr, 5. Aufl. Umschau, Frankfurt. 1. Korrektur, S 41–44

Dontas AS, Giamarellou H, Staszewska-Pistoni M, Zorbas P (1993) Urinary tract infections in the elderly. J Chemother 5 (Suppl) 1: 340–341

Duffy LM, Cleary J, Ahern S, Kuskowski MA, West M, Wheeler L, Mortimer JA (1995) Clean intermittent catheterization: safe, cost-effective bladder management for male residents of VA nursing homes. J Am Geriatr Soc 43: 865–870

Eckford SD, Keane DP, Lamond E, Jackson SR, Abrams P (1995) Hydration monitoring in the prevention of recurrent idiopathic urinary tract infections in pre-menopausal women. Br J Urol 76: 90–93

Elliott TSJ, Reid L, Gopal Rao G, Rigby RC, Woodhouse K (1989) Bladder irrigation or irritation? Br J Urol 64: 390–394

Fihn SD, Latham RH, Roberts P, Running K, Stamm WE (1985) Association between diaphragm use and urinary tract infection. J Am Med Assoc 254: 240–245

Fox BC, Sollinger HW, Belzer FO, Maki DG (1990) A prospective, randomized, double-blind study of trimethoprim-sulfamethoxazole for prophylaxis of infection in renal transplantation: clinical efficacy, absorption of trimethoprim-sulfamethoxazole, effects on the microflora, and the cost-benefit of prophylaxis. Am J Med 89: 255–274

Frey W, Suter F (1951) Handbuch der Inneren Medizin, Bd 8 Nieren und ableitende Harnwege. Springer, Berlin Göttingen Heidelberg, S 915

Fünfstück R, Straube E, Schildbach O, Tietz U (1997) Reinfektionsprophylaxe durch L-Methionin bei Patienten mit einer rezidivierenden Harnwegsinfektion. Med Klin 92: 574–581

Grischke EM, Rüttgers H (1987) Treatment of bacterial infections of the female urinary tract by immunization of the patients. Urol Int 42: 338–341

Grüneberg RN (1981) Prevention of recurrent urinary tract infection. Dial Transpl 10: 652–673

Hachen HJ (1990) Oral immunotherapy in paraplegic patients with chronic urinary tract infections: a double blind, placebo-controlled trial. J Urol 143: 759–762

Halverstadt DB, Leadbetter GW (1968) Internal urethrotomy and recurrent urinary tract infection in female children. I. Results in the management of infections. J Urol 100: 297–302

Hillig T (1974) Die Resistenzlage der wichtigsten Harnwegskeime gegenüber Nifurantin. Inauguraldissertation, Berlin

Hinman F (1966) Mechanisms for the entry of bacteria and the establishment of urinary infection in female children. J Urol 96: 546–550

Howe RA, Spencer RC (1996) Cotrimoxazole: rationale for re-examining its indications for use. Drug Safety 14: 213–218

Hubmann R, Brühl P (1966) Ergebnisse der Langzeitbehandlung der chronischen Cystopyelonephritis. Urologe 5: 15–18

Huland H (1987) Chemoprophylaxe bei Frauen mit rezidivierenden Harnwegsinfektionen. Akt Urol 18 (Suppl 1): 19–22

Iravani A (1991) Advances in the understanding and treatment of urinary tract infections in young women. Urology 37: 503–511

Jecht EW (1985) Hinweise für die persönliche Hygiene des jungen Mannes. Fortschr Med 103: 753–754

Kasanen A, Junnila SYT, Kaarsalo E, Hajba A, Sundquist H (1982) Secondary prevention of recurrent urinary tract infections. Scand J Infect Dis 14: 293–296

Kasanen A, Sundquist H, Elo J, Anttila M, Kangas L (1983) Secondary prevention of urinary tract infection. Ann Clin Res 15: 1–36

Kashiwagi A, Tanaka Y, Ogawa T, Asahina T, Ikebuchi M, Harada N, Shigeta Y (1991) Usefulness of low-dose ofloxacin administration for prevention of recurrent urinary tract infection in diabetic patients. Proceedings of the 3rd Int Symp on New Quinolones. Vieweg, Wiesbaden, p 99

Kindrachuk W, Thomas E, Stamey TA (1984) Cephalexin: efficacy of prophylaxis in women with recurrent urinary tract infections and biologic effects on rectal and vaginal flora. J Urol 131: 247A

Kotz CM, Peterson LR, Moody JA, Savaiano DA, Levitt MD (1990) In vitro antibacterial effect of yogurt on Escherichia coli. Dig Dis Sci 35: 630–637

Kraatz G, Scherber A (1988) Zur Nitrofurantoin-Prophylaxe rezidivierender Harnwegsinfektionen. Z Urol Nephrol 81: 641–645

Kramer A, Gutenbrunner C, Schultheis HM (1990) Untersuchungen über die Häufigkeit von Harnwegs-infektrezidiven vor und nach urologischen Kuren. Z Phys Med Baln Med Klin 19: 314–319

Kunin CM (1978) Sexual intercourse and urinary infection. New Engl J Med 298: 336–337

Lach PA, Elster AB, Rogham KJ (1980) Sexual behaviour and urinary tract infection. Nurse Practit 5: 27–32

Landes RR, Melnick I, Hoffman AA (1972) Betadine ointment topically applied to urethral meatus for prevention of recurring urinary tract infections in females. In: Polk HC, Ehrenkranz NJ (eds) Therapeutic advances and new clinical implications: medical and surgical antisepsis with Betadine microbicides. Purdue Frederick Company, Purdue, pp 149–151

Langermann S, Palaszynski S, Barnhart M, Auguste G, Pinkner JS, Burlein J, Barren P, Koenig S, Leath S, Jones CH, Hultgren SJ (1997) Prevention of mucosal Escherichia coli infection by FimH-adhesin-based systemic vaccination. Science 276: 607–611

Laufer B (1993) Infektanfälligkeit bei Frauen. Dtsch Med Wochenschr 118: 1782

Liedberg H, Lundberg T (1990) Silver alloy coated catheters reduce catheter-associated bacteriuria. Br J Urol 65: 379–381

Light RB, Ronald AR, Harding GKM, Dikkema J, Thompson L, Buckwold FJ (1981) Trimethoprim alone in the treatment and prophylaxis of urinary tract infection. Arch Intern Med 141: 1807–1810

Litschgi M (1987) Harnwegsinfektbehandlung mit SolcoUrovac. Geburtsh Frauenheilkd 47: 107–110

Loch E-G, Hellweg K (1985) Tampon oder Binde – (k)eine Alternative. Sexualmedizin 14: 498–503

Lumsden L, Hyner GC (1985) Effects of an educational intervention on the rate of recurrent urinary tract infections in selected female outpatients. Women Health 10: 79–86

Mack DJ, Smart L, Girdwood A, Scott PJW, Fulton JD, Erwin L (1993) Infection prophylaxis with lactulose. Age ageing 22 (Suppl 2): P8

Magasi P, Panovics J, Illes A, Nagy M (1994) Uro-Vaxom and the management of recurrent urinary tract infection in adults: a randomized multicenter double-blind trial. Eur Urol 26: 137–140

Marshall S (1965) The effect of bubble bath on the urinary tract. J Urol 93: 112

McCutcheon J, Fulton JD (1989) Lowered prevalence of infection with lactulose therapy in patients in long-term hospital care. J Hosp Infect 13: 81–86

Meroni PL, Palmieri R, Barcellini W, de Bartolo G, Zanussi C (1983) Effect of long-term treatment with Bacillus subtilis on the frequency of urinary tract infections in older patients. Chemioterapia 2: 142–144

Moorman CN, Fowler JE (1992) Impact of site release vaginal pH-buffer cream on introital colonization by gram-negative bacilli. J Urol 147: 1576–1578

Muscettola M, Grasso G, Blach-Olszewska Z, Migliaccio P, Borghesi-Nicoletti C, Giarratana M, Gallo VC (1992) Effects of Bacillus subtilis spores on interferon production. Abstracts band 8th Intern. Congr. Immunology, Budapest 23.–28.8.1992. Springer, Budapest Berlin Heidelberg, p 189

Naber KG (1993) Antibiotikatherapie der unkomplizierten Zystitis der Frau. Urologe B 33: 318–322

Neu HC (1992) Urinary tract infections. Am J Med 92 (Suppl 4A): 63S–70S

Nicolle LE, Harding GKM, Preiksaitis J, Ronald AR (1982) The association of urinary tract infections with sexual intercourse. J Infect Dis 146: 579–583

Nicolle LE (1992) Prophylaxis: recurrent urinary tract infection in women. Infection 20 (Suppl 3): S203–S205

Olbing H (1987) Harnwegsinfektionen bei Kindern und Jugendlichen. Enke, Stuttgart, S 67

Orlander JD, Jick SS, Dean AD, Jick H (1992) Urinary tract infections and estrogen use in older women. J Am Geriatr Soc 40: 817–820

Pearman JW, Bailey M, Harper WES (1988) Comparison of the efficacy of "Trisdine" and kanamycin-colistin bladder instillations in reducing bacteriuria during intermittent catheterisation of patients with acute spinal cord trauma. Br J Urol 62: 140–144

Pearman JW, Bailey M, Riley LP (1991) Bladder instillations of Trisdine compared with catheter introducer for reduction of bacteriuria during intermittent catheterisation of patients with acute spinal cord trauma. Br J Urol 67: 483–490

Pfau A (1987) Therapie der unteren Harnwegsinfektionen beim Mann unter besonderer Berücksichtigung der chronischen bakteriellen Prostatitis. Akt Urol 18 (Suppl 1): 31–33

Pfau A, Sacks TG (1994) Effective postcoital quinolone prophylaxis of recurrent urinary tract infections in women. J Urol 152: 136–138

Raz R, Stamm WE (1993) A controlled trial of intravaginal estriol in postmenopausal women with recurrent urinary tract infections. New Engl Med J 329: 753–736

Reichelt HW (1985) Ansäuerung des Harnes mit L-Methionin – eine effiziente Metaphylaxe bei rezidierender Phosphatsteinbildung. Österr Z Allgemeinmed 39: 1636–1645

Riedasch G, Möhring K (1986) Immunisierungstherapie rezidivierender Harnwegsinfekte der Frau. Therapiewoche 10: 896–900

Riley DK, Classen DC, Stevens LE, Burke JP (1995) A large randomized clinical trial of a silver-impregnated urinary catheter: lack of efficacy and staphylococcal superinfection. Am J Med 98: 349–356

Rüttgers H, Grischke EM (1987) Urinary tract infections in women. Urol Int 42: 342–347

Sachse D (1984) Therapie chronisch-rezidivierender Harnwegsinfekte mit Nitroxolin. Therapiewoche 34: 228–230

Schaeffer AJ, Story KO, Johnson SM (1988) Effect of silver oxide/trichloroisocyanuric acid antimicrobial urinary drainage system on catheter-associated bacteriuria. J Urol 139: 69–73

Schilcher H (1992)Phytotherapie in der Urologie. Hippokrates, Stuttgart

Schneider HJ (1990) Immunstimulation, neuer Therapieansatz bei rezidivierenden Harnwegsinfekten. Allgemeinarzt 12: 626–633

Schneider S, Stein G, Schmidt S (1983) Keimspektrum und Resistenzverhalten von Bakterien bei Harnwegsinfektionen junger Frauen. Dtsch Gesundheitswesen 38: 1495–1497

Simon C, Stille W (1993) Antibiotika-Therapie in Klinik und Praxis. Schattauer, Stuttgart New York, 8. Aufl, S 227–231

Stamm WE, Counts GW, Wagner KF, Martin D, Gregory D, McKevitt M, Turck M, Holmes KK (1980) Antimicrobial prophylaxis of recurrent urinary tract infections. Ann Intern Med 92: 770–775

Stöhrer M (1983) Harnwegsinfektionen bei neurogener Blasenentleerungsstörung. In: Stille W, Schilling A (Hrsg) Infektionen des Harntraktes. Zuckschwerdt, München Bern Wien, S 112–125

Svensson R, Larsson P, Lincoln K (1982) Low dose Trimethoprim prophylaxis in long term control of chronic recurrent urinary tract infection. Scand J Infect Dis 14: 139–142

Tammen H and the German Urinary Tract Infection Group (1990) Immunbiotherapy with UroVaxom in recurrent urinary tract infection. Br J Urol 65: 6–9

Toma H, Tanabe K, Sagara R (1989) Long-term prophylaxis with low nightly dose ofloxacin for complicated recurrent urinary tract infection (UTI). 16th Int Congr Chemother, Jerusalem, Abstracts, p 187

Turck M, Peterdorf RG (1962) The epidemiology of non-enteric Escherichia coli infections: prevalence of serologic groups. J Clin Invest 41: 1760–1765

Uehling DT, Hopkins WJ, Balish E, Xing Y, Heisey DM (1997) Vaginal mucosal immunization for recurrent urinary tract infection: phase II clinical trial. J Urol 157: 2049–2052

Vahlensieck W (1974) Rezidivierende Zystitis. Therapiewoche 24: 3631–3637

Vahlensieck W jr (1991) Immunologische Aspekte rezidivierender Harnwegsinfektionen. Bericht vom Symposium in Lübeck/Travemünde, 13.4.1991. Akt Urol 22 (Suppl): 1–4

Vahlensieck W jr (1993) Diagnostisches Stufenprogramm bei Harnwegsinfektionen. Niere Blase Prostata 18: 121

Vahlensieck W jr, Schander K (1986) Vergleich der Häufigkeit und Ursachen von Miktionsstörungen bei chirurgischen und streßinkontinenten Patientinnen. Z Urol Nephrol 79: 189–195

Vahlensieck W jr, Hofstetter A (1991) Harnwegsinfektion und Streßinkontinenz bei der Frau. Münch Med Wochenschr 133: 532–534

Vahlensieck W jr, Westenfelder M (1992) Nitrofurantoin versus Trimethoprim for low-dose long term prophylaxis in patients with recurrent urinary tract infections – a prospective randomized study. Int Urol Nephrol 24: 3–10

Vahlensieck W jr, Hofstetter A (1993) Aktuelle Chemotherapie bei Harnwegsinfektionen. Urologe A 32: 30–34

Vahlensieck W jr, Eulitz (1998) Prophylaxis of recurrent urinary tract infections with immune response modifiers. (In Vorbereitung)

Vahlensieck W, Hesse A, Nolde A (1993) Urolithiasis: Der Stein ist raus, was nun? Urologe A 32: 347–357

Vahlensieck W jr, Bichler KH, Münch L, Naber KG, Hubmann R, Hofstetter A, Weidner W (1994) Allgemeine Prophylaxemaßnahmen bei geschlechtsaktiven Patientinnen mit rezidivierenden Zystitiden. Urologe B 34: 219–221

Vogt P, Schorn T, Repp H, Frei U, Pichlmayr R (1989) Experience with ofloxacin for short and long-term treatment of urinary tract infections in renal transplant recipients. J Chemother 1 (Suppl 4): 856–857

Voss F (1991) Der Einfluß des Miktionsverhaltens und der Pubertät auf Pathogenese und Verlauf der Harntraktinfektion bei Mädchen. In: Stein G, Fünfstück R (Hrsg) Harnwegsinfektion. Pmi, Frankfurt, S 158–161

Vosti KL (1975) Recurrent urinary tract infections: prevention by prophylactic antibiotics after sexual intercourse. J Am Med Assoc 231: 934–940

Wagenknecht LV (1977) Lokale Instillationstherapie bei Zystitiden. In: Die medikamentöse Beeinflussung oxidativer Zellstoffwechselprozesse und ihre klinische Bedeutung (kein Hrsg). Schnetztor, Konstanz, S 50 ff

Walther H (1977) Indikationsstellung und klinisch-pharmakologische Grundsätze bei der antibakteriellen Chemotherapie. Z Ärztl Fortb 71: 342–345

Wan J, Kaplinsky R, Greenfield S (1995) Toilet habits of children evaluated for urinary tract infection. J Urol 154: 797–799

Weidner W, Weißbach L, Eickenberg H-U, Carl P, Meyer W (1985) Trimethoprim und Cotrimoxazol zur Prophylaxe der rezidivierenden unkomplizierten Harnwegsinfektion der Frau. Urologe B 25: 124–126

Westenfelder M, Ungemach G (1981) L-Methionin zur Ansäuerung des Urins. Therapiewoche 31: 5197–5200

Westenfelder M, Pelz K, Frankenschmidt A, Vahlensieck W Jr (1987a) Klinische Prüfung der Effektivität und Verträglichkeit von Norfloxacin in der Therapie komplizierter Harnwegsinfektionen und in der Langzeitprophylaxe rezidivierender Harnwegsinfektionen. Infection 15: 20–24

Westenfelder M, Vahlensieck W Jr, Reinartz U (1987b) Patientencompliance und Effektivität der antimikrobiellen Langzeitprophylaxe mit Niedrigdosen bei Patienten mit rezidivierenden Harnwegsinfektionen (rHWI). Akt Urol 18 (Suppl 1): 6–9

Whitmore KE (1994) Editorial: bladder infection. J Urol 152: 868

Wong ES, McKevitt M, Running K, Counts GW, Turck M, Stamm WE (1985) Management of recurrent urinary tract infections with patient-administered single dose therapy. Ann Intern Med 102: 302–307

Wong HY, Riedl CR, Griffith DP (1995) The effect of iontophoresis on bacterial growth in urine. J Urol 154: 1944–1947

Zorbas P, Giamarellou H, Staszewska-Pistoni M, Petrikkos G, Grammatikou M, Dontas AS (1994) Three months treatment of bacteriuria in elderly subjects under two oral ofloxacin (of) regimens compared to untreated subjects and followed for six months. 5th Int Symp on New Quinolones, Program and Abstracts. p 233, abs 180

Katheterassoziierte Harnwegsinfektionen

B. Liedl

Bereits in der Antike und im Mittelalter wurden Katheter aus Metall, Holz, Leder und sonstigen Materialien geformt und angewendet (Bloom et al. 1994; Nacey u. Delahunt 1993). Erst die Verfügbarkeit moderner Materialien wie Gummi, Latex, Polyurethran, PVC und Silikon erlaubte die Herstellung flexibler, in der Routine verwendbarer Katheter.

Im Harntrakt werden Katheter als Harnröhrenkatheter zur kurzfristigen oder Dauerharnableitung, für den intermittierenden Selbstkatheterismus, als suprapubische Blasenfistel, zur inneren Harnleiterschienung (Double-J, Mono-J) bzw. als Nierenfistel eingesetzt (Liedl 1994).

Harnableitung mittels Katheter ist ein wesentlicher Teil der modernen medizinischen Versorgung und ist unverzichtbar, beispielsweise in der Behandlung von Harnabflußstörungen. Im Falle eines infizierten, obstruierten Harntrakts kann eine rechtzeitige und suffiziente Harnableitung eine drohende Urosepsis verhindern. Andererseits kann der Katheter eine Eintrittspforte und ein Reservoir für Erreger schaffen und ist Ursache von sog. katheterassoziierten Harnwegsinfektionen, deren Pathogenese, klinisches Bild und Therapie in ihrer Vielfalt betrachtet werden sollen.

Tabelle 11.1. Nosokomiale Infektionen, Häufigkeit von Harnwegsinfektionen

Autor	Krankengut	n	Anteil erworbener Harnwegsinfektionen [%]
Center of Disease Control 1977	Multizentrisch	–	40
Daschner 1978	Intensivstation	4484	29
Vincent et al. 1995	Intensivstation und chirurgische Stationen	2064	17,6

11.1 Epidemiologie

17–40% aller im Krankenhaus erworbenen, sog. nosokomialen Infektionen sind Harnwegsinfektionen (Tabelle 11.1). 70–90% dieser nosokomialen Harnwegsinfektionen sind assoziiert mit einer Instrumentation des Harntrakts, vorwiegend mit einem Dauerkatheter (Carson 1988).

Nach Einmalkatheterismus der Harnblase tritt zu 0,5–28% eine Bakteriurie auf (Turck et al. 1962; Brumfitt et al. 1961; Gillespie et al. 1972). Während das Risiko für die Entstehung einer Bakteriurie bei gesunden Männern und Frauen nach ambulantem Einmalkatheterismus mit 0,5% sehr gering ist, steigt das Risiko bei Frauen vor der Geburt und post partum, bei älteren Patienten, Patienten mit neurologischen Erkrankungen oder Diabetes mellitus und vor allem bei Patienten mit Restharn bis auf 28% an.

Bei liegendem Dauerkatheter entwickelt sich innerhalb von 4 Tagen in nahezu 100% eine Bakteriurie (Kass 1956), wenn – wie früher üblich – ein offener Katheter zur Harnableitung verwendet wurde. Bei konsequenter Anwendung des Prinzips der geschlossenen Harnableitung steigt die Bakteriurierate innerhalb von 25–30 Tagen kontinuierlich an (Abb. 11.1), bis schließlich ebenfalls 100% der Patienten eine signifikante Bakteriurie aufweisen (Kunin u. McCormack 1966; Thornton u. Andriole 1970). Bei Frauen wurde ein geringfügig rascheres Auftreten der Bakteriurie beobachtet.

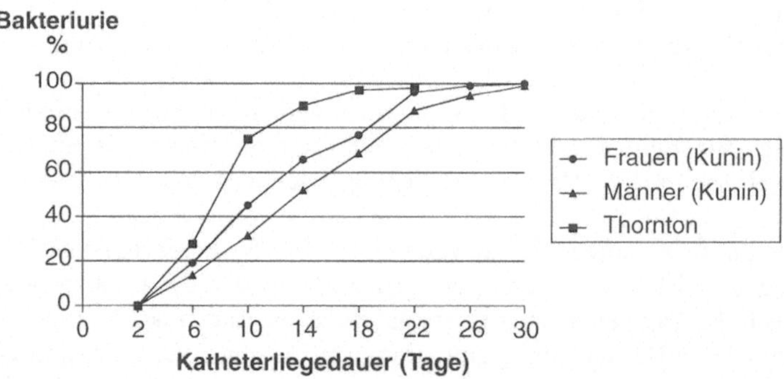

Abb. 11.1. Bakteriurierate (über 10^5 Keime/ml) bei sterilem geschlossenem Harnableitungssystem in Abhängigkeit von der Katheterliegedauer. (Mod. nach Kunin u. McCormack 1966 und Thornton u. Andriole 1970)

11.2.1 Keimeinschleppung bei der Katheterisierung

Während der Katheterisierung können Keime, die normalerweise die perineale Haut oder die Harnröhre besiedeln, in die Harnblase eingeführt werden. Mulla (1961) konnte zeigen, daß bei Frauen trotz antiseptischer Vorbereitung des Meatus in ungefähr 80% der Fälle Bakterien von der Harnröhre isoliert werden können. Helmholz (1950) wies in der vorderen männlichen Harnröhre sowohl gramnegative als auch grampositive Keime nach, und zwar in absteigender Häufigkeit mit zunehmendem Abstand vom Meatus urethrae (Abb. 11.2).

Bei Frauen nach sterilem Einmalkatheterismus wiesen Guze u. Beeson (1956) Bakterien an der Katheterspitze bei 6 von 13 Fällen, im vorher sterilen Blasenurin bei 4 von 12 Patienten nach. Das Ausmaß der Keimbesiedlung durch einen sterilen Einmalkatheterismus ist sicherlich gering. Bei gesunden, ambulanten Patienten war das Risiko für die Enstehung einer Harnwegsinfektion infolge eines Einmalkatheterismus mit 0,5% sehr gering, wohl aufgrund eines intakten Immunabwehrsystems. Bei Vorliegen von Risikofaktoren (Harnabflußstörungen, Erkrankungen mit verminderter Immunabwehr) kann das Harnwegsinfektrisiko allerdings bis auf 28% ansteigen.

Bleibt der Katheter liegen, ist der Harntrakt hochempfindlich gegenüber einer bakteriellen Kolonisation. Möglicherweise erlauben uroepitheliale Zellen von katheterisierten Patienten vorübergehend eine größere bakterielle Adhärenz (Daifuku u. Stamm 1986). Als traumatisierender Fremdkörper kann der Katheter sowohl beim Einführen als auch während der Liegedauer zu Mikro- und Makroläsionen des Urothels führen, wodurch die Abwehrmechanismen gegen bakterielle Infektionen gestört werden. Der Katheter als Fremdkörper kann beispielsweise eine adäquate antibakterielle leukozytäre Funktion herabsetzen (Zimmerli et al. 1984).

Gelangen nur geringe Zahlen von Mikroorganismen in die Harnblase eines katheterisierten Patienten, kommt es häufig zur raschen Zunahme der Keimzahlen (Stark u. Maki 1984), so daß auch Keimzahlen geringer als 10^5/ml im Katheterurin von klinischer und epidemiologischer Bedeutung sind.

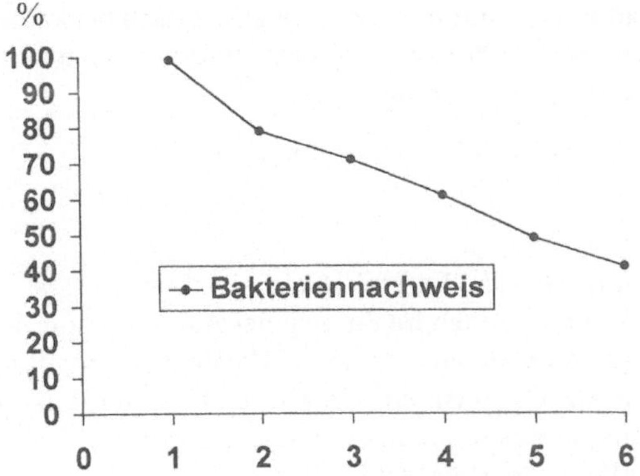

Abb. 11.2. Häufigkeit einer Harnröhrenkolonisation mit Bakterien beim Mann. (Mod. nach Helmholz 1950)

11.2.2 Kanalikuläre Keimaszension

Die Tatsache, daß sich bei offener Harnableitung innerhalb von 4 Tagen zu 100% eine Bakteriurie entwickelt (Kass 1956) ist durch eine überwiegend kanalikuläre Keimaszension zu erklären (Kunin u. McCormack 1966).

Nichtsterile Diskonnektion des Katheters vom Ableitungssystem zur Blasenspülung, zur Uringewinnung oder unbeabsichtigt wurde als häufige Form der Katheterkontamination bei geschlossenem Ableitungssystem erkannt (Kunin u. McCormack 1966; Garibaldi et al. 1974). Die bakterielle Kontamination des Urinableitungssystems kann zu rascher retrograder Kolonisierung des Blasenurins und zur Harnwegsinfektion führen (Garibaldi et al. 1974).

Nickel et al. (1992) erklären diese Keimaszension am Beispiel von Pseudomonas aeruginosa durch den sog. Biofilm, der infolge bakterieller Adhärenz an den Katheteroberflächen und Produktion einer Glykokalyx entsteht (Costerton et al. 1987). Bei In-vitro-Versuchen ist nach Kontamination der Katheteroberfläche zunächst eine Wachstumsphase von ca. 2 h am Ort der Kontamination zu beobachten („lag phase"), in der sich der bakterielle Biofilm aufbaut. Anschließend ist eine sog. „creep phase" festzustellen, in der sich der Biofilm entlang der Katheteroberfläche mit einer Geschwindigkeit von 1–2 cm/h ausbreitet. Dies erfolgt sogar entgegen dem Urinfluß durch progressives Wachstum, aber auch durch turbulenzbedingte planktonische, sprunghafte Bewegung von Zellen, die neue Biofilmkolonien bilden und bei weiterem Wachstum mit dem ursprünglichen Biofilm verschmelzen. Nach Zusatz von Tobramycin zum artifiziellen Urin war die „lag phase" auf 12 h verlängert und das progressive Wachstum lediglich auf 0,2–0,3 cm/h reduziert.

11.2.3 Extraluminale Keimaszension

Bei liegendem Dauerkatheter bildet sich zwischen der Katheteroberfläche und der Harnröhre eine sog. mukopurulente Membran, entlang der Keime vom Meatus urethrae bis zur Harnblase hochwandern können. Kass u. Schneiderman (1957) konnten dies experimentell erstmals nachweisen, indem sie bei katheterisierten Patienten Serratia marcescens auf die periurethrale Haut applizierten und innerhalb von 1–4 Tagen diesen Keim im Urin entdecken konnten. Daifuku u. Stamm (1984) stellten fest, daß bei katheterisierten Patienten zu 67% (Frauen) bzw. 29% (Männer) eine urethrale bakterielle Kolonisation einer Harnwegsinfektion unmittelbar vorausgeht.

11.2.4 Herkunft und Art der Keime

Viele im Harntrakt pathogene Keime (*E. coli*, Enterokokken, Proteus, Klebsiella, Enterobacter) sind im Rektum präsent und können im Sinne einer Autoinfektion Zugang zum Harntrakt der katheterisierten Patienten gewinnen (Hofstetter u. Schilling 1984). Gastrointestinale Kolonisation mit Organismen, die während des stationären Aufenthalts erworben wurden, konnten in Zusammenhang mit nachfolgenden Harnwegsinfektionen bei katheterisierten Patienten gebracht werden.

Somit ist die wichtigste Infektionsquelle der Patient selbst. Das Risiko einer Infektion ist größer in immobilisierten und stuhlinkontinenten Patienten. Bei Patienten, die antibiotisch behandelt werden, kann die katheterassoziierte Harnwegsinfektion durch zunehmende Resistenz der Keime komplizierter werden (Brühl et al. 1986).

Andere im Harntrakt pathogene Keime wie Serratia kolonisieren den Dickdarm selten und werden vermutlich von anderen Quellen außerhalb des Patienten erworben. Exogene Epidemien können sich ausgehend von kontaminierten Gegenständen wie Urinbehälter, Drainagebeutel, Bettücher, Handtücher, Waschlappen ausbreiten (Garibaldi 1981). Die Kreuzkontaminationen des Katheters (passive Transmission der Bakterien von Patient zu Patient mit den Händen des Krankenhauspersonals) wird ebenfalls als wichtiger Transmissionsweg angesehen (Stamm 1975).

Bei suprapubischer Blasenfistel oder Nierenfistel spielt das Keimreservoir der Haut (v. a. Staphylococcus epidermidis), das unterschiedlich ist zur bakteriellen Flora an der Harnröhrenmündung, eine wichtige Rolle.

11.3 Katheterobstruktion und -inkrustation

Bei Vorliegen einer Bakteriurie bzw. bakteriellen Besiedlung der Katheteroberfläche ist jedwede Form einer Katheterobstruktion gefährlich, da sehr rasch eine fulminante aufsteigende Harnwegsinfektion mit Gefahr der Urosepsis entstehen kann. Nishi u. Tsuchiya (1978) demonstrierten, daß eine urethrale Obstruktion die Uropathogenität von Pseudomonas aeruginosa bei Mäusen verstärkt.

Johnson et al. (1993) konnten sogar eindrucksvoll beweisen, daß ein nicht-uropathogener Keim innerhalb weniger Stunden nach urethraler Obstruktion Bakteriurie, Bakteriämie sowie ausgeprägte pyelonephritische Veränderungen verursachen kann (Abb. 11.3). Dies ist insofern von großer Bedeutung, als die große Mehrheit der Patienten mit Dauerkatheter eine polymikrobielle Bakteriurie aufweisen, die aus einer Mixtur bekannter pathogener Keime besteht, jedoch auch Keime enthält, die normalerweise nicht als uropathogen betrachtet werden (Warren et al. 1982).

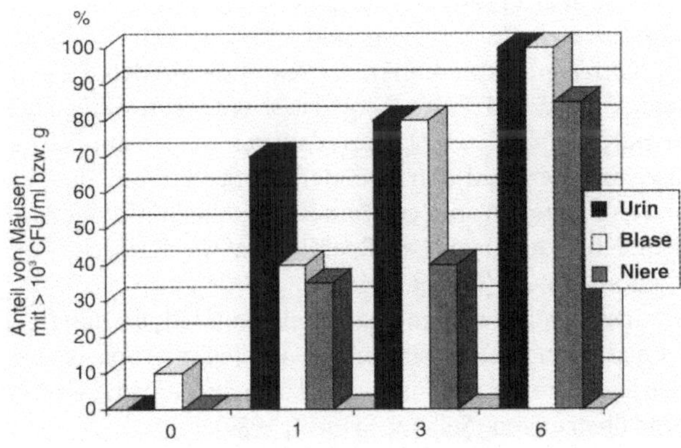

Abb. 11.3. Anteil von Mäusen mit positiven Kulturen 48 h nach Auflösung der Obstruktion. (Mod. nach Johnson et al. 1993)

11.3.1 Ursachen einer Katheterobstruktion

Stickler et al. (1993) berichten über einen Fall rezidivierender Katheterblockaden, als deren Ursache sie wurmähnliche, feste Strukturen im Katheterlumen von bis zu 30 cm Länge fanden. Elektronenmikroskopisch bestanden diese Gebilde aus bakteriellen Zellen (Mixtur aus Pseudomonas aeruginosa, *E. coli*, Enterococcus faecalis und Proteus mirabilis), an deren Oberfläche kristallines Material mit Magnesium und Kalzium entdeckt wurde. Ein solcher *Biofilm* kann somit derart anwachsen, daß es zur Katheterblockade kommt.

Ramsay et al. (1989) entdeckte in ca. 50% der untersuchten Dauerkatheter, die durchschnittlich 2–3 Wochen in situ verblieben, anhaftende Biofilme. Die meist vorhandene Bakterienmixtur des Biofilms war zu 33% mit der im Urin gefundenen Keime nicht identisch.

Eine häufige Ursache verstopfter Katheterlumina ist eine *Inkrustierung aus Magnesium-Ammonium-Phosphat (Struvit) und Karbonatapatit* (Hukins et al. 1983; Cox et al. 1987). Als primäre Ursache der Bildung dieser Steine bzw. Inkrustationen ist das Enzym Urease, das von einer Vielzahl von Bakterien produziert wird (u. a. Proteus, Providencia, Klebsiella, Pseudomonas, Staphylokokken, Ureaplasma urealyticum, Korynebakterien). Dieses Enzym spaltet Harnstoff zu Ammoniak und CO_2, wodurch der Urin alkalisiert wird. Schließlich kommt es zur Übersättigung mit Struvit und Kalziumphosphat und zur Bildung von Struvit- und Apatitkristallen (Griffith et al. 1976).

Elektronenmikroskopische Untersuchungen an 32 inkrustierten Kathetern ließen unterhalb der Kristalle Schichten eng gepackter Bakterien erkennen (Cox et al. 1989). Die Kristalle waren oft umschlungen von bakteriellen Schichten, die offensichtlich die Kristalle aneinander und an die Katheteroberfläche binden. Dieser Befund erklärt, warum die Bakteriurie beim katheterisierten Patienten kaum zu eradikieren ist (Kunin u. McCormack 1966) und andererseits die Kristalle nur schwer durch saure Lösungen herauszulösen sind. Dieser feste Verbund von Keimen und Kristallen am Katheter erklärt auch, daß ureaseproduzierende Keime nicht immer im Urin von Patienten mit inkrustierten Kathetern entdeckt werden.

Ohkawa et al. (1990) und Fuse et al. (1994) zeigten, daß sich in den ersten Tagen nach Kathetereinlage fibrilläre Substanzen (z. T. Fibrin) an der Katheteroberfläche ablagern. Obwohl nur vereinzelt Bakterien zu erkennen waren, bildeten sich Struvitkristalle. Inkrustationen wurden erst nach 5 Tagen Liegedauer entdeckt, wenn auch bakterielle Biofilme erkennbar waren (Tabelle 11.2). Diese Autoren weisen auf die Bedeutung einer frühen Adhärenz von Fibrin auf den Katheteroberflächen hin, die eine wichtige Rolle in der Adhärenz von Kristallen spielen können. Die Fibrinbildung kann auch nichtbakteriell bedingt sein, Fibrin kann auch als Reaktion auf mechanische oder toxische Schädigung des Urothels entstehen (Gill et al. 1979).

Infolge der häufig begleitenden Zystitis werden Urothelzellen und Blutbestandteile (Erythrozyten, Thrombozyten, Entzündungszellen, Fibrinogen und Fibrin) ins Blasenlumen ausgeschieden. Diese klebrigen Produkte können zusätzlich an der inneren und äußeren Katheterwand haften und obstruieren (Seiler u. Stähelin 1989).

Tabelle 11.2. Ergebnisse der Elektronenmikroskopie und der Urin- und Katheterkulturen in Beziehung zur Katheterliegedauer. (Mod. nach Ohkawa et al. 1990)

	Anzahl positiver Fälle			
	1–3 Tage	4–6 Tage	7–13 Tage	über 13 Tage
Anzahl untersuchter Katheter	18	11	14	14
Fibrilläres Material	17	11	14	14
Kristalle	14	11	14	14
Biofilm	0	0	8	13
Inkrustation	0	0	3	3
Mikroorganismen	4	5	9	14
Katheterkultur	5	7	12	14
Urinkultur	3	5	12	13

11.3.2 Häufigkeit und Art der Katheterinkrustierung

Die Katheterinkrustierung tritt nur an den Oberflächen des Katheters und Ballons auf, die dem Urin exponiert sind. Sie erfolgt nie an Stellen des Katheters, die der Harnblase oder Harnröhre unmittelbar aufliegen (Kunin et al. 1987). Möglicherweise schützt die Glycosaminoglycanschicht an der Blasenoberfläche vor bakterieller Adhärenz und Inkrustierung (Parsons 1986; Kunin et al. 1987).

Kunin et al. (1987) stellten ferner fest, daß 1/3 älterer Patienten mit Dauerkatheter nie Katheterinkrustierungen zeigten, selbst bei alkalischem Urin und bei Anwesenheit von ureasebildenden Bakterien. Sie wurden als „Non–blockers" bezeichnet. Ein weiteres Drittel bildete ständig Inkrustationen bis zum Katheterwechsel innerhalb von 2 Wochen oder früher („Blockers"). Das restliche Drittel wies Variationen in der Bildung von Inkrustationen auf. Die als „Blockers" bezeichneten Patienten schieden mehr alkalischen Urin, Kalzium, Protein und Muzin aus als „Non-blockers". Norberg et al. (1983) machten allerdings auf eine große intraindividuelle Variation der Katheterliegedauer („catheter life") aufmerksam.

11.4 Morbidität und Mortalität

Eine langfristige Harnableitung wird vor allem bei Heimbewohnern und bei Querschnittsgelähmten häufig durchgeführt. Entsprechend liegen Erfahrungsberichte zur Morbidität und Mortalität dieser Infektionen vor.

11.4.1 Katheterismus bei Querschnittsgelähmten

Von den Querschnittsgelähmten aus dem 1. Weltkrieg starben 80% innerhalb 1 Jahres, zumeist aufgrund von Harnwegsinfektionen (Barber u. Cross 1952). Querschnittsgelähmte aus dem 2. Weltkrieg, die aufgrund einer schlechten Blasenfunktion einen Katheterismus benötigten, hatten eine wesentlich bessere Prognose. Jedoch starben 62% innerhalb von 25 Jahren, 86% hiervon aufgrund von Nierenerkrankungen (Donnelly et al. 1972).

In den letzten Jahrzehnten wurde die Behandlung der Blasendysfunktion durch die Entwicklung des sterilen (Guttmann u. Frankel 1966) als auch des sauberen (Lapides et al. 1971) intermittierenden Katheterismus sowie der suprapubischen perkutanen Zystostomie (Cook u. Smith 1976) wesentlich verbessert. Bessere, vor allem weniger toxische Kathetermaterialien, die Einführung des sterilen, geschlossenen Harnableitungssystems und potentere Antibiotika haben jedoch sicherlich ebenfalls zur Senkung der Komplikationsraten beigetragen. Dennoch ist es erstaunlich, daß Dewire et al. (1992) berichten konnten, daß Patienten mit Dauerharnableitung (27 Patienten mit Harnröhrenkatheter, 7 mit suprapubischem Katheter) gegenüber einem Vergleichskollektiv von nichtkatheterisierten Patienten mit Quadriplegie nicht signifikant unterschiedliche urologische Komplikationsraten aufwiesen. Nach ca. 10 Jahren war in beiden Gruppen der obere Harntrakt bei ca. 80% der Patienten unauffällig. Sie schließen daraus, daß die Art einer erforderlichen Harnableitung eher von Faktoren der Lebensqualität abhängig gemacht werden sollte.

Der Harnröhrenkatheterismus – ob in Form des Einmal- oder des Dauerkatheters – kann infolge von Verletzungen der Harnröhre und aufsteigenden Infektionen Harnröhrenstrikturen, periurethrale Abszesse, Harnröhrendivertikel, Harnröhrenfisteln, Prostatitiden, Epididymitiden etc. verursachen.

In Tabelle 11.3 wird versucht, im Schrifttum spärlich zu findende Komplikationsraten an der Harnröhre und am äußeren Genitale bei Anwendung unterschiedlicher Ableitungs-

Tabelle 11.3. Häufigkeit von Komplikationen am äußeren Genitale bzw. an der Harnröhre bei Querschnittsgelähmten

Autor	Behandlungszeitraum	Form der Harnableitung	N	Harnröhrenfisteln/-divertikel [%]	Harnröhrenstriktur [%]	Epididymitis [%]
Bunts 1968	1946–1956 (11 Jahre)	?	1000	10,6/46	46	20
Herr 1975	1964–1974 (10 Jahre)	Intermitt. Katheterismus	100	15 (Penoskrotale Fisteln)/–	–	–
Dewire et al. 1992	1970–1980 (10 Jahre)	Dauerkatheter	32	0/–	10	6
–	–	Ohne Katheter	25	4/–	4	4
Lloyd et al. 1986	1978–1983 (1 Jahr)	Dauerkatheter	23	–/–	–	4
Wyndaele u. Maes 1990	Vor 1990 (7 Jahre)	Intermitt. Katheterismus	33	–/–	21	18
Waller et al. 1995	1983–1992 (7 Jahre)	Intermitt. Katheterismus	26	–/–	15	8

verfahren in historischer Abhängigkeit darzustellen. Nach dem 2. Weltkrieg bestand eine hohe Rate von Harnröhrenfisteln, -divertikeln, -strikturen und Epididymitis, die in Zusammenhang mit dem Harnröhrenkatheterismus gebracht wurden, der zumindest anfänglich stets erforderlich war. Es überrascht, daß die Komplikationsraten des Dauerkatheters in neuerer Zeit gegenüber dem intermittierenden Katheterismus nicht auffallend erhöht sind, wie allgemein vermutet wird. Nach Lloyd et al. (1986) hat das initiale Blasenmanagement – Dauerkatheter, suprapubische Fistel oder intermittierender Katheterismus – keinen Einfluß auf die urologische Prognose nach Querschnittslähmung. Noll et al. (1988) empfehlen in der Frühbetreuung von Querschnittsgelähmten zur Harnableitung den suprapubischen Fistelkatheter, da nach 1monatiger Harnableitung eine nur 40%ige Bakteriurierate bestand. Patienten, die mittels intermittierendem Katheterismus behandelt wurden, wiesen hingegen eine 68%ige Bakteriurierate auf. Peatfield et al. (1983) konnten durch die Langzeitbeobachtung querschnittsgelähmter Patienten einen günstigen Effekt der initialen Harnableitung mittels suprapubischer Harnableitung belegen.

Hackler (1982) warnt vor einer längerfristigen Dauerharnableitung mit suprapubischem Katheter, der nach 5jähriger Harnableitung ähnlich viele Nierenschäden verursachte wie eine 20jährige Harnableitung mit Harnröhrendauerkatheter.

11.4.2 Dauerkatheterismus in Pflegeheimen

Aufgrund der hohen Inkontinenzrate von ca. 50% von vor allem weiblichen Patienten in Pflegeheimen (Ouslander et al. 1982) wird ein Harnröhrendauerkatheter sehr häufig eingelegt (Warren 1991). Die nahezu 100%ige Bakteriurierate ist einerseits bedingt durch immer neue Episoden eindringender Keime, die ein großes variierendes Spektrum grampositiver und gramnegativer Bakterien umfaßt. Andererseits haben manche Stämme (vor allem *E. coli* und Providencia stuartii) die Fähigkeit, für Wochen und Monate im katheterisierten Harntrakt zu bestehen. Vorherrschend ist eine polymikrobielle Bakteriurie von typischen Keimen wie *E. coli*, Pseudomonas aeruginosa, Proteus mirabilis, Providencia stuartii und Morganella morganii (Warren 1991).

Ouslander et al. (1987) und Warren et al. (1987) stellten bei Männern und Frauen in Pflegeheimen fest, daß febrile Episoden mit Ursprung im Harntrakt ca. 1mal in 100 Katheterliegetagen auftritt. Bemerkenswert ist, daß ein Katheterwechsel zu 10% mit einer Bakteriämie assoziiert ist, die gewöhnlich asymptomatisch verläuft (Jewes et al. 1988). In Pflegeheimen verstorbene Dauerkatheterträger wiesen zu 38% bei der Autopsie akut entzündliche Nierenparenchymveränderungen auf (Warren et al. 1988).

Auf eine 3fach erhöhte Mortalität nach Erwerb von Harnwegsinfekten während Dauerkatheterismus wiesen bereits Platt et al. (1982) hin.

Ouslander et al. (1987) stellten bei prospektiver Beobachtung von Heimbewohnern über 1 Jahr auch bei suprapubischer Drainage fieberhafte Harnwegsinfekte fest.

11.5 Prävention

11.5.1 Strenge Indikationsstellung für Blasenkatheter

Dauerkatheter sollten *nur angewendet* werden, wenn sie *absolut notwendig* sind. Die Indikation ist aus diagnostischen oder therapeutischen Gründen sehr streng zu stellen

> **Indikationen zur Katheterisierung der Harnblase**
>
> 1. Diagnostische Katheterisierung:
> * Bestimmung des Restharns (meistens durch Ultraschall)
> * Intensives Monitoring (Flüssigkeitsbilanz)
> * Uringewinnung für bakteriologische Untersuchungen (wenn Mittelstrahl-urin nicht ausreicht)
> * Harnröhrenkalibrierung bei Verdacht auf Harnröhrenstenose
> * Diagnostische Abklärung des unteren Harntrakts (Urodynamik, Zysto- bzw. Urethrogramm)
> 2. Therapeutische Katheterisierung:
> * Blasenentleerungsstörungen (subvesikale Obstruktion, neurogen, perioperativ, anästhesiebedingt)
> * Palliation bei Harninkontinenz (selten)
> * Nach Operationen an der Harnblase, Prostata, Harnröhre
> * Zur Instillation von Medikamenten in die Harnblase

(s. Übersicht). Sie sollten nicht nur aus pflegerischer oder ärztlicher Zweckmäßigkeit angelegt werden (Stamm 1975). Sie sind so früh wie möglich zu entfernen. Jain et al. (1995) konnten kürzlich nachweisen, daß in einer medizinischen Klinik in 21% der Patienten die Indikation zur Einlage eines Dauerkatheters nicht gerechtfertigt und daß in 47% der Patiententage mit liegendem Katheter kein Katheter mehr erforderlich war. Hauptursache einer nichtgerechtfertigten Katheterisierung war die Harninkontinenz.

Als *Alternative zum transurethralen Katheter* sollte die Verwendung von suprapubischen oder von Kondomkathetern bzw. der intermittierende Katheterismus in Erwägung gezogen werden.

Der suprapubische Katheter ermöglicht zumindestens in den ersten Liegetagen eine reduzierte Bakteriurierate bei unterschiedlichen Indikationen (Tabelle 11.4). Er vermeidet toxische und infektiöse Einflüsse der Katheterlage auf die Harnröhre. Bei längerer Liegedauer ist jedoch ebenfalls in fast allen Fällen mit Bakteriurie zu rechnen, mit den möglichen Folgen einer Biofilmbildung und Inkrustation.

Tabelle 11.4. Häufigkeit von Harnwegsinfektionen bei Harnableitung mit Dauerkatheter und suprapubischer Blasenfistel (Gesamtzahl in Klammern)

Autoren	Indikation	Dauerkatheter [%]	Suprapubische Blasenfistel [%]
Stöhrer 1995	Spinaler Schock 1.–4. Woche	95 (20)	40 (108)
Daschner 1971	Chirurgische Intensivstation	18 (173)	7 (181)
Sethia 1987	Chirurgische Operationen	47 (34)	6 (32)
Harms 1985	Gynäkologische Operationen	67 (69)	20 (88)
Horgan 1992	Harnverhalt bei Prostatopathie	40 (30)	18 (56)

11.5.2 Aseptisches und atraumatisches Katheterisieren durch geschultes Personal

Bereits Garibaldi et al. (1974) haben als wesentlichen Risikofaktor für katheterassoziierte Harnwegsinfektionen die Durchführung der Katheterisierung erkannt. Nach Katheterisierung von Frauen durch Hilfsschwestern („licensed practical nurses") traten innerhalb von 48 h etwa doppelt soviele signifikante Bakteriurien auf wie nach Katheterisierung durch spezialisierte Pflegekräfte bzw. Ärzte. Eine regelmäßige Schulung des Personals über korrekte Techniken und die möglichen Komplikationen von Blasendauerkathetern wird generell empfohlen (Daschner 1997).

Damit während des komplexen Vorgangs der Katheterisierung keine Kontamination des einzuführenden Katheters auftritt, werden *standardisierte Katheterisierungssets* empfohlen (Brühl u. Daschner 1985), deren optimaler Inhalt in der Übersicht angegeben ist.

Aus ökonomischen Gründen hat es sich in der Praxis bewährt, als Alternative ein Standardset ohne Gleitmittel und Antiseptikum vorzusehen, da diese in Krankenhäusern auch für andere Anwendungsbereiche ohnehin zum Einmalgebrauch zur Verfügung stehen.

Die genaue Kenntnis der Anatomie des unteren Harntrakts und möglicher pathologischer Befunde sowie technischer Details der Katheterisierung (Verwendung von reichlich Gleitmittel, Straffung der Harnröhre durch ausreichendes Ziehen am Penis beim Mann, Verwendung geeigneter Katheter) sind Vorraussetzung für eine Verhinderung der Traumatisierung der Harnröhre und damit einer möglichen häma-

---

Standardisiertes Katheterisierungsset nach Brühl u. Daschner 1985

- Einpackpapier, zugleich als flüssigkeitsabweisende Arbeitsunterlage zur Bereitstellung des Setinhalts und zum Abwurf bzw. zur Entsorgung gebrauchter Materialien
- Schlitz-/Lochtuch zur Abdeckung, saugfähig, flüssigkeitsundurchlässig
- Unterlegtuch, saugfähig, flüssigkeitsundurchlässig
- Schale, stabil, gut lesbar graduiert, Kapazität ca. 700 ml, zum Auffangen von Urin. Eventuell 1/4 bis 1/3 nicht flutbar abgeteilt, d. h. bei Plastik getrennt ausgestanzt oder aber zusätzliche kleine Tupferschale zum Auffangen der mit Antiseptikum zu übergießenden Tupfer
- 6 Mulltupfer, pflaumengroß, zur antiseptischen Reinigung des periurethralen Bereichs und der Urethralöffnung
- 1 Paar dünnwandige, reißfeste und flüssigkeitsdichte Handschuhe (zum Schutz der Hände des Katheterisierenden vor Kontamination bei der antiseptischen Vorbehandlung des Genitale, entsprechend §7 Abs. 3 Unfall verhütungsvorschrift)
- Pinzette mit ausreichender Stabilität und Angriffsfläche zur aseptischen Kathetereinführung
- Blockerspritze, gefüllt mit Aqua dest. (steril)
- Gleitmittel-Anästhetikum-Installations-Einmalspritze 11 ml (steril)
- Schleimhautantiseptikum (ca. 30 ml)

togenen oder lymphogenen Eintrittspforte für eingebrachte Mikroorganismen (Sökeland 1989).

Das notwendige Problembewußtsein mit der Kenntnis einer hygienisch sinn-
vollen Technik und der notwendigen Routine zu verbinden, ist schwierig, wenn ständig fluktuierendes Personal diesen Anforderungen genügen soll. Es ist Aufgabe des
Arztes, daß in der jeweiligen Einrichtung der Katheterisierende über die notwendige
Ausbildung und Erfahrung für diesen Eingriff verfügt.

Die Verwendung eines antiseptischen (0,25% Chlorhexidin) Kathetergels konnte die Harnwegsinfektionsrate bei transurethralem Kurzzeitkatheterismus nach gynä-
kologischer Chirurgie nicht signifikant reduzieren (Schiötz 1996).

11.5.3 Geschlossenes steriles Harnableitungssystem und freier Harnabfluß

Die Anwendung steriler geschlossener Harnableitungssysteme dient im wesentlichen
3 Zielen (Kunin 1980):

1. den Harntrakt möglichst lange steril zu halten,
2. bei vorhandener Bakteriurie Kreuzkontaminationen von Patient zu Patient zu
   verhindern,
3. den Bruch von Urinflaschen und das Verschütten von Urin zu verhindern.

Nach Exner et al. (1980) sollten für ein steriles geschlossenes Harnableitungssystem die folgenden Anforderungen erfüllt sein:

- Sterile, einzeln verpackte, flüssigkeitsdichte Systeme
- Schutzkappe am Anschlußkonus zum Katheterverbindungsstück
- Drainageschlauch, weitgehend unbenetzbar, großlumig mit hoher Flexibilität,
  1 m lang
- Möglichkeit der Urinprobeentnahme für bakteriologische Untersuchungen
- Tropfkammer am Übergang vom Drainageschlauch zum Urinauffangbeutel
- Rückflußventil
- Urinauffangbeutel, Kapazität 2000 ml, Markierungsskala mit 100 ml, graduiert,
  gut ablesbar, auch bei längerem Gebrauch transparent und nicht verfärbend
- Auslauf am tiefsten Punkt des Urinauffangbeutels.

Bei konsequenter Anwendung des geschlossenen sterilen Harnableitungssystems kann eine Bakteriurie längere Zeit hintangehalten werden. Dennoch kommt es
infolge der extraluminalen Keimaszension bzw. infolge der bereits bei Katheterinsertion eingeschleppten Harnröhrenkeime während der ersten 10 Katheterliegetage zu
einer Zunahme katheterassoziierter Bakteriurien von ca. 4–7,5%/Tag (Kunin u.
McCormack 1966; Thornton u. Andriole 1970; Warren et al. 1978; Burke et al. 1981).
Nach 25–30 Tagen ist bei nahezu allen Patienten eine signifikante Bakteriurie nachweisbar (s. Abb. 11.1). Diese Ergebnisse bei konsequenter Anwendung des geschlossenen Harnableitungssystems sind gegenüber einer Bakteriurierate von 100% bereits
nach 4 Tagen bei offenem Ableitungssystem ein großer Fortschritt.

Zu beachten ist im Klinikalltag, daß insbesondere die Verbindung zwischen Bla-
sendauerkatheter und Drainagesystem nicht unterbrochen wird. Leider wird nach
Platt et al. (1983) bei ca. 26% der liegenden Systeme die Verbindung unterbrochen. Das
Harnwegsinfektionsrisiko am darauffolgenden Tag wird durch diese Unterbrechung

auf das 1,9fache erhöht. Diese Autoren konnten in einer randomisierten, kontrollierten Studie zeigen, daß durch ein häufigeres Einhalten des Prinzips der geschlossenen Harnableitung (versiegelte versus unversiegelte Verbindung) sowohl die Infekte als auch die Mortalität signifikant reduziert wurden.

Die Urinprobe für die mikrobiologische Diagnostik ist an der vorgesehenen Einstichstelle nach Desinfektion zu entnehmen, und nicht – wie es häufig immer noch geschieht (Zimakoff et al. 1995) – durch unsterile Diskonnektion des Blasenkatheters vom Ableitungsschlauch. Größere Urinmengen, z. B. zur chemischen Untersuchung, sollen mit Einmalhandschuhen aseptisch aus dem Auffangbeutel entnommen werden.

Das Entleeren des Auffangbeutels soll immer mit Einmalhandschuhen erfolgen. Es muß vermieden werden, daß das Ende des Drainageschlauches berührt und ggf. kontaminiert wird (Rutala et al. 1981). Ein freier Urinfluß soll stets gewährleistet sein. Der Auffangbeutel soll nie über Blasenniveau gehoben werden, um ein verzögertes Abfließen des Urins aus der Blase oder gar einen Urinreflux zu verhindern.

Häufig wird vor Katheterentfernung der Katheter noch passager abgeklemmt zum sog. „Blasentraining". Dieses Verhalten ist keinesfalls zu empfehlen. Angesichts der häufig bereits bestehenden Bakteriurie führt dies lediglich zur raschen Keimvermehrung bei fehlendem Keimabfluß. Der Restharn kann hierbei ohnehin nicht bestimmt werden. Eine Blasenschrumpfung tritt auch nach längerer Harnableitung nicht auf.

11.5.4 Auswahl des Kathetermaterials

Katheter aus PVC und reinem Silikon haben bei gleichem Außendurchmesser einen wesentlich größeren Innendurchmesser als Katheter aus Latex, so daß die ersteren eine wesentlich bessere Durchflußleistung aufweisen (Ebner et al. 1991). Bei größerem Innendurchmesser sind entsprechend größere Massen an Biofilm und Inkrustation erforderlich bis zur völligen Katheterobstruktion, so daß als Dauerkatheter ein reiner Silikonkatheter vorzuziehen ist, der zudem am wenigsten toxisch ist und die geringsten entzündlichen Veränderungen der Harnröhre verursacht (Ruutu 1991). Latexkatheter und vor allem die früher verwendeten Gummikatheter enthalten Toxine, die an der Harnröhre zu entzündlichen Veränderungen führen können. Ist die Harnröhre während der Toxinfreisetzung minderdurchblutet (z. B. während Herzoperationen oder aufgrund von bestehenden Durchblutungsstörungen) können Harnröhrenstrikturen entstehen, die Anfang der 80iger Jahre epidemieartig auftraten (Talja et al. 1986; Elhilali et al. 1986; Ruutu 1991). Beschichtungen von Latexkathetern schützen vor Toxinen nur teilweise.

Silikon besitzt aufgrund einer sehr glatten Oberfläche zudem eine sehr geringe Inkrustationstendenz (Weißbach et al. 1979). Durch Silikonbeschichtungen wurde versucht, den Latexkathetern eine glattere Oberfläche zu verleihen. Dennoch ist nach In-vitro-Untersuchungen von Hesse und Mitarbeitern die Inkrustationsmenge pro Fläche beim Silikonkatheter um 29% geringer als beim silikonisierten Latexkatheter (Hesse et al. 1992).

Die *Hydrogelbeschichtung* von Kathetern führt nach Aufquellung durch Befeuchtung zur massiven Herabsetzung der Reibung, in dem die Katheteroberfläche schlüpfrig wird. Dies erleichtert die Harnröhrenpassage, was vor allem für den intermittierenden Katheterismus von Vorteil ist (Diokno et al. 1995), da der Katheterismus angenehmer und weniger traumatisierend durchgeführt werden kann.

Roberts et al. (1990) konnten in vitro an der hydrophilen Katheteroberfläche keine bakterielle Adhärenz beobachten. Stübner (1991) zeigte jedoch, daß sowohl gramnegative – mit Ausnahme von Pseudomonas aeruginosa – als auch grampositive Keime eine größere Adhärenz an die hydromerbeschichteten Katheter gegenüber nichtbeschichteten aufweisen. Cox et al. (1988) sah hinsichtlich der In-vitro-Inkrustationstendenz keine Unterschiede zwischen silikon- und hydrogel-beschichteten Latexkathetern.

Silberbeschichteten Harnröhrenkathetern wird eine reduzierte bakterielle Adhärenz zugesprochen (Gabriel et al. 1995). Nach Schaeffer et al. (1988), Johnson et al. (1990) und Liedberg et al. (1990) sollen sie die Bakteriurierate senken können. In einer großen randomisierten klinischen Studie an 1309 Patienten konnte dies jedoch nicht nachvollzogen werden (Riley et al. 1995).

Möglicherweise kann bakterielle und Kristalladhärenz an Katheteroberflächen durch Heparin gesenkt werden (Fuse et al. 1994; Ruggieri et al. 1987). Dies ist bislang jedoch noch ohne klinische Bedeutung.

11.5.5 Minimierung der Entzündung und Katheterinkrustation

Eine Katheterzystitis ist nicht nur abhängig vom Ausmaß der beim Dauerkatheterträger stets vorhandenen Bakteriurie, sondern auch von auftretenden Urothelläsionen, die durch eine Vielzahl von Manipulationen entstehen und bakterielle Entzündungen der submukösen Schichten der Harnblasenwand zur Folge haben können (Elliott et al. 1985). Beim Langzeitdauerkatheterträger ist es daher wichtig, diese Urothelläsionen mit den nachfolgenden Entzündungen zu vermeiden.

Blasenspülungen – ob mit physiologischer Kochsalzlösung oder mit desinfizierenden oder antibakteriellen Substanzen – haben sich in der Klinik als wirkungslos erwiesen (Muncie et al. 1989; Ruwaldt 1983; Warren et al. 1978). Blasenspülungen führen eher sogar zu Reizungen der Blase (Elliott et al. 1989) und sollten daher vermieden werden. Auch jeder nicht erforderliche Katheterwechsel führt zumindest zur Mikrotraumatisierung und bei meist massiver Bakteriurie zum Aufflackern der Entzündung. Angesichts der individuell sehr unterschiedlichen Inkrustationstendenz führt ein starrer Routinekatheterwechsel einerseits zu nicht nötigen, zu frühen Wechseln, andererseits kann das starre Intervall bei früher Inkrustation zu spät erfolgen.

Empfohlen wird daher ein *symptominduzierter Katheterwechsel* (Seiler u. Stähelin 1989; Stalder et al. 1992), der nur durchgeführt wird bei reduziertem Urinfluß (Kontrolle des Urinpegels im Kathetersack mindestens 4stündlich), kompletter Obstruktion oder bei einer symptomatischen Episode. Unter Einhaltung dieses Konzepts und prophylaktischer Maßnahmen, wie strikter Einhaltung des geschlossenen Harnableitungssystems (ohne Blasenspülungen und Katheterabklemmen) bei ausreichender Flüssigkeitszufuhr (ca. 1,5 l), konnten Stalder et al. (1992) sehr eindrucksvoll die Anzahl der Katheterwechsel pro Jahr auf durchschnittlich 3–5 jährlich reduzieren. Dies erfolgte ohne einen erhöhten Einsatz von Antibiotika, jedoch bei deutlich reduzierter Gesamtpflegezeit und verminderten Materialkosten sowie erhöhter Lebensqualität der betroffenen Patienten.

Als wirkungslos, ja sogar als eher ungünstig hat sich eine tägliche Meatuspflege mit desinfizierenden oder antibakteriellen Substanzen erwiesen (Burke et al. 1981).

Von sichtbaren Verschmutzungen und Verkrustungen sollte der Meatus jedoch täglich vorsichtig – möglichst nur mit Wasser – gereinigt werden. Die Vorlage einer trockenen Kompresse ohne Antiseptikum vor den Meatus, um den Katheter geschlungen und geknotet, ist zu empfehlen, zum Aufsaugen ausfließenden Sekrets, zum Schutz der Bettwäsche vor Verschmutzung und zum Schutz des Meatus vor Fäkalkeimen.

11.5.6 Zum Wert einer Harnansäuerung

Da die Inkrustationen aus Struvit und Karbonatapatit durch die Harnalkalisierung nach Harnstoffspaltung durch Urease entstehen, ist naheliegend, daß versucht wurde, durch eine Harnansäuerung die Inkrustation zu verhindern.

Hesse et al. (1992) konnten anhand von In-vitro-Versuchen zeigen, daß Inkrustationen durch Katheterspülungen mit saurer Suby-G-Lösung von pH 4,0 zu 70% aufgelöst werden können. Allerdings konnte Parsons et al. (1975) belegen, daß durch saure Spülung der Harnblase die Glycosaminoglycanschicht an der Oberfläche des Urothels entfernt wird, die als wichtiger Abwehrmechanismus gegenüber bakterieller Infektion betrachtet wird (Parsons 1986). Elliott et al. (1989) stellte überdies fest, daß eine Blasenirrigation bei Patienten mit Dauerkathetern und chronischen Harnwegsinfekten zu vermehrter Ablösung von urothelialen Zellen führt, die ultrastrukturell vermehrt geschädigt sind. Murphy et al. (1965) konnte bei Behandlung mit Ascorbinsäure eine Ansäuerung des Urins bewirken. Diese Ansäuerung war jedoch nicht mehr zu beobachten, wenn ein Proteus-Infekt vorlag.

Bibby u. Hukins (1993) konnten experimentell nachweisen, daß die Zugabe von Säure zu artifiziellem Urin bei Anwesenheit von Urease zunächst zu einem initialen Abfall des pH-Wertes führt, daß sich der pH-Wert dann jedoch rasch wieder dem ursprünglichen alkalischen Wert annähert. Dies wird erklärt durch vermehrte Harnstoffspaltung infolge größerer Aktivität der Urease im vorübergehend saureren Urin. Entsprechend tritt eine anhaltende Inkrustierung trotz Ansäuerung auf. Somit ist die Harnansäuerung eines Patienten ohne die Elimination ureasebildender Bakterien keine wirksame Methode zur Prävention von Katheterinkrustationen. Möglicherweise beruht der in vitro nachgewiesene Effekt auf die Inkrustationen auf dem zusätzlichen bakteriziden Effekt, den Stickler u. Hewitt (1991) für Milchsäure und Mandelsäure nachweisen konnten. Eine klinische Anwendung von sauren Blasenspülungen ist derzeit nicht zu empfehlen. Sie wäre personal- und zeitaufwendig (Ruwaldt 1983) und müßte zuerst in kontrollierten Studien geprüft werden. Auch die von Bach (1990) und Hedelin et al. (1991) propagierte orale Anwendung von Substanzen zur Harnsäuerung (Ascorbinsäure, L-Methionin) ist noch nicht in kontrollierten Studien überprüft.

11.6 Therapie

11.6.1 Bakteriurie nach Katheterentfernung

Nach kurzfristigem Harnröhrenkatheterismus bei Frauen konnten Harding et al. (1991) bei asymptomatischen Frauen beobachten, daß die Bakteriurie lediglich bei 36% der Frauen innerhalb von 14 Tagen spontan verschwand. Von zunächst asymptomatischen Patienten mit persistierender Bakteriurie entwickelten 28% innerhalb von 14 Tagen eine symptomatische Infektion. Die Autoren belegten die gute Wirksamkeit einer „Single-dose-Therapie" der Bakteriurie, die 48 h nach Katheterentfernung noch nachweisbar ist, sowohl bei asymptomatischen Patienten als auch bei Frauen mit Symptomen einer Infektion des unteren Harntrakts.

Bei Infektionen des oberen Harntrakts oder bei männlicher Adnexitis muß selbstverständlich eine möglichst testgerechte längerfristige (meist 10 Tage) antibiotische Therapie erfolgen.

Schaeffer (1986) empfiehlt bei Patienten, die weniger als 3–4 Tage einen Harnröhrenkatheter behielten und kein hohes Risiko einer katheterassoziierten Harnwegsinfektion aufweisen, den Katheter ohne Urinkultur zu entfernen. Falls der Katheter länger liegt oder ein hohes Risiko für eine Infektion besteht, wird die Anlegung einer Urinkultur vor der Katheterentfernung empfohlen.

11.6.2 Bakteriurie und Harnwegsinfekt bei liegendem Dauerkatheter

Falls der Harnröhrenkatheter, ein suprapubischer Blasenkatheter oder eine Nierenfistel mehrere Wochen liegt, ist in fast allen Fällen mit einer Bakteriurie zu rechnen. Selbstverständlich müssen in diesen Fällen symptomatische Harnwegsinfekte möglichst testgerecht antibiotisch therapiert werden, wobei sichergestellt werden muß, daß keine Katheterobstruktion vorliegt. Im Zweifelsfalle muß der Katheter gewechselt werden.

Die prophylaktische, niedrigdosierte antibiotische Langzeittherapie (1/4-Tagesdosis von Norfloxacin) über 3 Monate vermochte in einer randomisierten, placebokontrollierten Doppelblindstudie (Rutschmann u. Zwahlen 1995) sowohl die Rate symptomatischer Harnwegsinfektionen als auch die Rate von Katheterobstruktionen/-inkrustationen sowie lokaler katheterbezogener Komplikationen signifikant reduzieren, während der Allgemeinzustand der Patienten sich signifikant verbesserte.

Bei weiter bestehender Bakteriurie wurde dies allerdings erkauft durch einen mäßigen Anstieg der Anzahl grampositiver Keime und einer 90%igen Resistenzentwicklung gegenüber Chinolonen. Ähnliche Ergebnisse erzielten van der Wall et al. (1992) bei prophylaktischer Therapie mit Ciprofloxacin 250 mg tgl. oder 2mal 500 mg Ciprofloxacin gegenüber Placebo. Angesichts der beschriebenen Resistenzentwicklung und Selektion grampositiver Keime sollte eine Antibiotikaprophylaxe allerdings nur in ausgewählten Fällen mit hohem Harnwegsinfektionsrisiko eingesetzt werden.

Es sollte stets bedacht werden, daß trotz hochwirksamer Antibiose keine Eradikation der Bakteriurie bei liegendem Dauerkatheter möglich ist und neue Bakteriurieepisoden zwangsläufig wiederauftreten (Warren 1991).

11.6.3 Harnwegsinfekte bei intermittierendem Katheterismus der Blase

Unter intermittierendem Selbstkatheterismus treten nach Djamali-Leonhard und Stoehrer (persönliche Mitteilung) seltener Harnwegsinfekte auf, wenn der Katheterismus möglichst oft, d. h. möglichst 4- bis 6mal/Tag, durchgeführt wird. Bei Frauen scheint ein möglichst steriler Katheterismus ebenfalls die Harnwegsinfektrate senken zu können.

Asymptomatische Harnwegsinfektionen bedürfen nach Mohler et al. (1987) und Maynard u. Diokno (1984) keiner antibiotischen Therapie, da die Infektionsraten mit und ohne Therapie gleich sind. Nach Mohler et al. (1987) führt bei symptomatischen Harnwegsinfekten unter intermittierendem Katheterismus eine 3tägige antibiotische Therapie zu gleichen Ergebnissen wie eine 10tägige Therapie. Sie empfehlen daher eine strenge Indikationsstellung zur antibiotischen Therapie, was bei gleicher Effektivität Kosten spart und die Entwicklung von Antibiotikaresistenzen verhindert.

11.7 Harnwegsinfektionen bei inneren Harnleiterschienen

Obwohl innere Harnleiterschienen, sog. Double-J, im Körper versenkt sind und nicht unmittelbar Kontakt zur keimbehafteten äußeren Haut haben, können innere Harnleiterschienen Biofilme bilden und inkrustieren. Nach einer Liegedauer von 5–128 Tagen nach extrakorporaler Stoßwellenlithotripsie wiesen 90% der untersuchten Harnleiterstents adhärente Keime auf (77% grampositive Kokken, 15% gramnegative Keime, 8% Candida; bei 44% polymikrobielles Wachstum), wovon 55% in kleinen und großen Mikrokolonien als Biofilm wuchsen (Reid et al. 1992). Alle Patienten wurden nach Einlage der Schiene antibiotisch behandelt. Eine Blockade der Stents trat nicht auf; im Urin waren nur in 27% der Fälle positive Urinkulturen nachzuweisen.

Dieselben Autoren konnten in vitro nachweisen, daß *E. coli*, *Proteus mirabilis*, *Staphyolococcus epidermidis* und *Enterococcus faecalis* innerhalb von 24 h adhärent sein und Biofilme bilden können.

Farsi et al. (1995) beobachteten in ihrem Krankengut, daß die Kolonisationsrate abhängig war vom Kathetermaterial: 55% bei C-flex, 63% bei Silikon, 100% bei Urethanen, 56% bei Urosoft. El-Faqih et al. (1991) wiesen bei Harnsteinpatienten mit Double-J im Harnleiter mit zunehmender Liegedauer häufiger Inkrustationen und erforderliche Auxiliärverfahren zur Behebung von Schienenkomplikationen nach (Abb. 11.4). Inkrustationen treten vorzugsweise innerhalb des Lumens und an den Katheteröffnungen auf und sind gehäuft bei harnsteinbildenden Patienten (Ramsay et al. 1987).

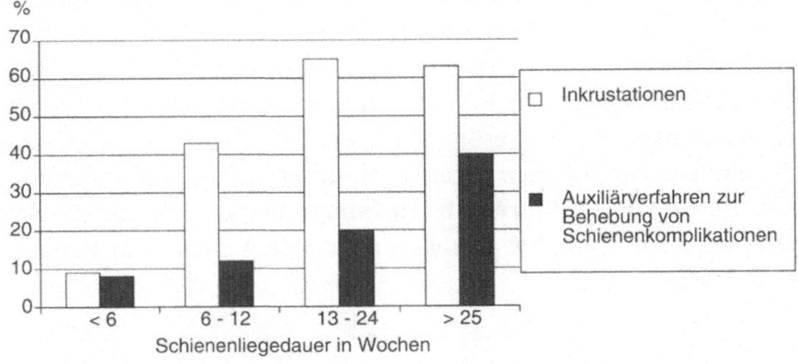

Abb. 11.4. Inkrustationen von Harnleiterschienen und Auxiliärverfahren bei Harnsteinpatienten bezogen auf die Liegedauer von Harnleiterschienen aus Polyurethan. (Mod. nach El-Faqih et al. 1991)

Aufgrund dieser Befunde sollten Harnleiterschienen bei Steinpatienten nicht länger als 6 Wochen belassen bleiben.

Die besondere Dynamik des Harnflusses des mit Double-J-Katheter geschienten Harnleiters kann im Hinblick auf Harnwegsinfekte eine große Rolle spielen (s. Übersicht bei Liedl 1994). Einfluß auf entstehende Infektionen bei liegendem Double-J kann der bestehende Reflux haben. Von Bedeutung kann sein, daß im nicht-obstruierten Harnleiter der Urin überwiegend außerhalb des Katheters infolge der Bolusbewegung durch die Ureterperistaltik fließt. In obstruierten Harnleiterabschnitten kann der Urin nur durch das Innenlumen des Katheters fließen. Je kranialer die Harnleiterobstruktion, desto geringer ist der Harnfluß in vivo. Bei chronischer Harnstauung ist die Motilität des oberen Harntrakts erloschen oder stark eingeschränkt, so daß der Urintransport praktisch ausschließlich auf hydrostatischen Kräften beruht. Während bei akuter Harnstauung die Beseitigung der Stauung mit einem Double-J zu über 90% gelingt, ist dies bei chronischer Harnstauung bzw. extrinsischer Obstruktion nur zu 40–50% möglich (Tschada et al. 1990; Docimo u. Dewolf 1989).

Franczyk u. Gray (1989) warnen vor dem Einsatz von inneren Harnleiterschienen bei bedrohlicher Infektion der Niere oder gar bei Urosepsis, da die Harnableitung mit Double-J schwer kontrollierbar ist und eine im Einzelfall anhaltende Obstruktion zu Todesfällen führen kann.

Walther et al. (1985) beobachteten eine rasche Obstruktion von Double-Pigtail-Stents im Ileal Conduit mit nachfolgender Urosepsis und Tod in 2 Fällen. Mögliche Ursachen hierfür sind die Schleimbildung im Conduit und die aufsteigende Bakteriurie. Zu empfehlen ist die Verwendung von Schienen, die aus dem Urostoma herausragen und nur proximal seitliche Löcher aufweisen.

11.8 Bedeutung von Programmen zur Infektkontrolle

Man sollte bedenken, daß nach Givens u. Wenzel (1980) nosokomiale Harnwegsinfektionen den postoperativen Aufenthalt um durchschnittlich 2,4 Tage erhöhen und entsprechend zusätzliche Kosten verursachen.

In einer dänischen Untersuchung (Zimakoff et al. 1995) wurde das Einhalten von Richtlinien zur Verhütung nosokomialer Harnwegsinfektionen in Krankenhäusern, Pflegeheimen und bei Heimpflege untersucht. Es wurde offenbar, daß in der täglichen Routine eine Vielzahl wichtiger Verhaltensregeln nicht eingehalten werden. Es wurde geschätzt, daß bei strikter Einhaltung der Richtlinien assoziierte Todesfälle, Harnwegsinfekte und Septikämien um ca. 75% gesenkt werden könnten.

Bei Kosten-Nutzen-Analysen haben sich Programme zur Infektionskontrolle als sehr effektiv und kosteneinsparend erwiesen (Miller et al. 1989). Sehr effektive Programme benötigen folgende Komponenten: organisierte Überwachung und Kontrollaktivitäten, je 1 trainierten Arzt und 1 Pflegekraft zur Infektionskontrolle pro 250 Betten und ein Berichtssystem, um die Raten nosokomialer Infektionen dem Personal mitzuteilen (Haley et al. 1985).

Literatur

Bach D (1990) Inkrustations- und Harnwegsinfektprophylaxe beim transurethralen Dauerkatheter. TW Urol Nephrol 2: 25–32

Barber KE, Cross R (1952) The urinary tract as a cause of death in paraplegia. J Urol 67: 494–502

Bibby JM, Hukins DWL (1993) Acidification of urine is not a feasible method for preventing encrustation of indwelling urinary catheters. Scand J Urol Nephrol 27: 63–65

Bloom DA, McGuire EJ, Lapides J (1994) A brief history of urethral catheterization. J Urol 151: 317–325

Brühl P, Daschner F (1985) Infektionsprophylaxe durch standardisierte Katheterisierungs-Sets. Klinikarzt 14: 546

Brühl P, Widmann T, Sökeland J, Reybrouck G (1986) Nosocomial urinary tract infections: etiology and prevention. Urol Int 41: 437–443

Brumfitt W, Davies BI, Rosser E (1961) Urethral catheter as a cause of urinary tract infection in pregnancy and puerperium. Lancet 2: 1059–1062

Bunts RC (1968) Management of urological complications in 1000 paraplegics. J Urol 79: 733–741

Burke JP, Garibaldi RA, Britt MR et al. (1981) Prevention of catheter-associated urinary tract infections. Efficacy of daily meatal care regimens. Am J Med 70: 655–658

Carson CC (1988) Nosocomial urinary tract infections. Surg Clin North Am 68: 1147–1155

Center of Disease Control (1977) National nosocomial infections study report. US Dept. of Health, Education and Welfare, April 1977

Cook JB, Smith PH (1976) Percutaneous suprapubic cystostoma after spinal cord injury. Br J Urol 48: 119–121

Costerton JW, Cheng KJ, Gessey GG et al. (1987) Bacterial biofilms in nature and disease. Ann Rev Microbiol 41: 435–464

Cox AJ, Hukins DWL, Sutton TM (1987) Calcium phosphate in catheter encrustation. Brit J Urol 59: 159–163

Cox AJ, Hukins DWL, Sutton TM (1988) Comparison of in vitro encrustation on silicone and hydrogel-coated latex catheters. Brit J Urol 61: 156–161

Cox AJ, Hukins DWL, Sutton TM (1989) Infection of catheterized patients: bacterial colonisation of encrusted Foley catheters shown by scanning electron microscopy. Urol Res 17: 349–352

Daifuku R, Stamm WE (1984) Association of rectal and urethral colonization with urinary tract infection in patients with indwelling catheter. JAMA 252: 2028–2030

Daifuku R, Stamm WE (1986) Bacterial adherence to bladder uroepithelial cells in catheter-associated urinary tract infection. N Engl J Med 314: 1208–1213

Daschner F (1978) Maßnahmen zur Verhütung krankenhauserworbender Harnwegsinfektionen – Lokalantibiotika: ja oder nein? Münch Med Wochenschr 120: 1081–1084

Daschner F (1979) Epidemiologie krankenhauserworbener Harnwegsinfektionen. Münch Med Wochenschr 121: 1359–1361

Daschner F (1997) Hygiene auf Intensivstationen. Klinikarzt 3/26: 57–62

Dewire DM, Owens RS, Anderson GA, Gottlieb MS, Lepor H (1992) A comparison of the urological complications associated with long–term management of quadriplegics with and without chronic indwelling urinary catheters. J Urol 147: 1069–1072

Docimo SG, Dewolf WC (1989) High failure rate of indwelling ureteral stents in patients with extrinsic obstruction: experience at 2 institutions. J Urol 142: 277–279

Diokno AC, Mitchell BA, Nash AJ, Kimbrough JA (1995) Patient satisfaction and the Lofric catheter for clean intermittent catheterization. J Urol 153: 349–351

Donnelly J, Hackler RH, Bunts RC (1972) Present urologic status of the World War II paraplegic: 25 year follow-up. Comparison with status of the 20-year korean war paraplegic and 5-year vietnam paraplegic. J Urol 108: 558–562

Ebner A, Madersbacher H, Schöberl F (1991) Klinische Bedeutung der Hydrodynamik von Harnröhrenkathetern. Akt Urol 22: 15–19

El-Faqih SR, Shamsuddin AB, Chakrabarti A, Atassi R, Kardar AH, Osman MK, Husain I (1991) Polyurethan internal stents in treatment of stone patients: morbidity related to indwelling times. J Urol 146: 1487–1491

Elhilali MM, Hassouna M, Abdel-Hakim A, Teijeira J (1986) Urethral stricture following cardiovascular surgery: role of urethral ischemia. J Urol 135: 275–277

Elliott TSJ, Slack RC, Bishop MC (1985) Bladder changes associated with urinary tract infections. Lancet I: 1509

Elliott TSJ, Reid L, Rao GG, Rigby RC, Woodhouse K (1989) Bladder irrigation or irritation? Brit J Urol 64: 391–394

Exner M, Glass U, Brands W, Brühl P (1980) Hygienische und klinische Aspekte zur Qualitätsbeurteilung geschlossener Harnableitungssysteme. Krankenhaus 72: 258

Farsi HMA, Mosli HA, Al-Zemaity MF, Bahnassy AA, Alvarez M (1995) Bacteriuria and colonizaion of double-pigtail ureteral stents: long-term experience with 237 patients. J Endourol 9: 469–472

Franczyk J, Gray RR (1989) Ureteral stenting in urosepsis: a cautionary note. Cardiovasc Intervent Radiol 12: 265–266

Fuse H, Ohkawa M, Nakashima T, Tokunaga S (1994) Crystal adherence to urinary catheter materials in rats. J Urol 151: 1703–1706

Gabriel MM, Sawant AD, Simmons RB, Ahearn DG (1995) Effects of silver on adherence of bacteria to urinary catheters: in vitro studies. Curr Microbiol 30: 17–22

Garibaldi RA, Burke JP, Dickman ML, Smith CB (1974) Factors predisposing to bacteriuria during indwelling urethral catheterization. N Engl J Med 291: 215–219

Garibaldi RA (1981) Hospital acquired urinary tract infections. In: Wenzel RP (ed) Handbook of hospital acquired infections. CRC Press Boca Raton, pp 513–537

Gill WB, Ruggiero K, Straus FH (1979) Crystallization studies in a urothelial-lined living test tube (the catheterized female rat bladder). I. Calcium oxalatecrystal adhesion to the chemically injured rat bladder. Invest Urol 17: 257

Gillespie WA, Lennon GG, Linton KB et al. (1972) Prevention of urinary infection in gynecology. Brit Med J 2: 423–425

Givens CD, Wenzel RP (1980) Catheter-associated urinary tract infection in surgical patients: a controlled study on the excess morbidity and costs. J Urol 124: 646–648

Griffith DP, Musher DM, Itin C (1976) Urease: the primary cause of infection-induced urinary stones. Invest Urol 13: 346–350

Guttmann L, Frankel H (1966) Value of intermittent catheterization in early management of traumatic paraplegia and tetraplegia. Paraplegia 4: 63

Guze LB, Beeson PB (1956) Observations on the reliability and safety of bladder catheterization for bacteriologic study of the urine. N Engl J Med 25: 474–475

Hackler RH (1982) Long-term suprapubic cystostomy drainage in spinal cord injury patients. Brit J Urol 54: 120–121

Haley RW, Calver DH, White JW, Morgan WM, Emori TG, Munn VP, Hooton TM (1985) The efficacy of infection surveillance and control programs in preventing nosocomial infections in US hospitals. Am J Epidemiol 121: 182–205

Harding GKM, Nicolle LE, Ronald AR, Preiksaitis JK, Forward KR, Low DE, Cheang M (1991) How long should catheter-acquired urinary tract infection in women be treated? A randomized controlled study. Ann Int Med 114: 713–719

Hedelin H, Bratt CG, Eckerdahl G, Lincon K (1991) Relationship between urease producing bacteria, urinary pH and encrustation on indwelling urinary catheters. Brit J Urol 67: 527–531

Helmholz HH (1950) Determination of the bacterial content of the urethra: a new method, with results of a study of 82 men. J Urol 64: 158–166

Herr HH (1975) Intermittent catheterization in neurogenic bladder dysfunction. J Urol 113: 477–479

Hesse A, Nolde A, Klump B, Marklein G, Tuschewitzki GH (1992) In vitro investigations into the formation and dissolution of infection-induced catheter incrustations. Brit J Urol 70: 429–434

Hofstetter A, Schilling A (1984) Harnwegsinfektionen durch infektiösen Hospitalismus (nosokomiale Infektionen). Eine Langzeitstudie. Urologe A 23: 134–140

Hukins DWL, Hickey DS, Kennedy AP (1983) Catheter encrustation by struvite. Brit J Urol 55: 304–305

Jain P, Parada JP, David A, Smith LG (1995) Overuse of the indwelling urinary tract catheter in hospitalized medical patients. Arch Intern Med 155: 1425–1429

Jewes LA, Gillespie WA, Leadbetter A, Myers B, Simpson RA, Stower MJ, Viant AC (1988) Bacteriuria and bacteremia in patients with long-term indwelling catheters – a domiciliary study. J Med Microbiol 26: 61–65

Johnson JR, Roberts PL, Olsen RJ, Moyer KA, Stamm WE (1990) Prevention of catheter-associated urinary tract infection with a silver oxide-coated urinary catheter: clinical and microbiologic correlates. J Infect Dis 162: 1145–1150

Johnson DE, Russell RG, Lockatell CV, Zulty JC, Warren JW (1993) Urethral obstruction of 6 hours or less causes bacteriuria, bacteremia and pyelonephritis in mice challenged with "nonuropathogenic" Escherichia coli. Infect Immun 61: 3422–3428

Kass EH (1956) Asymptomatic infections of the urinary tract. Trans Assoc Am Physicians 69: 56

Kass EH, Schneiderman LJ (1957) Entry of bacteria into the urinary tracts of patients with inlying catheters. N Engl J Med 256: 556–557

Kunin CM (1980) Urinary tract infections. Surg Clin North Am 60: 223–231

Kunin CM, McCormack RC (1966) Prevention of catheter-induced urinary-tract infections by sterile closed drainage. N Engl J Med 274: 1155–1161

Kunin CM, Chin QF, Chambers S (1987) Indwelling urinary catheters in the elderly. Relation of "catheter life" to formation of encrustations in patients with and without blocked catheters. Am J Med 82: 405–410

Lapides J, Diokno AC, Silber SJ, Lowe BS (1971) Clean, intermittent self-catheterization in the treatment of urinary tract disease. Trans Am Assoc Genito-Urin Surg 63: 92

Liedberg H, Lundeberg T, Ekman P (1990) Refinements in the coating of urethral catheters reduces the incidence of catheter-associated bacteriuria. Eur Urol 17: 236–240

Liedl B (1994) Drainage des Harntrakts. In: Jocham D, Miller K (Hrsg) Praxis der Urologie, Bd I. Thieme, Stuttgart New York, S 303–319

Lloyd LK, Kuhlemeier KV, Fine PR, Stover SL (1986) Initial bladder management in spinal cord injury: does it make a difference? J Urol 135: 523–527

Maynard FM, Diokno AC (1984) Urinary infection and complications during clean intermittent catheterization following spinal cord injury. J Urol 132: 943

Miller PJ, Farr BM, Gwaltney JM jr (1989) Economic benefits of an effective infection control program: case study and proposal. Rev Infect Dis 11: 284–288

Mohler JL, Cowen DL, Flanigan RC (1987) Suppression and treatment of urinary tract infection in patients with an intermittently catheterized neurogenic bladder. J Urol 138: 336–340

Mulla N (1961) Indwelling catheter in gynecologic surgery. Obstet Gynecol 17: 199–201

Muncie HL, Hoopes JM, Damron DJ, Tenney JH, Warren JW (1989) Once–daily irrigation of long-term urethral catheters with normal saline. Lack of benefit. Arch Intern Med 149: 441–443

Murphy FJ, Zelman S, Mau W (1965) Ascorbic acid as a urinary acidifying agent. 2. Its adjunctive role in chronic urinary infection. J Urol 94: 300–303

Nacey J, Delahunt B (1993) The evolution and development of the urinary catheter. Aust N Z J Surg 63: 815–819

Nickel JC, Downey J, Costerton JW (1992) Movement of pseudomonas aeruginosa along catheter surfaces. A mechanism in pathogenesis of catheter-associated infection. Urology 39: 93–98

Nishi T, Tsuchiya K (1978) Experimental urinary tract infection with Pseudomonas aeruginosa in mice. Infect Immun 22: 508–515

Noll F, Russe O, Kling E, Bötel U, Schreiter F (1988) Intermittent catheterisation versus percutaneous suprapubic cystostomy in the early management of traumatic spinal cord lesions. Paraplegia 26:4–6

Norberg B, Norberg A, Parkhede U (1983) The spontaneous variation of catheter life in long-stay geriatric in patients with indwelling catheters. Gerontology 29: 332–335

Ohkawa M, Sugata T, Sawaki M, Nakashima T, Fuse H, Hisazumi H (1990) Bacterial and crystal adherence to the surfaces of indwelling urethral catheters. J Urol 151: 1703–1706

Ouslander JG, Kane RL, Abrass JB (1982) Urinary incontinence in elderly nursing home patients. JAMA 248: 1194–1198

Ouslander JG, Greengold B, Chen S (1987) Complications of chronic indwelling urinary catheters among male nursing home patients. A prospective study. J Urol 138: 1191–1195

Parsons CL (1986) Bladder surface clycosaminoglycan: efficient mechanism of environmental adaptation. Urology 27 (Suppl 2): 9–14

Parsons CL, Greenspan C, Mulholland SG (1975) The primary antibacterial defense mechanism of the bladder. Invest Urol 13: 72–76

Peatfield RC, Burt AA, Smith PH (1983) Suprapubic catheterisation after spinal cord injury: a follow-up report. Paraplegia 21: 220–226

Platt R, Polk BF, Murdock B, Rosner B (1982) Mortality associated with nosocomial urinary tract infection. N Engl J Med 307: 637–642

Platt R, Polk BF, Murdock B, Rosner B (1983) Reduction of mortality associated with nosocomial urinary tract infection. Lancet 1 (8330): 893–897

Ramsay JWA, Crocker RP, Ball AJ, Jones S, Payne SR, Levison DA, Whitfield HN (1987) Urothelial reaction to ureteric intubation. A clinical study. Brit J Urol 60: 504–505

Ramsay JWA, Garnham AJ, Mulhall AB et al. (1989) Biofilms, bacteria and bladder catheters. A clinical study. Brit J Urol 64: 395–398

Reid G, Denstedt JD, Kang YS, Lam D, Nause C (1992) Microbial adhesion and biofilm formation on ureteral stents in vitro and in vivo. J Urol 148: 1592–1594

Riley DK, Classen DC, Stevens LE, Burke JP (1995) A large randomized clinical trial of a silver-impregnated urinary catheter: lack of efficacy and staphylococcal superinfection. Am J Med 98: 349–356

Roberts JA, Fussell EN, Kaack MB (1990) Bacterial adherence to urethral catheters. J Urol 144: 264–269

Ruggieri MR, Hanno PM, Levin RM (1987) Reduction of bacterial adherence to catheter surface with heparin. J Urol 138: 423–426

Rutala WA, Kennedy VA, Loflin HB, Sarubbi FA (1981) Serratia marcescens nosocomial infections of the urinary tract associated with urine measuring containers und urinometers. Am J Med 70: 659–663

Rutschmann OT, Zwahlen A (1995) Use of norfloxacin for prevention of symptomatic urinary tract infection in chronically catheterized patients. Eur J Clin Microbiol Infect Dis 14: 441–444

Ruutu ML, Talja MT, Andersson LC, Alfthan OS (1991) Biocompatibility of urinary catheters – present status. Scand J Urol Nephrol 138 (Suppl): 235–238

Ruwaldt M (1983) Irrigation of indwelling urinary catheters. Urology 21: 127–129

Schaeffer AJ (1986) Catheter-associated bacteriuria. Urol Clin North Am 13: 735–747

Schaeffer AJ, Story KO, Johnson SM (1988) Effect of silver oxide/trichlooisocyanuric acid antimicrobial urinary drainage system on catheter-associated bacteriuria. J Urol 139: 69–73

Schiötz HA (1996) Antiseptic catheter gel and urinary tract infection after short-term postoperative catheterization in women. Arch Gynecol Obstet 258: 97–100

Seiler WO, Stähelin HB (1989) Harnblasenentzündung bei Langzeitkathetertr ägern. Ther Umsch 46: 35–42

Sökeland J (1989) Katheterismus. Perimed, Erlangen

Stalder ABA, Seiler WO, Stähelin HB (1992) Kosten-Nutzen-Analyse eines neuen Behandlungskonzeptes bei Dauerkathetertr ägern. Schweiz Med Wochenschr 122: 1325–1331

Stamm WE (1975) Guidelines for prevention of catheter-associated urinary tract infections. Ann Intern Med 82: 386–390

Stark RP, Maki DG (1984) Bacteriuria in the catheterized patient: what quantitative level of bacteriuria is relevant. N Engl J Med 311: 560–564

Stickler D, Hewitt P (1991) Activity of antiseptics against biofilm of mixed bacterial species growing on silicone surfaces. Eur J Clin Microbiol Infect Dis 10: 416–421

Stickler DJ, King JB, Winters C, Morris SL (1993) Blockage of urethral catheters by bacterial biofilms. J Infect 27: 133–135

Stöhrer M (1995) Katheterismus bei neurogener Blase. In: Bach D, Brühl P (Hrsg) Nosokomiale Harnwegsinfektionen: Prävention und Therapiestrategien bei Katheterismus und Harndrainage. Jungjohann, Neckarsulm

Stübner G (1991) Untersuchungen zum Einfluß hydrophiler Katheterbeschichtung auf die Bakterienadhärenz bei Urinkathetern. Urologe B 31: 68–69

Talja M (1990) Comparison of urethral reaction to full silicone, hydrogen-coated and siliconised latex catheters. Brit J Urol 66: 652–657

Talja M, Virtanen J, Andersson LC (1986) Toxic catheters and diminished urethral blood circulation in the induction of urethral strictures. Eur Urol 12: 340–345

Thornton GF, Andriole VT (1970) Bacteriuria during indwelling catheter drainage. II. Effect of a closed sterile drainage system. JAMA 214: 339–342

Tschada R, Mickisch G, Rassweiler J, Löbelenz M, Alken P (1990) Interne Urinableitung bei akuter und chronischer Harnstauung. Akt Urol 21: 333–337

Turck M, Goffe B, Petersdorf RG (1962) The urethral catheter and urinary tract infection. J Urol 88: 834–837

Vincent J-L, Bihari DJ, Suter PM et al. (1995) The prevalence of nosocomial infection in intensive care units in Europe. Results of the European prevalence of infection in intensive care (EPIC) Study. JAMA 274: 639–644

van der Wall E, Verkooyen RP, Mintjes de Groot J, Oostinga J, van Dijk A, Hustinx WN, Verrugh HA (1992) Prophylactic ciprofloxacin for catheter-associated urinary-tract infection. Lancet 339: 946–951

Waller L, Jonsson O, Norlen L, Sullivan L (1995) Clean intermittent catheterization in spinal cord injury patients: long-term follow-up of a hydrophilic low friction technique. J Urol 153: 345–348

Walther PJ, Robertson CN, Paulson DF (1985) Lethal complication of standard self-retaining ureteral stents in patients with ileal conduit urinary diversion. J Urol 133: 851–856

Warren JW (1991) The catheter and urinary tract infection. Med Clin North Am 75: 481–493

Warren JW, Platt R, Thomas RJ, Rosner B, Kass EH (1978) Antibiotic irrigation and catheter-associated urinary tract infections. N Engl J Med 299: 570–573

Warren JW, Tenney JH, Hoopes JM, Muncie HL, Anthony WC (1982) A prospective microbiologic study of bacteriuria in patients with chronic indwelling urethral catheters. J Infect Dis 146: 719–723

Warren JW, Damron D, Tenney JH, Hoopes JM, Deforge B, Muncie HL (1987) Fever, bacteremia and death as complication of bacteriuria in women with long-term urethral catheters. J Infect Dis 155: 1151–1158

Warren JW, Muncie HL, Hall-Craggs M (1988) Acute pyelonephritis associated with bacteriuria during long-term catheterization: a prospective clinicopathological study. J Infect Dis 158: 1341–1346

Weißbach L, Lunow R, Gebhardt M, Bastian H-P (1979) Rasterelektronenmikroskopische Untersuchungen verschiedener Natur- und Kunststoffe nach Urineinwirkung in vitro. Urologe A 18: 175–179

Wyndaele JJ, Maes D (1990) Clean intermittent self-catheterization: a 12-year follow-up. J Urol 143: 906–908

Zimakoff JDA, Pontoppidan B, Larsen SO, Poulsen KB, Stickler DJ (1995) The management of urinary catheters: compliance of practice in danish hospitals, nursing homes and home care to national guidelines. Scand J Urol Nephrol 29: 299–309

Zimmerli W, Lew PD, Waldvogel FA (1984) Pathogenesis of foreign body infection: evidence for a local granulocyte defect. J Clin Invest 73: 1191–1200

Harnwegsinfektionen bei abwehrgeschwächtem Wirt

S. E. Geerlings und I. M. Hoepelman

INHALTSVERZEICHNIS

12.1 Einleitung

Bei männlichen Patienten treten die meisten Harnwegsinfektionen (HWI) bei Neugeborenen und Säuglingen mit urologischen Anomalien, älteren Männern mit Prostatahyperplasie oder nach invasivem urogenitalem Eingriff auf. Bei Frauen kommen HWI zumeist im sexuell aktiven Alter und in der Schwangerschaft vor; 10–20% der weiblichen Bevölkerung erleben irgendwann im Leben eine symptomatische HWI.

Normalerweise sind HWI nicht Ausdruck einer Immunschwäche. Immunschwächen lassen sich folgendermaßen einteilen:

Einschränkung nichtspezifischer Faktoren:
- Neutropenie und Neutrophilendysfunktion
- Hypo- oder Agammaglobulinämie
- Komplementschwächen
- Splenektomie

Verminderte spezifische Immunität:
- T-Zellenschwäche.

Bei den meisten dieser Störungen ist jedoch eine Erhöhung des HWI-Risikos nachgewiesen (später).

12.1.1 Pathogenese

Escherichia coli ist der bekannteste Erreger von HWI. Im allgemeinen beginnt die HWI mit einer Besiedlung der Harnröhre durch *E. coli*-Stämme vom Kolon aus.

Einer der wichtigsten Abwehrmechanismen des Harnwegs ist die Durchspülung durch Urin. Bakterien, die nicht anhaften, werden schneller aus der Blase gespült, als sie sich vermehren können. Mehrere Adhäsine von uropathogenen *E. coli*-Stämmen sind bereits identifiziert worden. Mannoseempfindliche Typ-1-Pili oder Fimbrien sind anscheinend wichtige, die Blase besiedelnde Stämme. Typ-P-Fimbrien bevorzugen die Niere. Diese P-Fimbrien binden spezifisch an galaktosehaltige Rezeptoren auf Epithelzellen; die Rezeptoren sind im Blutantigen der P-Gruppe enthalten. Bei einer Studie mit Frauen, die unter rezidivierenden HWI litten, lagen P-Pili in 30% der unausgewählten Fäkalproben vor, in 65% der Proben von Zystitispatientinnen und in 100% der Proben von Patientinnen mit Pyelonephritis. Daher müssen beim gesunden Wirt mit gesundem Harnweg spezielle (P-) Fimbrien vorliegen, wenn die Erkrankung einen komplizierten Verlauf nimmt.

So ist auch in einer weiteren Studie nachgewiesen worden, daß Stämme aus Proben von Patienten mit Harnwegsanomalien oder mit bestimmten Erkrankungen diese Virulenzfaktoren signifikant seltener enthielten, d. h. diese Patienten können als geschwächt gelten. Zu diesen Gruppen gehören Patienten unter hochdosierter Kortikosteroidtherapie, solche unter anderer immunsuppressiver Behandlung, Zustand nach Nierentransplantation oder Patienten mit Karzinom, Urämie oder Diabetes mellitus. Da wir wie andere Arbeitsgruppen vor kurzem zeigen konnten, daß Patienten mit HIV-Infektion und CD4+-Zellzahl unter 200/mm^3 erhöht HWI-gefährdet sind, wird auch diese Gruppe hier diskutiert.

12.1.2 Symptome

Die Symptome einer HWI beim abwehrgeschwächten Patienten sind die gleichen wie beim nichtgeschwächten. Bei einem unteren Harnwegsinfekt kommt es zu Dysurie, Pollakisurie, Harndrang und suprapubischen Schmerzen, bei einem oberen Harnwegsinfekt zu Fieber, Flankenschmerz und Hautempfindlichkeit. Diabetiker und Nierentransplantierte erfahren jedoch häufig eine Bakteriurie ohne Symptome einer HWI. Deshalb kann eine HWI bei diesen Patienten leicht übersehen werden.

Bei Nierentransplantierten kann eine übersehene HWI weitreichende Konsequenzen haben. Ohne Prophylaxe erleiden 70% der Patienten in der Zeit nach der Transplantation eine HWI; 60% dieser Infektionen treten in den ersten 2 Monaten nach dem Eingriff auf. Bei 15% dieser Infektionen kommt es zu einer Bakteriämie.

Bei Diabetikern ist die Infektion des oberen Harnwegs häufig, aber auch hier zeigen sich oft keine Symptome oder nur solche einer unteren HWI (subklinische Pyelonephritis). Andererseits klagen Diabetikerinnen häufig über Symptome einer unteren HWI, obwohl nur eine Vaginitis oder Urethritis ohne Bakteriurie vorliegt.

12.1.3 Diagnose

Eine Leukozyturie (im Harnsediment mehr als 5 Leukozyten im Gesichtsfeld bei starker Vergrößerung) ist kein geeignetes Diagnosekriterium für eine HWI bei Diabetikern, HIV-Infizierten und Nierentransplantierten. Nur bei 60% der Diabetikerinnen mit asymptomatischer Bakteriurie ist eine Leukozyturie nachweisbar. Bei HIV-Infizierten mit einer CD4+-Zellzahl unter 200/mm^3 ist nur bei 24% der Patienten mit Bakteriurie eine Leukozyturie festzustellen. Andererseits hatten in einer neuen Studie nur 11% der Nierentransplantierten mit Leukozyturie (mehr als 10 Leukozyten im stark vergrößerten Gesichtsfeld) auch eine Bakteriurie, so daß eine Leukozyturie auch ohne Infektion möglich ist. Allgemein gelten auch bei diesen geschwächten Patienten dieselben Kriterien für die mikrobiologische Diagnose von HWI. Üblicherweise gelten Kulturen mit 10^4 Keimen/ml als Hinweis auf eine ernsthafte Infektion, obwohl auch die Grenze von 10^5 Keimen/ml nach Kass (1957) zur Unterscheidung zwischen Infizierten und Nichtinfizierten immer noch in Gebrauch ist. Für *S. faecalis (enterococci)* zeigen 10^4 Keime/ml eine Infektion an. Im allgemeinen gilt eine asymptomatische Bakteriurie, definiert als 2 Kulturen mit einem Wachstum von mindestens 10^5 Keimen/ml der gleichen Mikroorganismen, als diagnoserelevant. Aus neuerem Material geht hervor, daß bei bestimmten Patientengruppen auch niedrigere Zahlen ausreichen.

12.2 Harnwegsinfektionen bei Patienten mit Diabetes mellitus

Diabetes mellitus kommt bei etwa 1–2% der Bevölkerung vor. Neben Organkomplikationen wie Retinopathie, Nephropathie und Neuropathie treten bei diesen Patienten häufig Infektionen auf. Bei einer Studie machten Diabetiker 10% der Teilnehmer und 29% der Bakteriämien aus, von denen 40% HWI-bedingt waren.

12.2.1 Epidemiologie

Mehrere Studien haben die Prävalenz asymptomatischer Bakteriurie bei Patienten mit Diabetes mellitus untersucht. Wahrscheinlich aufgrund einseitiger Patientenauswahl, mangelnder Unterscheidung zwischen ambulanten und stationären Patienten und keiner Auswahl nach dem Schweregrad der Grunderkrankung schwankt die Prävalenz bei Frauen stark: 0–29%, durchschnittlich 20%). Die Prävalenz liegt jedoch durchgängig höher als bei Nichtdiabetikern (0–19%, Durchschnitt 9%). Bei Männern stimmen die Ergebnisse eher überein; die Häufigkeit liegt zwischen 1 und 11%, also niedriger als bei Frauen, und es ergibt sich kein deutlicher Unterschied zwischen Diabetikern und Nichtdiabetikern.

12.2.2 Krankheitsbild

Bei Diabetikern können HWI als asymptomatische Bakteriurie oder symptomatische HWI auftreten. Da wir heute davon ausgehen, daß Niereninfektionen auf aufsteigendem Weg entstehen, ist die Annahme nicht abwegig, daß symptomatische Infektionen sich aus asymptomatischen entwickeln.

Das Krankheitsbild kann einer einfachen unteren HWI entsprechen; allerdings können die gleichen Symptome auch durch eine Entzündung der Harnröhre oder Scheide hervorgerufen werden. Eine Urinprobe sollte auf Pyurie (5 Leukozyten/hpf oder 10 Leukozyten/mm³ nichtzentrifugiertes Urin) und Bakteriurie untersucht werden.

Die Beteiligung der oberen Harnwege ist häufig. Symptome der unteren HWI, z. B. Dysurie, sind möglich. Manche Patienten klagen nur über Symptome einer unteren HWI, obwohl auch die oberen Harnwege beteiligt sind (subklinische Pyelonephritis; s. u.). Sehr häufig führt die Infektion zu Bakteriämie. Selten sind Nierenabszesse, papilläre Nekrosen und emphysematöse Pyelitiden.

Nierenabszesse sind bei Patienten zu vermuten, die auf eine 72stündige antimikrobielle Therapie nicht ansprechen. Die papilläre Nekrose ist ebenfalls eine bedeutende Komplikation des Diabetes. Die Symptome sind Flankenschmerz, Schüttelfrost und Fieber. Eine Niereninsuffizienz entsteht in 15% der Fälle. Die Diagnose kommt daher für Patienten in Frage, die bei beginnender Niereninsuffizienz schlecht auf eine antimikrobielle Therapie reagieren. Die emphysematöse Pyelonephritis ist eine nekrotisierende Infektion mit Gasbildung in und um die Nieren. Die Erkrankung kommt fast nur bei Diabetikern vor. Gramnegative Bakterien sind die häufigsten Erreger, es werden jedoch auch viele verschiedene festgestellt. Klinisch imponieren Fieber, Flankenschmerz und eine tastbare Raumforderung bei 45% der Patienten. Die Bakteriämie ist eine häufige Komplikation. Die Diagnose wird radiologisch anhand der Gasbildung in der renalen Fossa gestellt. Die höchste Überlebensrate ergibt sich nach kombinierter medikamentöser und operativer Behandlung.

12.2.3 Zusätzliche Risikofaktoren

Als zusätzliche Risikofaktoren für HWI bei Diabetikern wird folgendes diskutiert:

- schlechte Einstellung,
- Neuropathie mit neurogener Blasendysfunktion und chronischem Harnverhalt,
- Alter,
- frühere instrumentelle Eingriffe,
- rezidivierende Vaginitis,
- Mikro- und Makroangiopathie und
- eingeschränkte Leukozytenfunktion.

Studien über den Zusammenhang zwischen Risikofaktoren und asymptomatischer Bakteriurie kommen zu widersprüchlichen Ergebnissen: Einerseits wurde kein Zusammenhang mit der Dauer, dem Typ und der Regulierung (HbA$_1$) und auch nicht mit einer Neuropathie festgestellt, aber eine positive Korrelation zwischen Bakteriurie und Retinopathie (nicht von allen Studien bestätigt) sowie Mikroangiopathie in der Niere. Ferner besteht eine Korrelation mit autonomer kardiovaskulärer Neuropathie, aber merkwürdigerweise nicht mit Blasendysfunktion. Viele dieser Erkenntnisse erscheinen widersprüchlich, denn man geht allgemein davon aus, daß das Mikroangiopathierisiko steigt, je länger der Diabetes besteht.

 | S. E. Geerlings und I. M. Hoepelman

12.2.4 Erreger und Infektionsort

Die infektionsauslösenden Bakterien sind die gleichen wie in komplizierten HWI bei Nichtdiabetikern. Etwa 75% werden von *Escherichia coli, Serratia spp., Klebsiella/ Enterobacter spp.* und *Streptococcus faecalis* verursacht. Pilzinfektionen mit den Hefen *Candida albicans* und *Candida glabrata* können ebenfalls vorkommen.

Lokalisationsstudien haben ergeben, daß bei etwa 75% der Patienten auch die Niere beteiligt ist. Das wird durch die Zahl der Diabetiker unter den Patienten mit kompliziertem Verlauf ihrer HWI bestätigt (50% der Patienten mit papillärer Nekrose und 30% der Patienten mit perinephritischen Abszessen). Abgesehen von diesem komplizierten Verlauf erhebt sich die Frage, ob eine Bakteriurie auch zu einer Einschränkung der Nierenfunktion selbst führen kann. Dies ist von anderen Patientengruppen mit Strukturanomalien der Harnwege bekannt. Bei Diabetikern ist diese Frage noch nicht sehr genau untersucht worden, nachgewiesen ist aber ein Zusammenhang zwischen Hypertonie, einem entscheidenden Faktor der Niereninsuffizienz und der asymptomatischen Bakteriurie bei manchen Populationen.

12.2.5 Pathogenese

Diabetische Tiere haben sich als anfälliger für Harnwegsinfekte erwiesen als nichtdiabetische. Die möglichen Mechanismen sind:

- verminderte antibakterielle Aktivität durch den „süßen Urin",
- Neutrophilendysfunktion und
- erhöhte Adhärenz an uroepitheliale Zellen.

Es wurde sogar nachgewiesen, daß das Wachstum mancher Bakterien durch die Zugabe von Glukose zum Urin beschleunigt werden kann und daß diabetische Ratten für durch *S. aureus* und *C. albicans* verursachte HWI anfälliger sind. Die Versuchsmethoden waren allerdings bei weitem nicht ideal. Nur sehr unphysiologische Glukosekonzentrationen im Urin sind untersucht worden. Bei den „Rattenstudien" wurden die Bakterien i.v. verabreicht und der hämatogene HW-Infektionsweg statt des wichtigeren aufsteigenden Weges untersucht. In einer Studie haben wir vor kurzem festgestellt, daß die Zugabe von Glukose zum Urin das bakterielle Wachstum beschleunigt. Diese Zunahme ist jedoch gering und keine Erklärung für die hohe Prävalenz von HWI bei Diabetikerinnen.

Auch die Daten zur reduzierten Neutrophilenfunktion sind schwach, denn hier wurden wieder nur sehr unphysiologische Bedingungen bei nur wenigen Patienten mit veralteten Methoden getestet. Wir haben die Granulozytenfunktion bei Diabetikern mit Bakterium und Diabetikern ohne Bakterium untersucht und konnten keine signifikanten Unterschiede erkennen. Außerdem sind HWI in anderen Patientengruppen mit Neutrophilendefekten oder Neutropenie nicht sehr häufig. Die Versuche, in denen eine erhöhte Adhärenz an das Uroepithel diabetischer Tiere nachgewiesen wurde, sind aussagekräftiger.

Mindestens 2 Mechanismen können für dieses Phänomen verantwortlich sein, die verminderte Antiadhärenzwirkung des Urins und die verbesserte Bindungsfähigkeit uroepithelialer Zellen.

Eine genetische Prädisposition für HWI ist erwiesen. Patienten mit rezidivierender HWI ohne Hinweis auf eine Strukturanomalie gehören bestimmten Blutgruppentypen an und bilden keine Blutgruppenantigene (Nichtsekretorstatus). Man geht davon aus, daß bei den Nichtsekretoren die an der Adhäsion beteiligten Rezeptoren exponierter liegen oder daß sie andere Glykosphingolipide exprimieren. Nun ist nicht nur für Tiere, sondern auch für Menschen mit Diabetes mellitus eine Korrelation zwischen Nichtsekretorstatus und *C. albicans*-Stomatitis nachgewiesen. Eine einfache genetische Erklärung läßt sich aber nicht geben, denn die beteiligten Chromosomen (6 und 19) liegen weit auseinander.

Wie bereits gesagt, ist auch denkbar, daß die erhöhte Inzidenz von HWI durch defekte Antiadhärenzmechanismen bedingt ist. Bekannte Antiadhärenzfaktoren im Urin sind Oligosaccharide und ein Glykoprotein, das Tamm-Horsfall-Protein (THP), das das Uroepithel bedeckt und auch im Urin ausgeschieden wird. Typ-1-Fimbrien von *E. coli* haften am THP und spielen auch eine wichtige Rolle bei der Anheftung von Bakterien an Mund- und Vaginalzellen. Patienten mit rezidivierenden HWI weisen eine erhöhte Adhärenz von Bakterien an Vaginalzellen auf. Daher ist denkbar, daß bei Patienten mit Diabetes mellitus und wiederholten HWI die Ausscheidung und/oder Produktion von THP pathologisch ist. Bekannt ist, daß bei Diabetespatienten die Glykosylierung von THP verändert und die Exkretion disagreggierten THP, unabhängig vom Vorliegen einer Nephropathie, hohen Alters oder der Einstellung des Diabetes, vermindert ist. Offen ist jedoch, ob ein Zusammenhang zwischen verminderter THP-Sekretion und Bakteriurie bei Diabetikern besteht.

12.3 Harnwegsinfektionen bei HIV-infizierten Männern

Berichte aus den Vereinigten Staaten, wonach HWI bei homosexuellen Männern häufiger seien als bei heterosexuellen, sind von europäischer Seite noch nicht bestätigt worden. In den späten 80er Jahren wurden bei mehreren HIV-I-infizierten Männern HWI festgestellt. Die Prävalenz dieser Infektionen unter HIV-I-Infizierten ist unbekannt, liegt aber vermutlich hoch.

12.3.1 Epidemiologie

Wir haben einen deutlichen Zusammenhang zwischen einer Bakteriurie bei HIV-I-infizierten Männern und ihrer CD4+-Zellzahl festgestellt (p=0,00003; Abb. 12.1). In der Patientengruppe mit einer CD4+-Zellzahl unter 200/mm^3 kam es bei 30% zu einer Bakteriurie, während nur bei 11% der Patienten mit einer Zahl zwischen 200 und 500/mm^3 der Urinbefund positiv war. Bei Patienten mit mehr als 500 CD4+-Zellen/mm^3 war keine Bakteriurie festzustellen. Andere Autoren haben jetzt das gleiche für HIV-infizierte Frauen nachgewiesen.

12.3.2 Krankheitsbild

30% der Patienten mit einer CD4+-Zellzahl unter 200/mm^3 hatten eine Bakteriurie. Davon waren 62% symptomatisch. Leukozyturie lag bei 24% der Fälle vor. Bei 11% der

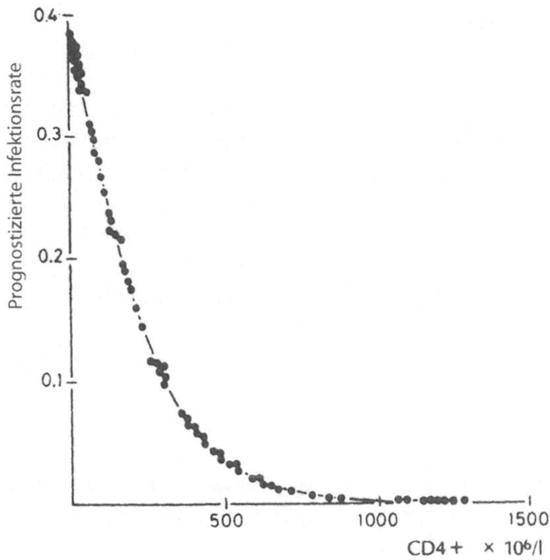

Abb. 12.1. Zusammenhang zwischen einer Bakteriurie bei HIV-I-infizierten Männern und ihrer CD4+-Zellzahl

Patienten mit einer CD4+-Zellzahl von 200–500/mm^3 trat eine Bakteriurie auf, in 40% der Fälle mit symptomatischen Schüben. Eine Leukozyturie war bei 60% zu verzeichnen.

Der Einsatz von AZT könnte bei dem bemerkenswert geringen Leukozyturieanteil eine Rolle gespielt haben. Nur 31% der Fälle mit positiver Urinkultur waren mit einer Leukozyturie vergesellschaftet. Außerdem waren nur 58% der Schübe symptomatisch. Daher werden viele Bakteriurieschübe übersehen, wenn Leukozyturie der einzige untersuchte Parameter ist. 20 Schübe wurden bei Patienten ohne Granulozytopenie festgestellt. Sie allein kann also die hohe Bakterurierate nicht erklären.

12.3.3 Zusätzliche Risikofaktoren

Bei männlichen Geschlechtspartnern von Frauen mit Vaginalbesiedlung durch gramnegative Bakterien kann es vorübergehend zu einer urethralen Besiedlung durch die gleichen Organismen kommen. Über eine mögliche heterosexuelle Übertragung von HWI ist zwar berichtet worden, sie spielt aber bei Männern wohl keine große Rolle.

In unseren Studien haben wir keine Unterschiede im zum Zeitpunkt der Studien praktizierten Sexualverhalten zwischen bakteriurischen und nichtbakteriurischen Patienten festgestellt. Auch Analverkehr während des Studienverlaufs war kein Risikofaktor, ebensowenig wie frühere HWI.

Aus der Tatsache, daß unsere Patienten auf eine 10tägige Antibiotikatherapie ansprachen, ergibt sich, daß die Prostata als Quelle endogener Reinfektionen keine große Rolle bei der Pathogenese der HWI spielte.

In der genannten Studie waren die wichtigsten Erregertypen die gleichen wie bei anderen Patientengruppen mit einer komplizierten HWI.

Auch den Einfluß der PCP-Prophylaxe auf Prävalenz und Rezidivrate von HWI haben wir untersucht. Die Zahl der Patienten unter Pentamidin-Behandlung mit positiver Kultur lag nicht signifikant über der von Patienten unter Trimethoprim/Sulphamethoxazol-Behandlung (TMP/SMZ). Außerdem waren die positiven Kulturen bei Patienten unter TMP/SMZ (beide Dosen) offenbar auf resistente Mikroorganismen zurückzuführen. Die Patienten unter TMP/SMZ 960 mg als PCP-Prophylaxe zeigten ein erstaunlich kurzes Intervall zwischen dem Beginn der Prophylaxe und der Resistenzentwicklung. Wir können also schlußfolgern, daß der Einsatz von TMP/SMZ als PCP-Prophylaxe die Bakteriurieprävalenz unter HIV-infizierten Männern nicht senkt. Wir haben sogar den Eindruck, daß TMP/SMZ zur Entwicklung resistenter Mikroorganismen im Urin beitragen kann.

12.3.4 Pathogenese

Die Pathogenese ist unklar. Bei Patienten mit AIDS sind Anomalien der B-Zellenaktivierung und Immunregulierung schwerwiegend. Sekretorisches IgA verhindert die Anhaftung von Bakterien an der Schleimhaut. Es gibt keine Daten über IgA-Konzentrationen in der Mukosa dieser Patienten. Allerdings sind die Serum-IgA-Spiegel bei Patienten mit niedriger CD4+-Zellzahl erhöht. Bei HIV infizierten Prostituierten ist die lokale cytokine Ausscheidung jedoch gestört.

12.4 Harnwegsinfekte nach Nierentransplantation

Nierentransplantierte sind aufgrund ihrer immunsuppressiven Behandlung und ihrer abnormalen Harnwege abwehrgeschwächt. Aufgrund der hohen Inzidenz von HWI nach Transplantation, der damit verbundenen Morbidität und Mortalität und des Risikos einer Transplantatabstoßung ist eine Harnwegsinfektion eine wichtige Erkrankung.

12.4.1 Epidemiologie

Die Häufigkeit von HWI nach Transplantation liegt zwischen 35 und 79%. Es besteht ein Unterschied zwischen der „frühen" HWI innerhalb der ersten 6 Monate nach der Transplantation und der „späten" HWI, die erst nach 6 Monaten entsteht. Unmittelbar nach der Transplantation liegt die HWI-Inzidenz zwischen 65 und 88%; sie sinkt zwischen 3 und 12 Monaten auf 25% und nach 5 Jahren auf 0%. Viele Patienten erhalten prophylaktisch TMP/SMZ.

12.4.2 Krankheitsbild

Die Symptome einer Pyelonephritis nach Nierentransplantation sind Fieber, Schüttelfrost, Transplantatempfindlichkeit (durch den Transplantationsort kommt es statt eines Flankenschmerzes zu einem abdominellen Schmerz) und abnehmende Nierenfunktion. Diese

Symptome ähneln einer akuten Abstoßungsreaktion, so daß die Diagnose einer Pyelonephritis in den ersten 3 Monaten nach Transplantation erschwert ist.

Bei den meisten Patienten mit einer „frühen" HWI sind von Antikörpern bedeckte Bakterien („antibody-coated bacteria", ACB) im Urin nachweisbar. ACB sind ein Hinweis auf eine Parenchyminfektion. Bei 12% der Fälle kommt es zu einer gramnegativen Bakteriämie.

Im allgemeinen verlaufen „späte" HWI nicht so gravierend. Es handelt sich normalerweise um eine oberflächliche Mukosainfektion der Blase, aber auch einige Fälle von Bakteriämie und akuter Pyelonephritis sind beschrieben worden.

12.4.3 Zusätzliche Risikofaktoren

Postoperative urologische Komplikationen, Pyelonephritis vor der Transplantation und weibliches Geschlecht korrelieren mit einer erhöhten Inzidenz von Posttransplantationspyelonephritis. Die Prävalenz von „späten" HWI liegt bei Frauen zwischen 22 und 31% und bei Männern nur zwischen 0 und 10%. Die ursprüngliche Nierenerkrankung korreliert nicht mit einem erhöhten Risiko, an einer „späten" HWI zu erkranken. Bei einer Studie mit 63 Patienten war die Nierenfunktion nach 5 Jahren bei Patienten mit oder ohne „späte" HWI gleich, und es war zu keiner Abstoßung gekommen, was auf eine „milde" Langzeitwirkung schließen läßt.

12.4.4 Erreger

Wie beim nicht abwehrgeschwächten Wirt ist auch nach einer Nierentransplantation *E. coli* der wichtigste Erreger einer HWI. Aufgrund der immunsuppressiven Behandlung besteht für Transplantierte ein erhöhtes Risiko einer HWI durch einen opportunistischen Erreger wie *Cryptococcus* oder *Candida albicans*. Ein Zusammenhang zwischen einer „frühen" Infektion mit *Streptococcus faecalis* (vermutlich durch Katheterisierung nach der Transplantation) und einer Abstoßungsreaktion ist zwar beschrieben worden, wurde aber von anderen Autoren nicht bestätigt.

12.5 Behandlung

Aus dem bisherigen Feststellungen geht hervor, daß HWI bei Diabetikern, HIV-Infizierten und Nierentransplantierten als komplizierte Infektionen gelten sollten. Allgemein läßt sich sagen, daß komplizierte HWI mit Mitteln behandelt werden müssen, die hohe Gewebespiegel erreichen, gegen die meisten Erreger wirken und oral eingenommen werden können. Eine gute Wahl ist Amoxicillin/Clavulansäure (nicht bei Prostatitis), TMP/SMZ oder ein Fluorchinolon (z. B. Ciprofloxacin, Trovafloxacin). Die Behandlungsdauer sollte 10–14 Tage betragen.

Bei einem Rezidiv ist allgemein zwischen einer Reinfektion (Neuinfektion) und einem Rückfall zu unterscheiden (Infektion durch den gleichen Erreger). Ein Rückfall sollte auf der Grundlage eines Antibiogramms 4–6 Wochen mit einem Medikament behandelt werden, das hohe Gewebespiegel erreicht (TMP/SMZ oder Fluorchinolon). Bei Patienten mit häufiger Reinfektion kommt eine Prophylaxe in Betracht.

Bei Nierentransplantierten sind „frühe" und „späte" HWI unterschiedlich zu behandeln. „Späte" HWI können mit Antibiotika über 10–14 Tage therapiert werden. Da es nach 2wöchiger Behandlung einer „frühen" HWI (bis zu 4 Monaten nach der Transplantation) zu einer hohen Rückfallrate kommt, ist eine 6wöchige Behandlung zu empfehlen. Bei einer Studie lag die Rate der Frühinfektionen von Patienten, die prophylaktisch TMP/SMZ bekamen (960 mg tgl. über 4 Monate), bei 8% gegenüber 38% bei Vergleichspatienten. Üblicherweise wird die TMP-SMZ-Prophylaxe über 4 Monate postoperativ verabreicht.

Bei Diabetikern sind die Auswirkungen einer asymptomatischen Bakteriurie weniger eindeutig. Unbekannt ist, ob sie behandlungsbedürftig ist. Die Empfehlung des europäischen IDDM-Consensus und des NIDDM-Desktop lautet, die asymptomatische Bakteriurie beim diabetischen Patienten zu behandeln. Andererseits rät die American Diabetes Association von einer Behandlung ab. Es ist nicht bekannt, wie hoch der Anteil der Patienten ist, bei denen es zu einer symptomatischen HWI oder einer Verschlechterung der Nierenfunktion kommt. Daher kann keine fundierte Empfehlung gegeben werden.

12.6 Zusammenfassung

Harnwegsinfekte treten bei Nierentransplantierten, Patienten mit Diabetes mellitus und HIV-Infizierten mit einem niedrigen CD4+-Spiegel auf. Die Erreger sind die gleichen wie bei anderen Gruppen mit komplizierter HWI. Viele Infektionen bleiben unentdeckt, da sie asymptomatisch verlaufen. Bei einer erheblichen Zahl kommt es aber zu einem komplizierten Verlauf. Diese Patienten sollten über mindestens 10 Tage mit einem Mittel behandelt werden, mit dem sich hohe Gewebespiegel erreichen lassen.

Weiterführende Literatur

Cuvelier R, Pirson Y, Alexandre GPJ, Ypersele de Strihou van C (1985) Late urinary tract infection after transplantation: prevalence, predisposition and morbidity. Nephron 40: 76

Dooyeweert van DA, Schneider MME, Borleffs JCC, Hoepelman AIM (1996) The influence of PCP prophylaxis on bacteriuria incidence and resistance development to trimethoprim/sulfamethoxazole in HIV-infected patients. Neth J Med 49: 225

Hoepelman AIM, Buren van M, Broek van den J, Borleffs JCC (1992) Bacteriuria in men infected with HIV is related to their immune status (CD4+ cell count). AIDS 6: 179

Hoepelman IM (1994) Urinary tract infection in patients with diabetes mellitus. Int J Antimicrobial Agents 4: 113

Johnson JR, Roberts PL, Stamm WE (1987) P fimbriae and other virulence factors in Escherichia coli urosepsis: association with patients' characteristics. J Infect Dis 156: 225

Pearson JC, Amend WJC, Vincenti FG, Feduska NJ, Salvatierra O (1980) Post-transplantation pyelonephritis: factors producing low patient and transplant morbidity. J Urol 123: 153

Tolkoff-Rubin NE, Cosimi AB, Russell PS (1982) A controlled study of trimethoprim-sulfamethoxazole prophylaxis of urinary tract infection in renal transplant recipients. Rev Infect Dis 4: 614

Infektionen des äußeren Genitale

K.-H. Rothenberger

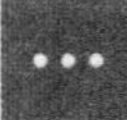

INHALTSVERZEICHNIS

Veränderungen der Haut sind Ausdruck einer lokalen oder generalisierten Erkrankung. Dies gilt auch für den Genitalbereich, wobei die Abgrenzung infektiöser Krankheitsbilder schwierig sein kann. In der Regel sind Infektionen des äußeren Genitale sexuell übertragbar (STD). Daraus ergibt sich, daß auch der Sexualpartner sorgfältig mit untersucht werden muß.

Für Nichtdermatologen mögen alle Hautveränderungen der Genitalregion einen entzündlichen Charakter aufweisen. Aus diesem Grunde soll in diesem Kapitel insbesondere auch auf die Differentialdiagnose eingegangen werden. Es bietet sich eine Einteilung der Krankheitsbilder nach Erregern, Ursachen und Formenkreisen an. Viren, Bakterien, Pilze und Parasiten stellen lebende Krankheitserreger dar. Physikalisch und chemisch bedingte Erkrankungen, inklusive der Kontaktdermatitis, erweitern die Vielfalt der Möglichkeiten. Dazu kommen spezifische Krankheitsbilder der Talgdrüsenfollikel, des Präputiums bzw. der Vulva und der Lymphgefäße. Auch können Malignome verschiedenster Histologie entzündliche Erkrankungen vortäuschen.

13.1 Bakteriell verursachte Entzündungen

Wie auch im Bereich anderer Körperregionen finden wir *abszedierende* (Abb. 13.1) und *phlegmonöse Entzündungen* (Abb. 13.2), meistens verursacht durch Staphylokokken, aber auch durch Streptokokken (Erysipel) (Tabelle 13.1). Penicillinasefeste Antibiotika und ggf. chirurgische Interventionen sind notwendig.

Die *Fournier-Gangrän* (Abb. 13.3) stellt ein fulminantes, hoch fieberhaftes Krankheitsbild dar, deren Ursachen nicht bewiesen sind. In der Diskussion stehen diphtheroide Keime, Fusospirillen und Pseudomonas. Histologisch sieht man keimbedeckte Mikrothrombosen, die die Nekrosen veranlassen. Die Erkrankung verläuft in 35–50% der Fälle tödlich. Voraussetzung für eine erfolgreiche Behandlung ist das notfallmäßige Abtragen des gesamten infizierten Gewebes, wobei bei den entstehenden Defekten eine primäre Deckung häufig nicht möglich ist. Breitbandantibiotika und

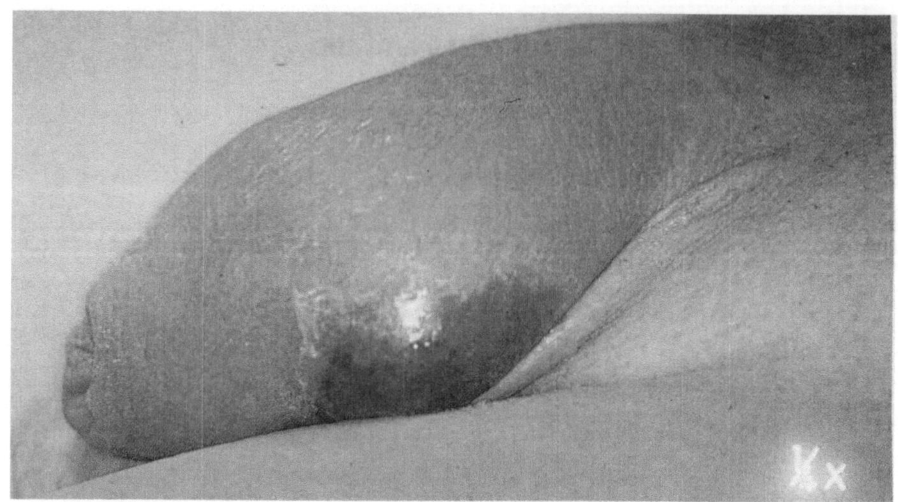

Abb. 13.1. Penisabszeß

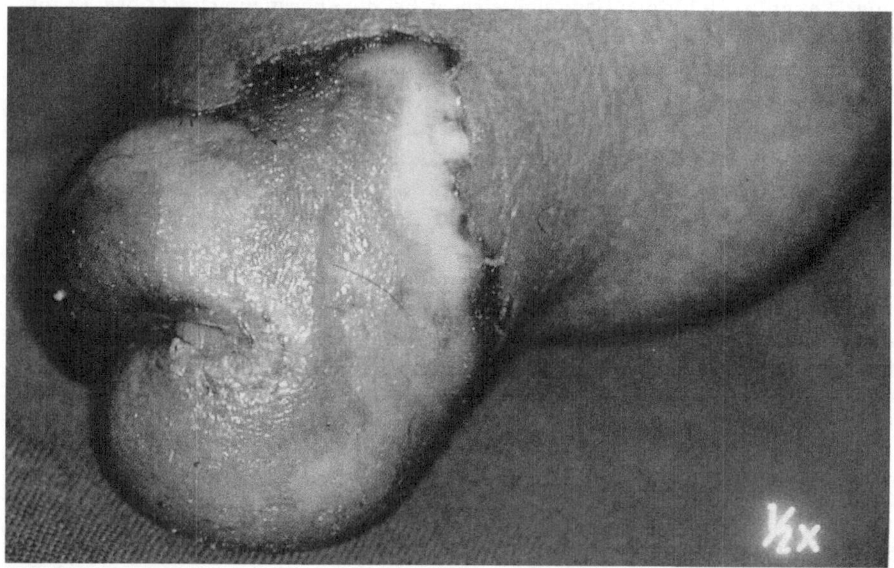

Abb. 13.2. Phlegmone

eine entsprechende Kreislauf- und Schocktherapie sind notwendige Ergänzung. Manchmal müssen neu aufgetretene Nekrosen nachreseziert werden (bis ins Gesunde!). Eine Deckung der Defekte ist erst sekundär möglich.

Das *Erythrasma* (Abb. 13.4) imponiert durch scharf begrenzte, juckende Rötungen im Intertriginalbereich und tritt gehäuft bei Männern auf. Verursacht wird die Erkrankung durch das Corynebacterium minutissimum. Sie ist an der Rotfluoreszenz im UVA-Licht eindeutig zu erkennen. Diabetes, Adipositas und mangelnde Hygiene

Tabelle 13.1. Bakteriell verursachte Genitalinfektionen

Erkrankung	Erreger
Abszedierende/phlegmonöse Entzündung	Staphylokokken
Erysipel	Streptokokken
Fournier-Gangrän	Keine einheitlichen Keime
Erythrasma	Corynebacterium minutissimum
Ulcus molle	Haemophilus ducreyi
Lues	Treponema pallidum
Gonorrhoe	Neisseria gonorrhoeae
Granuloma inguinale (Donovanosis)	Calymmobacterium granulomatis
Lymphogranuloma venereum	Chlamydia trachomatis (Serotyp L1–L3)
Nebenhodentuberkulose	Mykobakterien

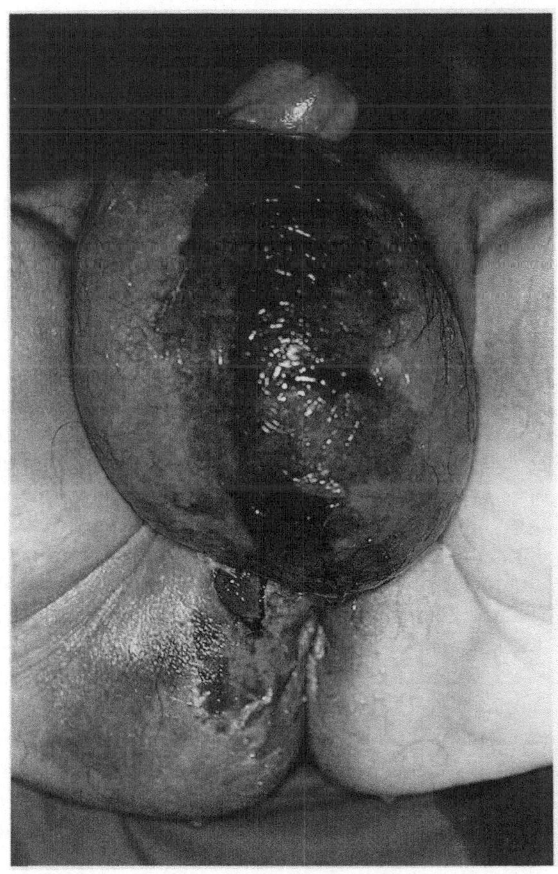

Abb. 13.3. Fournier-Gangrän

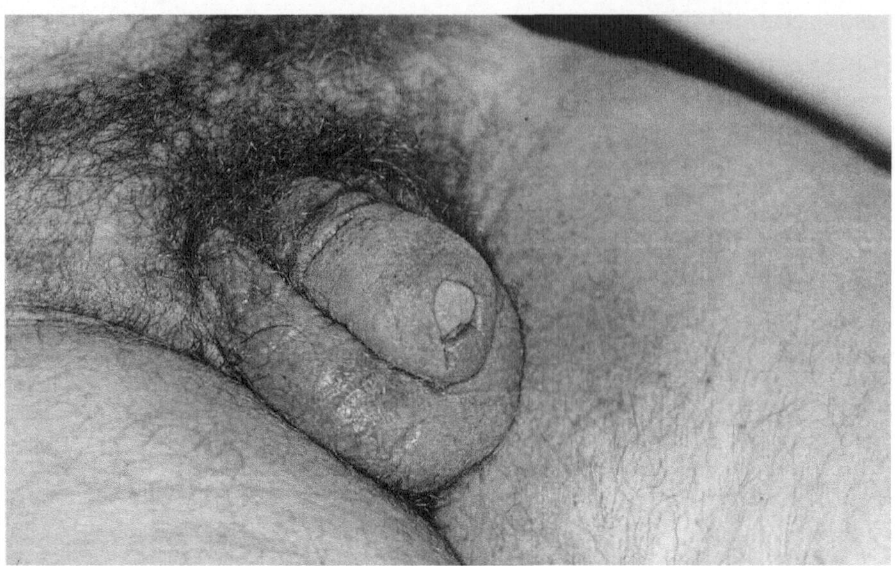

Abb. 13.4. Erythrasma

führen zu einer Durchseuchungsrate von 20%. Mittel der Wahl ist die topische Anwendung von Clotrimazol o. ä.

Das *Ulcus molle* (Abb. 13.5), bedingt durch Haemophilus ducreyi, stellt ein schmerzhaftes, weiches, scharf begrenztes Ulkus mit unterminiertem Rand dar (weicher Schanker), bei einer Inkubationszeit von 3–5 Tagen. Tage später schwellen die regionalen Lymphknoten schmerzhaft an. Spätere Exulzerationen sind möglich. Die Behandlung erfolgt mit Sulfonamid-Trimethoprim-Kombinationen oder Gyrasehemmern.

Die *Lues* (*Syphilis*; Abb. 13.6) wird durch das Treponema pallidum übertragen. Nach einer 3wöchigen Inkubationszeit bildet sich ein (oder mehrere) schmerzloses Ulkus als Primäraffekt; der Rand ist derb, der Grund gelblich belegt (harter Schanker). Der Primäraffekt ist hoch kontagiös. Unbehandelt entwickelt sich nach 1–2 Monaten das Sekundärstadium mit makulopapulösen, teilweise nässenden Hautausschlägen, Lymphknotenschwellungen und Condylomata lata. Unbehandelt kommt es bei etwa der Hälfte der infizierten Patienten Jahre später zu Gummen in Haut, Knochen und inneren Organen (Hoden!) und ggf. zur Neurosyphilis. Mittel der Wahl ist eine hochdosierte Penicillinbehandlung. An das Vorliegen einer zusätzlichen HIV-Infektion muß gedacht werden.

Die neisserienbedingte *Gonorrhoe* stellt primär eine eitrige Urethritis dar. Entzündungen des Präputialraums sind sekundär. Bei Frauen imponiert im Akutstadium eine Bartolinitis oder Vulvovaginitis. Die Einmalgabe von 2,4 Mio. Einheiten Penicillin ist meist ausreichend. Allerdings sind in Südostasien resistente Stämme aufgetreten.

Das *Granuloma inguinale (Donovanosis)*, verursacht durch das Calymmatobacterium granulomatis kommt primär in Europa nicht vor; es ist endemisch in Südafrika, Indien, Brasilien und Neuguinea. Der chronische Verlauf mit langsamer

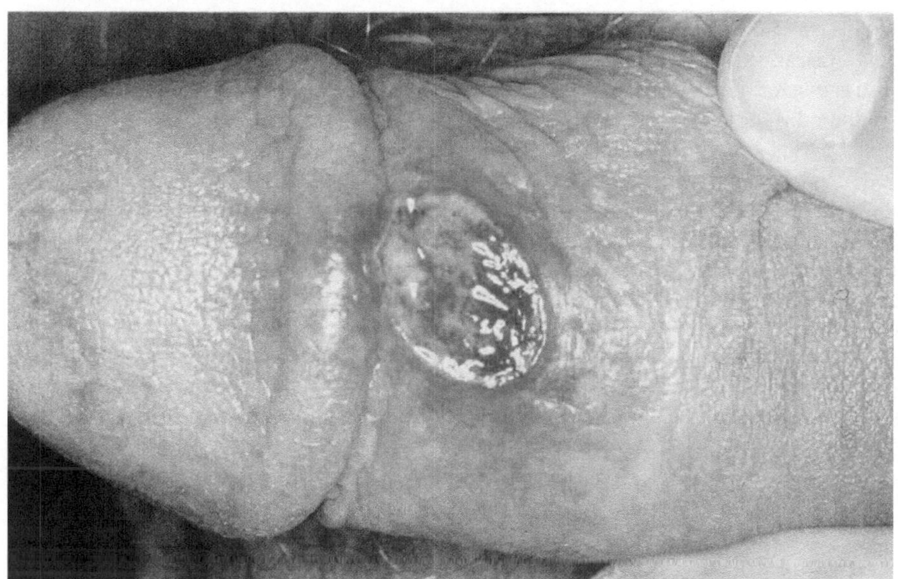

Abb. 13.5. Ulcus molle

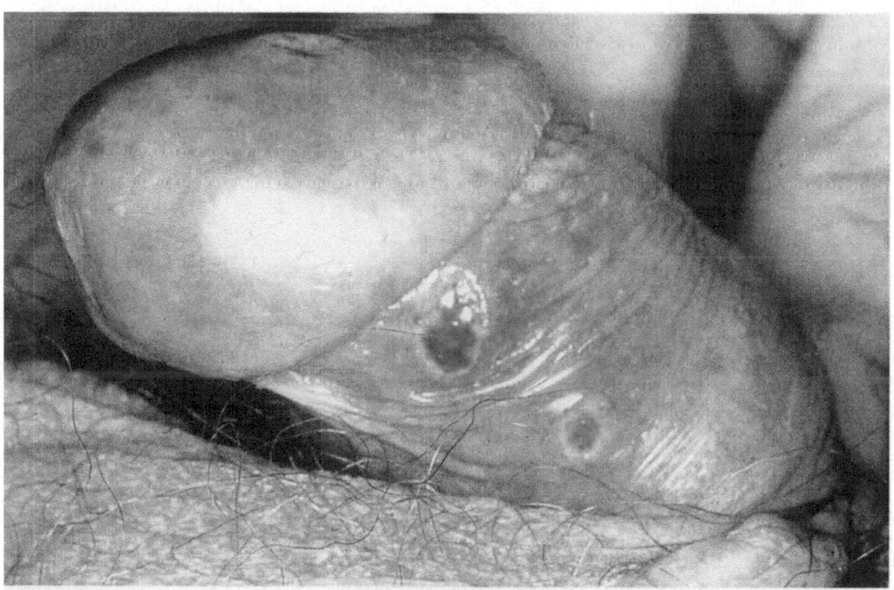

Abb. 13.6. Lues I

Ausbreitung einer harten, indolenten, granulomatösen, auf Berührung leicht blutenden Ulzeration im Genitalbereich ohne Einbeziehung der regionären Lymphknoten sind typisch. Die Diagnostik erfolgt vornehmlich histologisch. Die Therapie muß über Wochen durchgeführt werden (Cephalosporine).

Das *Lymphgranuloma venereum*, verursacht durch Chlamydia trachomatis Sero-Typ L1–L3 ist bei uns sehr selten, in den Tropen und Subtropen verbreitet. Nach einer schmerzlosen, häufig unbemerkten herpetiformen Primärläsion kommt es 2–3 Wochen später zur schmerzhaften Schwellung der regionären Lymphknoten, die später einschmelzen und nach außen durchbrechen. Unbehandelt folgen Fistelbildungen und durch den Lymphgefäßverschluß eine Elefantiasis im Genitalbereich. Therapie der Wahl ist die 3wöchige Gabe von Doxycyclin.

Im Spätstadium einer *tuberkulösen Orchiepididymitis* kommt es über Fistelbildungen ebenfalls zur Mitbeteiligung der Skrotalhaut. Häufig wird die Diagnose erst durch die Histologie gestellt. Eine systemische tuberkulostatische Therapie ist notwendig.

13.2 Virusbedingte Genitalinfektionen

Condylomata accuminata (*Feigwarzen*; Abb. 13.7) werden übertragen durch humane Papillomaviren (HPV 6 und 11; Tabelle 13.2). Über 70 Subtypen der HP-Viren sind bekannt. Eine Beziehung zur Ausbildung von Zervix- und Plattenepithelkarzinomen ist gesichert. Die HPV 6 und 11 gehören zur sog. Low-risk-Gruppe, d. h. die Condy-

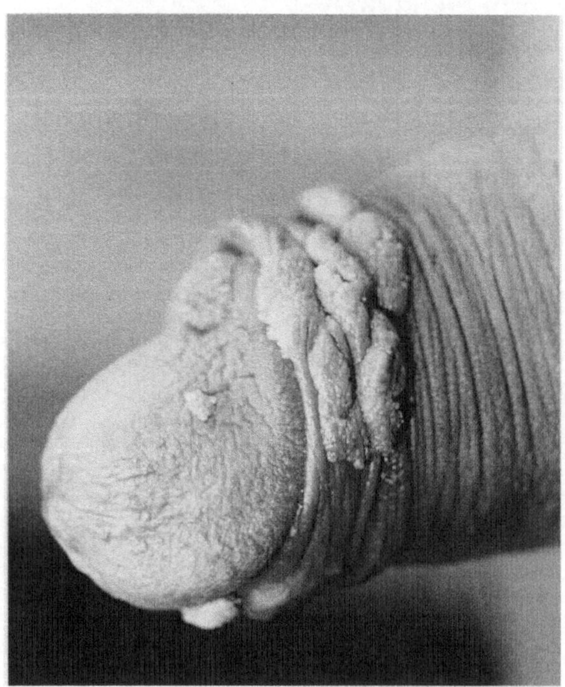

Abb. 13.7. Condylomata accuminata

 | K.-H. Rothenberger

Erkrankung	Erreger
Condylomata accuminata	Papillomaviren HPV 6, HPV 11
Molluscum contagiosum	Virus der Pockengruppe
Herpes genitalis	Herpes-simplex-Virus Typ II
Kaposi-Sarkom bei AIDS	HIV

lomata accuminata stellen keine Präkanzerose dar. Eine Sonderform sind die Condylomata plana mit gleichem histologischen Aufbau. Wichtig ist ihre Differentialdiagnose gegenüber den Condylomata lata im Rahmen der Lues 2. Diese sind nässend und bei Druck mit der Knopfsonde schmerzhaft.

Die Sonderform der Condylomata gigantea (Buschke-Löwenstein; Abb. 13.8 und 13.9) ist möglicherweise als gesondertes Krankheitsbild zu sehen. Hier sind Übergänge zu malignen Verläufen beschrieben.

Therapeutisch sind die oberflächliche Zerstörung mit dem Neodym-Yag-Laser, ggf. auch die Vaporisation mit dem CO_2-Laser Mittel der Wahl. Ferner werden lokale Podophyllin-Behandlungen durchgeführt. Eine chirurgische Abtragung, etwa mit dem scharfen Löffel, zeigt eine hohe Rezidivrate. Bei ausgedehnten, rasch rezidivierenden Krankheitsbildern kann die Kombination der Laserbehandlung mit Interferongaben in Betracht gezogen werden.

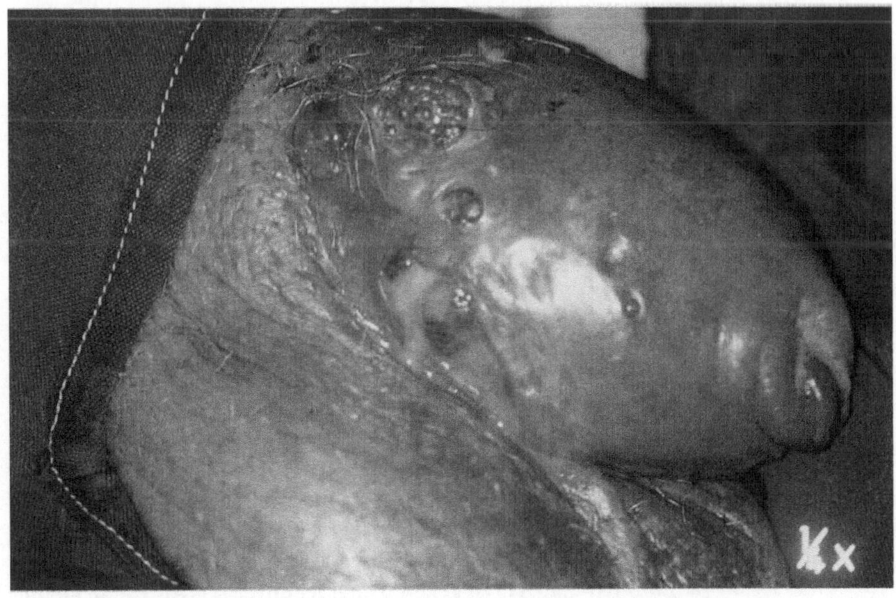

Abb. 13.8. Buschke-Löwenstein vor Zirkumzision

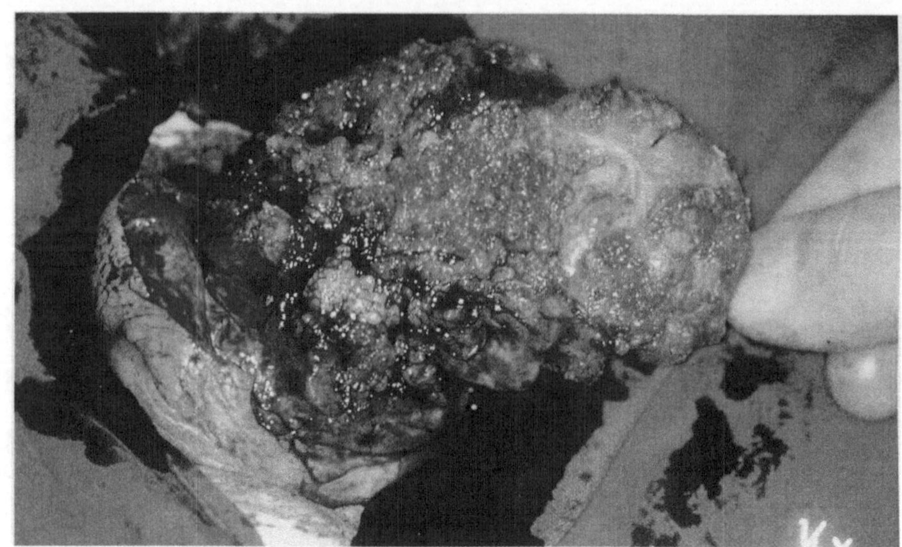

Abb. 13.9. Buschke-Löwenstein nach Zirkumzision

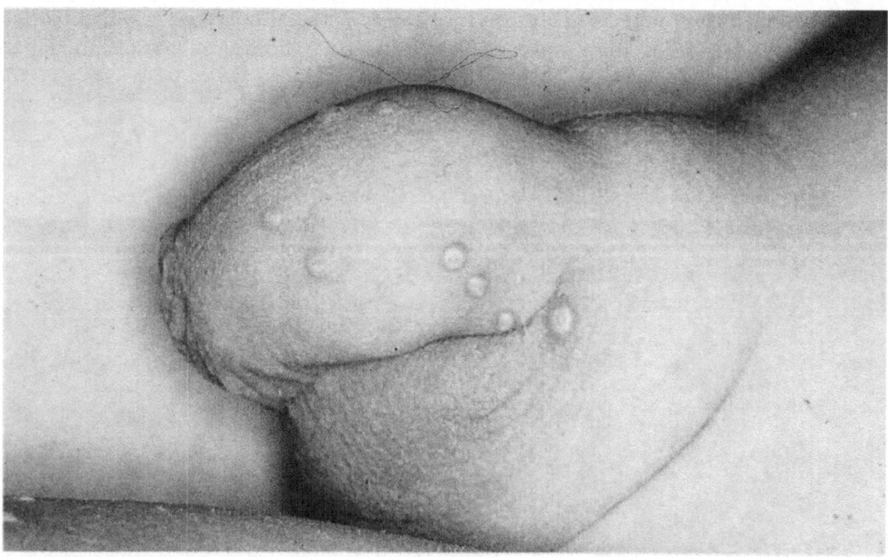

Abb. 13.10. Mollusca contagiosa

Das *Molluscum contagiosum* (*Dellwarze*; Abb. 13.10) wird besonders bei Kleinkindern und Jugendlichen beobachtet. Die verschieden großen (durchschnittlich 5 mm) Papeln mit zentraler Einsenkung werden verursacht durch Viren der Pockengruppe. Auf Druck wird eine weißliche, fettige Masse ausgequetscht. Die anschließende Desinfektion mit Mercuchrom stellt auch die Therapie dar. Spontanheilungen sind üblich.

Der *Herpes genitalis* (Abb. 13.11) ist gekennzeichnet durch das Auftreten kleiner Bläschen mit klarem Inhalt, die rasch aufbrechen. In der Regel werden stark bren-

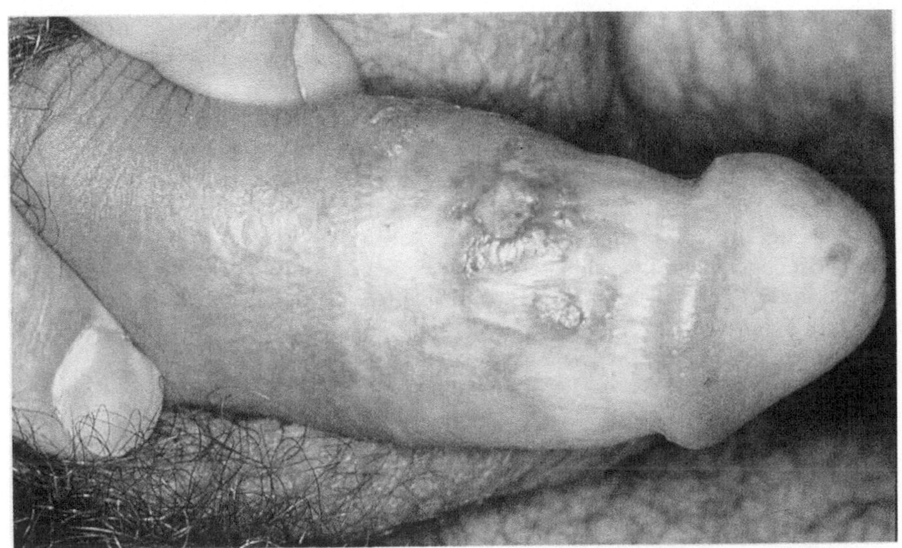

Abb. 13.11. Herpes genitalis

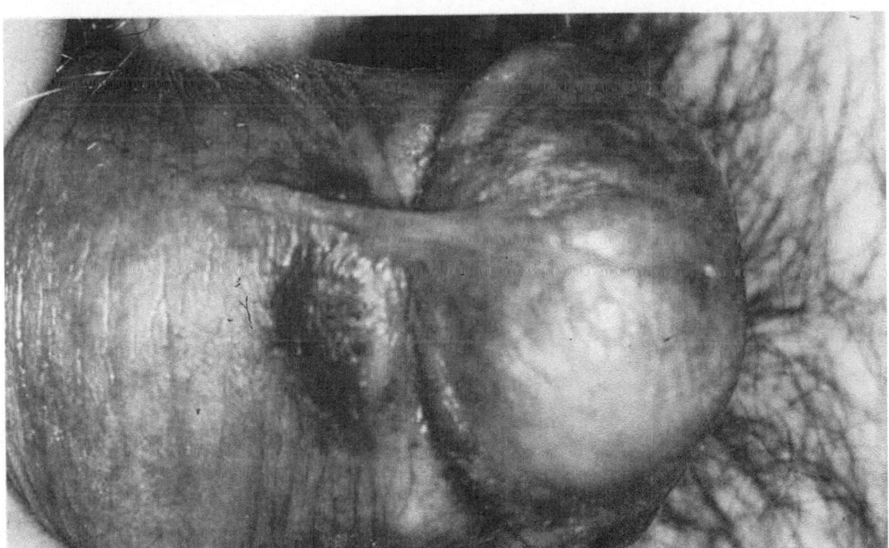

Abb. 13.12. Kaposi-Sarkom

nende Schmerzen beklagt. Neben Spontanheilungen (8–10 Tage) sind rezidivierende Krankheitsverläufe häufig. Therapeutisch kommen Virostatika lokal und systemisch zur Anwendung (Aciclovir).

Bei genitalen Infektionen, insbesondere bei schweren und rezidivierenden Verläufen, muß an das gleichzeitige Vorhandensein einer HIV-Infektion (AIDS) gedacht werden. Sichtbarer Ausdruck im Genitalbereich kann das *Kaposi-Sarkom* (Abb. 13.12) sein.

Hautmykosen werden durch Dermatophyten (z. B. Trichophyton rubrum), Hefepilze (z. B. Candida albicans) und in seltenen Fällen durch Schimmelpilze hervorgerufen. Die *Tinea* (Abb. 13.13), früher Ekzema marginatum genannt, wird gesichert durch den Pilznachweis (Hautschuppen in 15%iger Kalilauge im Phasenkontrastmikroskop beurteilen). Typisch ist die Randbetonung mit Bläschen- und Schuppenbildung. In der Regel genügt die Anwendung lokaler Antimykotika.

Die *Soor*-Balanitis, entsprechend der Soor-Kolpitis oder Windeldermatitis (Kleinkinder, Pflegefälle; Abb. 13.14), wird ebenfalls mit lokalen Antimykotika erfolg-

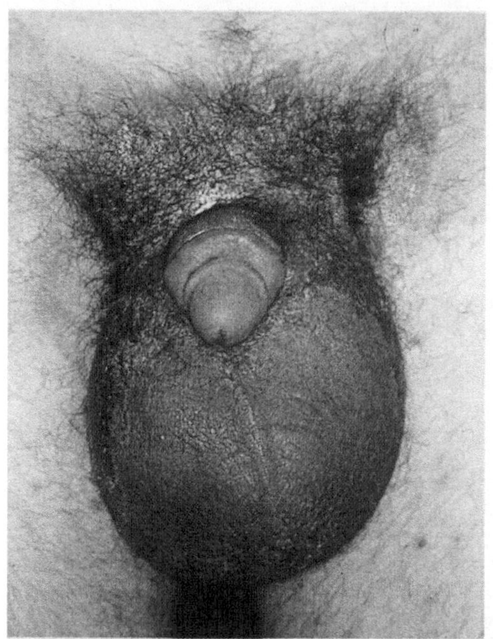

Abb. 13.13. Tinea mit Lymphödem

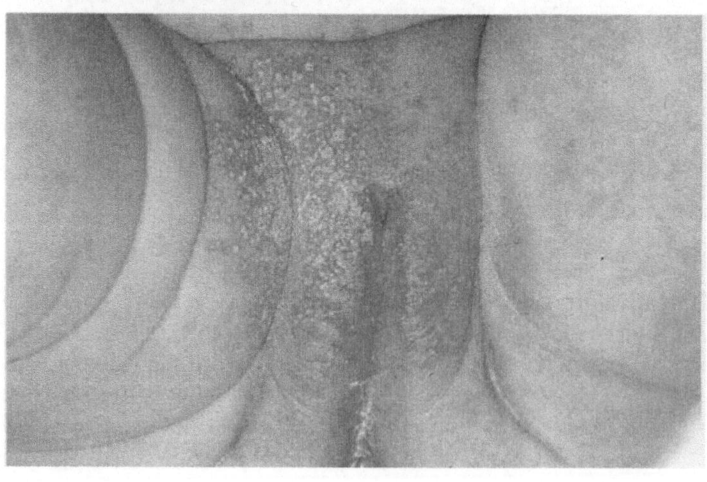

Abb. 13.14. Soor, Windeldermatitis

reich behandelt. Das gleichzeitige Vorliegen eines Diabetes mellitus oder einer Immunschwäche erschweren die Therapie.

13.4 Epizootien

Läuse, Wanzen, Flöhe und Milben treten als Epizootien im Genitalbereich auf (Tabelle 13.3).

Filzläuse (Abb. 13.15) verraten sich durch die kleinen Schorfbildungen an den Bißstellen und die basisnah an die Haare geklebten Eier (Nissen).

Tabelle 13.3. Epizootien

Erkrankung	Spezies	Makroskopische Veränderung	Behandlung
Pedikulose (Filzlaus)	Pediculus pubis	Maculae coerulae, Nachweis von Nissen und Läusen	Jacutin®, Hexachlorcyclohexan
Zimikose	Cimex lectularius (Bettwanze)	Quaddeln mit hämorrhagischem Punkt im Zentrum	Lokale Antihistaminika, Raumsanierung mit Insektiziden
Pulikose	Pulex irritans (Menschenfloh)	Quaddeln mit hämorrhagischem Punkt im Zentrum	lokale Antihistaminika, Repellents (Autan®), Jacutin®
Skabies	Acarus siro hominis (Krätzmilbe)	Milbengänge zum Teil Ekzematisation, Impetiginisation	Jacutin®

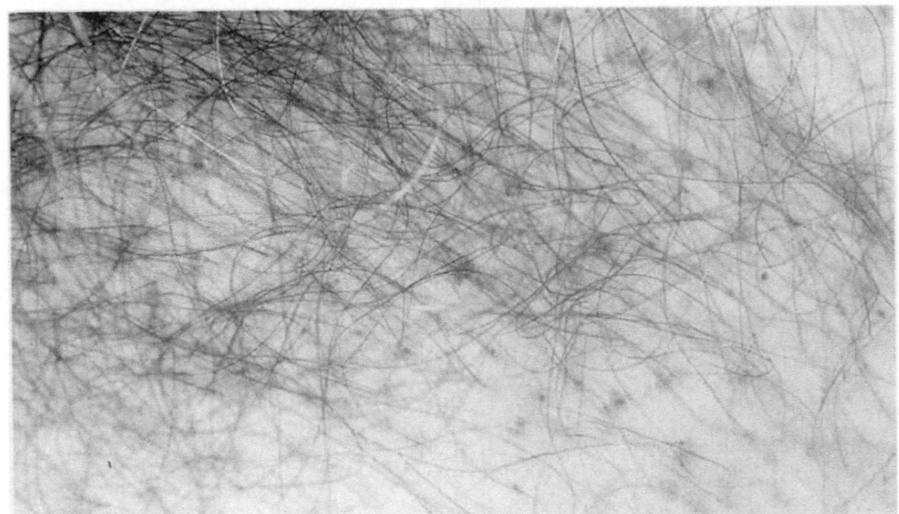

Abb. 13.15. Filzläuse

Quaddeln mit zentralem, punktförmigem, hämorrhagischem Einstich, besonders an den bekleideten Hautpartien, lassen an *Flöhe* denken. Ein ähnliches Bild zeigen Bißstellen von *Wanzen.* Die *Krätzmilbe* (Abb. 13.16) gräbt feine tunnelartige Gänge in die Hornschicht der Haut, an deren Ende sie mit einer stumpfen Nadel aufzufinden sind. Umgebende Entzündungsreaktionen und Ekzematisation sind häufig.

13.5 Physikalisch und chemisch bedingte Veränderungen des äußeren Genitale

Eine *Dermatitis solaris* ist in der Regel leicht zu erkennen. *Röntgenoderme* (Abb. 13.17) mit atrophischer Haut, Verlust der Behaarung und ggf. Exulzerationen können nach Bestrahlungsbehandlung z. B. von Leistenlymphknoten beobachtet werden (zur Differentialdiagnose s. Übersicht). *Mechanische Einwirkungen* (Abb. 13.18 und 13.19) im Genitalbereich können zu grotesken Ödemen und Hämatomen führen. Hier ist eine entsprechende Anamnese ausschlaggebend. Verbrennungen der Haut können durch unsachgemäße Anwendung von Podophyllin, lokalen Aphrodisiaka (Spanische Fliege) und Tränengas (Abb. 13.20) entstehen. Auch ist an eine Kontaktdermatitis (Latexallergie) zu denken. Bei der zunehmenden Verbreitung des Piercing muß auch an eine Nickelallergie gedacht werden.

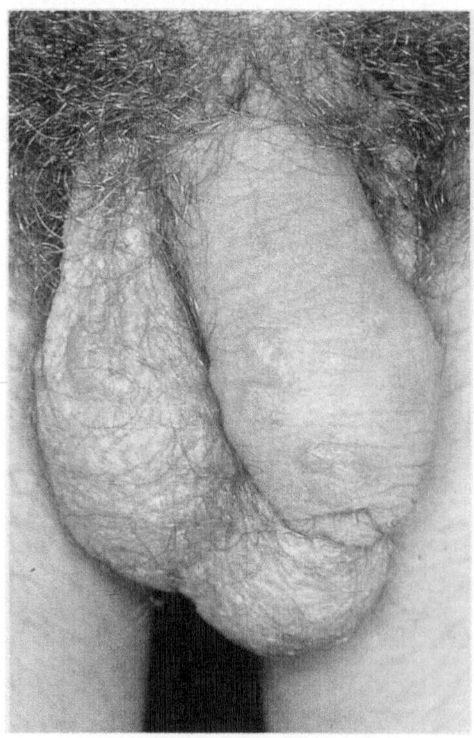

Abb. 13.16. Skabiespapeln

Differentialdiagnose

Physikalische Einwirkung
- UV-Licht
- Ionisierende Strahlen
- Mechanische Traumen
- Lokale Toxizität, z.B. Tränengas
- Kontaktdermatitis, z. B. Latexallergie, Nickelallergie (Piercing!)

Dermatosen
- Lichen ruber planus
- Psoriasis
- Akne conglobata (Akne tetrade)
- Lichen sclerosus et atrophicus
- Balanoposthitis circumscripta plasmacellularis
- Erythroplasie Queyrat
- M. Bowen
- Peniskarzinom
- Malignes Melanom
- Lymphom
- Lymphknotenmetastasen
- Trophödem (hereditär)
- Ödem bei Herzinsuffizienz, Paraphimose

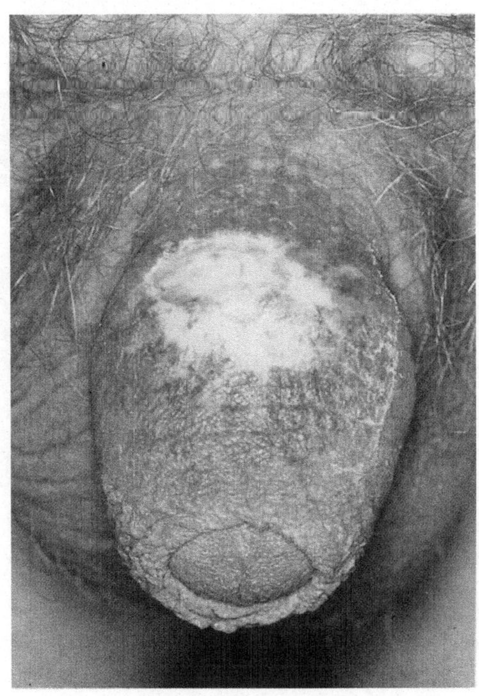

Abb. 13.17. Röntgenulkus

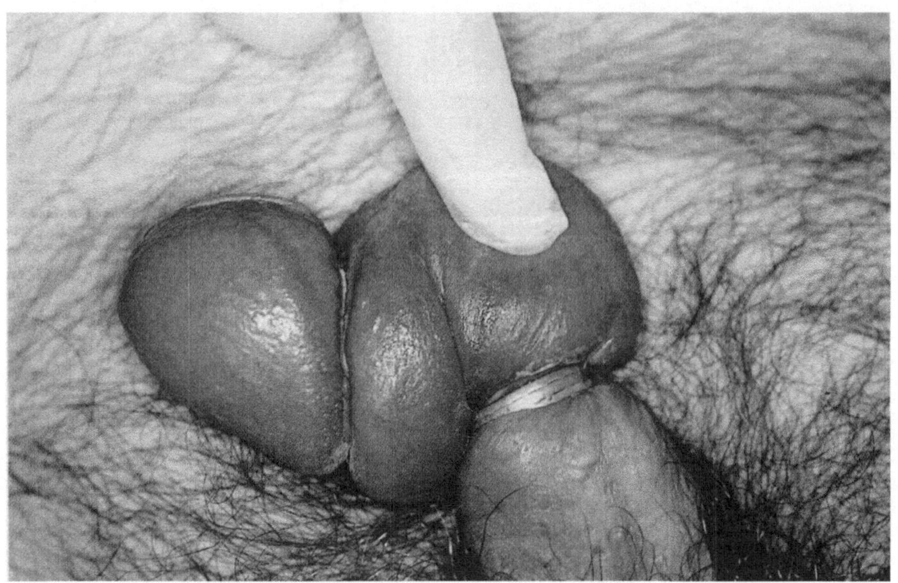

Abb. 13.18. Strangulation durch Ring

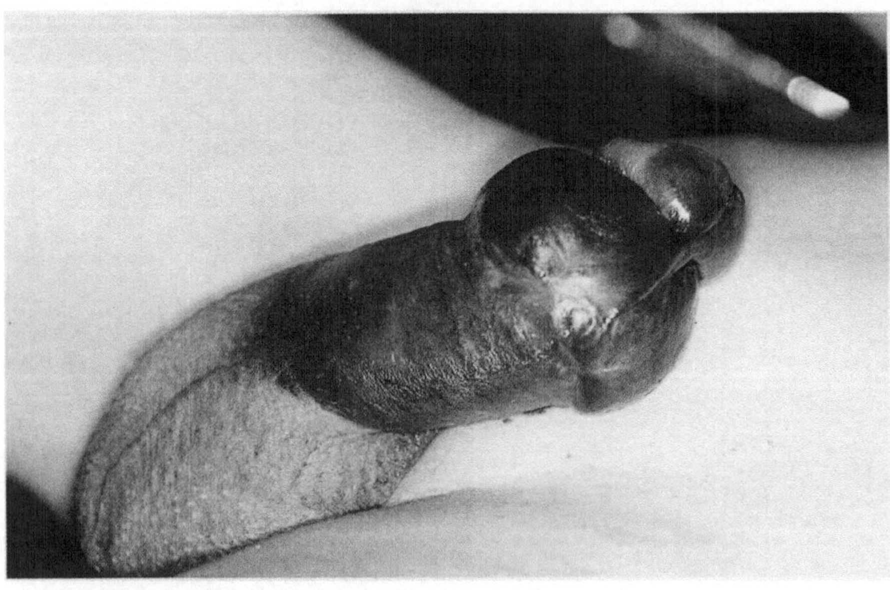

Abb. 13.19. Penisfraktur

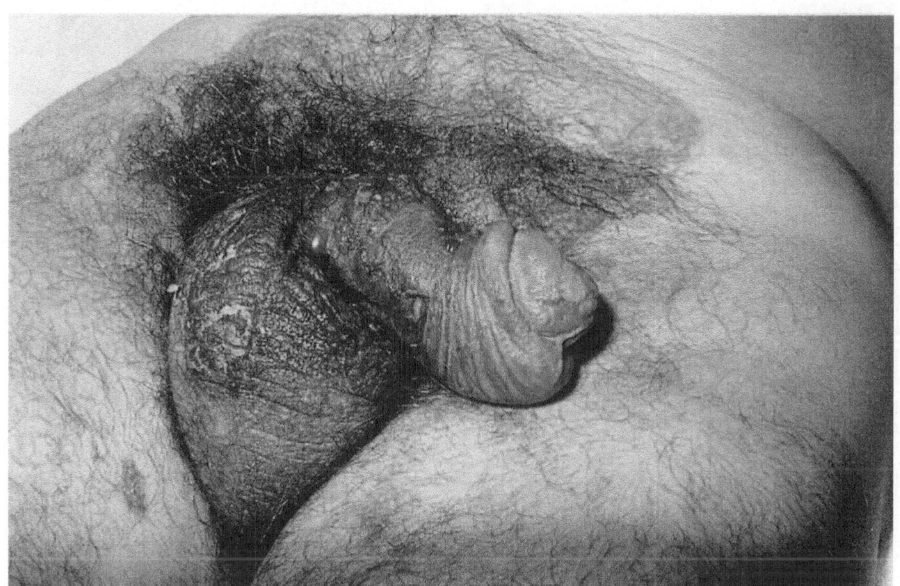

Abb. 13.20. Verätzung durch Tränengas

13.6 Genitale Hauterkrankungen in der Differentialdiagnose zu Entzündungen

Der *Lichen ruber planus* (Abb. 13.21) kommt u. a. auch im Genitalbereich vor. Eine Genese ist ebenso wenig bekannt wie eine Therapie. Spontanheilungen sind möglich. Auch die *Psoriasis* (Abb. 13.22) betrifft das gesamte Hautorgan; ein isolierter Befall im Genitalbereich ist selten. Phototherapie und lokale Salbenbehandlungen führen zu deutlichen Besserungen.

Als schwerste Sonderform der Akne gilt die *Akne tetrade* (Abb. 13.23), bestehend aus einer Akne conglobata, einer Hydradenitis suppurativa, einer abszedierenden Perifollikulitis und Pilonodalsinus. Es handelt sich um ein schweres Krankheitsbild mit Leukozytose, erheblich erhöhter Senkung und Veränderungen der Elektrophorese. Jahrelange Fehldiagnosen wie Schweißdrüsenabszesse oder Steißbeinfistel führen zu wiederholten operativen Eingriffen ohne Verbesserung der Situation. Bei fortgeschrittenen Krankheitsbildern kommt es zu massiven Narbenveränderungen mit Kontrakturen in den Beugen. Eine orale Behandlung mit Roaccutan, einem Retinoid aus der Gruppe der Vitamin-A-Verbindungen, führt zur Heilung, adjuvante lokale Maßnahmen und Antibiotikabehandlung (Tetracycline) können notwendig sein.

Der *Lichen sklerosus et atrophicus* (Abb. 13.24) führt zur sklerotischen Schrumpfung von Präputium und Glans. Eine radikale Zirkumzision bringt häufig auch Veränderungen an der Glans zum Abklingen. Die Differentialdiagnose zwischen *Balanoposthitis circumscripta plasmacellularis* (Abb. 13.25) und einer *Erythroplasia Queyrat* kann schwierig sein. Eine Zirkumzision führt in der Regel zur Abheilung der

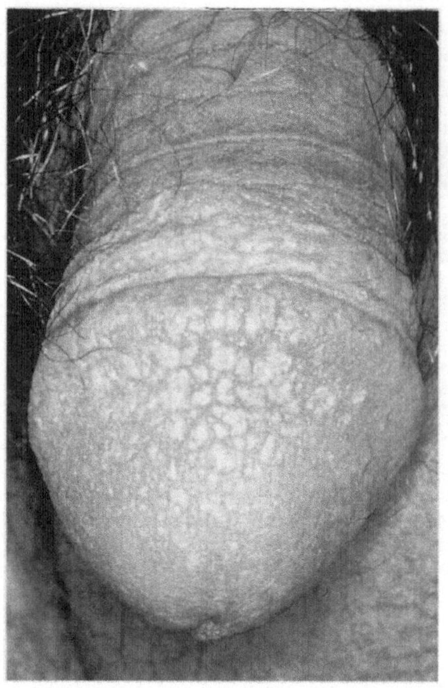

Abb. 13.21. Lichen ruber planus

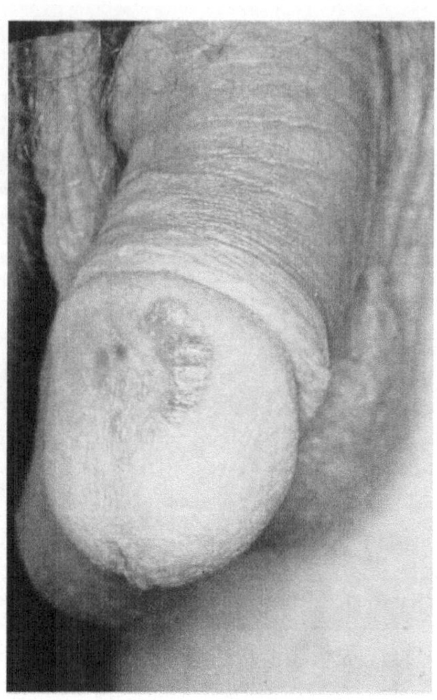

Abb. 13.22. Psoriasis vulgaris

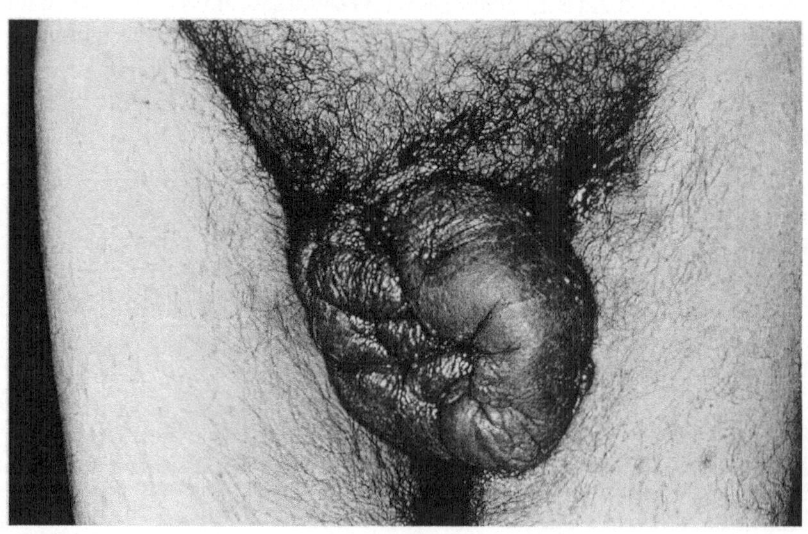

Abb. 13.23. Akne tetrade

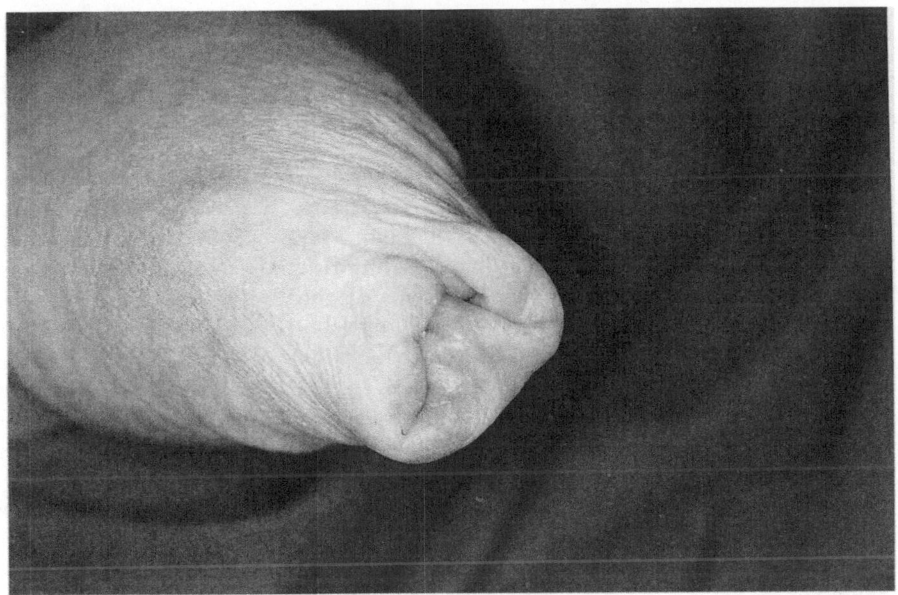

Abb. 13.24. Lichen sclerosus et atrophicus

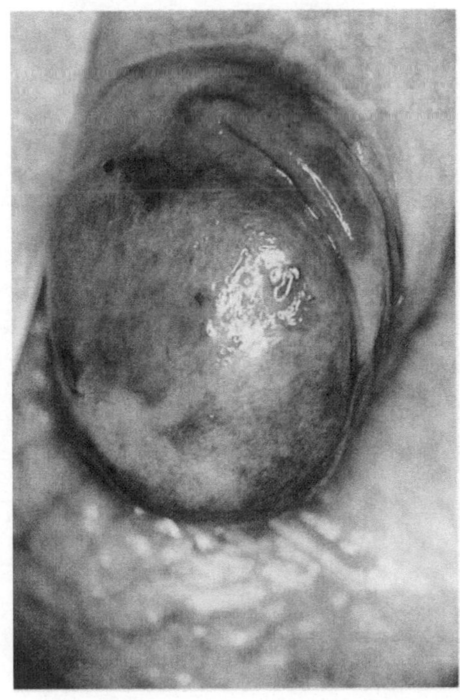

Abb. 13.25. Balanoposthitis plasmocellularis

entzündlichen Veränderungen. Eine Biopsie ist notwendig, um eine Erythroplasia Queyrat nicht zu übersehen, da es sich hier um ein Karzinom in situ handelt, das vorzugsweise mit dem Neodym-Yag-Laser behandelt werden sollte. Der *Morbus Bowen* (Abb. 13.26) gilt als Präkanzerose und sollte ebenfalls mit dem Laser behandelt oder abgetragen werden.

Peniskarzinome (Abb. 13.27) sind selten. Sie haben meist einen langsam progredienten Verlauf und neigen bei lokaler Therapie, wie Exzision oder Penisteilamputation, zu Rezidiven. Günstige Ergebnisse im Stadium T1 werden mit dem Neodym-Yag-Laser erreicht. In fortgeschrittenen Stadien kommt nur die radikale Operation in Frage. Eine Lymphadenektomie, zumindest aus diagnostischer Überlegung heraus, sollte erfolgen. *Metastasen* (Abb. 13.28) im Bereich des Genitale sowie primäre *Lymphomerkrankungen* und auch das *maligne Melanom* (Abb. 13.29) gehören in die weiteren differentialdiagnostischen Überlegungen. *Ödeme* im Genitalbereich mit möglichen begleitenden Entzündungen können verursacht sein durch eine Herz- oder Niereninsuffizienz, durch mechanische Strangulation, als hereditäres Trophödem oder Folge chronischer Entzündungen.

Ein *Urethralkarunkel* (*Schleimhautprolaps*; Abb. 13.30) der Frau kann wie ein maligner Tumor wirken. Exzision oder Lasertherapie sind die Therapie der Wahl. Die *Papulosis glandis* (Abb. 13.31) hingegen ist eine Normvariation und bedarf keiner Therapie.

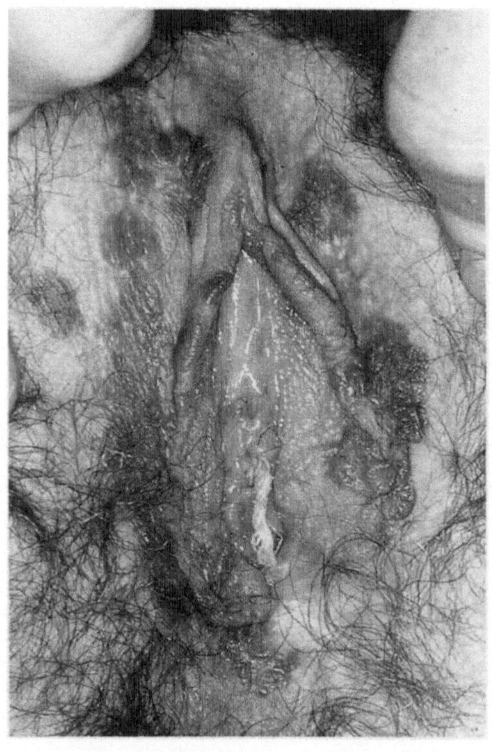

Abb. 13.26. Bowenoide Papeln

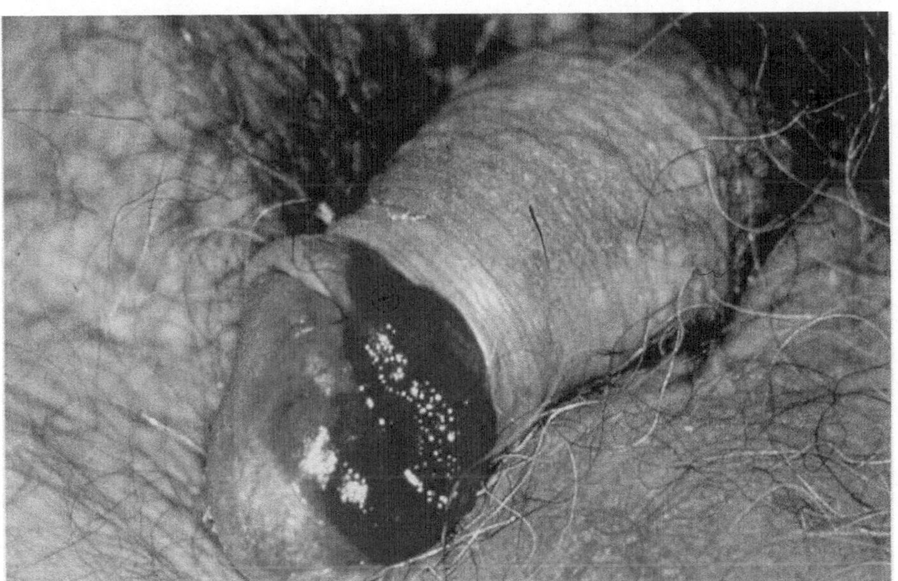

Abb. 13.27. Peniskarzinom

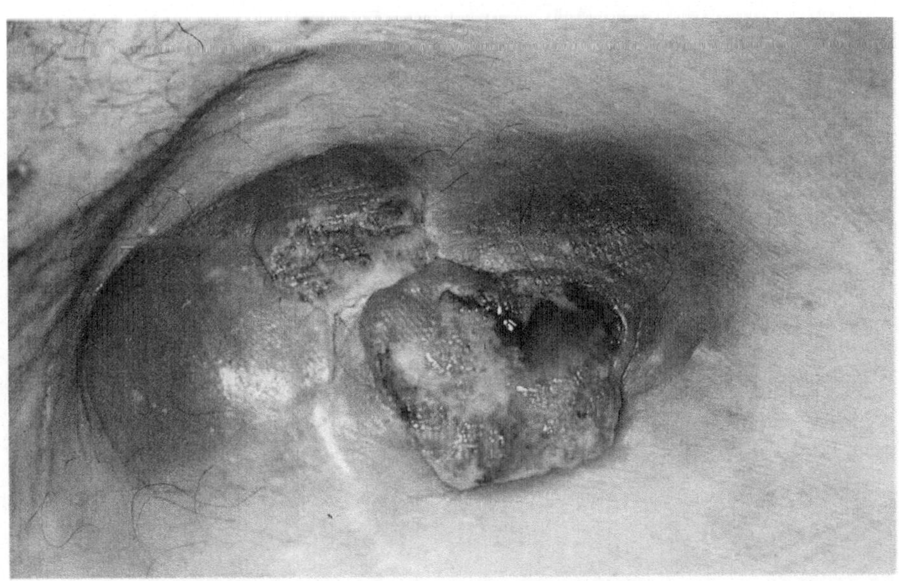

Abb. 13.28. Exulzerierende Lymphknotenmetastasen bei Peniskarzinom

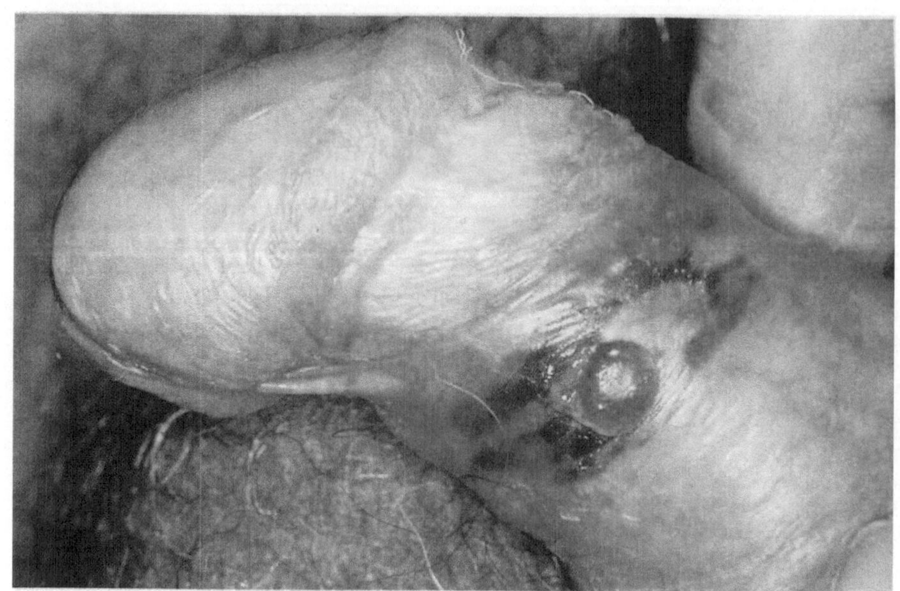

Abb. 13.29. Melanom (ALM)

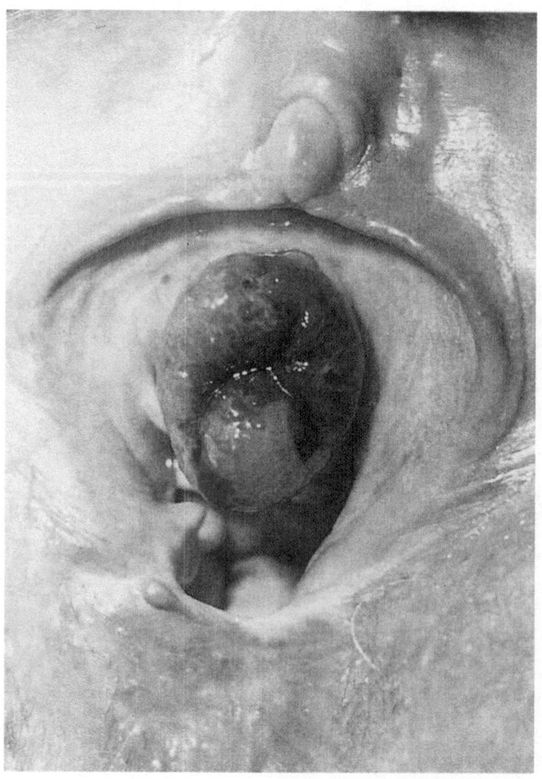

Abb. 13.30. Urethralkarunkel (Schleimhautprolaps)

 | K.-H. Rothenberger

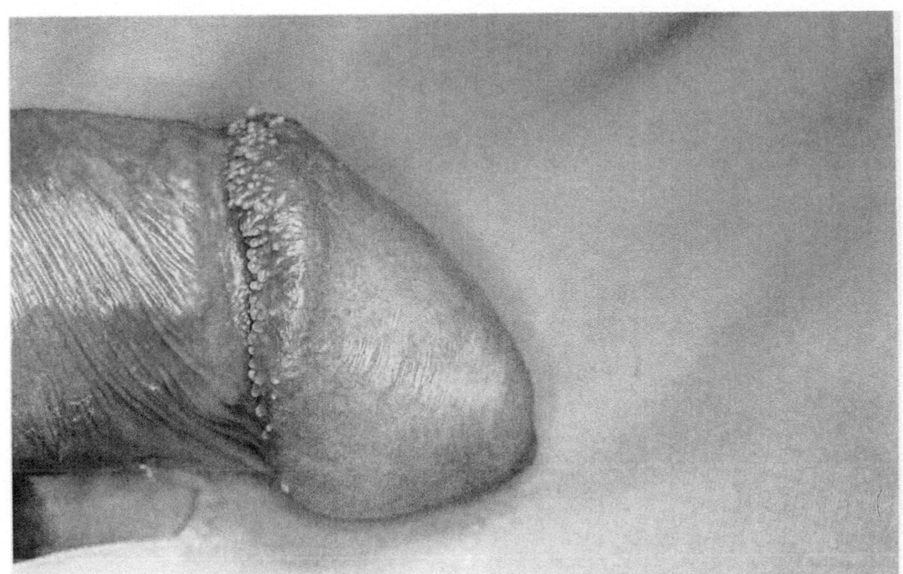

Abb. 13.31. Papulosis glandis

Merke Die hier aufgeführten Erkrankungen erheben keinen Anspruch auf Vollständig-keit. Wichtig ist, daß bei allen fraglichen Veränderungen und insbesondere wenn diese therapierefraktär sind, unbedingt eine histologische Absicherung notwendig ist.

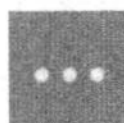

14 Prostatourethritis

M. Ludwig und W. Weidner

INHALTSVERZEICHNIS

14.1 Einleitung

Der Begriff Prostatitis repräsentiert nicht eine nosologische Einheit, sondern umschreibt eine Reihe entzündlicher und nichtentzündlicher Zustände, die die Prostata betreffen. Basierend auf einer semiquantitativen Lokalisationstechnik für Bakterien (Meares u. Stamey 1968), wurde 1978 ein Klassifikationssystem entwickelt (Drach et al. 1978), um eine echte Entzündung von nichtentzündlichen Erkrankungen der Prostata abgrenzen zu können. Da bis heute jedoch die komplexen Aspekte prostatischer

Erkrankungen, insbesondere der „abakteriellen Prostatitis" und der Prostatodynie nicht vollständig verstanden sind, wird dieser Klassifizierungsvorschlag in Zukunft sicher noch Verbesserungen erfahren (Übersicht in Nickel 1998). Allerdings hat die systematische Unterscheidung des Prostatitissyndroms eine differenzierte Annäherung an effektive und rationale Therapieansätze ermöglicht, die wichtige ätiopathogenetische Aspekte des Prostatitissyndroms berücksichtigt.

14.2 Symptome

Annähernd 30% aller Männer im Alter von 20–40 Jahren sollen zumindest zeitweise an sog. „prostatitisähnlichen" Symptomen leiden (Weidner 1984). Unter der Gruppe von Erkrankungen, die man unter dem Begriff „Prostatitissyndrom zusammenfaßt, bietet nur die akute bakterielle Prostatitis (ABP) typische Symptome. Die ABP ist durch dysurische, pollakisurische und perineale Beschwerden sowie Beschwerden bei der Defäkation charakterisiert, die sich bis zum Harnverhalt steigern können. Systemische Symptome schließen Fieber und Schüttelfrost bis hin zur Urosepsis ein.

Symptome der chronischen Prostatitis können sehr variabel sein. Neben typischen Entzündungsbeschwerden wie Brennen in der Harnröhre, diffusen anogenitalen Beschwerden wie retropubischen Schmerzen, perinealem Druckgefühl, Hoden- und Nebenhodenschmerzen oder Leistenbeschwerden sind auch Blasenentleerungsstörungen und sexuelle Dysfunktion beschrieben worden. Abb. 14.1 gibt einen Überblick über die häufigsten Beschwerdekomplexe bei 656 Patienten aus unserem Krankengut. Bei Beteiligung der Bläschendrüsen in den entzündlichen Prozeß im Sinne einer „Prostatovesikulitis" ist die Hämatospermie Leitsymptom (Weidner et al. 1991b).

Unsere Arbeitsgruppe evaluiert Patienten mit vermutetem Prostatitissyndrom mit einem standardisierten skalierbaren Fragebogen (Gießener Prostatitis Symptomen Score, GPSS), der erlaubt, Patienten mit Prostatitissyndrom von solchen mit unspezifischen Beschwerden abzugrenzen. Eine Unterscheidung zwischen entzündlichen und nichtentzündlichen Formen des Prostatitissyndroms ist jedoch nicht möglich (Brähler 1994) (siehe Kap. 14.5.5).

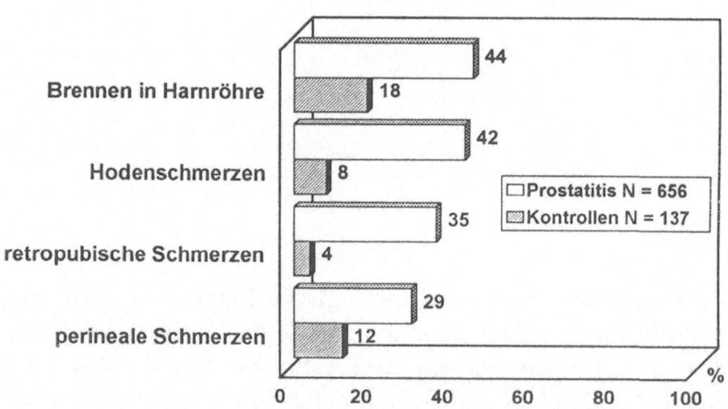

Abb. 14.1. Prostataassoziierte Beschwerdekomplexe bei 656 Patienten mit chronischer Prostatitis im Vergleich zu gesunden Kontrollen

	Entzündungsparameter Prostatasekret, Exprimatharn	Erreger
Akute bakterielle Prostatitis (ABP)	Leukozyten	Gramnegative Bakterien, Enterococcus faecalis, Staphylococcus saprophyticus
Chronische bakterielle Prostatitis (CBP)	Leukozyten	Gramnegative Bakterien, Enterococcus faecalis, Staphylococcus saprophyticus
„Abakterielle Prostatitis" (NBP)	Leukozyten	Keine Erreger, Ureaplasma urealyticum (?), Chlamydia trachomatis (?)
Prostatodynie (Pd)	–	–

14.3 Klassifikation und Definition

Wie bereits angedeutet, basiert die allgemein akzeptierte Klassifikation (Tabelle 14.1) der Prostatitis auf einem Vorschlag von Drach et al. (1978). Da bis auf die ABP die Symptomatik keine Unterscheidung zwischen den einzelnen Formen des Prostatitissyndroms erlaubt, gilt der Nachweis eitrigen Prostatasekrets als einziges Kriterium der echten Entzündung.

Das übliche Erregerspektrum der bakteriellen Prostatitis ist in Tabelle 14.1 zusammengefaßt. Neisseria gonorrhoeae, Anaerobier, Viren, Pilzspezies und Trichomonas vaginalis werden nur vereinzelt in der Literatur als ätiologisch relevant beschrieben. Die Prostatitis durch Mycobacterium tuberculosis tritt im Rahmen der Urogenitaltuberkulose auf.

Die granulomatöse Prostatitis ist eine Form der unspezifischen Prostatitis. Die häufigste Prostatitisform stellt die nichtbakterielle Prostatitis (NBP) dar. Abb. 14.2 zeigt die Verteilung verschiedener Formen des Prostatitissyndroms bei 528 Patienten aus unserer Prostatitissprechstunde (Weidner et al. 1991d).

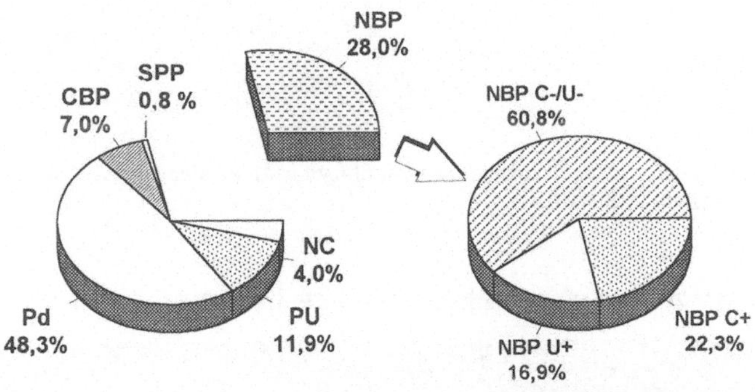

Abb. 14.2. Häufigkeit der verschiedenen Formen des Prostatitissyndroms bei 528 Patienten mit prostatitischen Beschwerden. (Nach Weidner et al. 1991d)

14.3.1 Eitriges Prostatasekret

Der Nachweis von Granulozyten im Prostatasekret (Abb. 14.3) ist unumgänglich, um
eine echte Entzündung nachweisen zu können. Zwei mögliche diagnostische Methoden
sind gebräuchlich und korrelieren gut hinsichtlich ihrer Resultate (Weidner u. Ebner
1985):

- die direkte Analyse von Granulozyten im durch Prostatamassage erhaltenen
  Prostatasekret („expressed prostatic secretions", EPS) und
- der Nachweis von Granulozyten im Urin nach Prostatamassage (Exprimaturin,
  VB 3).

Die letztere Technik basiert auf der Vorstellung, daß Leukozyten im Prostatasekret nach der Prostatamassage in die hintere Harnröhre exprimiert und durch die anschließende Miktion ausgewaschen werden. Ein leukozytenfreier Erst- (VB 1) und
Mittelstrahlurin (VB 2) muß dabei vorausgesetzt werden. Beweisend für eine chroni-

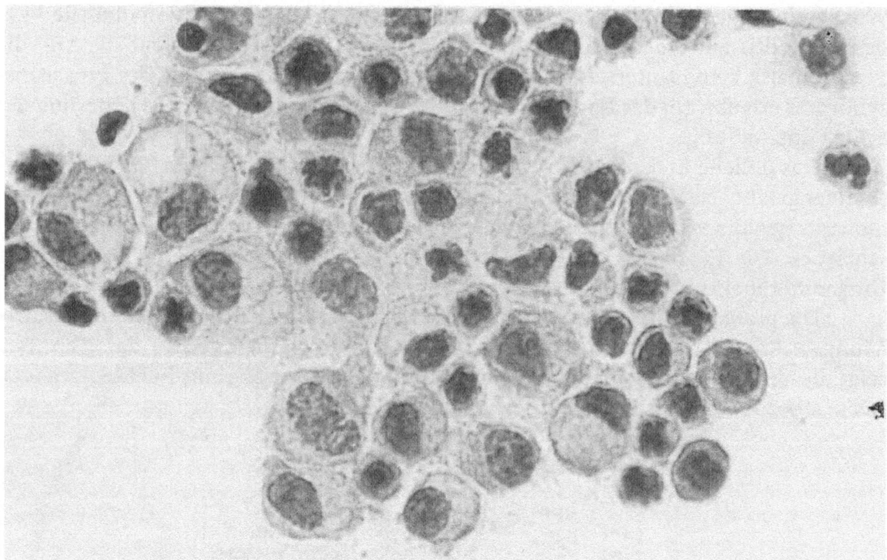

Abb. 14.3. Zytologischer Nachweis von Granulozyten, Makrophagen (Schaumzellen) und Epithelien im
Exprimaturin bei Prostatitis

Tabelle 14.2. Zytologische Prostatitisdiagnose im Prostatasekret

Material	Parameter (Leukozyten/Gesichtsfeld)	Grenzbereich	Pathologisch
Exprimaturin	400fache Vergrößerung	≥4	≥10
Sekrettropfen	1000fache Vergrößerung	10–20	>20
Sekret (mm³)	Zählkammer	–	>1000

sche Prostatitis sind die in Tabelle 14.2 genannten Grenzwerte. Bei der Bestimmung der Leukozyten in VB 3 wird dabei das Sediment nach Zytozentrifugation ausgezählt.

14.3.2 4-Gläser-Probe

Die 4-Gläser-Probe ist die Methode der Wahl, um eine chronische bakterielle Prostatitis beweisen zu können (Meares u. Stamey 1968). Prinzip ist der quantitative Vergleich ungefähr gleicher Urinportionen vor und nach Prostatamassage unter Einschluß des Prostatasekrets (Abb. 14.4). Als Kriterium der Diagnose gilt ein „Prostatitishistogramm" quantifizierbarer Erreger. Für den Beweis einer chronischen bakteriellen Prostatitis werden folgende Erregerzahlen gefordert:

- Erst- und Mittelstrahlurin $<10^3$ KbE/ml,
- Prostataexprimat 10^4 KbE/ml,
- Exprimaturin 10^3 KbE/ml.

Entscheidend ist jedoch eine 10fach höhere Erregerzahl im Exprimaturin verglichen mit Erst- und Mittelstrahlurin. Voraussetzung einer korrekten Diagnose ist der zuverlässige Ausschluß einer Harnwegsinfektion.

Da die Rolle von Chlamydia trachomatis und Ureaplasma urealyticum bei der NBP nicht eindeutig geklärt ist, gibt es keine standardisierten Kriterien zur Abgrenzung einer eindeutig durch diese Bakterien verursachten Prostatitis. Unsere Daten legen die Diagnose einer „ureaplasmenassoziierten Prostatitis" bei einer Erregerkonstellation nahe, die der typischen Erregerverteilung in der 4-Gläser-Probe entspricht (Weidner et al. 1980), eine leukozytäre Reaktion im Prostatasekret vorausgesetzt. Bei der „chlamydienassoziierten Prostatitis" weisen positive Biopsien aus der hinteren Harnröhre oder der Prostata und die Assoziation zwischen Erregernachweis und erhöhten Leukozytenzahlen in EPS oder VB 3 auf eine Bedeutung dieses Erregers in einigen Fällen von NBP hin (Weidner et al. 1991d).

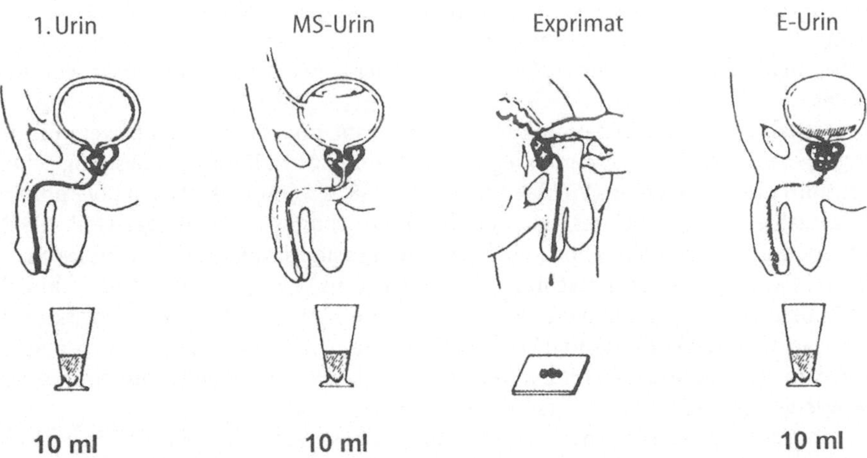

Abb. 14.4. Technik der 4-Gläser-Probe, Prostatitissprechstunde Gießen. (Mod. nach Weidner 1984)

14.4.1 Schwer kultivierbare Keime und Prostatourethritis

Chlamydia (C.) trachomatis und Ureaplasma (U.) urealyticum werden als ätiologisch verantwortliche Ursachen in einigen Fällen von NBP diskutiert. Obwohl C. trachomatis aus Harnröhrenabstrichen häufiger bei Patienten mit NBP als in gesunden Kontrollen isoliert werden kann, ist es nicht möglich, definitiv zwischen einer Harnröhrenbesiedlung und einer Prostatainfektion zu unterscheiden (Weidner u. Schiefer 1986). Bei Patienten mit NBP haben einige Autoren versucht, eine Chlamydieninfektion von Prostataepithelien durch transrektale Biopsie, offene Operation und transurethrale Resektion nachzuweisen (Übersicht in Weidner et al. 1991d); es fanden sich jedoch widersprüchliche Ergebnisse. Während ein kultureller Chlamydiennachweis oder Antigennachweis durch IFT bei perinealer Prostatapunktion nicht möglich war, waren nach transrektaler oder transurethraler Materialgewinnung positive Ergebnisse zu erhalten, die jedoch eine Kontamination durch Epithelien der prostatischen Harnröhre bzw. des Rektums nicht ausschließen.

Neuere Arbeiten versuchen, durch Immunfluoreszenztechniken (Bruce u. Reid 1989), In-situ Hybridisierung oder Transmissionselektronenmikroskopie (Corradi et al. 1996) zwischen urethraler Kontamination und Infektion der Prostata zu differenzieren und konnten letztere auch nachweisen.

Ein Schlüssel zum besseren Verständnis von über die Harnröhre aszendierenden Prostatainfektionen ist sicherlich der verläßliche Ausschluß einer Urethritis bei vermuteter NBP. Neuere Daten lassen auf eine chemotaktische Aktivität von Chlamydien im Harnröhrenexsudat schließen, die möglicherweise eine lokale Entzündung sogar nach Eradikation des Erregers triggern (Lomas et al. 1993).

Ein weiterer Ansatz zur Einschätzung der Bedeutung von Chlamydien bei der NBP stellt die Suche nach antigenspezifischen Antikörpern im Prostatasekret dar. Shortliffe u. Mitarbeiter (Shortliffe et al. 1992) fanden im Vergleich zu Patienten mit bakterieller Prostatitis und Kontrollen keine erhöhten chlamydienspezifischen IgA- oder IgG-Antikörper bei Patienten mit NBP. Im Gegensatz dazu war eine japanische Arbeitsgruppe (Tsunekawa u. Kumamoto 1989) in der Lage, bei der NBP erhöhte Chlamydienantikörper im Prostatasekret nachzuweisen und schlossen aufgrund erhöhter chlamydienspezifischer IgA-Antikörpertiter auf eine lokale Immunantwort der Prostata.

Analog wird die Bedeutung eines Ureaplasmennachweises kontrovers diskutiert. Übereinstimmend werden Erregerzahlen von $<10^3$ KbE/ml zur physiologischen Harnröhrenflora gerechnet (Weidner u. Schiefer 1988). Allerdings ist auch über höhere Erregerzahlen in VB 1 bei gesunden Männern berichtet worden (Berger et al. 1989). Mehrere Studien konnten jedoch eine typische Prostatitiskonfiguration dieses Erregers bei Patienten mit NBP nachweisen (Übersicht in Weidner et al. 1991d). Ähnlich der Problematik der Chlamydieninfektion waren nach Ausschluß einer Urethritis auch beim Nachweis von Ureaplasmen bei der NBP keine erhöhten erregergerichteten Antikörper im Prostatasekret zu finden (Shortliffe et al. 1992), verglichen mit chronischer bakterieller Prostatitis und Prostatodynie.

Zusammenfassend scheinen diese Erreger zwar aszendierend die Prostata erreichen zu können, zweifelsfreie Beweise einer Prostatainfektion liegen aber nicht vor. Weitere Studien mit immunhistologischen, -zytologischen oder molekularbiologischen Ansätzen sind notwendig, um die Bedeutung dieser Erreger bei der chronischen Prostatitis einschätzen zu können.

Trotz wiederholt negativer Kulturen aus EPS und VB 3 scheinen bei einem Teil dieser Patienten eine bakterielle Kolonisation oder Infektion eine Rolle zu spielen. Die kulturelle Analyse transperinealer Prostatabiopsien konnte bei NBP im Vergleich zu Prostatodynie höhere Erregerzahlen, einen höheren anaeroben Erregernachweis und eine größere Zahl isolierter Bakterienspezies nachweisen (Berger et al. 1997). Auch mittels PCR fanden sich bei Patienten mit NBP vermehrt prokaryonte DNA- bzw. RNA-Sequenzen im Vergleich zu Patienten ohne Leukozyten im Prostatasekret (Krieger et al. 1996). Auch bei Patienten mit Prostatodynie ließen sich im Vergleich zu Kontrollen vermehrt positive Kulturen im Prostatasekret isolieren, jedoch ohne begleitende Immunantwort (Lowentritt et al. 1995). Gerade bei dieser Fragestellung versprechen molekularbiologische Nachweismethoden große Fortschritte, um schwer kultivierbare Mikroorganismen bei der NBP identifizieren zu können.

14.4.2 Infravesikale Obstruktion

30–40 % aller Patienten mit prostatitisähnlichen Beschwerden weisen urodynamisch erfaßbare Veränderungen auf (de la Rosette et al. 1993). Daher ist die Abklärung der Blasenentleerung durch Uroflowmetrie und sonographische Restharnmessung ein unverzichtbarer Bestandteil des diagnostischen Prozesses (s. 14.5.2). Nach Ausschluß anatomischer Veränderungen müssen funktionelle Störungen in Betracht gezogen werden. Diese sind am besten bei Patienten mit NBP und Prostatodynie dokumentiert. Videourodynamische Studien bei Patienten mit erniedrigten Flowraten und ohne anatomische Veränderungen lassen eine „spastische" Dysfunktion des Blasenhalses und der prostatischen Harnröhre, insbesondere des Sphincter internus, vermuten (Übersicht in Meares 1993). Erniedrigte Flowraten wurden durch eine unvollständige Relaxation des Blasenhalses und eine Verengung der Harnröhre proximal des Sphincter externus erklärt. Die Autoren postulieren, daß durch einen glattmuskulären Spasmus des Blasenhalses und der prostatischen Harnröhre ein erhöhter Druck in der hinteren Harnröhre entsteht, der zu einem Reflux in die Prostata und die Ductus ejaculatorii führt. Dieser Prozess soll zu einer chemischen Prostatitis, Vesikulitis und sogar Epididymitis führen können. Über ischämische Schleimhautveränderungen und Mikrothromben in den Kapillaren soll dieser Pathomechanismus auch eine bakterielle Prostatitis verursachen können (Weidner 1984).

14.4.3 Intraprostatischer Reflux

Der beschriebene Reflux in die Prostatagänge soll ein wichtiger Faktor bei der Pathogenese aller Formen des Prostatitissyndroms darstellen. In kristallographischen Untersuchungen wurden bei 50% der Prostatasteine Urinbestandteile gefunden, so daß Urinreflux in die Prostatagänge als Ursache der Steinbildung vermutet wurde. Weitere Autoren wiesen bei Patienten mit NBP im EPS und nach Prostataenukleation histologisch Carbonpartikel nach, die präoperativ in die Blase instilliert worden waren (Übersicht in Meares 1993). Urin hat einen hohen Gehalt an Stickstoffprodukten, u. a. Harnsäure, Purin- und Pyrimidinbasen. Neuere Studien verweisen auf einen Zusammenhang zwischen der Menge dieser Urinbestandteile, der Zahl der Leukozyten als Entzündungsparameter im Prostataexprimat und dem Grad des subjektiven Beschwerdedruckes (Persson u. Ronquist 1996; Persson et al. 1996).

Der Reflux von Urin wurde auch als pathogener Faktor einer CBP vermutet, da er, wie beschrieben, die Entstehung von Prostatakonkrementen verursachen kann. Bereits vor über 20 Jahren war es möglich, hohe Erregerzahlen aus zerkleinertem Konkrementmaterial zu isolieren, während hingegen Prostatagewebe nur niedrige Erregerzahlen aufwies (Eykyn et al. 1974). Bei Patienten ohne Symptome einer Prostatitis war zumeist kein Bakterienwachstum festzustellen. Analog zu Konkrementen der oberen Harnwege führen mit Bakterien „imprägnierte" Prostatakonkremente, die einer antibiotischen Therapie nur schwer zugänglich sind, als Nidus zu rezidivierenden bakteriellen Prostatitiden und Harnwegsinfektionen.

14.4.4 Sekretorische Dysfunktion und Antikörper im Prostatasekret

Veränderungen in der Zusammensetzung des Prostatasekrets sind bei Patienten mit Prostatitis beschrieben worden (Übersichten in Meares 1989, 1990). Die Bestandteile Fruktose, Zitrat, saure Phosphatase, Kationen (Zink, Magnesium, Kalzium) und der zinkhaltige prostatische antibakterielle Faktor (PAF) sind erniedrigt, wogegen pH-Wert, LDH5/LDH1 und inflammatorische Proteine wie Coeruloplasmin und Komplement C3 erhöht sind. Diese Veränderungen wurden bei der CBP bewiesen, ob sie bei der NBP ebenfalls zutreffen, insbesondere wenn eine chlamydien- oder ureaplasmenassoziierte Prostatitis vermutet wird, ist nicht eindeutig geklärt. Diese sog. sekretorische Dysfunktion wurde angeschuldigt, die normale antibakteriellen Eigenschaften des Prostatasekrets negativ zu beeinflussen, die Diffusion von Medikamenten in das Prostatasekret zu behindern und die Qualität des Ejakulats (und damit des Fertilitätspotentials) zu erniedrigen. Jedoch ist bis heute ungeklärt, ob die veränderte Zusammensetzung des Prostatasekrets die Ursache oder nicht eher nur die Folge einer Prostatitis ist.

Mehrere Studien beschäftigten sich mit der Prävalenz von erreger- und antigenspezifischen Antikörpern im Prostataexprimat (Übersicht in Meares 1989) bei akuter und chronischer bakterieller Prostatitis. Antigenspezifisches IgG und IgA waren dabei in unterschiedlicher Dauer im Serum und/oder im Prostatasekret nachzuweisen (s .Tabelle 14.3). Als wichtigste Resultate kann festgehalten werden, daß

- bei der akuten bakteriellen Prostatitis im Gegensatz zur chronischen Verlaufsform antigenspezifische Antikörper auch im Serum auftreten und
- bei der chronischen bakteriellen Entzündung, die *nicht* durch Antibiose geheilt werden kann, IgG- und IgA-Antikörper im Prostataexprimat dauerhaft erhöht bleiben.

Diese Befunde gelten vor allem für gramnegative Keime, insbesondere *E. coli*, bei denen die Antikörpertiter gut mit dem klinischen Verlauf korrelieren. Bei der NBP war ein signifikanter Anstieg von Immunglobulinen nicht nachzuweisen (Shortliffe et al. 1992).

Tabelle 14.3. IgG und IgA im Serum und im Prostatasekret bei akuter und chronischer bakterieller Prostatitis

	IgG Serum	Prostatasekret	IgA Serum	Prostatasekret
Akute bakterielle Prostatitis	Mindestens 6–12 Monate	Mindestens 6–12 Monate	1 Monat	12 Monate
Chronische bakterielle Prostatitis, geheilt	–	6 Monate	–	2 Jahre
Chronische bakterielle Prostatitis, nicht heilbar	–	Dauerhaft	–	Dauerhaft

14.4.5 Autoimmunogene Faktoren

Kürzlich wurde ein tierexperimentelles Modell der „abakteriellen Prostatitis" an Mäusen vorgestellt (Übersicht in Ludwig et al. 1995). Die Autoren injizierten homogenisiertes Prostatagewebe in syngenetische Mäuse und untersuchten histologische und immunologische Veränderungen bei den Zieltieren im Vergleich zu einem Kontrollserum. Die Mehrheit der Versuchstiere wies nach 30 Tagen in Teilen der Prostata eine perivaskuläre Entzündung sowie eine lymphozytäre Infiltration des Stromas und der periglandulären Regionen auf. Um die immunologische Natur dieses Entzündungsprozesses zu beweisen, wurden aus der Milz gewonnene Lymphozyten der immunisierten Versuchstiere in weitere Mäuse injiziert, die dann im Gegensatz zu Kontrolltieren eine vergleichbare Entzündungsreaktion der Prostata entwickelten. Da das Entzündungsmuster dem ähnelt, das auch im menschlichen Prostatagewebe gefunden wird und nach transperinealer Prostatabiopsie bei „abakterieller Prostatitis" beschrieben wurde (Doble et al. 1991), postulierten die Autoren eine mögliche „Autoimmungenese" dieser Erscheinungsform des Prostatitissyndroms.

Hinweise auf eine wirksame autoimmunogene Komponente der „abakteriellen" Prostatitis wurden auch bei In-vitro-Versuchen gefunden, die eine höhere Aktivität von Makrophagen aus dem Peritonealexsudat von Versuchstieren mit experimenteller Autoimmunprostatitis im Vergleich zu den mit verschiedenen Kontrollseren behandelten Tieren nachwiesen (Übersicht in Ludwig et al. 1995). Diese Ergebnisse können darauf hinweisen, daß während des Autoimmunprozesses die Autoantigene den durch sie getriggerten entzündlichen Prozeß verstärken.

Die Übertragung der histologischen und immunologischen Ergebnisse des genannten Tiermodells auf die menschliche „abakterielle Prostatitis" ist jedoch nicht unumstritten. Obwohl die Entzündungsreaktion Parallelen zur menschlichen Prostatitis aufweist, sind die histologischen Veränderungen beim Menschen oft nicht mit den Symptomen einer chronischen Prostatitis oder mit erhöhten Leukozytenzahlen im Prostatasekret assoziiert. Bei Patienten mit BPH, aber ohne Prostatitisanamnese finden sich ebenfalls häufig entzündliche Infiltrate. Auch beim Menschen konnten bei Patienten mit „abakterieller Prostatitis" erhöhte antiprostatische Antikörper nachgewiesen werden, wobei ein spezifisches prostatisches Antigen bisher nicht identifiziert werden konnte (Übersicht in Ludwig et al. 1995). Da die Pathogenese der NBP vielseitig sein kann, mag eine autoimmunogene Komponente durchaus eine Rolle spielen und bedarf weiterer Klärung.

14.5.1 Rezidivierende Harnwegsinfekte und Nitrofurantointest

Rezidivierende Bakteriurien sind das Kennzeichen der CBP. Allerdings muß bei der 4-Gläser-Probe ein Harnwegsinfekt ausgeschlossen werden, um eine korrekte Diagnose ermöglichen zu können. Um zwischen CBP und einem floriden Harnwegsinfekt unterscheiden zu können, hat sich die Gabe von Nitrofurantoin vor der Durchführung der Lokalisationsdiagnostik bewährt. Nitrofurantoin wirkt nur im Urogenitaltrakt und diffundiert nicht in parenchymatöse Organe, insbesondere nicht in das Prostatagewebe. Dadurch kann der Mittelstrahlurin von Erregern „gesäubert" werden, während die Isolierung von Erregern aus dem Prostataexprimat ungestört bleibt. Mit dieser Methode wird nach Supprimierung des Harnwegsinfektes die Erstellung des „Prostatitishistogramms" möglich. Es sollten 100 mg/Tag 3 Tage vor der geplanten 4-Gläser-Probe eingenommen werden.

14.5.2 Blasenentleerungsstörungen

Kongenitale oder erworbene Veränderungen des Blasenhalses können durch Störungen des laminaren Urinflusses in der Harnröhre Symptome wie Algurie, erschwerte Miktion oder Ausfluß bewirken (Weidner 1984). Bei pathologischem Uroflow schließen sich Urethrozystoskopie und Miktionszysturethrogramm an, um zwischen anatomischen (z. B. Blasenhalssklerose, BPH, Harnröhrenenge) und funktionellen Veränderungen differenzieren zu können. Die Urethrozystoskopie kann sekundäre entzündliche Veränderungen der hinteren Harnröhre aufzeigen, die als „Urethritis posterior" bezeichnet werden. Dabei handelt es sich um reaktive pseudopapilläre Veränderungen um den Colliculus seminalis (Abb. 14.5). Eine Zystomanometrie unterscheidet zwischen neurogener Blasenentleerungsstörung mit und ohne obstruktiver Komponente.

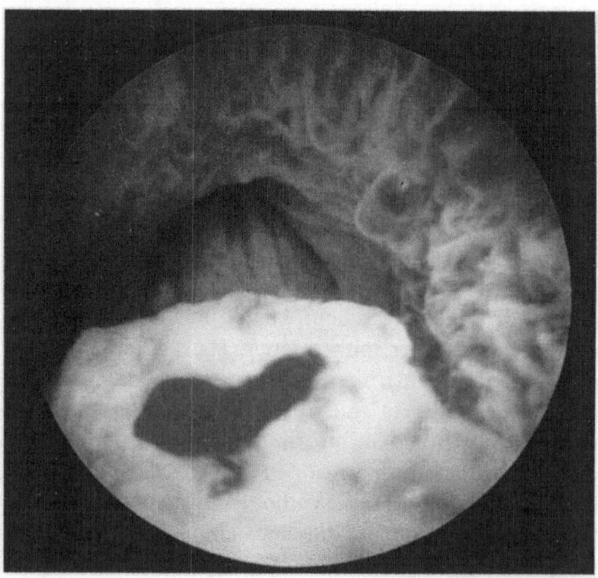

Abb. 14.5. Endoskopisches Bild einer „Urethritis posterior" mit pseudopapillären Veränderungen am und um den Colliculus seminalis

14.5.3 Transrektaler Ultraschall

Die Entwicklung neuer Ultraschallsonden und die konsequent verfolgte Verbesserung der Bildqualität hat den transrektalen Ultraschall (TRUS) als festen Bestandteil der Diagnostik zur Erfassung und Lokalisierung entzündlicher Veränderungen bei Patienten mit Symptomen eines Prostatitissyndroms etabliert. Welche sonographischen Zeichen bei der chronischen Prostatitis kennzeichnend sind, wird unterschiedlich beurteilt. Ob mit den neuen hochauflösenden Rektalscannern signifikant häufiger ein heterogenes Binnenecho, eine echoarme periurethrale Zone oder Unregelmäßigkeiten der Prostatakapsel oder des periprostatischen Venenplexus bei der chronischen Prostatitis nachzuweisen sind, ist nicht eindeutig zu beantworten (Übersicht in Clements et al. 1994). Daher ist es mehr als fraglich, ob man sonographische Parameter einsetzen kann, um gezielt sonographisch gesteuerte Prostatabiopsien durchzuführen. Unsere Arbeitsgruppe wies bei der chronischen Prostatitis gehäuft Prostatasteine und diffuse Verkalkungen als Zeichen, aber nicht als Beweis einer echten Entzündung nach (Ludwig et al. 1994b) (Abb. 14.6 und 14.7). Ihre Bedeutung bei der Entwicklung rezidivierender Harnwegsinfekte wurde bereits diskutiert. Welche Bedeutung Prostataverkalkungen bei der Prostatodynie besitzen, ist unklar.

Die Bläschendrüsen weisen im TRUS eine große Vielfalt an Größe und Aussehen auf, sollten sich allerdings echoarm darstellen. Ihre Größe soll hauptsächlich von der sexuellen Karenzzeit und der Prostatagröße abhängen (Übersicht in Weidner et al. 1991b). Diese Faktoren beeinflussen jedoch nicht das Aussehen einer Bläschendrüse allein, so daß die Symmetrie in Echodichte, Größe und Konfiguration gefordert wird. Asymmetrie kann die Folge zahlreicher Mechanismen sein. Als häufigste Ursache sind Entzündungen, insbesondere die Prostatovesikulitis, akzeptiert (Übersicht in Weidner et al. 1991b). Asymmetrie bei der Vesikulitis wurde durch Vergrößerung einer Drüse durch entzündlich bedingte Obstruktion des Ausführungsgangs oder durch Schrumpfung der betreffenden Drüse erklärt. Weitere Ursachen umfassen angeborene Hypo- oder Aplasie, zystische Malformation bei der Mukoviszidose, Einblutungen bei schwe-

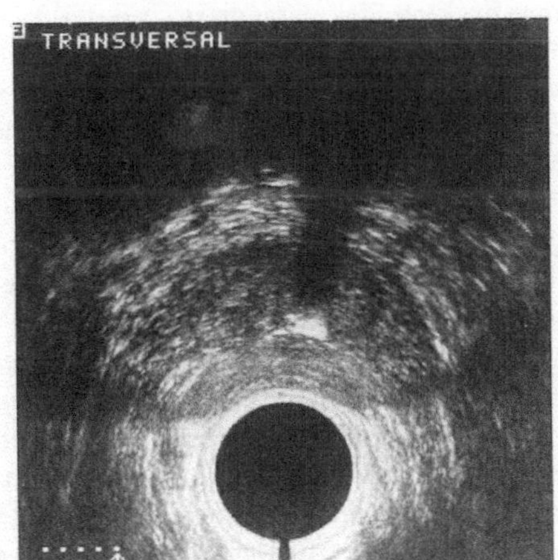

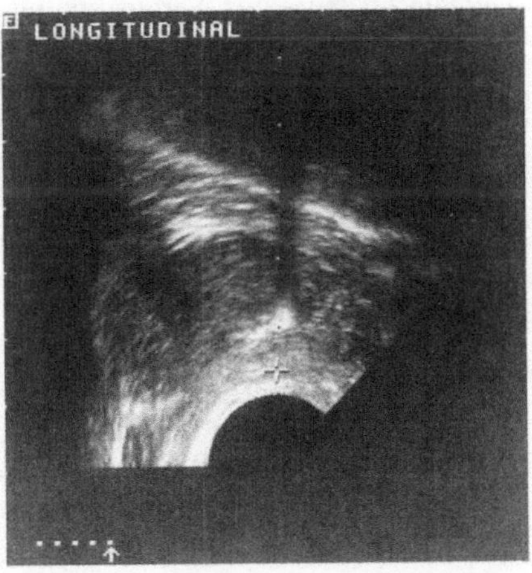

Abb. 14.6 a, b. Transrektale Sonographie der Prostata. Solitäres Prostatakonkrement mit dorsalem Schallschatten im **a** Transversalschnitt und **b** Longitudinalschnitt. Basaler Prostatapol am linken Bildrand

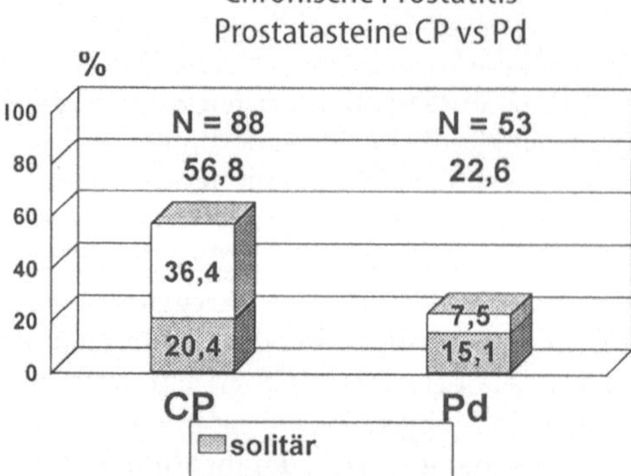

Abb. 14.7. Verteilung solitärer und diffuser Prostataverkalkungen bei 88 Patienten mit chronischer Prostatitis *(CP)* und 53 Patienten mit Prostatodynie *(Pd)*

rer Hypertonie oder Gerinungsstörungen und sind von geringer Bedeutung. In unserer oben erwähnten Studie fanden sich signifikant häufiger Bläschendrüsenasymmetrien bei der chronischen Prostatitis als bei Prostatodynie (Ludwig et al. 1994b).

Durch den Einsatz der Farbduplexsonographie verspricht man sich zusätzliche Informationen zur intra- und periprostatischen Perfusion. Erste Berichte halten einer kritischen Bewertung der Methodik und der Ergebnisse jedoch noch nicht stand (Patel u. Rickards 1994; Veneziano et al. 1995). Insbesondere sollte sich die Definition einer Prostatitis an den oben genannten Richtlinien orientieren.

14.5.4 Ejakulatanalyse

Mit einer Ejakulatanalyse sind nähere Informationen darüber zu erhalten, ob die Prostata Teil einer generalisierten Entzündung/Infektion der männlichen akzessorischen Geschlechtsdrüsen ist. Voraussetzungen einer exakten Ejakulatanalyse sind der Ausschluß einer Urethritis oder Zystitis. Gemäß der Definition der WHO (1992) sind 10^6 peroxidasepositive Leukozyten/ml Ejakulat Hinweis auf einen entzündlichen Prozeß. Nur in diesen Fällen sollte eine Ejakulatkultur angelegt werden. Als signifikante Bakteriurie wird eine Erregerkonzentration von 10^3 KbE/ml Harnwegsinfekterreger angesehen.

Es muß beachtet werden, daß eine Ejakulatanalyse keinesfalls die definitive Lokalisation des Entzündungsprozesses erlaubt, da das Ejakulat eine Mischung verschiedener genitaler Sekrete darstellt und immer eine physiologische Kontamination mit Erregern aus der vorderen Harnröhre bedacht werden muß. Eine Untersuchung unserer Arbeitsgruppe verglich bei Patienten mit CBP, NBP, Prostatodynie und Kontrollen die Leukozyten- und Erregerzahlen im Prostatasekret mit den korrespondierenden Ejakulatbefunden (Weidner et al. 1991a). Erhöhte Leukozytenzahlen im Ejakulat fanden sich bei CBP und NBP im Vergleich zu den Kontrollen, aber auch bei NBP und Prostatodynie mit Nachweis von C. trachomatis. Eine signifikante Bakteriospermie war bei 50% der Patienten mit CBP nachzuweisen, wobei mit einer Ausnahme der gleiche Keim wie im Prostatasekret zu isolieren war. Nur bei 7% der Patienten mit NBP war eine signifikante Bakteriospermie vorhanden. Die Ergebnisse belegen, daß

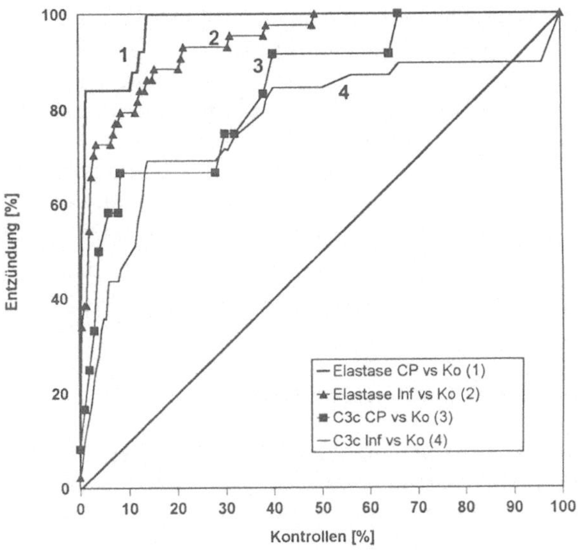

Abb. 14.8. Vergleich der „Power" von Elastase und C3c bei 44 Patienten mit urogenitaler Entzündung (*Inf*), davon 13 Patienten mit chronischer Prostatitis (*CP*), gegenüber 58 Kontrollen (*Ko*). Je weiter die Kurve in den linken oberen Quadranten abweicht, desto besser unterscheidet der betreffende Marker zwischen „entzündlich" und „nichtentzündlich". (Nach Ludwig et al. 1998)

- eine Ejakulatanalyse auch unter Einschluß von Entzündungsparametern eine 4-Gläser-Probe nicht ersetzen kann und daß
- eine signifikante Bakteriospermie eine Bedeutung nur bei der bakteriellen Prostatitis besitzt, das Fehlen von Erregern im Ejakulat aber keineswegs eine CBP ausschließt.

Um eine bakterielle Besiedlung von einer echten Infektion/Entzündung abgrenzen zu können, wurden Seminalplasmamarker diskutiert, deren Bestimmung die Differentialdiagnose erleichtern soll. Dabei hat sich insbesondere die Bestimmung von Leukozytenelastase, Komplement C3 (C3c) und Coeruloplasmin bewährt (Blenk u. Hofstetter 1991). Unsere Arbeitsgruppe versuchte, mit dem statistischen Ansatz der „receiver operating characteristic curves" die vergleichende Wertigkeit von Elastase und C3c bei Patienten mit chronischer Prostatitis, signifikanter Leukozytospermie und nichtentzündlichen Kontrollen zu bestimmen (Ludwig et al. 1998). Bei dieser graphischen Darstellung werden 2 Testgruppen – in diesem Fall Entzündungspatienten mit nichtentzündlichen Kontrollen – miteinander verglichen, indem man den kumulativen Anteil der Entzündungspatienten bei einem bestimmten Wert gegen den Anteil der Kontrollen bei diesem Wert gegeneinander aufträgt. Ein Parameter ist um so valider, je mehr die resultierende Kurve von der Diagonalen in die obere linke Ecke des Graphen abweicht. Dabei konnte der Bestimmung der Elastase die höchste „power" zugeordnet werden (Abb. 14.8); Werte über 500 ng/ml wiesen auf eine Prostatitis hin. Bei schwerer Schädigung der Bläschendrüsen durch eine „Prostatovesikulitis" wurden auch erniedrigte Fruktosewerte gefunden (Übersicht in Wetterauer 1986). In diesem Zusammenhang verweisen wir auf Kap. 14.7.

Zu den Auswirkungen der CBP und NBP auf die Fertilität liegen widersprüchliche Daten in der Literatur vor (Übersicht in Krause 1994). Veränderungen von Spermatozoenzahl, -motilität und -morphologie durch Mykoplasmen und Chlamydien werden kontrovers diskutiert. Mögliche Pathomechanismen sind dabei (Übersicht in Ludwig et al. 1994a):

- direkte erregerbedingte Beeinträchtigung der Spermatozoenmotilität durch Agglutination und Adhäsion,
- entzündlich induzierte Autoimmunmechanismen, die die Spermatogenese hemmen oder die Spermatozoenfunktion beeinträchtigen (Spermatozoenantikörper, „antibody-coated bacteria"),
- indirekte Beeinträchtigung der Spermatozoenfunktion durch Induktion einer sekretorischen Dysfunktion (s. auch 14.4.4),
- Induktion einer leukozytären Reaktion im Ejakulat.

Unsere Arbeitsgruppe konnte keine Veränderungen klassischer Spermiogrammparameter bei Patienten mit Prostatitis nachweisen (Weidner et al. 1991a).

14.5.5 Psychodynamische Aspekte

In Abhängigkeit vom Studiendesign sind bei 50–80% aller Patienten mit „prostatitisähnlichen" Beschwerden weder erhöhte Leukozytenzahlen im Prostatasekret noch positive mikrobiologische Ergebnisse bei der 4-Gläser-Probe zu erhalten. Prostatodynie ist daher eine Ausschlußdiagnose. Es sollen bzgl. des psychodynamischen Aspekts 3 Patientengruppen zu unterscheiden sein (Übersicht in Meares 1989):

- Patienten, bei denen Spannungsmyalgien des Beckenbodens im Vordergrund stehen,
- Patienten mit funktionellen Blasenentleerungsstörungen und
- Patienten mit primären, streßassoziierten, emotionalen Störungen.

Analog zum letztgenannten Modell wurde die Prostatodynie als eine mögliche Konsequenz von „Streß" erklärt (Miller 1988). Es bleibt jedoch unklar, ob Streß die Ursache oder nicht doch eine Folge der Prostatodynie ist. Eine Studie von Pott et al. (1988) gibt Hinweise auf eine „psychopathische" Persönlichkeitsstruktur von Patienten ohne echte Entzündung im Vergleich zu Prostatitispatienten, was sich in einer höheren Verschlossenheit hinsichtlich des persönlichen emotionalen Kontakts zum Therapeuten äußern soll. Bei Patienten mit Blasenentleerungsstörungen wurden dieselben Pathomechanismen wie bei der NBP diskutiert. Obwohl eine Reihe möglicher Ursachen der Prostatodynie in der Vergangenheit diskutiert wurde, konnte keinem Modell eine klare ätiologische Rolle zugeschrieben werden.

Patienten mit Prostatitissyndrom sollen psychologische und verhaltenstherapeutische Unterschiede im Vergleich zur Normalbevölkerung aufweisen, jedoch konnten zwischen den einzelnen Formen des Prostatitissyndroms keine signifikanten Unterschiede gefunden werden (Übersicht in Brähler 1994). Patienten können daher nicht aufgrund ihrer psychosomatischen Symptome in die einzelnen Formen des Prostatitissyndroms eingereiht werden. Insbesondere können Patienten mit objektiven urologischen Symptomen oft Anhalt für psychosomatische Probleme bieten. Unsere Arbeitsgruppe hat versucht, mit einem skalierbaren, standardisierten und statistisch auswertbaren Fragebogen Patienten mit Prostatitissyndrom von Patienten mit unspezifischen Beschwerden abzugrenzen (Brähler 1994). Eine Liste der Kernfragen gibt Tabelle 14.4. Zur Zeit wird an der Frage gearbeitet, ob einzelne Punkte prospektiv eine Unterscheidung der verschiedenen Prostatitisformen ermöglichen. Ein Score von 8 weist auf ein Prostatitissyndrom hin (Brähler 1994).

 M. Ludwig und W. Weidner

Tabelle 14.4. Gießener Prostatitis Symptomen Score (GPSS), Kernfragen zur Evaluierung eines Prostatitissyndroms (Brähler 1994)

Ich fühle mich durch folgende Beschwerden belästigt	Nicht	Kaum	Einigermaßen	Erheblich	Stark
Brennen in der Harnröhre nach dem Wasserlassen					
Druck/Schmerz am Damm					
Gefühl von Wundsein der Harnröhre nach dem Wasserlassen					
Schmerzen in der Blasengegend nach dem Wasserlassen					
Brennen in der Harnröhre während des Wasserlassens					
Jucken am After nach dem Stuhlgang					
Schmerzhafter Samenerguß					
Druck/Schmerz im After					
Unterleibsschmerzen					
Juckreiz in der Eichel					
Druck hinter dem Schambein					
Schmerz in der Blasenregion					
Druck/Schmerz am After nach dem Stuhlgang					
Schmerz/Ziehen in der Leiste					
Schweregefühl im Mast-/Enddarm					
Drang zum Wasserlassen					
Verstopfung					
Schmerz in den Hoden					

14.6 Therapie

14.6.1 Akute bakterielle Prostatitis

Initial ist die stationäre Aufnahme des Patienten erforderlich. Nach Entnahme des Mittelstrahlurins zum Anlegen einer Urinkultur beginnt die antibiotische Therapie. Viele Antibiotika, die normalerweise nicht in das Prostatasekret diffundieren, zeigen eine gute Wirksamkeit. Als Mittel der Wahl bis zur bakteriologischen Resistenzprüfung gelten Trimethoprim-Sulfomethoxazol oder moderne Gyrasehemmer, die für 4 Wochen verabreicht werden. Gerade bei komplizierten Fällen bevorzugen wir ein modernes Fluoroquinolon. Supportiv führen Analgetika, Antipyretika und ggf. Abführmittel zu einer Symptomlinderung. Bei erhöhten Restharnmengen muß die Blase durch einen suprapubischen Katheter entlastet werden. Ein transurethraler Katheter ist wegen der

Behinderung der prostatischen Drainage kontraindiziert. Es ist nicht bekannt, wie häufig sich eine chronische Prostatitis trotz adäquater Therapie entwickelt.

14.6.1.1 Prostataabszeß

Der Prostataabszeß stellt eine Sonderform der akuten Prostatitis dar. Es bestehen chirurgische und konservative Therapieoptionen. In jedem Fall ist eine hochdosierte antimikrobielle Therapie obligat. Als chirurgische Therapieoptionen kommen transurethrale Inzision/Resektion sowie transperineale Abszeßdrainage, ggf. unter sonographisch gesteuerter Einlage eines Pigtail-Katheters, in Frage (Übersicht in Wirth et al. 1993). In ausgewählten Fällen kann unter sonographischer Kontrolle und nach Einlage eines suprapubischen Katheters ein konservatives Vorgehen vertreten werden (Mikisch et al. 1989). Kürzlich wurde über eine Serie von 25 Patienten mit Prostataabszeß berichtet (Granados et al. 1992). Bei 22 Patienten wurde eine chirurgische Therapie wie transurethrale Resektion/Inzision, suprapubische Adenomektomie oder transperineale Punktion/Inzision durchgeführt. Drei Patienten stimmten der Operation nicht zu. In 5 Fällen entwickelte sich eine chronische bakterielle Prostatitis mit dem gleichen, im Abszeß nachgewiesenen Erreger. Zwei dieser Patienten waren konservativ, 3 operativ behandelt worden. Die Autoren folgerten aus diesen Daten, daß die Abszeßdrainage unter antibiotischer Abdeckung die ideale Behandlung des Prostataabszesses darstellt.

14.6.2 Chronische bakterielle Prostatitis

14.6.2.1 Antibiotische Therapie

An erster Stelle der Therapie steht die Antibiose. Voraussetzungen für die Effektivität eines Antibiotikums sind Lipidlöslichkeit, geringe Proteinbindung, Dissoziationskonstante nahe dem Plasma-pH und ein pH-Gradient zwischen Plasma und Prostatasekret zwischen 7,4 und 6,4 (Stamey 1988). Nach diesen Kriterien ist Trimethoprim das Therapeutikum der 1. Wahl. Die Heilungsrate ist jedoch mit nur 50% selbst bei einer Langzeittherapie enttäuschend (Übersicht in Meares 1989). Ursächlich ist die verminderte Anreicherung von Trimethoprim im infizierten alkalischen Prostatasekret; weiterhin ist bei infizierten verkalkten Prostatasteinen mit Diffusionsproblemen von Antibiotika zu rechnen. Das antibiotische Intervall sollte 3 Monate betragen. Bei den modernen Fluorochinolonen ist im Gegensatz zu Trimethoprim kein Wirkungsverlust im alkalischen Milieu zu befürchten, weshalb wir diese Substanzen erfolgreich zur Primärtherapie der chronisch-bakteriellen Prostatitis, insbesondere bei *E. coli*-Infektionen, einsetzen (Weidner et al. 1991c), die 4 Wochen betragen sollte (Tabelle 14.5).

Antibiotika der 2. Wahl (Carbenicillin, Erythromycin, Doxycyclin, Cephalexin) wurden diskutiert (Meares 1992); auch eine intramuskuläre Applikation von Kanamycin wurde beschrieben (Pfau 1991). Langzeitergebnisse (1-Jahr-Heilungsraten) mit größeren Patientenkollektiven sind jedoch nicht verfügbar.

Bei Versagen der Primärtherapie schließt sich eine niedrig dosierte Langzeitantibiose mit Trimethoprim oder Nitrofurantoin über 6 Monate an, um Symptome einzudämmen und exazerbierende Harnwegsinfekte zu supprimieren; eine Eradikation des Erregers ist nicht möglich. Eine Indikation zur Langzeitantibiose besteht allerdings nur bei symptomatischen Patienten.

Tabelle 14.5. Therapie der CBP und der NBP mit Nachweis von Chlamydia trachomatis bzw. Ureaplasma urealyticum

	Substanz	Dosis	Dauer
Primärtherapie der CBP	Trimethoprim oder TMS	400 bzw. 320/1600 mg/d	3 Monate
– Langzeittherapie der CBP	Gyrasehemmer Trimethoprim	– 50–100 mg/d	4 Wochen 3–6 Monate
– Nachweis von C. trachomatis/U. urealyticum	Furadantin Doxycyclin	50–100 mg/d 100–200 mg/d	3–6 Monate 14 Tage
–	Erythromycin	2000 mg/d	14 Tage

14.6.2.2 Alternative Therapieansätze

Alternative Therapieansätze sind bisher zumeist klinisch noch nicht ausreichend analysiert. Diskutiert wurden die transperineale Antibiotikainjektion in die Prostata zumeist mit Amikacin, deren Langzeitergebnisse jedoch nicht überzeugend sind (Baert u. de Ridder 1994), sowie die Vakzination mit inaktivierten Enterobakterien. Der 2. Therapieansatz konnte sich nicht durchsetzen.

14.6.2.3 Chirurgischer Therapieansatz

Aufgrund der genannten Diffusionsprobleme bei Prostatasteinen ist der Erfolg einer antimikrobiellen Therapie fraglich. Daher kann bei therapierefraktären Patienten in Abhängigkeit vom Patientenalter eine radikale transurethrale Resektion der Prostata erwogen werden, wobei zu beachten ist, daß eine komplette Resektion des infizierten intrakapsulären Gewebes und der Prostatasteine erreicht werden muß, um Infektionsfoci zu eliminieren. Zu beachten ist weiterhin, daß die Entzündung typischerweise in der peripheren Prostatazone lokalisiert ist und Prostatasteine sich bevorzugt im Grenzbereich zwischen peripherer und Übergangszone entwickeln. Deshalb muß die Resektion das gesamte intrakapsuläre Gewebe, insbesondere lateral und am Apex, entfernen (Meares 1986). In der Literatur wurden 27 Patienten beschrieben, die dieser Methode zugeführt wurden; dabei konnte bei 19 Patienten eine Heilung erzielt werden (Übersicht in Weidner et al. 1990).

Bei einigen ausgewählten Patienten mit begleitender BPH oder infizierten Prostatakonkrementen wurde auch eine kombinierte antimikrobielle Therapie mit retropubischer Adenomenukleation durchgeführt (Pfau 1994). Zusätzlich zur Routineoperation wurden dabei als essentiell angesehen:

- sorgfältige Entfernung aller Konkremente zusammen mit einer Spülung des Steinbettes mit Neomycin,
- Exzision der hinteren Kapsel so weit wie möglich und
- Injektion von Kanamycin in das verbleibende Kapselgewebe.

Die Tatsache, daß diese Methode erst bei 3 Patienten angewandt wurde (bei diesen aber erfolgreich und dies vor der Ära der Fluorochinolone), zeigt den zu relativierenden Stellenwert dieser Therapieoption an.

14.6.3 „Abakterielle Prostatitis"

Es erscheint wichtig, daß nur symptomatische Patienten einer Therapie bedürfen. Der alleinige Nachweis von Leukozyten im Prostatasekret ist kein Grund zur Behandlung.

14.6.3.1 Antibiotische Therapie

Ist eine Mykoplasmen- oder Chlamydieninfektion gesichert, wird eine antibiotische Therapie mit einem Tetracyclin- oder Erythromycinpräparat über 14 Tage eingeleitet (Tabelle 14.5). Die Dosis kann bei Verdacht auf eine aszendierende Chlamydieninfektion erhöht werden. Wegen geringerer Effektivität bleiben Fluorochinolone Mittel der 2. Wahl. Insbesondere bei rezidivierenden Infektionen muß wegen der sexuellen Übertragbarkeit der Keime eine Partnertherapie eingeleitet werden. Da durch eine Obstruktion der prostatischen Ausführungsgänge ein Erregernachweis fehlschlagen kann, ist ein Kurs einer probatorischen Antibiotikatherapie akzeptiert. Es besteht jedoch Übereinstimmung darüber, daß bei persistierenden Beschwerden weitere Antibiotikagaben nicht gerechtfertigt sind. Die weitere Therapie bleibt rein symptomatisch und zielt auf eine Verbesserung der Sekretdrainage und eine Linderung der Entzündungssituation.

14.6.3.2 Phytotherapie

Obwohl häufig Phytotherapeutika bei der NBP gegeben werden, ist ihr Nutzen fraglich. Am besten untersucht ist Cernilton®, ein Roggenpollenextrakt. Zwar haben erste klinische Studien eine Besserung der Symptome ergeben (Buck et al. 1989; Ruggendorff et al. 1993), prospektive doppelblind randomisierte Studien wurden jedoch nicht abgeschlossen.

14.6.3.3 Hyperthermie

Die lokale Hyperthermie wurde als geeignete Therapie zur Linderung prostatitischer Symptome diskutiert. Eine Reihe unkontrollierter Studien deutete dabei einen möglichen therapeutischen Ansatz an; doppelblind randomisierte Studien sind jedoch selten. Während die transrektale Hyperthermie keinen Vorteil gegenüber der Placebotherapie aufwies (Hinz et al. 1993), konnte bei der transurethralen Mikrowellentherapie mit einem neu entworfenen, standardisierten Fragebogen erstmals bei 20 Patienten über ein mittleres Follow-up von 21 Monaten eine Linderung des Symptomendrucks gegenüber der Placebobehandlung bei einem Teil der Patienten erzielt werden (Nickel u. Sorensen 1996). Ob dieser Erfolg bei einer größeren Patientenzahl in einem längeren Nachbeobachtungsintervall nachzuvollziehen ist, bleibt weiteren Studien vorbehalten.

14.6.3.4 Therapie der infravesikalen Obstruktion

Begleitende anatomische Veränderungen wie Harnröhren- oder Blasenhalsengen bedürfen unseres Erachtens einer adäquaten chirurgischen Therapie, obwohl eindeutige Ergebnisse zur Linderung des Symptomendrucks in der Literatur fehlen. Bei Patienten mit funktionellen Blasenentleerungsstörungen haben sich zur Relaxation des Sphincter internus neue selektive α-Rezeptorenblocker wie Alfuzosin bewährt (de la

Rosette et al. 1992), die objektive Flowkriterien und subjektive Symptome verbessern können. Tranquilizer und Muskelrelaxantien können Beschwerden reduzieren und über eine Relaxation des Beckenbodens die Blasenentleerung erleichtern (Colleen u. Mårdh 1990). Die Akkumulation von Tranquilizern im Körper und die Gefahr der Abhängigkeitsentwicklung relativiert ihren Einsatz insbesondere als Langzeitmedikation.

14.6.3.5 Allopurinol

Über den theoretischen Hintergrund einer abakteriellen Entzündung der Prostata durch Influx stickstoffhaltiger Urinbestandteile in die Prostatagänge wurde bereits in 14.4.3 diskutiert. Konsequent wurde versucht, durch eine Senkung der Harnstoffmetabolite eine Beschwerdebesserung zu erreichen (Persson u. Ronquist 1996). Gemessen an einem Nachbeobachtungsintervall von 7 Monaten fand sich bei dieser prospektiven, randomisierten Doppelblindstudie in standardisierten Beschwerdefragebögen eine signifikante Besserung des Beschwerdedrucks. Die empfohlene Dosis wurde mit initial 2mal 300 mg/d, dann 1mal 300 mg/d angegeben.

14.6.3.6 Antiphlogistika

Der Erfolg einer antiinflammatorischen Therapie wird kontrovers gesehen. Während einige Autoren ihren Nutzen als enttäuschend bewerten (Thin 1986), betonen andere (Colleen u. Mårdh 1990) ihren Stellenwert bei Patienten, bei denen die Beschwerden im Vordergrund stehen. Meares (1990) bevorzugt Ibuprofen als Kurzzeittherapie zur Symptomlinderung. Auch über den Erfolg einer Kombination von chinesischen Kräuterextrakten mit konventionellen Antiphlogistika wurde berichtet (Ikeuchi 1990).

14.6.4 Prostatodynie

Nur bei ca. der Hälfte der Patienten mit „prostatitischen Beschwerden" lassen sich mit der beschriebenen Diagnostik objektiv faßbare Korrelate einer Entzündung erheben. Aufgrund der bisher noch ungeklärten Ätiologie bestehen auch keine einheitlichen Therapiestrategien. Aus urologischer Sicht erscheint relevant, daß begleitende funktionelle Blasenentleerungsstörungen nach Ausschluß anatomischer Veränderungen einer medikamentösen Therapie mit α-Rezeptorenblockern zugeführt werden. Auch hier haben sich neue, selektive α_1-Blocker, z. B. Terazosin, durchgesetzt (Neal u. Moon 1994). Bei Patienten mit Spannungsmyalgien des Beckenbodens wird eine Therapie mit Benzodiazepinen, allein oder in Kombination mit einem α-Blocker bevorzugt. Patienten mit anogenitalem Symptomenkomplex sollten zur Sanierung von Veränderungen, die ebenfalls prostatitisähnliche Symptome hervorrufen können, einem Proktologen zur Mittherapie zugewiesen werden.

Die Abgrenzung psychosomatischer Probleme stellt eine der wichtigsten Herausforderungen an den mit der Prostatitis befaßten Urologen dar. Insbesondere bei lange bestehenden sexuellen Problemen, Erwartungsangst und Partnerproblemen sollte frühzeitig eine psychotherapeutische Therapie eingeleitet werden. Ebenfalls diskutiert wird ein Erklärungsmodell, das die Prostatodynie als Folge von Streß begreift. Folgerichtig konnte eine Therapie, die sich als Anleitung zur Streßreduktion verstand, bei über 80% der Patienten eine Beschwerdebesserung erreichen (Miller 1988). Eine antibiotische Therapie darf bei der Prostatodynie keinesfalls angewandt werden, um die Patienten nicht auf nichtexistierende somatische Ursachen ihrer Erkrankung zu fixieren.

14.7 „Male Accessory Gland Infection"

Die Entzündung der Bläschendrüsen (Vesikulitis) verläuft zumeist mit einer Prostataentzündung unter Beteiligung der hinteren Harnröhre als „Prostatourethrovesikulitis". Daher wurde auch von einer „männlichen Adnexitis" gesprochen. Eine neuere Definition der WHO (1993), die von einer „male accessory gland infection" (MAGI) spricht, versucht, anhand einer Kombination möglicher Veränderungen diesen Begriff genauer einzugrenzen (Tabelle 14.6). Seminalplasmamarker (Zalata et al. 1995; Übersicht in Ludwig et al. 1994a) sollen zusätzlich bei der Abgrenzung einer MAGI helfen (Tabelle 14.7). Trotz dieses komplexen Ansatzes einer Objektivierung und Einordnung bleibt die Definition einer männlichen Adnexitis unscharf. In jedem Fall sollte eine Urethritis als möglicher Entzündungsfocus sicher ausgeschlossen sein. Ätiologie, Pathogenese, Diagnostik und Therapie der nichtspezifischen Vesikulitis sind mit dem Krankheitsbild der Prostatitis identisch und wurden in den entsprechenden Kapiteln diskutiert.

Als klassisches Leitsymptom einer Vesikulitis gilt die Hämatospermie, die als sichtbar blutiges Sperma definiert ist. Andererseits ist die häufigste Ursache der Hämatospermie die Vesikulitis; aber auch eine benigne Prostatahyperplasie, kongeni-

Tabelle 14.6. Kriterien zur Definition einer „Male Accessory Gland Infection" (MAGI) (WHO 1993)

A	Anamnese und körperliche Zeichen	Anamnese von Harnwegsinfektion und/oder Epididymitis und/oder sexuell übertragbarer Erkrankung und/oder verdickten oder schmerzhaften Nebenhoden und/oder verdicktem Ductus deferens und/oder pathologischer digitorektaler Untersuchung
B	Prostatasekret	Pathologisches Prostatasekret und/oder Urin nach Prostatamassage
C	Ejakulatveränderungen	$\geq 10^6$ Leukozyten/ml; Ejakulatkultur mit signifikantem Wachstum pathogener Keime; pathologisches Aussehen und/oder Viskosität und/oder pH und/oder Biochemie des Seminalplasmas
Beweisende Kombinationen	–	1 Zeichen aus A + 1 Zeichen aus B
–	–	1 Zeichen aus A + 1 Zeichen aus C
–	–	1 Zeichen aus B + 1 Zeichen aus C
–	–	2 Zeichen aus C in *jedem* Ejakulat

Tabelle 14. 7. Seminalplasmamarker, pathologische Werte bei MAGI (Zalata et al. 1995; Übersicht in Ludwig et al. 1994a)

Art	Name	Wert
Entzündungsmarker	Elastase	>250 ng/ml mäßige Entzündung, >1000 ng/ml massive Entzündung
–	Interleukin-6	>45,3 pg/ml
–	Komplement C3	>0,0075 g/l
–	Coeruloplasmin	>0,0075 g/l
Sekretionsmarker	Fruktose	<13 µmol/Ejakulat (Bläschendrüsen)
–	Zitrat	<250–800 mg/dl (Prostata)
–	α-Glucosidase	<20 mU/Ejakulat (Nebenhoden)

tale zystische Veränderungen im Bereich der hinteren Harnröhre und der Bläschendrüsen, hämorrhagische Diathesen und schwere Hypertension sollen eine Disposition für diese Symptomatik darstellen (Weidner et al. 1991b). Darüber hinaus muß von einem hohen Anteil idiopathischer Fälle (essentielle Form) ausgegangen werden. Primäre Bläschendrüsenmalignome als Ursache dieses Symptoms sind zu vernachlässigen.

Die Therapie der Prostatovesikulitis erfolgt nach den Regeln der Prostatitisbehandlung. Die Therapie der Hämatospermie richtet sich nach dem Grundleiden; symptomatisch bewähren sich antifibrinolytisch wirksame Substanzen.

Literatur

Baert L, de Ridder D (1994) In loco antibiotics in chronic bacterial prostatitis. In: Weidner W, Madsen PO, Schiefer HG (eds) Prostatitis. Springer, Berlin Heidelberg New York Tokyo, pp 191–196

Berger RE, Krieger JN, Kessler D, Ireton RC, Cose C, Holmes KK, Roberts PL (1989) Case control study of men with suspected chronic idiopathic prostatitis. J Urol 141: 328

Berger RE, Krieger JN, Rothman I, Muller CH, Hillier SL (1997) Bacteria in the prostate tissue of men with idiopathic prostatic inflammation. J Urol 157: 863

Blenk H, Hofstetter A (1991) Complement C3, coeruloplasmin and PMN elastase in the ejaculate in chronic prostato-adnexitis and their diagnostic value. Infection 19 (Suppl 3): 138–140

Brähler E (1994) Complaint complexes and psychosomatic aspects. In: Weidner W, Madsen PO, Schiefer HG (eds) Prostatitis. Springer, Berlin Heidelberg New York Tokyo, pp 40–48

Bruce AW, Reid G (1989) Prostatitis associated with C. trachomatis in six patients. J Urol 142: 1006

Buck AC, Rees RWM, Ebeling L (1989) Treatment of chronic prostatitis and prostatodynia with pollen extract. Brit J Urol 64: 496

Clements R, Griffiths GJ, Peeling WB (1994) Ultrasonographic features of prostatitis. In: Weidner W, Madsen PO, Schiefer HG (eds.) Springer, Berlin Heidelberg New York, Tokyo, pp 66–90

Colleen S, Mårdh PA (1990) Prostatitis. In: Holmes KK, Mårdh PA, Sparling PF, Wiesner PJ (eds) Sexually transmitted diseases, 2nd edn. McGraw-Hill, New York, pp 653–661

Conradi G, Bucsek M, Pánovics J, Verebélyi A, Kardos M, Kádár M, Frang D (1996) Detection of Chlamydia trachomatis in the prostate by in-situ hybridization and by transmission electron microscopy. Int J Androl 19: 109

de la Rosette JJMCH, Karthaus HFM, van Kerrebroeck PEVA, de Boo T, Debruyne FMJ (1992) Research in "prostatitis syndromes": the use of alfuzosin (a new α_1-receptor-blocking agent) in patients mainly presenting with micturition complaints of an irritative nature and confirmed urodynamic abnormalities. Eur Urol 22: 222

de la Rosette JJMCH, Hubregtse MR, Meuleman EJH, Stolk-Engelaar MVM, Debruyne FMJ (1993) Diagnosis and treatment of 409 patients with prostatitis syndromes. Urology 41: 301

Doble A, Thomas BJ, Walker MM, Harris JRW, Witherow R, Taylor-Robinson C (1991) The role of Chlamydia trachomatis in chronic abacterial prostatitis: a study using ultrasound guided biopsy. J Urol 141: 332

Drach GW, Meares EM, Fair WR, Stamey TA (1978) Classification of benign diseases associated with prostatic pain: prostatitis or prostatodynia. J Urol 120: 266

Eykyn S, Bultitude MI, Mayo ME, Lloyd-Davies RW (1974) Prostatic calculi as a source of recurrent bacteriuria in the male. Brit J Urol 46: 527

Granados EA, Riley G, Salvador J, Vicente J (1992) Prostatic abscess: diagnosis and treatment. J Urol 148: 80

Hinz A, Baumann M, Tauber R (1993) Lokale Hyperthermie bei chronischer, abakterieller Prostatitis. Akt Urol 24: 16

Ikeuchi T (1990) Clinical studies on chronic prostatitis and prostatitis-like syndrome. IV. The Kampo treatment for intractable prostatitis. Hinyokika Kyo 36: 801

Krause W (1994) Prostatitis and male infertility. In: Weidner W, Madsen PO, Schiefer HG (eds) Prostatitis. Springer, Berlin Heidelberg New York Tokyo, pp 91–109

Krieger JN, Riley DE, Roberts MC, Berger RE (1996) Prokaryotic DNA sequences in patients with chronic idiopathic prostatitis. J Clin Microbiol 34: 3120

Lomas DA, Natin D, Stockley RA, Shahmanesh M (1993) Chemotactic activity of urethral secretions in men with urethritis and the effect of treatment. J Infect Dis 167: 233

Lowentritt JE, Kawahara K, Human LG, Hellstrom WJG, Domingue GJ (1995) Bacterial infection in prostatodynia. J Urol 154: 1378

Ludwig M, Kümmel C, Diemer T, Ringert RH (1994a) Ejakulatinfektionen durch sexuell übertragbare Erreger. Urologe A 33: 203

Ludwig M, Weidner W, Schroeder-Printzen I, Zimmermann O, Ringert RH (1994b) Transrectal prostatic sonography as a useful diagnostic means in patients with chronic prostatitis or prostatodynia. Brit J Urol 73: 664

Ludwig M, Schroeder-Printzen I, Schiefer HG, Weidner W (1995) Immunologische Aspekte der akuten und chronischen Prostatitis. Akt Urol 26: 221

Ludwig M, Kümmel C, Schroeder-Printzen I, Ringert RH, Weidner W (1998) Evaluation of seminal plasma parameters in patients with chronic prostatitis or leukocytospermia. Andrologia 30 (Suppl 1):41

Meares EM (1986) Chronic bacterial prostatitis: role of transurethral prostatectomy (TURP) in therapy. In: Weidner W, Brunner H, Krause W, Rothauge CF (eds) Therapy of prostatitis. Zuckschwerdt, Munich, pp 193–197

Meares EM (1989) Acute and chronic prostatitis and prostatodynia. In: Fitzpatrick JM, Krane RJ (eds) The prostate. Churchill Livingstone, Edinburgh London New York Melbourne, pp 63–75

Meares EM (1990) Prostatitis. In: Chisholm GT, Fair WR (eds) Scientific foundations of urology, 3rd edn. Heinemann, London, pp 373–378

Meares EM (1992) Prostatitis and related disorders. In: Walsh PC, Retik AB, Stamey TA, Vaughan ED (eds) Campbell's Urology, 6th edn. WB Saunders, Philadelphia, pp 807–822

Meares EM (1993) Nonbacterial prostatitis and prostatodynia. In: Lepor H, Lawson RK (eds) Prostate diseases. WB Saunders, Philadelphia, pp 419–424

Meares EM, Stamey TA (1968) Bacteriologic localization patterns in bacterial prostatitis and urethritis. Invest Urol 5: 492–518

Mikisch G, Eschner R, Tschada R, Alken P (1989) Die konservative Behandlung des Prostataabszesses. Akt Urol 20: 205

Miller HC (1988) Stress-prostatitis. Urology 32: 507

Neal DE, Moon TD (1994) Use of terazosin in prostatodynia and validation of a symptom score questionnaire. Urology 43: 460

Nickel JC (1998) Prostatitis: considerations for the next millenium. Current Opinion in Urology 8:31

Nickel JC, Sorensen R (1996) Transurethral microwave thermotherapy for nonbacterial prostatitis: a randomized double-blind sham controlled study using new prostatitis specific assessment questionnaires. J Urol 155: 1950

Patel U, Rickards D (1994) The diagnostic value of colour doppler flow in the peripheral zone of the prostate, with histological correlation. Brit J Urol 74: 590

Persson BE, Ronquist G (1996) Evidence for a mechanistic association between nonbacterial prostatitis and levels of urate and creatinine in expressed prostatic secretions. J Urol 155: 958

Persson BE, Ronquist G, Ekblom M (1996) Ameliorative effect of allopurinol on nonbacterial prostatitis: a parallel double-blind controlled study. J Urol 155: 961

Pfau A (1991) The treatment of chronic bacterial prostatitis. Infection 19 (Suppl 3): 160

Pfau A (1994) The treatment of chronic bacterial prostatitis: principles and management. In: Weidner W, Madsen PO, Schiefer HG (eds) Prostatitis. Springer, Berlin Heidelberg New York Tokyo, pp 158–174

Pott W, Junk M, Pauli U, Wirsching M, Weidner W (1988) Psychosomatische Aspekte der chronischen Prostatitis. Prax Klin Verhaltensmed Reha 1: 45

Rugendorff EW, Weidner W, Ebeling L, Buck AC (1993) Results of treatment with pollen extract (Cernilton N) in chronic prostatitis and prostatodynia. Brit J Urol 71: 433

Shortliffe LMD, Sellers RG, Schachter J (1992) The characterization of nonbacterial prostatitis: search for an etiology. J Urol 148: 1461–1466

Stamey TA (1988) Prostatitis. J R Soc Med 74: 22

Thin RN (1986) Treatment of non-bacterial prostatitis. In: Weidner W, Brunner H, Krause W, Rothauge CF (eds) Therapy of prostatitis, Bd 11. Klinische und experimentelle Urologie. Zuckschwerdt, München, pp 145–148

Tsunekawa T, Kumamoto Y (1989) A study of IgA. IgG titers for C. trachomatis in serum and prostatic secretion of chronic prostatitis. Kansenshogaku Zasshi 63: 170

Veneziano S, Pavlica P, Mannini D (1995) Color doppler ultrasonographic scanning in prostatitis: clinical correlation. Eur Urol 28: 6

Weidner W (1984) Moderne Prostatitisdiagnostik. In: Schmiedt E, Altwein JE, Bauer HW (Hrsg) Klinische und experimentelle Urologie. Zuckschwerdt, München

Weidner W, Ebner H (1985) Cytological analysis of urine after prostatic massage (VB3) – a new technique for a discriminating diagnosis of prostatitis. In: Brunner H, Krause W, Rothauge CF, Weidner W (eds) Chronic prostatitis. Clinical, microbiological, cytological and immunological aspects of inflammation. Schattauer, Stuttgart New York, pp 141–151

Weidner W, Schiefer HG (1986) Reisolation of Chlamydia trachomatis from the prostatic cells in patients affected by nonacute abacterial prostatitis (letter to the editor). J Urol 136: 690

Weidner W, Schiefer HG (1988) Urethro-Adnexitis des Mannes und sexuell übertragbare Erreger. Urologe A 27: 123–131

Weidner W, Brunner H, Krause W (1980) Quantitative culture of Ureaplasma urealyticum in patients with chronic prostatitis or prostatosis. J Urol 124: 622

Weidner W, Jantos C, Schiefer HG (1990) Treatment of chronic bacterial prostatitis (CBP) and nonbacterial prostatitis (NBP). In: Ohkoshi, Kawamura, Shida (eds) Clinical manual of prostatitis. Kanehara, Tokyo

Weidner W, Jantos C, Schiefer HG, Haidl G, Friedrich HJ (1991a) Semen parameters in men with and without proven chronic prostatitis. Arch Androl 26: 169

Weidner W, Jantos C, Schumacher F, Schiefer HG, Meyhöfer W (1991b) Recurrent haemospermia underlying urogenital anomalies and efficacy of imaging procedures. Br J Urol 67: 317

Weidner W, Schiefer HG, Brähler E (1991c) Refractory chronic bacterial prostatitis: a reevaluation of ciprofloxacin treatment after a median follow-up of 30 months. J Urol 146: 350

Weidner W, Schiefer HG, Krauss H, Jantos C, Friedrich HJ, Altmannsberger M (1991d) Chronic prostatitis: a thorough search for etiologically involved microorganisms in 1.461 patients. Infection 19 (Suppl 3): 119

Wetterauer U (1986) Recommended biochemical parameters for routine semen analysis. Urol Res 14: 241

Wirth B, Loch T, Weichert-Jacobsen K, Wand H (1993) Therapie von Prostataabszessen durch Einlage einer Pigtaildrainage unter transrektaler Sonographiekontrolle. Urologe A 32: 482

World Health Organization (1992) WHO laboratory manual for the examination of human semen and semen-cervical mucus interaction. Cambridge University Press, New York

World Health Organization (1993) WHO manual for the standardized investigation and diagnosis of the infertile couple. Cambridge University Press, Cambridge, pp 37–38

Zalata A, Hafez T, van Hoecke MJ, Comhaire F (1995) Evaluation of β-endorphin and interleukin-6 in seminal plasma of patients with certain andrological diseases. Hum Reprod 10: 3161

15 Perioperative Antibiotikaprophylaxe bei offenen urologischen Operationen

M. Siebels und S. Strasser

15.1 Einleitung

Die perioperative Antibiotikaprophylaxe wird bereits seit langem in allen operativen Fächern kontrovers diskutiert. Die Gründe hierfür sind vielfältig und hängen mit dem Fehlen prospektiver randomisierter Studien, geringen Fallzahlen, der Verwechslung der Begriffe Bakteriurie und Infektion, mangelnder Unterscheidung der einzelnen Arbeiten zwischen Prophylaxe und Therapie als auch mit Wissensdefiziten der behandelnden Ärzte hinsichtlich Pharmakokinetik und Pharmakodynamik der Antibiotika sowie der Pathogenitätseigenschaften der verschiedenen Bakterien und Unterschätzung des infektiösen Hospitalismus zusammen.

Da es sich bei dem Thema der „perioperativen Antibiotikaprophylaxe" nicht nur um ein medizinisches, sondern auch um ein gravierendes wirtschaftliches Problem handelt, ist man in der Urologie zunehmend bemüht, durch neue randomisierte, prospektive Studien, vor allem bei transurethralen Eingriffen an Prostata und Harnblase, Klarheit zu schaffen. Leider gibt es bislang nur wenige gut designte Studien, die das Problem der Prophylaxe bei *offenen urologischen Eingriffen* behandeln (Chodak u. Plaut 1979).

Während zur perioperativen Prophylaxe bei transurethralen Eingriffen im nächsten Kapitel Stellung genommen wird, soll im folgenden anhand eines kritischen Überblicks der aktuellen Literatur versucht werden, den Nutzen einer perioperativen Antibiotikaprophylaxe bei offenen Operationen in der Urologie zu bewerten.

Die perioperative Prophylaxe in der Chirurgie ist definiert als Verabreichung von antimikrobiellen Substanzen ohne Nachweis einer vorbestehenden Infektion, um postoperative, infektiöse Komplikationen zu vermeiden. Dabei sind in der Urologie in der Regel Wundinfektionen oder Infektionen des unteren und oberen Harntraktes von mehrheitlicher Bedeutung.

Die Empfehlung einer Prophylaxe muß sich generell an verschiedenen Entscheidungskriterien orientieren, wie Häufigkeit und Schwere der zu vermeidenden

Komplikationen, Wirksamkeit der Prophylaxe, Risiken bei breiter Anwendung der Prophylaxe und nicht zuletzt an Kosten-Nutzen-Überlegungen.

Operative Eingriffe lassen sich in Anlehnung an die 1964 vom amerikanischen National Research Council entwickelte Klassifikation (Cruse u. Foord 1980) in 4 Kategorien einteilen (Tabelle 15.1):

1. Saubere Operationen, d. h. ohne bakterielle Kontamination des Operationssitus und ohne Eröffnung von Hohlorganen haben eine Infektionsrate von 1–2%.
2. Sauber (kontaminierte) Operationen mit Eröffnung eines Hohlorganes, aber ohne wesentliche bakterielle Kontamination führen in ca. 8–10% zu Wundinfektionen.
3. Bei kontaminierten Operationen, d. h. Kontamination der Wunde mit signifikanten Keimzahlen, kommt es in 15% und bei
4. „schmutzigen" Operationen mit Eingriffen bei perforierten Hohlorganen oder Eiter im Operationsgebiet in bis zu 40% der Fälle zu Wundinfektionen.

Diese Klassifikation bietet eine nützliche Entscheidungshilfe für die Anwendung einer perioperativen Prophylaxe. Allgemein läßt sich sagen, daß kontaminierte und verschmutzte Wunden überwiegend eine Domäne der *Antibiotikatherapie* darstellen, während sauber bis kontaminierte und in Einzelfällen auch saubere Wunden das Indikationsfeld für eine perioperative Prophylaxe bilden (s. Tabelle 15.1).

Die Häufigkeit von Wundinfektionen hängt aber nicht nur von der Art der Operation, sondern auch von Merkmalen des Patienten, des Operationsteams und der

Tabelle 15.1. Klassifikation der operativen Eingriffe. (Mod. nach Cruse u. Foord 1980)

Kategorie	Häufigkeit [%]	Infektionsrate [%]	Definition	Prophylaxe
(I) Sauber (Nephrektomie, Orchiektomie, äußeres Genitale, Varikozelenoperation)	75	1,5	Elektiver Eingriff ohne Eröffnung kontaminierter Hohlorgane	Keine, Ausnahmen: Fremdkörperimplantation, Transplantationen
(II) Sauber – kontaminiert (Ureterolithotomie, Pyelolithotomie, Prostataoperation)	15	7,7	Elektiver Eingriff am Respirations-, Urogenital- oder oberen Gastrointestinaltrakt	Nur bei Risikopatienten und ggf. Prostataoperation
(III) Kontaminiert (Zystektomie und Harnableitung mit Darmeröffnung)	5	15,2	Eröffnung infizierter Hohlorgane, z.B. kolorektale Chirurgie	Prophylaxe
(IV) Wundoperation (akutes Trauma, Conduit ohne Darmvorbereitung)	5	40,0	Ausgedehnte fäkale Kontamination oder Traumen mit ausgedehnter Weichteilkontusion	Prophylaxe und postoperative Behandlung

Patientenindividuelle Faktoren, die das postoperative Infektionsrisiko erhöhen können

- Weibliches Geschlecht
- Schwangerschaft
- Höheres Alter
- Fettleibigkeit
- Malnutrition
- Schwere Begleiterkrankungen (z. B. hämatologische Erkrankungen)
- Diabetes mellitus
- Immunsuppression
- Maligne Erkrankungen
- Rezidivierende Harnwegsinfekte
- Prostatitis
- Langer präoperativer Hospitalismus

Operationsumstände ab. Sowohl patientenindividuelle Faktoren (s. Übersicht) als auch patientenunabhängige Faktoren (z. B. Katheter, Drainagen, Fremdmaterial) können für ein erhöhtes postoperatives Infektionsrisiko sorgen und die Anwendung einer Antibiotikaprophylaxe beeinflussen. So erhöht sich z.B. die Infektionsgefahr bei länger liegenden Dauerkathetern pro Tag um jeweils 10% (Stamm 1981).

Als weiteres Entscheidungskriterium für oder wider eine perioperative Prophylaxe gilt die Schwere der zu vermeidenden Komplikation. Die Wundinfektion ist normalerweise keine schwerwiegende Komplikation. Meist handelt es sich um ein lokales Problem, das durch Eröffnen der Wunde und eine suffiziente Drainage behoben werden kann, so daß eine systemische Antibiose nicht notwendig ist.

Schwere Komplikationen wie Peritonitis, Sepsis oder Anastomoseninsuffizienz begründen dagegen eine perioperative Prophylaxe auch bei geringer Inzidenz. Allerdings konnte die Verhinderung dieser schweren Komplikationen durch eine Antibiotikaprophylaxe bislang in keiner Studie eindeutig belegt werden. Ebenfalls fehlen bisher sichere Daten, die die Wirksamkeit prophylaktisch gegebener Antibiotika gegenüber anderen postoperativen Infektionen wie Pneumonien und Harnwegsinfekten nachweisen.

Bei sog. sauberen Operationen ist eine perioperative Prophylaxe in der Regel nicht erforderlich (Ausnahmen z. B. Fremdkörperimplantation oder Transplantation), da das Kriterium einer hohen Inzidenz postoperativer Infektionen in diesem Fall nicht zutrifft. Trotzdem wird diese Vorgabe nur selten beachtet, wie Crossley u. Gardner 1981 in einer Multicenterstudie zeigen konnten: Danach wurden etwa 50% der untersuchten perioperativen Prophylaxen bei den sog. sauberen Operationen angewendet, wodurch unnötige Risiken für die Patienten und Kosten für die Allgemeinheit entstanden (Tabelle 15.2).

Die wissenschaftliche Grundlage für die Anwendung einer perioperativen Antibiotikaprophylaxe ergab sich aus Tierversuchen von Miles aus den 60er Jahren: Durch die prophylaktische Gabe von Antibiotika konnten trotz gezielten Einbringens von Bakterien in Hautverletzungen bei Meerschweinchen Wundinfektionen verhindert werden. Wichtigste Aussage dieser Studie war jedoch, daß der Zeitpunkt der Antibioti-

Tabelle 15.2. Wundklassifikation bei chirurgischen Disziplinen

Disziplin (n)[a]	n [%]			
	Sauber	Sauber – kontaminiert	Kontaminiert	Schmutzig
Gefäß- und Herzchirurgie (62)	53 (86)	8 (13)	1 (1)	–
Kinderchirurgie (20)	4 (20)	10 (50)	5 (25)	1 (5)
Allgemeinchirurgie (232)	119 (51)	98 (42)	10 (4)	5 (2)
Neurochirurgie (29)	28 (97)	1 (3)	–	–
Gynäkologie (128)	24 (19)	101 (79)	3 (2)	–
Ophthalmologie (15)	15 (100)	–	–	–
Zahn-/Mund-/Kieferchirurgie (40)	2 (5)	35 (88)	2 (5)	1 (3)
Orthopädie (265)	216 (82)	6 (2)	36 (14)	7 (3)
HNO (86)	34 (40)	47 (55)	4 (5)	1 (1)
Plastische Chirurgie (19)	7 (37)	5 (26)	6 (32)	1 (5)
Urologie (125)	12 (10)	108 (86)	5 (4)	–
Total (1021)	514 (50)	419 (41)	72 (7)	16 (2)

[a] Anzahl der Operationen nach Crossley u. Gardner 1981.

kagabe entscheidend für deren prophylaktische Wirkung war. So war die Antibiotikagabe ineffektiv, wenn sie 3–4 h nach der Bakterieninokulation gegeben wurde. Ungeachtet dieser schon lange bekannten Resultate wird die perioperative Prophylaxe leider immer noch häufig zu falschen Zeitpunkten eingesetzt (Classen et al. 1992). So ist das Ergebnis der bereits oben angegebenen Studie von Crossley u. Gardner 1981 nicht verwunderlich, daß etwa 18–50% der Kosten einer perioperativen Prophylaxe gespart werden könnten, da mehr als die Hälfte der beteiligten Kliniken die Prophylaxe zu suboptimalen Zeitpunkten starteten (Tabelle 15.3).

Optimal für den Beginn einer Prophylaxe ist ein Zeitraum von 30–90 min vor Beginn der Operation. Allerdings ist die Pharmakokinetik des verwendeten Antibiotikums entscheidend (Tabelle 15.4). Es sollten ausreichende Wirkspiegel zum Zeitpunkt der Inzision und über die Operation hinaus gewährleistet sein. Bei kurz wirksamen Substanzen oder sehr lange andauernden Operationen ist die Wiederholung der Applikation sinnvoll. Eine Prophylaxe über den perioperativen Zeitraum hinaus ist nicht indiziert.

Zur Wahl des Antibiotikums ist grundsätzlich zu sagen, daß sie sich primär nach dem Keimspektrum der zu erwartenden Kontamination richten sollte. Dabei sind in der Urologie für eine Prophylaxe in der Regel Cephalosporine der 2. Generation, sog. Basiscephalosporine, oder Gyrasehemmer geeignet. Eine Kombination mit Metronidazol ist immer dann wünschenswert, wenn Anaerobier zu erwarten sind (z.B. Harnableitung mit Darmeröffnung). Von der Verwendung der Reserveantibiotika ist dringend abzuraten, da sie den Intensivstationen bzw. schwerwiegenden Infektionen zur Therapie vorbehalten bleiben sollten.

Tabelle 15.3. Zeitpunkt der perioperativen Antibiotikaprophylaxe bei verschiedenen chirurgischen Disziplinen

Disziplin (n)[a]	n (%)			
	Über 4 h Präoperativ	Genau 4 h Präoperativ	Intraoperativ	Postoperativ
Gefäß- und Herzchirurgie (62)	24 (39)	17 (27)	12 (19)	9 (15)
Kinderchirurgie (20)	6 (30)	5 (25)	4 (20)	5 (25)
Allgemeinchirurgie (232)	27 (12)	137 (59)	29 (13)	39 (17)
Neurochirurgie (29)	10 (34)	13 (45)	1 (3)	5 (17)
Gynäkologie (128)	7 (5)	76 (59)	19 (15)	26 (20)
Ophthalmologie (15)	3 (20)	1 (7)	–	11 (73)
Mund-/Zahn-/Kieferchirurgie (40)	6 (15)	9 (23)	13 (33)	12 (30)
Orthopädie (265)	26 (10)	131 (49)	64 (24)	44 (17)
HNO (86)	14 (16)	6 (7)	6 (7)	60 (70)
Plastische Chirurgie (19)	1 (5)	6 (32)	4 (21)	8 (42)
Urologie (125)	25 (20)	22 (18)	8 (6)	70 (56)
Total (1021)	149 (15)	423 (41)	160 (16)	289 (28)

[a]Anzahl der Operationen nach Crossley u. Gardner 1981.

Tabelle 15.4. Konzentration verschiedener Cephalosporine im Prostatagewebe

Cephalosporine im Prostatagewebe (Dosis jeweils 2 g i.v.-Bolusinjektion)	Vergleichende Untersuchungen mit verschiedenen Zeiten nach Antibiotikagabe [Konzentrationen in µg/g, Gewebe-Serum-Ratio in ()]		
	30 min	60 min	90 min
Cephalotin	8,5 (0,23)	4,9 (0,25)	–
Cefotaxin	8,8 (0,13)	15,3 (0,27)	22,9
Cephacetril	10,7 (0,10)	8,5 (0,13)	–
Cefoperazon	17,8 (0,22)	13,7 (0,20)	21,6
Cephapirin	20,8 (0,42)	5,5 (0,23)	–
Latamoxef	22,4 (0,18)	15,5 (0,18)	6,5
Cefradin	27,0 (0,35)	–	–
Cefuroxim	29,2 (0,22)	20,1 (0,20)	17,3
Cefsulodin	30,2 (0,54)	17,2 (0,45)	–
Cefamandol	32,9 (0,31)	17,1 (0,31)	–
Cefazedon	34,6 (0,25)	24,9 (0,28)	–
Cefmenoxim	77,8 (0,60)	37,3 (0,46)	–

Erste Daten, die den Nutzen einer perioperativen Prophylaxe belegen, stammen von Childs u. Mitarbeitern über 12 Patienten, die offen urologisch operiert wurden (Childs et al. 1983). Dabei hatte 1 von 8 Patienten (12,5 %) eine postoperative Infektion nach der Gabe von Ceftriaxon im Vergleich zu 1 von 4 Patienten in der Placebogruppe. Allerdings ist die Patientenzahl in dieser Studie zu klein, um irgendwelche Rückschlüsse bezüglich einer Antibiotikaprophylaxe ziehen zu können.

Im folgenden soll der Wert einer perioperativen Prophylaxe bei verschiedenen offenen urologischen Eingriffen dargestellt werden.

15.2 Prostatektomie

Der Nutzen einer Prophylaxe bei Patienten, die prostatektomiert werden, wird immer noch kontrovers diskutiert. In einer ersten Studie von Marshall (1960) wurde bei retropubisch prostatektomierten Patienten, die präoperativ einen sterilen Urin aufwiesen, perioperativ Penicillin und Sulfonamid eingesetzt. Marshall fand keinen signifikanten Unterschied in der Rate der postoperativ auftretenden Infektionen bei der Placebogruppe im Vergleich zu den antibiotisch behandelten Patienten. Dagegen kam es bei Patienten mit einem präoperativen positiven Urinbefund sowohl in der Behandlungs- als auch in der Placebogruppe zu einem Anstieg der Infektionsrate (35% versus 46%). Die Inzidenz von aszendierenden Infektionen in der Prophylaxegruppe war signifikant niedriger (7%) als in der Placebogruppe (20%). Jedoch unterschieden sich das Auftreten von Wundinfektionen und Infektionen des unteren Harntraktes nicht wesentlich. Diese Ergebnisse sind einerseits bemerkenswert, da das Auftreten von Infektionen des oberen Harntraktes bei Prostatektomiepatienten mit einer erhöhten Mortalität einhergeht, andererseits ist die Schlußfolgerung aus diesen Ergebnissen jedoch nicht die Forderung nach einer perioperativen Prophylaxe, sondern nach einem präoperativ sterilen Urin.

Den Zusammenhang zwischen präoperativ infiziertem Urin und Postprostatektomiewundinfektionen untersuchten auch Richter et al. (1991). Von insgesamt 150 Patienten, die offen prostatektomiert wurden, entwickelten 24% mit präoperativ infiziertem Urin eine postoperative Wundinfektion; in der Gruppe mit einem präoperativ sterilen Urin hingegen nur 9%. Wundinfektionen scheinen also bei der offenen Prostatektomie in direkter Abhängigkeit von der Qualität des präoperativen Urins zu stehen. Folglich sollte man bei der elektiven offenen Prostatektomie präoperativ einen sterilen Urin fordern.

Interessante Ergebnisse zeigt auch eine neuere placebokontrollierte Studie von Haverkorn (1984), in der 300 mg Trimethoprim kurz vor einer offenen Prostatektomie gegeben wurden. Insgesamt hatten 24% der Patienten in der Placebogruppe während der Operation positive Blutkulturen. Dagegen fand sich nur bei 9% der behandelten Patienten eine Bakteriämie. Daraus kann man zwar schlußfolgern, daß Trimethoprim wohl zur Reduktion einer Bakteriämie führt, allerdings sind die klinischen Auswirkungen dieser vermehrten Bakterienausschwemmung bislang nicht geklärt. Auch Ramsey u. Sheth (1983) wiesen nach, daß es durch die prophylaktische Gabe von Gentamycin bei 15 offen prostatektomierten Patienten mit sterilem Urin bei den behandelten Patienten zu deutlich weniger Bakteriämien kam als bei den unbehandelten. Die besten Ergebnisse waren dabei durch die Gabe einer Einzeldosis 2 h präoperativ zu erzielen. Insgesamt gesehen führte die Antibiotikaprophylaxe jedoch nicht zu einer Verringerung der Liegedauer der Patienten im Vergleich zu den unbehandelten Patienten. Dagegen konnten Prokocimer et al. (1986) durch die perioperative Prophylaxe mittels Cefotaxim bei Prostatektomie die postoperative Morbidität und die Liegedauer der Patienten reduzieren.

Cephalosporine scheinen für eine perioperative Prophylaxe im Falle der offenen Prostatektomie besonders geeignet zu sein. So konnten Martin et al. (1996) in einer Studie an 15 Patienten zeigen, daß die einmalige Gabe von 1 g Ceftriaxon 30 min vor der Operation perioperativ zu hohen pharmakologischen Wirkspiegeln in Blasengewebe und Prostatagewebe geführt hat, während in anderen Geweben (epiploisches und Bauchwandfett) nur niedrige Wirkspiegel zu messen waren.

Inwieweit die perioperative Prophylaxe auch das postoperative Infektionsrisiko senkt, ist bislang unklar, so daß man derzeit noch keine generelle Antibiotikaprophylaxe im Falle der offenen Prostatektomie postulieren kann. Wenn man jedoch bedenkt, daß es kaum ein Prostataresektat gibt, in dem nicht entzündliche Veränderungen nachweisbar sind, sollte man derzeit trotz Fehlens eindeutiger Studienergebnisse bei der offenen Prostatektomie die gleichen Indikationen einer Prophylaxe berücksichtigen, wie sie bei der TUR der Prostata inzwischen selbstverständlich sind. Hinzu kommt, daß bei dem Risiko einer Rektalverletzung, die in bis zu 9% (Borland u. Walsh 1992) bei radikaler Prostatektomie vorkommen kann, durch eine perioperative Prophylaxe (z.B. Cephalosporin alleine bzw. durch die intraoperative Kombination mit Metronidazol) das postoperative Infektionsrisiko deutlich gesenkt wird (Häggmann et al. 1996).

15.3 Zystektomie und Harnableitung

Inzwischen ist in der Literatur gut belegt, daß die Kolon- und Rektumchirurgie eine hohe Inzidenz an postoperativen Infektionen besitzt. Ohne eine antibiotische Prophylaxe sind postoperative Wundinfektionen zwischen 30–60% bekannt (Everett et al. 1962; Jekic u. Berger 1976; Rubbo et al. 1965; Willis et al. 1977). Eine signifikante Verminderung der Inzidenz postoperativer septischer Komplikationen nach darmchirurgischen Eingriffen kann durch die mechanische und antibiotische Darmvorbereitung prä-/perioperativ erreicht werden (Harbach et al. 1986; Ackermann et al. 1986).

Bei Darmeingriffen in der Urologie handelt es sich dabei in der Regel um kontinente oder nichtkontinente Urinableitungen, denen eine Zystektomie vorangegangen ist. Tanaka et al. (1991) verglichen in einer prospektiven Studie bei 35 Patienten mit totaler Zystektomie und anschließender Ileumkonduitanlage nach Bricker (n=32) bzw. Kock-Pouch-Anlage (n=3) die prophylaktische Antibiotikagabe von Kanamycin (n=24) versus Tobramycin plus Vancomycin (n=11). Dabei kam es unter der Kombinationsgabe zu keinen Infektionen, während in der Kanamycin-Gruppe die Rate postoperativer Infektionen signifikant erhöht war (Tabelle 15.5).

Aufgrund der uns bekannten Daten aus der Kolonchirurgie sollte man die perioperative Prophylaxe bei Darmeingriffen nach vorausgegangener Zystektomie in der Urologie fordern. Inwieweit eine ebensolche Prophylaxe auch bei der reinen oder Teilzystektomie relevant ist, ist bisher nicht bekannt. Leider fehlen zu diesem wichtigen Thema aussagekräftige Studien.

Tabelle 15.5. Inzidenz abdomineller Infektionskomplikationen nach totaler Zystektomie und Urinableitung mit Darmeröffnung. (Mod. nach Tanaka et al. 1991)

Abdominelle Infektionskomplikationen	Total (n=35)	Kanamycin-Gruppe (n=24)	Tobramycin-Vancomycin-Gruppe (n=11)
Wundinfektion	6 (17,1)[a]	6 (25,0)	0
Beckenabszeß	2 (5,7)	2 (8,3)	0
Wundinfektion und Beckenabszeß	2 (5,7)	2 (8,3)	0
Peritonitis	0	0	0
Total	10 (28,6)	10 (41,7)	0 (0)

[a] Prozentangaben in Klammern.

15.4 Prothetik

In der urologischen Prothetik ist zwischen Materialien, die in keimfreies Gewebe implantiert werden, und solchen, die ständig von Urin umspült werden, zu unterscheiden. Beispiele für Implantate in keimfreiem Gewebe sind Schwellkörperprothesen und die artifiziellen Sphinkter. Die derzeitige postoperative Infektionsrate liegt etwa bei 2–7% bei semirigiden und etwa 1% bei aufpumpbaren Prothesen (Maloy u. Wein 1986). Vor der prophylaktischen Nutzung von Antibiotika betrug die postoperative Infektionsrate 15% (Shelling u. Maxted 1980). Die meisten Infektionen ereigneten sich in den ersten Monaten nach Implantation, und mehr als 60% der Infektionen waren durch *Staphylococcus epidermidis* bedingt (Maloy u. Wein 1986; Kabalin u. Kessler 1988). Gramnegative Keime wurden ebenfalls in einigen Fällen gefunden (Kabalin u. Kessler 1988).

In einer retrospektiven Studie von Lynch et al. (1994) bei 188 Patienten mit Penisprothesen bei unterschiedlichsten Grunderkrankungen gingen ca. 12% der Transplantate durch Infektion verloren. Dabei waren die Infektionsraten bei Patienten mit erektiler Dysfunktion aufgrund eines Diabetes mellitus (15%) bzw. einer vaskulären Störung (4%) am höchsten. Dies konnte auch von anderen Autoren (Bishop et al. 1992) bestätigt werden. Allerdings gibt es auch gegenteilige Berichte (Kabalin u. Kessler 1988), die jedoch von zu geringen Fallzahlen ausgehen. Aufgrund ihrer Ergebnisse entwickelten Lynch et al. ein einfaches Schema, um das Risiko einer Infektion bei Penisprothesen zu verringern (s. Übersicht). Tatsächlich gelang es dadurch, in einer prospektiven Studie bei 62 Patienten das Infektionsrisiko auf 1,6% zu reduzieren (Lynch et al. 1994).

Jedoch konnten Schwartz et al. (1996) in einer aktuellen randomisierten prospektiven Studie an 20 Patienten mit Penisprothesenimplantaten zeigen, daß die prophylaktische orale Gabe von Ofloxacin (Gyrasehemmer erreichen eine hohe Schwellkörperkonzentration) im Vergleich mit Gentamycin plus Cefazolin zu vergleichbaren Ergebnissen führt, während gleichzeitig durch die orale Monotherapie die Therapiekosten deutlich gesenkt wurden. In den USA mit einem Aufkommen von ca. 25 000 Prothesenimplantationen pro Jahr hätte dies nach Schwartz et al. die imponierende Kostenersparnis von 36 Mio. US$ zur Folge.

Richtlinien zur Reduktion des Sepsisrisikos bei Penisprothesenimplantation nach Lynch et al. 1994

Präoperative Maßnahmen:
- Bad am Abend und Morgen vor der Operation
- 1. Punkt auf dem Operationsplan
- Sorgfältige Rasur

Intraoperative Maßnahmen:
- Cefuroxim und Metronidazol i.v. perioperativ
- 10 min Hautpräparation
- Gentamycin 10–20 mg pro Corpus cavernosum nach Korporotomie und Dilatation
- Handschuhwechsel vor einer Manipulation mit der sterilen Prothese

Postoperative Maßnahmen:
- Cefadroxil 500 mg/Tag und Metronidazol 400 mg/Tag oral für 48 h
- Patienten informieren bezüglich einer Antibiotikaprophylaxe bei zukünftigen Eingriffen/Manipulationen

In einer neuen Studie von Maffezzini et al. (1996) konnte durch die perioperative Gabe von Vancomycin (500 mg i.v. alle 6 h) und Gentamycin (1 mg/kg KG i.v. alle 8 h) für insgesamt 48 h bei 75 Patienten mit Schwellkörperprothesenimplantation eine postoperative Infektion zu 100% verhindert werden. Nach Walters et al. (1992) führt die Gabe von Vancomycin zu besonders hohen Wirkspiegeln im kavernösen Gewebe des Penis, während Gentamycin und Aztreonam deutlich geringere pharmakologische Spiegel aufwiesen.

Ob Patienten mit Penisprothesen bei ausgedehnten Zahnbehandlungen einer antibiotischen Prophylaxe bedürfen, wie es von der American Heart Association im Falle von Herzklappen zur Endokarditisprophylaxe empfohlen wird (Council on Dental Therapeutics and American Heart Association 1991), ist bis jetzt nicht geklärt. Zumindest scheint das Infektionsrisiko sehr gering zu sein (Little u. Rhodus 1992) und beschränkt sich auf Einzelfälle (Kabalin u. Kessler 1988).

Insgesamt gesehen scheint eine perioperative Prophylaxe, vorzugsweise mit Gyrasehemmern, aufgrund der derzeitigen Datenlage gerechtfertigt zu sein.

15.5 Nierentransplantation

Der Transplantatempfänger ist besonders empfindlich für die Entwicklung von Wundheilungsstörungen und postoperativen Infektionen. Hauptfaktor dafür ist die Urämie mit begleitender Anämie, Malnutrition und Hemmung des Immunsystems. Das Operationstrauma sowie die postoperativen Effekte der Immunsuppression, speziell der Steroide, sind gleichfalls mitverantwortlich für das erhöhte postoperative Infektionsrisiko. Weitere Faktoren wie Diabetes mellitus, Urinfisteln, Hämatome und der Gebrauch von Kadavernieren spielen ebenso eine nicht unbedeutende Rolle (Kyriakides et al. 1975). Die Inzidenz von Wundinfektionen bei Nierentransplantatempfängern, die eine konventionelle Immunsuppression mittels Azathioprin/Prednison, aber keine Antibiotikaprophylaxe erhalten, schwankt zwischen 10 und 50% (Tabelle 15.6). Durch den Gebrauch einer perioperativen Prophylaxe kann die Gefahr einer postoperativen Infektion auf 10% und weniger reduziert werden. So gelang es Koyle et al. (1988) bei „multidrug-Protokollen" unter Einbeziehung eines Aminoglycosids bei einem großen Patientenkollektiv die Infektionsraten auf 1–2% zu senken (s. Tabelle 15.6). Eine weitere, allerdings retrospektive Studie von Judson (1984) bestätigte diese Ergebnisse.

Durch die Einführung von Cyclosporin A (CyA) und dem folglich geringeren Gebrauch von Azathioprin bzw. Senkung der bislang üblichen Steroiddosen wurde auch eine Reduktion der postoperativen Infektionskomplikationen erreicht (Goodman u. Hargreave 1990). Allerdings wirkt CyA nephrotoxisch, und es wurde durch Tierversuche belegt, daß Gentamycin in Zusammenhang mit CyA synergistisch die Nierenfunktion verschlechtern kann (Whiting et al. 1983). Es sollten daher bei dem Gebrauch einer perioperativen Prophylaxe bei Nierentransplantationen Antibiotika vermieden werden, die die nephrotoxische Wirkung von CyA evtl. verstärken.

Infektionen des oberen und unteren Harntraktes als weitere häufige postoperative Komplikation nach Nierentransplantationen sind ebenfalls durch den peri- bzw. postoperativen Gebrauch von Antibiotika zu verhindern (Ghasemian et al. 1996). So werden von Conrad et al. (1994) in 13% der Nierentransplantierten Infektionskomplikationen beschrieben. Aus diesem Grunde empfehlen die Autoren eine Antibiotikaprophylaxe bis zum Zeitpunkt der Entfernung des transurethralen Katheters.

In einer Studie von Townsend et al. (1980) konnte ebenfalls durch eine perioperative Prophylaxe mit Cefamandol und Tobramycin das postoperative Infektionsrisiko im Vergleich zur unbehandelten Kontrollgruppe gesenkt werden. Allerdings zeigen die Daten ein außergewöhnlich hohes postoperatives Infektionsrisiko der Kontrollgruppe

Tabelle 15.6. Inzidenz von Wundinfektionen nach Nierentransplantation. (Nach Koyle et al. 1988)

Quelle	Prophylaxe	Inzidenz [%]
Kelly et al. 1967	Keine	32
Moore u. Hume 1969	Keine	56
Banowsky et al. 1974	Keine	11,5
–	Lokale Antibiose	1,9
Kyriakides et al. 1975	Lokale Spülung und IV Penicillin	6,1
Tilney et al. 1978	Keine	25
–	IV Ampicillin, Oxacillin, Gentamycin	1,1
Novick 1981	Keine	10,1
–	IV Ampicillin, Nafcillin, Tobramycin	1,1
Muakkassa et al. 1983	Antibiotische Spülung und IV Cefazolin	11,3
Koyle et al. 1988	Cefoperazon, Azathioprin	12,1
–	Cefoperazon, Cyclosporin (einzige Studie, die Cyclosporin einsetzt, alle anderen benutzen High-dose-Azathioprin)	1,7

von 94%, so daß zwar eine Reduktion der Infektionen der behandelten Patienten erreicht wird, die aber mit 70% immer noch sehr hoch erscheint.

Inzwischen hat sich aufgrund der in den letzten Jahren durchgeführten verbesserten Studienprotokolle die perioperative Prophylaxe in der Transplantatchirurgie durchgesetzt. Durch die Entwicklung neuer, selektiv wirkender Immunsuppressiva wird in Zukunft das Infektionsrisiko von Transplantierten weiter sinken. Wegen der Immunsuppression bei Nierentransplantierten sollten endoskopische Eingriffe ebenfalls grundsätzlich unter Antibiotikaschutz durchgeführt werden.

15.6 Urologische Refertilisierung

Während bei Eingriffen im Bereich des Skrotums eine perioperative Prophylaxe bislang nicht gerechtfertigt ist, scheint sie jedoch bei Operationen wie der Vasovasostomie oder der Vasoepididymostomie zu einer Verbesserung des postoperativen Ergebnisses zu führen. Gerade bei diesen Operationen können selbst kleine Wundinfektionen zu einer Zerstörung der mikroskopisch kleinen Anastomosen führen und die Chance einer Refertilisierung deutlich vermindern. Daher ist eine perioperative Prophylaxe bei diesen Eingriffen trotz bisher fehlender prospektiver Studien zu empfehlen. Klotz und Mitarbeiter konnten in einer kürzlich erschienenen Arbeit zeigen, daß speziell die Gabe von Ampicillin und Sulbactam zu hohen Wirkspiegeln in Hoden und Nebenhoden führt (Klotz et al. 1996). Damit scheint diese Kombination bei Eingriffen in der rekonstruktiven Skrotalchirurgie besonders indiziert zu sein.

15.7 Zusammenfassung

Nach unserem derzeitigen Wissensstand können wir eine perioperative Antibiotikaprophylaxe in der Urologie bei Vorliegen von Infektionsrisikofaktoren, Operationen an Organen mit stummer Keimbesiedelung und operativen Manipulationen, bei denen die Gefahr der Keiminokulation oder Aussaat besteht, empfehlen. Dabei kommen als offene urologische Operationen hauptsächlich Prostatektomien, Zystektomien mit Darmeröffnung, Prothesenimplantationen im Bereich der Harnröhre und Nierentransplantationen in Betracht.

Ein positiver Urinbefund bedeutet immer ein erhöhtes Infektionsrisiko, so daß bei elektiven Eingriffen ein steriler Urin obligatorisch sein muß, auch wenn eine perioperative Prophylaxe in dieser Situation das postoperative Infektionsrisiko zu senken scheint.

Grundsätzlich sollte man ebenfalls bedenken, daß die großzügige prophylaktische Anwendung von Antibiotika zur Selektionierung multipel resistenter Keime in einer speziellen Umgebung führen kann. Daher ist für die perioperative Prophylaxe bei offenen urologischen Eingriffen zu fordern, daß bei jeder Anwendung die Indikation gut überlegt sei. Nur dann können die Inzidenz schwerwiegender postoperativer Komplikationen gesenkt, das operative Ergebnis entscheidend verbessert und die Liegezeiten der Patienten verringert werden, ohne den Patienten durch die Anwendung von Antibiotika unnötigen Risiken auszusetzen.

Jedoch müssen in Zukunft noch eine Vielzahl von weiteren prospektiven randomisierten Studien mit größeren Fallzahlen durchgeführt werden, um den Nutzen einer perioperativen Prophylaxe bei offenen urologischen Operationen sicher beurteilen zu können.

Literatur

Ackermann D, Suter P, Studer UE (1986) Preoperative preparation of the bowel for urological surgery: a review. Eur Urol 12: 289–293

Banowsky LH, Montie JE, Braun WE, Magnusson M (1974) Renal transplantation. III. Prevention of wound infections. Urology 4: 656–659

Bishop JR, Moul JM, Sihelnik SA, Peppas DS, Gormley TS, McLeod DG (1992) Use of glycosylated haemoglobin to identify diabetes at high risk for penile periprosthetic infections. J Urol 147: 386–388

Borland RN, Walsh PC (1992) The management of rectal injury during radical retropubic prostatectomy. J Urol 147: 905–907

Childs SJ, Wells WG, Mirelman S (1983) Antibiotic prophylaxis for genitourinary surgery in community hospitals. J Urol 130: 305–308

Chodak GW, Plaut ME (1979) Systemic antibiotics for prophylaxis in urologic surgery: a critical review. J Urol 121: 695–699

Classen DC, Evans RS, Pestotnik SL, Horn SD, Menlove RL, Burke JP (1992) The timing of prophylactic administration of antibiotics and the risk of surgical-wound infection. N Engl J Med 326: 281–286

Conrad S, Schneider AW, Gonnermann D, Ganama A, Tenschert W, Huland H (1994) Urologic complications after kidney transplantation. Experiences in a center with 539 recipients. Urologe A 33: 392–400

Council on Dental Therapeutics and the American Heart Association (1991) Prevention of bacterial endocarditis: a statement for the dental professional. J Am Dent Assoc 122: 87–92

Crossley K, Gardner LC (1981) Antimicrobal prophylaxis in surgical patients. JAMA 245: 722–726

Cruse PJ, Foord E (1980) The epidemiology of wound infection. A 10-year prospective study of 62.939 wounds. Surg Clin North Am 60: 27–40

Everett MT, Brogan TD, Nettleton J (1969) The place of antibiotics in colonic surgery: a clinical study. Br J Surg 56: 678–684

Ghasemian SMR, Guleria AS, Khawand NY, Light JA (1996) Diagnosis and management of the urologic complications of renal transplantation. Clin Transplantation 10: 218–223

Goodman CM, Hargreave TB (1990) Survey of antibiotic prophylaxis in european renal transplantation practice. Int Urol Nephrol 22: 173–179

Häggman M, Brändstedt S, Norlen BJ (1996) Rectal perforation after retropubic radical prostatectomy: occurrence and management. Eur Urol 29: 337–340

Harbach LB, Hall RL, Cockett ATK (1986) Ileal loop cutaneous urinary diversion: a critical review. J Urol 105: 511–515

Haverkorn MJ (1984) Prophylactic trimethoprim for prostatectomy. Urology 24: 414–418

Jekic M, Berger O (1976) Postoperative wound infection in colonic and rectal surgery. Chir Gastroenterol 10: 417–419

Judson RT (1984) Wound infection following renal transplantation. Aust N Z J Surg 54: 223–224

Kabalin JN, Kessler R (1988) Infectious complications of penile prosthesis surgery. J Urol 139: 953–955

Kelly WD, Lillehei RC, Aust JB et al. (1967) Kidney transplantation: experiences at the University of Minnesota hospitals. Surgery 62: 704–720

Klotz T, Braun M, Wildfeuer A, Engelmann U (1996) Penetration of ampicillin and sulbactam into human epididymis and testis. Infection 24: 372–374

Koyle MA, Ward HJ, Twomey PA, Glassock RJ, Rajfer J (1988) Declining incidence of wound infection in cadaveric renal transplant recipient. Urology 31: 103–106

Kyriakides GK, Simmons RL, Najarian JS (1975) Wound infections in renal transplant wounds: pathogenetic and prognostic factors. Ann Surg 182: 770–775

Little JW, Rhodus NL (1992) The need for antibiotic prophylaxis of patients with penile implants during invasive dental procedures: a national survey of urologists. J Urol 148: 1801–1804

Lynch MJ, Scott GM, Inglis JA, Pryor JP (1994) Reducing the loss of implants following penile prosthetic surgery. Br J Urol 73: 423–427

Maffezzini M, Capone M, Ciampalini S, De-Stefani SD, Simonato A, Carmignani G (1996) Antibiotic prophylaxis in prosthetic penile surgery: critical assessment of results in 75 consecutive patients. Int J Impot Res 8: 87–89

Maloy TR, Wein AJ (1986) Surgery of the penis. In: Walsh PC, Gittes RF, Perlmutter AD, Stamey TA (eds) Campbell's Urology 5th edn. WB Saunders, Philadelphia, pp 2896–2899

Marshall A (1960) Prophylactic antimicrobial therapy in retropubic prostatectomy. Br J Urol 31: 431–434

Martin C, Viviand X, Cottin A, Savalli V, Brousse C, Ragni E, Richaud C, Mallet MN (1996) Concentrations of ceftiaxon (1000 milligrams intravenously) in abdominal tissues during open prostatectomy. Antimicrob Agents Chemother 40: 1311–1313

Miles AA (1957) The value and duration of defense reactions of the skin. Br J Exp Pathol 38: 79–83

Moore TC, Hume DM (1969) The period and nature of hazard in clinical renal transplantation. I. The hazard to patient survival. Ann Surg 170: 1–11

Muakkassa WF, Goldman MH, Mendez-Picon G, Lee HM (1983) Wound infections in renal transplant patients. J Urol 130: 17–19

Novick AC (1981) The value of intraoperative antibiotics in preventing renal transplant wound infections. J Urol 125: 151–152

Prokocimer P, Quazza M, Gibert C et al. (1986) Short-term prophylactic antibiotics in patients undergoing prostatectomy: report of a double-blind randomized trial with 2 intravenous doses of cefotaxim. J Urol 135: 60–64

Ramsey EW, Sheth NK (1983) Antibiotic prophylaxis in patients undergoing prostatectomy. Urology 21: 376–378

Richter S, Lang R, Zur F, Nissenkorn I (1991) Infected urine as a risk factor for postprostatectomy wound infection. Infect Control Hosp Epidemiol 12: 147–149

Rubbo SD, Hughes ES, Blainey B (1965) Role of preoperative chemoprophylaxis in bowel surgery. Antimicrob Agents Chemother 5: 649–658

Schwartz BF, Swanzy S, Thrasher JB (1996) A randomized prospective comparison of antibiotic tissue levels in the corpora cavernosa of patients undergoing penile prothesis implantation using gentamicin plus cefazolin versus an oral fluoroquinolone for prophylaxis. J Urol 156: 991–994

Shelling RH, Maxted WC (1980) Major complications of silicone penile prosthesis: predisposing clinical situations. Urology 15: 131–133

Stamm WE (1981) Nosokomial infections, etiologic changes, therapeutic challenges. Hosp Pract [Off Ed] 16: 75–88

Tanaka M, Matsumoto T, Ogata N, Masuda S, Kumazawa J (1991) Preoperative oral and postoperative parental prophylaxis of wound infection in total cystectomy with ileal urinary diversion. Urol Int 47: 44–47

Tilney NL, Strom TB, Vineyard GC, Merrill JP (1978) Factors contributing to the declining mortality rate in renal transplantation. N Engl J Med 299: 1321–1325

Townsend TR, Rudolf LE, Westervelt FB, Mandell GL, Wenzel RP (1980) Prophylactic antibiotic therapy with cefamandole and tobramycin for patients undergoing renal transplantation. Infect Control 1: 93–96

Walters FP, Neal DE, Rege AB, George WJ, Ricci MJ, Hellstrom WJ (1992) Cavernous tissue antibiotic levels in penile prosthesis surgery. J Urol 147: 1282–1284

Whiting PH, Simpson JG, Thomson AW (1983) Nephrotoxicity of cyclosporine in combination with aminoglycoside and cephalosporine antibiotics. Transpl Proc (Suppl) 15: 2702–2705

Willis AT, Ferguson IR, Jones PH (1977) Metronidazole in the prevention and treatment of bacteroides infections in elective surgery. Br Med J 1: 607–610

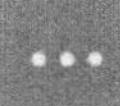

16 Perioperative Prophylaxe bei endourologischen Eingriffen

T. Gasser

16.1 Einleitung

Seit der Entdeckung des Penicillins in den 40er Jahren wurden Antibiotika immer auch aus prophylaktischen Gründen eingesetzt. Die zu Beginn hoch gesteckten Erwartungen wurden aber durch rasche Resistenzentwicklung und erhebliche Nebenwirkungen gedämpft. Die Idee der prophylaktischen Anwendung von Antibiotika zur Infektverhinderung wurde beinahe aufgegeben. Erst durch systematische Untersuchungen von Burke 1961 konnte in einer tierexperimentellen Studie gezeigt werden, daß Wundinfekte durch die prophylaktische Gabe von Antibiotika verhindert werden konnten (Burke 1961). Meerschweinchen wurde eine experimentelle Hautinzision mit Staphylokokken kontaminiert. Eine Kontrollgruppe wurde verglichen mit Tieren, die zu verschiedenen Zeiten vor und nach der Inzision Antibiotika erhielten. Die verwendeten Substanzen waren Penicillin G, Chloramphenicol, Erythromycin und Achromycin. Burke fand, daß mit Antibiotika während einer definierten, kurzen Zeitperiode Wundinfekte verhindert werden konnten. Er etablierte dadurch das bis heute gebräuchliche Schema, daß man die Prophylaxe vor und nicht später als 3 h nach Operationsbeginn anfangen sollte.

Seit Burkes Pionierarbeit haben viele klinische Studien die Wirksamkeit antimikrobieller Prophylaxe in den chirurgischen Disziplinen nachgewiesen, und für viele Operationen ist sie heute unumstritten. Dazu gehören Operationen mit hohem Infektrisiko (z. B. Kolonchirurgie), Operationen, bei denen eine Infektion mit einer hohen Mortalität vergesellschaftet ist (z. B. Herz- oder Gefäßchirurgie) oder die zu erheblicher Morbidität führen können (z. B. orthopädische Chirurgie). Demgegenüber besteht in der urologischen und speziell in der transurethralen Chirurgie eine bis heute ungelöste Kontroverse über den Nutzen der prophylaktischen Verabreichung von Antibiotika (Kaiser 1986; Grabe 1987; Gasser et al. 1987).

16.1.1 Probleme antimikrobieller Prophylaxe in der Urologie

Es gibt mehrere Gründe dafür, daß die Antibiotikaprophylaxe in der Endourologie nach wie vor umstritten ist:

1. Tierexperimentelle Studien – wie jene von Burke – können nicht ohne weiteres auf den Menschen übertragen werden. Burke führte seine Experimente an der Meerschweinchenhaut und mit grampositiven Organismen durch. Dagegen wird bei endourologischen Eingriffen meist keine Verletzung der Haut notwendig, und es ist vorwiegend mit gramnegativen Keimen zu rechnen.
2. Die Wirksamkeit der antimikrobiellen Prophylaxe ist in der Urologie viel schwieriger zu beurteilen als in den übrigen chirurgischen Disziplinen. Eine urologische Infektion ist weniger genau zu definieren als z. B. eine Wundinfektion oder ein Protheseninfekt. Eine postoperative Bakteriurie im Urin als einzige Stütze ist ein kontrovers diskutiertes Kriterium. Die Definition einer signifikanten Bakteriurie wird generell bei 10^5 Keimen/ml Urin angenommen. Verschiedene Autoren haben aber zu recht darauf hingewiesen, daß bereits Keimmengen von 10^2 oder 10^3/ml den Beginn eines Harnwegsinfektes bedeuten können (Stark u. Maki 1984).
3. Schließlich sind die meisten der infektiösen Komplikationen in der Endourologie von geringer klinischer Bedeutung und leicht zu behandeln. Es wurde deshalb vorgeschlagen, daß es sicher und zudem billiger sei, Harnwegsinfekte dann zu behandeln, wenn sie tatsächlich auftreten, dann aber resistenzgerecht und somit gezielt.

Im folgenden sollen die wichtigsten Aspekte der antimikrobiellen Prophylaxe in der Urologie diskutiert werden.

16.1.2 Pathophysiologie

Infektiöse Komplikationen nach urologischen Operationen verlaufen in der Regel in 2 Stufen. Der 1. Schritt ist die bakterielle Besiedlung des Harntraktes. Symptome können zu diesem Zeitpunkt noch sehr gering sein oder ganz fehlen. Aus der bakteriellen Besiedlung kann in einem 2. Schritt eine für den Patienten gefährliche Infektionen entstehen, z. B. Bakteriämie, Sepsis, Pyelonephritis oder Wundinfektion. Diese sequentielle Entwicklung wird deshalb besonders betont, weil Patienten mit präoperativ infiziertem Urin ein vielfach höheres Risiko für eine schwerwiegende infektiöse Komplikation aufweisen als solche mit sterilem Urin.

16.2 Definitionen

In der Literatur werden viele Begriffe unterschiedlich verwendet und oft nicht genau definiert. Eine kurze Diskussion der gebräuchlichsten Ausdrücke erscheint deshalb notwendig. Von Prophylaxe spricht man, wenn einem Patienten ohne Hinweis auf einen Infekt Antibiotika gegeben werden, um eine infektiöse Komplikation zu verhindern. Liegen Zeichen einer Infektion vor, handelt es sich um eine antibiotische Therapie.

16.2.1 Bakteriurie und Harnwegsinfekt

Der Begriff „Bakteriurie" bezeichnet lediglich, daß im Harntrakt Bakterien gefunden wurden. Die Bakteriurie kann symptomatisch oder asymptomatisch sein. Es wurde deshalb vorgeschlagen zur klaren Unterscheidung die symptomlose Bakteriurie als „Kolonisation", die symptomatische aber als „Harnwegsinfekt" zu bezeichnen.

Die am meisten verbreitete Definition der signifikanten Bakteriurie stammt von Kass und definiert die Keimzahl, ab der von einem Infekt gesprochen werden muß, als mit über 10^5 Keimen/ml Urin (Kass 1960). Diese Definition beruht auf Studien von 1960, als er nachweisen konnte, daß Frauen mit mehr als 10^5 Keimen/ml im Mittelstrahlurin eine über 80%ige Wahrscheinlichkeit für die Entwicklung eines Harnwegsinfektes aufwiesen. Eine Keimzahl unter 100 000 Keimen bedeutete mit großer Wahrscheinlichkeit eine Verunreinigung und wurde deshalb als nicht signifikant betrachtet.

Diese fast 40 Jahre alte Definition ist klinisch außerordentlich tief verwurzelt und für die tägliche Routine im Falle eines symptomatischen Harnwegsinfektes auch genügend genau. Es ist aber zu bezweifeln, daß Keimmengen unter 10^5/ml immer Kontamination bedeuten oder gar gleichzusetzen sind mit „sterilem Urin". Die Grenze der signifikanten Bakteriurie liegt deutlich tiefer. Insbesondere bei katheterisierten Patienten sind geringe Keimzahlen klinisch bedeutsam. Eine Studie an 144 Patienten mit Harnblasenkatheter offenbarte, daß eine Keimzahl von $>10^3$ Keime/ml mit ungünstigem Verlauf vergesellschaftet war (Gordon et al. 1983). Stark und Maki konnten zeigen, daß sogar Keimmengen von $>10^2$/ml die Frühphase eines Infektes bedeuten können (Stark u. Maki 1984). 96% ihrer Patienten entwickelten innerhalb von 3 Tagen einen Harnwegsinfekt.

Es ist deshalb wahrscheinlich, daß im Mittelstrahlurin ein Harnwegsinfekt bei $>10^3$ oder $>10^4$ Keimen/ml angenommen werden muß. Wichtig ist, daß jegliche Menge von Keimen, die in einer sterilen suprapubischen Punktion gefunden werden, als pathologisch betrachtet werden müssen. Die Definition der „signifikanten Bakteriurie" ist für die Beurteilung der Wirksamkeit von Prophylaxestudien sehr wichtig. Leider wird in vielen Untersuchungen gerade diese entscheidende Angabe nicht gemacht.

16.2.2 Bakteriämie, Sepsis

Die Begriffe „Bakteriämie", „Septikämie" und „Sepsis" werden in der Literatur und im klinischen Alltag oft synonym verwendet und häufig nicht genau definiert. Ähnlich wie bei der Bakteriurie wurde vorgeschlagen, den symptomlosen Bakteriennachweis in der Blutbahn als „Bakteriämie" zu bezeichnen und bei Vorliegen von Symptomen von „Septikämie" oder „Sepsis" zu sprechen. Jede auch noch so geringe Anzahl Keime im Blut ist als pathologisch zu betrachten. Da die Bakteriämie häufig vorübergehend ist, kann der Nachweis manchmal schwierig sein.

16.2.3 Nosokomiale Infektionen

Nosokomiale Infektionen, d. h. solche, die im Spital aufgetreten sind, werden bei rund 5% aller hospitalisierten Patienten gefunden (Haley et al. 1985). Von allen nosokomialen Infekten brechen mehr als 40% im Harntrakt aus. Nosokomiale Harnwegsinfekte sind somit häufiger als Wundinfekte (24%) und Infekte der Luftwege (10%). Die klinische Bedeutung der nosokomialen Harnwegsinfekte liegt in der Tatsache, daß 1% zu einer Sepsis führen und davon wiederum ca. 10% der Betroffenen versterben (Stamm et al. 1977).

Der Blasenkatheter gilt als der größte Risikofaktor für nosokomiale Harnwegsinfekte. Besonders bedeutungsvoll ist, daß sich das Keimspektrum bei hospitalisierten Patienten deutlich von denjenigen ambulanter Patienten unterscheidet (Tabelle 16.1). Zwar ist *E. coli* noch der häufigste Keim, aber schwierig zu behandelnde, sog. „Problemkeime" wie Pseudomonas, Klebsiella, Serratia und grampositive Kokken nehmen deutlich zu. Das verwendete Antibiotikum sollte die zu erwartenden Keime abdecken. Geeignet sind Cephalosporine oder neuere Chinolone (vgl. Tabelle 16.3)

Tabelle 16.1. Bakterielles Spektrum von 1276 Männern, die sich einer transurethralen Resektion der Prostata unterziehen mußten im Veterans Administration Hospital, Madison Wisconsin, USA (1973–1980). (Nach Larsen et al. 1986)

Bakterium	Prozentsatz der Infektion
Escherichia coli	35,6
Proteus mirabilis	13,4
Streptococcus	12,6
Pseudomonas	10,8
Klebsiella	9,0
Staphylococcus	8,9
Indolpositive Proteus	3,8
Enterobacter	2,7
Citrobacter	1,6
Serratia	0,9
Providencia	0,7

16.2.4 „Wundklassifikation"

1964 wurde vom amerikanischen „National Research Council" eine Wundklassifikation entsprechend der zu erwartenden Wundinfektionsrate vorgeschlagen (Tabelle 16.2; National Research Council 1964). Wunden wurden eingeteilt in „sauber", „sauber-kontaminiert", „kontaminiert" und „verschmutzt". Obwohl die Klassifikation primär für offene Wunden vorgesehen war, hat man auch endourologische Eingriffe entsprechend eingeteilt. Je nach Infektwahrscheinlichkeit wurden Prophylaxeschemata vorgeschlagen (s. 16.3).

16.2.5 Kosten und Nutzen der Antibiotikaprophylaxe

Antibiotika werden weltweit zunehmend ge- und oft mißbraucht. In einer retrospektiven Studie wurde z. B. festgestellt, daß nur gerade bei 38% der Patienten, die Antibiotika verschrieben bekamen, in den Krankenakten Hinweise auf das Vorliegen einer Infektion zu finden waren. Neben Mortalität und Morbidität von Erkrankungen spielen Kosten-Nutzen-Überlegungen im heutigen Umfeld eine zunehmend wichtigere Rolle. 1990 wurden weltweit über 15 Mia. US$ für Antibiotika alleine ausgegeben (Kunin et al. 1990). Unbedachter und ungerechtfertigter Verbrauch von Antibiotika ist deshalb ein nicht zu unterschätzender Kostenfaktor im Gesundheitswesen.

Andererseits sehen sich Ärzte in zunehmendem Maße juristischen Forderungen im Falle von Komplikationen gegenüber. Um möglichst vorsichtig zu sein, werden Antibiotika zu oft und ohne klare Indikation, sozusagen „sicherheitshalber" verschrieben.

Urologische endoskopische Operationen werden immer häufiger durchgeführt. Die transurethrale Resektion wird in den USA rund 400 000mal/Jahr durchgeführt und ist – trotz sinkender Tendenz – die zehnthäufigste aller Operationen. Es wird angenommen, daß ein nosokomialer Harnwegsinfekt den Krankenhausaufenthalt um 2,5 Tage verlängert. In der Schweiz werden geschätzte 10 000 TUR-P/Jahr durchgeführt, die ohne Prophylaxe zu ungefähr 2000 nosokomialen Harnwegsinfekten führen würden. Bei (tiefgerechneten) täglichen Behandlungskosten von 500 SFr. entstehen so zusätzliche Kosten von 2,5–3 Mio. SFr. für die Hospitalisation alleine. Demgegenüber ent-

Tabelle 16.2. Klassifikation der Wunde. (Nach National Research Council 1964 und Cruse u. Foord 1980)

Klassifikation	Definition	Wundinfektionsrate [%]
Sauber („clean")	Keine präoperative Infektion, kein Bruch in steriler Technik, kein Hohlorgan eröffnet	1,5
Sauber bis verunreinigt („clean-contaminated")	Hohlorgan eröffnet, aber minimale Kontamination	7,7
Verunreinigt („contaminated")	Hohlorgan eröffnet, massive Kontamination oder akute Entzündung, größerer Bruch in steriler Technik	15,2
Schmutzig („dirty")	Bei der Operation Pus oder perforiertes Hohlorgan gefunden	40,0
Insgesamt	–	4,7

stehen Kosten von rund 760 000 SFr., wenn jedem Patienten mit einer TUR-P eine Einmalantibiotikaprophylaxe verabreicht wird (Rechnungsgrundlage Ciprofloxacin 0,2 g i.v., Schweizer Arzneimittelkompendium 1997). Werden günstigere Medikamente wie z. B. Cotrimoxazol verwendet, werden die Kosten weiter gesenkt. Auch wenn mit einer Antibiotikaprophylaxe nicht alle Infekte vermieden werden können, ist doch offensichtlich, daß eine wirksame Prophylaxe eine enorme Kostenersparnis mit sich bringt.

16.3 Verschiedene endourologische Eingriffe

16.3.1 Blasenkatheterismus

Das Risiko für die Entstehung einer Bakteriurie nach einem Einmalkatheterismus beträgt bei einem ambulanten Patienten etwa 2%. Hospitalisierte Patienten haben ein 10mal höheres Infektrisiko. Rund 20% aller urologischen Patienten benötigen einen transurethralen Katheter. Umgekehrt sind 80% aller nosokomialen Harnwegsinfekte mit Blasenkathetern in Zusammenhang gebracht worden. Das Infektrisiko steigt mit der Dauer des Katheterismus (Abb. 16.1). Es wurde errechnet, daß das kumulative Infektrisiko etwa 5%/Tag beträgt, und daß nach rund 2 Wochen praktisch alle katheterisierten Patienten eine Bakteriurie aufweisen.

Bei einem Patienten mit liegendem Dauerkatheter können Bakterien auf dem sog. intra- oder extraluminalen Weg in die Blase gelangen. Der intraluminale Weg (d.h.

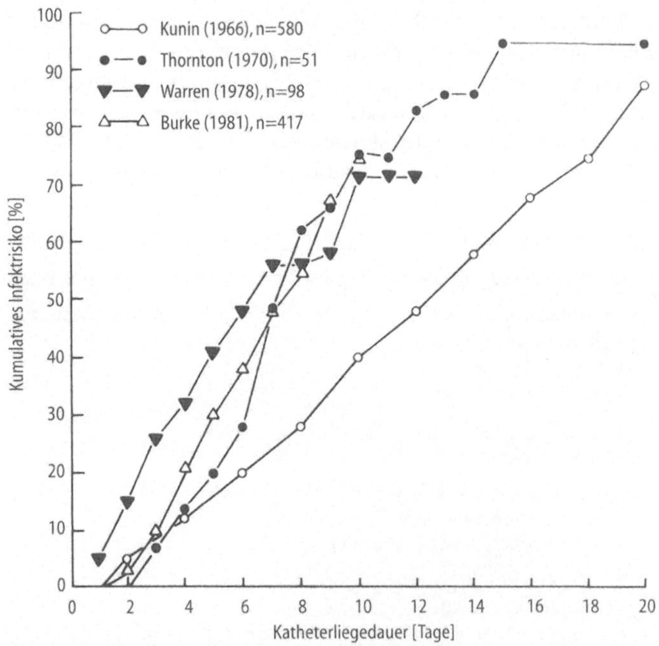

Abb. 16.1. Risikofaktor Blasenkatheter. Kumulatives Risiko von katheterisierten Patienten, einen Harnwegsinfekt zu erleiden. (Aus Gasser 1992 mit freundlicher Genehmigung)

im Lumen des Katheters) konnte durch die Einführung eines geschlossenen Ableitungssystems dramatisch von 95 auf 23% reduziert werden und gilt heute als Standard. Der extraluminale Weg (d.h. zwischen Außenseite des Katheters und Harnröhrenschleimhaut) ist heute unbestritten.

Von verschiedenen Maßnahmen zur Reduktion der aszendierenden Infektion (z. B. antibiotische Sitzbäder) haben sich nur ganz wenige für die Klinik bewährt. Die wichtigste bleibt sicher, daß die Indikation für einen Dauerkatheter klar und zurückhaltend sein muß. Aus Gründen der Bequemlichkeit oder bloß auf Wunsch des Patienten sollte kein Blasenkatheter eingelegt werden. Ein Harnblasenkatheter sollte so kurz wie möglich belassen werden. Feiertage oder Wochenende sind kein Grund für längere Liegedauer. Der Gebrauch von suprapubischen Ableitungen (z. B. Cystofix) reduziert die Anzahl der Harnwegsinfekte deutlich. Daß ein geschlossenes Ableitungssystem verwendet wird, muß heute selbstverständlich sein, und Unterbrechungen des Systems sollten soweit wie möglich reduziert werden. Instillation von Desinfizienzien, tägliche antiseptische Sitzbäder, Antibiotikasprays perineal oder meatal haben sich als wenig wirksam erwiesen. Generell gilt auch, daß durch systemische Antibiotikagabe die Bakteriurie auf Dauer nicht verhindert werden kann (Garibaldi et al. 1974). Bei Risikopatienten, die nur kurzzeitig einen Dauerkatheter benötigen, kann eine kurzzeitige Antibiotikagabe einmal gerechtfertigt sein (van der Wall et al. 1992).

16.3.2 Urethrale Dilatation

Erstaunlicherweise sind zum infektiösen Risiko bei der dilatativen Behandlung von Harnröhrenstrikturen kaum Daten publiziert. Es wird angenommen, daß das Risiko in der Regel demjenigen des einfachen Katheterismus entspricht. Bei besonders schwierigen oder traumatisierenden Dilatationen ist die antibiotische Prophylaxe angezeigt. Besonders beachtenswert ist, daß Hochrisikopatienten (künstliche Herzklappen) bei jeder transurethralen Manipulation eine antibiotische Prophylaxe benötigen (s. Tabelle 16.5).

16.3.3 Zystoskopie

Die vorsichtige Zystoskopie mit einem schmalen (16 Charrière) Endoskop sollte keine wesentliche Infektionsgefahr darstellen. In der Anfangszeit der Endoskopie, als Harnwegsinfekte, Bakteriämien und Schüttelfrost bei bis zu 20% der Patienten vorkamen, wurde die Antibiotikaprophylaxe an vielen Zentren eingeführt. Neuere Untersuchungen zeigen jedoch, daß bei sterilem Urin für eine Zystoskopie eine Antibiotikaprophylaxe in der Regel nicht notwendig ist (Manson 1988).

16.3.4 Urethrotomia interna

Die Literatur zu infektiösen Komplikationen bei interner Urethrotomie ist spärlich. Es wird aber angenommen, daß Risiko und Infektionsweg im wesentlichen denjenigen anderer transurethraler Chirurgietechniken entsprechen und deshalb antibiotisch abgedeckt werden sollte (s. unten).

16.3.5 Transurethrale Resektion von Prostatatumoren (TUR-P)

Die TUR-P ist trotz rückläufiger Tendenz nach wie vor die häufigste urologische Operation. Entsprechend sind hierzu auch die meisten Veröffentlichungen über Vor- und Nachteile antibiotischer Prophylaxe zugänglich. Beachtenswert ist, daß mit zunehmender Verbesserung der Operationstechnik chirurgische Probleme in den Hintergrund traten und die infektiösen Komplikationen die Mehrzahl aller Komplikationen nach TUR-P darstellen. Mögliche Infektquellen sind der Kontakt zwischen Auge des Operateurs und Okular des Instrumentes, die Urethra, die v. a. im distalen Drittel ein breites Spektrum von Bakterien beherbergt, die Prostata selbst, die bakteriell besiedelt sein kann, und theoretisch auch kontaminierte Spülflüssigkeit (Abb. 16.2). Mit zunehmender Verbreitung von videoassistierter TUR-P besteht das Risiko des Okular-Augen-Kontaktes praktisch nicht mehr.

Bei der TUR-P ist die Unterscheidung zwischen Patienten mit präoperativ sterilem und solchen mit infiziertem Urin von größter Bedeutung. Eine Bakteriämie nach einer TUR-P ist häufig und kann bei bis 10% aller Patienten mit sterilem Urin auftreten (Creevy u. Feeny 1954). Liegt dagegen infizierter Urin vor, finden sich positive Blutkulturen in bis zu 50% aller Patienten (Sullivan et al. 1973). Eine präoperative Bakteriurie ist ein eindeutiger Risikofaktor für postoperative, infektiöse Komplikationen, die schwerwiegende Folgen haben können (Urosepsis, septischer Schock). Es ist deshalb in der Literatur unwidersprochen, daß man jeden Harnwegsinfekt vor einer TUR-P antibiotisch behandeln muß.

Die Kontroverse dreht sich viel mehr darum, ob Patienten mit sterilem präoperativem Urin von einer Prophylaxe profitieren. In einem Übersichtsartikel waren Chodak und Plaut (1979) nicht in der Lage, klare Schlußfolgerungen aus der zur Verfügung stehenden Literatur zu ziehen. Sie forderten prospektive, randomisierte und kontrollierte Studien. Viele solcher Studien sind seither durchgeführt worden, ohne daß die Kontroverse beendet wurde.

In Tabelle 16.3 sind ausgewählte Studien aus den Jahren seit 1980 aufgeführt. Obwohl die Definition der signifikanten Bakteriurie uneinheitlich ist, ist allen Studien gemeinsam, daß die Patienten präoperativ sterilen Urin aufwiesen und zwischen dem 5. und 7. postoperativen Tag beurteilt wurden. 5 Studien fanden keinen Effekt der Prophylaxe (Ferrie u. Scott 1984; Qvist et al. 1984; Millar 1987; Stricker u. Grant 1988; Houle et al. 1989). Bei den kleinen Patientenzahlen könnte dies durchaus auch statistische Gründe haben, in dem das Signifikanzniveau nicht erreicht wurde. Alle anderen

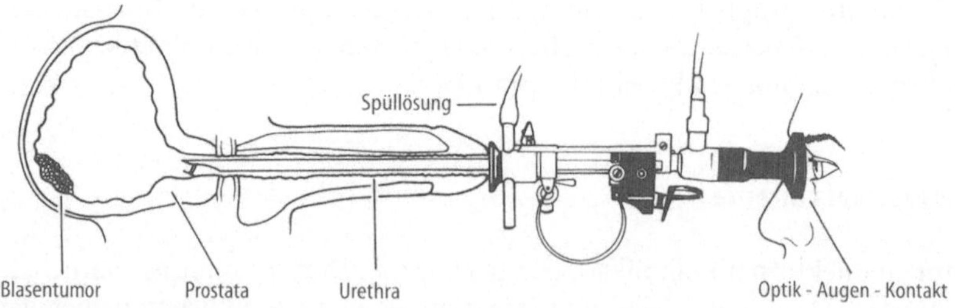

Abb. 16.2. Mögliche Infektquellen bei einer transurethralen Resektion. (Aus Larsen 1986 mit freundlicher Genehmigung)

Tabelle 16.3. Kontrollierte Studien antimikrobieller Prophylaxen bei Patienten, die sich einer TUR-P unterziehen mußten

Jahr	Autor	Ebene signifikanter Bakteriurie [CFU/ml]	Anzahl Patienten [n]	Art der Prophylaxe	Infektionsrate [%] Behandelte Patienten	Infektionsrate [%] Kontroll- patienten
1980	Williams et al.	$>10^5$	135	Cephradin[a]	12	43[d]
1981	Nielsen et al.	$>10^5$	99	Cefoxitin[a]	7	42[d]
1983	Childs et al.	$>10^5$	92	Ceftriaxon[a]	5	30[d]
1983	Goldwasser et al.	$>10^5$	81	Cotrimoxazol[a]	4	32[d]
1983	Falkiner et al.	$>10^5$	60	Nitrofurantoin[a]	7	48[d]
1984	Dorflinger u. Madsen	$>10^5$	68	Cefoperazon[a]	0	17[d]
1984	Grabe et al.	$>10^7$	82	Cefotaxim[a]	5	40[d]
1984	Ferrie u. Scott	$>10^8$	58	Cefuroxim[a]	4	6[e]
1984	Qvist et al.	$>10^5$	88	Cefotaxim[b]	13	19[e]
1985	Allan u. Kumar	N/A[c]	100	Mezlozillin[b]	20	64[d]
1987	Millar et al.	$>10^5$	179	Aztreonam[b]	22	32[d]
1988	Desai et al.	$>10^5$	80	Enoxacin[a]	8	38[d]
1988	Stricker u. Grant	$>10^5$	93	Ampicillin/ Gentamicin	17	16[e]
1988	Taylor et al.	$>10^5$	235	Temocillin	13	24[d]
1989	Houle et al.	$>10^5$	110	Cefoperazon[a]	0	2[e]
1989	Kjaergaard et al.	$>10^8$	131	Clindamycin/ Gentamicin[b]	12	36[d]
1990	Nguyen et al.	$>10^5$	80	Pefloxacin	5	33[d]
1991	Ueda et al.	$>10^4$	58	Ofloxacin	27	56[d]
1993	Viitanen et al.	$>10^5$	396	Ceftriaxon	8	22[d]
1993	Viitanen et al.	$>10^5$	402	Cotrimoxazol	12	22[d]
1997	Gasser et al.	$>10^4$	75	Fleroxacin	3	23[d]

[a] Verabreichung perioperativ (vor, während und nach der Operation),
[b] Verabreichung präoperativ,
[c] N/A bedeutet keine Information erhältlich,
[d] signifikanter Unterschied,
[e] nichtsignifikanter Unterschied.

Studien zeigen relativ einheitlich eine statistisch signifikante Reduktion der Harnwegsinfekte von ungefähr 30% auf unter 10%.

Ein weiterer bedenkenswerter Aspekt ist, daß trotz der Untersuchung des Harns 1/5 aller Patienten einen Harnwegsinfekt aufweisen, der zum Zeitpunkt der Operation nicht bekannt war (Shearman 1987). Es ist selbstredend, daß gerade diese Patienten von einer Antibiotikagabe profitieren (bei infiziertem Urin sollte korrekterweise von Therapie gesprochen werden). Verschiedene Studien haben zeigen können, daß das Problem der Resistenzentwicklung durch die kurzzeitige Antibiotikagabe untergeordneter Bedeutung ist (Bentsi et al. 1987). Der Autor ist deshalb der Meinung, daß auch bei präoperativ sterilem Urin eine Antibiotikaprophylaxe verabreicht werden sollte.

16.3.6 Alternative Behandlungsmethoden der BPH (Laser, Mikrowellen etc.)

In den letzten Jahren sind viele neue Behandlungsmethoden der BPH entwickelt worden. Obwohl keine prospektiven, randomisierten Studien zur Antibiotikaprophylaxe existieren, sind doch die Infektionswege mit denjenigen der TUR-P vergleichbar. Bei jeder Zerstörung von Prostatagewebe ist mit der Freisetzung von Bakterien zu rechnen, und oft bleibt zudem nekrotisches Material zurück. Eine antibiotische Prophylaxe analog der TUR-P wird empfohlen.

16.3.7 Transurethrale Resektion von Blasentumoren (TUR-B)

Die Überlegungen, die für die TUR-P gelten, können auch auf die TUR der Blase übertragen werden. Da auch Blasentumoren bakteriell besiedelt sein können, ohne daß sich das im Urin äußert, erscheint bei diesen Patienten eine Antibiotikaprophylaxe sinnvoll.

16.3.8 Ureterorendoskopie

Trotz der weiten Verbreitung der Ureterorendoskopie liegen keine randomisierten Studien zur Antibiotikaprophylaxe vor. In einer Studie, die aber die perkutane Chirurgie einschloß, konnte die postoperative Bakteriurierate von 25 auf 8% reduziert werden (Fourcade u. The Cefotaxime Cooperative Group 1990). Da das Ureteroskop durch Urethra und Blase eingeführt wird, ist wie bei der TUR-P mit einer signifikanten Infektrate zu rechnen. Da zudem ein großer Anteil von Harnwegskonkrementen bakteriell besiedelt sind, wird bei der URS die antibiotische, kurzzeitige Prophylaxe empfohlen.

16.3.9 Perkutane Chirurgie

Die perkutane Chirurgie ist ein weiterer endoskopischer Weg, Nierensteine zu entfernen, Nierenbeckentumoren zu resezieren oder pyeloureterale Abgangsstenosen zu erweitern. Kontrollierte Studien zur Antibiotikaprophylaxe bei perkutaner Chirurgie existieren nicht. In einer Studie, die perkutane Nephrolitholapaxie (PNL) mit offener Chirurgie verglich, fanden sich 4% Wundinfekte bei der offenen Chirurgie und keine bei der PNL (Brannen et al. 1985). Eine andere Studie ermittelte eine Harnwegsinfektrate bei PNL-Patienten von 30% der Patienten (Assimos et al. 1991). Schwerwiegendere Komplikationen, wie Pyelonephritis (15%) oder gar Sepsis (4%) traten ebenfalls auf. Da einerseits immer die Möglichkeit besteht, daß im Innern von Nierensteinen Bakterien eingeschlossen sind, die nach Aufbrechen freigesetzt werden, andererseits die

Haut verletzt werden muß oder der Urin bakteriell besiedelt ist, scheint die Antibiotikaprophylaxe bei jedem perkutanen Eingriff sinnvoll.

16.3.10 Laparoskopie

Während sich die Laparoskopie in der Allgemeinchirurgie weitgehend durchgesetzt hat, ist ihr Platz in der urologischen Chirurgie noch nicht genau definiert. Entsprechend sind Studien, die infektiöse Komplikationen bei der laparoskopischen Chirurgie in der Urologie untersuchen spärlich. Da aber die Instrumente durch die desinfizierte Haut in einen sterilen Bereich eingeführt werden und das endoskopische Bild via Kamera auf den Bildschirm übertragen wird, scheint das Infektrisiko sehr klein. Entsprechend kann die Laparoskopie als sauberer Eingriff betrachtet werden, und die Antibiotikaprophylaxe ist nicht notwendig. Die Empfehlungen für die verschiedenen endourologischen Eingriffe sind in Tabelle 16.4 zusammengefaßt.

Tabelle 16.4. Empfehlungen für die antibiotische Prophylaxe bei endourologischen Eingriffen

Operative Wundklassifikation	Entsprechender endourologischer Eingriff	Empfehlung[a]
Sauber	Einfache Katheterisierung/urethrale Dilatation	Keine Prophylaxe
–	Zystoskopie/einfache retrograde Pyelographie	–
–	Laparoskopische Chirurgie	–
Sauber bis verunreinigt	TUR-P/TUR-B/Urethrotomia interna	Prophylaxe mit Einmaldosis
–	Alternativbehandlungen der Prostatahyperplaoie (Laserabtragung der Prostata, Mikrowellenbehandlung, fokussierter Ultraschall etc.)	–
–	Ureterorendoskopie	–
–	Perkutane Nephrolitholapaxie	–
Verunreinigt	Eingriffe bei Nierentransplantierten	Kurze Prophylaxe (3–5 Tage)
–	Protheseneinsatz oder Einsatz eines Fremdkörpers	–
–	Perkutane Nephrolitholapaxie bei Verdacht auf Infektstein	–
–	Ureterorendoskopie bei Verdacht auf infizierten Urin	–
Verschmutzt	Jeder Eingriff nach Trauma	Prophylaxe mit nachfolgender Behandlung
–	Jeder Eingriff bei infiziertem Urin	–

[a] Patienten mit Herzklappenfehler oder künstlichen Herzklappen sollten zur Vorbeugung von subakuter Endokarditis gemäß besonderen Richtlinien behandelt werden (nach Simmons et al. 1982).

Einige Situationen, die Patienten einem erhöhten Risiko für Infektionen auszusetzen, wurden bereits besprochen. Zu unterscheiden ist zwischen den Umgebungsbedingungen und den Patientencharakteristika, die ein erhöhtes Risiko für Infektionen bedeuten.

16.4.1 Spitalsituationen mit erhöhtem Infektrisiko

Der wichtigste Faktor für die Wundinfektion ist die Klassifikation der Wunde (s. Tabellen 16.2 und 16.4). Nicht überraschend ist die Infektrate bei sog. verschmutzten Eingriffen am höchsten und bei sog. sauberen Eingriffen am geringsten. Verschiedene andere Risikofaktoren sind in der Übersicht aufgelistet.

Situationen, die mit erhöhter Infektgefahr einhergehen

- Dauerkatheter
- Zimmernachbar mit Infekt
- Verlängerte präoperative Hospitalisationsdauer
- Wundklassifikation
- Chirurgie:
- Grobe chirurgische Technik
- Verunreinigtes Instrumentarium
- Hoher Blutverlust
- Inadäquate Drainage
- Exzessive Kauterisation
- Nekrotisches Gewebe
- Langer chirurgischer Eingriff

16.4.2 Patientencharakteristika mit erhöhtem Infektrisiko

Generell sind Frauen, ältere Patienten, Menschen mit einer Vorgeschichte rezidivierender Harnwegsinfekte und Schwangere einem erhöhten Infektrisiko ausgesetzt (s. Übersicht). Schlechter allgemeiner Gesundheits- und Ernährungszustand und eine Krebserkrankung sind ebenfalls Risikofaktoren. Patienten mit Erkrankungen, die mit einer reduzierten Immunabwehr einhergehen, wie z. B. Diabetes oder Immunsuppression, sind besonders gefährdet, infektiöse Komplikationen zu erleiden.

16.4.3 Patienten mit Herzvitium oder Herzklappe

Patienten mit Herzklappenfehler oder -ersatz haben ein hohes Risiko, eine subakute bakterielle Endokarditis, die ihren Ursprung oft im Urogenitaltrakt hat, zu bekommen (Svanbom u. Strandell 1978). Entsprechend müssen diese Patienten konsequent eine

Individuelle Patientencharakteristika, die die Infektionsgefahr erhöhen

- Rezidivierende Harnwegsinfekte
- Schwangerschaft
- Weibliches Geschlecht
- Hohes Alter
- Schwere konkomittierende Krankheit
- Diabetes mellitus
- Immunsuppression
- Adipositas
- Schlechter Ernährungszustand
- Schwelende, subklinische Infektionen
- Malignome
- Herzklappenfehler oder künstliche Herzklappen
- Alkoholabhängigkeit

Tabelle 16.5. Endokarditisprophylaxe bei Patienten mit Herzklappenfehler oder Herzklappenersatz; Empfehlungen der Schweizerischen Arbeitsgruppe für Endokarditisprophylaxe. (Nach Malinverni et al. 1984)

	Ambulante Patienten	Ambulante Patienten mit Penicillinallergie	Hospitalisierte Patienten	Hospitalisierte Patienten mit Penicillinallergie
Klappenfehler	Amoxicillin 3 g p.o. 1 h vor Eingriff	Vancomycin 1 g i.v. in 1stündiger Infusion, Beginn 1 h vor Eingriff	Amoxicillin 3 g p.o. 1 h vor Eingriff	Vancomycin 1 g i.v. in 1stündiger Infusion, Beginn 1 h vor Eingriff
Herzklappenersatz	Amoxicillin 3 g p.o. 1 h vor Eingriff, dann 750 mg p.o. alle 6 h (7 Dosen) oder Amoxicillin 1 g i.v. + h vor Eingriff, dann 1 g i.v. alle 8 h	Vancomycin 1 g i.v. in 1stündiger Infusion, Beginn 1 h vor Eingriff, dann 1 g i.v. alle 12 h (3 Dosen)	Wie ambulante Patienten, zusätzlich Aminoglycosid (z.B. Gentamicin 120 mg. i.m. (i.v. bei Antikoagulation) + h vor Eingriff, dann 80 mg i.m. (i.v.) alle 8 h (5 Dosen)	Wie ambulante Patienten mit Penicillinallergie, zusätzlich Aminoglycosid (z.B. Gentamicin) 120 mgi i.m. (i.v. bei Antikoagulation) + h vor Eingriff, dann 80 mg i.m. (i.v.) alle 8 h (5 Dosen)

antimikrobielle Prophylaxe entsprechend den Richtlinien zur Verhinderung der subakuten bakteriellen Endokarditis erhalten (Simmons et al. 1982). Die zur Zeit gültigen Empfehlungen der Schweizerischen Arbeitsgruppe für Endokarditisprophylaxe sind in der Tabelle 16.5 zusammengefaßt. Sie haben, bis auf ganz kleine Abweichungen, auch für Deutschland und Österreich Gültigkeit.

16.5 Schlußfolgerungen

Viele Fragen über die Wirksamkeit einer Antibiotikaprophylaxe in der Endourologie sind noch unbeantwortet oder werden kontrovers diskutiert. In Zeiten explodierender Gesundheitskosten und bakterieller Resistenzentwicklung muß jede Antibiotikagabe, sei sie in prophylaktischer oder therapeutischer Absicht, sorgfältig indiziert werden. Es ist mit allen Mitteln anzustreben, daß die Prophylaxe gezielt und nicht nach dem Gießkannenprinzip verabreicht wird. Eine Einmaldosis oder kurzzeitige Prophylaxe ist in aller Regel einer längerdauernden Gabe vorzuziehen. Regelmäßige Kontrolle der Krankenakte (auch an Sonn- und Feiertagen) garantiert disziplinierte Anwendung und verhindert, daß Antibiotika ungebührlich lange gegeben werden.

Es steht außer Zweifel, daß die antibiotische Prophylaxe bei vielen chirurgischen und urologischen Operationen eine Reduktion infektiöser Komplikationen bewirkt und deshalb – richtig eingesetzt – mit vertretbaren Kosten großen Nutzen bringt.

Literatur

Allan WR, Kumar A (1985) Prophylactic mezlocillin for transurethral prostatectomy. Br J Urol 57: 46–49

Assimos DG, Wrenn JJ, Harrison LH et al. (1991) A comparison of anatropic nephrolithotomy and percutaneous nephrolithotomy with and without extracorporeal shock wave lithotripsy for management of patients with staghorn calculi. J Urol 145: 710–714

Bentsi IK, Elton RA, Ritchie AW, Smith G, Gould JC, Chisholm GD, Hargreave TB (1987) Antibiotic prophylaxis for prostatic surgery. Single-dose cephradine compared with single-dose cefotaxime. Br J Urol 59: 314–318

Brannen GE, Bush WH, Correa RJ, Gibbons RP, Elder JS (1985) Kidney stone removal: percutaneous versus surgical lithotomy. J Urol 133: 6–12

Burke JF (1961) The effective period of preventive antibiotic action in experimental incisions and dermal lesions. Surgery 50: 161–168

Childs SJ, Wells WG, Mirelman S (1983) Antibiotic prophylaxis for genitourinary surgery in community hospitals. J Urol 130: 305–308

Chodak GW, Plaut ME (1979) Systemic antibiotics for prophylaxis in urologic surgery: a critical review. J Urol 121: 695–699

Creevy CD, Feeny MJ (1954) Routine use of antibiotics in transurethral prostatic resection: a clinical investigation. J Urol 71: 615–623

Cruse PJE, Foord R (1980) The epidemiology of wound infection. A 10-year prospective study of 62,939 wounds. Surg Clin N Am 60: 27–40

Desai KM, Abrams PH, White LO (1988) A double-blind comparative trial of short-term orally administered enoxacin in the prevention of urinary infection after elective transurethral prostatectomy: a clinical and pharmacokinetic study. J Urol 139: 1232–1235

Dorflinger T, Madsen PO (1984) Antibiotic prophylaxis in transurethral surgery. Urology 24: 643–646

Falkiner FR, Ma PT, Murphy DM, Cafferkey MT, Gillespie WA (1983) Antimicrobial agents for the prevention of urinary tract infection in transurethral surgery. J Urol 129: 766–768

Ferrie BG, Scott R (1984) Prophylactic cefuroxime in transurethral resection. Urol Res 12: 279–281

Fourcade RO and The Cefotaxime Cooperative Group (1990) Antibiotic prophylaxis with cefotaxime in endoscopic extraction of upper urinary tract stones: a randomized study. J Antimicrob Chemother 26 (Suppl A): 77–83

Garibaldi RA, Burke JP, Dickman ML, Smith CB (1974) Factors predisposing to bacteriuria during indwelling urethral catheterization. N Engl J Med 291: 215–219

Gasser TC (1992) Antimicrobial prophylaxis in urology with special reference to the new quinolones. Steinkopff, Darmstadt

Gasser TC, Graversen PH, Madsen PO (1987) Antimicrobial prophylaxis in surgery. N Engl J Med 316: 1089

Gasser TC, Wisard M, Frei R (1997) Oral fleroxacin prophylaxis in transurethral surgery. J Urol 156: 146–148

Goldwasser B, Bogokowsky B, Nativ O, Sidi AA, Jonas P, Many M (1983) Urinary infections following transurethral resection of bladder tumors – rate and source. J Urol 129: 1123–1124

Gordon DL, McDonald PJ, Bune A, Marshall VR, Grime B, Marsh J, Sinclair G (1983) Diagnostic criteria and natural history of catheter-associated urinary tract infections after prostatectomy. Lancet 2: 1269–1271

Grabe M (1987) Antimicrobial agents in transurethral prostatic resection. J Urol 138: 245–252

Grabe M, Forsgren A, Hellsten S (1984) The effect of a short antibiotic course in transurethral prostatic resection. Scand J Urol Nephrol 18: 37–42

Haley RW, Culver DH, White JW, Morgan WM, Emori TG (1985) The nationwide nosocomial infection rate. A new need for vital statistics. Am J Epidemiol 121: 159–167

Houle AM, Mokhless I, Sarto N, Elhilali MM (1989) Perioperative antibiotic prophylaxis for transurethral resection of the prostate: is it justifiable? J Urol 142: 317–319

Kaiser AB (1986) Antimicrobial prophylaxis in surgery. N Engl J Med 315: 1129–1138 (Abstract)

Kass EH (1960) The role of asymptomatic bacteriuria in the pathogenesis of pyelonephritis. In: Quinn EL, Kass EH (eds) Biology of pyelonephritis. Little Brown, Boston

Kjaergaard B, Petersen E, Lauridsen KG, Petersen AS (1989) Prophylactic one-dose treatment with clindamycin and gentamicin in transurethral prostatic resection. Scand J Urol Nephrol 23: 109–113 (Abstract)

Kunin CM, Staehr Johansen K, Worning AM, Daschner FD (1990) Report of a symposium on use and abuse of antibiotics worldwide. Rev Infect Dis 12: 12–19

Larsen EH, Gasser TC, Madsen PO (1986) Antimicrobial prophylaxis in urologic surgery. Urol Clin N Am 13: 591–604

Malinverni R, Francioli P, Gerber A et al. (1984) Prophylaxe der bakteriellen Endokarditis. Empfehlungen der Schweizerischen Arbeitsgruppe für Endokarditisprophylaxe. Schweiz Med Wochenschr 114: 1246–1252

Manson AL (1988) Is antibiotic administration indicated after outpatient cystoscopy. J Urol 140: 316–317

Millar MR, Inglis T, Ewing R, Clark P, Williams RE, Lacey RW (1987) Double-blind study comparing aztreonam with placebo for prophylaxis of infection following prostatic surgery. Br J Urol 60: 345 348

National Research Council (1964) Postoperative wound infections. The influence of ultraviolet irradiation of the operating room and of various other factors. Ann Surg 160 (Suppl 1): 1–192

Nguyen DH, Reinberg Y, Gonzalez R, Fryd D, Najarian JS (1990) Outcome of renal transplantation after urinary diversion and enterocystoplasty: a retrospective, controlled study. J Urol 144: 1349–1351

Nielsen OS, Maigaard S, Frimodt-Möller N, Madsen PO (1981) Prophylactic antibiotics in transurethral prostatectomy. J Urol 128: 60 62

Qvist N, Christiansen HM, Ehlers D (1984) Prophylactic antibiotics in transurethral surgery. Urol Res 12: 275–277

Shearman CP (1987) Antibiotic prophylaxis in transurethral prostatectomy. Br J Surg 74: 653

Simmons NA, Cawson RA, Clarke C, Eykyn SJ, McGowan DA, Oakley CM, Shanson DC (1982) The antibiotic prophylaxis of infective endocarditis. Report of a working party of the British society for antimicrobial chemotherapy. Lancet 2: 1323–1326

Stamm WE, Martin SM, Bennett JV (1977) Epidemiology of nosocomial infections due to gram-negative bacilli: aspects revelant to development and use of vaccines. J Infect Dis 136 (Suppl): 151S–160S

Stark RP, Maki DG (1984) Bacteriuria in the catheterized patient. What quantitative level is significant? N Engl J Med 311: 560–564

Stricker PD, Grant ABF (1988) Relative value of antibiotics and catheter care in the prevention of urinary tract infection after transurethral prostatic resection. Br J Urol 61: 494–497

Sullivan NM, Sutter VL, Mims MM, Marsh VH, Finegold SM (1973) Clinical aspects of bacteremia after manipulation of the genitourinary tract. J Infect Dis 127: 49–55

Svanbom M, Strandell T (1978) Bacterial endocarditis. A prospective study of etiology, underlying factors and foci of infection. Scand J Infect Dis 10: 193–202

Taylor EW, Lindsay G, West of Scotland Surgical Infection Study Group (1988) Antibiotic prophylaxis in transurethral resection of the prostate with reference to the influence of preoperative catheterization. J Hosp Infect 12: 75–83

Ueda S, Matsuoka K, Yamashita T et al. (1991) Antibiotic prophylaxis with ofloxacin in patients undergoing transurethral prostatectomy. In: Proceedings 3rd International Symposium on New Quinolones. Vancouver, Canada, July 12–14, 1990. Eur J Clin Microbiol Infect Dis (Special Issue): 322–323

Van der Wall E, Verkooyen RP, Mintjes de Groot J et al. (1992) Prophylactic ciprofloxacin for catheter-associated urinary-tract infection (see comments). Lancet 339: 946–951
Viitanen J, Talja M, Jussila E et al. (1993) Randomized controlled study of chemoprophylaxis in transurethral prostatectomy. J Urol 150: 1715–1717
Williams M, Hole DJ, Murdoch RWG, Ogden AC, Hargreave TB (1980) 48-hour cephradine and post-prostatectomy bacteriuria. Br J Urol 52: 311–315

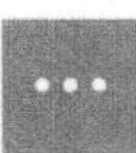

17   Hygienemaßnahmen in der Urologie

P. Brühl und T. Bootz

Asepsis und Antisepsis sind für die Prävention krankenhauserworbener Infektionen von immer größer werdender Bedeutung, da durch den Umfang moderner, invasiver Untersuchungs- und Behandlungsmethoden die Infektionsgefährdung im Krankenhaus ansteigt. Der Anteil der Patienten mit nosokomialer Infektion betrug entsprechend einer Studie der Deutschen Krankenhausgesellschaft 1987 (Infratest 1989) in der Bundesrepublik Deutschland zwischen 5,7 und 6,3%. Bei allen nosokomialen Infektionen bestehen Unterschiede zwischen chirurgischen/urologischen und nichtchirurgischen Patienten (Abb. 17.1). Das Infektionsrisiko liegt für chirurgische Patienten etwa 3mal so hoch wie für nichtchirurgische Patienten (Haley et al. 1981). Obwohl chirurgische Patienten nur 42% der gesamten Studienpopulation ausmachten, erwarben sie doch 71% der nosokomialen Infektionen.

17.1   Häufigkeit nosokomialer Harnwegsinfektionen

Man kann extrapolieren, daß ca. 2 Patienten pro 100 stationäre Aufnahmen eine nosokomiale Harnwegsinfektion erwerben. Nosokomiale Harnwegsinfektionen machen den größten Anteil an der Gesamtheit der nosokomialen Infektionen aus (Tabelle 17.1). Haley und Mitarbeiter (Haley et al. 1981) veranschlagen die Infektionsrate für Langzeitpatienten um 50% höher als für Patienten in Akutkrankenhäusern. Über 90%

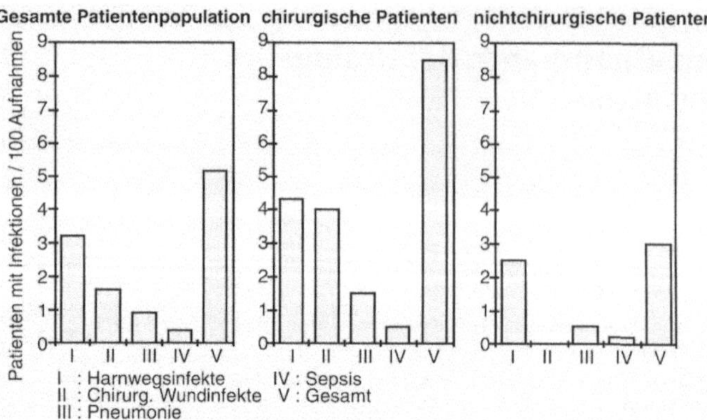

Abb. Häufigkeit nosokomialer Infektionen bei chirurgischen und nichtchirurgischen Patienten. (Nach Haley et al. 1981)

der nosokomialen Harnwegsinfektionen stehen im Zusammenhang mit instrumentellen transurethralen Eingriffen, in der Mehrzahl mit Katheterisierung und transurethraler Katheterdrainage der Harnblase. Das Infektionsrisiko ist linear abhängig von der Qualität und Quantität der transurethralen Untersuchungs- und Behandlungstechnik sowie in besonderem Maße von der Hygiene (Hofstetter 1979). Die Instrumentation mit möglicher Mikro- oder Makroverletzung der Schleimhaut setzt, unabhängig von der Möglichkeit einer intrakanalikulären Keimaszension, hämatogene und auch lymphogene Eintrittspforten für Erreger.

Von ebenfalls maßgeblicher Bedeutung für die Infektpathogenese ist eine „prämorbide" pathophysiologische Beschaffenheit des Urogenitaltrakts. Hierbei kann es sich einerseits um eine bereits bestehende lokale Gewebeschädigung bei Harntransport und Blasenentleerungsstörungen handeln, andererseits findet sich auch häufig eine verminderte immunologische Abwehrkraft des Makroorganismus infolge einer systemischen Grunderkrankung. Die Infekthäufigkeit nach transurethraler diagnostischer oder therapeutischer Sondierung ist somit abhängig von den Bedingungen, die eingeschleppte Mikroorganismen antreffen. Als begünstigende „iatrogene" Immundefekte gelten hier unerwünschte Nebenwirkungen der Omnispektrumtherapie mit Antibiotika sowie invasive Maßnahmen, die zu Defekten an „mechanischen" Abwehrbarrieren (wie Schleimhäute) führen können. Die Infektionsanfälligkeit wird durch verschiedene Patientenmerkmale, wie hohes Lebensalter mit Polypathie und Multimorbidität, Polytrauma, Postagressionsstoffwechsel (Katabolismus) gesteigert.

Tabelle 17.1. Häufigkeit nosokomialer Infektionen. (Aus Krieger et al. 1991)

Infektionen	Häufigkeit [%]
Harnwegsinfektionen	40
Infektionen des Respirationstrakts	15
Postoperative Wundinfektionen	15–20
Septikämien	10–15

 P. Brühl und T. Bootz

Der Patient ist für sich selbst die wichtigste – eigene – Infektionsquelle (Autoinfektion/ *endogene* Infektion). Seine permanente Rektalflora verbreitet sich durch Hygienemängel bei transurethraler Diagnostik und Therapie oder aber via der „Leitschiene" Blasendauerkatheter. Dabei führt eine mangelhafte Antiseptik des äußeren Genitale vor transurethralen Eingriffen zur Kontamination des primär sterilen Instrumentariums mit patienteneigenen Mikroorganismen und unterstützt die Autoinfektion durch Einschiebekeime.

Das größte Keimreservoir für *exogene* Infektionen ist der Darm und der infizierte Harntrakt anderer Patienten („Kreuzinfektion"), sowie die unbelebte Umwelt des Patienten. Ärzte und Pflegepersonal fungieren als die wichtigsten Vehikel. Bei dieser Form der Infektausbreitung finden sich die am Infekt beteiligten Erreger primär nicht im Stuhl oder Perinealbereich der betroffenen Patienten, sondern an kontaminierten Gegenständen seines Milieus wie Instrumenten, Urinauffangbeuteln, Urinmeßgeräten, Bettschüsseln, Handtüchern, aber auch in Gleitmitteln und Spüllösungen sowie vor allem an den Händen von Ärzten und Pflegepersonal. Die Hand stellt den bedeutendsten Mediator für *Kreuzinfektionen* dar. Dies wird deutlich, wenn man bedenkt, welche Vielfalt entsprechender Handgriffe im Rahmen der Grund- und vor allem der Behandlungspflege des urologischen Patienten absolviert werden, wobei die Berührung mit infektiösen Ausscheidungen eine zentrale Stelle einnimmt, und die Möglichkeit eines Nacheinanderberührens der verschiedensten Gegenstände und somit deren Kontamination besteht.

17.3 Hygienischer Risikofaktor: bakterielle Meatuskolonisation

Bei jeder Katheterisation können Keime, die den urethralen Meatus besiedeln (Abb. 17.1), in die Blase eingeschoben werden und Infektionen verursachen (Abb. 17.2). Die Infektionsgefährdung ist um so größer, wenn bei der Katheterinsertion Urothelverletzungen resultieren, die eine hämatogene oder lymphogene Eintrittspforte für die mit dem Instrument eingeführten Keime bilden. Die Katheterisation ist bezüglich der Sterilität einem chirurgischen Eingriff gleichzusetzen; die uneingeschränkte Asepsis muß gewährleistet sein. Das Infektionsrisiko bei der Katheterisation darf nicht durch unsachgemäße Handhabung und Verunreinigung des Katheters vor oder bei Gebrauch vergrößert werden. Der Eingriff darf nur an ausgebildete Fachkräfte delegiert werden, die sich des ständigen Infektionsrisikos bewußt und durch laufende Fortbildung geschult sind. Schon die einmalige Katheterisation – z. B. durch Gewinnung einer sterilen Harnprobe für bakteriologische Untersuchungszwecke – bedeutet ein Infektionsrisiko.

Beim Dauerkatheter ist die intraluminale Bakterienaszension von Bedeutung, wenn die strenge Einhaltung eines geschlossenen Harnableitungssystems durch Diskonnektion von Drainageverbindungen nicht mehr gewährleistet ist (Abb. 17.3). Der extraluminale Raum zwischen Katheterwand und urethraler Schleimhaut (mukopurulente Schleimstraße) ist der Hauptweg für die bakterielle Aszension in die Harnwege (Abb. 17.5). Die Kolonisation des urethralen Meatus mit potentiell pathogenen Mikroorganismen ist daher ein Hauptrisikofaktor für nosokomiale Harnwegsinfektionen. Dieses Risiko wird potenziert, weil der Katheter in Harnröhre und Blase einen ständigen

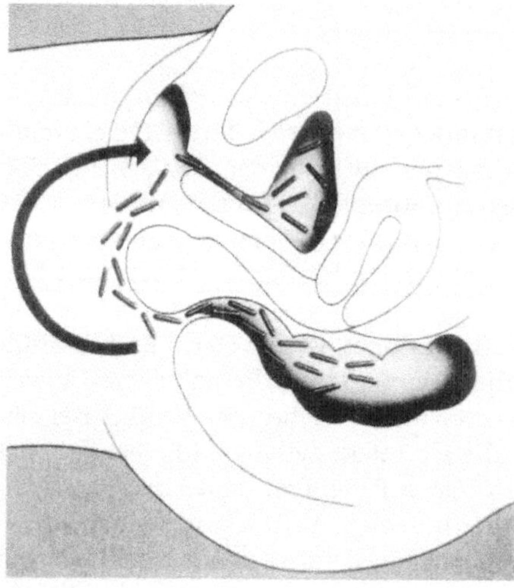

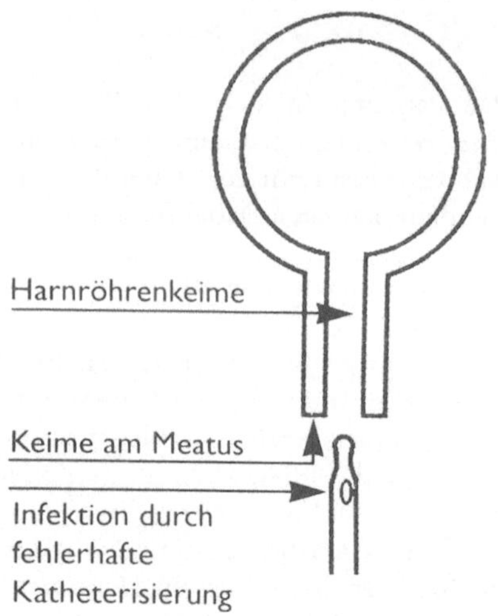

Abb. 17.1. Endogene Infektion aus körpereigenem Keimreservoir

Abb. 17.2. Kritische Punkte der Asepsis beim Katheterismus

Fremdkörperreiz darstellt. Dieser führt zu Läsionen, Ischämie, Epithelverletzungen und ggf. auch allergischen Reaktionen (Latex!), die Infektionen begünstigen und Bakteriämien induzieren.

Die Korrelation der bakteriellen Meatuskolonisation zum Erwerb einer kathetervermittelten Bakteriurie mit den vom Meatus isolierten Keimen zeigte eine enge Beziehung. Die gleiche mikrobielle Flora fand sich in 32,5% der Fälle bei nachfolgender Bakteriurie. Die Erreger traten ca. 2,9 Tage nach Aufnahme in das Krankenhaus in der urethralen Flora auf und verursachten ca. 5,7 Tage nach stationärer Aufnahme eine Bakteriurie. Nicht allein das Auftreten potentiell pathogener Keime in der Meatuskolonisation, sondern die Dichte/Konzentration der Mikroorganismen stellt den Risikofaktor für nosokomiale katheterinduzierte Harnwegsinfektionen dar (Daifuku u. Stamm 1989; Garibaldi et al. 1980). In der Studie von Tasseau et al. (1990) betrug die Inzidenz nach 5 Tagen 19% und nach 14 Tagen 50%. Die Katheterisierungsdauer war hier der einzige statistisch signifikante Risikofaktor für die nosokomiale, katheterassoziierte Bakteriurie (Abb. 17.4). Bei Verwendung des geschlossenen Drainagesystems ist die Inzidenz einer Bakteriurie bei katheterisierten Patienten insgesamt 3–10% pro Tag (Warren 1991).

17.3.1 Prävention

Jede Katheterisierung sollte unter ähnlichen hygienischen Regeln und Normen wie ein operativer Eingriff durchgeführt werden. Es wird daher die Verwendung eines Kathetersets gefordert (z.B. Kendall Katheterset). Es enthält alle notwendigen Materialien und ermöglicht ein standardisiertes, normiertes Vorgehen. Die antiseptische Behandlung des Meatus vor dem Eingriff (wäßrige PVP-Jodlösung, farbig, oder Octenisept, farblos) erfordert Problembewußtsein. Zur Dauerableitung ist heute ein *hygienisch anerkanntes,* geschlossenes Harnableitungssystem mit Rückflußsperre und Tropf-

kammer Goldstandard (z.B. Mono-Flo). Periodische Reinigung und Pflege des Meatus-
gebiets sind angezeigt: Perinealhygiene! Beim immobilen Patienten sollte eine saubere
trockene Kompresse ohne Antiseptikum vor dem Meatus um den Katheter geschlungen und geknotet werden – zum Schutz der Bettwäsche vor Verschmutzung und zum
Schutz des Meatus vor Fäkalkeimen. Häufige Lagekontrollen! Bei Durchfeuchtung ist
ein Wechsel erforderlich.

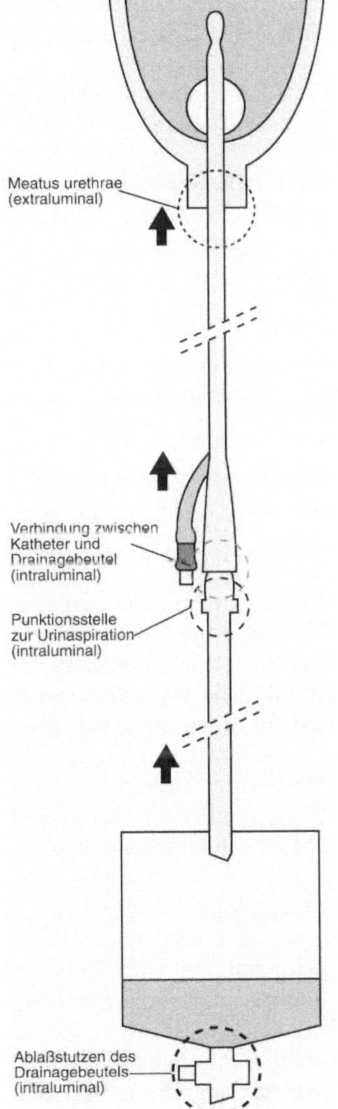

Abb. 17.3. Mikrobielle Eintrittspforten bei Verweilkatheter-
drainage der Harnblase

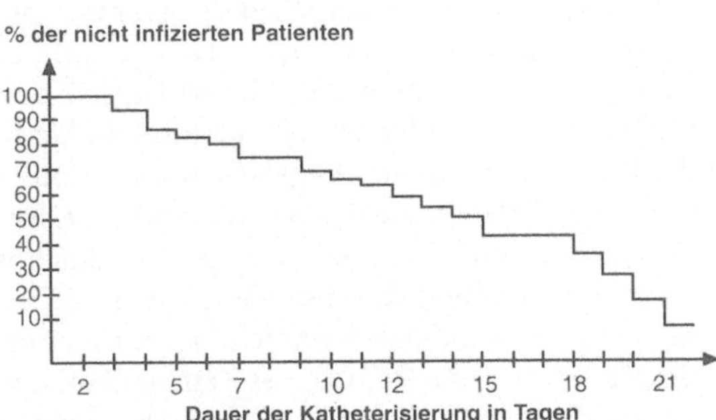

Abb. 17.4. Risiko des Auftretens einer nosokomialen Bakteriurie in Abhängigkeit von der Drainagedauer. (Nach
Tasseau et al. 1990)

- Die Verbindung zwischen Katheter und Drainagesystem darf nicht geöffnet werden, außer bei Tamponade oder sonst erforderlichem Auswechseln (s. o.!).
- Der Drainagebeutel sollte immer so rechtzeitig geleert werden, daß das Rückflußventil nicht in den Urin eintaucht. Der Drainagebeutel soll nie über Blasenniveau angehoben werden, da kontaminierter Urin aus dem Drainagesystem zurückfließen kann. Ferner kommt es zu einer Blockierung des Harnflusses und als Folge des Rückstaus zu einer erhöhten Infektionsgefährdung.
- Es muß vermieden werden, daß der Drainageschlauch durchhängt. Auf diese Weise wird verhindert, daß Harn im Schlauch stagniert, eine Keimvermehrung eintritt und bei unvorsichtigen Manipulationen Urin in die Blase zurückfließen kann.
- Die Tropfkammer muß immer in vertikaler Position bleiben, da andernfalls der Urin nicht mehr abtropft, sondern entlang der Wand der Tropfkammer fließt.
- Der Harnablaßstutzen darf nicht nachtropfen.
- Bei allen notwendigen Manipulationen an der Harndrainage Handschuhe benutzen! Diese werden nach Beendigung der Pflege sofort in einem Abwurfsack entsorgt und nicht versehentlich beim nächsten Patienten weiterbenutzt. Sie dienen dem Eigenschutz (Unfallverhütungsvorschrift §7 Abs. 3) und der Prävention der exogenen und Kreuzinfektion.

Eine problemorientierte Grundausbildung sowie eine periodische Fortbildung der Ärzte und Assistenten sind Grundvoraussetzung einer korrekten Technik des Katheterismus und der Katheterpflege.

17.5 Hygienische Aspekte beim Blasentraining

In einigen Kliniken ist es Routine, nach Operationen, die eine mehrtägige Katheterdrainage der Harnblase erforderlich machen, ein sog. Blasentraining durchzuführen. Man versteht darunter das intermittierende Verschließen eines Dauerkatheters vor dessen Entfernung zur „Auftrainierung der Blasenkapazität" als Prophylaxe einer „Schrumpfblase" und zur Wiedergewinnung des Gefühls für einen normalen Miktionsrhythmus. Man unterstellt, daß die Miktion nach bestimmten gynäkologisch-urologischen Operationen erschwert ist, z. B. bei der Ablösung der Blase vom Uterus mit mehr oder minder ausgeprägten submukösen Blutungen und bei sehr weitgehender Präparation mit evtl. folgender Innervationsstörung bzw. nach plastischen Operationen zur Behandlung der Harninkontinenz der Frau.

Nach Durchsicht der aktuellen gynäkologischen und urologischen Operationslehren können keine Anweisungen für ein solches Blasentraining gefunden werden. Es basiert auf traditionellen Vorstellungen: Unter exakter Zeitnahme soll nach Eintreten des Harndrangs die Öffnung des Katheters solange wie möglich aufgeschoben werden, um durch die Induktion von Detrusorkontraktionen die Wahrnehmung der Blase zu „kräftigen" und durch bewußtes (?) Unterdrücken dieser Kontraktionen das Harnvolumen zu erhöhen („Rekord"), also das Blasenvolumen zu vergrößern und den Sphinkter zu „tonisieren".

Solche Empfehlungen berücksichtigen jedoch nicht die Physiologie der normalen Blasenfunktion. Diese ist das Ergebnis eines störungsfreien Ablaufs vieler reflektorisch und willkürlich im peripheren und zentralen Nervensystem gesteuerter und kontrollierter Funktionen. Normalerweise kann die Blase willkürlich und vollständig, d. h. ohne Restharnbildung, entleert werden, bei erhaltener Kontinenz zwischen den Miktionen. In der Blase wird der Urin gespeichert bis sie ihre Füllungsobergrenze erreicht hat. Dann wird der Harn durch Zusammenziehen der Blasenmuskelfasern (Detrusor), Öffnen des Blasenhalses und Erschlaffen der Beckenbodenmuskulatur ausgetrieben. Der Miktionsreflex wird ausgelöst durch eine bestimmte Detrusordehnung. Beeinflußt wird der Miktionsreflex durch verschiedene Faktoren wie Menge und Art der Füllung, sowie durch spinale und suprapubische Einflüsse und die Füllungszeit.

Alle diese Faktoren beeinflussen nicht nur die Detrusorantwort, sondern auch die Reaktion der quergestreiften Beckenbodenmuskulatur sowie anderer quergestreifter Muskeln, die an der physiologischen Miktion beteiligt sind (Bauchmuskulatur, Zwerchfell). Ein Miktionsvolumen von 300–600 ml stellt für einen Erwachsenen eine normale Blasenkapazität dar. Bei einer reduzierten *strukturellen* Blasenkapazität verbleibt die Blase auch bei allgemeiner oder regionaler Anästhesie kleiner als normal. Die dabei unter 100 bis unter 50 ml reduzierte, fixierte Blasenkapazität (Schrumpfblase) kann verursacht werden durch:

1. langfristige motorische Detrusorhyperaktivität (neurogene Blase),
2. postinfektiöse Fibrose bei Tuberkulose und Bilharziose,
3. nichtbakterielle Zystitis, z. B. bei einer interstitiellen Zystitis und beim Blasenkarzinom,
4. Bestrahlung und Ausbildung einer radiogenen Fibrose, z. B. bei Blasen- oder Zervixkarzinom.

Durch längerwährende Katheterdrainage ist eine bleibende (fixierte) Kapazitätseinschränkung *nicht* zu erwarten. Es wird nur eine vorübergehend reduzierte, *funktionelle* Blasenkapazität mit kleinem Entleerungsvolumen von unter 300 ml beobachtet. Die vorübergehende Pollakisurie bei Reduktion der maximalen zystometrischen Kapazität (reduzierte Blasendehnbarkeit) ggf. mit temporärer, leichter Harninkontinenz basiert auf einer erhöhten Blasensensibilität und einem hyperaktiven Detrusor bei (kathetervermittelter) bakterieller Zystitis, die nach Katheterentfernung, ggf. mit antibiotischer Kurzzeitbehandlung und Detrusorrelaxation (z.B. Tolterodin), rasch abklingen. Eine passagere Blasenentleerungsstörung (Restharn-Ultraschall!) wird im Einzelfall durch intermitterenden Einmalkatheterismus behandelt.

Bei Dauerkatheterdrainage werden entzündliche Schleimhautveränderungen als multiple petechiale Hämorrhagien, erhabene perlenartige Mukosaläsionen, Zerstörung des Uroepithels und Infiltration der Submukosaschichten durch Entzündungszellen gesehen. Beim dauerkatheterisierten Patienten wird die Mukosa hauptsächlich durch die mechanische Wirkung des Katheters selbst geschädigt, verstärkt durch Manipulation am Katheter, Blasenspülungen, Katheterwechsel oder Katheterverstopfung mit Blasenüberfüllung und Überdehnung der Blasenwand. Durch diese Schädigung der Blasenwand ist die kathetersierte Harnblase besonders infektgefährdet.

Bakterielles Wachstum wird durch intakte Urothelzellen gesunder Personen gehemmt. Das Urothel synthetisiert eine Glykosaminoglykan-(GAG-)Schicht, die als Barriere zwischen Urothel und Mikroorganismen wirken kann, indem diese oberflächliche Uromucoidschicht die Adhärenz der Bakterien stört. Es handelt sich im

Gegensatz zu spezifischen Antikörpern um eine nicht verbrauchbare Abwehrkomponente. Die unspezifische Natur der antiadhärenten Wirkung der Urotheloberfläche wurde dadurch bewiesen, daß sich bei Bakterienspezies, die keinerlei Verwandtschaft aufwiesen, stets eine vermehrte Adhärenz einstellte, sobald die GAG-Schicht lädiert wurde. Die Fähigkeit zur Adhärenz an der geschädigten uroepithelialen Oberfläche ermöglicht es Mikroorganismen, der mechanischen Ab- und Ausschwemmung durch den Harnstrom zu widerstehen und vor Zustandekommen einer zellullären und humoralen Reaktion die Zellinvasion und damit die Infektion vorzubereiten.

In Untersuchungen von Mulhall et al. (1988) erreichte die Bakteriuriehäufigkeit bei katheterisierten Patienten mit 90% am 17. Tag der Katheterisierung ein Maximum. Das Risiko, zwischen dem 3. und 21. Tag der Katherisierung eine Bakteriurie zu entwickeln, stieg jeden Tag um 5%. Bei Intensivpatienten tritt die Bakteriurie im allgemeinen früher auf. Verstärkte Blasensensationen bei Katheterzystitis sind bekannt. Sie beruhen auf einer erhöhten motorischen Aktivität des Detrusors und erhöhter Blasensensibilität. Eine Detrusorhyperaktivität entsteht besonders dann, wenn während der Blasenfüllphase beim Abstöpseln oder *Abklemmen eines Dauerkatheters* zum „Blasentraining" unwillkürliche Detrusorkontraktionen auftreten (gesteigerte Kontraktilität): Die gereizte Blase wird bei zunehmender Füllung zusätzlich gereizt, und der Detrusor reagiert mit einer artefiziellen Hyperkontraktilität ohne Störung des nervalen Kontrollmechanismus. Es entsteht eine Harndrangsymptomatik (Urge).

Die Sensationen werden im allgemeinen im Perineum oder im Penisgebiet gefühlt und provozieren oft eine Kontraktion des Blasenbodens. Hinzu tritt nicht selten ein suprapubischer oder retropubischer Blasenschmerz, der parallel mit der Blasenfüllung und Harndrangsymptomatik langsam und zunehmend ansteigt. Zusätzlich zur erhöhten Kontraktilität *steigt der Blasendruck* aufgrund einer *infektbedingten niedrigen Compliance* bei Blasenfüllung progressiv an. Die Zystometrie mit Hilfe der Video-Urodynamik zeigt bei Katheterobstruktion mit zunehmender Blasenfüllung Detrusorhyperaktivität und einschießende Kontraktionen im Beckenboden (EMG).

17.5.1 Miktionstraining (-tagesprofil) und Restharnkontrolle über suprapubischen Blasenkatheter

Die Aufforderung, zur Übung und Trainierung der Miktionskontrollmechanismen (Blasentraining) die Detrusorkontraktion zu unterdrücken, ist irrational. Es können dabei *intravesikale Drucksteigerungen* von über 100 cm H_2O auftreten. Eine „sensorische" Urgeinkontinenz durch vermehrte afferente Nervenimpulse aus der Blase können zum Urinabfluß neben dem transurethralen Dauerkatheter (Harnleckage) führen.

Je größer und kontinuierlicher die Harndurchflußrate, desto wirksamer ist diese im Sinne eines Durchspülungseffekts auf die Reduktion der Harnkeimzahl (Dilutionseffekt). Sobald postoperativ die Spontanmiktion erlaubt ist, sollte diese *ohne* vorhergehendes Blasentraining erfolgen. Bestehen keine Kontraindikationen, sollte generell die suprapubische Katheterdrainage (z. B. Kendall-Curity) zur Anwendung kommen, da Spontanmiktion, Miktionstagesprofil- und Restharnbeurteilung möglich bleiben. *Die schonungsbedürftige Harnröhre wird umgangen, und die Rate nosokomialer kathetervermittelter Harnwegsinfektionen wird gesenkt.*

Unter den Bedingungen eines „Blasentrainings" mit über transurethralem Katheterblock erzwungener längerer Verweildauer des Harn können Mikroorganismen länger in der Blase sistieren und sich vermehren. Der infizierte Harn wird durch unkontrollierbar hohe intravesikale Drucke (im Vergleich zum Venendruck) in die vorgeschädigte Blasenwand eingepreßt mit allen möglichen Konsequenzen der bakteriellen Invasion. Bakteriämie kann zum pyelonephritischen Schub mit Schüttelfrost und Fieber führen. Bei Insuffizienz der Harnleiterostien (Reflux) steht außerdem der Weg für eine direkte kanalikuläre Keimaszension in die Niere(n) offen.

Ein postoperatives Blasentraining vor Entfernung eines transurethralen Dauerkatheters ist also abzulehnen, da es keine Vorteile bietet und wegen des Infektionsrisikos als nachteilig anzusehen ist.

17.6   Drainageobstruktion: ein Hygieneproblem

Beim intakten Katheterdrainagesystem ist die Verweildauer des Urins in der Harnblase erwünscht kurz, weil der Urin kontinuierlich durch das System abfließt (Garibaldi et al. 1981). Ähnliche Verhältnisse wie bei Blasenentleerungsstörungen des nichtkatheterisierten Patienten treten bei katheterisierten Patienten durch Katheterobstruktion auf. Diese entsteht durch intrakanalikuläre Präzipitation von Harnphosphatsalzen und Apatitkristallformationen mit Inkrustation des Drainagelumens und auch der Oberfläche des Katheters. Die Ursache der Präzipitation von Phosphatsalzen, die hauptsächlich Kalziumphosphate und Magnesiumammoniumphosphat (MAP) enthalten, ist die *kathetervermittelte Harnwegsinfektion* durch ureaseproduzierende Mikroorganismen. Urease wandelt Harnstoff in Ammoniak um, wodurch es zur Alkalisierung des Harns und zur Übersättigung und Präzipitation der Phosphate kommt.

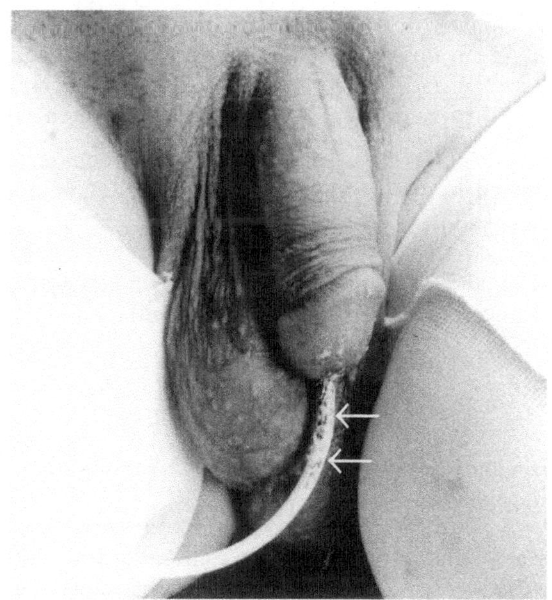

Abb. 17.5. Wichtigster Angriffspunkt der Katheterhygiene (←)

17.6.1 Prävention

Bezüglich der Durchflußkapazitäten zeigt sich eine signifikante Überlegenheit der Silikonkatheter gegenüber Latexmaterial. Durch Inkrustation nimmt die Durchflußkapazität bei diesen Kathetern ab; die Überlegenheit der Silikonkatheter bleibt in vollem Umfang erhalten. Der größere Lumendurchmesser der Silikonkatheter beeinflußt diese Ergebnisse. Die Materialbeschaffenheit des Silikons erlaubt einen dünnwandigen Aufbau des Katheterschaftes, so daß eine größere Lumenquerschnittsfläche erreicht werden kann. Damit kann die durchschnittlich 70%ige Überlegenheit erklärt werden, die sich im Laufe der Inkrustation auf ca. 130–140% ausbaut. Die Drainagekapazitäten liegen also bei Silikonkathetern deutlich höher. Da auch nach der Inkrustationsphase diese Vorteile erhalten bleiben, erscheint eine Bevorzugung der Silikonkatheter bei langen Verweilzeiten gerechtfertigt (Schmitz et al. 1995). Diuresesteigerung (s.u.!) führt zu Harnverdünnung und Reduktion einer Harnsalzübersättigung. Harnansäuerung mit L-Methionin (z.B. Acimethin®) auf pH 5,4–6,2 ermöglicht synchron eine Inkrustationsprophylaxe.

17.7 Lokale Infektprophylaxe

17.7.1 Blasenspülung

Die früher übliche Blasenspülung beim katheterisierten Patienten oder „Nachbehandlung“ nach Katheterdrainage der Harnblase ist einer zunehmenden Kritik ausgesetzt, die sich auf die Gefahren durch unsachgemäße Spülung (zu hoher manueller Spüldruck), Keimverschleppung und durch verschiedene ungeeignete Spülmedien bezieht. Ein mechanischer Spülvorgang über einen Katheter wird heute lediglich bei folgenden Indikationen durchgeführt:

- als Reinigungsvorgang bei fibrinöser, eitriger Zystitis,
- zur Prophylaxe oder Ausräumung von Blutkoageln und
- zur (selten erforderlichen) örtlichen Therapie mit verschiedenen Medikamenten, wenn eine orale Therapie nicht durchgeführt werden kann.

Spüllösungen müssen steril sein, wobei nichtantibiotischen, indifferenten Fertigmedien (NaCl, Ringer, Mannitol-, Sorbitol = Purisole®) der Vorzug zu geben ist. Ihre Applikation sollte nach Möglichkeit im geschlossenen System über spezielle doppelläufige Katheter erfolgen. Die beste Spülung ist eine *Flüssigkeitsdiurese* von mehr als 1500 ml/24 h nach entsprechender Flüssigkeitszufuhr (Anstreben eines spezifischen Harngewichts von 1015 = Harndilution).

17.8 Topische Antibiotika

Die topische Anwendung systemisch anwendbarer antibakterieller Wirkstoffe in der Harnblase ist obsolet.

Nitrofurantoin (Furadantin), das vorrangig lokalantiseptisch wirkt, wird nach oraler Gabe rasch und nahezu vollständig aus dem Darm resorbiert. Im Blut oder Gewebe werden keine therapeutisch wirksamen Medikamentenspiegel erreicht. Auf-

grund der ausgeprägten renalen Elimination entstehen aber im Einzelfall im Blasen-
harn therapeutisch antibakteriell wirksame Medikamentenkonzentrationen.

Eine antibakterielle *Instillations*behandlung der Zystitis kann wegen zu geringem Füllungsvolumen und zu kurzer Einwirkungszeit bei entzündlich bedingter Urgesymptomatik generell nicht empfohlen werden. Die Effizienz ist umstritten, auch wenn
postuliert wird „möglichst mehrmals täglich" zu instillieren. Entzündliche Affektionen können so manuell aktiviert und akzentuiert werden, insbesondere wenn die Instillation in die Harnblase unmittelbar über die Harnröhre erfolgt, was heute ebenfalls
obsolet ist.

Analog kann der Einsatz von Nitrofurantoin zur *Irrigation* der Harnblase nicht
empfohlen werden, zumal die Medikamentverdünnung in „Dauerspülinfusionen" ausreichende Hemmkonzentrationen des Wirkstoffs in Frage stellt. Ureasebildende, harnstoffspaltende und damit alkalisierende und die Struvitkristallisation begünstigende
Mikroorganismen, wie z. B. Proteus spec., bei fibrinös-eitriger, komplizierter Zystitis
liegen überdies nicht im Wirkungsspektrum von Nitrofurantoin. Putride und Phos-
phat-inkrustierende Harnblasenentzündungen können zwar im Einzelfall eine Indikation zur Irrigation darstellen. Als primäres Ziel wird aber hier die Reinigung und nicht
die antibakterielle Behandlung des Harns oder gar der Schleimhaut angestrebt. Die
(physikalische) Reinigung wird schon durch Irrigation mit medikamentfreier physiologischer Kochsalzspülung erreicht.

Unter der großen Zahl antiseptischer Wirkstoffe ist wegen Wirkungslücken,
möglicher mutagener Wirkung und resorptionsbedingter systemischer Nebenwirkungen nur noch die Essigsäure erwähnenswert, wenn sie im sog. geschlossenen System
angewendet wird. Eine 0,07%ige Essigsäure wirkt im Einzelfall fibrinolytisch, bakte-
riostatisch, fungizid und adstringierend. Konsekutiv wird eine Keimzahlreduktion
und die Lösung bzw. Verhinderung einer Struvitkristallisation erreicht.

Eine antibakterielle Chemotherapie darf grundsätzlich nicht Ersatz für Asepsis
und Hygiene bei transurethraler Instrumentation bzw. bei Dauerkatheterbehandlung
sein. Wenn die Blase gut drainiert ist und der Harn klar abfließt, ist eine Antibiotikatherapie meist nicht erforderlich. Truber und übelriechender Urin ist oft Folge mangelnder Diurese. Eine ausreichende Diurese trägt über den Mechanismus einer „inneren Spülung" zur Infektprophylaxe bei (Harndilution, s. o.).

17.9 Fremdkörpereffekt des Katheters

Ein weiterer wichtiger Faktor, der das physiologische Gleichgewicht der urethralen
Abwehrmechanismen beeinträchtigt, ist der sog. Fremdkörpereffekt des Katheters, der
sich aus mechanischen und immunologischen Faktoren zusammensetzt. In Abhängigkeit von den Eigenschaften des Kathetermaterials kommt es zu einer mechanischen
Irritation und nachfolgender Schädigung des Uroepithels, die durch Manipulation am
Katheter, Katheterwechsel, Zug am Katheter durch agitierte Patienten selbst oder das
Pflegepersonal, oder Blasenspülungen noch verschlimmert wird. Latexkatheter haben
eine sehr rauhe Oberfläche und irritieren die Mukosa in größerem Ausmaß als Silikon-
material (Axelsson et al. 1977). Die zytotoxischen Effekte und die Entzündung der urethralen Mukosa waren in verschiedenen Untersuchungen bei der Verwendung von Latexmaterial besonders ausgeprägt.

17.9.1 Prävention

Die Deutsche Gesellschaft für Urologie hat im deutschsprachigen Arbeitskreis für Krankenhaushygiene 1988 ausdrücklich bestätigt, daß der *suprapubische Blasenkatheter*, wenn möglich, dem transurethralen Verweilkatheter vorgezogen werden sollte (s. Übersicht). Wichtigstes Ziel ist die Umgehung der schutzbedürftigen Harnröhre. Die bisher im Handel befindlichen Punktionssets wurden den hohen Anforderungen bzgl. Leistungsfähigkeit, Anwender- und Patientenfreundlichkeit nicht immer gerecht und kompromittierten eine breite Akzeptanz dieser Methode. Nach der Entwicklung eines verbesserten Systems wird heute ein neues suprapubisches Punktionsset (Curity Kendall, Neustadt, Do.) angeboten. Die Punktion mit ergonomischem Griff und geometrisch berechneter Spitze des Trokars ermöglicht eine sichere Führung und gezielte axiale Kraftübertragung. Der Punktionsvorgang ist glatt und weich, ohne Ruck und ohne den hygienisch bedenklichen „Sägezahneffekt" im Einstichbereich. Der definierte Trokarschlitz vermeidet den Gewebeausstanzeffekt und das Verschleppen epidermalen Gewebes in den Punktionskanal und in die Blase. Das Entfernen des Trokars ist nach Abkippen des Katheters aus dem Rinnenschlitz problemlos (Abb. 17.6).

Um die oben beschriebenen Antikörperreaktionen so gering wie möglich zu halten, ist es aus hygienischer Sicht besonders wichtig, daß das Kathetermaterial biokompatibel ist. Vollsilikonkatheter haben den Vorteil der·geringeren kinetischen Reibung und verursachen somit weniger Urothelirritationen. Sie erfüllen weitgehend die Bedingung der Biokompatiblität und werden von der Harnröhre gut toleriert. Außerdem hat Silikon eine geringere Brüchigkeit. Wir empfehlen den Katheter aus Latex, wenn zu erwarten ist, daß der Verweilkatheter für nicht länger als 5 Tage plaziert bleibt. Bei längerer Verweildauer sollte der Silikonkatheter bevorzugt werden. Bei der Befragung von 2836 Mitgliedern des „Royal College of Obstetricians and Gynaecologists" über die Praktiken der Katheterisierung ergab sich, daß die Mehrheit der Befragten postoperativ einfache Latexkatheter und für die Langzeitdrainage Vollsilikonkatheter benutzte (Hilton 1988). Bei letzterer ist der suprapubische Zugang heute die Methode der Wahl!

Häufig gebrauchte Katheter sind silikonelastomerbeschichtet. Durch diese Beschichtung aus einem elastischen Netzwerk aus linearen Polymeren mit einem hohen

Vorteile des suprapubischen Blasenkatheters

- Umgehung der Harnröhre
- Keine mukopurulente Schleimstraße
- Deutliche Eingrenzung nosokomialer Harnwegsinfektionen
- Keine Problemkeime bei geschlossener Harnableitung
- Keine Balanitis, Posthitis, Urethritis
- Keine Prostatitis, Epididymitis, Pyelonephritis
- Keine Harnröhrenstriktur
- Kontrolle der Spontanmiktion sowie Restharnbestimmung möglich
- Diagnostische Maßnahmen (ante-/retrogrades Urethrogramm) möglich
- Deutlich geringerer Pflegeaufwand
- Deutlich geringere subjektive Belastung des Patienten

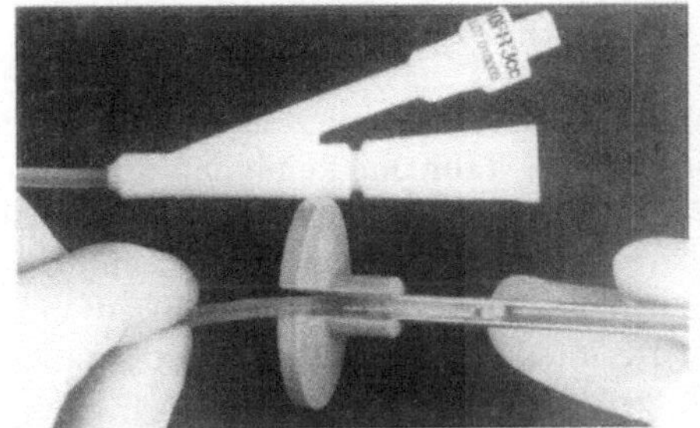
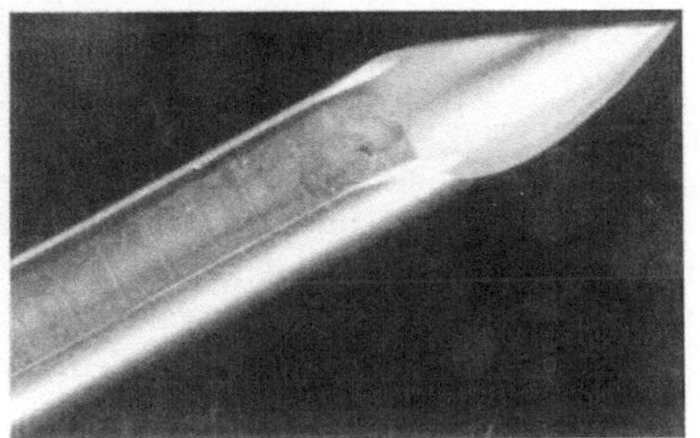
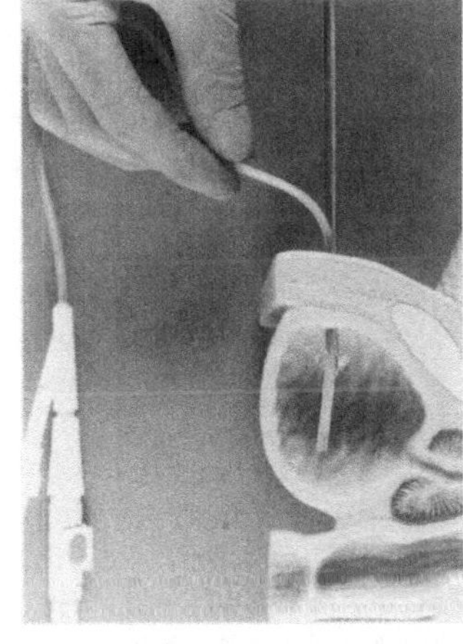

Abb. 17.6a–c. Suprapubisches Katheterset (Curity Kendall) mit **a** neuartigem ergonomischem Griff und **b** Spezialspitze des rinnenförmigen Hohltrokars, **c** in situ nach Abkippen des (Ballon-) Katheters zum Entfernen des Trokars

Molekulargewicht konnte das *toxische* Potential im Vergleich zu den bisher verwendeten Kathetermaterialien reduziert werden. Trotz dieser Vorteile ist dieser Kathetertyp weit vom Hygieneideal entfernt, da er noch immer mit einer Anzahl von Problemen assoziiert ist, besonders durch die unvollständige chemische Bindung am Substrat, die dazu neigt, sich aufzulösen (Bull et al. 1991).

17.10 Infektionsprophylaxe bei der endoskopischen Urologie

Transurethrale urologische Infektionen werden nicht durch Desinfektion des Fußbodens, sondern durch Verbesserung pflegerischer Techniken bekämpft. Jegliches Bemühen, die Pflege und Behandlung des urologischen Patienten hygienegerecht durchzuführen, muß scheitern, wenn Ärzte- und Assistenzberufe die Grundregeln der Krankenhaushygiene nicht kennen bzw. nicht beachten. Bei endoskopischen Maßnahmen müssen Handschuhe, bei adäquater Kontaminationsgefahr (HIV/Hepatitisprävention) auch Gesichtsmasken bzw. Mund- und Augenschutz getragen werden (Eigenschutz!). Eine Kette von Maßnahmen kann aber nur so stark sein, wie ihr schwächstes Glied ist. Leider ist dies oft die Antiseptik (s. 17.3.1) und die Desinfektion. Bei ihr merkt man oft zu spät bzw. gar nicht, ob sie wirkungsvoll war. Sie ist nicht ohne weiteres mit vertretbarem Aufwand in ihrem Erfolg kontrollierbar. Wir sind daher gezwungen, die Desinfektion vorsorglich exakt mit den richtigen Verfahren durchzuführen (Tab. 17.2).

17.10.1 Instrumentendesinfektion

Gebrauchtes urologisches Instrumentarium (Endoskope, Biopsiezangen u.a.) ist prinzipiell als kontaminiert anzusehen und einer Desinfektion und Reinigung zuzuführen. Dabei müssen Handschuhe getragen werden. Hierbei unterscheidet man thermolabiles und thermostabiles wiederaufbereitbares Gerät. Mit großer Wahrscheinlichkeit sind die einzelnen Mikroorganismen von Schleim, Eiter, Blut etc., also Eiweiß umgeben, das die eingeschlossenen Keime vor Desinfektions- und Sterilisationsmaßnahmen schützt.

Hier ist einerseits die Abhängigkeit des Desinfektionserfolges von einer gründlichen Reinigung zu beachten, andererseits besteht die Schwierigkeit, die Reihenfolge Desinfektion und anschließende Reinigung einzuhalten, weshalb die Kombination von Desinfektion *und* Reinigung angestrebt wird. Eiweiß wie Schleim, Blut und Serum sollte möglichst selbsttätig gelöst bzw. dispergiert werden. Da bei der Vordesinfektion Reinigungs- und Desinfektionsmittel kombiniert eingesetzt werden sollen, ist auf die Verträglichkeit beider Produkte zu achten. Eine maximal mögliche Materialkompatibilität, gute Wasserlöslichkeit, Produktstabilität sowie akzeptable Anwendungseigenschaften werden vorausgesetzt. Diese Forderungen werden am besten durch *aldehydische Präparate* erfüllt. Die Instrumente werden unmittelbar nach der Benutzung eingelegt. Sie werden dazu, soweit dies möglich ist, demontiert.

Leider wird die Notwendigkeit des Desinfizierens *vor* der Reinigung in der Literatur zum Thema zu wenig konkret herausgestellt bzw. dieser Begriff nicht nachhaltig genug definiert, wie es Krebs u. Thiel 1982 zu Recht beklagt haben. Nach der Desinfektion und Reinigung muß grundsätzlich ausreichend, d. h. rückstandsfrei, mit klarem, fließendem Wasser nachgespült werden. Ein Konzept dieser Art, das unter Berücksichtigung der nachfolgenden, ggf. noch zusätzlich erforderlichen, mechanischen Reinigung der Endoskopschäfte und des Zubehörs und der Sterilisation vor Gebrauch zeitaufwendig ist, setzt bei einer größeren Zahl von Eingriffen pro Tag ein Instrumentarium voraus, von dem die meisten Sets entsprechend dem Patientendurchgang mehrfach vorhanden sind.

Diese Hygienearbeiten erfordern sehr viel Verantwortungsgefühl und Können. Die Hygieneschulung der Pflegekräfte, die diese Arbeiten ausführen, erfolgt am besten innerbetrieblich durch eine gut ausgebildete verantwortliche Oberschwester.

17.10.2 Sterilisationsmaßnahmen

Ohne mechanische gründliche Reinigung des Sterilisiergutes vor der Sterilisation wird die Wirkung bzw. der Erfolg der einzelnen festgelegten Sterilisationsverfahren in Frage gestellt und unsicher (Abb. 17.7). Wo Blut- und/oder Eiweißreste haften, können Sterilisationsverfahren nicht einwirken.

Die *Dampfsterilisation* (Autoklav) richtet sich unter Berücksichtigung der Materialbeschaffenheit des Sterilisationsgutes (Metall, Kunststoff und Textilien) nach den bekannten Regeln. Die *Gassterilisation* ist in der Urologie das Verfahren der Wahl bei der Wiederaufbereitung schonungsbedürftiger, thermolabiler Materialien bzw. endoskopischer Instrumente und Optiken, die zur Wiederverwendung vorgesehen sind. Der Erfolg einer Sterilisation hängt hier von der genauen Einhaltung mehrerer Faktoren ab und setzt sehr erfahrenes Personal voraus. Geringste Abweichungen können z.B.

Was	Wann	Womit[a]	Wie
Händereinigung/ Waschen	Nach Bedarf bzw. bei Verschmutzung vor der chirurgischen Händedesinfektion	A° Waschpräparat (Waschlotion auf Seifenbasis)	Präparat aus Spender in die Hand (Unterarme) geben und mit Wasser waschen. Bürste nur für Fingernägel
Hygienische Händedesinfektion	1. Nach Kontamination 2. Vor An- und nach Ablegen von Untersuchungshandschuhen	PA Hände Antisepticum (alkoholisches Präparat)	Spender betätigen bis Innenfläche der Hände (Unterarme) satt benetzt sind. Präparat bis zum Trocknen einreiben
Chirurgische Händedesinfektion	Vor invasiven Eingriffen	PA Hände Antisepticum (alkoholisches Präparat)	Waschen wie oben, abtrocknen, Spender betätigen und benetzte Hände und Unterarme satt bis zur Trocknung einreiben. Desinfektion 3mal wiederholen
Hautdesinfektion	Vor Punktion und invasiven Eingriffen	PA Haut Antisepticum gefärbt oder farblos (alkoholisches Präparat)	Kleine Hautpartien einsprühen, große mit getränktem, sterilen Tupfer antiseptisch abreiben (3mal bis zur Trocknung)
Schleimhautantiseptik	Vor jeder Sondierung der Harnröhre (Katheterismus, Zystokopie, TUR usw.)	PVP-Jod, wäßrige Lösung (farbig) oder Octenisept (farblos)	Mit satt getränktem, sterilen Tupfer antiseptisch abreiben und einwirken lassen
Instrumente (Pinzette, Schere usw.)	Sofort nach Gebrauch	A° Kombi Instrumente 2 %	In Wanne mit Deckel legen. Nach Einwirkzeit (1h) manuell mechanisch reinigen, abspülen, sterilisieren
Endoskope (starr)[a]	1. Nach Gebrauch = Sofortdesinfektion und Reinigung	1. A° Kombi Instrumente 2 %	1. In Wanne mit Deckel legen, nach Einwirkzeit (1h) abspülen (Druckspülung für Hohlräume) und trocknen
	2. Sterilisation	Gas oder Autoklav (Endoskop-Hersteller-Angaben beachten)	2. Nach Sofortdesinfektion, Reinigung, Spülen und Trocknen. Gassterilisation bzw. Dampfsterilisation 130° C
Endoskope (flexibel)[b] s. unter 1.		Gas	60° C
Untersuchungstisch, Behandlungsstuhl im Bereich der Liegefläche	1. Nach Kontamination	A° Kombi Fläche 1 %/15 min	1. Mit Desinfektionslösung getränktem Tuch abwischen
	2. Bei Patientenwechsel	A° Kombi Spray / A° Big Spray „neu"	2. Aufsprühen (bei sauberer Oberfläche)
Fußboden in Behandlungseinheit	1. Täglich 2. Unmittelbar nach Kontamination	A° Kombi Fläche 1. 0,5 %/1 h 2. 1 %/15 min	Naß wischen (2-Eimer-Methode oder Mop-System)

[a] Für die Desinfektionsmaßnahmen sollten Mittel, Konzentrationen und Einwirkzeiten gemäß der DGHM-Liste gewählt werden. Die Eintragungen beinhalten Präparateempfehlungen (z.B. Fa. Antiseptica) und zeigen beispielhaft, wie der Plan ausgeführt werden könnte. (Arbeitskreis Instrumenten-Aufbereitung, 5. Ausgabe, 1993)

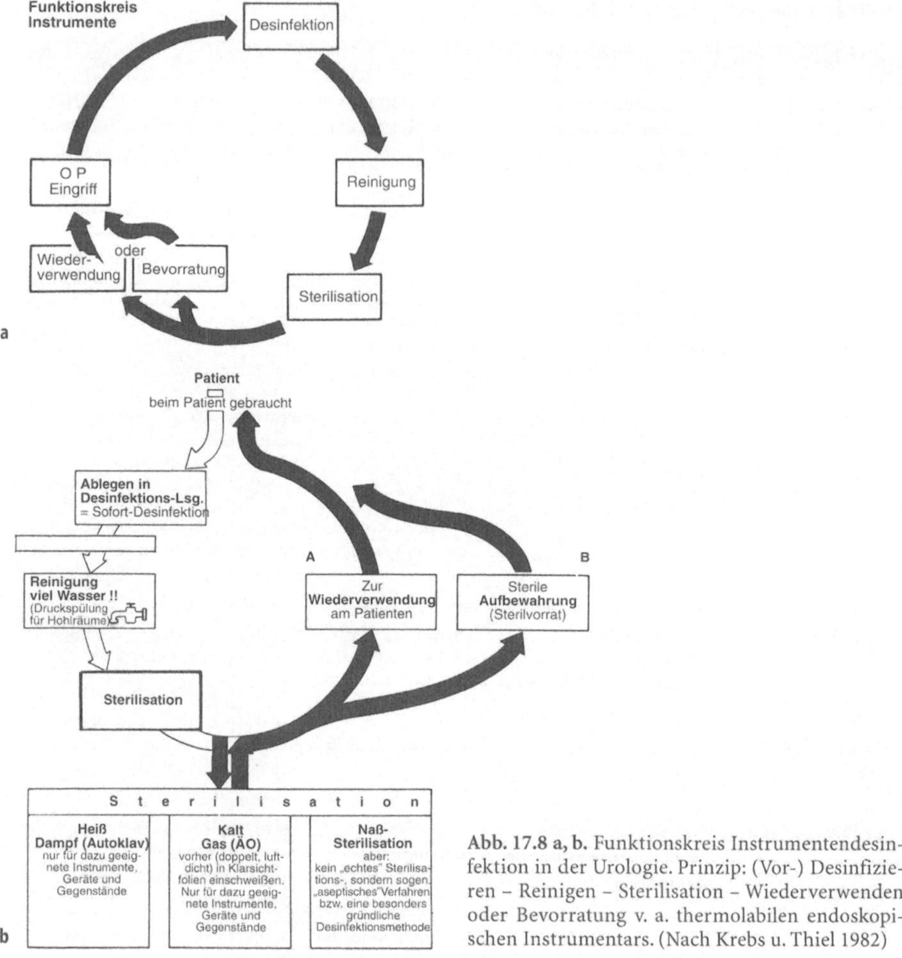

Abb. 17.8 a, b. Funktionskreis Instrumentendesinfektion in der Urologie. Prinzip: (Vor-) Desinfizieren – Reinigen – Sterilisation – Wiederverwenden oder Bevorratung v. a. thermolabilen endoskopischen Instrumentars. (Nach Krebs u. Thiel 1982)

bei Spezialkathetern, die mit Latex überzogen sind oder bei denen eine Metallspirale eingebettet ist, zu Schäden führen, die einen weiteren Gebrauch in Frage stellen. Die Ursache für die auftretenden Schäden sind:

- das vor und nach Gassterilisation häufig angewandte Vakuum und
- das Gas, das mit unterschiedlicher Geschwindigkeit in die einzelnen differenten Materialien hinein- bzw. herausdiffundiert.

Dadurch kann es bei diesen Instrumenten leicht zu Gasblasenbildungen zwischen den einzelnen differenten Schichten kommen, die unter Umständen zur vollständigen Trennung dieser Schichten führen können. Prinzipiell sollen Katheter, die zur Einmalverwendung vorgesehen sind, nicht wiederaufbereitet werden.

Überdies wird die Wirkung von Gas und Dampf durch Schleim- und Eiweißreste wesentlich eingeschränkt bzw. aufgehoben. Aber auch Salze, die beim Verdunsten von Spülflüssigkeit zurückbleiben, können Mikroorganismen einschließen und da-

durch ihre Abtötung verhindern. Bleiben die Kanäle von Endoskopen und der Spezial-
katheter mit Spülflüssigkeit gefüllt, so vermag das Gas nicht hinreichend einzudringen
und die Wirkung bleibt aus. Deshalb muß der Gassterilisation eine subtile Reinigung
und Trocknung der Instrumente vorausgehen. Die Hähne müssen während des Sterili-
sationsvorganges geöffnet sein. Die Materialien werden dann vor der Sterilisation in
geeignetes Folienmaterial eingeschweißt, was auch der sterilen Aufbewahrung (Steril-
vorrat) dient. Die Entgasungszeiten bzw. die Auslüftung der Materialien nach dem Ste-
rilisationsvorgang sind zu beachten, weshalb eine sofortige Wiederverwendung nach
der Gassterilisation nicht möglich ist. Wegen der arbeitshygienischen Probleme muß
bei der Planung an die Abgasbeseitigung, an die Aufbewahrung der Gaskartuschen
und an genügend Raum zur Entgasung des Sterilisationsgutes (Auslüftungsschränke)
gedacht werden. Die Formaldehyd-Dampfgas-Sterilisation bei 73–80° C ist von aktuellem Interesse. Die Wirksamkeitsprüfung nach DIN 58948, Teil 4, wird zukünftig
weitere Aussagen zur Wertbemessung des Verfahrens bei der Sterilisation von transurethralem thermolabilem Instrumentarium ermöglichen.

17.10.3 „Naßsterilisation"

Bei der sog. Naß- oder Kaltsterilisation zur Erzielung von Keimfreiheit thermolabiler
Instrumente auf chemischem Wege bei erforderlicher kurzfristiger Wiederverwendung des Instrumentensets (was bei Einsatz der Gassterilisation unter Berücksichtigung der gesetzlichen Belüftungszeiten nicht möglich ist), muß beachtet werden, daß
es sich in der Urologie in der Regel *nicht* um flexible Fiberendoskope handelt. Als besonders geeignet für eine materialschonende „Naßsterilisation" starrer urologischer
Endoskope mit chemischen Mitteln haben sich phenolfreie Aldehydderivate erwiesen.
Ein Problem sind hier die Empfindlichkeit der Faseroptik und die gekitteten bzw. geklebten Verbindungszellen des Endoskops. Spezielle Anweisungen der Endoskophers-
teller sind also genau zu beachten. Der Begriff „Naßsterilisation" ist allerdings umstritten, da eine sichere Abtötung aller Mikroorganismen nicht immer gegeben und
eine Rekontamination leicht möglich ist.

Das Problem „Sterilisation" von thermolabilen Endoskopen wird durch 3 Faktoren kompliziert:
1. die temporäre Ausschaltung der teuren Endoskope, die einem Krankenhaus
   oder Arzt zur Verfügung stehen,
2. die Empfindlichkeit der Geräte, insbesondere der Verbindungsstellen und der
   Faseroptik,
3. die schlechte Zugänglichkeit einzelner Geräteteile für die Desinfektion.

Werden (nur im Einzelfall) Instrumente nach der manuellen Reinigung und
Desinfektion statt einer *echten* Sterilisation einer chemischen „Naßsterilisation" zugeführt, so sind die Einsatzanweisungen (Konzentration, Temperatur, Zeit) des Produkt-
herstellers streng einzuhalten. Hohle Instrumente (Instrumentierkanal) müssen in
speziellen Wannen auf schrägen Ebenen in entsprechende Lösungen eingelegt werden,
damit Luftinseln entweichen können. Wo Luftblasen im Innern von Hohlkörpern verbleiben, bleiben Desinfektionslösungen (und/oder die Sterilisation) wirkungslos, weil
sie nicht an die innere Oberfläche des Sterilisierguts gelangen. Aus feinen Kanülen
muß zuvor mit Spritzen oder Reinigungspistolen vorhandene Luft herausgedrückt

werden. Bei Mehrfachbenutzung von Desinfektionslösungen können folgende Probleme entstehen:

- Erhöhung der Konzentration durch Verdunstung,
- zu hohe Schmutzbelastung, Abnahme der Desinfektionswirkung.

Die Stabilität der angesetzten und in Benutzung befindlichen chemischen Lösungen darf nicht überschätzt werden. Sie hängt von der Intensität des Gebrauchs sowie von der Schmutzbelastung durch kontaminierte Instrumente ab; diese zehren am Wirkpotential der Lösung. Es ist darauf zu achten, daß mit aldehydischen Derivaten gefüllte Desinfektions- bzw. „Sterilisationswannen" immer fest verschlossen sind. Ist ein häufigeres Öffnen der Wannen zur Aufnahme weiterer Instrumente während eines Tages erforderlich, so ist zu beachten, daß es zu einer nichtzulässigen Aldehydkonzentration in der Raumluft kommen kann. Für Formaldehyd gilt ein MIK-Wert von 0,1 ppm und ein MAK-Wert von 1 ppm.

Grundsätzlich sollten die Instrumente zur Entfernung von Desinfektionsmittelresten nur in sterilem, frisch angebrochenem, pyrogenfreiem Wasser eingelegt werden. Die demontierten Instrumente werden dann steril getrocknet und steril verpackt.

Bei transurethralen Instrumentationen (Katheterismus, diagnostische und operative Endoskopie) braucht man für Maßnahmen der Desinfektion, Reinigung und Sterilisation und für die Aufbewahrung des Sterilgutes ausreichenden Platz. Es ist wie überall in der Medizin: proportional den Fortschritten in Erkenntnis und Technik steigt der *Raumbedarf*, der problemorientiert zur Verfügung stehen sollte (Brühl 1983).

Literatur

Anonymus (1985) Anforderungen der Krankenhaushygiene bei der Katheterisierung der Harnblase. In: Anlage zu Ziff. 5.1 der „Richtlinie für die Erkennung, Verhütung und Bekämpfung von Krankenhausinfektionen". Bundesgesundheitsbl 28: 187

Axelsson H, Schönbeck J, Winblad B (1977) Surface structure of unused and used catheters. Scand J Urol Nephrol 9: 1–4

Bach D, Brühl P (1995) Nosokomiale Harnwegsinfektionen; Prävention und Therapiestrategien bei Katheterismus und Harndrainage. Jungjohann, Neckarsulm Lübeck Ulm

Bennett JV, Brackmann PS (1992) Hospital infections. Little Browne, Boston Toronto London

Brühl P (1982) Desinfektion und Sterilisation im Bereich der Urologie und Endoskopie. In: Seetzen G, Wolter D (Hrsg) Sicherheit im Krankenhaus. Kohlhammer, Stuttgart Berlin Köln Mainz, S 467–490

Brühl P (1983) Hygiene und Infektionen auf urologischen Abteilungen. In: Thofern E, Botzenhart K (Hrsg) Hygiene und Infektionen im Krankenhaus. Gustav Fischer, Stuttgart, S 338–372

Brühl P (1986) Realismus in der Krankenhaushygiene: Harndrainage. Hyg Med 11: 125–128

Brühl P (1995) Nosokomiale Harnwegsinfektionen; Einschränken durch Prävention. Krankenhausarzt 68: 430–436

Brühl P, Daschner F (1985) Infektionsprophylaxe durch standardisierte Katheterisierungs-Sets. Klinikarzt 14: 546–552

Brühl P, Widmann T, Sökeland J, Reybrouck G (1986) Nosocomial urinary tract infections: etiology and prevention. Urol Int 41: 437–443

Bull E, Chilton CP, Could CAL, Sutton TM (1991) Single-blind, randomised, parallel group study of the Bard Biocath catheter and a silicone elastomer coated catheter. Br J Urol 68: 394–399

Daifuku R, Stamm WE (1989) Association of rectal and urethral colonisation with urinary tract of patients undergoing catheterisation. JAMA 252: 2028–2030

Desautels RE (1982) Maintenance of sterility in urinary drainage bags. Gynecol Obstet 154 (6): 838–840

Desautels RE, Walter CW, Gravers RC, Harrison JW (1962) Technical advances in the prevention of urinary tract infections. J Urol 87: 487

Exner M, Brühl P (1986) Geschlossene Harndrainagesysteme zur Infektionsprophylaxe. Krankenhaushygiene + Infektionsverhütung 8: 19–23

Garibaldi RA (1980) Hospital acquired urinary tract infections. In: Wenzel RP (ed) Handbook of hospital acquired infections. CRC Press, Boca Raton, Florida

Garibaldi RA, Burke JP, Britt MR et al. (1980) Meatal colonisation and catheterassociated bacteriuria. N Engl J Med 303: 316–318

Garibaldi RA, Brodine S, Matyumyia S (1981) Infections among patients in nursing homes, policies, prevalence and problems. N Engl J Med 305: 731–735

Haley RW, Culver DH, Emori TG, Hooton TM, White JW (1981) Progress report on the evaluation of the efficacy of infection surveillance and control programmes. Am J Med 70: 971–995

Hilton P (1988) Bladder drainage: a survey of practices among gynaecologists in the British Isles. Br J Obstet Gynaecol 95: 1178–1189

Hofstetter A (1979) Die klinikvermittelte Harnwegsinfektion Münch. Med Wochenschr 121: 1363–1366

Infratest Gesundheitsforschung München (1989) Untersuchungen über die Ermittlung und Analyse von Krankenhausinfektionen. Rheinisches Ärzteblatt 15: 763

Kass EH (1957) Entry of bacteria into the urinary tracts of patients with inlying catheters. New Engl J Med 3: 556

Kass EH, Sossen HS (1959) Prevention of infections of urinary tract in presence of indwelling catheters. JAMA 169: 1181–1183

Klebingat KJ, Brühl P, Köhler H (1992) Antiseptik in der Urologie. In: Kramer A, Weuffen W, Gröschel D et al. (Hrsg) Klinische Anwendung von Antiseptika. Springer, Berlin Heidelberg New York

Krebs W, Thiel U (1982) Transurethrale Urologie, Teil 1: Desinfektion, Reinigung, Sterilisation, Antiseptik und Aseptik im urologischen Untersuchungs-, Operations- und Stationsbereich. In: Heise GW, Hienzch E, Mebel M, Krebs W (Hrsg) Allgemeine und spezielle Urologie, Bd 3. VEB Gustav Thieme, Leipzig, S 19–97

Krieger JN, Bahr E, Rüden H (1991) Nosokomiale Infektionen mikrobieller Genese (Bakterien und Pilze). Lehrbuch der Hygiene. Gustav Fischer, Stuttgart, S 286–345

Kunin CM (1982) Chlorhexidine and urinary drainage bags. Lancet 1: 626

Mayhall CG (1996) (ed) Hospital epidemiology and infection control. Williams & Wilkins, Baltimore

Mecke P, Pentz R, Trautmann H (1987) Ethylenoxidrückstände an Sterilisierbehältern aus Kunststoff. Hyg Med 12: 30–33

Mulhall AB, Chapman RG, Crow RA (1988) Bacteriuria during indwelling urethral catheterization. J Hosp Infect 11: 253–262

Piechota HJ, Meessen S, Brühl P (1990) Die suprapubische Harnblasendrainage. Urologe (B) 30: 195–200

Reber H, Dudle G, Widmer HR, Gaschen M (1982) Zur Inzidenz nosokomialer Infektionen. Umweltmedizin 1: 5

Rutishauser G (1976) Einige Bemerkungen zur Problematik des Dauerkatheters und zur Betreuung des Dauerkatheterträgers. Akt Gerontol 6: 161–166

Sachse H, Tiefel W, Sachse L (1985) Ursache und Vermeidung von Komplikationen bei transurethralen Eingriffen. Urologe A 24: 189–194

Schmitz W, Spangenberg HC, Marklein G, Hesse A (1995) Welcher Katheter ist der richtige? TW Urol Nephrol 7: 124–132

Tasseau F, Chupin A, Prodier C, Villers D, Baron D, Nicolas F (1990) Etude de l'incidence et des facteurs de risque de infection urinaire nosocomiale chez les malades sondes en reanimation polyvalente. Agressologie 31 (8): 503–504

Warren JW (1991) The catheter and urinary tract infection. Med Clin North Am 75 (2): 481–493

Warren JW, Platt R, Thomas RJ, Rossner B, Kass EH (1978) Antibiotic irrigation and catheter-associated urinary tract infections. New Engl J Med 299: 570–573

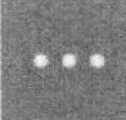

18 Sexuell übertragbare bakterielle Infektionen

A. Hofstetter

Bei den sexuell übertragbaren Erkrankungen (STD) spielen heute die klassischen Geschlechtskrankheiten, wie Gonorrhoe, Syphilis, Ulcus molle und Lymphogranuloma inguinale, in Westeuropa nur noch eine untergeordnete Rolle verglichen mit den Infektionen durch Chlamydien, Mykoplasmen, Gardnerellen, Viren und anderen Erregern (s. Übersicht).

Bakterien als Erreger von STD:
- Chlamydien (Serotyp D–K, Serotyp L 1–L 3)
- Mykoplasmen
- Gardnerella vaginalis
- Gonokokken
- Treponema pallidum
- Haemophilus ducreyi
- Calymmatobacterium granulomatis

Viren als Erreger von STD:
- Hepatitis-B- und -C-Viren
- Zytomegalievirus
- HPV-Viren
- Herpes-Viren
- HIV-Viren

Weitere wichtige Erreger von STD:
- Hefen
- Trichomonaden
- Amöben
- Lamblien
- Würmer

So kennen wir heute ca. 30 verschiedene bakterielle und virale Erkrankungen, die durch den Geschlechtsverkehr übertragen werden können. Begünstigt wurde diese Entwicklung durch die allgemeine Liberalisierung der Sexualität in den letzten Jahrzehnten sowie den internationalen Tourismus. Dies war der Grund, warum wir dieser Problematik besondere Aufmerksamkeit widmeten und versuchten, die Dinge so darzustellen, wie sie für die tägliche Praxis des Urologen von Bedeutung sind.

18.1 Gonorrhoe (Tripper) (meldepflichtig)

Prävalenz

Die Prävalenz der meldepflichtigen Gonorrhoe erreichte um 1970 weltweit Höchstwerte und ist seitdem, zumindest in Westeuropa, kontinuierlich abgefallen. Dies hängt offensichtlich mit einer intensiven Aufklärungskampagne, der hohen Antibiotikaempfindlichkeit der Erreger und der strengen Beachtung der Partnertherapie zusammen. So waren z. B. in der Bundesrepublik Deutschland 1974 noch 127 Erkrankungen auf 100 000 Einwohner gemeldet, während sich 1995 nur noch 5 Erkrankungsfälle auf 100 000 Einwohner in Gesamtdeutschland eruieren ließen. Das Infektionsrisiko wird auf ca. 30% pro Geschlechtsverkehr geschätzt (Clad 1997).

Diagnostik (s. auch Kap. 2)

Bei den Erregern der Gonorrhoe (Neisseria gonorrhoeae) handelt es sich um gramnegative Diplokokken, die sehr umweltempfindlich sind und eine hohe Infektiosität aufweisen.

Nachweis
- Gram-Präparat
- Kultur (Thayer-Martin-Medium) mit Abstrichen von Urethra, Rektum, Pharynx plus Cervix uteri bei der Frau

Symptomatik

Neisseria gonorrhoeae infiziert das Drüsenepithel des Urogenitaltrakts, die Schleimhaut des Rektums, des Pharynx und das Epithel des Auges. Die Erkrankung verläuft akut eitrig, kann aber auch asymptomatisch, d. h. ohne den bekannten eitrigen Fluor über Monate persistieren. Die durch Neisseria gonorrhoeae bei der Frau und beim Mann verursachten Erkrankungen sind in der Übersicht dargestellt.

Inkubationszeit: 2–7 Tage

Therapie (Simon 1997)

bei *unkomplizierter* Gonorrhoe:
- Einmaltherapie i.v. oder i.m. Ceftriaxon (0,5 g) oder Cefotaxim (2 g),
- bei *Koinfektion mit Chlamydien* zusätzlich Doxycyclin 0,2 g tgl. p.o. über 14 Tage (eine Penicillintherapie wird nicht mehr empfohlen wegen der zunehmenden Resistenzsituation)

bei *komplizierter* Gonorrhoe:
- 3mal tgl. 2 g Cefotaxim oder 1mal tgl. 2 g Ceftriaxon für 10 Tage

Gonorrhoische Infektionen *bei der Frau:*

- Urethritis
- Bartholinitis
- Zervizitis
- Arthritis (selten)
- Endometritis
- Salpingitis (kann asymptomatisch verlaufen)
- Sterilität durch beidseitigen Tubenverschluß

Gonorrhoische Erkrankungen *beim Mann:*

- Urethritis
- Prostatitis
- Epididymitis
- Arthritis

Merke Für die Frau bedeutet die Gonorrhoe ein hohes Sterilitätsrisiko (5–10%). Bei Gonorrhoe immer auch nach Chlamydien, Mykoplasmen, HIV und Treponema pallidum fahnden! Für die Kultur ist ein Spezialagar und eine möglichst kurze Transportzeit ins Labor erforderlich.

Die Gonokokken können durch Schädigung des Drüsenepithels anderen Keimen, z. B. Anaerobiern bei bakterieller Vaginose, den Weg in das Endometrium bzw. in die Tuben bahnen. Durch eine genitoorale Schmierinfektion kann es zur Infektion des Rachens und des Auges kommen. Die Ophthalmia neonatorum (Infektion im Geburtskanal) kann zur Erblindung führen (Prophylaxe bei Neugeborenen!)

18.2 Syphilis (Lues, harter Schanker) (meldepflichtig)

Prävalenz

Die Syphilis kam 1497 nach Europa. Der Erreger (Treponema pallidum) breitete sich zunächst innerhalb der reicheren und später dann auch innerhalb der ärmeren Bevölkerung rasch aus. Die Syphilis erreichte ihre höchste Inzidenz während des 1. Weltkrieges. Seit Einführung des Penizillins ist die Syphilis in den westlichen Ländern nur noch in Hochrisikogruppen (Drogenszene, Prostitution, HIV-Infizierte) anzutreffen, während sie in der 3. Welt noch weit verbreitet ist (Clad 1997).

Diagnostik (s. Kap. 2)

Erreger ist Treponema pallidum, ein spiraliges 0,2–10 μm großes bewegliches Bakterium mit einer Generationszeit von 30 h.

Nachweis

- Dunkelfeldmikroskopie
- Hämagglutionationstest (TPHA)
- Indirekter Fluoreszenztest (FTA-Abs, IgG-, IgM-Nachweis)
- Kardiolipintest (Verlaufskontrolle)

Die Erkrankung verläuft in mehreren Stadien. Die *Inkubationszeit* beträgt 2–10 Wochen. Das *Primärstadium* ist gekennzeichnet durch eine Papel im Genitalbereich, die in ein hartes, im allgemeinen schmerzloses Ulkus übergeht mit Vergrößerung der regionären Lymphknoten. Nach einigen Wochen erfolgt die Spontanheilung.

Das *Sekundärstadium* beginnt 1–2 Monate später mit makulopapulösen, teilweise nässenden Hautausschlägen, Lymphknotenschwellungen und bei etwa 10% der Fälle mit Meningitis, Nephritis, Periostitis sowie Condylomata lata (perianal, axillär und oral). Das Primär- und Sekundärstadium kann auch latent verlaufen. Typische Erscheinungen des *Tertiärstadiums* bei unbehandelter Syphilis treten bei 30–50% der Infizierten nach 3–25 Jahren auf: Gummen in Haut, Knochen und inneren Organen. Ferner kennt man eine kardiovaskuläre Syphilis und eine Neurosyphilis.

Treponema pallidum ist plazentagängig. Die embryonale Infektion ist tödlich. Kinder, die im Fötalstadium infiziert wurden, zeigen bei der Geburt die Veränderungen des Sekundärstadiums (Lues connata praecox) oder sie entwickeln erst nach Jahren klinische Zeichen (Lues connata tarda). Typisch ist die sog. *Hutchinson-Trias* mit Labyrinthtaubheit, Keratitis und Tonnenschneidezähne.

Therapie (Simon 1997)

- Syphilis Stadium I und II: Depot-Penicillin (Procain-Penicillin) 2,4 Mio. E i.m. tgl. über 14 Tage
- Syphilis-Stadium III und Neurolues: Penicillin G-Natrium i.v. 2mal tgl. 10 Mio. E über 2–3 Wochen
- Bei *Penicillinallergie*: Ceftriaxon 1mal tgl. 0,2 g i.v. für 2 Wochen
- Bei *Cephalosporinallergie*: Doxycyclin 0,2 g tgl. i.v. für 3 Wochen und länger

Merke   Im Primärstadium findet sich ein Ulkus über 4–6 Wochen, das infektiös ist. Im Sekundärstadium kommt es zur hämatogenen Aussaat, die über 3–5 Jahre rezidivieren kann. Dieses Stadium ist ebenfalls infektiös. Das Tertiärstadium zeigt granulomatös nekrotisierende Herde (Gummen). Dieses Stadium ist nicht infektiös. Bei einem Ulkus im Genitalbereich immer an die Lues denken!

Zum *Schwangerschaftsscreening* gehören TPHA (= Treponema pallidum Hämaggl. Test), FTA-Abs (= Fluoreszenz-Treponemen-Ak-Test)/Therapiekontrolle per Kardiolipintest. An weitere sexuell übertragbare Erreger denken, vor allem HIV-Infektion. Partnerbehandlung nicht vergessen!

18.3 Ulcus molle (Chancroid, weicher Schanker) (meldepflichtig)

Prävalenz

Das Ulcus molle kommt vor allem in Afrika, Asien und Lateinamerika vor. In Deutschland sind Erkrankungen äußerst selten und ähnlich wie in den Vereinigten Staaten nur bei Hochrisikogruppen zu finden. In Südafrika ist der weiche Schanker etwa so häufig wie die Syphilis. Die Prävalenz beträgt 5% (Clad 1997).

Diagnostik

Der Erreger ist ein kurzes, gramnegatives, fischzugartig angeordnetes Stäbchen (Haemophilus ducreyi). Der Nachweis erfolgt mikroskopisch im Abstrichpräparat. Der kulturelle Nachweis von Haemophilus ducreyi ist schwierig und gelingt nur auf Spezialnährböden.

Symptomatik

Aus einer Papel als Primärläsion mit umgebendem Erythem entwickelt sich über eine Pustel und Erosion rasch ein schmerzhaftes, weiches, scharf begrenztes Geschwür im Bereich des inneren Vorhautblattes, des Sulcus coronarius und des Frenulums. Die Erkrankung wird überwiegend bei Männern diagnostiziert, da die weiblichen Partnerinnen, insbesondere Prostituierte, als Keimträgerinnen nicht selten beschwerdefrei sind und somit die Läsion nicht beachten. Die *Inkubationszeit* beträgt zwischen 2 und 35 Tagen, im Mittel 1 Woche. Weitere Infektionsstellen sind beim Mann die Glans penis und der Penisschaft. Bei der Frau finden sich die Läsionen vor allem im Bereich der hinteren Kommissur am Itroitus vaginae, im Bereich der periurethralen und perianalen Region sowie an Vagina und Portio. Aber auch die Labien und die Klitoris können befallen sein. Häufig gehen die Ulcera mit einer regionalen schmerzhaften Lymphadenitis einher. Diese tritt gewöhnlich 5–8 Tage nach der Geschwürsbildung einseitig im Leistenbereich auf und ist durch eine Periadenitis mit der aufliegenden entzündlich geröteten Haut und der Unterlage verbakken bei ausgeprägter Neigung zur zentralen Einschmelzung mit Durchbruch nach außen. Bei Superinfektionen mit Fusobakterien, Borrelien oder Bacterioidesspezies kann sich ein rasch fortschreitendes, tief destruierendes Geschwür, das sog. Ulcus molle gangraenosum entwickeln. Eine gleichzeitige Infektion mit Treponcma pallidum ist möglich (Ulcus mixtum).

Therapie

Einmalige Gabe von 1 g Azithromycin oral oder 250 mg Ceftriaxon i.m. Alternativ: Erythromycin 4mal 500 mg oral über 7 Tage oder Ciprofloxacin 2mal 500 mg über 3 Tage (Clad 1997; Simon 1997).

18.4 Granuloma inguinale (meldepflichtig)

Prävalenz

Das Granuloma inguinale ist eine seltene Geschlechtskrankheit. Sie kommt in Südafrika, Indien, Brasilien, Neuguinea und bei den Aborigines in Australien vor (Clad 1997).

Diagnostik

Der Erreger von Granuloma inguinale, Calymmatobacterium granulomatis (=Donovania granulomatis), ist ein bekapseltes gramnegatives Stäbchenbakterium, das sich nur auf Eidotter enthaltenden Spezialnährmedien anzüchten läßt. Die gängige Diagnostik erfolgt aus dem nach Giemsa gefärbten Biopsiematerial: Vakuolen in mononukleären Zellen, gefüllt mit den Erregern (Donovan-Körper).

Symptomatik

Harte indolente granulomatöse, narbig abheilende Ulzerationen über dem gesamten äußeren Genitale, die bei Berührung leicht bluten und die regionären Lymphknoten nicht mit einbeziehen. Der Erreger besitzt geringe Infektiosität, zeigt intrazelluläre Vermehrung bei chronischem Verlauf über Jahre mit langsamer Ausbreitung der harten, indolenten Ulzerationen. Die *Inkubationszeit* beträgt 10–40 Tage.

Therapie

Doxycyclin 1mal tgl. 0,2 g oral für 3 Wochen oder Ciprofloxacin 2mal tgl. 0,5 g oral oder Cotrimoxazol 2mal tgl. 0,96 g oral (Clad 1997; Simon 1997).

Merke Bei Granuloma inguinale immer auch an gleichzeitig bestehende Syphilis denken! Untersuchung auf HIV!

18.5 Lymphgranuloma venereum (meldepflichtig)

Prävalenz

Das Lymphgranuloma venereum ist vor allem in den Tropen und Subtropen verbreitet. In Deutschland waren 1993 nur 44 Fälle gemeldet worden. Die Vermehrung der Erreger erfolgt obligat intrazellulär (Clad 1997).

Diagnostik

Erreger ist Chlamydia trachomatis (Serotyp L 1–L 3).

Nachweis

- Komplementbindungsreaktion, die aber erst 2–4 Wochen nach Krankheitsbeginn positiv wird
- Sofortnachweis: direkte Immunfluoreszenz aus dem Abstrichmaterial oder der Zellkultur

Symptomatik

Es finden sich schmerzlose herpetiforme Primärläsionen, die rasch wieder abheilen und meist unbemerkt bleiben. Einige Wochen später kommt es zur schmerzhaften Schwellung und Rötung der regionären Lymphknoten (inguinal/perirektal), häufig verbunden mit Fieber. Unbehandelt neigt die Infektion zur Chronifizierung über Jahre mit Fusion und Einschmelzung der infizierten Lymphknoten, wobei es zur inguinalen und perirektalen Fistelbildung und schließlich zum Lymphbahnenverschluß kommen kann. Dies führt zu einer Elephantiasis im Bereich des Penis, des Skrotums und der Vulva.

Therapie

Doxycyclin 2 g tgl. p.o. über 3 Wochen oder Clarithromycin tgl. 1 g oder Trimoxazol tgl. 1,92 g für 3 Wochen (Clad 1997; Simon 1997).

 | A. Hofstetter

(Clad 1997; Friesen et al. 1984; Hellein et al. 1979; Hofstetter u. Friesen 1984;
Korting u. Hartinger 1987)

Prävalenz

Die Prävalenz der genitalen Chlamydieninfektionen wurde aufgrund unzureichender
diagnostischer Möglichkeiten lange Zeit unterschätzt. Die Altersverteilung ist typisch
für sexuell übertragene Infektionen: 15- bis 25jährige Frauen und 20- bis 30jährige
Männer zeigen eine Prävalenz von ca. 6%, ab dem 30. Lebensjahr sinkt die Prävalenz
auf etwa 2% ab.

Diagnostik

Erreger ist Chlamydia trachomatis, Serotyp D–K.

Der Nachweis von Chlamydia trachomatis erfolgt durch:
- direkte Fluoreszenztests,
- ELISA,
- Gensonden (s. Kap. 2 und 3); DNA-Amplifikationsmethoden erreichen eine
  Sensitivität von über 90% bei 100%iger Spezifität (**Ligase-** und **Polymeraseket**
  tenreaktion) (mit der LCR-PCR können Chlamydien auch aus dem Urin nach-
  gewiesen werden),
- Kultur.

Symptomatik

Chlamydieninfektionen verursachen bei Mann und Frau häufig nur geringgradige Beschwerden, so z. B. zeitweise Dysurie und Fluor.

Chronische Erkrankungen bei der Frau sind Zervizitis, Endometritis/Salpingitis
mit unregelmäßigen diffusen Unterbauchschmerzen, verbunden mit Schmierblutungen
und Dyspareunie. Bei gleichzeitig bestehender bakterieller Vaginose (**Aminkolpitis**)
kommt es gelegentlich zur klinisch manifesten Adnexitis, die manchmal durch Superinfektion mit Darmbakterien fieberhaft verlaufen kann. Chlamydien können das Peritoneum infizieren mit dem Symptom der Perihepatitis (starke Schmerzen bei Zwerchfellat-
mung über Wochen), und über das Blut in einzelne große Gelenke vordringen, wo sie
eine Arthritis erzeugen. Durch Schmierinfektion kann eine Konjunktivitis hervorgerufen werden (**Schwimmbadkonjunktivitis**).

Beim Mann äußern sich genitale Chlamydieninfektionen primär als Urethritis
bei aufsteigendem Infektionsweg. Dies führt zur Adnexitis, Samenstrang- und Nebenhodenentzündung. Durch Verschluß der Ductus deferentes kann es zur Sterilität kommen. Auch beim **Morbus Reiter** wird als möglicher Erreger Chlamydia trachomatis
diskutiert.

Komplikationen

Bei der Chlamydienendometritis kann es zu Einnistungsstörungen des befruchteten
Eies und zum drohenden Abort mit Blutungen in der Frühschwangerschaft, zu Extra-
uteringravidität und Tubenverklebungen mit Sterilität kommen. Der Tubenverschluß
verläuft häufig klinisch symptomlos. Aufgrund der Tubenverschlüsse müssen in
Deutschland jährlich 20 000 In-vitro-Fertilisationen durchgeführt werden, was ca.
100 Mio. DM Kosten bedeutet. Die perinatale Infektionsrate der Neugeborenen von

chlamydienpositiven Müttern liegt bei ca. 50% und kann beim Säugling zu chronischen Augenentzündungen und Pneumonie führen.

Therapie

(Hofstetter u. Friesen 1984; Korting u. Hartinger 1987; Simon 1997; Weidner u. Hofstetter 1987)

Tetracyclin-HCl, 4mal 500 mg tgl. p.o. über 7–10 Tage oder Doxycyclin 2mal 100 mg p.o. über 7–10 Tage oder Erythromycin 4mal 500 mg oral über 7–10 Tage. Partnerbehandlung ist unbedingt erforderlich!

Merke Seit dem 1.4.1995 besteht in Deutschland ein Pflichtscreening auf Chlamydia trachomatis in der Schwangerschaft.

18.7 Genitale Mykoplasmeninfektionen

Prävalenz

(Blenk et al. 1975; Clad 1997; Hofmann 1987; Hofstetter 1973, 1977; Hofstetter u. Gleichmann 1970; Hofstetter u. Schmiedt 1970; Metz u. Preac-Mursic 1975; Sethi 1975)

Bei sexuell aktiven Personen sind Mykoplasmen häufig im Urogenitaltrakt nachweisbar. Trotz zahlreicher Untersuchungen (Selbstversuche, Biopsien aus der Prostata) in den vergangenen 20 Jahren ist die pathogenetische Bedeutung der Mykoplasmen bei Infek-

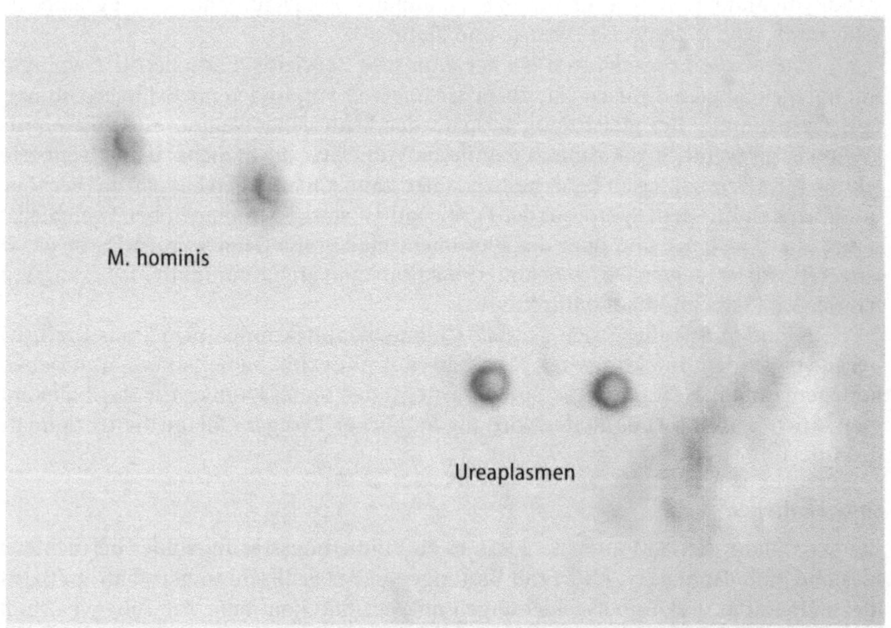

Abb. 18.1. Mykoplasmen auf Spezialagar nach Blenk u. Hofstetter, *oben links* typische, spiegeleierförmige Kolonien von Mykoplasma hominis aus Prostataexprimat, *unten rechts* Ureaplasmen aus Prostataexprimat

tionen des Urogenitaltraktes bis heute nicht einwandfrei geklärt. Es besteht jedoch kein Zweifel, daß es sich hier um fakultativ pathogene Keime handelt.

Diagnostik

(Blenk et al. 1975; Hofmann 1987; Hofstetter 1973, 1977; Marx u. Hofstetter 1975; Sethi 1975)

Im Urogenitaltrakt sind häufig nachzuweisen: Ureaplasma urealyticum, Mycoplasma hominis und Mycoplasma genitalium. Bei Mykoplasmen handelt es sich um die kleinsten, sich selbst reproduzierenden Bakterien, deren Größe zwischen 80 und 250 nm schwankt. In der Taxonomie der Mikroorganismen bilden sie eine eigene Klasse: die Mollicutes. Sie besitzen keine Zellwand und sind dadurch besonders leicht verformbar. Bedeckt werden sie von einer Plasmamembran, die sich lichtmikroskopisch und färberisch kaum darstellen läßt. Das Zytoplasma mit Ribosomen und zirkulärer Doppelstrang-DNS wird von einer dreischichtigen, osmotisch sehr labilen Plasmamembran umschlossen.

Nachweis

- Spezialkulturen (Abb. 18.1)
- PCR/LCR (s. Kap. 2, 3, 16).

Symptomatik

Mykoplasmeninfektionen verlaufen beim Mann gewöhnlich unter dem Bild der chronisch-rezidivierenden Urethroadnexitis (s. auch Kap. 16). Davon abgesehen, können sie auch eine Samenstrang- und Nebenhodenentzündung hervorrufen. Auch bei der Pyelonephritis konnten Mykoplasmen aus dem Nierenbeckenpunktionsurin gewonnen werden. Bei Frauen fanden sich Mykoplasmen im Urethralabstrich beim sog. **Urethralsyndrom.** Auch bei der akuten Zystitis wurden im Blasenpunktionsurin Mycoplasma hominis und Ureaplasma urealyticum entdeckt. Pathogenetische Bedeutung hat Mycoplasma hominis bei der Salpingitis, beim postpartalen Fieber und der Meningitis des Neugeborenen. Mycoplasma genitalium wird für Eileiterentzündungen verantwortlich gemacht. Wahrscheinlich sind Mykoplasmen auch für Fertilitätsstörungen verantwortlich, da sie sowohl morphologische Veränderungen als auch Motilitätsstörungen an den Spermien verursachen können (Hofstetter u. Marx 1980; Hofstetter et al. 1977, 1978). Die hohe Ureaseaktivität von Ureaplasma urealyticum kann zur Steinbildung im Urogenitaltrakt führen. Auch das **Reiter-Syndrom** scheint durch Mykoplasmen auslösbar.

Therapie

(Clad 1997; Hofmann 1987, Hofstetter et al. 1976; Hofstetter u. Friesen 1984; Marx u. Hofstetter 1975; Weidner u. Hofstetter 1987)

Tetracyclin-HCl, 4mal 500 mg oral über 10 Tage, Doxycyclin 2mal 100 mg oral über 10 Tage und Erythromycin 4mal 500 mg über 10 Tage. Partnerbehandlung erforderlich!

Merke Bei Mykoplasmennachweis immer auch an die übrigen STD-Erreger denken!

18.8 Gardnerella-vaginalis-Infektion
(Clad 1997; Hartmann 1987)

Prävalenz

Die Prävalenz ist nur schwer zu beurteilen wegen der hohen Dunkelziffer. Aus Deutschland gibt es keine epidemiologischen Daten über die Infektionsrate mit Gardnerella vaginalis im Urogenitaltrakt bei Männern. Amerikanische Studien ergaben folgendes Bild: Frauen mit bakterieller Vaginose sind zu 75–95% mit Gardnerella vaginalis infiziert, wenn keine Kondome benutzt wurden.

Frauen ohne bakterielle Vaginose sind nur zu 2–16% mit Gardnerella vaginalis infiziert, und heterosexuelle Männer sind 3mal häufiger infiziert als homosexuelle. Die Gardnerella-vaginalis-Infektion wird im Rahmen der bakteriellen Vaginose (Aminkolpitis) nachgewiesen gemeinsam mit Anaerobiern, aber auch isoliert bei septischen Krankheitsbildern.

Diagnostik

Bei Gardnerella vaginalis handelt es sich um β-hämolysierende, pleomorphe, gramnegative Stäbchenbakterien, die 0,1–02 mm im Durchmesser große, transluzente, weiche Kolonien bilden, die Dextrose, Maltose und Stärke, jedoch nicht Mannit spalten können und gegen Metronidazol empfindlich sind. Bei der Frau findet man den typischen Fluor vaginalis mit Fischgeruch bei einem pH-Wert von 5,0–5,5 und sog. „clue-cells" im gramgefärbten Objektträgerausstrichpräparat. Laktobazillen fehlen meistens. Für den einwandfreien Nachweis von Gardnerella vaginalis, vor allem bei Partneruntersuchungen, ist die Isolierung und Identifizierung von Gardnerella vaginalis als Leitbakterium der bakteriellen Vaginose unumgänglich. Zur Anzüchtung des Keimes sind Selektiv- und Differentialnährböden notwendig.

Symptomatik

Beim Mann verläuft eine Infektion durch Gardnerella vaginalis gewöhnlich asymptomatisch oder symptomenarm. Gardnerella vaginalis wurde nachgewiesen bei der Balanoposthitis, im Sperma von infertilen Männern bis zu 38% und bei der Urethritis. Bei derartigen Erkrankungen kommen gewöhnlich auch andere STD-Erreger vor, so daß der pathogenetische Nachweis schwierig zu erbringen ist. Vor allem scheinen Gardnerella-vaginalis-Keime zusammen mit Anaerobiern durch den Geschlechtsverkehr übertragen zu werden.

Bei der Frau sind Gardnerella-vaginalis-Erreger gewöhnlich mit Anaerobiern vergesellschaftet. Sie erzeugen eine Vaginitis mit grauweißem Fluor und sollen bei Schwangeren ursächlich für den vorzeitigen Blasensprung, das postpartale Fieber und septische Zustände sein.

Therapie

Bei Mann und Frau: Metronidazol 1 g tgl. über 5 Tage, inklusive der Behandlung wie bei Chlamydien und Mykoplasmen, da häufig eine Mischinfektion bzw. Mehrfachinfektion mit diesen STD-Erregern vorliegt.

Literatur

Blenk H, Junge W, Hofstetter A, Braun B (1975) Serologische und eiweißanalytische Differenzierungs-
möglichkeiten von Mykoplasmen. Münch Med Wochenschr 117: 1033–1036

Blenk H, Wichmann G, Rohde BT, Baun B (1975) Vorkommen von Mykoplasmen in der Harnröhre von
gesunden Männern. Münch Med Wochenschr 117: 1029–1030

Clad A (1997) Sexuell übertragbare Infektionen. Urologe B 37: 267–277

Friesen A, Hofstetter A, Barankay V, Epp C (1984) Zur Bedeutung von Chlamydia trachomatis bei der
chronisch entzündlichen Urethro-Adnexitis des Mannes. Urologe 23: 141–144

Hartmann AA (1987) Gardnerella-vaginalis-Infektion. Urologe A 26: 252–255

Hellein G, Metz H, Hofstetter A (1979) Nachweis von Chlamydia trachomatis bei unspezifischer Prosta-
to-Urethritis. Fortschr Med 97: 533–538

Hofmann H (1987) Genitale Mykoplasmeninfektionen – Klinik, Diagnostik und Therapie. Urologe A
26: 246–251

Hofstetter A (1973) Mykoplasmen bei entzündlichen Erkrankungen des Urogenitaltrakts. Infection 1:
247–249

Hofstetter A (1977) Mykoplasmenvorkommen im Urogenitalbereich und ihre klinische Bedeutung.
Schweiz Rundschau Med 66: 1218–1222

Hofstetter A, Blenk H, Rangoonwala R (1976) Tetrazykline zur Behandlung der Mykoplasmen-Prostato-Urethritis. Münch Med Wochenschr 118: 49–50

Hofstetter A, Friesen A (1984) Doxycyclin in der Behandlung der nicht-spezifischen Urethritis und/
oder Prostatitis. Urologe 23: 145–148

Hofstetter A, Gleichmann HG (1970) Mykoplasmen als Ursache entzündlicher Erkrankungen des Urogenitalsystems bei Soldaten der Bundeswehr. Wehrmed Monatsschr 14: 1

Hofstetter A, Marx FJ (1980) Fertilität bei Adnexitis. In: Mellin HE, Bauer HW (Hrsg) Infertilität des
Mannes. Aufgaben und Probleme der Urologie. W. Zuckschwerdt, München, S 59–64

Hofstetter A, Schill WB, Hoppe W, David R (1977) Einfluß von Mykoplasmen auf die Spermatozoenmotilität und Fruktolyse in vitro. In: Albrecht KF (Hrsg) Verhandlungsbericht der Deutschen Gesellschaft für Urologie. Springer, Berlin Heidelberg New York, S 447–450

Hofstetter A, Schill WB, Wolff HH, David R (1978) Hemmung der Spermatozoenmotilität durch genitale Mykoplasmenstämme. Therapiewoche 28: 1923–1930

Hofstetter A, Schmiedt E (1970) Mykoplasmenvorkommen bei entzündlichen Erkrankungen des Urogenitaltraktes. Urologe 9: 200–204

Korting HC, Hartinger A (1987) Genitale Chlamydieninfektionen. Urologe A 26: 256–262

Marx FJ, Hofstetter A (1975) Mykoplasmen-Prostato-Urethritis. Münch Med Wochenschr 117: 1023–
1028

Metz H, Preac-Mursic V (1975) Zur Symbiose bzw. Antibiose von Mykoplasmen und Bakterien. Münch
Med Wochenschr 117: 1037–1040

Sethi KK (1975) Mycoplasma hominis und entzündliche Erkrankungen des Beckens. Münch Med Wochenschr 117: 1045–1046

Simon C (1997) Antibiotika-Therapie in Klinik und Praxis. 9. Aufl, Schattauer, Stuttgart New York

Weidner W, Hofstetter A (1987) Chemoprophylaxe urogenitaler Infektionen. Akt Urol 18: 1

Sexuell übertragbare virale Infektionen
P. Schneede

19.1 Einleitung

Als Geschlechtskrankheiten wurden früher üblicherweise bakterielle Infektionen bezeichnet, die beim Geschlechtsverkehr übertragen zu mehr oder weniger charakteristischen Effloreszenzen der Anourogenitalhäute führen. Unberücksichtigt blieben die epidemiologisch in unserem Jahrhundert zunehmend bedeutsamen viralen Geschlechtskrankheiten. Es sollte daher heute besser der Begriff „sexuell übertragbare Erkrankungen (sexually transmitted disease = STD)" verwendet werden, der neben den klassischen bakteriellen Geschlechtskrankheiten auch die viralen Infektionen umfaßt. Während die sexuell übertragbaren bakteriellen Infektionen, die in Kap. 18 bereits behandelt wurden, epidemiologisch in erster Linie in den Entwicklungsländern auch heute noch eine wichtige Rolle spielen, konnten diese Erkrankungen seit Einführung der Antibiotika in den Industrieländern weitgehend zurückgedrängt werden.

Die heute registrierten Erkrankungsfälle gehen trotz aller Aufklärungsbemühungen zu einem Großteil auf das Konto eines ungeschützten Geschlechtsverkehrs mit Risikogruppen und eines blühenden Sexualtourismus in Länder der 3. Welt. Auch wenn bislang für die meisten viralen Erkrankungen weltweit noch keine effektiven virustatischen Medikamente zur Verfügung stehen, haben sich die Virusinfektionen seuchenartig in erster Linie wiederum in den Entwicklungsländern ausbreiten und zu hohen Durchseuchungsraten führen können. In einigen Ländern sind dadurch ganze Bevölkerungsgebiete vital bedroht. Virale und bakterielle Koinfektionen sind hier nicht selten. In den Industrieländern sind nach wie vor soziale Randgruppen und Minderheiten wie Homosexuelle und Drogenabhängige von den HIV-Infektionen besonders betroffen. Eine gleichmäßigere Durchseuchung aller sozialen Bevölkerungsschichten findet sich beispielsweise bei HSV- und HPV-Infektionen im Gegensatz zur HIV-Infektion.

Einige virusbedingte Hauteffloreszenzen (Condylomata acuminata, Herpes genitalis) wurden bereits in der Antike und im Mittelalter als sexuell übertragbar beschrieben, auch wenn erst in diesem Jahrhundert die technischen und medizinischen Voraussetzungen vorlagen, deren virale Genese aufzudecken. Andere sexuell übertragbare Viruserkrankungen wurden dagegen erst in neuerer Zeit (HIV, HTLV) klinisch beschrieben und werden zur Zeit bezüglich der Pathomechanismen intensiv erforscht. Verglichen mit den viralen STD sind die Pathomechanismen bakterieller STD und deren Therapie geradezu uniform und einfach. Die Erforschung viraler STD beschäftigt daher heute neben Virologen, Epidemiologen und Klinikern auch Onkologen und Immunologen. Betreffen bakterielle Geschlechtskrankheiten vor allem die Haut als Zielorgan – eine Generalisation kommt im allgemeinen nur bei Syphilis und Gonorrhoe vor –, so ist das Spektrum viraler STD vielfältig und der Befall anderer Organsysteme häufig. So gesehen spielen kosmetische Probleme, die einige virale STD an der Haut hervorrufen, eine eher untergeordnete Rolle; onkogene Potenz und Schwächung des Immunsystems sind die im Vordergrund stehenden Aspekte. Da beim Geschlechtsverkehr virale Infektionen nicht nur durch Haut- und Schleimhautkontakte, sondern auch durch Körpersekrete (Ejakulat, Vaginal- und Zervikalsekret, Speichel) übertragen werden können und darüber hinaus homo- und heterosexuelle Sexualpraktiken wie Analverkehr, Anilingus, Fellatio und Kunnilingus zu berücksichtigen sind, fallen wesentlich mehr Virusinfektionen in die Gruppe der im weitesten Sinne sexuell übertragbaren viralen Infektionen, als vielleicht zunächst vermutet.

Es kann allerdings nicht Ziel dieses Kapitels sein, alle mittels Tröpfcheninfektion, so z. B. auch durch Kuß, übertragbaren Virusinfektionen und viralen Kinderkrankheiten der Vollständigkeit halber zu behandeln. Vielmehr werden zur besseren Übersicht im 1. Teil ausführlich die urologisch relevanten viralen STD thematisiert, hingegen im 2. Teil andere virale STD, die diagnostisch und therapeutisch nicht in erster Linie den Urologen, sondern andere Fachdisziplinen betreffen, in Kurzform dargestellt.

19.2 Urologisch relevante virale STD

19.2.1 Herpes genitalis

Zur Familie der Herpesviridae werden heute 112 Virusspezies gezählt, die bei warm- und kaltblütigen Wirbeltieren vorkommen. Der Mensch ist natürlicher Wirt für 8 Virusspezies (VZV, HSV1 und 2, EBV, CMV, HHV6 und 7, KSHV=HHV8), die den 3 Subfamilien der Herpesviridae (Alpha-, Beta- und Gamma-Herpesviridae) angehören. Charakteristischerweise können Herpesviren lebenslang in den Wirtszellen persistieren und sich unter bestimmten Bedingungen reaktivieren. An dieser Stelle werden zunächst die Herpes-simplex-Viren (HSV) beschrieben, andere humane Herpesviren folgen im Kap. 19.3.

Erreger: HSV1 und HSV2

Das 120–180 nm durchmessende Herpes-simplex-Virus besitzt einen elektronendichten Innenkörper („core") von 25–30 nm, der mit den umgebenden Kapsomeren ein Nukleokapsid von ca. 105 nm bildet. Dieses Nukleokapsid wird von einem polypeptidhaltigen Tegument und einem glykoprotein- und lipidhaltigen „envelope" mit immunogenen Oberflächenspikes eingehüllt. Das Genom der Herpes-simplex-

Viren besteht aus 2 unterschiedlich langen Untereinheiten linearer doppelsträngiger DNA von 152 Kilobasenpaaren Länge. HSV1 und 2 weisen zu etwa 50% homologe Sequenzen ihres Genoms auf. Eine Differenzierung beider Typen gelingt mit Hilfe von Restriktionsendonukleasen.

Herpes-simplex-Viren können als Nukleokapsid intraaxonal bis zu den sensorischen Ganglien wandern und dort als latente Infektionen persistieren. HSV1 persistiert in der Regel im Ganglion trigeminale Gasseri und in Zervikal- und Vagusganglien, HSV2 in den Lumboskralganglien nach Primärinfektion. Die Wanderungsgeschwindigkeit in den Nerven beträgt 120–400 mm/Tag. Nach zunächst zentripedaler Wanderung zu den regionalen Nervenganglien kann es nach unterschiedlich langer Latenz zur Reaktivierung und zentrifugaler Wanderung in die Haut- und Schleimhäute kommen, wo das Virusmaterial dann weiter repliziert wird. Als auslösende Faktoren der endogenen Reaktivierung kommen Sonnenbestrahlung, Fieber, Infektionen, hormonelle Umstellungen, Immunerkrankungen, Streß und psychische Traumen in Frage. Kommt es nach endogener Reaktivierung des Herpes und Virusreplikation zur Ausbildung neuer, symptomatischer Effloreszenzen, spricht man von rekurrierendem Herpes, im Gegensatz dazu von rekrudeszierendem Herpes immer dann, wenn klinische Erscheinungen fehlen. Unabhängig von der Art der Virusreplikation, egal ob symptomatisch oder asymptomatisch, besteht Infektiosität in beiden Fällen.

Epidemiologie

Herpes-simplex-Viren sind weltweit verbreitet, die Durchseuchung der erwachsenen Bevölkerung beträgt bei HSV1 ca. 95%. Bei HSV2 sind es ca. 25–40% in Europa und bis zu 65% in den Entwicklungsländern. Die Durchseuchung mit HSV1 beginnt bereits mit dem frühen Kindesalter (bei 50% aller Kinder im 5. Lebensjahr), während HSV2-Infektionen erst nach der Pubertät zunehmen. Perinatale Infektionen des Neugeborenen mit HSV2 sind möglich und können teilweise zu schweren Komplikationen führen.

Beide Virustypinfektionen sind sexuell übertragbar, durch oralen Geschlechtsverkehr sind HSV1-Infektionen zunehmend auch im Genitalbereich nachweisbar. Personen mit häufig wechselnden Sexualpartnern zeigen hohe Durchseuchungsraten mit HSV2: 75% der Prostituierten in den USA und Asien. In den USA sind höhere HSV-Prävalenzen in sozial schwächeren Schichten festgestellt worden. Die Übertragung des Virus ist bei symptomatisch oder asymptomatisch seropositiven Kranken durch direkten Haut-/Schleimhautkontakt, durch Genitalsekrete (z. B. Zervixschleim), durch Speichel, aber auch durch Stuhl und Urin beschrieben worden. Die Inkubationszeit beträgt zwischen 2 und 12 Tagen, im Durchschnitt 4 Tage. Kreuzimmunität zwischen den beiden Herpesinfektionstypen existiert nicht.

Eine Differenzierung der HSV-Typen bei Genitalinfektion kann in zweierlei Hinsicht wichtig sein. HSV1-Infektionen verlaufen in aller Regel klinisch weniger schwer und rezidivieren darüber hinaus weniger häufig. HSV1-Infekte rekurrieren zu ca. 30%, HSV2-Infekte zu ca. 60%. Bei Homosexuellen wurden weltweit sehr unterschiedliche Seroprävalenzraten für HSV2 festgestellt (21,6–83,1%). HIV-Infektionen begünstigen die Ausbildung teilweise schwerer HSV-Infektionen.

Histopathologie und Klinik

HSV1 und HSV2 gelangen über Haut-/Schleimhautläsionen in den Körper und vermehren sich in Keratinozyten der Haut, Epithelzellen der Schleimhäute und Regionallymphknoten. Die Hauteffloreszenzen sind durch virusbedingten Zelluntergang und Entzündungsreaktionen des Organismus charakterisiert. Histopathologisch finden sich initial virusassoziierte Zellballonierungen und Chromatinverdichtungen des Zellkernes, gefolgt von anschließender Degeneration der Zellkerne in den parabasalen und mittleren Epithelschichten. Durch Zellyse entstehen im Epithel Bläschen mit einer initial klaren Flüssigkeit, die später zunehmend eintrübt. Der Bläscheninhalt weist neben großen Mengen an Virusmaterial Zelldetritus, Entzündungszellen und häufig mehrkernige Riesenzellen auf. Subepithelial finden sich ausgedehnte Entzündungsreaktionen und hämorrhagische Nekrosen, insbesondere bei der Primärinfektion. An Schleimhäuten platzen die Herpesbläschen im Vergleich zur verhornten Haut relativ früh, so daß makroskopisch eher Ulzerationen zu beobachten sind.

Die klinischen Symptome einer Primärinfektion reichen von absolut asymptomatischen Verläufen bis zu schweren Infektionen mit systemischen Erkrankungen, die aber sehr selten sind. Weit über 90% der HSV-Infizierten weisen einen subklinischen, asymptomatischen Verlauf mit Antikörperbildung auf. Lediglich ein sehr kleiner Teil der Infizierten (ca. 1%) entwickelt im Bereich der Eintrittspforte Hauteffloreszenzen (symptomatischer Verlauf). Im Vergleich zu den symptomatischen Primärinfektionen zeigen nach endogener Reaktivierung die rekurrierenden Effloreszenzen eine geringere Ausdehnung, schnellere Abheilung und sind selten verbunden mit Allgemeinsymptomen. Konnatale und perinatale HSV-Infektionen nehmen durch eine Herpessepsis, insbesondere wenn sie unerkannt und unbehandelt bleiben, nicht selten bei schwerem Krankheitsbild einen letalen Ausgang. Durchschnittlich 4 Tage nach genitaler Infektion mit HSV bilden sich makulopapulöse, später bläschenartige Effloreszenzen, die in Pusteln und Ulzerationen übergehen. Die schmerzhaften Effloreszenzen sind über ca. 3 Wochen nachweisbar und scheiden große Mengen infektiösen Virusmaterials aus.

Beim Mann finden sich die Effloreszenzen in erster Linie an Glans penis, Präputium und Penisschaft. Perianaler Herpes und Herpesproktitis sind häufig Folge eines Analverkehrs aber auch oral-analer Geschlechtspraktiken. Bei Frauen findet man in der Regel bilaterale Effloreszenzen der Vulva, Infektionen von Vagina und Zervix. Extragenitale Läsionen an Oberschenkeln, Gesäß und Perineum kommen bei beiden Geschlechtern vor. Neben Allgemeinsymptomen wie Fieber, Lymphknotenschwellung, Pruritus, Algurie und zervikalem Ausfluß kommen häufig entzündliche Rötungen und Ödeme vor. Dysurie und Harnverhaltungen treten bei bis zu 15% der betroffenen Frauen vorübergehend auf. 25% aller Frauen leiden unter einer aseptischen Meningitis mit Kopfschmerzen. Andere systemische Komplikationen der generalisierten Herpesinfektion wie sakrale Radiokulomyelitis mit Harnverhalt, Neuralgie und Menigoenzephalitis sind selten. Herpesenzephalitis und herpetische Keratokonjunktivitis kommen so gut wie nie bei rekurrierendem Herpes vor. Zahlreiche Arbeiten haben auf den Zusammenhang zwischen hohen HSV-Durchseuchungsraten und Zervixkarzinomen hingewiesen, ohne daß letztlich ein pathogenetischer Zusammenhang zu beweisen war. Man geht heute eher davon aus, daß hohe HSV-Durchseuchungsraten einen Indikator für ein Geschlechtsverhalten darstellt, das als begünstigend auch für andere, bewiesenermaßen onkogene Viruserkrankungen (HPV) gilt.

Diagnostik

Charakteristische Herpesläsionen können klinisch diagnostiziert werden und bedürfen keiner weiteren labortechnischen Bestätigung. Klinisch problematisch kann die

Beurteilung alter Herpeseffloreszenzen sein, eine Abgrenzung zu Balanoposthitiden und Vulvovaginitiden anderer Genese ist gelegentlich klinisch schwierig. In diesen Fällen können unterschiedliche Labortechniken differentialdiagnostisch weiterhelfen. Grundsätzlich gelten Laboruntersuchungen unklarer genitaler Effloreszenzen bei Schwangeren, Immuninkompetenten, bei Verdacht auf neonatalen Herpes und Herpesenzephalitis aufgrund der Schwere der Krankheitsbilder und teilweise hohen Letalität grundsätzlich als indiziert.

Aufgrund hoher Durchseuchungsraten, fehlenden Antikörpertiteränderungen bei rekurrierenden Herpesinfektionen und möglichen Kreuzreaktionen mit Varizelleninfektionen haben serologische Antikörperbestimmungen nur geringen Wert für therapeutische Entscheidungen. Differenzierungen der HSV1- und HSV2-Typen sind weniger von theoretischem als prognostischem Interesse bezüglich des Ausmaßes und der Häufigkeit zu erwartender rekurrierender Herpesinfektionen. Die Polymerasekettenreaktion (PCR) zum Nachweis von Herpesviren bei Verdacht auf Herpesenzephalitis hat als sensitivstes Verfahren andere Labormethoden verdrängt; für die Routinediagnostik ist dieses Verfahren aber zu aufwendig und zu teuer. Tabelle 19.1 zeigt labortechnische Möglichkeiten und Bewertungen verschiedener Verfahren zum Nachweis von Genitalherpes.

Therapie

Das erste, bereits in den 60er Jahren entwickelte antivirale Medikament (Idoxuridin) wurde zur topischen Behandlung bei Herpesvirusinfektionen verwendet. Mit der Einführung von Aciclovir (Zovirax) verfügen wir über ein potentes, sehr selektives und gut verträgliches Virustatikum zur Therapie kutaner und systemischer Herpesinfektionen. Die antivirale Wirkung erstreckt sich, allerdings mit unterschiedlicher Effektivität, auf alle doppelsträngigen DNA-Viren der Familie Herpesviridae. Die größte Wirksamkeit besteht gegen HSV1, gefolgt von HSV2, VZV und EBV, während gegen CMV und HHV6 nur vergleichsweise geringe Wirksamkeit besteht. Der Wirkungsmechanismus beruht auf einer irreversiblen Inaktivierung der viralen DNA-Synthese. Aciclovir muß zur Einschleusung in den Nukleinsäurestoffwechsel zunächst phosphoryliert werden. Diese Phosphorylierung kann allerdings ausschließlich durch eine virale Thymidinkinase erfolgen. Somit ist die Wirkung selektiv auf virusinfizierte Zellen beschränkt. Die viruskodierte Expression der sog. E-(„early")-Proteine in HSV-infizierten Zellen schließt zahlreiche Enzyme ein, die für die DNA-Synthese notwendig sind. Hierunter ist auch die Thymidinkinase, die Aciclovir selektiv zum Monophosphat phosphoryliert. Vor Einbau in die virale DNA phosphorylieren zelluläre Kinasen Aciclovirmonophosphat zur Triphosphatverbindung. Diese hemmt die virale DNA-Polymerase. Ähnlich wirksam, allerdings nur gegen HSV1, ist Brivudin (Helpin).

Aciclovir steht für eine topische Behandlung als Creme sowie auch für eine systemische Therapie (oral, i.v.) von HSV-Infektionen zur Verfügung. Ein L-Valinester von Aciclovir, Valaciclovir (Valtrex), besitzt bei gleich hoher antiviraler Wirksamkeit eine ca. 3- bis 5fach höhere Bioverfügbarkeit bei oraler Einnahme. In der Leber wird Valaciclovir in Aciclovir und L-Valin gespalten. Aciclovir wird zu 85% über die Nieren eliminiert. Durch Auskristallisation von Aciclovir in den Tubuli kann es zur Nierenfunktionsstörung kommen. Bei eingeschränkter Clearance ist eine Dosisanpassung daher notwendig.

Tabelle 19.1. Möglichkeiten und Indikationen labortechnischer Verfahren zum Nachweis von Herpes genitalis

Labormethode	Klinisches Material	Bewertung	Probleme
Zellkultur	Vesikelflüssigkeit, Abstriche, Gewebeprobe, Urin, Stuhl	Empfindlichste Standardmethode, Beurteilung der zytopathischen Effekte nach 1–3 Tagen	Sorgfältige Probenentnahmen und -transporte erforderlich
Kurzzeitkulturen und IFT	Wie oben	Befund nach 16–20 h, geringere Empfindlichkeit, HSV-Typisierung mit indirekter und direkter IFT möglich	Stammvarianten erfordern mehrere monoklonale Antikörper
Restriktionsenzymanalyse	Zellkulturmaterial	HSV1 und 2 differenzierbar, intratypische Stammvarianten erkennbar, gibt Rückschlüsse auf Infektionsketten	Zeitlich und technisch aufwendig
Zytologie und Papanicolaou-Färbung	Abstriche	Sensitivität 60–70%, abhängig von der Erfahrung des Zytologen	Zellveränderungen nicht HSV-spezifisch (VZV ist ähnlich)
IFT	Abstriche intakter, infizierter Zellen	Nur 80% der Sensitivität der Kultur, Antigennachweis aus nichtinfektiösem Gewebe möglich	Fehlen von stammspezifischen Epitopen bei monoklonalen Antikörpern
ELISA	Abstriche, Vesikelflüssigkeit, Liquor, Urin	Nachweis nicht zellassoziierter Antigene, HSV-Typisierung mit monoklonalen Antikörpern möglich, 90% der Sensitivität der Kultur	Aufwendiges Verfahren
Nukleinsäurenachweis, *In-situ-*Hybridisierung	Gewebeproben, Liquor, Abstrich	HSV-DNA-Nachweis und -Analyse möglich, Amplifikation kleiner Virusmengen, sensitiv!, Befund in 1–2 Tagen nach Infektionsbeginn	Teuer, aufwendig, PCR liefert keine Aussage über die Virusmenge

Im Gegensatz zum Idoxuridin (Iducutit) ist für Aciclovir keine mutagene Wirkung bekannt. Aufgrund des Wirkmechanismus von Aciclovir wird verständlich, daß lediglich HSV-infizierte Zellen mit Virusreplikation virustatisch behandelt werden können. Latente Infektionen mit in den Ganglienzellen persistierenden Herpes-simplex-Viren entziehen sich so einerseits der virustatischen Therapie, andererseits bei direkter Ausbreitung von Nervenzelle zu Nervenzelle unter Umgehung des Interzellularraumes auch jedem Einfluß der humoralen zirkulierenden Antikörper. Damit ist eine Ausheilung und therapeutische Sanierung einer HSV-Infektion nicht möglich und der HSV-Infizierte bleibt lebenslang potentielle Quelle für Partnerinfektionen.

Indikation zur frühzeitigen Behandlung einer Primärinfektion oder eines Rezidives des Herpes genitalis besteht aufgrund schnellerer Abheilung und Schmerzreduktion sowie geringerer Virusausscheidung unter der Therapie. Prophylaktisch zur Vermeidung von Neugeboreneninfektionen sollten Schwangere ab der 38. Schwangerschaftswoche, grundsätzlich Immunsupprimierte mit viszeralen HSV-Erkrankungen, mit Herpesenzephalitis und der neonatale Herpes mit Aciclovir therapiert werden. Eine Therapie mit Aciclovir oder Valaciclovir in Form einer Suppressionsbehandlung (z. B. 1mal 500 mg Valaciclovir über 16 Wochen) wird bei häufiger als alle 8 Wochen rekurrierendem Herpes genitalis empfohlen.

19.2.2 Molluscum contagiosum

Molluscum contagiosum ist eine beim Menschen weltweit verbreitete Erkrankung, die durch dermatotrope Viren hervorgerufen wird. Da die Viren bei engem Hautkontakt übertragen werden können, zählt man diese Erkrankung zu den sexuell übertragbaren viralen Infektionen. Allerdings stellt der Hautkontakt nicht den einzigen Übertragungsweg dar, und Hauptbetroffene sind auch nicht etwa sexuell aktive Erwachsene, sondern Kinder, Jugendliche und insbesondere Neurodermitiker aller Altersklassen. Erst seit der Verbreitung von AIDS, bei dem es – übrigens wie auch unter medikamentöser Immunsuppression – zu einer untypisch disseminierten Aussaat der Mollusca contagiosa kommen kann, werden sehr viel häufiger diese Effloreszenzen auch im Genitalbereich diagnostiziert. Infektionen mit dem Molluscum-contagiosum-Virus können so gesehen ein Marker für die weitaus ernsthaftere sexuell übertragbare Virusinfektion mit HIV sein. Entsprechend muß in diesen Fällen die Diagnostik ausgebaut werden.

Erreger: Molluscum-contagiosum-Virus (MCV)

Dieses Virus wird zu den Poxviren (Pockenviren) gezählt. Poxviren kommen bei Säugern, Vögeln und Insekten vor. Die Poxviren werden in 7 Untergruppen eingeteilt, von denen 3 Untergruppen humanpathogene Viren beinhalten. Das Molluscum-contagiosum-Virus ist ca. 200–300 nm groß mit einem Genom von 196–200 kb Länge. Mit Restriktionsendonukleasen lassen sich 3 weltweit verbreitete Subtypen des MCV (I, II, III) unterscheiden, wobei MCVI am häufigsten und MCVIII sehr selten vorkommen. Die Virusreplikation findet im Zytoplasma epithelialer Zellen statt. MCV ist vergleichsweise umweltresistent, so daß Infektionen nicht nur durch direkten Hautkontakt, sondern auch durch Kleidungsstücke, Bettwäsche, ja sogar Schwimmbäder möglich sein sollen. Eine Infektion durch Übertragung virushaltigen Materials auf Zellkulturen blieb bislang erfolglos, so daß eine Kultivierung nicht möglich ist.

Epidemiologie

MCV ist weltweit verbreitet, kommt auf den Fiji-Inseln und auf Papua-Neuguinea aber gehäuft vor. Grundsätzlich können Mollusca contagiosa in jedem Lebensalter entstehen, deutlich bevorzugt ist aber das Kindesalter. Prädisponierende Faktoren sind endogene Ekzeme, medikamentöse Immunsuppression, Steroidbehandlungen und AIDS-Erkrankung. AIDS-Kranke weisen zu ca. 13% Mollusca contagiosa auf. In den USA und England soll die Inzidenz der Genital-MCV-Erkrankungen im letzten Jahrzehnt deutlich zugenommen haben.

Histopathologie und Klinik

Mollusca contagiosa werden wegen ihres charakteristischen Aussehens auch Dellwarzen genannt. Es handelt sich dabei um epitheliale Knoten von 1–10 mm Durchmesser, die nur in Ausnahmefällen, insbesondere bei AIDS-Erkrankung, auch bis zu 3 cm Größe erreichen können. Die glattrandigen, rötlich bis hautfarbenen, teils glasig durchscheinenden, halbkugelig erhabenen Hautknötchen weisen in der Regel eine zentrale Eindellung auf, die die Namensgebung erklärt. Histologisch findet man Knötchen mit mehrlappiger Hypertrophie und Hyperplasie der Epidermis von den Basalzellen bis zur Oberfläche. Dabei werden die subepithelialen Schichten imprimiert, ohne daß jedoch die Basalmembran durchbrochen wird. Die infizierten Epithelzellen sind um ein Mehrfaches größer als die Normalzellen, zeigen vermehrt Mitosestadien in den Germinalzellen und pathologische Veränderungen an Zellkern und Zytoplasma. Das Zytoplasma ist angefüllt mit zahlreichen Feulgen-positiven, hyalinen Granula, den sog. Molluscumkörperchen. Der Zellkern wird dabei an den Rand der Zellen gedrängt. Im Zentrum der Dellwarze befinden sich degenerierte Epithelzellen mit ihren Einschluß-körperchen und Keratin. Entzündungsreaktionen der Haut entstehen nur bei bakteriellen Superinfektionen.

Immunreaktionen mit Ausbildung von Antikörpern werden in erster Linie nach Therapie beobachtet. Reinfektionen kommen häufig vor. Die Inkubationszeit beträgt 14–50 Tage. Betroffen sein kann die gesamte Haut mit Ausnahme von Fußsohlen und Handinnenflächen. Dellwarzen treten einzeln oder in kleinen Gruppen auf, meist nicht mehr als 20. Die Effloreszenzen sind schmerzlos und rufen selten Pruritus hervor. Disseminierter Hautbefall einschließlich der Kopfhaut findet sich lediglich bei AIDS-Kranken und Immunsupprimierten. Nach durchschnittlich 6–9 Monaten verschwinden die Dellwarzen spontan; es handelt sich also um eine selbstlimitierende Virose. Verläufe über mehrere Jahre sind allerdings möglich. Rezidive werden häufig auf Reinfektionen zurückgeführt.

Diagnose

Die Diagnose wird in den meisten Fällen rein klinisch aufgrund des charakteristischen Aussehens (Abb. 19.1) und des relativ langen Verlaufs zu stellen sein. Kommt ein Molluscum contagiosum einzeln im Gesicht vor und weist einen bereits größeren Umfang auf, so mag die klinische Differentialdiagnose zum Basaliom gelegentlich schwierig sein. Die Diagnose wird aber spätestens in der Histologie nach Exzision klar. Finden sich hier Molluscumkörperchen, erübrigen sich weitere Untersuchungen. Virusspezifische Antikörper werden bei ca. 70% der Patienten mit Dellwarzen nachgewiesen; nach einer Therapie der Dellwarzen bilden jedoch fast alle Patienten Antikörper, die gegen andere Poxviren keine Kreuzreaktion zeigen. Der Antikörpernachweis gegen MCV spielt aber in der Routinediagnostik keine Rolle. Elektronenmikroskopisch lassen sich die backsteinförmigen Viren mit ihrer Doppelhülle nachweisen.

Therapie

Mollusca contagiosa heilen in der Regel ohne Narbenbildung spontan ab, so daß die Indikation zur therapeutischen Entfernung durchaus kontrovers diskutiert werden kann. Durch Kratzen und anschließende Kontaktinfektion können die Effloreszenzen allerdings an andere Körperstellen oder auf andere Personen übertragen werden. So wird nicht nur aus kosmetischen Gründen von einigen Autoren die einfach durchzuführende Behandlung empfohlen.

Als konservatives Behandlungsverfahren, das sich insbesondere bei Kindern bewährt hat, kann eine Lokalbehandlung mit alkoholischen Vitamin-A-Säurelösungen (3mal/Tag) versucht werden. Mit Salben wird dabei die umgebende Haut geschützt. Nach 2–3 Wochen sollten die Dellwarzen bei regelmäßiger Anwendung abgeheilt sein.

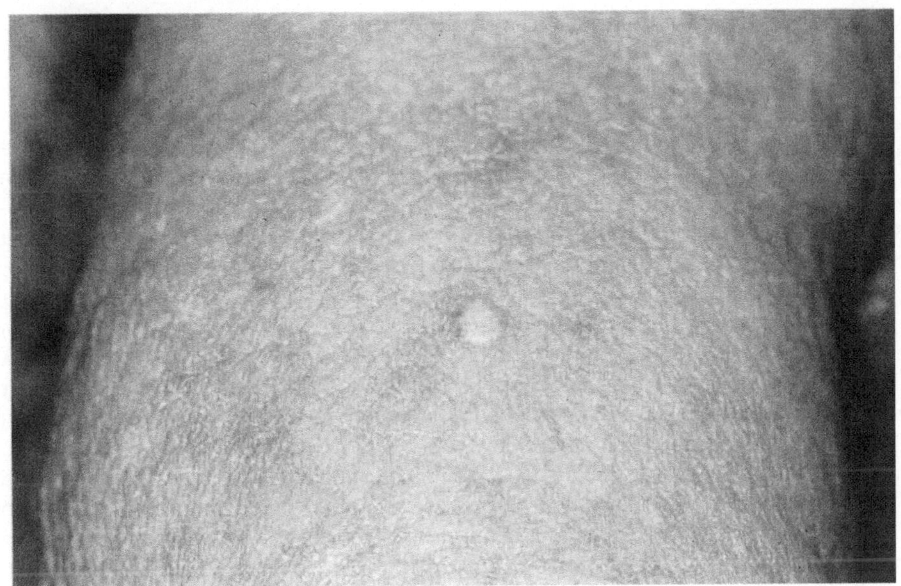

Abb. 19.1. Singuläres Molluscum contagiosum am Penisschaft

Alternativ kann mit Phenolum liquefactum oder mit Podophyllotoxin (Condylox) eine Verätzung vorgenommen werden. Bei der Phenolbehandlung wird vor der Betupfung eine schmerzlose Ritzung oder ein Einstechen mit Zahnstochern empfohlen, um eine Wirkung auch von innen zu erreichen. Die Behandlung kann im wöchentlichen Abstand bis zur Abheilung wiederholt werden, birgt aber die Gefahr einer Resorption der keratolytischen und zytotoxischen Substanzen insbesondere dann in sich, wenn gleichzeitig viele Dellwarzen behandelt werden, was folglich zu vermeiden ist.

Andere Behandlungsmethoden schließen die chirurgische Abtragung oder Zerstörung der *Mollusca contagiosa* ein. Während die meisten dieser Verfahren von Erwachsenen auch ohne Narkose toleriert werden, erfordert die Behandlung von Kindern als hauptbetroffene Altersgruppe in der Regel eine Betäubung. Eine Vollnarkose wird in den Fällen zu erwägen sein, in denen zahlreiche, disseminierte Dellwarzen vorliegen. Bei einzelnen *Mollusca contagiosa* hat sich dagegen die Verwendung von 5%iger EMLA-Creme zur Lokalanästhesie bewährt, wenn sie ca. 1 h vor chirurgischer Behandlung aufgetragen wird.

Jede mechanische Entfernung der Dellwarzen (Einritzen und Expression, Kürettage mit scharfem Löffel) birgt die Gefahr einer Kontamination der umgebenden Haut mit dem weißlichen, MCV-haltigen Molluskelbrei. Unter den kontaktlosen chirurgischen Verfahren wurden Kryotherapie und Lasertherapie erfolgreich eingesetzt. Bei der Kryobehandlung sind gelegentlich mehrere Sitzungen notwendig. Wird ein Kohlendioxid-Laser zur Therapie verwendet, so ist auf sorgsame Absaugung des virushaltigen Rauches bei der Laserevaporisation zu achten. Die Nd-YAG-Laserkoagulation kann trotz Lokalanästhesie schmerzhaft sein; es empfiehlt sich daher eine Vollnarkose.

19.2.3 Condylomata acuminata und andere HPV-Effloreszenzen

Im medizinischen Schriftum werden Genitalwarzen bereits seit Beginn unserer Zeitrechnung erwähnt. Während die Römer den Begriff „Ficus", aus dem sich später „Feigwarze" ableitete, verwendeten, stammt der Begriff „Condylomata" aus dem Griechischen und beschreibt einen runden Tumor. Interessanterweise wurde in den römisch-hellenistischen Schriften bereits auf die sexuelle Übertragbarkeit hingewiesen. Wurden im 18. und 19. Jahrhundert noch bakterielle Geschlechtskrankheiten mit den Genitalwarzen in Verbindung gebracht, so wurde erst in diesem Jahrhundert der begründete Verdacht einer viralen Genese durch Cuiffo (1907) geäußert. Bis zum elektronenmikroskopischen Nachweis von Viruspartikeln in Genitalwarzen vergingen mehr als weitere 40 Jahre. Weiterführende, grundlegende Erkenntnisse konnten erst mit der Entwicklung genetischer Laborverfahren zur HPV-DNA-Analyse ab Mitte der 70er Jahre gewonnen werden. Arbeiten von Jablonska (1972) und von zur Hausen (1975) führten zu einer klinischen Neubewertung der HPV-Infektionen. Bis zu diesem Zeitpunkt hatte man zwar um die sexuelle Übertragbarkeit von Genitalwarzen gewußt, hatte aber die Effloreszenzen allein als kosmetisch lästiges Problem beurteilt. Mit dem Nachweis von HPV-Subtypen in Präkanzerosen und Karzinomen, insbesondere in Zervixkarzinomen, gewannen HPV-Infektionen einen weitaus größeren klinischen Stellenwert und wurden rasch zum interdisziplinären Forschungsobjekt. Epidemiologische Untersuchungen weisen die HPV-Infektionen zudem als die heute wohl verbreitetste sexuell übertragbare Erkrankung aus.

Erreger: Humane Papillomviren (HPV)

Papillomviren kommen nicht nur beim Menschen, sondern auch bei anderen höheren Vertebraten vor. Dabei zeigen die verschiedenen Papillomviren eine hohe Wirtsspezifität. Zusammen mit den human- und tierpathogenen Papillomviren der Gattung Papillomavirus bildet die Gattung Polyomavirus die Familie Papovaviridae. Die Papillomviren haben eine Größe von ca. 55 nm und sind von kugeliger Gestalt. Das Kapsid wird aus 2 Strukturproteinen gebildet, wobei das kleine Kapsidprotein (L1) von ca. 55 kd Molekulargewicht den größeren Anteil ausmacht. Das größere Protein (L2) mit einem Molekulargewicht von ca. 70 kd macht nur 20% des gesamten Kapsids aus. Die Papillomviren sind bei Fehlen einer äußeren Lipidhülle gegenüber Erhitzung, Äther und Säure relativ umweltresistent. Das Genom der Papillomviren besteht aus einer zirkulären Doppelstrang-DNA von ca. 8 000 Basenpaaren. Mit DNA-Hybridisierungsverfahren und durch Vergleich der Nukleotidsequenzen im Bereich des offenen Leserahmens E6, E7 und L1 können bei weniger als 90% Sequenzidentität heute 77 verschiedene HPV-Subtypen differenziert werden. Aufgrund ihres Gewebetropismus ist eine Unterteilung der verschiedenen HPV-Subtypen in eine phylogenetisch verwandte Gruppe von kutanen HPV-Typen und eine Mukosa-HPV-Gruppe möglich. Die meisten Subtypen der Mukosagruppe wurden aus anourogenitalen Epithelien isoliert, weshalb auch von genitalen HPV-Subtypen gesprochen wird. Eine Untergruppe der kutanen HPV-Typen leitet sich aus der Tatsache ab, daß diese HPV-Subtypen bei Patienten mit Epidermodysplasia verruciformis gefunden wurden. Die im Anourogenitalbereich nachweisbaren HPV-Effloreszenzen erlauben zwar keinen unmittelbaren Rückschluß auf die einzelnen HPV-Subtypen der Mukosa-HPV-Gruppe, dennoch werden einzelne HPV-Typen regelmäßig in den unterschiedlichen HPV-Effloreszenzen nachgewiesen (Tabelle 19.2).

Der klinischen Risikoklassifikation der zervikalen HPV-Subtypen entsprechend wurden allgemein die HPV-Subtypen 6, 11, 42, 44, 54 und 55 fast ausschließlich in gutartigen, exophytischen Effloreszenzen nachgewiesen, die HPV-Subtypen 16, 18, 31, 33, 35 und 39 dagegen regelmäßig in intraepithelialen und invasiven Neoplasien, weshalb von einer Low-risk- und einer High-risk-HPV-Gruppe gesprochen werden kann.

Humane Papillomviren sind dermatotrope Viren, d. h. sie infizieren und vermehren sich ausschließlich in den Haut- und Schleimhautepithelien. Eine parenterale Übertragung und eine Virämie sind nicht bekannt. Die Infektion erfolgt durch direkten oder indirekten Körperkontakt, seltener durch unbelebte Vektoren wie Kleidungsstücke, Handtücher etc., die mit virusinfizierten, verhornten Epithelschuppen kontaminiert sind. Begünstigend für die Infektion mit humanen Papillomviren sind Epithelläsionen, die ein Eindringen der Viren in die Basalzellschicht ermöglichen, aus der die Virusvermehrung und Zellveränderung erfolgen soll. Allerdings ist der genaue Infektionsmodus des Epithels bislang nicht geklärt und spezifische Rezeptoren zur Bindung der HPV sind bislang nicht nachgewiesen.

Die Inkubationszeit ist mit 3 Wochen bis zu 8 Monaten variabel und wird im Schnitt mit 2,8 Monaten angegeben. Die Infektiosität der humanen Papillomviren wird durch unterschiedliche Faktoren bestimmt. Neben der Lokalisation und Viruslast der HPV-Effloreszenzen beim Infizierten spielen Art und Intensität des Körperkontaktes

Tabelle 19.2. HPV-Effloreszenzen des Anourogenitaltrakts und regelmäßig isolierte HPV-Typen

Klinische Effloreszenzen	HPV-Subtypen
Condylomata acuminata	6, 11
Buschke-Löwenstein-Tumor	6, 11
Condylomata plana (Zervix)	6, 11, 16, 18, 31, andere
Flachkondylomatöse HPV-Effloreszenzen (Penis)	
Bowenoide Papulose	16
Intraepitheliale Neoplasien	
der Zervix (CIN I–III) = Low-/High-grade-SIL (=„squamous intraepithelial lesion")	
der Vulva (VIN I–III), der Vagina (VAIN I–III)	16, 18, 31, 33, 35, 39
des Penis (PIN I–III)	
der Perianalregion (PAIN I–III)	
Karzinome	
des Penis und der Vulva	16
der Zervix	
Low-risk-Typen	6, 11, 30, 42, 43, 44
Medium-risk-Typen	31, 33, 35, 39, 51, 52, 58, 61
High-risk-Typen	16, 18, 45, 56
Subklinische Effloreszenzen	HPV-Subtypen
Essigsäure-positive HPV-Effloreszenzen beider Geschlechter	Alle Typen

einerseits sowie Empfänglichkeit des Nichtinfizierten generell für Virusinfektionen anderererseits die entscheidenden Rollen. Die HPV-exponierten Geschlechtspartner können durch gestörte T-Zellfunktion im Rahmen von Schwangerschaften, immunsuppressiver Chemotherapie, Organtransplantationen oder HIV-Infektionen für HPV-Infektionen besonders empfänglich sein. Andererseits kann bei guter Immunabwehr ungeschützter Geschlechtsverkehr selbst über längere Zeit ohne Folgen bleiben.

Epidemiologie

Obwohl seit der Antike bekannt, wurde den HPV-Infektionen erst in den letzten Jahrzehnten nach Bekanntwerden der onkogenen Potenz einzelner HPV-Subtypen größere Aufmerksamkeit geschenkt. Möglicherweise steht daher auch die in den letzten Jahrzehnten weltweit beobachtete 2,5- bis 8fache Zunahme der Inzidenz von HPV-Infektionen teilweise in Zusammenhang mit einer verbesserten Aufklärung und größeren Sensibilität gegenüber den HPV-Infektionen.

Mittlerweile sind die HPV-Infektionen die häufigsten viralen, in einigen Studien sogar die häufigsten STD-Erreger überhaupt. Man geht von einer mindestens 10%igen Durchseuchung der geschlechtsaktiven Bevölkerung mit HPV aus. Dabei zeigen verschiedene Studien je nach Sensitivität der verwendeten Untersuchungsmethoden sehr unterschiedliche Ergebnisse auch in Abhängigkeit der jeweils untersuchten Risikogruppen. In STD-Sprechstunden wurden mit der PCR Prävalenzraten von bis zu 84% bei beiden Geschlechtern beschrieben. Die HPV-Prävalenz bei zytologisch unauffälligen Frauen der Normalpopulation wurde altersabhängig mittels PCR mit 43% im Alter von 20–24 Jahren und ca. 10% im Alter von 40 Jahren bestimmt. Die HPV-Prävalenz nimmt also mit zunehmendem Lebensalter deutlich ab. Nur 10–20% der HPV-positiven Frauen zeigen zytologische Anomalien. 1–2% der Frauen tragen die High-risk-HPV-Subtypen 16 und 18. Frauen mit persistierender, HPV-assoziierter hochgradiger CIN (SIL) zeigen zu 30–70% einen Progreß zum Zervixkarzinom, wenn sie unbehandelt bleiben. Dennoch muß festgehalten werden, daß trotz hoher Prävalenzraten für genitale HPV-Infektionen nur ein kleiner Prozentsatz der HPV-infizierten Frauen ein Zervixkarzinom entwickelt.

Untersuchungen zum in Europa und den USA seltenen, aber in Afrika häufigen Peniskarzinom zeigen, daß etwa 15% auf dem Boden persistierender Genitalwarzen entstehen. HPV kann in ca. 33% der Peniskarzinomfälle isoliert werden. Egal ob eine Low- oder High-risk-HPV-Infektion vorliegt, kann eine Infektion beider Partner in 60–80% aller Paare nachgewiesen werden. Dies macht den Wert einer möglichst zeitgleichen Untersuchung und Therapie beider Partner deutlich.

Onkogenes Potential

Untersuchungen an Zervixkarzinomen sowie Vulva- und Peniskarzinomen zeigen HPV-DNA in über 90% bzw. 33% der Fälle. Dabei ist in den meisten Karzinomen die Virus-DNA in das Wirtsgenom integriert, während in gutartigen und prämalignen HPV-Effloreszenzen das Virusmaterial in episomaler Form vorliegt. Man schätzt, daß ca. 10% der weltweit auftretenden Krebserkrankungen mit HPV-Infektionen in Verbindung stehen, wobei hauptsächlich Zervixkarzinome, aber auch Plattenepithelkarzinome des Genitale und der Mundhöhle entstehen.

Andere Virusinfektionen werden für weitere 5% aller Krebsneuerkrankungen verantwortlich gemacht, wobei außer dem Epstein-Barr-Virus (EBV) bei lymphatischen

Erkrankungen und Nasenrachenraumkarzinomen die Hepatitis-B-Viren beim primären Leberkarzinom und das Retrovirus HTLV1 bei der Leukämie noch eine Rolle spielen.

Unter den humanpathogenen Tumorviren sind die humanen Papillomviren besonders intensiv untersucht worden und die Pathomechanismen weitgehend bekannt. Wie bei allen DNA-Viren werden die HPV-Gene auf der doppelsträngigen, zirkulären DNA in 2 Klassen eingeteilt. Die sog. frühen Gene, die das Präfix E („early") tragen und im Vermehrungszyklus vor Beginn der Replikation der viralen DNA exprimiert werden, werden von den späten Genen (Präfix L für „late"), die erst nach der Virus-DNA-Replikation exprimiert werden und für die Kapsidproteine kodieren, unterschieden. 7 frühe Gene sind bei HPV bekannt, darunter sind 2 (E6 und E7), die zur Umwandlung normaler Zellen in Tumorzellen beitragen können und deshalb als Onkogene bezeichnet werden. Die Wirkung der Onkogene an zunächst normal proliferationsfähigen Zellen und die Prozesse, die schließlich zur Entartung dieser Zellen führen können, sind außerordentlich komplex und nicht ausschließlich das Produkt der viralen Aktivität. Exogene Mutationen und Kofaktoren spielen für die Karzinomentstehung ebenso eine entscheidende Rolle.

Vereinfacht werden folgende Vorgänge für die Karzinomentstehung verantwortlich gemacht: Durch Bindung der E6-E7-Genprodukte an Tumorsuppressorgenprodukte der Wirtszellen können die High-risk-HPV-Subtypen eine chromosomale Instabilität der infizierten Zellen und damit das gehäufte Auftreten von mutagenen Veränderungen begünstigen. Betrifft eine HPV-begünstigte Mutation Kontrollgene der Wirtszelle, die für eine Wachstumskontrolle und Repression viraler Genaktivität verantwortlich sind, so kann es zur ungehemmten Virustranskription und Zellproliferation kommen. Exogene Mutagene und Kokarzinogene (z. B. Immunschwäche, Rauchen, Kontrazeptiva, andere STD-Erreger wie z. B. HSV) können derartige Mutationen zusätzlich begünstigen. Obwohl Mutationen mit Veränderungen in 2 allelen Genbereichen ein eher seltenes Ereignis sind, treten sie doch in statistischer Häufigkeit auf. Bei einer insgesamt hohen Durchseuchung der geschlechtsaktiven Bevölkerung mit HPV und großer Anzahl infizierter Zellen erklärt dies, warum letztlich nur wenige HPV-Infizierte an Krebs erkranken, bei aufgetretenen Karzinomen aber so häufig HPV nachgewiesen wird.

Als Erklärung dafür, daß nur bestimmte HPV-Subtypen über onkogene Potenz zu verfügen scheinen, dienen Beobachtungen, in denen die Genprodukte von E6 und E7 von High-risk-Typen mit hoher Affinität an die zellulären Tumorsuppressorproteine p53 und Rb (Retinoblastom) binden, während die Genprodukte von Low-risk-Typen dies kaum oder gar nicht können.

Man weiß, daß Mutationen im Bereich des p53 oder Rb-Gens zu gestörten Tumorsuppressorproteinen und damit zu einem Verlust der Zellteilungskontrolle führen. Diese Prozesse sind die häufigsten Veränderungen als Ausgangspunkt des menschlichen Krebsleidens. Die Aufgabe der Tumorsuppressorproteine p53 und Rb besteht in einer Repression des Zellzyklus, wobei diese Kontrollfunktion in der G1-Phase ausgeübt wird. DNA-Schädigungen aktivieren p53, das eine Zellzyklusblockade in der G1-Phase zur DNA-Reparatur vor einer Verdopplung der Mutation in der S-Phase bewirkt. Bei irreparablen DNA-Schäden induziert p53 die Elimination der Zellen durch Apoptose, den programmierten Zelltod.

Das p53-Protein und Rb-Protein wirken bei der Arretierung in der G1-Phase folgendermaßen zusammen: p53 stimuliert durch spezifische Bindung an die DNA die Transkription des p21-Gens, dessen Protein die Cyclin-abhängigen Kinasen (CDK) hemmt. Dadurch wird verhindert, daß die Rb-Proteine von den Transkriptionsfaktoren der E2F-Familie entkoppelt werden. Solange die E2F-Faktoren durch Rb-Protein gebunden sind, ist die Transkription verschiedener für die DNA-Synthese wichtiger Gene blockiert, die Zellen verbleiben in der G1-Phase.

Durch Bindung des E6-Proteins an das p53-Protein und des E7-Proteins an das Rb-Protein sind die Tumorsuppressorproteine gehemmt, so daß ein G1-Zellzyklusarrest nicht mehr möglich ist und durch proteolytischen Abbau von p53 auch eine Apoptose mutierter Zellen nicht mehr induziert wird. Man nimmt an, daß durch die Bindung an andere zelluläre Proteine E6 und E7 darüber hinaus noch andere zelluläre Regulationsmechanismen beeinflussen. Eine wesentliche Aufgabe von E7 besteht wahrscheinlich darin, in den differenzierten, nicht mehr teilungsfähigen Zellen des Epithels – völlig unabhängig von allen onkogenen Wirkungen – eine Enzyminduktion für die zur HPV-DNA-Replikation notwendigen zellulären Syntheseenzyme zu bewirken.

Histopathologie und Klinik

Humane Papillomviren rufen in verschiedenen Haut- und Schleimhautepithelien unterschiedliche Effloreszenzen hervor, die sowohl gutartigen Hauttumoren als auch prämalignen und malignen Tumoren entsprechen können. Dabei kommen neben hautfarbenen, rötlichen oder weißlichen Epithelläsionen auch pigmentierte Hautveränderungen vor.

Das histologische Bild ist dabei unterschiedlich durch charakteristische Merkmale geprägt. Condylomata acuminata der Anogenitalepithelien sind histologisch gesehen einfache Fibroepitheliome, die einen verzweigten bindegewebigen Grundstock aufweisen. Dieser ist von einem akanthotisch, hyperkeratotischen, verhornten oder unverhornten Plattenepithel bedeckt. Charakteristische zytopathogene Viruseffekte finden sich in den oberen Retelagen, in Stachel- und Körnerzellen. Hier sind Zellen mit vakuoliger Degeneration des Zytoplasmas und hyperchromatischen, runden oder ovalen Kernen anzutreffen. Sie werden als Hohlzellen oder Koilozyten bezeichnet.

Durch In-situ-Hybridisierung können am histologischen Präparat Zellen mit höherer HPV-DNA-Dichte markiert werden. Bei diesen Untersuchungen finden sich ab der 4.–5. suprabasalen Zellschicht Virusanfärbungen, die mit zunehmender Differenzierung der Epithelzellen stärker werden. In den oberflächlichen Epithelschichten wird die höchste Markierungsdichte nachgewiesen. Elektronenmikroskopisch gelingt allein hier der Nachweis reifer Viruspartikel. In den darunterliegenden Epithelschichten liegen große Mengen von HPV-DNA in nicht inkapsidierter, freier Form vor.

Condylomata plana der Zervix und flachkondylomatöse HPV-Effloreszenzen beim Mann zeigen oft nur wenige, charakteristische Koilozyten in den oberen Epidermisabschnitten. Von diesen Effloreszenzen ist der Übergang zu intraepithelialen Neoplasien und zur Bowenoiden Papulose durch den Nachweis von Zellatypien fließend gegeben.

Problematisch kann die histologische Diagnose bei den subklinischen HPV-Effloreszenzen sein, da mit schwacher Ausbildung bzw. dem Fehlen von Akanthose, Parakeratose und Koilozytose zu rechnen ist. Kernatypien und atypische Mitosen sind ebenfalls selten. Uncharakteristische histologische Bilder mit Verlängerung von Reteleisten, angedeutete Koilozyten und mangelhafte Glykogenisierung herrschen vor.

Das histologische Bild der Bowenoiden Papulose und des Morbus Bowen gleichen sich. Bei beiden HPV-Läsionen finden sich bei unterschiedlichem Prädilektionsalter erhöhte Mitoseraten und atypische, tripolare Mitosefiguren. Anisonukleose, Riesenkerne und Dyskeratose kommen ab den regelrechten Basalzellen bis in die obersten Schichten vor. Im oberen Korium finden sich lymphohistiozytäre Zellinfiltrate.

HPV-assoziierte Karzinome und solche ohne HPV-Nachweis unterscheiden sich histologisch nicht. Der Kliniker muß mit den 3 unterschiedlichen HPV-Infektionsarten vertraut sein. Unproblematisch und bekannt sind dabei in erster Linie die klinischen HPV-Infektionen, zu denen neben Condylomata acuminata alle klinisch leicht erkennbaren HPV-Effloreszenzen, einschließlich der Karzinome und Präkanzerosen, zählen. Die sog. subklinischen HPV-Infektionen sind dagegen weit weniger bekannt und werden daher nicht nur vom Patienten leicht übersehen. Mit klinischen Testverfahren wie der Essigsäuremarkierung oder dem Collins-Test können diese Effloreszenzen im Haut-/Schleimhautniveau liegend nachgewiesen werden. Der 3. Infektionstyp, die latente HPV-Infektion, entzieht sich jeder klinischen wie histologischen Diagnose. Allein labortechnisch lassen sich diese HPV-Infektionen aufgrund der HPV-DNA nachweisen.

Die dermatotropen HPV-Infektionen rufen in der Regel weder Lokalsymptome noch systemische Begleiterscheinungen hervor. Blutungen der vulnerablen, nicht verhornten Meatuskondylome, Pruritus, Palmurie zählen zu den seltenen Symptomen, die die Patienten zum Arzt führen. Aufgrund der Symptomarmut und der subklinischen HPV-Infektionsformen werden die Infektionen häufig lange Zeit verkannt oder bleiben gänzlich unerkannt.

Diagnostik

Klinische HPV-Diagnostik wird von unterschiedlichen Fachdisziplinen, die idealerweise im Rahmen einer suffizienten Partnerdiagnostik eng kooperieren sollten, betrieben. Bedauerlicherweise findet jedoch eine interdisziplinäre Zusammenarbeit erfahrungsgemäß zu selten statt. Vielmehr zeigen Befragungen von mehr als 500 betroffenen Paaren im eigenen Krankengut, daß Hausärzte und Fachärzte für Dermatologie, Gynäkologie und Urologie meist (81%) alleine diagnostizierten und therapierten und nur zu 34% Partneruntersuchungen veranlaßt wurden. Dieses Verhalten wird schwerlich der HPV-Infektion im individuellen Erkrankungsfall und als häufigste sexuell übertragbare Virusinfektion mit potentieller Onkogenität gerecht. Die in unserer HPV-Spezialsprechstunde nach Voruntersuchungen befragten Patienten gaben an, daß zu 93% ohne Vergrößerungstechniken und Nachweismethoden wie dem Essigsäuretest gearbeitet wurde. Damit wird deutlich, daß zwar Condylomata acuminata als klinische HPV-Effloreszenz bestens bekannt sind, andere klinische Erscheinungsformen der HPV-Infektionen, insbesondere die subklinischen HPV-Effloreszenzen, aber in der Regel gar nicht berücksichtigt werden.

Neben Condylomata acuminata sind im Anourogenitalbereich an klinisch gut sichtbaren Läsionen der Buschke-Löwenstein-Tumor, Condylomata plana der Zervix, flachkondylomatöse HPV-Effloreszenzen, aber auch pigmentierte papulöse Effloreszenzen wie Bowenoide Papulose sowie andere Präkanzerosen und Karzinome beider Geschlechter ohne Vergößerungstechniken als HPV-Effloreszenzen nachweisbar. Subklinische HPV-Effloreszenzen sind kaum oder gar nicht über das Haut-/Schleimhautniveau erhaben. Sie werden ohne Testverfahren deshalb leicht übersehen, tragen aber häufig HPV-Subtypen der High-risk-Gruppe, weshalb diesen Effloreszenzen eine besondere Bedeutung bei der Partnerinfektion zukommt. Soweit kein Kolposkop zur Verfügung steht, sollte man beispielsweise nach Essigsäuremarkierung (5%ige Essigsäure am äußeren Genitale, 3%ige vaginal, jeweils 5 min Expositionsdauer) die gründliche Inspektion mit Lupenvergrößerung vornehmen. Der Test ist billig, schnell und einfach durchführbar und sollte daher als fester Bestandteil der HPV-Diagnostik auch im niedergelassenen ärztlichen Bereich angesehen werden.

Subklinische HPV-Effloreszenzen, die zunächst hautfarben imponieren (Abb. 19.2) werden als scharf begrenzte, weiße Effloreszenzen mit oberflächlichen Gefäßzeichnungen nach Essigsäureanwendung demarkiert (Abb. 19.3). Der Test ist jedoch nicht HPV-spezifisch und führt zu nicht verwertbarer, großflächiger Anfärbung der gesamten Genitalhaut bei Entzündungen oder strichförmigen Anfärbungen von Schleimhauteinrissen und -läsionen. Finden sich keine scharfen Abgrenzungen und keine Gefäßzeichnungen in Form kleiner roter Punkte oder klagt der Patient über Brennen bei der Untersuchung, ist primär von einer Entzündung auszugehen und der Test nach Infektbehandlung z. B. mit Kamillosan zu wiederholen. Der Essigsäurenachweis ist absolut schmerzfrei und bei HPV-Effloreszenzen reproduzierbar. Patienten mit Neurodermitis zeigen häufig großflächige, unspezifische Essigsäureanfärbungen, so daß bei diesen Patienten der Test stets als unspezifisch zu bewerten ist.

Bestehen Zweifel nach Inspektion und Essigsäuremarkierung sollte die Diagnose histologisch oder zytologisch gesichert werden. In beiden Untersuchungen gilt der Nachweis von Koilozyten als pathognomonisch.

Ob die Diagnostik latenter HPV-Infektionen aus klinischer Sicht notwendig und sinnvoll ist, kann durchaus kontrovers diskutiert werden. Latente HPV-Infektionen sind weder klinisch sichtbar, noch können histologische oder zytologische Epithelveränderungen nachgewiesen werden. Einerseits können unter begünstigenden Voraussetzungen latente HPV-Infektionen zu subklinischen oder klinischen werden, andererseits gibt es aber bislang kein Behandlungskonzept für die latente HPV-Infektion. Bei Untersuchungen im Urogenitalbereich konnten zudem latente HPV-Infektionen in nahezu allen Organen des oberen und unteren Harntraktes, in Sekreten (z. B. Sperma) und Flüssigkeiten (z. B. Urin) sowie den genitalen Haut- und Schleimhautepithelien nachgewiesen werden. Es scheint daher angebracht, mehr von einer ausgedehnten Durchseuchung als von einer Infektion zu sprechen. Offensichtlich zeigen die HPV-Subtypen trotz des ubiquitären Nachweises doch einen Gewebetropismus, denn HPV-Effloreszenzen des oberen Harntraktes sind eher Ausnahmen, während die Harnröhre seltener und die äußere Anogenitalhaut als Prädelektionsstelle häufig betroffen sind. Jeder Behandlungsversuch latenter HPV-Infektionen müßte angesichts des ubiquitären Vorkommens im Anourogenitaltrakt einen systemischen Ansatz haben, da weder gezielt lokal therapiert werden kann, noch alle Organe ohne weiteres für eine Therapiekontrolle zugänglich sind. Bislang gibt es keine virustatische oder immunologische Behandlungsoption. Die in der Entwicklung und teilweisen Erprobung befindlichen HPV-Vakzinen könnten in Zukunft eine Lösung dieses Problems bringen.

Aus einem weiteren Grunde sind aber die Diagnostik und die Therapienotwendigkeit latenter HPV-Infektionen fraglich. Nach bisheriger Kenntnis ruhen in den Basalzellen bei latenten HPV-Infektionen wenige HPV-DNA-Kopien, die darüberliegenden Epithelschichten zeigen weder zytopathische Viruseffekte, noch finden sich elektronenmikroskopisch intakte Viruspartikel. Es scheint daher außerordentlich unwahrscheinlich, daß von der latenten HPV-Infektion eine praktisch relevante Infektionsgefahr ausgeht, auch wenn dies theoretisch nicht sicher ausgeschlossen werden

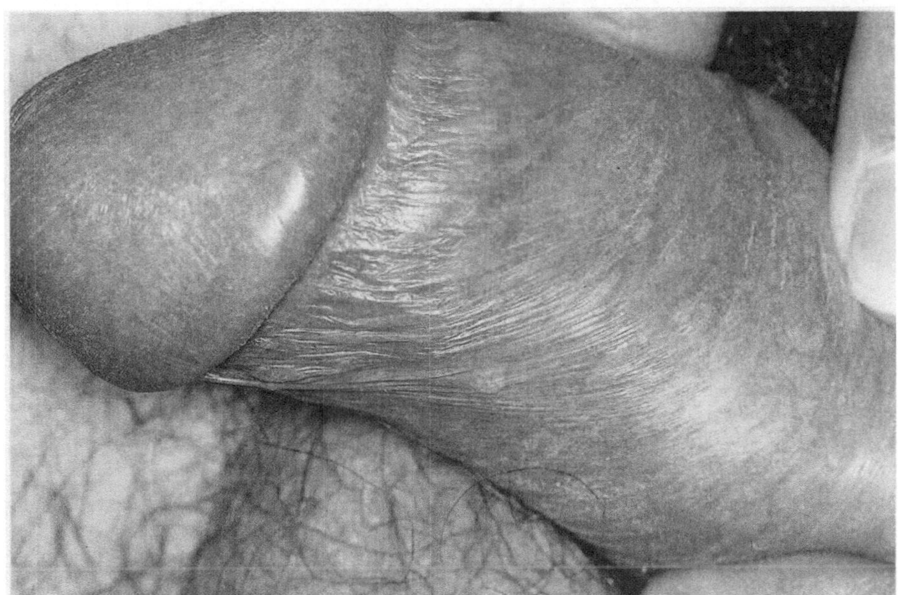

Abb. 19.2. Flachkondylomatöse HPV-Effloreszenzen am inneren Präputialblatt vor Essigsäuremarkierung mit 5%iger Essigsäure

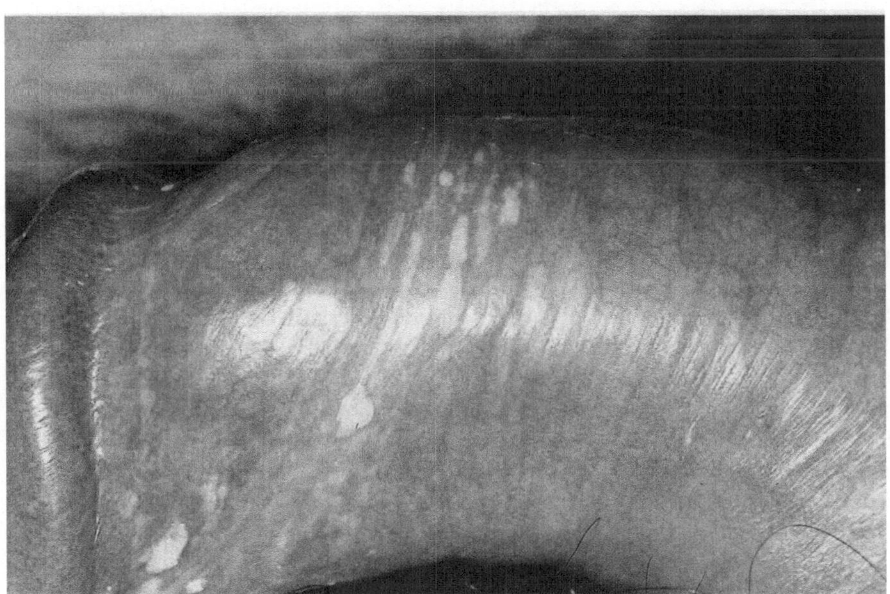

Abb. 19.3. Flachkondylomatöse HPV-Effloreszenzen am inneren Präputialblatt nach Essigsäuremarkierung

kann. Somit läßt sich das diagnostische Dilemma, daß zahlenmäßig die meisten HPV-Infektionen latent verlaufen, subklinische deutlich seltener sind (20%) und die klinischen Infektionen mit ca. 10% nur die Spitze des HPV-Eisberges darstellen, und das daraus folgende therapeutische Problem auf eine Kurzformel bringen:

 Es läßt sich nur das effektiv und gezielt therapieren, was an HPV-Infektionen sichtbar wird; andererseits findet sich auch nur in den sichtbaren HPV-Läsionen eine ausreichend große Viruslast für ein potentielles Infektionsrisiko.

Bei Nachweis hochgradiger Dysplasien, insbesondere bei Zervixkarzinomen, und aus wissenschaftlichen Fragestellungen kann der Nachweis von speziellen HPV-Nukleinsäuren auch für eine Risikoabschätzung zur Karzinomentstehung von Bedeutung sein. Es wurden eine ganze Reihe unterschiedlicher HPV-DNA-Nachweismethoden entwikkelt, deren Hauptvertreter die Southern-blot-Hybridisierung, die Dot-blot-Hybridisierung, die Filter-in-situ-Hybridisierung (FISH), die In-situ-Hybridisierung und die Amplifikation von Virusmaterial mit der Polymerasekettenreaktion (PCR) sind. Die Verfahren unterscheiden sich deutlich in Sensitivität, Laboraufwand und Kosten. Je nach Ziel der Untersuchung sind unterschiedliche Schwerpunkte bei der HPV-DNA-Analyse zu setzen. Bei kleinen Materialproben und höchstmöglicher Nachweisempfindlichkeit wird man die HPV-DNA-Amplifikation mit PCR nutzen. Informationen über die Lokalisation der Viren und die Viruslast des Untersuchungsmaterials gehen dabei aber verloren. Der Southern blot gilt bei hoher Sensitivität und Spezifität als Goldstandard, insbesondere wenn die Gesamtstruktur der HPV-DNA und Genomveränderungen analysiert werden sollen. Wesentlich billiger, einfacher durchführbar, andererseits aber auch weniger sensitiv und spezifisch ist die In-situ-Hybridisierung an Gewebeschnitten. Für den Pathologen ist dieses jedoch das einzige Verfahren, die HPV-Infektion im histologischen Kontex der Effloreszenz zu beurteilen und Informationen über Virus-DNA-Syntheseraten zu erhalten.

Untersuchungen zur HPV-Serologie und zum Nachweis von HPV-Antigenen sind bislang experimentell, weniger sensitiv und spezifisch. Serologische Arbeiten mit sog. Virus-like-particles-(VLP)-ELISA zeigen, daß dies derzeit noch die erfolgversprechendste Technik für spätere Screeninguntersuchungen sein dürfte.

Im Rahmen der HPV-Diagnostik spielen Spezialuntersuchungen wie Urethroskopie, HNO-Untersuchung und Proktoskopie besonders in Abhängigkeit der angegebenen Sexualpraktiken eine Rolle. Im eigenen Krankengut stellten wir bei HPV-Effloreszenzen des äußeren Genitale einen gleichzeitigen Befall der Urethra zu 23% fest. Dabei wurden nur klinische HPV-Effloreszenzen erfaßt. Am häufigsten war der Meatus urethrae externus befallen; die Diagnose konnte bereits bei der Inspektion des äußeren Genitale gestellt werden (s. Abb. 19.3). Die im Bereich der Fossa navicularis lokalisierten HPV-Effloreszenzen waren teilweise noch durch Spreizung des Meatus sichtbar, teils wurden sie aber erst durch Urethroskopie wie die weiter proximal gelegenen Harnröhrenkondylome diagnostiziert (24%). Proximale Harnröhrenkondylome ohne HPV-Befall der distalen Harnröhre oder des äußeren Genitale waren allerdings selten (7%) (Abb. 19.4).

Da die Essigsäuremarkierung im Gegensatz zum Plattenepithel des äußeren Genitale für das mehrreihige Zylinderepithel der Urethra zur Demarkierung subklinischer HPV-Effloreszenzen ungeeignet ist, da sich generell das gesamte Urothel anfärbt, fehlte bislang eine klinische Nachweismethode für subklinische urethrale

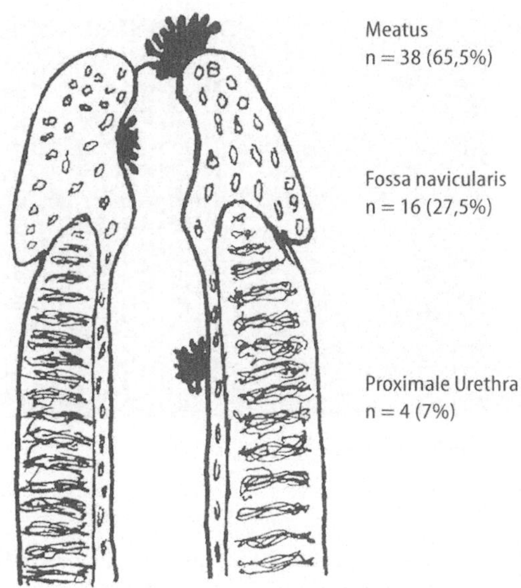

Lokalisation und Häufigkeit der Harnröhrenkondylome (n = 58)

Abb. 19.4. Häufigkeitsverteilung von Harnröhrenkondylomen im eigenen Krankengut

HPV-Infektionen. Vielversprechende erste klinische Erfahrungen mit einer modifizierten Deltaaminolävulinsäure-induzierten photodynamischen Diagnostik (PDD) der Urethra deuten darauf hin, daß mit diesem Verfahren die diagnostische Lücke subklinischer HPV-Infektionen geschlossen werden kann. Bei diesem Verfahren wird lokal verabreichte Deltaaminolävulinsäure (ALA) in den Urothelzellen zu Protoporphyrin IX verstoffwechselt und angereichert. Dieser biologische Photosensitizer führt bei Anregung mit blauviolettem Licht zu einer Rotfluoreszenz. Aufgrund der von uns in HPV-Effloreszenzen mit Fluoreszenzspektren gegenüber dem nichtinfizierten Normalurothel gemessenen ca. 18fach höheren Protoporphyrin-IX-Konzentrationen demarkieren sich die HPV-Effloreszenzen für das Auge des Untersuchers scharf bei nahezu selektiver Fluoreszenz. Abb. 19.5 zeigt ein großes Harnröhrenkondylom am Meatus urethrae externus, links aufgenommen mit normalem Weißlicht, rechts dargestellt mit PDD. Durch Instillation von ALA in die Urethra kann die PDD auch endoskopisch in der proximalen Urethra durchgeführt werden. Abb. 19.6 und 19.7 zeigen den Weißlicht- und PDD-Befund einer flachkondylomatösen HPV-Effloreszenz der Urethra, die sich selektiv aufgrund der Porphyrinfluoreszenz demarkiert. Neben diesen klinischen HPV-Effloreszenzen der Urethra wurden aber auch subklinische HPV-Infektionen gefunden, die unter Weißlicht übersehen wurden (Abb. 19.8 und 19.9). HPV-DNA-Analysen der biopsierten Läsionen bestätigten die subklinischen Infektionen. Da HPV-Infektionen der Urethra stets mit besonders hohen Rezidivraten behaftet waren, darf man sich durch die jetzt mögliche Darstellung der subklinischen HPV-Effloreszenzen eine größere posttherapeutische Rezidivfreiheit erhoffen.

Für die Therapie von HPV-Effloreszenzen wurden zahlreiche chemische, chirurgische und immuntherapeutische Methoden erprobt. Keines der Therapieverfahren

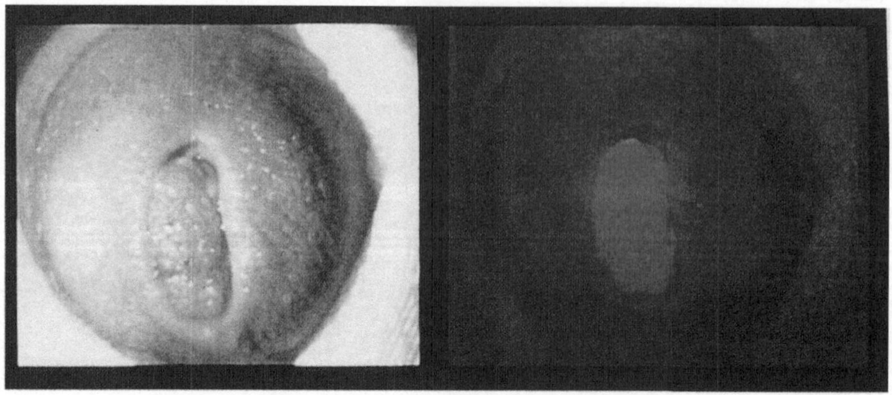

Abb. 19.5. Harnröhrenkondylom bei Weißlicht- und PDD-Inspektion

ist jedoch geeignet, generell die HPV-Infektionen dauerhaft zu heilen und Neuinfektionen zu verhindern. Weitaus effektiver als alle therapeutischen, ärztlichen Bemühungen ist die körpereigene Immunabwehr. Die Kenntnis des hohen Durchseuchungsgrades der Bevölkerung in Relation zur geringen Zahl an klinischen und subklinischen HPV-Infektionen, die Beobachtung von zahlreichen Spontanremissionen klinischer HPV-Effloreszenzen und andererseits die rasche Progredienz von HPV-Infektionen bei immunkompromitierten Patienten unterstreichen die herausragende Bedeutung des Immunsystems bei der Bekämpfung und Kontrolle von HPV-Infektionen. So gesehen sind alle therapeutischen Bemühungen bis zur Einführung effektiver antiviraler Stoffe oder geeigneter Impfstoffe zur Prophylaxe nur als Hilfestellungen für ein zeitweilig oder dauerhaft gestörtes Immunsystem und als Versuch der Eindämmung weiterer Infektausbreitung zu verstehen. Die unterschiedlichen therapeutischen Optionen (Tabelle 19.3) erfüllen dabei diese Aufgaben unterschiedlich gut.

Die Gruppe der zytotoxischen und keratolytischen Substanzen ist bezüglich der Wirkungsmechanismen und Risiken bei der HPV-Therapie sehr uneinheitlich. Viele dieser Substanzen werden als erste Behandlungsoption, insbesondere zur ambulanten Kondylomtherapie, angesehen. Dabei sind fast alle Stoffe nicht für eine Patientenselbsttherapie geeignet und zugelassen. Dies gilt insbesondere für die Therapie von Harnröhreneffloreszenzen. Die Wirksamkeit der Substanzen übersteigt hier bei weitem diejenige, die am äußeren Genitale erzielt wird; ähnliches gilt für den vaginalen Gebrauch. Durch starke Verätzungen und Nekrosen der Harnröhrenschleimhäute werden bei ungezielter HPV-Therapie geradezu ideale Bedingungen für eine expansive Infektionsausbreitung und für Rezidive erzeugt.

In die Wirksamkeit der Immuntherapeutika hatte man große Hoffnung gesetzt, letztlich waren aber die Ergebnisse bei Monotherapien enttäuschend. Als adjuvante Therapieoptionen haben sie sich jedoch etablieren können. Die Cytokininduktoren (z.B. Imiquimod) und die sog. Immunmodulatoren (z. B. LeukoNorm) sind in ihren Wirkmechanismen wenig untersucht und verstanden, so daß größere Studien zur genaueren Beurteilung abgewartet werden müssen.

Unter den chirurgischen Verfahren haben sich bei vergleichbarer therapeutischer Effektivität die Lasermethoden in den letzten Jahren aufgrund der exakten

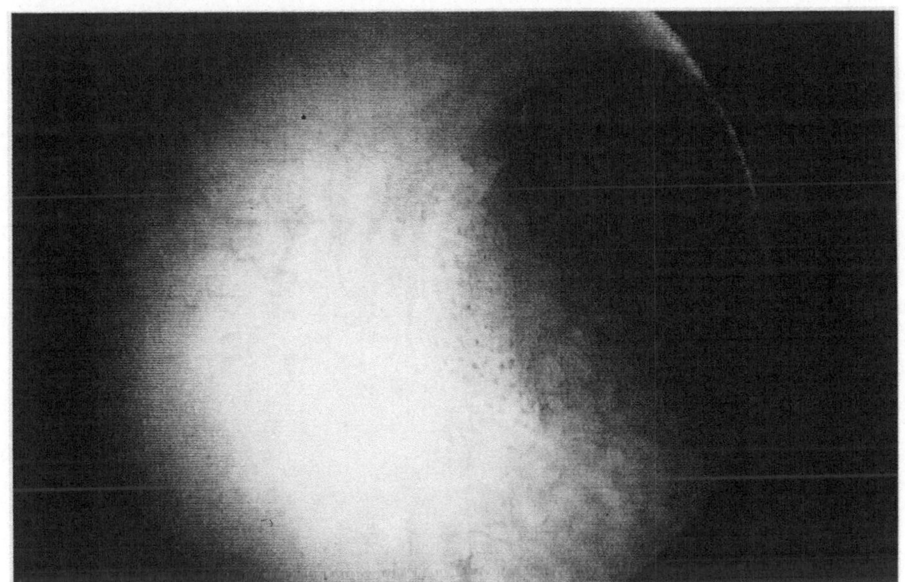

Abb. 19.6. Seltene flachkondylomatöse HPV-Effloreszenz der Urethra bei Weißlichturethroskopie

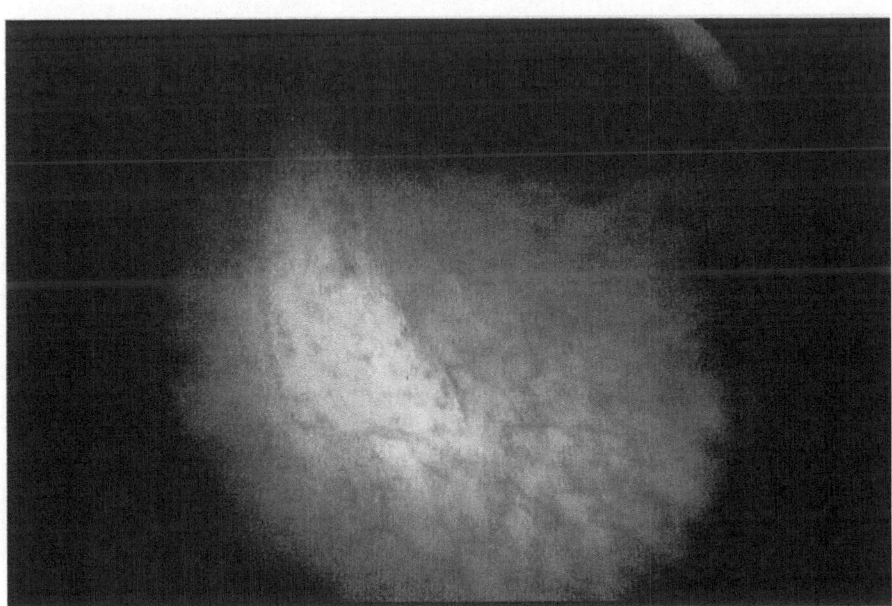

Abb. 19.7. Flachkondylomatöse HPV-Effloreszenz der Urethra mit Fluoreszenzanregung bei der PDD

Tabelle 19.3. Therapieverfahren zur Behandlung von HPV-Infektionen und Therapieerfolge

Therapieverfahren	Erfolgsquote
I. *Zytotoxische und keratolytische Substanzen*	20–70%
Podophyllin	
Podophyllotoxin	
Trichloressigsäure	
Salpetersäure	
Salicylsäure	
Vitamin-A-Säure	
Formalin	
Glutaraldehyd	
5-Fluorouracil	
Bleomycin	
II. *Immuntherapeutika*	30% Ansprechraten als Monotherapie 10–20% zusätzlicher Effekt als adjuvante Therapie
Interferone (systemisch: i.m., s.c.; intraläsional; topisch)	
Retinoide (oral)	
Cytokininduktoren (oral, topisch)	
Immunmodulatoren (i.m.)	
III. *Chirurgische Verfahren*	60–80%
Konventionelle Lokalexzision	
Skalpell/Schere	
Kürettage	
Zirkumzision/Plastische Chirurgie	
Elektroresektion/Elektrokoagulation	
Kryochirurgie	
Laserchirurgie (Kohlendioxid-, Nd-YAG-Laser)	

Steuerbarkeit und hervorragenden kosmetischen Resultate durchsetzen können. Für den Einsatz bei Harnröhrenkondylomen ist der Nd-YAG-Laser ohne Zweifel das Instrument der 1. Wahl, da bei geringen Komplikationsraten nicht nur Meatuskondylome, sondern auch proximale Harnröhrenkondylome endoskopisch erreicht werden. Abb. 19.10 und 19.11 zeigen die Laserbestrahlung am Meatus und der distalen Harnröhre bzw. die Lasertherapie in der Fossa navicularis und den endoskopischen Lasereinsatz in der Urethra. Grundsätzlich ist bei der Therapie eine zirkuläre Laserbestrahlung in der Urethra zu vermeiden, weil ansonsten Strikturbildungen resultieren könnten. Nachuntersuchungen von Harnröhrenkondylombehandlungen unterschied-

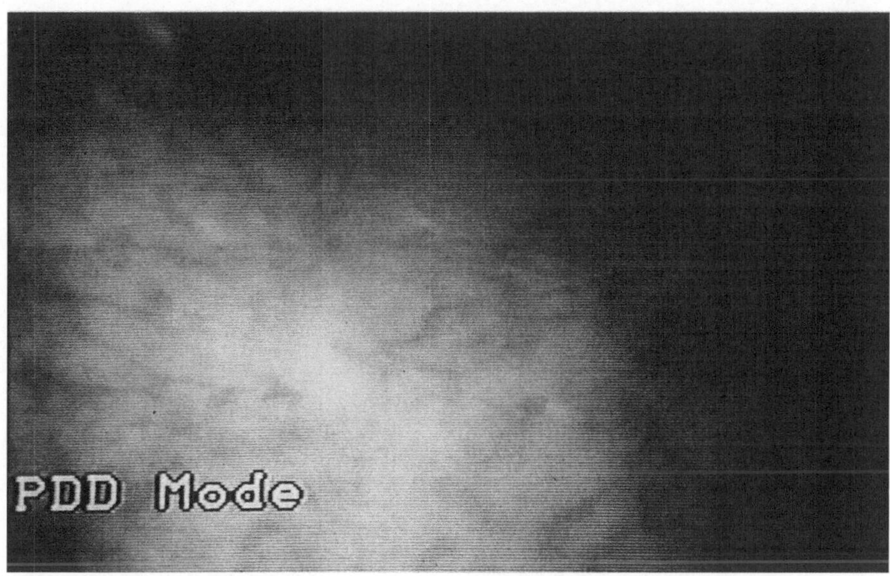

Abb. 19.8. Subklinische HPV-Effloreszenzen der Urethra bei Weißlichturethroskopie

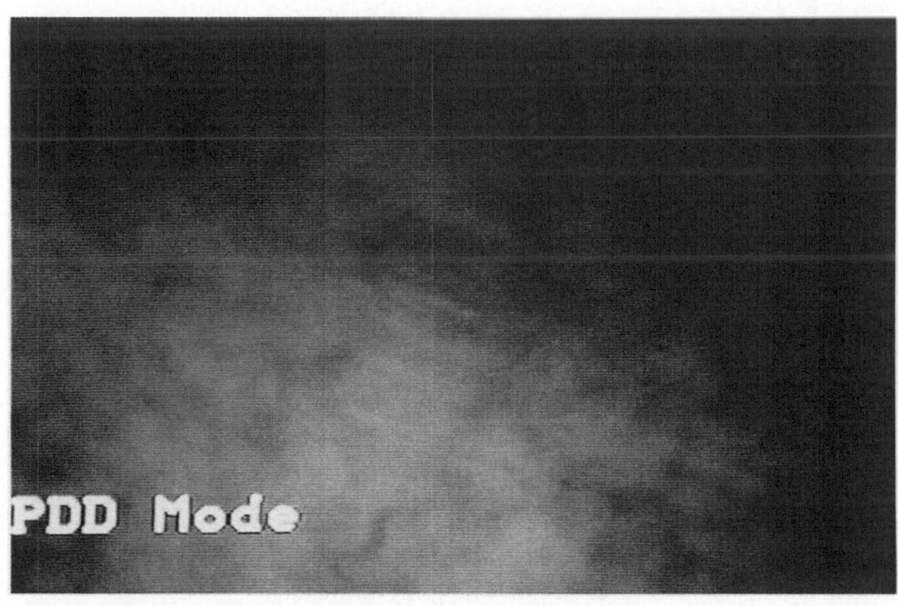

Abb. 19.9. Subklinische HPV-Effloreszenzen der Urethra bei der PDD

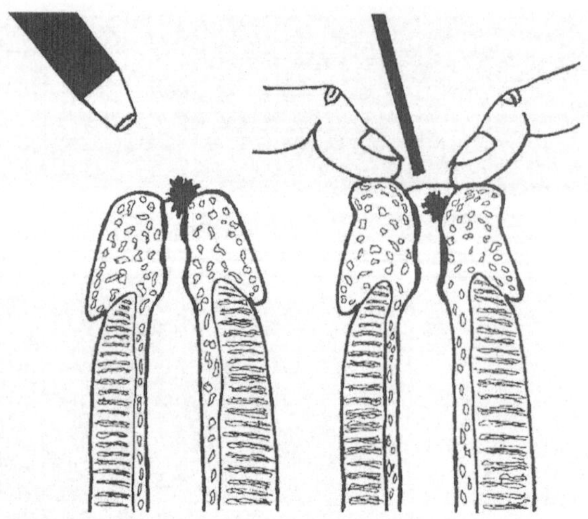

Abb. 19.10. Schema der Lasertherapie bei Meatus- und distalen Urethrakondylomen

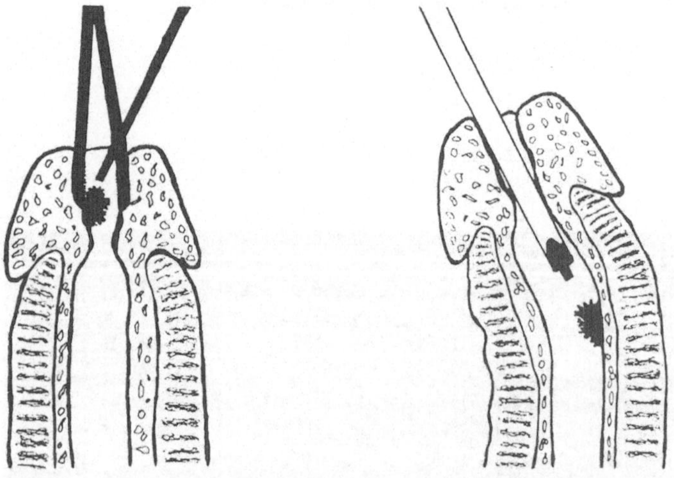

Abb. 19.11. Schema der Lasertherapie bei Urethrakondylomen der Fossa navicularis und bei proximalen Harnröhrenkondylomen

licher Art zeigten im eigenen Krankengut, daß Harnröhrenstrikturen die mit Abstand häufigsten Komplikationen aller Therapieverfahren waren.

Bei ausgedehntem Präputialbefall sollte eine Lasertherapie aller HPV-Effloreszenzen an Glans penis und nahe dem Sulcus coronarius gelegenen Läsionen mit einer anschließenden Zirkumzision kombiniert werden. Bei Buschke-Löwenstein-Tumoren werden häufig plastisch-rekonstruktive Eingriffe notwendig.

Die nachfolgend behandelten Virusinfektionen können zwar alle als im weitesten Sinn sexuell übertragbar gelten, erfüllen aber größtenteils nicht die Voraussetzungen, um als typische Geschlechtskrankheiten zu gelten. Keine der hier genannten Virusinfektionen führt zu charakteristischen Hautveränderungen im Genitalbereich. Die Zielorgane dieser Infektionen sind in der Regel nicht die Genitalorgane, sondern sie betreffen häufig die Leber, das Immunsystem und die Blutzellen. Im Gegensatz zu den in 19.2 beschriebenen Virusinfektionen ist eine Virämie nach Infektion typisch und Voraussetzung für das Erreichen der eigentlichen Zielorgane. Da Lokalbeschwerden im Genitalbereich nur in Ausnahmefällen auftreten, sind primär nicht Urologen oder Gynäkologen mit diesen Erkrankungen befaßt, sondern Internisten und Dermatologen. Dennoch sollen die sexuelle Übertragbarkeit, die Risiken und die erforderlichen diagnostischen und therapeutischen Maßnahmen hier kurz dargestellt werden. Nicht selten finden sich zeitgleich urologisch relevante virale STD und Vertreter der nachfolgenden Virusinfektionen, da sie sich teilweise gegenseitig begünstigen und von gleichen Risikogruppen übertragen werden.

19.3.1 Epstein-Barr-Virus (EBV)

Erreger

Das Epstein-Barr-Virus gehört zu den humanen Herpesviren und ist mit seinem ikosaedrischen Kapsid ca. 200 nm groß. Das Genom besteht aus einer doppelsträngigen DNA mit ca. 170 kb Länge. Das Virus ist wenig umweltresistent.

Epidemiologie

Das Epstein-Barr-Virus ruft die beim Menschen am meisten verbreitete Virusinfektion hervor. Ca. 95% aller Menschen über 25 Jahre sind infiziert. In Europa und USA sind ca. 50% aller Kinder bis zum 5. Lebensjahr infiziert, mit Beginn sexueller Aktivitäten findet sich ein 2. Infektionsgipfel. Dabei erkranken Kinder meist asymptomatisch, Adoleszente dagegen zu 50% symptomatisch.

Übertragung

Eine EBV-Übertragung ist durch Speichel beim Küssen („kissing disease", Kußkrankheit), durch Bluttransfusionen und durch Transplantate gesichert. Ob eine Übertragung durch Geschlechtsverkehr möglich ist, kann noch nicht beantwortet werden. EBV wurde aber in Zervixgewebe gefunden. Die Inkubationszeit beträgt ca. 14 Tage.

Klinik

Zielzellen des EBV sind die Epithelien des Nasen-Rachen-Raumes sowie die B-Lymphozyten. Vom Nasen-Rachen-Raum ausgehend kommt es zur Virämie mit systemischem Organbefall (Lymphknotenschwellung, Milzschwellung, petechiales Exanthem, Leberschwellung). Eine Viruspersistenz und zyklisch-chronische Verlaufsformen sind bekannt. Insbesondere bei immungeschwächten Patienten sind lymphoproliferative Erkrankungen, aber auch Zusammenhänge mit Nasopharyngealkarzinomen und dem Burkitt-Lymphom bekannt.

Diagnostik

Charakteristisch ist eine Leukozytose mit 40–90% mononukleären Zellen und sog. Virozyten oder Pfeiffer-Zellen. Beweisend ist der serologische Antikörpernachweis (Anti-VCA, Anti-EA-D, Anti- EBNA).

Therapie

Körperliche Schonung, Bekämpfung bakterieller Superinfektionen des Nasen-Rachen-Raumes, ansonsten symptomatische Therapie sind die einzigen Behandlungsmaßnahmen, die ergriffen werden können.

19.3.2 Zytomegalievirus (CMV)

Erreger

Das CMV gehört zur Familie der humanen Herpesviren und zur Subfamilie Betaherpesvirinae. Das ikosaederförmige Kapsid ist ca. 110 nm groß und enthält die doppelsträngige, lineare DNA mit ca. 240 kb Länge.

Epidemiologie

Die Durchseuchung der Bevölkerung beträgt in Deutschland ca. 50%, in Ländern der 3. Welt und bei Risikogruppen (AIDS, Homosexuelle, Prostituierte) sind aber mehr als 90% durchseucht. In sozial schwächeren Bevölkerungsschichten werden höhere Durchseuchungen festgestellt. Risikofaktoren einer CMV-Infektion sind bei konnatalen und kongenitalen Infektionen die Unreife des Immunsystems, bei postnatalen Infektionen in erster Linie die erworbene Immunschwäche bei AIDS, bei malignen Tumoren oder hämatologischen Erkrankungen, aber auch bei chronischer Hämodialyse und Immunsuppression im Rahmen von Organtransplantationen. Die Inkubationszeit beträgt 3–10 Wochen.

Übertragung

Die CMV-Übertragung erfolgt bei engem Körperkontakt durch Tröpfcheninfektion, Geschlechtsverkehr, Schmierinfektion und über Körpersekrete. Darüber hinaus kommt eine Übertragung durch Bluttransfusion und Organtransplantation in Frage. Durchseuchungsgipfel sind im Kleinkindesalter und bei Beginn sexueller Aktivität festzustellen. Bei der konnatalen CMV-Infektion ist der Übertragungsweg diaplazentar. Das Virus wird nach CMV-Infektion noch lange Zeit in verschiedenen Sekreten, insbesondere im Urin, nachgewiesen.

Klinik

Die Primärinfektion erfolgt in den Epithelien des Nasopharynx, von hier erfolgt eine Virämie mit Befall verschiedener Organe, in denen bioptisch eine interstitielle lymphoplasmazelluläre Entzündung und die pathognomonischen Riesenzellen mit viralen Einschlußkörperchen (sog. Eulenaugenzellen) nachweisbar sind. Bei immunkompetenten Erwachsenen verläuft die Erkrankung in aller Regel (ca. 90%) asymptomatisch oder mit einem mononukleoseähnlichen Bild (s. 19.3.1). Bei immunkompromittierten Erwachsenen sind sehr schwere Verläufe mit letalem Ausgang bei interstitieller Pneumonie sowie Retinitis und Ulzerationen des Magen-Darm-Traktes bekannt. Ein besonderes Problem stellt die aktive CMV-Infektion von Organtransplantierten dar, die bei ca. 65% nach Nierentransplantation, bis zu 60% nach Leber- und

Herztransplantation und bei bis zu 70% der Knochenmarkstransplantierten zu erwarten ist. Die aktive CMV-Infektion trägt bei diesen Patientengruppen wesentlich zu Organverlusten und Morbidität bei der gefürchteten CMV-Pneumonie bei. Dabei spielen nicht nur die direkte Organschädigung, sondern auch die Begünstigung von opportunistischen Infektionen eine entscheidende Rolle.

Diagnostik

Für die Diagnostik der postnatalen Infektion sind der Virus-, CMV-DNA- und Antigennachweis aus Urin, Blut, Sputum, Bronchiallavage und Probebiopsien entscheidend. Dabei kann der Virusnachweis elektronenmikroskopisch oder nach Virusisolation in der Zellkultur erfolgen. Der Antigennachweis gelingt in Zentrifugationskultur, mit Zytospinmethode oder Immunhistologie. Serologisch ist die Serokonversion mit IgG- und IgM-Antikörper gegen CMV beweisend. Alle CMV-Infektionen persistieren im Organismus latent lebenslang.

Therapie

Die Therapie ist risikoorientiert durchzuführen, d. h. daß immunkompetente CMV-Infizierte in der Regel keiner Therapie bedürfen, Risikopatienten wie Neugeborene und Immungeschwächte sollten aber behandelt werden. Hier haben sich Ganciclovir, Foscarnet und CMV-Immunglobulin bewährt. Bei AIDS-Patienten sollte Ganciclovir zur Rezidivprophylaxe eingesetzt werden.

19.3.3 Humanes Herpesvirus 6 (HHV6)

Erreger

Das humane Herpesvirus 6 gehört zu der Subfamilie Betaherpesviridae und wurde erst 1986 isoliert. Das ikosahedrale Kapsid von ca. 100 nm Größe beherbergt die lineare, doppelsträngige DNA von ca. 170 kb Länge.

Epidemiologie

Die Durchseuchung beginnt im Säuglingsalter und erreicht im 2. Lebensjahr bereits ca. 80% aller Kleinkinder. Die Viren finden sich im Speichel von Erwachsenen in 80% der Fälle. Zielzellen im Organismus sind B- und T-Zellinien, Megakaryozyten und Neuroblastenzellen. Das Virus persistiert offenbar in den Speicheldrüsen.

Übertragung

Sie erfolgt von latent infizierten Personen über den Speichel. Andere Übertragungswege sind nicht bekannt.

Klinik

Nach einer Inkubationszeit von nur 3–5 Tagen erkranken ca. 20% der Kinder am Exanthema subitum mit Fieber über ca. 3–4 Tage. Die meisten Infektionen verlaufen inapparent. Bei HHV6-Infektion im Erwachsenenalter entsteht ein klinisches Krankheitsbild ähnlich der EBV-Infektion (s. 19.3.1). Lymphoproliferative Erkrankungen und Hepatitiden werden ebenfalls mit HHV6 in Verbindung gebracht. Darüber hinaus scheint auch ein Zusammenhang mit einigen Autoimmunerkrankungen zu bestehen.

Charakteristisch sind bei Infektionen im Säuglings- und Kleinkindalter neben dem Exanthema subitum begleitende Blutbildveränderungen (Granulozytopenie und Lymphozytose) in ca. 90% der Fälle. Neben der klinischen Diagnostik können labortechnisch IgG- und IgM-Antikörper mit Immunfluoreszenztests und dem ELISA-Test nachgewiesen werden.

Therapie

In den meisten Fällen ist keine spezifische antivirale Therapie erforderlich. In klinischer Erprobungsphase befinden sich derzeit noch Ganciclovir und Foscarnet, deren Anwendung bei teilweise erheblichen Nebenwirkungen nicht unproblematisch ist.

19.3.4 Hepatitisviren (HAV, HBV, HCV, HDV, HEV)

Man kennt heute 5 Viren, die eine diffuse (nichteitrige) Hepatitis verursachen; 3 weitere Hepatitisviren werden vermutet. Nach Charakterisierung der 5 bekannten Hepatitiserreger werden Symptomatik, Grundprinzipien der Diagnostik und Therapie der Hepatitisviren zusammengefaßt.

Erreger

HAV. Das Hepatitis-A-Virus (HAV) gehört zur Familie der Picornaviridae. Es ist ein nicht umhülltes Virus mit ikosaedrischem Kapsid und einer linearen Plusstrang-RNA von ca. 7,5 kb Länge und hat einen Gesamtdurchmesser von 27 nm.

HBV. Das Hepatitis-B-Virus (HBV) gehört zur Familie der Hepadnaviridae und hat eine sphärische Gestalt von ca. 42 nm Größe. Das Nukleokapsid ist 27 nm durchmessend. Das Genom besteht aus einem zirkulären, partiell doppelsträngigen DNA-Molekül von 3,2 kb Länge.

HCV. Das Hepatitis-C-Virus (HCV) gehört zur Familie der Flaviviridae; der Durchmesser beträgt ca. 50 nm; die genaue Gestalt ist noch unklar. Das Genom besteht aus einer ca. 9,5 kb langen Einzelstrang-RNA mit Plusstrangpolarität. Es sind bislang 9 Genotypen und 3 Subtypen (a–c) bekannt.

HDV. Das Hepatitis-D-Virus (HDV) ist das einzige nicht klassifizierte Virus der Hepatitisviren. Sein Durchmesser beträgt ca. 36 nm; das Genom besteht aus einer einzelsträngigen, zirkulären RNA von nur 1,7 kb Länge. Es handelt sich um ein nacktes RNA-Virus (ein sog. Viroid), das für das Eindringen in die Zellen, für die Maturation und die Expression seines eigenen pathogenen Potentials die Hülle des HBV benötigt. HBV ist somit Helfervirus für HDV.

HEV. Das Hepatitis-E-Virus gehört in die Familie der Calciviridae und ist ca. 30 nm groß. Das Genom besteht aus einer linearen Einzelstrang-RNA von ca. 7,5 kb Länge. Es gibt 2 Serotypen.

Epidemiologie

Bei den Erregern der akuten Virushepatitis handelt es sich in Deutschland zu ca. 55% um HAV, zu ca. 35% um HBV und zu 10% um HCV. Die Inkubationszeit beträgt dabei für HAV 15–45 Tage, HBV und HDV 1–6 Monate, HCV 15 Tage bis 5 Monate und HEV 15 Tage bis 2 Monate. Für die chronische Hepatitis sind in 60% der Fälle virale Hepatitiden mit HBV, HCV und HDV verantwortlich. Die Übertragungsmodalitäten unterscheiden sich bei den Viruserkrankungen (s. u.). So wird HAV und HEV in erster Linie als Reiseerkrankung in Ländern niedriger hygienischer Standards erworben, wobei die Infektion im Kindesalter häufig asymptomatisch verläuft. Sporadisches Vorkommen und kleine Epidemien in Gemeinschaftseinrichtungen sind typisch. In Deutschland sind nur 5–10% der unter 30jährigen mit HAV durchseucht. Die Virusträgerhäufigkeit für HBV wird in Deutschland auf 0,3% geschätzt. Typisch für HBV ist die sporadische Infektion insbesondere von Risikogruppen: Promiskuität bei Hetero-/Homosexuellen, Sextourismus, i.v.-Drogenabhängigkeit, Bluttransfusionen, Dialysepflichtigkeit, medizinische Berufe sind die entscheidenden Risikofaktoren. Ähnliche Risikokonstellationen finden sich für HDV und HCV, das in Deutschland mit 0,4% Virusträgern angegeben wird. Allerdings stehen bei HCV eindeutig die Übertragung durch i.v.-Drogenabhängige, Bluttransfusionen und Organtransplantationen im Vordergrund, während die sexuelle Übertragung deutlich seltener als bei HBV ist.

Übertragung

Die Übertragung von HEV und HAV erfolgen auf fäkal-oralem Weg, so auch durch oral-anale Geschlechtspraktiken (Anilingus). HBV, HCV und HDV werden entweder parenteral (Blutprodukte, i.v.-Drogenmißbrauch), sexuell oder perinatal übertragen. Bei HBV-Infektionen werden immerhin ca. 50% sexuell übertragen, dabei kommen sowohl genital-genitale als auch genital-anale Geschlechtspraktiken in Frage.

Klinik

Die unterschiedlichen Hepatitisformen ähneln sich in der Symptomatik sehr, wenn sie nicht wie in den meisten Fällen (mehr als 60%) asymptomatisch verlaufen. Wenige Tage nach der Infektion beginnt das Prodromalstadium mit grippeartigen und gastrointestinalen Beschwerden. Erst nach 1–2 Monaten folgt in der Regel die hepatische Organmanifestation mit häufiger anikterischem, seltener ikterischem Verlauf. In der Regel finden sich eine Leberschwellung, gelegentlich eine Milzvergrößerung und Lymphknotenschwellung. Komplikationen der Hepatitiden können Cholestase, eine fulminante Hepatitis mit hoher Sterblichkeit, Viruspersistenz mit Ausbildung von Leberzirrhose und Leberzellkarzinom sein.

Diagnostik

Die Diagnose wird aus Anamnese, Klinik, evtl. Histologie und Labor gestellt. Neben Leberenzymanstieg und Lebersynthesestörungen bei fulminantem Verlauf sind in erster Linie serologische Tests beweisend. IgM-Antikörper gegen die einzelnen Viren zeigen eine frische Infektion, IgG-Antikörper dagegen die durchgemachte Infektion. Da Antikörper bei HCV sehr langsam (nach ca. 5 Monaten) erst gebildet werden, eignet sich ein Antikörpersuchtest zum Screening nicht. Hier sollte besser eine HCV-RNA-Bestimmung erfolgen, was gleichzeitig als Nachweis der Infektiosität zu werten ist.

Therapie

Eine kausale Therapie gegen Virushepatitiden existiert nicht, so daß alle Maßnahmen symptomatisch erfolgen müssen. Durch Gabe von Interferon konnte bei HCV die Rate an Chronifizierungen gesenkt werden.

19.3.5 Humanes Immundefizienzvirus (HIV)

Erreger

Das humane Immundefizienzvirus gehört wie das HTLV zu den humanpathogenen Retroviren. HTLV 1 und 2 werden zu den Onko-RNA-Viren, HIV 1, 2 und 0 zu den Lentiviren gezählt. Von HIV 1 sind die Virusstämme A–I und Subtyp 0 bekannt, wobei Infektionen mit mehreren Subtypen vorkommen. HIV 2 wird in die Subtypen A–E eingeteilt.

Die ca. 120 nm großen, runden HIV-Partikel haben eine Lipiddoppelmembran, die zellulären Ursprungs durch Abschnürung (sog. „budding") ist. Das Genom liegt diploid als RNA-Stränge von ca. 9,5 kb Länge vor.

Übertragung

Das lymphozytotrope und neurotrope Virus, das direkt das Immun- und Nervensystem schädigt, wird meist sexuell (75%) und parenteral (ca. 20%), aber auch diaplazentar und über die Muttermilch vertikal (ca. 1%) übertragen. Die Inkubationszeit bis zum Auftreten von serologisch nachweisbaren Antikörpern beträgt 1–6 Monate. Bis zum Auftreten der AIDS-definierenden Erkrankungen als Endstadium der HIV-Infektion vergehen bei 50% der Patienten 10 Jahre. Ca. 70% der Patienten erreichen das Endstadium nach 14 Jahren. Weniger als 5% der HIV-Infizierten sind nach 10 Jahren symptomfreie Langzeitüberlebende.

Epidemiologie

Retrospektiv wurden erste HIV- und AIDS-Fälle bereits in den 70er Jahren beobachtet, im darauffolgenden Jahrzehnt breitete sich die Infektion zunächst in Zentralafrika, der Karibik und später in den USA aus, von wo eine Einschleppung nach Europa ausging. In den USA ist seit 1994 AIDS die häufigste krankheitsbedingte Todesursache. Die WHO prognostiziert für das Jahr 2000 50 Mio. HIV-Infizierte und 5 Mio. AIDS-Kranke, wobei jeweils 20% anteilig auf Kinder entfallen. Afrika und Südostasien sind als Zentren der Pandemie anzusehen, während in Deutschland mit 60.000–70.000 Infizierten und ca. 15.000 AIDS-Fällen seit Beginn der Epidemie zu rechnen ist. In Deutschland sind besonders die Ballungszentren betroffen, in zunehmendem Ausmaß sind neben den Homosexuellen und Drogenkranken immer mehr Heterosexuelle infiziert.

Klinik

Zellen mit einem CD-4-Oberflächenantigen (T4-Lymphozyten, Monozyten, Makrophagen und Langerhans-Zellen der Haut) sind die Zielorgane der HIV-Infektion. Durch Zerstörung der T4-Helferzellen sinkt deren Population unter den Normwert (400/µl) und damit auch der Quotient aus T4-Helferzellen zu T8-Suppressorzellen (Norm = 2) auf einen Wert unter 1,2. Damit wird der Körper anfällig für opportunistische Infektionen durch Protozoen (z. B. Pneumocystis carinii), durch Pilze (Candida, Cryptococcus), durch Bakterien (z. B. Mykobakterien) und durch Viren (z. B. CMV, EBV, HSV, HPV). Das ZNS wird durch das HIV als neurotropes Virus direkt geschädigt in Form von subakuter Enzephalitis, Myelinverlust und Hirnatrophie.

Der Krankheitsverlauf nach HIV-Infektion kann sehr unterschiedlich ausfallen und ist geprägt von dem Spektrum unterschiedlicher HIV-Typen, von der genomischen Diversität, die nach der Infektion durch Transkriptionsfehler häufig entsteht, und durch verschiedene Koinfektionen. Grundsätzlich ist nach HIV-Infektion in 15–30% der Fälle mit einer akuten HIV-Krankheit mit mononukleoseähnlichen Symptomen und makulopapulösem Exanthem zu rechnen. Daran schließt sich ein asymptomatisches Stadium (Stadium A nach CDC) ohne, später mit, generalisierter Lymphadenopathie (Stadium B nach CDC) an, in dem die T4-Helferzellen jährlich um 70 Zellen/µl abnehmen. Ab einer CD-4-Population von 350/µl besteht die Indikation zur antiretroviralen Behandlung. Im Stadium B entwickeln die HIV-Infizierten Krankheitssymptome (z. B. Candidainfekte, Herpes zoster, orale Haarleukoplakie, Neuropathien), die noch nicht AIDS-definierend sind. Bei CD-4-Zellzahlen kleiner 200/µl müssen infektionsprophylaktische Maßnahmen gegen opportunistische Infektionen ergriffen werden.

Treten eines oder mehrere der AIDS-definierenden Erkrankungen auf, ist das Stadium C und damit das Endstadium der HIV-Erkrankung erreicht. Die Lebenserwartung liegt bei wenigen Monaten bis Jahren.

Nach der CDC werden die Stadien A–C weiter von 1–3 nach der Anzahl CD-4-Zellen/µl (1 = mehr als 500; 2 = 200–499; 3 = weniger als 200) unterteilt.

Diagnostik

Die Diagnostik baut auf dem serologischen Antikörpernachweis gegen HIV1, 2 und 0 auf. Nach Suchtests (z. B. ELISA) wird ein Bestätigungstest (z. B. Western blot) zum Ausschluß von methodischen Fehlern durchgeführt. Der Nachweis von Virusbestandteilen (z. B. p24-Antigen, HIV-RNA mit PCR) stellt keine Routinemethode dar.

Therapie

Eine effektive, viruseliminierende Therapie gibt es derzeit nicht. Durch antivirale Therapien, z. B. mit Zidovudin (AZT), Zalcitabin (DDC), Lamivudin (3TC), und Prophylaxe und Therapie opportunistischer Infektionen kann die mittlere Überlebenszeit nach HIV-Infektion, insbesondere im AIDS-Stadium, verlängert werden.

19.3.6 Humanes T-Zell-Leukämievirus (HTLV)

Erreger

Das humane T-Zell-Leukämievirus gehört zu den Retroviren, deren Genom aus einer linearen Einzelstrang-RNA von 10 kb Länge besteht. In jedem Viruspartikel sind 2 dieser RNA-Genome enthalten. Das Genom ist von einem Nukleokapsidprotein und einer Proteinhülle („Core") umgeben. Die äußere Lipidhülle entsteht durch Knospung der zellulären Membran („budding"), der Außendurchmesser beträgt 100–180 nm. Es gibt 2 Typen von HTLV, wobei HTLV2 sehr selten auftritt.

Epidemiologie

HTLV1 ist in Südjapan, der Karibik und Westafrika endemisch, wurde aber weltweit bereits gefunden (ca. 10–20 Mio. Infizierte weltweit). HTLV2 kommt endemisch in Nord- und Südamerika bei Indiostämmen vor, wurde in den USA aber auch bei Drogenabhängigen gefunden. In Deutschland kommen HTLV-Infektionen im Gegensatz zu anderen europäischen Ländern bislang nur als Reiseerkrankung sporadisch vor, da Personen aus Endemiegebieten nach Deutschland keine traditionellen Bindungen haben.

Übertragung

Die Übertragung ist zellgebunden beim Geschlechtsverkehr, durch Blut, durch Muttermilch und diaplazentar möglich. Zellfreie Blutprodukte können HTLV nicht übertragen.

Klinik

HTLV1 ruft bei Erwachsenen die T-Zelleukämie (ATL), die tropische spastische Paraparese (TSP), Myelopathien und Arthropathien hervor. Die Inkubationszeit wird bei ATL mit mehr als 40 Jahren angenommen. Bei TSP und Myalgien wird nach Sexualinfektion und nach Bluttransfusionsinfektion eine wesentlich kürzere Inkubationszeit von wenigen Monaten bis Jahren angegeben. Der Krankheitsverlauf ist chronisch progredient. HTLV2 verursacht nach ersten Berichten offensichtlich verschiedene Krankheitsbilder, die neben TSP, Myalgien, Ataxien, Haarzelleukämie und pulmonale Erkrankungen umfassen.

Diagnostik

Als Antikörpersuchtests sind ELISA und Partikelagglutinationstests verfügbar, die mit Western blot oder Radioimmunopräzipitation bestätigt werden können. Durch den Nachweis typspezifischer Antigene in der PCR kann eine Unterscheidung von HTLV1 und HTLV2 erfolgen.

Therapie

Über gezielte therapeutische Ansätze gibt es bislang keine Veröffentlichungen. Die Therapie der ATL ist bislang erfolglos bzgl. Chemotherapien; über Immuntherapien liegen Einzelfallberichte vor. Die durchschnittliche Überlebenszeit beträgt nach Diagnosestellung der ATL ohnehin nur wenige Monate. Die HTLV-bedingten Myalgien wurden mit Kortison, Heparin, Gammaglobulin und α-Interferon mit geringem Erfolg behandelt.

19.4 Literatur

Fields BN, Knipe DM, Howley PM (1996) Fields virology, 3rd edn. Lippincott-Raven, Philadelphia
Gross G, Barrasso R (1997) Human Papilloma virus infection. Ullstein & Mosby, Berlin
Gross G, Jablonska S, Pfister H, Stegner H E (1990) Genital Papillomavirus infections. Springer, Berlin Heidelberg New York
Gross G, Pfister H, Seidl S, Stegner H E (1992) Genitale Infektionen durch Papillomviren. Zuckschwerdt, München
Grußendorf-Conen E-I, Schwarz E (1996) Viruswarzen an Haut und Schleimhaut. Blackwell Wissenschaft, Berlin
Herold W (1996) Innere Medizin. Herold, Köln
Hofstetter A (1995) Laser in der Urologie – eine Operationslehre. Springer, Berlin Heidelberg New York
Porstmann T (1996) Virusdiagnostik. Blackwell Wissenschaft, Berlin
Schiefer HG, Weidner W (1992) Sexuell übertragbare Krankheiten. In: Alken P, Walz PH (Hrsg) Urologie. Chapman & Hall, London, S 159–170
Schneede P, Hofstetter A (1997) Condylomata acuminata and other viral skin lesions. In: Hofstetter A (ed) Lasers in urological surgery. Springer, Berlin Heidelberg New York, pp 47–55

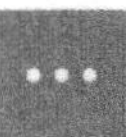

20.1 Einleitung

Die Tuberkulose ist auch heute noch eine der häufigsten Infektionskrankheiten. Trotz Rückgangs der Neuerkrankungen in den Industrieländern ist nach Schätzungen der WHO etwa die Hälfte der Weltbevölkerung mit Tuberkulose infiziert. Weltweit gibt es jährlich ca. 8 Mio. Neuerkrankungen und 3 Mio. Todesfälle durch Tuberkulose. In 95% der Fälle sind davon Länder der 3. Welt betroffen. Das zeigt sehr deutlich, daß die Tuberkulose in erster Linie eine Erkrankung ist, die in ihrer Ausbreitung eng mit dem sozialen Milieu der jeweiligen Bevölkerungsgruppe verbunden ist, und deren Bekämpfung mit der Verbesserung der hygienischen Verhältnisse und der allgemeinen Lebensbedingungen einhergeht.

Dank intensiver Bekämpfungsmaßnahmen nach dem 2. Weltkrieg kam es in Deutschland zu einem stetigen Rückgang der Tuberkuloseinzidenz. Insbesondere ging die Inzidenz an pulmonaler Tuberkulose zurück, während die Organtuberkulosen in der Abnahme der Neuerkrankungsrate stagnierten. Das ergibt sich aus dem einerseits noch relativ hohen Durchseuchungsgrad an Tuberkulose in der zunehmend älter werdenden Bevölkerung, hauptsächlich jedoch am prozentual besonders hohen Anteil an

Tuberkuloseneuerkrankungen in der ausländischen Bevölkerung. Diese Entwicklung läßt sich auch bei den Neuerkrankungen an Urogenitaltuberkulose (UGT) beobachten, deren Inzidenz nur langsam rückläufig ist.

Im Gegensatz zu diesen epidemiologischen Fakten gibt es in der Bundesrepublik Deutschland nur noch wenige Einrichtungen, die über größere Erfahrungen bei der Diagnostik und Therapie der UGT verfügen, so daß bereits die Differentialdiagnose und somit die Früherkennung dieser Erkrankung große Probleme bereitet. Hinzu kommt die große Zahl immunsupprimierter Patienten (AIDS, Zustand nach Transplantation), wodurch ein Angehen der Tuberkulose begünstigt bzw. eine latente Tuberkulose reaktiviert wird. Dadurch dominieren bei dieser Gruppe nicht nur die typischen Tuberkuloseerreger (Mycobacterium tuberculosis, M. bovis), sondern auch eine Reihe von fakultativ pathogenen Mykobakterien (z. B. M. avium/intracellulare, M. szulgai, M. kansanii) wird zum Krankheitserreger und führt zu teilweise schweren tuberkuloseähnlichen Zuständen.

20.2 Geschichtlicher Überblick

In den Schriften des Hippokrates (460–377 v. Chr.) und des Galen (129–199), in der mittelalterlichen und folgenden Zeit findet man Krankheitsberichte, die an das Vorliegen einer Nierentuberkulose erinnern. Bereits Morgagni (1761) kannte die Tuberkel, die Miliartuberkel wurden 1765 von Stark und die extrapulmonalen Tuberkuloseformen 1825 von Louis beschrieben. Schönlein verwendete schließlich 1834 erstmalig die Krankheitsbezeichnung „Tuberkulose". Jedoch erst mit zunehmender Entwicklung pathologisch-anatomischer Untersuchungen Ende des 18./Anfang des 19. Jahrhunderts wurden Tuberkuloseveränderungen an Nieren, Harnleitern und Blase sowie an Prostata und Nebenhoden/Hoden beschrieben.

Untersuchungen zur Genese der Tuberkulose führten durch Villemin (1868) zur Entdeckung, daß die Tuberkulose auf Tiere übertragbar ist. Cohnheim bestätigte 1879 diese Übertragbarkeit durch Impfversuche und stellte seine Ausscheidungstheorie auf, laut der die Bazillen über die Blutbahn in den Urin eliminiert werden.

Der Nachweis des Tuberkelbazillus durch Robert Koch (1882) war letztendlich Ausgangspunkt für die Diagnostik und der Beginn der Bekämpfung dieser Infektionskrankheit. Im Gefolge dieser bahnbrechenden Entdeckung kam es zu erheblichen fachlichen Kontroversen zwischen Koch und dem Pathologen Virchow, der nicht verstehen konnte, daß die verschiedenen pathologisch-anatomischen Verlaufsformen dieser Erkrankung die gleiche Ursache hätten und damit als „Tuberkulose" bezeichnet werden sollten.

Heilungsaussichten der Tuberkulose bestanden zur damaligen Zeit praktisch nicht. Auch das Koch'sche Tuberkulin brachte nicht die erhofften Erfolge. Die UGT führte nach mehr oder weniger langem Siechtum fast immer zum Tode.

Nach der ersten erfolgreichen Nephrektomie durch Simon (1869) fanden sich neue Wege zur operativen Behandlung der UGT, die anfangs in der probatorischen Freilegung beider Nieren zur „Funktionsbeurteilung" und einseitiger Nephrektomie bestanden. Albarran empfahl 1905 die Frühnephrektomie bei UGT. Seine Doktrin „Tuberculose renal-néphrectomie immediate" bestimmte über ein halbes Jahrhundert das therapeutische Vorgehen. Eine 50–60%ige 10-Jahresheilung als Ergebnis der

 S. Lenk, K.-H. Rothenberger und P. Brühl

chirurgischen Intervention war anfangs ein bedeutender Fortschritt, wenn auch eine hohe Frühmortalität (24–35%) beobachtet wurde.

Mit Entdeckung der Röntgenstrahlen, Einführung der seitengetrennten Ureterkatheterisierung, der retrograden Pyelographie und schließlich des intravenösen Urogramms (1924) wurde die präoperative Diagnostik verbessert, was auch bei der UGT günstigere postoperative Ergebnisse ermöglichte.

Ein weiterer wichtiger Schritt zum Verständnis der Pathogenese der UGT waren klinische und experimentelle Untersuchungen von Medlar (1929), der nachwies, daß durch hämatogene Streuung von einem Lungenherd stets beide Nieren befallen wurden. Diese Ergebnisse wurden durch experimentelle Untersuchungen von Coulaud (1935) bestätigt.

Erst mit der Entwicklung der antituberkulösen Heilmittel wie Thiosemikarbazone, Paraaminosalizylsäure, Streptomycin (1942–1943) und später des Isoniazids (1952) sowie ihren breiten Einsatz nach dem 2. Weltkrieg gelang der entscheidende therapeutische Durchbruch.

Jetzt setzte sich auch langsam die Ansicht durch, daß es günstiger ist, die Abwehrkraft des Organismus durch Heilstättenbehandlung zu stärken und die Nephrektomie dann durchzuführen, wenn der Patient sich im bestmöglichen Zustand befand („Néphrectomie opportune"). Diese primär operative Einstellung hielt sich bis in die 50er Jahre unseres Jahrhunderts. Der medikamentösen Antituberkulosetherapie bei der UGT wurde anfänglich nur in der prä- und postoperativen Phase Bedeutung beigemessen.

Allerdings führte man jetzt auch organerhaltende, herdeliminierende Eingriffe bei der UGT durch. Semb (1955) nahm Nierenteilresektionen im größeren Umfang vor, und Staehler (1975) wandte die Eröffnung sowie Drainage von Nierenkavernen, die sog. Kavernotomie oder Spelaotomie, an.

Mit Hilfe weiterer wirkungsstarker Antituberkulotika (Pyrazinamid, Ethambutol, Rifampicin) und deren optimalen Einsatzes kann der tuberkulöse Prozeß fast immer zur Abheilung gebracht werden, und operative Eingriffe bei der UGT sind heute seltener indiziert. Meist machen sekundäre Komplikationen wie unspezifische Mischinfektionen und Harnsteinbildung sowie Harnabflußstörungen eine Operation erforderlich.

20.3 Epidemiologie

Laut 22. Informationsbericht des Deutschen Zentralkomitees zur Bekämpfung der Tuberkulose wurden 1995 in der BRD insgesamt 12 198 Erkrankungen an Tuberkulose registriert. Das entspricht einer Inzidenz von 15 auf 100.000 Einwohner. Davon entfielen 3 532 Neuerkrankungen (29%) auf Ausländer. Das bedeutet eine Inzidenz von 50,5/ 100 000 in der BRD lebende Ausländer.

Die gesamten Neuerkrankungen gliedern sich auf in 6 871 Fälle (56,3%) von Tuberkulose der Atmungsorgane mit Nachweis von Tuberkulosebakterien und 3 454 Fälle (28,3%) ohne Nachweis von Tuberkulosebakterien sowie 1 873 Neuerkrankungen (15,4%) an Tuberkulose anderer Organe.

Bei den extrapulmonalen Tuberkulosen liegt die UGT mit 26,8% an 2. Stelle der Neuerkrankungen nach der Tuberkulose der peripheren Lymphknoten (46,1%). Vergleicht man die Entwicklung der Neuerkrankungen der letzten Jahre, ist insbesondere bei den extrapulmonalen Tuberkulosen eine Stagnation zu verzeichnen (Abb. 20.1).

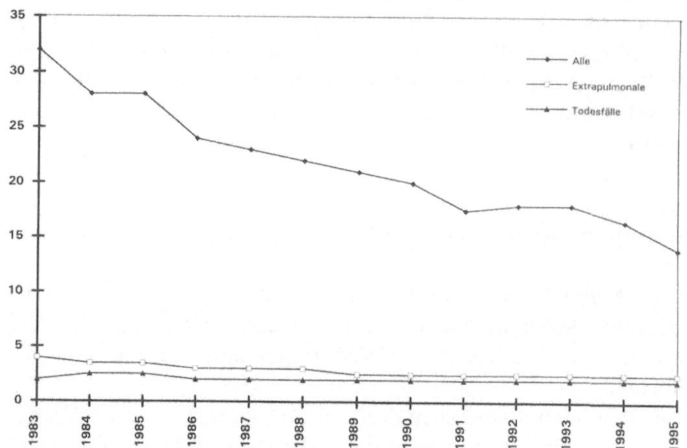

Abb. 20.1. Neuerkrankungen und Mortalität an Tuberkulose 1983–1995 (bis 1990 nur alte Bundesländer, ab 1991 gesamte BRD)

Ein leichter Rückgang der Zugänge deutete sich 1995 aber bei der extrapulmonalen Tuberkulosen an (Tabelle 20.1), wobei jedoch der Ausländeranteil an der UGT-Epidemiologie ansteigt.

Die Inzidenz an UGT nimmt ab dem 3. Dezennium kontinuierlich zu. Das liegt am relativ hohen Durchseuchungsgrad der älteren Jahrgänge in der BRD. Im Gegensatz dazu treten Fälle mit UGT bei Ausländern bereits in den mittleren Lebensjahren auf, weil bei einer durchschnittlichen Lebenszeit von 20–30 Jahren hier der hohe Befall an Tuberkulose in allen Altersgruppen, auch bei Kindern, eine entscheidende Rolle spielt.

Tabelle 20.1. Zugänge an extrapulmonaler Tuberkulose in der BRD von 1991–1995

Organ	1991 Absolut	Auf 100 000 EW	1992 Absolut	Auf 100 000 EW	1993 Absolut	Auf 100 000 EW	1994 Absolut	Auf 100 000 EW	1995 Absolut	Auf 100 000 EW
Meningen	46	0,06	58	0,08	54	0,08	43	0,05	58	0,08
Urogenitaltrakt	639	0,9	573	0,8	572	0,8	506	0,7	502	0,7
Knochen und Gewebe	193	0,3	240	0,4	190	0,3	198	0,3	171	0,2
Periphere Lymphknoten	797	1,2	859	1,2	864	1,2	865	1,2	864	1,2
Sonstige Organe	237	0,4	286	0,5	302	0,5	324	0,5	278	0,4
Insgesamt	1 912	2,4	2 016	2,5	1 982	2,4	1 936	2,4	1 873	2,3

 S. Lenk, K.-H. Rothenberger und P. Brühl

Die Tuberkulose wird durch Tuberkulosebakterien (M. tuberculosis, M. bovis) verursacht, wobei das M. tuberculosis meist der Erreger dieser Infektionserkrankung ist, während der Erreger der Rindertuberkulose, das M. bovis, überwiegend bei Erkrankten aus ländlichen Gegenden nachgewiesen wird. Selten wird die Infektion durch M. avium/intracellulare ausgelöst.

Pathogenetisch handelt es sich bei der UGT um eine postprimäre Exazerbationstuberkulose entsprechend Stadium 3 der Tuberkuloseentwicklung nach Ranke (1916):

- Primärkomplex,
- Stadium der Generalisation,
- tertiäre Organtuberkulose.

Pathologisch-anatomisch erfolgt die Entwicklung der UGT durch Ausbildung ulzerokavernöser Prozesse im Fornixbereich oder im Sinus der Kelche. Die Papille wird durch käsigen Zerfall immer mehr zerstört, bis sie völlig aufgebraucht ist. Durch Bildung von Konglomerattuberkel und deren Verkäsung bilden sich große, mit Zelldetritus und Bakterien gefüllte Hohlräume (Kavernen), die sich durch Abstoßung der Gewebemassen in das Nierenbecken entweder reinigen oder durch proliferierende, schrumpfende Prozesse am Kelchhals abgeschlossen werden.

Eine vollständige Stenosierung des Ureterabganges führt zur Autonephrektomie. Das gesamte Nierengewebe wird zerstört, und durch Eindickung des käsigen Inhaltes und Ablagerung von Kalksalzen entsteht die Kitt- oder Mörtelniere. Ist der Ureterabgang nicht komplett stenosiert, breitet sich der tuberkulöse Prozeß intrakanalikulär über die Ureter bis zur Harnblase aus.

In der Harnblase kommt es zu umschriebenen Hämorrhagien mit zentraler Knötchenbildung und Schleimhautulzerationen. Bei ausgedehntem Befund und gleichzeitiger Mischinfektion kann sich eine interstitielle Entzündung ausbilden, die in 4–6% der Patienten mit UGT eine irreversible Schrumpfblase zur Folge hat.

Medlar (1929) stellte durch experimentelle und pathologisch-anatomische Untersuchungen fest, daß Tuberkelbakterien nach der Infektion von Versuchstieren oder bei der Obduktion von verstorbenen Lungentuberkulösen in der Nierenrinde nachweisbar waren bzw. tuberkulöse Narben histologisch gesichert wurden. Gleichzeitig gelang ihm der Beweis, daß der tuberkulöse Befall der Nieren immer ein beidseitiger ist. Coulaud (1935) konnte zeigen, daß die spezifischen Nierenherde in der Rinde ihren Ausgang nehmen und meist beidseitig auftreten. Sie heilen in der Regel ab. Nur in Einzelfällen entstehen später Herde in den Nierenpapillen, die stark zur Verkäsung neigen.

Kraemer (1956) wies nach, daß nur dann eine Bakteriurie auftritt, wenn der tuberkulöse Prozeß in das harnableitende System einbricht.

Während die Genese der Urotuberkulose (UT) eindeutig ist, bestehen trotz zahlreicher klinischer, experimenteller und autoptischer Untersuchungen über den Infektionsmodus der männlichen Genitaltuberkulose nach wie vor Unklarheiten. Sowohl die primär hämatogene Infektion der Genitalorgane, die intrakanalikuläre Ausbreitung über die ableitenden Harnwege in die männliche Adnexe sowie über die Lymphgefäße entlang des Samenstranges werden diskutiert. Deshalb ist es besser, beim Mann von einer renalen bzw. vorwiegend genitalen Verlaufsform der UGT zu sprechen.

Der Prostata kommt aufgrund ihrer anatomischen Lage sowohl bei der intrakanalikulären Ausbreitung als auch bei der primär hämatogenen Infektion des männlichen Genitale eine Schlüsselrolle zu.

Über die hintere Harnröhre gelangen die Bakterien in die Prostata sowie in die Samenblasen, den Samenleiter und den Nebenhoden. Die weitere Ausbreitung in den Hoden erfolgt fortgeleitet (Abb. 20.2). Auch ein umgekehrter Infektionsweg über Nebenhoden, Samenleiter, Prostata zur kontralateralen Seite ist möglich. Eine primäre Hodentuberkulose wurde nur im Rahmen einer Miliartuberkulose nachgewiesen.

20.5 Diagnostik

Die frühzeitige Diagnose der UGT ist die entscheidende Voraussetzung für eine erfolgreiche Therapie. Während der rechtzeitige Einsatz hochwirksamer Antituberkulotika zur Heilung ohne bemerkenswerte Funktionseinbußen führt, kommt es bei Verzögerung der Diagnosefindung zu massivem Gewebeuntergang.

Wichtige Kriterien für eine frühzeitige Diagnose der UGT sind die genaue Erhebung der Anamnese, die Kenntnis der klinischen Symptomatik sowie die richtige Wertung der paraklinischen Untersuchungen (insbesondere des Urinbefundes) und der röntgen-morphologischen Veränderungen. Der Mykobakteriennachweis sichert die Diagnose Tuberkulose.

20.5.1 Anamnese und Latenzzeit

Die Anamnese nach durchgemachter tuberkulöser Erkrankung oder einer Pleuritis exsudativa, aber auch Kontakte mit anderen an Tuberkulose Erkrankten (Familienmitgliedern) sowie bei beruflicher Exposition sind in Kenntnis der Pathogenese der UGT sehr wichtig. Zusätzlich weisen Kalzifikationen im Thoraxröntgenbild auf eine durchgemachte Lungentuberkulose hin.

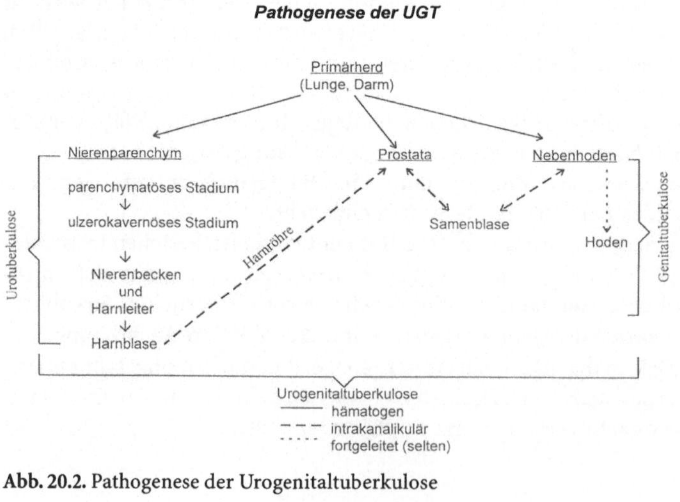

Abb. 20.2. Pathogenese der Urogenitaltuberkulose

 | S. Lenk, K.-H. Rothenberger und P. Brühl

Die Latenzzeit zwischen tuberkulöser Primärerkrankung und Auftreten der UGT hat im Verlaufe der letzten 30 Jahre zugenommen. Albrecht berichtete noch 1962 über eine Latenzzeit von 1–8 Jahren, während Rodeck (1976) diese mit 10–20 Jahren angab. In den letzten 10 Jahren erhöhte sich die Latenzzeit auf durchschnittlich 30 Jahre. Die längere Latenzzeit ist dadurch bedingt, daß noch zahlreiche früher an Tuberkulose Erkrankte leben, die keine oder nur eine unzureichende antituberkulotische Behandlung erhielten. Sie stellen nach wie vor eine mögliche Infektionsquelle dar und prädisponieren besonders für postprimäre Exazerbationstuberkulosen wie die UGT.

Dieser noch relativ hohe Durchseuchungsgrad vor allem in der älteren deutschen Bevölkerung zeigt auch die Zunahme der Neuerkrankungen an UGT jenseits des 50. Lebensjahres. Dagegen treten Neuerkrankungen an UGT bei Ausländern wesentlich häufiger zwischen dem 20. und 40. Lebensjahr auf, weil hier noch in allen Altersklassen (auch bei Kindern) eine hohe Durchseuchung an Tuberkulose vorliegt.

20.5.2 Klinische Symptomatik und Laboruntersuchungen

Das Beschwerdebild der UGT ist unterschiedlich, jedoch stehen bei den vorwiegend renal verlaufenden Formen chronisch-rezidivierende, therapieresistente Harnblasenbeschwerden und Flankenschmerzen im Vordergrund. In über 70% der Fälle wird neben diesen Symptomen eine abakterielle Leukozyturie gefunden.

Akute septische Krankheitsbilder sind heute selten, obwohl bei ca. 20% der Patienten mit UGT zusätzlich eine Mischinfektion mit harnwegsspezifischen und in 10% der Fälle Harnsteine nachweisbar sind.

Bei der männlichen Genitaltuberkulose überwiegen Beschwerden wie bei subakut bis chronisch verlaufender Epididymitis und Prostatitis. Ebenso ist jede Fistelbildung im Genitalbereich tuberkuloseverdächtig (Abb. 20.3).

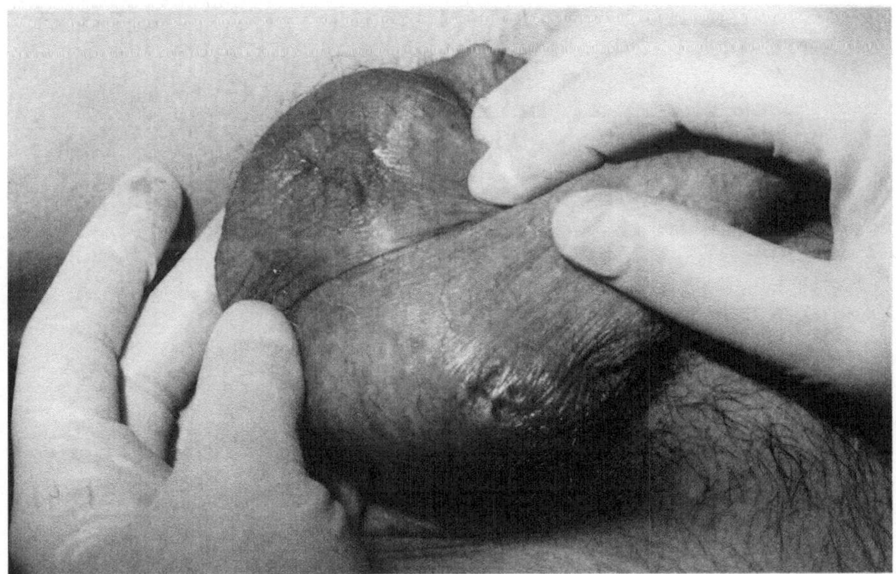

Abb. 20.3. Fistelnde tuberkulöse Epididymitis beidseitig

Die chronische Epididymitis ist mit 15–20% aller bei der UGT nachgewiesenen Beschwerdekomplexe die häufigste Erscheinungsform der männlichen Genitaltuberkulose. Chronische Prostatitis (2%) und Hämospermie (0,5–1%) sind dagegen wesentlich seltener.

Erhöhte BSG, persistierende Leukozytose und unklares Fieber müssen nach Ausschluß anderer Erkrankungen differentialdiagnostisch an eine Tuberkulose denken lassen. 20% der UGT verlaufen völlig beschwerdefrei und werden nur durch Zufall entdeckt. Tuberkulintests (z. B. Mendel-Mantoux-Test) können bei überschießender Reaktion Hinweise auf eine mögliche Infektion bzw. Reinfektion mit Mykobakterien geben, bei Immunsuppression sind sie jedoch meist falsch-negativ und können somit nicht zur Diagnosefindung beitragen.

Im Einzelfall soll die Testung nach Mendel-Mantoux mit 0,1 ml 10 IE GT (gereinigtes Tuberkulin) streng intrakutan begonnen werden. Ein negativer Ausfall auch mit 100 IE GT macht bei klinischer Fragestellung und Ausschluß einer Immunsuppression das Vorliegen einer UGT unwahrscheinlich. Die Stärken der Hautreaktion weisen nicht auf die Intensität einer möglichen Erkrankung hin.

20.5.3 Bildgebende Diagnostik

Bei den bildgebenden Verfahren hat weiterhin das Ausscheidungsurogramm (AUG) die größte Bedeutung und bei genitaler Beteiligung die retrograde Urethrographie (s. Übersicht).

Röntgenologische Hinweise auf Urogenitaltuberkulose

Abdomenleeraufnahme
- Nierenparenchymverkalkungen
- Prostatakalzifikationen

Ausscheidungsurogramm (ggf. mit Kompression)
- Kelchdestruktionen
- Kelchhalsstenosen
- Kavernen
- Harnstauungsnieren
- Kelchstauungen
- Pyelektasie
- Harnleiterstenosen
- Hydroureter/Hydronephrose
- Gänsegurgelureter
- Stumme Niere
- Retrograde Pyelographie

Zystogramm
- Schrumpfblase
- Vesikoureteraler Reflux

Urethrogramm
- Prostatakavernen
- Samenblaseninflux

 | S. Lenk, K.-H. Rothenberger und P. Brühl

Als typische röntgenologische Veränderungen sind bereits bei der Nierennativaufnahme Kalzifikationen (Kitt- oder Mörtelniere) sowie der Nachweis tuberkulöser Destruktionen der Kelche und multiple Ureterstenosen (Gänsegurgelureter) nach Kontrastmittelinjektion zu finden (Abb. 20.4). Nicht jede Kaverne kommt im AUG zur Darstellung, hier hilft eine Kompression, ggf. ein retrogrades Pyelogramm.

Schrumpfblase und vesikoureteraler Reflux sind weitere beim Ausscheidungsurogramm nachweisbare Komplikationen (Abb. 20.5). Bei fortgeschrittenem Gewebeuntergang kann auch eine röntgenologisch „stumme" Niere vorliegen.

Prostatakalzifikationen in der Beckenübersichtsaufnahme und kavernöse Destruktionen im Bereich der prostatischen Harnröhre bei der retrograden, aber auch bei der antegraden Urethrographie (Influx) sind typische Veränderungen nach durchgemachter, meist tuberkulöser Prostatitis (Abb. 20.6).

Sonographie und Computertomogramm können nur ergänzende Untersuchungen zum Nachweis von Kalzifikationen und zystischen Parenchymveränderungen sowie zur Differentialdiagnose einer funktionslosen Niere sein. Hier ist auch in jedem Falle eine retrograde Kontrastmitteldarstellung (Chevassu-Füllung) erforderlich.

20.5.4 Differentialdiagnose

Aufgrund klinischer und röntgenologischer Befunde müssen vor der Bestätigung der Tuberkulose differentialdiagnostische Erwägungen angestellt werden. Besonders kommen bei der Niere solide Raumforderungen und Nierenzysten, Kelchdivertikel, Pyelonephritis und Nephrokalzinose in Betracht. In der Harnblase muß eine unspezifische Zystitis oder ein Tumor ausgeschlossen werden.

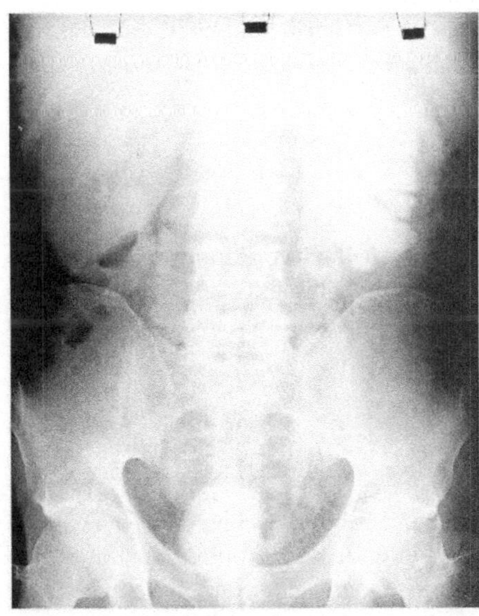

Abb. 20.4. Ausscheidungsurogramm, multiple Harnleiterstenosen links („Gänsegurgelureter") mit Hydronephrose links, Schrumpfblase und Prostatakalzifikationen

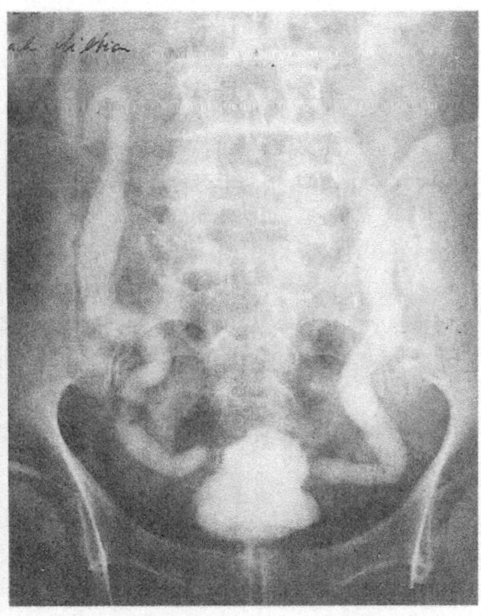

Abb. 20.5. Typische tuberkulöse Schrumpfblase mit vesikoureteralem Reflux beidseitig

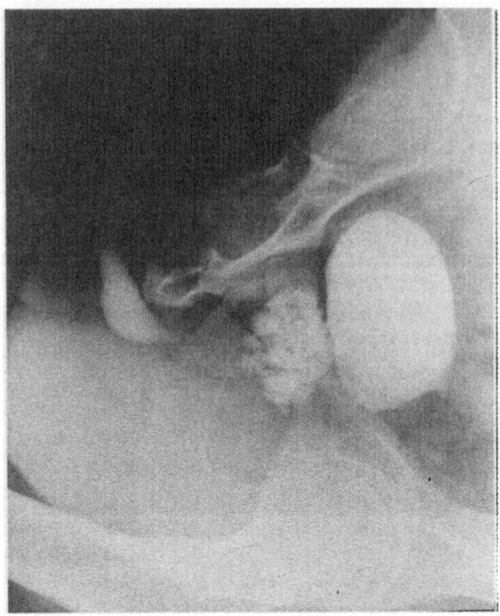

Abb. 20.6. Urethrographie: kavernöse Destruktion der gesamten Prostata mit Kalzifikation

An den männlichen Adnexen bereitet häufig die klinische Differentialdiagnose zum Prostatakarzinom Schwierigkeiten (s. Übersicht). Die extrem seltene Penistuberkulose kann mit einem Peniskarzinom verwechselt werden.

Hier erfolgt die Infektion durch Sexualkontakt mit einer an Genitaltuberkulose (tuberkulöse Zervizitis/Endometritis) erkrankten Partnerin und stellt eine genitale Primäraffektion beim Mann dar. Der umgekehrte Infektionsweg vom Mann (via Genitalkontakt) auf die Frau ist nicht bekannt.

20.5.5 Sicherung der Diagnose

Angestrebtes Ziel ist die Sicherung der tuberkulösen Infektion durch mikrobiologischen Nachweis der Tuberkuloseerreger. Nur so kann die biologische Aktivität der Erkrankungen bestimmt, und die Art- sowie Resistenzbestimmung der Mykobakterien erfolgen.

20.5.5.1 Materialgewinnung für die Bakteriologie

Urin

Die Verdachtsdiagnose UGT kann nur durch den mikrobiologischen Erregernachweis gesichert werden. Die Entnahme des Materials sollte den Richtlinien des Deutschen Zentralkomitees zur Bekämpfung der Tuberkulose, der Deutschen Gesellschaft für Hygiene und Mikrobiologie sowie den DIN-Normen entsprechen (DIN 58943).

Für den Erregernachweis wird an 3 aufeinanderfolgenden Tagen eine Probe des 1. Morgenurins – nach Einschränkung der Flüssigkeitsmenge mindestens 12 h zuvor – gewonnen (30–50 ml/Probe). Sammelurin ist wegen der Kontaminationsgefahr unge-

Differentialdiagnose der Urotuberkulose und männlichen Genitaltuberkulose

Organ	Differentialdiagnose
Niere	Nierentumor, Nierenzysten, Kelchzysten und Divertikel, Urolithiasis, Nephrokalzinose, Schwammniere, Pyelonephritis, nekrotisierende Papillitis (besonders bei Diabetes mellitus)
Ureter	Ureterabgangsstenose, prävesikale Stenose, Megaureter, Morbus Ormond, Tumoren (Metastasen) und Entzündungen des Retroperitoneums
Harnblase	Chronische unspezifische bakterielle Zystitis, interstitielle Zystitis/Carcinoma in situ (Cis)/ Dysplasie, Zystitis bei Lues, Bilharziose, Aktinomykose, Entzündungen von Nachbarorganen (Divertikulitis, Morbus Crohn), Harnblasentumoren und Blaseneinbruch von gynäkologischen Tumoren
Hoden/Nebenhoden	Chronische unspezifische Epididymitis, Hodentumoren, Nebenhodentumoren (selten), Mumpsorchitis, granulomatöse Orchitis
Prostata	Chronische unspezifische Prostatitis, granulomatöse Prostatitis, Prostatakarzinom

eignet. Längere Zeiträume zwischen Entnahme und Verarbeitung erfordern Kühlschranktemperaturen.

Eiter, Punktat, Ejakulat, Gewebe

Die Ausbeute ist um so größer, je mehr gewonnenes Material zur Untersuchung zur Verfügung steht. Kleine Volumina dürfen nicht mit Watteträgern, sondern nur mit einer Spritze entnommen werden. Eine gezielte histologische Diagnostik wird lediglich zur Feststellung einer weiblichen Genitaltuberkulose mit Abrasio durchgeführt.

Dagegen erfolgt der histologische Nachweis einer UGT durch Harnblasenbiopsie oder Stanzbiopsie der Prostata meist nur im Rahmen der differentialdiagnostischen Abklärung. Bei Tuberkuloseverdacht sollte bei operativen Eingriffen immer ein Teil des entnommenen Organmaterials unfixiert (nicht in Formalin) zur mikrobiologischen Untersuchung eingesandt werden.

Um eine Austrocknung zu vermeiden, können die Proben mit ca. 1 ml 0,9%iger NaCl-Lösung versetzt werden (feuchte Kammer).

Bei der UGT steht die kulturelle Anzüchtung der Mykobakterien aus Urin, Genitalsekreten und Eiter an erster Stelle. Der mikroskopische Nachweis von säurefesten Stäbchen aus dem Urin ist ungenügend für die Diagnose Urotuberkulose, da atypische Mykobakterien (z. B. M. smegmatis) zu Fehlinterpretationen führen können.

Zur kulturellen Anzüchtung wird konzentrierter Morgenurin an 3 aufeinanderfolgenden Tagen empfohlen, um bei insgesamt geringer Bakterienzahl im Urin die

Treffsicherheit zu erhöhen. Der positive Nachweis erfordert allerdings 3–4 Wochen; der Ausschluß einer Infektion kann erst nach 6–9 Wochen (insbesondere bei M. bovis) erfolgen. Mit Hilfe eines radiometrischen Verfahrens (Bactec 460 Johnston Laboratories, Towson, MD, USA) kann durch Freisetzung und periodischer Messung von radioaktiv markiertem (^{14}C) CO_2 die Nachweiszeit einer positiven Kultur auf 2 Wochen verkürzt werden.

Auch durch Polymerasekettenreaktion (PCR) ist sehr treffsicher und wesentlich früher der Tuberkulosenachweis aus Urin und Sekreten zu erbringen, jedoch ist dieses Verfahren sehr aufwendig und teuer. Trotzdem wird es verstärkt zu möglichst frühen Diagnose der Tuberkulose (innerhalb von 2–3 Tagen) eingesetzt.

Durch Isolierung und Amplifikation der DNA kann anhand des für das jeweilige Bakterium typischen Nukleinsäuremusters bestimmter Regionen der DNA frühzeitig der Nachweis für das Vorhandensein von Mykobakterien erbracht und somit die Diagnose Tuberkulose sicher gestellt werden. Die biologische Aktivität (Infektiosität) der Mykobakterien wird damit jedoch nicht bestimmt.

Der früher häufig angewandte Tierversuch ist heute in der bakteriologischen Diagnostik der Tuberkulose obsolet.

Die Artbestimmung erfolgt entweder biochemisch (über das unterschiedliche Stoffwechselverhalten der Mykobakterien) oder schneller durch Gensonden (Genprobe).

Zur Resistenzbestimmung werden bei den typischen Mykobakterien routinemäßig Isoniazid (INH), Rifampicin (RMP) und Ethambutol (EMB) mit dem Nährboden nach Löwenstein-Jensen geprüft. Die Resultate sind innerhalb von 1–2 Monaten (nach Wachstum in der Kultur) verfügbar.

Bei den atypischen Mykobakterien werden die 3 Standardpräparate sowie Streptomycin (SM) routinemäßig geprüft. Die Prüfung gegenüber Pyrazinamid (PZA) ist technisch schwierig; hier liegen Resultate in der Regel erst nach 4–6 Wochen vor. Das Verhalten eines Bakterienstammes gegenüber den antituberkulotischen Mitteln gibt Aufschluß darüber, ob und wie eine Therapie geändert oder erweitert werden muß. M. bovis ist primär gegen PZA resistent.

20.5.5.2 Pathohistologische Befunde

Nicht immer gelingt der bakterielle Nachweis, so daß anhand des histologischen Befundes (Reaktion des Gewebes auf die Mykobakterien) auf das Vorliegen einer Tuberkulose geschlossen und somit eine antituberkulotische Therapie eingeleitet werden muß. Nach eigenen Untersuchungen erfolgte die Diagnose in 23% der Fälle mit UGT ausschließlich aus dem pathohistologischen Befund.

Das histologische Bild reicht von exsudativen, verkäsenden und kavernösen Prozessen bis zu granulomatös proliferierenden Erscheinungsformen. Der Versuch, gerade bei der UGT daraus Kriterien der Aktivität abzuleiten, ist schwierig, da bakteriologischer Mykobakteriennachweis und histologischer Befund nicht korrelieren.

Das histologische Bild läßt sich jedoch schematisch in 3 Gruppen einteilen:

- exsudative Tuberkulose (verkäsend, ulzerös, kavernös),
- produktive Tuberkulose (granulomatöse, verkreidend) und
- gemischte Formen.

 S. Lenk, K.-H. Rothenberger und P. Brühl

Das Schnittbild ist sehr bunt und geht von exsudativen, käsigen, kavernösen und ulzerösen Prozessen bis zu ausschließlich produktiv granulomatösen Formen. Es korreliert nicht mit der Anamnesedauer oder dem Mykobakteriennachweis und granulomatöse, zum Teil auch käsige Prozesse sind noch bis zu 5 Jahre nach Behandlungsbeginn in Einzelfällen nachweisbar.

20.5.6 Stadieneinteilung der Urogenitaltuberkulose

Eine vergleichbare Auswertung von Therapieergebnissen, die Indikation zu verschiedenen Behandlungsformen und die prognostische Einschätzung erfordern, daß von der gleichen klinischen Ausgangsposition ausgegangen wird. Dazu ist eine schematische Erfassung des Krankheitsstadiums notwendig.

Im deutschsprachigen Raum hatten sich vorwiegend die Stadieneinteilung nach Rodeck (Abb. 20.7) und die Klassifizierung nach Elke et al. (1967) durchgesetzt. Mit der Einführung aggressiver Antituberkulotika und damit der Änderung der therapeutischen Strategie hat sich die einfachere Einteilung nach Elke et al. (1967) bewährt:

- Stadium I: Parenchymatöse Nierentuberkulose
- Stadium II: Lokal destruierende Nierentuberkulose
- Stadium III: Total destruierende Nierentuberkulose

Sie ist durch röntgenologische und pathologisch-anatomische Merkmale ausgewiesen und gibt Hinweise für eine mögliche Therapie (Tabelle 20.2).

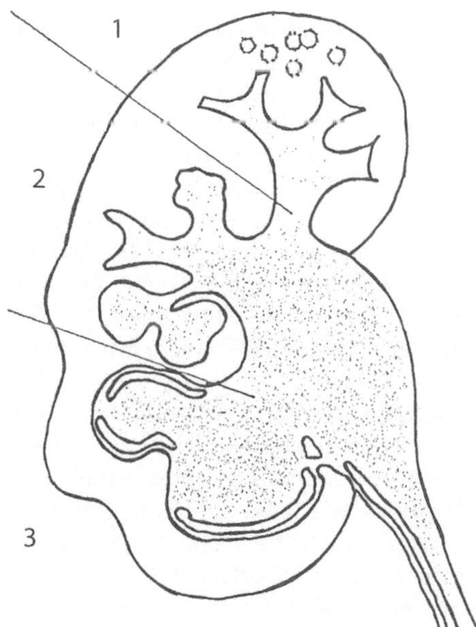

Abb. 20.7. Stadieneinteilung der Urotuberkulose, *1* parenchymatöse und ulzeröse Form, *2* ulzeröse und kavernöse Form, *3* total destruierende Tuberkulose, tuberkulöse Pyonephrose, tuberkulöse Kittniere

Tabelle 20.2. Vereinfachte Klassifizierung der Nierentuberkulose. (Nach Elke et al. 1967)

Stadium	Röntgenologisch (Ausscheidungsurogramm)	Pathologisch-anatomisch	Therapeutische Möglichkeiten
I	Unauffällig	Parenchymatöses Stadium	Konservativ
II	Uncharakteristische oder typische Läsionen an einzelnen Calices minores bis zur Destruktion einer Kelchgruppe	Lokal destruierendes Stadium	Konservativ und organerhaltende chirurgische Maßnahmen
III	Typische Destruktionen an 2–3 Kelchgruppen, Kittnieren und tuberkulöse Pyonephrosen	Subtotal oder total destruierendes Stadium	Organerhaltende chirurgische Maßnahmen nicht möglich

20.6 AIDS und Tuberkulose

Die Häufigkeit der Tuberkulose bei HIV-Infektionen wird mit 4–9% angegeben, verglichen mit 0,02% in der Allgemeinbevölkerung. Infolge mangelnder zellulärer Immunität überwiegen die disseminierten bzw. generalisierten Formen. Wahrscheinlich sind neben der Begünstigung einer Reaktivierung ehemaliger, meist unerkannt verlaufender tuberkulöser Prozesse auch Infektionen mit Frühgeneralisierung häufiger als bei normalem Immunstatus.

Die extrapulmonalen Verlaufsformen treten hier vermehrt auf; über die Inzidenz der Urogenitaltuberkulose liegen keine genauen Angaben vor, jedoch wurden bis 1993 8 Fälle in Einzelkasuistiken publiziert, bei denen schwere urogenitale Infektionen durch M. tuberculosis oder atypische Mykobakterien verursacht wurden (Tabelle 20.3). Teilweise handelte es sich um Mischinfektionen mit Viren.

Im April 1985 wurden in New York 133 AIDS-Patienten mit einer Tuberkulose registriert, was einer Zunahme der Tuberkulosehäufigkeit um etwa 33% entspricht; davon wurde in 57–70% der Fälle eine extrapulmonale Manifestation verzeichnet (Koch 1987). In Deutschland stellt sich die Situation weniger dramatisch dar: Von den bis Ende Dezember 1989 gemeldeten 4 306 AIDS-Erkrankungen konnte in 60 Fällen eine typische Begleittuberkulose nachgewiesen werden (Mitteilung des AIDS-Zentrums im Bundesgesundheitsamt 1989), wobei der Anteil der UGT nicht differenziert bzw. dokumentiert wurde.

Wegen der hohen Virulenz der Mykobakterien und eines Makrophagendefekts tritt die Tuberkulose oft schon im Frühstadium einer AIDS-Erkrankung auf. Die Behandlung einer Tuberkulose bei HIV-Infizierten und AIDS-Erkrankten erfolgt nach Empfehlungen der amerikanischen Gesundheitsbehörde (CDS) mit einer Dreifachkombination von Isoniazid, Rifampicin und Pyrazinamid in der üblichen Dosierung über einen Zeitraum von 9 Monaten, ggf. mit einer sich anschließenden Dauerprophylaxe mit Isoniazid (Anonymus 1990; Pitchenik et al. 1988). Im Gegensatz zu Mycobacterium tuberculosis ist den einzelnen Spezies atypischer Mykobakterien eine unterschiedliche, aber insgesamt geringe Empfindlichkeit gegenüber vielen Antituberkulotika und Antibiotika gemeinsam.

 S. Lenk, K.-H. Rothenberger und P. Brühl

Tabelle 20.3. Mykobakteriosen bei AIDS-Patienten

Autor	Erreger	Symptomatik	Diagnostik	Therapie	Verlauf
Zakowski et al. 1982 (n=1)	M. avium/ intracellulare, CMV und Pneumocystis carinii	Fieber, Dyspnoe, erosive Oesophagitis	Urinkultur, Röntgenthorax	Keine	Tod an Dissemination der Tbk, CMV und Pneumozystisinfektion
Green et al. 1982 (n=1)	M. avium/ intracellulare, HSV	Fieber, Kachexie, Lymphadenopathie, anales Ulkus	Urinkultur Leber- und Rückenmarkpunktion	Cholezystektomie, Tuberkulostatisch	Tod an Dissemination
Falkoff et al. 1987 (n=1)	M. avium / intracellulare	Abdominalschmerz, Fieber, Leukopenie	Urin-, Blut-, Sputum- u. Stuhlkultur, CT, Nieren- u. RückenmarkBiopsie	keine Angaben	Tod an AIDS
Moreno et al. 1988 (n=1)	M. tuberculosis	Fieber, Orchitis, Dyspnoe, Husten, Prostataabszeß	Urin-, Blut-, Sputumkultur, Ultraschall	Tuberkulostatisch, Prostatapunktion	Besserung des Allgemeinbefindens
Goodmann et al. 1990 (n=1)	M. tuberculosis	Fieber, EpididymoOrchitis	Röntgenthorax, Ultraschall	Orchidektomie	Keine Angaben
Bray et al. 1992 (n=1)	M. avium/ intracellulare	Venenthrombose, Lungenembolie	Ultraschall, Kultur	Tuberkulostatisch	Keine Angaben
Desmond et al. 1993 (n=1)	M. tuberculosis	Epididymitis	Urinkulturen, Sputumkultur, Röntgenthorax	Tuberkulostatisch	Heilung
Roig et al. 1993 (n=1)	M. szulgai	Fieber, lumbaler Schmerz, Mikrohämaturie	Urinkulturen, Röntgenthorax, Ultraschall, AUG	Tuberkulostatisch	Heilung

Wegen der hieraus resultierenden Therapieprobleme, aber auch der unterschiedlichen Manifestationen der Erkrankung, die nicht selten selbst limitierend sind, richtet sich die Behandlungsindikation nicht nur nach dem Ausmaß der Erkrankung, sondern auch nach der Prognose und dem Verlauf der Grunderkrankung.

20.7 Tuberkulose bei chronischer Niereninsuffizienz und nach Nierentransplantation

Die UGT zählt mit 1,2% zu den seltenen renalen Ursachen für eine terminale Niereninsuffizienz (NI). Aber auch für diese Patienten können Dialyse und Nierentransplantation (NT) ein oft jahrelanges Siechtum oder den Tod verhindern.

Terminal niereninsuffiziente Patienten mit durchgemachter Tuberkulose galten lange Zeit als ungeeignete Empfänger allogener Nieren. Die Gefahr einer generalisierten Exazerbation unter der unumgänglichen immunosuppressiven Behandlung war der Grund dafür. Unter dem Gesichtspunkt der modernen bakteriziden Antituberkulosetherapie muß diese Einstellung revidiert werden.

Während der chronischen Hämodialyse und nach NT erkranken Patienten 10–16mal häufiger an Tuberkulose (pulmonale und extrapulmonale Formen) als andere Personen. Eine infolge der NI erworbene Abwehrschwäche und die Behandlung der Abwehrreaktionen nach Transplantation werden als Ursachen angesehen.

Rejektion und die damit verbundene höher dosierte Immunosuppression ist ein besonderer Risikofaktor. Neben der durch die Tuberkelbakterien (M. tuberculosis und bovis) hervorgerufenen Erkrankung treten auch Mykobakteriosen (atypische Mykobakterien) auf und haben hier im Gegensatz zu Patienten ohne NI oft auch Krankheitswert. Die Erkrankungshäufigkeit an Tuberkulose bzw. Mykobakteriosen bei chronischer NI wird zwischen 0,3–3,6% der Behandelten angegeben. In Einzelfällen wurde auch eine UGT nach NT diagnostiziert (Abb. 20.8).

Für die Antituberkulotikatherapie von Kranken mit terminaler NI sind die Kenntnis der Pharmakokinetik und der Ausscheidungsmodus dieser Substanzen von besonderer Bedeutung.

Dieses trifft vor allem für Patienten mit UGT und eingeschränkter Nierenfunktion zu, aber auch für die Behandlung von allen anderen Tuberkulosekranken im Stadium der kompensierten und dekompensierten NI unterschiedlicher Ursache, bei der Dialysebehandlung und nach NT einschließlich der Chemoprophylaxe (Tabelle 20.4).

Bei Patienten mit NT und Immunosuppression sind zusätzliche Interaktionen zwischen den Antituberkulotika und den Immunsuppressiva zu beachten. Bei *In-vivo-*

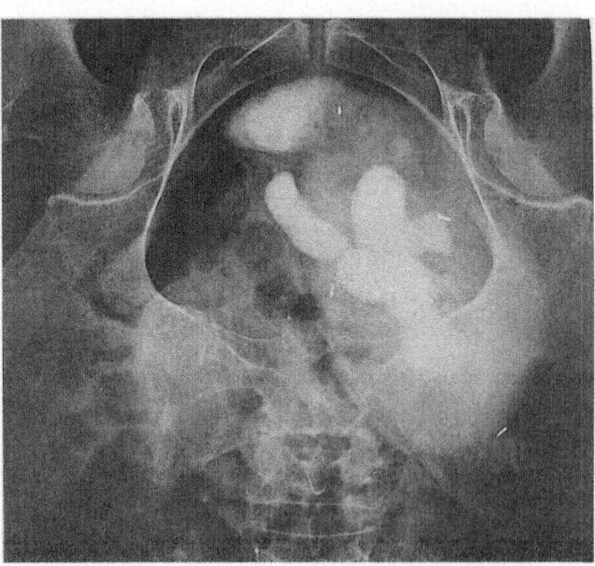

Abb. 20.8. Ausscheidungsurogramm, gestaute Transplantatniere mit langstreckig stenosiertem und gestautem Ureter

 | S. Lenk, K.-H. Rothenberger und P. Brühl

Tabelle 20.4. Antituberkulotika bei Niereninsuffizienz. (Mod. nach Höffler 1985)

Medikament	Renale Ausscheidung	Kumulation bei Niereninsuffizienz	Dosierung bei Niereninsuffizienz	Nebenwirkungen
INH	Nein	Nein	Unverändert	Bei „Langsamazetylierten" Leberschäden, periphere Nephritis, Psychosen
RMP	Nein	Nein	Unverändert	Thrombozytopenie, Leberschäden, akutes Nierenversagen
EMB	45–65%	Ja	*Kreatininclearance* bis 0,8 ml/s: 25 mg/kg/Tag, bis 0,2 ml/s: 15 mg/kg/Tag, unter 0,2 ml/s: 10 mg/kg/Tag	Periphere Neuritis, Optikusatrophie, Netzhautdefekte
SM	90%	Ja	*Kreatininclearance* bis 0,8 ml/s: 0,5 g/Tag, bis 0,2 ml/s: 0,5–0,3 g/Tag, unter 0,2 ml/s: 0,3–0,25 g/Tag	Ototoxizität, Nephrotoxizität
PZA	Glomerulär filtriert, Prozentsatz unklar	Ja	Reduzieren	Leberschäden

Untersuchungen wurde festgestellt, daß RMP die Halbwertszeit von Prednisolon um ein Drittel bis zur Hälfte verringert, und somit eine höhere Kortikosteroiddosis für den gleichen therapeutischen Effekt notwendig ist. Cyclosporin wird in der Leber durch das Enzym Cytochrom P 450 metabolisiert. RMP aktiviert das Enzym, so daß die Cyclosporinclearance zunimmt und somit der Blutspiegel absinkt.

20.8 Therapie

Die Prinzipien der medikamentösen Behandlung beruhen auf den Ergebnissen kontrollierter klinischer Prüfungen bei der Lungentuberkulose. Die dabei erarbeiteten Behandlungsrichtlinien gelten auch für die extrapulmonalen Tuberkulosen, wobei für die UGT der Ausscheidungsmechanismus und der Grad der Nierenfunktionseinschränkung bedeutsam sind.

Grundsätzlich gibt es bei der UGT 2 sich gegenseitig nicht ausschließende Behandlungsverfahren:

1. allgemeine medikamentöse Behandlung und
2. zusätzliche operative Therapie.

20.8.1 Medikamentöse Therapie

Die Kombinationstherapie mit gleichzeitiger Applikation von 3–4 Antituberkulotika ist heute die Therapie der Wahl. Weltweit werden 14 Substanzen zur Behandlung der Tuberkulose eingesetzt (Tabelle 20.5).

Die wirkungsstärksten Antituberkulotika (Erstrangmittel) sind Isoniazid (INH), Rifampicin (RMP) und Pyrazinamid (PZA). Streptomycin (SM), Ethambutol (EMB) und seltener Prothionamid (PTH) werden zusätzlich mit den wirkungsstärksten Medikamenten in verschiedenen Therapieregimen kombiniert. Die Dosierung der Medikamente erfolgt nach dem Körpergewicht (Tabelle 20.6) und ist bei der UGT außerdem von der Nierenfunktion abhängig.

Die Behandlungsdauer sollte 9 Monate nicht überschreiten (Tabelle 20.7). Nur bei Rezidiven wird in Einzelfällen ein 12-Monats-Regime empfohlen. Insgesamt wird jedoch bei unkomplizierten Fällen ein 6-Monats-Regime angewandt (Tabelle 20.8). Dabei unterscheidet man zwischen einer Initialphase (6–12 Wochen) mit kontinuierlicher Medikamenteneinnahme und nachfolgender Stabilisierungsphase mit meist intermittierender Gabe (2- bis 3mal wöchentlich) von nur noch 2 Antituberkulosemittel (INH, RMP).

Der Trend zur Kurzzeitbehandlung ist aber auch bei der UGT unverkennbar. Erstmalig berichteten Halkier u. Meyer (1956) über gute Resultate mit einer 6monatigen kontinuierlichen Chemotherapie der UGT mit INH, SM und PAS.

Tabelle 20.5. Antituberkulotika in historischer Reihenfolge

Gattungsname	Abkürzung	Jahr	Entdecker
Thioacetazon (Thiosemikarbazone)	TSC	1942	Domagk, Behnisch, Mietzsch und Schmidt
Aminosalyl (p-Aminosalizylsäure)	PAS	1943	Lehmann
Streptomycin	SM	1943	Waksman, Schatz und Bugie
Tetracycline	TC	1945	Duggar
Viomycin	VM	1946	Mayer
Isoniazid	INH	1952	Offe, Siefken und Domagk, Grunberg und Schnitzer, Bernstein, Jambor, Lott, Pansy, Steinberg und Yale
Pyrazinamid	PZA	1952	Kushner, Dalaian, Sanjuro, Bach jr., Safir, Smith und Williams
Cycloserin	CS	1952	Kurosawa
Thiocarlid	TCA	1954	Eisman, Konopka und Mayer
Kanamycin	KM	1955/58	Umezawa
Ethionamid/ Prothionamid	ETH/PTH	1956/57	Libermann, Rist und Grumbach
Capreomycin	CM	1960	Herr, Haney, Pittenger und Higgins
Ethambutol	EMB	1961/67	Wikinson, Cantrall und Sheperd
Rifampicin	RMP	1966	Maggi, Pasqualucci, Ballotta und Sensi

Tabelle 20.6. Dosierung für Kinder und Erwachsene bei täglicher Einnahme

Antituberkulotikum	Kinder und Erwachsene [mg/kg KG]	Erwachsene	Tagesdosis
Isoniazid	5	–	300 mg
Rifampicin	10	<50 kg	450 mg
		>50 kg	600 mg
Pyrazinamid	25–35	<50 kg	1,5 g
		>50 kg	2,0 g
		>75 kg	2,5 g
Streptomycin	15–20	<50 kg	0,75 g
		>50 kg	1,0 g
Ethambutol[a]	25[b]		0,8–2,0 g
Prothionamid	5–15		0,5–1 g

Dosierung der Antituberkulotika für Kinder und Erwachsene, deren Dosierung bei intermittierender Gabe von der bei täglicher Gabe abweicht.

Antituberkulotikum	Kinder [mg/kg KG]	Erwachsene [mg/kg KG]	Tagesdosis [mg]
Isoniazid	15	15	900
Rifampicin	15	10	450–600 (600–900)

[a] Nicht für Kinder unter 10 Jahre
[b] 2 Monate später 20

Tabelle 20. 7. 9-(12-)Monats-Regime

Initialphase 2 (–3) Monate	Stabilisierungsphase 7 (–10) Monate
INH, RMP, EMB tgl.	INH, RMP tgl.
INH, RMP, SM tgl.	INH, RMP tgl.
INH, RMP, EMB oder SM tgl.	INH, RMP 2- bis 3mal pro Woche

Tabelle 20. 8. 6-Monats-Regime

Initialphase 2 (–3) Monate	Stabilisierungsphase 4 Monate
INH, RMP, PZA, (+SM oder EMB) tgl.	INH, RMP tgl.
INH, RMP, PZA, (+SM oder EMB) tgl.	INH, RMP 2- bis 3mal pro Woche

Gow (1976) behandelte seine Patienten mit UGT die ersten 2 Monate kontinuierlich mit INH, RMP und PZA und weitere 4 Monate 2mal wöchentlich intermittierend
mit RMP und PZA. Nach 2 Monaten gab es eine stabile Konversion der Mykobakteri-
urie. Rezidive traten im Verlauf von 2 Jahren nicht auf. Auch Škutil et al. berichteten
1985 über gute Behandlungserfolge mit einer kontinuierlichen Therapie über 6 Monate, davon 2 Monate stationär mit täglich 600 mg RMP, 300 mg INH und 1000 mg PZA
sowie 4 Monate ambulant mit 600 mg RMP und 300 mg INH tgl. Die Urinkonversion
betrug nach 2 Monaten 98,1% und 100% nach Beendigung der Therapie.

Dabei hat sich die Basiskombination von INH und RMP in galenisch fixierter
Form (Iso-Eremfat) bewährt, da sie die Compliance verbessert (Franz u. Urbanczik
1989). Eine intermittierende Gabe von INH und RMP (2- bis 3 mal/Woche) in der Stabilisierungsphase erwies sich als ebenso effektiv wie eine tägliche Applikation.

Bei einer weiteren Verkürzung der Therapiedauer auf 4 Monate konnte zwar in
einzelnen Studien ein vielversprechender Erfolg verzeichnet werden, doch erscheint
insgesamt mit den derzeit zur Verfügung stehenden Antituberkulotika ein zuverlässiger Behandlungserfolg der UGT bei einer Therapiedauer von weniger als 6 Monaten
nicht gewährleistet zu sein.

Eine ambulante Behandlung ist im unkomplizierten Fall unter der Voraussetzung einer guten Patientencompliance immer anzustreben. Für Problempatienten, z.B.
Drogenabhängige, Alkoholkranke und solche, die an schweren konsumierenden Begleiterkrankungen leiden, ist eine stationäre Therapie indiziert, vor allem bei im Einzelfall erforderlicher, parenteraler Medikamentenapplikation.

Zu besonderen Komplikationen kann bei der UGT die Behandlung mit PZA
führen, da durch die Hyperurikämie und damit mögliche Steinbildung zusätzliche
Probleme entstehen können. Entweder erfolgt die Therapie der UGT ohne PZA oder
die Behandlung muß mit der Gabe von Xanthinoxidasehemmern kombiniert werden.

Die Anwendung des PZA soll nur in der Initialphase erfolgen. In der Stabilisierungsphase konnte keine Verbesserung der Dauerheilungsergebnisse nachgewiesen
werden. Es wirkt nur gegen M. tuberculosis, gegen M. bovis ist es primär resistent und
damit wirkungslos.

20.8.1.1 Nebenwirkungen

Eine Zunahme hepatischer Nebenwirkungen (Tabelle 20.9) im Rahmen einer antituberkulotischen Kombinationstherapie konnte trotz der gemeinsamen Applikation
der hepatotoxischen Substanzen INH, RMP und PZA nicht verzeichnet werden. Hepatotoxische Reaktionen beschränken sich zumeist auf eine vorübergehende Serum-
transaminasenerhöhung und sind in etwa 5–20% der Fälle zu erwarten (Stille u. Simon
1989; Zierski 1985).

Die Häufigkeit dieser Nebenwirkungen in der Kombinationstherapie ist von der
Dosierung des INH abhängig, gilt es doch heute als gesichert, daß nicht das RMP, sondern das INH der hepatotoxische Faktor in der Kombinationstherapie ist und seine
Wirkung lediglich durch die vom RMP bewirkte Enzyminduktion verstärkt wird. Die
gleichzeitige Gabe von Pyridoxin ist zu empfehlen (Isozid-compositum).

Die wichtigste unerwünschte Nebenwirkung des EMB ist die Verschlechterung
des Sehvermögens, der genaue Schädigungsmechanismus am Auge ist jedoch noch
unbekannt. Engmaschige augenärztliche Kontrollen während der Therapie sind

Tabelle 20.9. Nebenwirkungen der Antituberkulotika

	Häufig	Selten	Sehr selten
INH	Akne (bei Jugendlichen)	Transaminasenanstieg, Hepatitis, periphere Neuropathie (spricht auf Pyridoxinbehandlung an), allergische Hautreaktionen	Schwindelgefühl, Krämpfe, Opticus-Neuritis, psychische Veränderungen, hämolytische Anämie, aplastische Anämie, Agranulozytose, lupoide Reaktionen, Arthralgien, Gynäkomastie
RMP	–	Transaminasenanstieg, Hepatitis, allergische Hautreaktionen, thrombozytische Purpura, „Flu-Syndrome" (nur bei intermittierender oder unregelmäßiger Einnahme)	(nur bei intermittierender oder unregelmäßiger Einnahme) akutes Nierenversagen, hämolytische Anämie, Schock
PZA	Hyperurikämie, Anorexie, Brechreiz, Flush	Transaminasenanstieg, Hepatitis (dosisabhängig), Erbrechen, Arthralgie, allergische Hautreaktionen	Sideroblastische Anämie, Photosensibilisierung
SM	Allergische Hautreaktionen, Schwindelgefühl, Tinnitus	Drehschwindel, Ataxie, Hörverlust	Nephropathie, aplastische Anämie, Agranulozytose
EMB	–	Retrobulbärneuritis (dosisabhängig), Arthralgien	Allergische Hautreaktionen, Transaminasenanstieg, periphere Neuropathie
PTH	gastrointestinale Störungen	Transaminasenanstieg, Hepatitis	–

durchzuführen. Das Medikament ist sofort nach den ersten Anzeichen einer Sehverschlechterung abzusetzen.

Trotz dieser Vorsichtsmaßnahmen beträgt der Anteil okulärer Schädigungen unter Normaldosierung bis zu 6% und nicht immer gelingt die vollständige Wiederherstellung (Stille u. Simon 1989). Die Anwendbarkeit des SM ist in Abhängigkeit von der Behandlungsdauer und der Dosierung zu etwa 30% mit einer Schädigung des N. vestibularis belastet, die Tagesdosis von 1 g und die Gesamtdosis von 60 g sollte nicht überschritten werden.

Die Schädigungen sind in der Regel reversibel, doch kann es auch, insbesondere wenn weitere Aminoglykoside verabreicht werden, zu bleibenden Veränderungen kommen. Neben seiner gering ausgeprägten Lebertoxizität in entsprechender Dosierung führt PZA zu einer Erhöhung der Harnsäure.

Auch Wechselwirkungen antituberkulotischer Medikamente mit anderen, häufig benutzten Substanzen müssen unbedingt beachtet werden.

20.8.1.2 Dosierung bei renaler Funktionsminderung

Um eine Kumulation der nierengängigen Antituberkulotika zu vermeiden, sind in Abhängigkeit von der Funktionseinschränkung und den Nebenwirkungen der eingesetzten Medikamente Dosisreduktionen vorzunehmen (Tabelle 20.10). Betroffen sind hiervon EMB und SM. INH und RMP können dagegen wegen ihrer überwiegend hepatischen Metabolisierung selbst bei schwersten Nierenfunktionsstörungen uneingeschränkt gegeben werden.

PZA bewirkt zwar einen Anstieg der Serumtransaminasen und der Harnsäure, doch sind diese Nebenwirkungen meist gut beherrschbar und erfordern keine Dosisreduktion (Zierski 1985). Die Dosisreduktion von EMB und SM wird entsprechend der glomerulären Filtrationsrate vorgenommen. Da SM fast vollständig glomerulär filtriert wird, läßt sich die Ausscheidung annäherungsweise mit Hilfe der Kreatininausscheidung bestimmen.

EMB wird dagegen noch zusätzlich tubulär sezerniert; seine Ausscheidungsrate kann daher nicht mit der Kreatininclearance bestimmt werden (Höffler 1985).

20.8.1.3 Antituberkulotische Therapie beim alten Menschen

Allgemeines

Beim alten Menschen ist mit Multimorbidität zu rechnen, d. h. gehäuftes Vorkommen von Zweit- und Dritterkrankungen, z. B. Diabetes, Herz-Kreislauf-Erkrankungen mit Thromboseneigung, Rheumatismus im weitesten Sinne, Niereninsuffizienz, gastrointestinale Empfindlichkeiten und Erkrankungen, Schwerhörigkeit, Sehschwäche, periphere und/oder zentralnervöse und psychische Anfälligkeiten und schließlich pneumologische Erkrankungen wie Emphysem und chronische Bronchitis.

Daraus ergibt sich für die Chemotherapie insgesamt, vor allem für die Tuberkulosetherapie, eine erhöhte Anfälligkeit für Nebenwirkungen aller Art, je nach dem individuellen Morbiditätsspektrum. Die prätherapeutische Kontrolle der verschiedenen Organfunktionen ist besonders wichtig als Entscheidungshilfe für die Wahl des Behandlungssystems und für die Zuordnung bzw. den ursächlichen Ausschluß evtl. später auftretender Nebenwirkungen (auch von juristischer Bedeutung!).

Entsprechend der Verlangsamung der Stoffwechselvorgänge des alternden

Tabelle 20.10. Verhalten der Erstrangmittel bei eingeschränkter Nierenfunktion

	Kumulation	Renale Ausscheidung	Dosisreduktion
INH	Nein	Nein	Nein
RMP	Nein	Nein	Nein
EMB	Ja	45–65%	GFR bis 50 ml/min: 25 mg/kg KG, GFR über 10 ml/min: 15 ml/kg KG, GFR unter 10 ml/min: 10–15 mg/kg KG; Dosis jeden 2.Tag
SM	Ja	Ca. 90%	GFR bis 50 ml/min: 0,5 mg/Tag oder Dosierungsintervall auf 48 h verlängern, GFR über 10 ml/min: 0,5–0,3 g/Tag oder Dosierungsintervall auf 72–96 h verlängern, GFR unter 10 ml/min: 0,3–0,25 mg/Tag oder intermittierend EBM geben
PZA	Ja	Ca. 3%	Kontrolle des Harnsäurespiegels, ggf. Allopurinolgabe, erst dann – wenn notwendig – Dosisreduktion

 S. Lenk, K.-H. Rothenberger und P. Brühl

Organismus ist auch die Bildung von Kreatinin verringert. Deshalb können die Serum-
kreatininwerte relativ niedrig und normal erscheinen trotz Abfalls der glomerulären
Filtration.

Die Kreatininwerte können also eine Ausscheidungskapazität vortäuschen, die
nicht vorhanden ist. Von großer Bedeutung sind die Fragen der Arzneimittelinteraktionen. Entsprechend der potentiellen Multimorbidität ist das Medikationsspek-
trum zu eruieren und zu berücksichtigen (z. B. Antidiabetika, Antikoagulanzien etc.;
s. Tabelle 20.11).

Der ältere Mensch ist zwar im allgemeinen gewissenhafter und kooperativer als
der junge Mensch, dafür spielt aber die häufig vorkommende Gedächtnisschwäche
eine große Rolle. Das Complianceproblem wird verschärft durch die Problematik der
Arzneimittelinteraktionen. Versehentliches Weglassen, z. B. von Rifampicin, kann
ernste bis bedrohliche Folgen auf die vorher eingestellten Blutspiegel anderer Mittel
haben (z. B. von Antikoagulation, Antidiabetika, Theophyllin etc.).

Dosierung

Die Verlangsamung der Metabolisierung und der Elimination der Arzneistoffe bedingt
die Verlängerung der Halbwertszeiten (d. h. also der Verweildauer der Stoffe im Organismus). Die Effizienz der Antituberkulotika wird aber nicht nur durch die Blutspie-
gelhöhe, sondern auch durch die Einwirkungsdauer bestimmt. Deshalb ist bei allen
Tuberkulosemitteln im Seniorenalter jeweils die untere Grenze der Dosierungsvorschriften ausreichend und im Hinblick auf die Verträglichkeit zu empfehlen
(s. Übersicht).

Tabelle 20.11. Wichtigste Wechselwirkungen der Erstrangmittel mit
anderen Substanzen, + Wirkungsverstärkung, – Wirkungsabschwächung

Isoniazid	Phenytoin	+
	Carbomazepin	+
	Alkoholintoleranz	–
Rifampicin	Ovulationshemmer	–
	Dicumarole	–
	Tolbutamid	–
	Digitalis	–
	Clinidin	–
	Kortikosteroide	–
Pyrazinamid	Orale Antidiabetika	+
	Allopurinol	–
Ethambutol	Ø	–
Streptomycin	Muskelrelaxanzien	+
	Antikoagulanzien	+
	Etacrynsäure, Furosemid, Aminoglykoside (verstärken die Nephro- bzw. Ototoxizität)	–

Dosierung bei Urogenitaltuberkulose im Alter, untere Grenze der
Dosierungsvorschriften

*   INH Isoniazid   4–5 mg/kg KG, max. 300 mg tgl.
*   RMP Rifampicin   450 mg tgl.
*   EMB Ethambutol   20 mg/kg KG tgl.
*   PZA Pyrazinamid   1,5 g tgl.
*   SM Streptomycin   0,5–0,75 g tgl.

20.8.1.4 Kortikosteroide

Die Indikation zur zusätzlichen Kortikosteroidgabe bilden Obstruktionen der ableitenden Harnwege, die im Rahmen der spezifischen tuberkulösen Entzündung und
ihrer therapiebedingten Vernarbung entstehen. Um eine Wachstumsinduktion der
Mykobakterien zu vermeiden, dürfen Kortikosteroide erst nach der Anbehandlung mit
Antituberkulotika eingesetzt werden.

Außerdem können Stenosierungen bei frischen exsudativ tuberkulösen Prozessen lediglich ödembedingt sein und sich bereits unter der antituberkulotischen Therapie zurückbilden (Gow u. Barbosa 1984). Die Kortikosteroidtherapie erfolgt als 4- oder
6-Wochenstoß mit Prednisolon (50–5 mg/die in absteigender Dosierung), Methylprednisolon oder Triamcinolon (8–4 mg/die). Ggf. kann ein 2. Behandlungsversuch
nach einer Pause von 3–4 Wochen unternommen werden. Während der Therapiedauer
muß auf die spezifischen Nebenwirkungen der Kortikosteroide, vor allem Hypokaliämien und Blutzuckeranstiege, geachtet werden. Hochgradige und multiple Strikturen
können oft nicht mehr erfolgreich beeinflußt werden, weil sich hier bereits kollagene
Fasern ausgebildet haben (Zwergel et al. 1985).

20.8.2 Operative Therapie

Die operativen Eingriffe befassen sich bei der UGT heute überwiegend mit der Behandlung der Folgezustände wie Harnstauung, Nierengewebedestruktion, Schrumpfnieren mit Hypertonus, Schrumpfblasen sowie mischinfizierten Pyonephrosen mit
und ohne Harnsteinbildung.

Der am häufigsten durchgeführte Eingriff (ca. bei 25% der Patienten mit UGT)
ist die Nephrektomie. Neben der Entfernung funktionsloser Organe erfolgt die Durchführung rekonstruktiver Eingriffe (offen operativ/endoskopisch) zur Beseitigung obstruktiver Uropathien (Fischer u. Flamm 1990). Insgesamt betragen diese Eingriffe
mehr als 50% aller durchgeführten Therapiemaßnahmen und sind somit im Vergleich
zu den Vorjahren unverändert hoch (Zwergel et al. 1985). Nierenteilresektionen und
Kavernotomien besitzen seit der Einführung potenter Antituberkulotika keine Bedeutung mehr.

Die Indikation zur Nephrektomie einer tuberkulösen Niere wird gestellt bei völlig
funktionslosen Organen (Kittnieren, Pyonephrosen, multiple Kavernen u. a.) sowie bei

irreparablen Strikturen des ableitenden Hohlsystems (langstreckige Harnleiterstenosen, intrarenale Zirrhose des Nierenbeckenkelchsystems etc.). Patienten mit urographisch unauffälligen, nichtinfizierten Restnieren haben keine nennenswerte Funktionseinschränkung gegenüber gesunden Einnierigen ohne tuberkulöse Anamnese.

Ist jedoch die Restniere morphologisch mit verändert, kommt es im weiteren Verlauf zur chronischen Niereninsuffizienz bis zur Notwendigkeit der Dialysebehandlung.

Rekonstruktive Maßnahmen dienen der Beseitigung von Harnleiterstenosen und der Blasenersatzplastik bei Schrumpfblase. Voraussetzung ist eine ausreichende Nierenfunktion. In dringenden Fällen wird als 1. Maßnahme zur Harnableitung eine perkutane Nephrostomie durchgeführt.

Als günstiger Zeitpunkt für operative Maßnahmen wird das Stadium der stabilen Urinkonversion angesehen; dies ist nach ca. 6 Wochen antituberkulotischer Therapie erreicht (Flechner u. Gow 1980).

Durch die aggressive Antituberkulotikatherapie heilen selbst fistelnde Epididymitiden aus, so daß Epididymektomie oder Orchiektomie nur noch selten im Behandlungsverlauf der UGT notwendig sind, während andererseits die Orchiektomie meist aus differentialdiagnostischen Erwägungen (unspezifische Orchiepididymitis, Verdacht auf Hodentumor) durchgeführt wird, und der histologische Befund dann eine Tuberkulose ergibt.

20.8.3 Effektivitätskontrolle und Nachsorge

Die Effektivität der Chemotherapie ist anhand engmaschiger regelmäßiger bakteriologischer Urinkontrollen im Abstand von 4 Wochen zu überprüfen (Harnkonversion), wobei die Therapie nicht unterbrochen werden muß. Radiologische Kontrolluntersuchungen in mehrwöchigen Abständen dokumentieren den Verlauf. Entsprechend den spezifischen Nebenwirkungen der Einzelsubstanzen sind neben ständigen Laborkontrollen zusätzliche Untersuchungen anzusetzen (s. Übersicht).

Nach Behandlungsende sind in den ersten 2 Jahren halbjährlich und in den folgenden 3 Jahren jährlich bakteriologische Kontrolluntersuchungen zu fordern. Die Rückfallquote ist in den ersten beiden Jahren nach Therapieende höher als in den folgenden.

Für die weitere Verlaufskontrolle von Patienten mit UGT, insbesondere bei Restnieren nach Nephrektomie, ist nach den ersten 5 Jahren eine jährliche Kontrolle von Urinstatus und Kreatinin im Serum ausreichend. Nur bei pathologischem Urinbefund (Leukozyturie) sind bakteriologische Harnkulturen und TbK-Kulturen erforderlich.

**Kontrolluntersuchungen im Hinblick auf die wichtigsten Arzneimittel-
nebenwirkungen**

Rifampicin (RMP)
- Vor Therapiebeginn Leberfunktionstest und Blutbild (Thrombozyten!).
- Während der Therapie alle 4 Wochen Leberfunktionstest und Blutbild
  (Thrombozyten!); bei Alkoholikern und Lebervorgeschädigten alle 2 Wo-
  chen.

Ethambutol (EMB)
- Vor Therapiebeginn ophthalmologische Untersuchung (Visus, Farben-
  sehen, Gesichtsfeld, Augenhintergrund).
- Während der Therapie alle 4 Wochen ophthalmologische Kontrollen (Patient soll außerdem beim täglichen Zeitungslesen seine Sehtüchtigkeit beobachten!); alle 3 Monate Blutbild, Harnsäure im Serum.

Isoniazid (INH)
- Vor Therapiebeginn Leber- und Nierenfunktion, Harnsäurebestimmung
  im Serum.
- Während der Therapie alle 4 Wochen Leberfunktion, alle 3 Monate Blutbild, Harnsäure im Serum.

Streptomycin (SM)
- Vor Therapiebeginn Audiometrie und Vestibularisuntersuchung, Nieren-
  funktionsprüfung.
- Während der Therapie alle 4 Wochen Audiometrie und
  Vestibularisuntersuchung, alle 3 Monate Blutbild.

Literatur

Albrecht KF (1962) Diagnostik und Klinik der Urogenitaltuberkulose. Urologe 1: 22–30
Anonymus (1990) AIDS und Tuberkulose. Gemeinsame Erklärung der WHO und der International
  Union against Tuberculosis and Lung Disease. Hyg Med 15: 21
Borthwick W (1946) The pathogenesis of tuberculous epididymitis. Edinb Med J 53: 55–70
Böttger EC (1991) Systematik, Differenzierung und Nachweis von bakteriellen Infektionserregern – die
  Familie Mycobacteriaceae. Immun Infect 19: 413
Bracht M, Tauber R (1996) Urogenitaltuberkulose – Verdrängt oder vergessen? TW Urol Nephrol 8:
  191–198
Bray HJ, Lail VJ, Cooperberg PL (1992) Tiny echogenic foci in the liver and kidney in patients with
  AIDS: not always due to disseminated Pneumocystis carinii. Am J Röntgenol 158: 81–82
Brühl P, Walpert J (1994) Aktuelle Epidemiologie, Diagnostik und Therapie der Urogenitaltuberkulose.
  Dtsch Med Wochenschr 119: 1121–1125
Cohn DL, Catlin BJ, Peterson KL, Judson FN, Sbarbaro JA (1990) A 62 dose, 6-month therapy for pul-
  monary and extrapulmonary tuberculosis. Ann Intern Med 112: 407
Coulaud MD (1935) Etude éxperimentale de la tuberculose renale du lapin. J d'Urol 39: 572–587
Davidson PT (1990) Treating tuberculosis: What drugs, for how long? Ann Intern Med 112: 393
Desmond N, Lynch H, Murphy D, Mulentry F (1993) Tuberculous epididymitis: a case report in an HIV
  seropositive male. Int J STD and AIDS 4: 178–179
Deutsches Zentralkomitee zur Bekämpfung der Tuberkulose (1996) 22. Informationsbericht, Mainz
DIN-Norm 58943, Teil 3 (1992) Tuberkulosediagnostik: Methoden zur Isolierung von Mycobakterien.
  Beuth, Berlin

 | S. Lenk, K.-H. Rothenberger und P. Brühl

DIN-Norm 58943, Teil 9 (1992) Tuberkulosediagnostik: Mindestanforderung zur Identifizierung von Mycobacterium tuberculosis. Beuth, Berlin

Elke M, Rutishauser G, Baumann J (1967) Vorschlag einer einfachen Stadieneinteilung der Nierentuberkulose auf Grund röntgenologischer und therapeutischer Gesichtspunkte. Urologe 6: 40–46

Engel D (1968) The practical significance of the chemical milieu for the course of tuberculosis of the male genital organs. Urol Int 23: 356–363

Falkoff GE, Rigsby CM, Rosenfield AT (1987) Partial, combined cortical and medullary nephrocalcinosis: US and CT patterns in AIDS-associated MAI infection. Radiology 162: 343–344

Ferlinz R et al. (1994) Richtlinien zur Chemotherapie der Tuberkulose. Deutsches Zentralkomitee zur Bekämpfung der Tuberkulose. Pneumologie 48: 367–372

Fischer M, Flamm J (1990) Der Stellenwert der chirurgischen Therapie bei der Behandlung der Urogenitaltuberkulose. Urologe A 29: 261

Flechner SM, Gow JG (1980) Role of nephrectomy in the treatment of nonfunctioning or very poorly functioning unilateral tuberculosis kidney. J Urol 123: 822

Franz H, Urbanczik R (1989) Aide memoire zu Diagnose und Therapie der Tuberkulose. Fatol Arzneimittel, Schiffweiler

Ganguin H-G (1982) Zur Chemotherapie der Tuberkulose. Zentralbl Chir 107: 260–266

Gärtner K (1982) Treffsicherheit der Nachweisverfahren für Tuberkulosebakterien. Münch Med Wochenschr 124: 1139–1140

Goodmann P, Maklad NF, Verani RR, Gottlieb HE (1990) Tuberculous abscess of the testicle in AIDS: sonographic demonstration. Urol Radiol 12: 53–55

Gow JG (1976) Genitourinary tuberculosis: a study of short course regimens. J Urol 115: 707–711

Gow JG (1986) Genitourinary tuberculosis. In: Campbell's Urology, 5. edn. Saunders, Philadelphia, p 1037

Gow JG, Barbosa S (1984) Genitourinary tuberculosis: a study of 1117 cases over a periode of 34 years. Brit J Urol 56: 449

Green JB, Sidhu GS, Lewin S et al. (1982) Mycobacterium avium intracellulare: a cause of disseminated life-threatening infection in homosexuals and drug abuser. Ann Int Med 97: 539–546

Halkier E, Meyer J (1956) Treatment of tuberculosis of the kidney. Urol Int 3: 96–109

Höffler D (1985) Antibiotika, Tuberkulostatika, Antimykotika – Dosierung bei Niereninsuffizienz. Inn Med 12: 86

Hopewell PC (1989) Tuberculosis and human immunodeficiency virus infection. Semin Resp Infect 4: 111

Koch MG (1987) AIDS – vom Molekül zur Pandemie. Spektrum der Wissenschaft, Heidelberg, S 30

Köhler H, Winsel K (1985) Klinisch-experimentelle Untersuchungen zur Therapieoptimierung der Urogenitaltuberkulose. Z Urol Nephrol 78: 489

Kraemer HJ (1956) Experimentelle und histopathologische Studie über die ersten Veränderungen der hämatogenen Nierentuberkulose. Urol Int 2: 39–70

Lenk S, Rothkopf M, Brien G (1984) Schwerpunkte in der Behandlung von Patienten mit Urogenitaltuberkulose. Z Erkr Atmungsorgane 162: 287–296

Lenk S, Guddat H-M, Rothkopf M, Brien G (1987) Die „tuberkulöse Prostatitis" im Rahmen der Urogenitaltuberkulose – Pathogenetische und diagnostische Aspekte. Z Urol Nephrol 80: 9–15

Lenk S, Schubert G, Oesterwitz H, Brien G (1988) Urolithiasis associated with urogenital tuberculosis. Urol Res 16: 157–159

Lüchtrath H (1959) Zur Pathologie der Genitaltuberkulose des Mannes. Tbk-Arzt 13: 279–284

Medlar EM (1929) The pathogenesis of renal tuberculosis. Am J Surg 7: 605–606

Moreno S, Pacho E, Lopez-Herce JA, Rodriguez-Creixems M, Martin-Scapa C, Bonza E (1988) Mycobacterium tuberculosis. Visceral abscesses in the acquired immunodeficiency syndrome. Letters & Corrections 437

Pitchenik A, Fertel D, Bloch AB (1988) Mycobacterial disease: epidemiology, diagnosis, treatment and prevention. Clin Chest Med 9: 25

Ranke KE (1916) Primäraffekt, sekundäre und tertiäre Stadien der Lungentuberkulose aufgrund von histologischen Untersuchungen der Lymphknoten der Lungenpforte. Dtsch Arch Klin Med 119: 123–129

Rodeck G (1976) Klinik der Urotuberkulose. Radiologie 16: 248–256

Rodeck G (1982) Spezifische Entzündungen des Urogenitaltraktes. In: Hohenfellner R, Zingg E J, Urologie in Klinik und Praxis, Bd I. Thieme, Stuttgart, S 415

Roig P, Nieto A, Navarro V, Bernacer B, Borras R (1993) Mycobacteriosis from Mycobacterium szulgai in a patient with human immunodeficiency virus infection. Ann Med Int 10: 182–184

Schröder U, Schindler C, Rüsch-Gerden S, Kövary PM (1995) Nachweis von Mycobacterium tuberculosis – Komplex mit der Polymerasekettenreaktion (PCR). Pneumologie 49: 502–504

Seelig R, Renz M, Bottner C, Stockinger K, Czichos J, Schulz V, Seelig HP (1991) Tuberkulose-Schnelldiagnostik mit der Polymerase-Kettenreaktion (PCR). Immun Infekt 19: 179
Selwyn PA, Hartel D, Lewis VA et al. (1989) A prospective study of the risk of tuberculosis among intravenous drug users with human immunodeficiency virus infection. New Engl J Med 320: 545
Semb C (1955) The selective principle in the treatment of urogenital tuberculosis. Partial resection of the kidney and of the ureter. Urol Int 1: 359–395
Škutil V, Obšitnik M (1987) Persistent tuberculous cystitis: the most common indication for nephrectomy in the management of urogenital tuberculosis. Eur Urol 13: 57–61
Škutil V, Varsa J, Obšitnik M (1995) Six-month chemotherapy for urogenital tuberculosis. Eur Urol 11: 170–176
Staehler W (1975) Recent changes in the assessment of urogenital tuberculosis. Int Urol Nephrol 7: 277–288
Stille W, Simon C (1989) Chemotherapie gegen Mycobacterien. In: Antibiotikatherapie in Klinik und Praxis, 7. Aufl. Schattauer, Stuttgart, S 292
Theuer CP (1989) Tuberculosis in patients with human immunodeficiency virus infection, review of current concepts. West J Med 150: 700
Walpert J, Brühl P (1996) Epidemiologie der Skelett- und Urogenitaltuberkulose in Deutschland. Dtsch Ärztebl 93: 469–470
Zakowski P, Fligiel S, Bulin OGW, Johnson BI jr (1982) Disseminated Mycobacterium avium intracellulare infection in homosexual men dying of AIDS. J Am Med Assoc 248: 2980–2982
Zierski M (1985) Moderne Antituberkulotika. In: Weber U et al., Knochen- und Gelenktuberkulose. perimed, Erlangen, S 48
Zwergel T, Ziegler M (1984) Zur operativen Therapie der Urotuberkulose. Urologe A 23: 194–200
Zwergel T, Zwergel U, Ziegler M (1985) Aktueller Stand der konservativen und operativen Therapie der Urogenitaltuberkulose. Z Urol Nephrol 78: 529–537

Urogenitalmykosen

W. Vahlensieck jr.

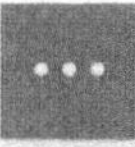

Die Zunahme von Patienten mit Risikofaktoren wie Zustand nach Nierentransplantation, Fremdkörperimplantation oder Diabetes mellitus sowie längere Überlebenszeiten immunsupprimierter Patienten haben zu einer generellen *Zunahme von Urogenitalmykosen* in den letzten Jahren geführt. Bei entsprechenden Risikopatienten muß bei Harnwegsinfektionen, Harnstauungsnieren oder Verdacht auf ein Urothelkarzinom auch immer an eine Urogenitalmykose gedacht werden.

Bei *Systemmykosen* ist der Urogenitaltrakt zu ca. 20–30% der Fälle beteiligt. Erschreckend ist die, je nach Begleiterkrankungen, hohe Letalität von 50–100% bei Systemmykosen. Ante mortem wird die Diagnose in 20–50% der Fälle nicht gestellt. Ähnlich exakte Zahlen für *auf den Harntrakt beschränkte Mykosen* liegen bisher nicht vor. Hier steht die Pilzaszension, vor allen Dingen von Candida, aus exogenen oder körpereigenen Reservoirs, im Vordergrund.

In Mitteleuropa herrschen bei Urogenitalmykosen *Hefen* der Gattung Candida mit 90% vor. Seltener kommen *Schimmelpilzarten*, Cryptococcus oder andere Pilze als Erreger vor.

Die *Krankheitssymptome* sind unspezifisch und entsprechend den betroffenen Urogenitalorganen, die alle, allerdings in unterschiedlicher Häufigkeit, betroffen sein können. Bei entsprechendem Verdacht wird die *Diagnose* durch Urin- oder Gewebekulturen, Blutkulturen und ggf. Serologie und Histologie gesichert.

Bei symptomloser Fungurie ist eine *Therapie* nur bei Risikopatienten wie z. B. Transplantierten erforderlich. Bei auf das Urothel beschränkten Infektionen kann eine lokale Spülbehandlung mit Antimykotika erfolgen. Bei organinfiltrativem Wachstum ist eine systemische Therapie erforderlich, wobei am Urogenitaltrakt Amphotericin B, 5-Flucytosin oder Fluconazol im Vordergrund stehen. Bei nicht ausreichend erfolgreicher lokaler Therapie bzw. irreversibler Organdestruktion ist eine operative Sanierung angezeigt. Nur eine frühzeitige und konsequente Therapie verbessert die ansonsten schlechte Prognose (Michigan 1976; Mindell u. Pollack 1983; Rieth 1986; Vahlensieck u. Hofstetter 1995; Wegmann 1978; Wise u. Silver 1993).

Symptomlose Individuen haben bis zu 8% *positive Urinkulturen* mit Pilzen, insbesondere bei unzureichender Technik der Uringewinnung (Cruz et al. 1981; Michigan 1976; Schönebeck u. Ansehn 1972; Wise et al. 1976; Wise u. Silver 1993). Bei *symptomatischen Harnwegsinfektionen* und bei *komplizierten Niereninfektionen* beträgt der Anteil von Pilzen jeweils 2% (Singh u. Lytle 1983; Vahlensieck et al. 1993), bei *iatrogenen Harnwegsinfektionen* und bei *Prostataabszessen* jeweils 11% (Hamory u. Wenzel 1978; Vahlensieck u. Hofstetter 1994). *Septikämien* haben in 2–10% der Fälle Pilze als Auslöser (Milatovic et al. 1995; Wise u. Silver 1993). Bei Urogenitalmykosen im Rahmen der hämatogenen Streuung generalisierter Pilzinfektionen gibt es keine *Geschlechtsprädisposition*. Bei primär vom Harntrakt ausgehenden Mykosen liegt das Verhältnis von Frauen zu Männern bei 2:1 (Goldberg et al. 1979; Schönebeck u. Ansehn 1972; Vahlensieck u. Hofstetter 1995).

Prinzipiell kann die Besiedlung des Urogenitaltraktes mit Pilzen aufgrund einer *generalisierten Erkrankung* durch hämatogene Aussaat oder durch *lokale Aszension* im Rahmen von Geschlechtsverkehr, iatrogenen Eingriffen oder einer Dauerkatheterbehandlung erfolgen (Kauffmann et al. 1981; Michigan 1976; Rieth 1986). Bei den pro Jahr in Deutschland vorkommenden 45.000 Systemmykosen muß in ca. 20–30% der Fälle, also bei etwa 9 000 – 13 500 Patienten, mit einer – asymptomatischen oder symptomatischen – Besiedlung des Urogenitaltraktes gerechnet werden.

Nach den Lungen sind die Nieren die am häufigsten betroffenen Organe bei Fungämien. Die Fungämie tritt oft synchron oder metachron bei Bakteriämien mit Staphylokokken, Enterokokken oder Enterobacteriaceae auf.

Umgekehrt ist eine Pilzbesiedlung des Harntraktes in 7% Ausgangspunkt einer Systemmykose (Milatovic et al. 1995; Vahlensieck 1991; Vahlensieck u. Hofstetter 1995; Wise u. Silver 1993). Zu berücksichtigen ist auch die mögliche systemische Streuung von Pilzen bei der urologischen Darmchirurgie (Vahlensieck 1989).

Bei 20–30% aller klinisch unauffälligen Individuen lassen sich Hefen als fakultativ pathogene Saprophyten und potentielle Auslöser von opportunistischen Systemmykosen in Mund, Gastrointestinaltrakt, Haut oder Vagina nachweisen (Michigan 1976; Milatovic et al. 1995; Ramsay et al. 1985; Singh u. Lytle 1983). Bei hospitalisierten Patienten steigt die Besiedlung mit Hefen auf 75–100% an, wobei Wunden und Katheter zusätzliche Reservoire darstellen (Milatovic et al. 1995). Invasive iatrogene Eingriffe mit kontaminierten Geräten oder Geschlechtsverkehr sind weitere Infektionsmöglichkeiten (Bergner et al. 1981; Braman 1981; Dansky et al. 1978; Frias et al. 1979; Inoshita et al. 1983; Kauffmann et al. 1981; Short et al. 1983; Vahlensieck u. Hofstetter 1995). Yassin konnte bei 15 von 24 Männern (63%) von Frauen mit rezidivierenden Vaginalmykosen Pilze im Exprimat nachweisen (14mal Candida, 1mal Aspergillus) (Yassin 1989, persönliche Mitteilung). Für Blastomykose und Histoplasmose ist die sexuelle Übertragbarkeit ebenfalls nachgewiesen (Wise 1998). Auch die Hände von Ärzten und Pflegepersonal sind in bis zu 17% der Fälle mit Pilzen kontaminiert und damit eine potentielle Übertragungsquelle für Mykosen (Milatovic et al. 1995).

90% der *systemischen Mykosen* werden durch Candidaarten, ca. 10% durch aus der Patientenumgebung stammenden Aspergillusspecies und etwa 1% durch andere Pilze, wie z. B. Cryptococcus, Mucor, Geotrichum und Trichosporon, hervorgerufen. Bei der *aszendierenden Besiedlung des Harntraktes* werden Hefepilze der Gattung Candida, insbesondere C. albicans, C. tropicalis, C. parapsilosis und C. (Torulopsis) glabrata sowie Rhodotorulaarten am häufigsten isoliert. Schimmelpilze der Gattungen Aspergillus und Mucor können ebenfalls zu aszendierenden Harntraktinfektionen führen.

Bei *obligat (primär) pathogenen Pilzarten*, die beim Patienten selbst nicht als Saprophyten vorkommen, erfolgt die Infektion nach Inhalation der Sporen, durch Ingestion verdorbener Lebensmittel und, seltener, durch Hautverletzungen. Von den nach pulmonaler Sporeninhalation generalisierenden Mykosen kommen die Kryptokokkose (Cryptococcus neoformans) und selten auch die Histoplasmose (Histoplasma capsulatum) weltweit vor. Koczidioidose (Coccidioides immitis), Parakoczidioidose (Paracoccidioides brasiliensis) und Blastomykose (Blastomyces dermatitidis) treten vorwiegend in außereuropäischen Ländern auf und werden nur vereinzelt bei Einwanderern oder nach Kontakt mit exotischen Hölzern oder Tabak gefunden. Bei der generalisierten Kryptokokkose werden die Nieren in 51% und die Prostata in 26% der Fälle, bei der Histoplasmose in 18% bzw. in 6% und bei der Koczidioidose in 35–60% bzw. in 6% mitbefallen. Die Blastomykose breitet sich in 15–30% in den Urogenitaltrakt aus (Wise 1998).

Im Zeitalter der immunsupprimierten Patienten läßt sich die Einteilung in opportunistische und primär pathogene Pilze nicht mehr exakt vornehmen, da auch primär pathogene Pilze zu asymptomatischen Besiedlungen des Körpers ohne Krankheitswert führen können (Bergner et al. 1981; Braman 1981; Dansky et al. 1978; Frias et al. 1979; Inoshita et al. 1983; Michigan 1976; Müller 1978; Rieth 1986; Vahlensieck 1991; Vahlensieck u. Hofstetter 1995; Wegmann 1978; Wise 1998; Wise u. Silver 1993) (s. Übersicht).

Einen gesunden Organismus infizieren *fakultativ pathogene (opportunistische) Pilze* in der Regel nicht. Prädisponierend für eine Mykose wirkt die Abnahme der Phagozytoseaktivität, die Reduktion der Granulozytenzahl und -funktion sowie die Abnahme der T-Helferzellen (Wise u. Silver 1993). Dies tritt z. B. bei Stoffwechselerkrankungen, Drogeneinnahme, konsumierenden Erkrankungen und iatrogen bei Bestrahlungen, ausgedehnten operativen Eingriffen sowie der Gabe von Immunsuppressiva oder Zytostatika auf (s. Übersicht S. 446–447) (Michigan 1976; Warshawsky et al. 1975). Der erhöhte Glukosespiegel sowohl in Serum wie im Urin stellt bei entgleistem Diabetes mellitus ein geeignetes Substrat für das Pilzwachstum dar, wobei bei einer Glukosurie von mehr als 150 mg% ein bedeutend schnelleres Pilzwachstum zu beobachten ist (Michigan 1976).

In der Mundhöhle dominieren Bakterien durch eine verstärkte Affinität zum Zelloberflächenfibronectin gegenüber Pilzen – falls vorhanden. Durch eine Antibiotikatherapie werden die Bakterien reduziert, so daß es zur verstärkten Besiedlung mit Pilzen kommen kann (Schönebeck u. Ansehn 1972; Theobald u. König 1986). Weiterhin entfällt unter einer Antibiotikatherapie der hemmende Einfluß einiger gastrointestinaler Bakterienarten auf das lokale Pilzwachstum (Michigan 1976). Tetracycline können von Pilzen als Nitratquelle genutzt werden bzw. hemmen die Phagozytoseaktivität (Michigan 1976). Aufgrund dieser Mechanismen ist nach längerdauernder Antibiotikagabe eine eindeutige Zunahme der Inzidenz von Pilzen, insbesondere von Candida, in Nase, Pharynx, Sputum, Stuhl und auch im Harntrakt festgestellt worden (Goldberg et al. 1979; Michigan 1976). Cyclosporin A hemmt als Antibiotikum direkt das Wachstum von Aspergillus niger und Coccidioides immitis, fördert aber durch seine immunsuppressive Wirkung das Wachstum von Cryptococcus neoformans und Histoplasma capsulatum (Hof 1986). Fremdkörper wie Dauerkatheter oder perkutane

Prädisponierende Faktoren für Urogenitalmykosen

Gynäkologisch

Graviditas	(Vahlensieck 1991).
Frühgeburt	(Milatovic et al. 1995; Noe u. Tonkin 1982, Wise u. Silver 1993).
Orale Kontrazeptiva	(Wise 1998).

Stoffwechselstörungen

Debilität	(Vahlensieck 1987).
Hyperurikämie	(Wise u. Silver 1993).
Diabetes mellitus	(Flechner u. McAninch 1981; Michigan 1976; Milatovic et al. 1995; Mindell u. Pollack 1983; Schönebeck u. Ansehn 1972; Vahlensieck et al. 1993; Wise u. Silver 1993).
Hypothyreose	(Wegmann 1978).
Leberzirrhose	(Vahlensieck 1987; Wise u. Silver 1993).
M. Cushing	(Wise u. Silver 1993).
Zinkmangel	(Vahlensieck 1987).
Eisenmangel	(Milatovic et al. 1995).

Drogen und Alkohol — (Flechner u. McAninch 1981; Michigan 1976; Mindell u. Pollack 1983; Schönebeck u Ansehn 1972; Wegmann 1978; Wise u. Silver 1993).

Konsumierende Erkrankungen

Neutropenie jeder Genese	(Milatovic et al. 1995).
Infektionen	
Tuberkulose	(Flechner u. McAninch 1981).
AIDS	(Milatovic et al. 1995; Wise u. Silver 1993).
CMV	(Milatovic et al. 1995).
Malignome	
Solide Tumoren, Leukämie, Lymphome, Myelome	(Braman 1981; Flechner u. McAninch 1981; Lubos et al. 1995; Milatovic et al. 1995; Wise u. Silver 1993).
Sonstiges	
Sarkoidose, Autoimmunerkrankungen, Dyskrasien, Polytraumen, Verbrennungen, Ileus	(Flechner u. McAninch 1981; Kozinn et al. 1978; Michigan 1976; Vahlensieck 1987; Warshawsky et al. 1975).

Iatrogen

Strahlentherapie	(Kozinn et al. 1978).
Beatmung	(Wegmann 1978).
Medikamente	
Antibiotika	(Flechner u. McAninch 1981; Kozinn et al. 1978; Michigan 1976; Vahlensieck 1989).
Glukokortikoide	(Bigger u. Edwards 1980; Dismukes et al. 1978; Flechner u. McAninch 1981; Michigan 1976; Wegmann 1978).

Zytostatika	(Dismukes et al. 1978; Flechner u. McAninch 1981; Wegmann 1978).
Cyclosporin A	(Hof 1986).
Fremdkörper	(Bigger u. Edwards 1980; Flechner u. McAninch 1981; Hamory u. Wenzel 1978; Kozinn et al. 1978; Milatovic et al. 1995; Sonda u. Amendola 1985; Vahlensieck 1987; Wegmann 1978).

Harnblasenkatheter
Nephrostomiekatheter
Tracheostomata
Venenkatheter
Künstliche Herzklappen
Schrittmacher
Peritonealdialysekatheter
Kontaminierte Zystoskope

Operationen	(Flechner u. McAninch 1981; Hamory u. Wenzel 1978; Milatovic et al. 1995; Schönbeck u. Ansehn 1972; Vahlensieck 1989; Vahlensieck et al. 1993; Wise 1998).

Transplantationen
Operationen am Gastrointestinaltrakt
Transurethrale Eingriffe

Obstruktion und kongenitale Anomalien des Harntraktes
(Vahlensieck 1987; Vahlensieck u. Hofstetter 1994; Wise u. Silver 1993).

Besiedlung von Haut, Mund, Gastrointestinaltrakt und Vagina mit Pilzen
(Michigan 1976; Vahlensieck 1987).

Systemmykose mit urogenitaler Streuung
(Vahlensieck 1987; Vahlensieck et al. 1993; Wise 1998).

Exposition aus der Umgebung
Vogelkot
Blumenerde
Kontaminierte Nahrungsmittel
Kartons
Hände von Pflegepersonal und Ärzten

Sexuelle Übertragung	(Vahlensieck 1987; Yassin 1989).

Vaginalmykose
Balanitis
Urethritis
Autoerotische Manipulationen

Nephrostomien können als Eintrittspforte, Nährstoffquelle und Besiedlungsort für Pilze dienen (Kozinn et al. 1978).

Harntraktanomalien und eine Obstruktion führen per se nicht zu einer erhöhten Inzidenz von Mykosen, erleichtern aber durch den gestörten Harnabfluß die Infektunterhaltung (Michigan 1976; Schönebeck u. Ansehn 1972). Beim Harnsteinleiden wird eine Nidusbildung durch Pilze diskutiert (Rieth 1986).

21.2 Symptomatik

Die Symptome bei Urogenitalmykosen sind unspezifisch. Bei unklaren Beschwerden von Seiten des UGT und dem Vorliegen eines oder mehrerer Risikofaktoren muß deshalb auch an Pilze gedacht werden. Darüber hinaus gibt es auch völlig asymptomatische Manifestationen (s. Übersicht).

Einteilung der Urogenitalmykosen

Renale Mykosen (Bigger u. Edwards 1980; Braman 1981; Conner et al. 1975; Dansky et al. 1978; Dismukes et al. 1978; Eckstein u. Kass 1982; Eickenberg et al. 1975; Femppel et al. 1979; Flechner u. McAninch 1981; Michigan 1976; Patriquin et al. 1980; Rabinowitz et al. 1979; Ramsay et al. 1985; Rieth 1986; Sonda u. Amendola 1985; Stuck et al. 1981; Vordermark et al. 1980; Warshawsky et al. 1975; Wise 1998; Wise u. Silver 1993).

Harnstauungsnieren
Pilzaneurysma (C. parapsilosis)
Perinephritischer Abszeß (C. albicans)
Pilzball (Aspergillus spec., C. albicans, C. (Torulopsis) glabrata, C. tropicalis, Mucor spec., Pseudoallescheria boydii)
Abszeß/Pyelonephritis (Aspergillus flavus, Blastomyces dermatitidis, C. albicans, C. tropicalis, C. (Torulopsis) glabrata, Cryptococcus neoformans, Coccidioides immitis, Fusarium solani, Geotrichum candidum, Histoplasma capsulatum, Mucor specc., Pseudoallescheria boydii, Paecilomyces specc., Trichosporon beigelii)
Nierenarterienthrombose
Pyocalix (C. albicans)
Papillennekrose (Aspergillus flavus, C. albicans, C. (Torulopsis) glabrata, Histoplasma capsulatum)

Ureter (Mindell u. Pollack 1983; Wise 1998; Wise u. Silver 1993).

Pilzball/Uretritis (Aspergillus specc., C. albicans, Paracoccidioides brasiliensis, Sporothrix schenckii)

Harnblase (Hamory u. Wenzel 1978; Mindell u. Pollack 1983; Rodeck u. Thomas 1982; Singh u. Lytle 1983; Wise 1998).

   (Aspergillus specc., Candida specc., C. (Torulopsis) glabrata, Coccidioides
   immitis, Curvularia specc., Geotrichum candidum, Penicillium citrinum,
   P. glaucum)
Pilzball; Zystitis; perivesikaler Abszeß

Prostata   (Bergner et al. 1981; Bissada et al. 1977; Braman 1981;
                                Conner et al. 1975; Eickenberg et al. 1975; Frias et al.
                                1979; Inoshita et al. 1983; Price et al. 1982; Selman u.
                                Hampel 1982; Vahlensieck u. Hofstetter 1994; Wise u.
                                Silver 1993).
   (Aspergillus specc., Blastomyces dermatitidis, C. albicans, Cryptococcus neo-
   formans, Coccidioides immitis, Hansenula fabianii, Histoplasma capsulatum,
   Mucor specc., Rhodotorula specc., Torulopsis glabrata)
Prostatitis; Abszeß

Harnröhre/Penis   (McCellan et al. 1985; Noe u. Tonkin 1982; Wise 1998;
                                Wise et al. 1982; Wise u. Silver 1993).
Urethritis (Aspergillus specc., C. albicans, Rhinosporidium seeberi)
Penisprothesenabszeß (C. albicans)

Nebenhoden   (Bergner et al. 1981; Conner et al. 1975; Eickenberg
                                et al. 1975; Frias et al. 1979; Kauffmann et al. 1981;
                                Selman u. Hampel 1982; Short et al. 1983; Wise 1998).
Epididymitis (Blastomyces dermatitidis, C. albicans, C. (Torulopsis) glabrata,
   Coccidioides immitis, Cryptococcus neoformans, Histoplasma capsulatum,
   Paracoccidioides brasiliensis, Sporothrix schenckii)

Hoden   (Eickenberg et al. 1975; Wise 1998; Wise u. Silver 1993).
Orchitis (Aspergillus specc., Blastomyces dermatitidis, Fusarium solani,
   Histoplasma capsulatum, Paracoccidioides brasiliensis)

Samenblase   (Vahlensieck 1987).
Vesikulitis (Histoplasma capsulatum)

Genitalhaut   (Eickenberg et al. 1975; Humayun u. Maliwan 1982;
                                Powell et al. 1998; Wise 1998; Wise u. Silver 1993).
   (Aspergillus specc., Blastomyces dermatitidis, Candida specc., Cryptococcus
   neoformans, Histoplasma capsulatum, Tinea cruris, T. purpureum, T. rubrum)

Makrohämaturie   (McClellan et al. 1985).
bei Gerinnungsstörung
   (Aspergillus fumigatus)

Fraglich pathogen
bei Nachweis im Urin   (Cruz et al. 1981; Michigan 1976; Schönbeck u.
                                Ansehn 1972).
   (Candida tropicalis, C. krusei, C. parakrusei, C. pseudotropicalis,
   C. guillermondi, Penicillium specc., Rhodotorula flava)

Alle Organe des Urogenitaltraktes können von Mykosen betroffen sein (s. Übersicht). Am häufigsten sind die Nieren involviert, gefolgt von Prostata, Nebenhoden, Harnblase, Ureter und Hoden (Bigger u. Edwards 1980; Bissada et al. 1977; Price et al. 1982; Warshawsky et al. 1975).

Bei einer kutanen Mykose können Perleche, Intertrigo, Paronychie, eitrige Fisteln sowie Pruritus auftreten. Weiterhin ist auf eine vaginale Mykose zu achten, die sich z. B. in Form eines Ausflusses äußern kann. Die Lunge als häufiger primärer Eintrittsort der Erreger bei Systemmykosen kann durch Hämoptoe, Dyspnoe oder Aushusten von Pilzmaterial symptomatisch werden. Im Mund und im Gastrointestinaltrakt können Soor, Übelkeit, Anorexie sowie eine Diarrhoe auffallen. Bei generalisierter Aussaat der Pilze kann es zu Fieber, Schüttelfrost, Tachykardie, Splenomegalie, Hypotonie sowie Symptomen im zentralen Nervensystem (Sepsissymptomatik) kommen. Gerinnungsstörungen können zum Auftreten von Petechien oder auch Makrohämaturien ohne direkte Beteiligung des Harntraktes führen (Inoshita et al. 1983; Kauffmann et al. 1981; Kozinn et al. 1978; Lasater et al. 1979; McClellan et al. 1985).

Eine symptomlose *Fungurie* wird nur durch den Abgang von Pilzbällen (Bigger u. Edwards 1980; Flechner u. McAninch 1981) oder bei einer routinemäßigen Urinkulturkontrolle entdeckt.

Nierenarterienthrombosen, Pyelonephritiden oder Nierenabszesse, Pyokalices, Papillennekrosen oder Harnstauungsnieren, verursacht durch Pilzaneurysmen, Pilzbälle, Pilzdetritus oder eine perinephritische Pilzabszeßkompression, können Fieber, Flankenschmerzen oder eine Hämaturie hervorrufen (Bigger u. Edwards 1980; Dansky et al. 1978; Femppel et al. 1979; Flechner u. McAninch 1981; Vahlensieck u. Hofstetter 1995; Vordermark et al. 1980; Warshawsky et al. 1975). Bei beidseitigem Auftreten kann es zur Oligo- oder Anurie kommen (Bigger u. Edwards 1980; Dansky et al. 1978).

Algurie, Pollakisurie, Nykturie, Dysurie, Hämaturie, Pyurie, Pneumaturie und retropubische Schmerzen sind die unspezifischen Symptome einer *Pilzzystitis* (Dansky et al. 1978; Flechner u. McAninch 1981; Rodeck u. Thomas 1982; Wegmann 1978; Wise 1998). Seltener finden sich auch *Pilzbälle* in der Harnblase (Kauffmann et al. 1981). Ursächlich stehen Sproßpilze im Vordergrund (Rodeck u. Thomas 1982).

Während Harnblasen- und Nierenmykosen sowohl im Rahmen einer generalisierten Mykose als auch aszendierend entstehen können, tritt eine *Prostatamykose* bei 25–40% der generalisierten Systemmykosen und nur selten aszendierend auf. Sie kann asymptomatisch bleiben, durch Zufall festgestellt werden oder Symptome wie Pollakisurie, Nykturie, Dysurie, Harnverhalt, Hämaturie, Hämospermie, Fistelgänge zur Haut, perinealen Schmerz oder Tumorverdacht hervorrufen (Bergner et al. 1981; Bissada et al. 1977; Braman 1981; Conner et al. 1975; Femppel et al. 1979; Huyn u. Reyes 1982; Inoshita et al. 1983; Lubos et al. 1995; Price et al. 1982). Differentialdiagnostisch müssen andere Ursachen der Symptome wie Tuberkulose, Lues, bakterielle Prostatitis bzw. eine benigne Prostatahyperplasie ausgeschlossen werden (Bissada et al. 1977).

Bei der *Pilzurethritis* dominieren in unseren Breiten die Sproßpilze (Nagel u. Leistenschneider 1982; Palaniswamy u. Bhandari 1983).

Pilzepididymitis, -vesikulitis und -orchitis werden meist durch die Erreger der Systemmykosen hervorgerufen (Bergner et al. 1981; Frias et al. 1979; Inoshita et al. 1983). Granulomatöse Pilzorchitiden sind oft schwer von Hodentumoren zu unterscheiden. Bei einer Pilzepididymitis muß differentialdiagnostisch an eine Tuberkulose, Bruzellose oder eine unspezifische Epididymitis gedacht werden (Kauffmann et al. 1981).

Bei *Mykosen der Genitalhaut* dominiert C. albicans (50%). Symptome sind Jucken, Schwellung, Rötung, Schmerzen, Nässen, Hitzegefühl, Krusten und Bläschen (Vahlensieck 1994). Pilze können auch Ileostomien und kutane Pyelostomien sowie Operationswunden besiedeln (Wise 1998).

Die meist durch Hefen hervorgerufenen Vaginalmykosen (*Pilzvaginitis*) führen zu Juckreiz und gelb-weißlichem Ausfluß (Wise 1998).

21.3 Diagnostik

21.3.1 Klinik

Bei Nierenmykosen kann gelegentlich ein palpabler Flankentumor auffallen (Patriquin et al. 1980). Pilzabszesse und Granulome an Hoden, Nebenhoden und Prostata sind klinisch nicht von anderen Infektionen oder Karzinomen zu unterscheiden.

21.3.2 Kultureller Nachweis/Urinuntersuchungen/Histologie

Da die verschiedenen Pilzarten auf die einzelnen Antimykotika unterschiedlich sensibel reagieren und auch zunehmend Resistenzen gegenüber Amphotericin B auftreten, muß eine eindeutige Erregerdifferenzierung und -resistenztestung erfolgen (Milatovic et al. 1995).

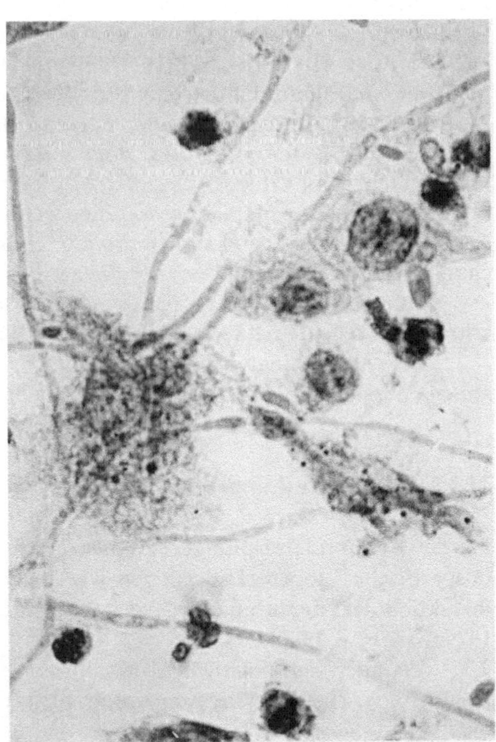

Abb. 21.1. Candida-albicans-Pseudomyzel in der Urinspülzytologie (400fache Vergrößerung, Papanicolaou-Färbung)

Einen ersten Verdacht auf eine Urogenitalmykose kann der mikroskopische Nachweis von Hyphen, Pseudomyzelien und Sporenbildung im Urin geben (Abb. 21.1). Spontan abgegangene Pilzbälle sind ein eindeutiger Beweis für eine Urogenitalmykose. Bei entsprechendem Verdacht sollten mehrere Morgenurinkulturen auf Sabouraud-, Kimmig- oder Herz-Hirn-Agar quantitativ mit der Platinöse angelegt werden (Michigan 1976; Rieth 1986; Schönebeck u. Ansehn 1972; Vahlensieck 1991). Ebenfalls empfiehlt sich das Anlegen einer Sedimentkultur (10 ml Urin bei 3000 U/min für 3 min). Auf Eintauchnährböden können auch Hefepilze nachgewiesen werden, wobei bei starkem Bakterienbefall eine Überwucherung erfolgen kann (Bredt 1982).

Je nach Autor ist die Grenze einer relevanten Besiedlung des Urins mit Pilzen bei 10 oder mehr als 10.000/ml angegeben worden (Kozinn et al. 1978; Schönebeck u. Ansehn 1972; Wise et al. 1980). Bei mehr als 10.000 Pilzen/ml sollte die Kultur mehrfach in suffizienter Technik (Katheter- oder Punktionsurin) wiederholt werden (Bredt 1982; Kozinn et al. 1978; Vahlensieck u. Hofstetter 1995; Wise et al. 1980). Bei liegendem transurethralem Dauerkatheter oder perkutaner Nephrostomie muß jeder positiven Pilzkultur nachgegangen werden, da hier die Keimzahl keine Unterscheidung in Kontamination oder Infektion ermöglicht. Weiterhin ist bei Darminterposition im Harntrakt immer mit einer positiven Urinpilzkultur für eine Zeitdauer von 2 Wochen bis zu mehreren Monaten nach Operation zu rechnen (Schönebeck u. Ansehn 1972; Vahlensieck 1989).

Hämaturie und Pyurie sind zur Beurteilung der Wertigkeit einer positiven Pilzkultur nicht geeignet (Bredt 1982; Kozinn et al. 1978; Wise 1998; Wise et al. 1982).

Bei Verdacht auf eine Systemmykose oder entsprechenden Organbefall müssen Pilzkulturen auch aus Prostatasekret, Ejakulat, Abszeßeiter, Blut, Sputum sowie Abstrichen (oral, vaginal, rektal etc.) sowie verschiedenen Geweben (abgegangene Pilzbälle, Biopsien von Knochenmark, Niere und Haut) angelegt werden. Blutkulturen bei Fungämie sind allerdings in weniger als der Hälfte der Fälle positiv. Bei Pilznachweis in mehreren Blutkulturen ist von einer ernsten Prognose auszugehen (Dismukes et al. 1978; Flechner u. McAninch 1981; Huyn u. Reyes 1982; Kozinn et al. 1978; Lasater et al. 1979; Müller 1978; Vahlensieck 1991; Wise 1998). Bei Pilzzystitis kann im Rahmen einer Endoskopie eine Biopsie entnommen werden, die sowohl histologisch als auch kulturell untersucht werden kann (Rodeck u. Thomas 1982). Bei histologischen Untersuchungen kommen die PAS- oder Methenaminsilberfärbung zum Einsatz (Wise 1998).

Durch eine Polymerasekettenreaktion können Candida und Aspergillus sehr schnell und sensitiv nachgewiesen werden (Wise 1998).

Bei entsprechender Klinik sind alle positiven Pilznachweise als relevant einzustufen (Wise et al. 1980).

21.3.3 Blutuntersuchungen und Serologie

Bei den Laboruntersuchungen können bei Systemmykosen oder Nierenbeteiligung unspezifische Laborveränderungen wie Leukozytose, Anämie, BSG-Erhöhung oder Reduktion der Nierenfunktionsparameter auftreten (Kozinn et al. 1978; Lasater et al. 1979; Wise et al. 1980).

Bei mehrfach positiven Urinkulturen mit signifikanter Keimzahl sind zusätzliche serologische Untersuchungen angezeigt (Goldberg et al. 1979; Kozinn et al. 1978).

Insbesondere bei Candidose, Aspergillose und Kryptokokkose sind zur Beurteilung der pathogenetischen Relevanz von positiven Kulturen Antikörpersuchtests oder Antigennachweistests durchzuführen. In Frage kommen hier Hämagglutination, Immunfluoreszenz, Immunelektrophorese, ELISA, EIA oder RIA. Allerdings gibt es bis heute keinen Labortest, der eindeutig zwischen einer invasiven Mykose oder einer Besiedlung der Schleimhaut unterscheidet (Conner et al. 1975; Cruz et al. 1981; Dismukes et al. 1978; Huyn u. Reyes 1982; Michigan 1976; Milatovic et al. 1995; Müller 1978; Wise u. Silver 1993).

Die Beurteilung wird oft durch das fehlende Ansprechen dieser Untersuchungen beim immunsupprimierten Patienten und dem Vorliegen von Durchseuchungstiter erschwert (Milatovic et al. 1995).

21.3.4 Endoskopie/Bildgebende Verfahren

Bei der Zystoskopie einer Harnblasenmykose lassen sich grauweiße Herde an der Blasenwand erkennen, die sich mit erythematösen und ödematösen Arealen abwechseln. Gelegentlich finden sich auch in der Blase Zusammenballungen von Pseudomyzelien (Pilzbälle) (Wise 1998).

Die bildgebenden Diagnoseverfahren geben nur unspezifische Hinweise, sind aber für die Verlaufsbeobachtung und eventuelle Operationsplanung von großer Be-

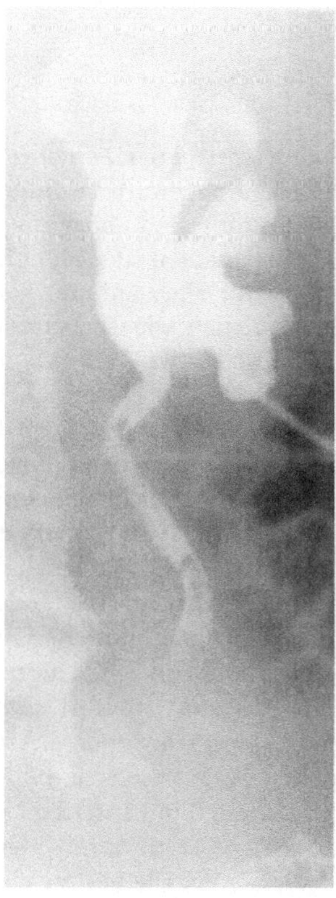

Abb. 21.2. Antegrade Pyeloureterographie bei Candida-albicans-Pilzbällen in der oberen Nierenkelchgruppe

deutung (Wise 1998). Pilzbälle zeigen sich in der Sonographie als solide, echoreiche Strukturen ohne Schallschatten (Stuck et al. 1981). Im Ausscheidungsurogramm können stumme Niere, Hohlraumruptur, Vergrößerung der Niere, Kelchhalsenge, Nierenbeckenkelchdeformierung oder eine Harnstauungsniere sowie eine Raumforderung bei Pilzbällen in Nierenbecken, Harnleiter oder Harnblase gefunden werden (Abb. 21.2). Gelegentlich treten Verkalkungen auf. *Differentialdiagnostisch* muß bei diesen Veränderungen auch an Tumoren, Harnsäuresteine, Tuberkulose, Gerinnsel, Papillennekrose oder Debris gedacht werden (Lasater et al. 1979; Mindell u. Pollack 1983; Noe u. Tonkin 1982; Patriquin et al. 1980; Vahlensieck 1991; Wise 1998).

Die Zystographie oder die retrograde bzw. antegrade Ureteropyelographie können ebenfalls Pilzbälle und die anderen bei der Ausscheidungsurographie genannten Veränderungen im ableitenden Harntrakt darstellen (Wise 1998).

Die Computertomographie wurde zur Darstellung der Ausdehnung von prostatischen und perirenalen Pilzabszessen in Einzelfällen erfolgreich eingesetzt. Pilzbälle stellen sich als Raumforderung mit einer geringeren Dichte als Harnsteine dar (Wise 1998).

Über die Kerspintomographie liegen bisher keine Literaturmitteilungen vor (Wise 1998). Zu erwähnen ist die positive Strontium-85- oder Gallium-67-Szintigraphie bei Aspergillose (McClellan et al. 1985; Warshawsky et al. 1975; Wise 1998). Die Isotopennephrographie ermöglicht es, die Erhaltungswürdigkeit einer massiv infizierten Niere zu beurteilen (Vahlensieck 1991; Vordermark et al. 1980).

21.4 Therapie

Bei *symptomloser Fungurie* kann bei immunkompetenten Patienten zunächst ohne Therapie abgewartet werden. Regelmäßige Kontrollen zum Ausschluß eines invasiven Wachstums sind dabei angezeigt (Michigan 1976; Schönebeck u. Ansehn 1972). Bei Risikopatienten ist auch ohne Symptome eine antimykotische Therapie angezeigt.

Vor einer antimykotischen Therapie sollten bei Urogenitalmykosen *allgemeine Maßnahmen* wie Diabeteseinstellung, Absetzen von Antibiotika, Immunsuppressiva oder Zytostatika und, falls möglich, Wechseln bzw. Entfernen von Fremdkörpern wie transurethralen Dauerkathetern durchgeführt werden. Diese Maßnahmen führen in 37% der Fälle von auf den Harntrakt beschränkten Mykosen zu einer Heilung ohne medikamentöse Therapie. Der positive Effekt einer Urinalkalisierung bei Harntraktmykose ist bisher nicht eindeutig nachgewiesen worden (Bigger u. Edwards 1980; Flechner u. McAninch 1981; Hamory u. Wenzel 1978; Michigan 1976; Schönebeck u. Ansehn 1972; Vahlensieck 1991; Vahlensieck u. Hofstetter 1995; Wise 1998; Wise et al. 1976).

Bei auf den ableitenden Harntrakt beschränkten Mykosen (Candidosen, Aspergillosen) ohne klinische Hinweise auf eine Parenchymbeteiligung kann über einen transurethralen Spüldauerkatheter bzw. eine perkutane Nephrostomie eine *Spülbehandlung* durchgeführt werden (Flechner u. McAninch 1981; Hamory u. Wenzel 1978; Michigan 1976; Sonda u. Amendola 1985; Vahlensieck et al. 1993; Vahlensieck u. Hofstetter 1995; Wise et al. 1982) (s. Übersicht). Hierzu wird eine Lösung von 50 mg Amphotericin B in 1 l sterilem Wasser oder 5%iger Dextrose (Konzentration 0,05 mg/ml) über 24 h (42 ml/h) instilliert. Es tritt keine signifikante systemische Absorption oder Toxizität auf. Die Lösungsflasche muß mit Aluminiumfolie umwickelt werden, da die

Behandlung von Mykosen mit Amphotericin B

Dosis:
1. 0,1–1,5 mg/kg tgl. i.v., langsam steigern, 6 Einzelgaben, maximal 4 g in
    6 Wochen
2. 50 mg/1000 ml aqua dest. pro Tag bei lokaler Irrigation

Anwendung:
Alle Mykosen (Ausnahmen: C. parapsilosis, Pseudoallescheria boydii)

Kontraindikationen:
Leber- oder Nierenfunktionsschäden, Graviditas

Nebenwirkungen:
Übelkeit, Erbrechen, Anorexie
Nephrotoxizität (Azidose, RTA)
Anämie, Thrombozytopenie
Hypokaliämie, Hypomagnesiämie
Leberschaden (akutes Versagen)
Fieber, Schüttelfrost
Kopfschmerz, Schwindel, Krämpfe, Schmerzen
Venenentzündung
Hörverlust
Herzrhythmusstörungen

Zu beachten:
Einwickeln der Infusionsflasche in Aluminiumfolie (Lichtschutz)
Parallele Gabe von Antihistaminika, Antipyretika, Kortikoiden, Heparin,
    Ibuprofen, Kalium, Mannitol oder Sedativa
Langsame Infusionsgeschwindigkeit (Einzeldosis über 4 h)
Kombination mit 5-Flucytosin möglich
Therapiepause bei Niereninsuffizienz

Kontrolle:
Blutbild, Elektrolyte, Nieren- und Leberwerte 2mal/Woche

Substanz lichtempfindlich ist (Michigan 1976). Die Behandlung kann 4 Tage bis 9 Monate bzw. bis zum Nachweis 2er steriler Pilzkulturen fortgesetzt werden (Michigan 1976; Rodeck u. Thomas 1982; Warshawsky et al. 1975; Wise et al. 1982). Die Erfolgsquote dieser *lokalen Instillationsbehandlung* beträgt 80–92% (Wise 1998; Wise et al. 1982). Spülungen mit anderen Antimykotika wie Miconazol oder Nystatin waren nicht so erfolgreich (Wong-Beringer et al. 1992). Bei mykotischer Urethritis können 25 mg Amphotericin B in 7,5 ml destilliertem Wasser plus 0,1 mg/ml Dextrose für 6 Tage lokal instilliert werden (Wise et al. 1982).

Bei Hinweisen auf eine aszendierende oder im Rahmen einer generalisierten Pilzerkrankung entstandene, invasive Urogenitalmykose sollten Antimykotika systemisch verabreicht werden (s. Übersicht).

Amphotericin B, ein zellmembranschädigendes Polyenantibiotikum aus Streptomycetis nodosus, wirkt bei fast allen Mykosen (Ausnahmen: C. parapsilosis, C. lusitaniae, Pseudoallescheria boydii) (s. Tabelle 21.1 S. 457 und Übersicht S. 455). Dabei tritt eine fungizide oder fungistatische Wirkung über eine Bindung des Medikaments an die Ergosterolkomponente der Pilzzellmembran auf. Es entwickeln sich nur selten resistente Stämme. 3% des Medikaments werden in den Urin ausgeschieden (Bergner et al. 1981; Bigger u. Edwards 1980; Braman 1981; Dismukes et al. 1978; Hamory u. Wenzel 1978; Huyn u. Reyes 1982; Michigan 1976; Vahlensieck u. Hofstetter 1995; Wise 1998). Die Dosis wird bei der intravenösen Behandlung langsam von 0,1 mg/kg tgl. auf 1 bzw. in vital bedrohlichen Fällen auf 1,5 mg/kg tgl. erhöht. Der resultierende Serumspiegel sollte bei 0,5–4,0 mg/l liegen (Eickenberg et al. 1975; Rote Liste 1997; Vahlensieck 1991; Wise u. Silver 1993). Bei vital bedrohlichen Zuständen kann auch sofort die volle therapeutische Dosis verabreicht werden. Die Einzeldosen werden alle 4 h gegeben. Eine maximale Gesamtdosis von 4 g in mindestens 6 Wochen sollte nicht überschritten werden, da sonst irreversible Nierenschädigungen entstehen können (Eickenberg et al. 1975; Flechner u. McAninch 1981). Bei schweren Leber- oder Nierenfunktionsstörungen ist die Substanz kontraindiziert. Schwere Nebenwirkungen (s. Übersicht S. 455), insbesondere Thrombozytopenien oder Leber- sowie Nierenschäden machen gelegentlich eine Therapiepause oder sogar ein Absetzen erforderlich (Michigan 1976; Rote Liste 1997; Wise et al. 1980). 2mal wöchentlich müssen Blutbild, Elektrolyte, Nieren- und Leberwerte kontrolliert werden. Zu achten ist auch bei intravenöser Applikation auf den Lichtschutz durch Einwickeln der Infusionsflasche in Aluminiumfolie sowie eine langsame Infusionsgeschwindigkeit. Eine parallele Gabe von Ibuprofen, Sedativa, Antikonvulsiva, Antihistaminika, Kortikoiden, Kalium oder Heparin kann ebenso wie die Dosisreduktion bei Kombinationstherapie mit 5-Flucytosin oder Rifampicin die Verträglichkeit der Behandlung verbessern (Eckstein u. Kass 1982; Flechner u. McAninch 1981; Michigan 1976). Lipidassoziertes Amphotericin B führt zu einer besseren Verträglichkeit und ermöglicht Dosierungen bis 4 mg/kg tgl. Dadurch wurden bei Systemmykosen vereinzelt noch Patienten nach Mißerfolg der konventionellen Therapie gerettet. Falls kein handelsübliches Präparat vorliegt, kann Amphotericin auch mit 5%iger Glucoselösung oder handelsüblichen Lipidlösungen gemischt werden (Milatovic et al. 1995).

5-Flucytosin (Ancotil) wird von Candida, Cryptococcus und den Chromomykosearten zum Zytostatikum 5-Fluorouracil metabolisiert (Bigger u. Edwards 1980; Rodeck u. Thomas 1982; Warshawsky et al. 1975; Wise et al. 1980) (Tabelle 21.1 und Übersicht). Die Dosierung beträgt 100–200 mg/kg tgl. i.v. für 3–8 Wochen. Die Einzeldosen werden alle 4–6 h verabreicht. Die orale Form steht in Deutschland nicht mehr zur Verfügung (Rodeck u. Thomas 1982; Warshawsky et al. 1975; Wise et al. 1980). Der therapeutische Wirkspiegel liegt bei 25–120 mg/l im Serum. 90% der Substanz werden im Urin ausgeschieden (Wise et al. 1980). Eine Kombination aus Amphotericin B und 5-Flucytosin wirkt synergistisch. Die Dosis von Amphotericin B kann dabei herabgesetzt werden (Rodeck u. Thomas 1982). Die Erfolgsraten bei Urogenitalmykosen schwanken zwischen 50 und 90% (Wise 1998).

Bei Gravidität sollte die Substanz nicht eingesetzt werden. Schwere Nebenwirkungen, insbesondere Myelosuppression, Leberschäden oder zentralnervöse Symptome limitieren den Einsatz. Bei Niereninsuffizienz muß eine Dosisanpassung erfolgen. Da die Substanz dialysierbar ist, sollte sie auch beim terminal niereninsuffizienten Patienten eingesetzt werden, wenn nötig. 1mal/Woche müssen Blutbild und Leberwerte kontrolliert werden. Da relativ häufig eine Resistenzentwicklung während der Behandlung auftritt (6–33%), sollten häufiger Pilzkulturkontrollen erfolgen (Sonda u. Amendola 1985; Wise 1998; Wise et al. 1980).

Erkrankung	Ort	Medikament	Dosis	Dauer
Aspergillose	Niere	Amphotericin B	1,5 mg/kg/d i.v. ± 50 µg/ml, 40 ml/h Spülung	6–18 Wochen
–	–	Itraconazol	400mg/d p.o.	bis zu 1 Jahr
–	Prostata	Amphotericin B	1,5 mg/kg/d i.v. ± 50 µg/ml, 40 ml/h Spülung	Unbekannt
–	–	Itraconazol	400 mg/d p.o.	Unbekannt
Blasto-mykose	Prostata	Ketoconazol	400 mg/d p.o.	>1 Monat
–	–	Amphotericin B	1–3g i.v. Gesamtdosis	3 Monate
–	Nebenhoden	Ketoconazol	400 mg/d p.o.	1 Jahr
–	Balanitis	Nystatin, Clotrimazol	Salbe	21 Tage
–	–	Fluconazol	150 mg/d p.o.	1 Tag
Candidiasis/ Torulopsis-infektion	Blase	Fluconazol	400 mg/d	14 Tage
–	–	Amphotericin B	50 µg/ml, 40 ml/h Spülung	4–14 Tage
–	–	Miconazol	50 µg/ml, 40 ml/h Spülung	5 Tage
–	Niere	Amphotericin B	1 g i.v. Gesamtdosis ± 50 µg/ ml, 40 ml/h Spülung	10 Tage
Koczidioi-domykose	Niere	Amphotericin B	>2 g i.v. Gesamtdosis	>20 Tage
	Prostata	Amphotericin B	2,5 g i.v. Gesamtdosis	4 Monate
–	Blase	Amphotericin B	2 g i.v. Gesamtdosis	1 Jahr
–	–	Fluconazol	400 mg/d p.o.	1 Jahr
Krypto-kokkose	Prostata	Amphotericin B	1–3,4 g i.v. Gesamtdosis	10–30 Tage
–	–	Flucytosin	100–150 mg/kg/d	4–6 Wochen
–	–	Fluconazol	200 mg/d	2–6 Monate
Histo-plasmose	Niere	Amphotericin B	>2 g i.v. Gesamtdosis	6 Wochen
–	Prostata	Ketoconazol	600 mg/d	6 Wochen
–	–	Itraconazol	400 mg/d	6 Wochen
Mucor-mykose	Niere	Amphotericin B	>1 g i.v. Gesamtdosis	1 Monat

Behandlung von Mykosen mit 5-Flucytosin

Dosis:
150 mg/kg Tag i.v., 4 Einzelgaben, Infusionsflaschen (250 mg)
Anwendung:
Candidose
Kryptokokkose
Chromomykose (Aspergillose)
Kontraindikationen:
Graviditas
Resistente Keime
Nebenwirkungen:
Übelkeit, Erbrechen, Kopfschmerz
Allergie
Diarrhoe, Kolitis
Leberschaden
Blutbildveränderungen (Knochenmarksdepression, Eosinophilie)
Verwirrtheit, Halluzinationen, Schwindel
Sedierung
Zu beachten:
Bei Niereninsuffizienz Dosis anpassen
Kombination mit Amphotericin B möglich
Kontrolle:
Blutbild und Pilzkultur 1mal/Woche

Das neue Triazol *Fluconazol* erreicht nach oraler oder intravenöser Gabe hohe Urinspiegel. Es saniert, 2mal tgl. in einer Dosierung von 100 mg über 10 Tage verabreicht, 94–95% der Candiduriefälle (s. Tabelle 21.1). Im Vergleich mit Amphotericin B wurden ähnliche Heilungsraten erzielt. Bei Kryptokokkose ist es Mittel der Wahl, ohne daß Dauer und Länge der Therapie eindeutig festgelegt wären.

Übelkeit und Erbrechen treten bei weniger als 5% der Patienten auf. Neben einer Allergie kann es zu Kopfschmerzen und Krampfanfällen kommen.

Über das Triazol *Itraconazol* liegen nur wenige urologische Berichte vor. Die erzielten Gewebespiegel liegen bei der ausgeprägt lipophilen Substanz 2–3mal höher als die Serumspiegel. Erfaßt werden Aspergillus, Blastomyces, Coccidioides, Histoplasma und Sporotrix. Die Dosierung beträgt 3mal 200 mg über 3 Tage und dann 200–400 mg/Tag über einen von der Ausdehnung der Erkrankung abhängigen Zeitraum (Wise 1998).

Die *Imidazole*, vor allem Miconazol und Ketoconazol, werden bei Histoplasmose, Koczidioidose und Blastomykose erfolgreich eingesetzt. Sie werden aber schlecht in die Nieren und den Harntrakt ausgeschieden, so daß die Heilungsraten von Harntraktmykosen nur bei 40–50% lagen. Miconazol wurde für lokale Spülungen des Harntraktes eingesetzt (Wise 1998; Wise u. Silver 1993).

Über Erfahrungen mit *Rifampicin*, das trotz einer antimykotischen Wirkung aufgrund möglicherweise resistent werdender Tuberkulosestämme nicht bei Mykosen eingesetzt werden sollte, liegen bei Urogenitalmykosen nur wenige Literaturmitteilungen vor (Inoshita et al. 1983; Noe u. Tonkin 1982; Warshawsky et al. 1975; Wise 1998; Wise u. Silver 1993).

Die verschiedenen Symptome von Mykosen der Haut und Genitalhaut können mit einer das Imidazol *Clotrimazol* enthaltenden Salbe nach 2–4 Wochen in 64,5–100% beseitigt werden (Vahlensieck 1994). Alternativen sind Nystatin- oder Miconazolsalben (Wise 1998).

Die *Pilzvaginitis* kann mit 100 000 Einheiten Nystatin intravaginal über 14 Tage erfolgreich behandelt werden. Der Gebrauch von *Imidazolderivaten* wie Butoconazol, Clotrimazol, Miconazol, Terconazol oder Tioconazol als Vaginalcreme, -tabletten oder -suppositorien führt nach 3- bis 7tägiger Behandlung zu zufriedenstellenden Ergebnissen. Die 1malige Gabe von 150 mg Fluconazol p.o. ist so effektiv wie die intravaginale Clotrimazolbehandlung. Probleme bereiten chronisch-rezidivierende Vaginalmykosen, die oft erst durch eine Langzeittherapie, z. B. mit 100 mg Ketoconazol intravaginal über 6 Monate, zufriedenstellend therapiert werden können (Wise 1998) (Tabelle 21.1).

Zur Unterstützung einer systemischen antimykotischen Behandlung bei Harnstauungsnieren durch Pilzbälle können Harnleiterkatheter oder Nierenfistelkatheter eingelegt werden (Bigger u. Edwards 1980; Wise 1998). Bei einer Mykose der Prostata ist oft eine temporäre suprapubische Harnableitung sinnvoll (Lubos et al. 1995).

Begleitende Anomalien des Harntraktes wie Urolithiasis, Obstruktion sowie Reflux sollten operativ saniert werden (Vordermark et al. 1980). Bei völlig destruierten Nieren ist bei einseitigem Befall die Nephrektomie angezeigt (Abb. 21.3). Zeigen Pilzbälle unter einer medikamentösen Therapie keine Rückbildungstendenz, liegt ein doppelseitiger Befall oder eine bedrohliche Situation vor, sollte die operative offene oder

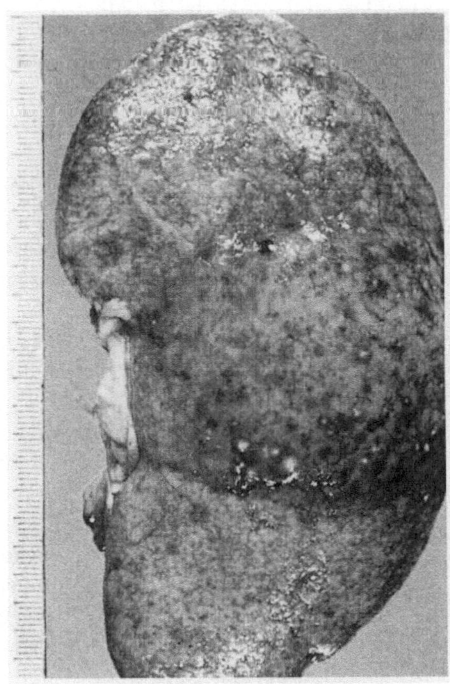

Abb. 21.3. Soornephritis (Nephrektomiepräparat). (Aus Rodeck u. Thomas 1982, mit freundlicher Genehmigung)

endourologische Entfernung des Pilzmaterials erfolgen. Gut die Hälfte der Patienten mit „komplizierter" Nierenmykose muß operiert werden (Eckstein u. Kass 1982; Stuck et al. 1981; Vordermark et al. 1980; Wise 1998). Bei nachgewiesener Mykose von Prostata, Hoden und Nebenhoden ist zunächst ein Antimykotikabehandlungsversuch angezeigt. Bei fehlendem medikamentösem Therapieerfolg nach mindestens 6 Wochen Therapie oder Auftreten von Komplikationen sollte die operative Sanierung erfolgen (Bissada et al. 1977; Braman 1981; Flechner u. McAninch 1981; Huyn u. Reyes 1982; Lubos et al. 1995; Price et al. 1982; Wise u. Silver 1993). Dabei empfiehlt sich die perioperative Abschirmung bzw., bei präoperativ nicht gestellter Diagnose, die postoperativ durchgeführte Anschlußbehandlung je nach gefundenem Erreger. Bei zufällig gefundenen Nebenhoden- oder Prostatamykosen ohne Zeichen der generalisierten Erkrankung kann nach anderen Autoren auch auf eine Nachbehandlung verzichtet werden (Vahlensieck 1987). Bei einem Prostataabszeß sollte eine transurethrale Resektion des Abszeßdaches erfolgen. Nur bei sehr schwer erkrankten Patienten ist zunächst eine perineale, ultraschallgesteuerte Drainage über einen Pigtailkatheter sinnvoll. Bei bekannter Pilzspezies ist eine antimykotische Vorbehandlung erforderlich, die nach erfolgreicher Operation über 6 Wochen fortgesetzt werden sollte (Vahlensieck u. Hofstetter 1994; Wise 1998). Mit Pilzen infizierte Fremdkörper wie z. B. Penisprothesen oder artifizielle Sphinkter müssen oft entfernt werden, gefolgt von einer systemischen antimykotischen Therapie (Wise 1998).

Bei nicht oder zu spät erkannten disseminierten Mykosen mit oder ohne Urogenitalbeteiligung kommt es bei bis zu 100% der Patienten zum Exitus (Bergner et al. 1981; Braman 1981; Flechner u. McAninch 1981; Milatovic et al. 1995; Wise 1998; Wise et al. 1976). Bei disseminierten Mykosen empfehlen sich engmaschige Kontrollen auch nach erfolgreicher Therapie, um Komplikationen, wie z. B. eine Pilzendophthalmitis zu vermeiden und mögliche Rezidive frühzeitig zu erfassen (Kauffmann et al. 1981; Vahlensieck 1989).

21.5 Resümee

1. Bei typischen Symptomen und Befunden lokalisierter oder generalisierter Urogenitalinfektionen und dem Vorliegen prädisponierender Risikofaktoren wie Diabetes mellitus, großen Operationen, Zytostase oder Strahlenbehandlung sollte, insbesondere bei Mißerfolg einer Therapie mit Antibiotika, auch an Pilze gedacht werden.
2. Bei Verdacht auf Malignome insbesondere von Niere, Nebenhoden und Prostata ist bei Vorliegen entsprechender Risikofaktoren differentialdiagnostisch auch an eine Pilzinfektion zu denken.
3. Positive Pilzkulturen müssen auf jeden Fall kontrolliert werden. Sie sind nicht irrelevant und müssen ggf. durch eine Pilzserologie in ihrer Wertigkeit weiter beurteilt werden.
4. Eine frühzeitige und effektive Therapie mit regelmäßigen Kontrollen ist nötig, um die Prognose bei invasiven Mykosen zu verbessern.
5. Zur Vermeidung von Urogenitalmykosen sollte die Indikation zu einer antibiotischen Therapie immer sehr streng gestellt werden. Die Behandlungsdauer und die Liegezeiten von Dauerkathetern und Drainagen sollten so kurz wie möglich gehalten werden.

Literatur

Bergner DM, Kraus SD, Duck GB, Lewis R (1981) Systemic blastomycosis presenting with acute prostatitis. J Urol 126: 132–133

Bigger R, Edwards J (1980) Anuria secondary to bilateral ureteropelvic fungus balls. Urology 15: 161–163

Bissada NK, Finkbeiner AE, Redman JF (1977) Prostatic mycosis: nonsurgical diagnosis and management. Urology 9: 327–328

Braman RT (1981) Cryptococcosis (torulosis) of the prostate. Urology 17: 284–285

Bredt W (1982) Mikrobiologie für Urologen. In: Hohenfeller R, Zingg EJ (Hrsg) Urologie für Klinik und Praxis, Bd I. Springer, Berlin Heidelberg New York, S 336–343

Conner WT, Drach GW, Bucher WC jr (1975) Genitourinary aspects of disseminated coccidioimycosis. J Urol 113: 82–88

Cruz JF, Sousa AS, Almagro AA, Minguez MA, Nino SN, Alonso JG (1981) Serological tests in the diagnosis of fungal urinary tract infection. Eur Urol 7: 288–290

Dansky AS, Lynne CM, Politano VA (1978) Disseminated mucormycosis with renal involvement. J Urol 119: 275–277

Dismukes WE, Royal SE, Tynes BS (1978) Disseminated histoplasmosis in corticosteroid-treated patients. JAMA 240: 1495–1498

Eckstein CW, Kass EJ (1982) Anuria in a newborn secondary to bilateral ureteropelvic fungus balls. J Urol 127: 109–110

Eickenberg HU, Amin M, Lich R jr (1975) Blastomycosis of the genitourinary tract. J Urol 113: 650–652

Femppel J, Schaffner O, Grabner W (1979) Mykotisches Aneurysma der Arteria iliaca interna als Ursache einer Hydronephrose. Med Welt 30: 1444–1446

Flechner SM, McAninch JW (1981) Aspergillosis of the urinary tract: ascending route of infection and evolving patterns of disease. J Urol 125: 598–601

Frias FAS, Nascimento SP, Pasian S, Lima AC, Pires WR, Castro AC, Martin RCR, Akamine O (1979) South American blastomycosis of epididymis. Urology 14: 85–87

Goldberg PK, Kozinn PJ, Wise GJ, Nouri N, Brooks RB (1979) Incidence and significance of candiduria. JAMA 241: 582–584

Hamory BH, Wenzel RP (1978) Hospital associated candiduria: predisposing factors and review of the literature. J Urol 120: 444–448

Hof H (1986) Infektrisiko bei Behandlung mit Ciclosporin A. Dtsch Med Wochenschr 111: 1770–1775

Humayun H, Maliwan N (1982) Emphysematous infection caused by Candida albicans. J Urol 128: 1049–1050

Huyn MT, Reyes CV (1982) Prostatic cryptococcosis. Urology 20: 622–623

Inoshita T, Youngberg GA, Boelen LJ, Langston J (1983) Blastomycosis presenting with prostatic involvement. J Urol 130: 160–162

Kauffmann CA, Slama TG, Wheat LJ (1981) Histoplasma capsulatum epididymitis. J Urol 125: 434–435

Kozinn PJ, Taschdjian CL, Goldberg PK, Wise GJ, Toni EF, Seelig MS (1978) Advances in the diagnosis of renal candidiasis. J Urol 119: 184–187

Lasater J, Hyde HC, Aldridge GA, King RW jr (1979) Acute reversible renal failure secondary to renal candidiasis. J Urol 122: 386

Lubos W, Baretton G, Mastellotto A, Vahlensieck W, Hofstetter A (1995) Granulomatöse Pilzprostatitis. TW Urol Nephrol 7: 244–247

McClellan SL, Komorowski RA, Farmer SG, Hussey CV, Kauffmann HM jr, Adams MB (1985) Severe bleeding diathesis associated with invasive aspergillosis in transplant patients. Transplantation 39: 406–410

Michigan S (1976) Genitourinary fungal infection. J Urol 116: 390–397

Milatovic D, Braveny I, Bodey G (1995) Candida-Infektionen. Mayr, Miesbach

Mindell HJ, Pollack HM (1983) Fungal disease of the ureter. Radiology 146: 46

Müller HL (1978) Serologische Diagnostik bei Mykosen. In: Wegmann T (Hrsg) Erkennung und Behandlung systemischer Mykosen. Roche, Basel, S 33–43

Müller J (1978) Erregerdiagnostik bei systemischen Pilzerkrankungen. In: Wegmann T (Hrsg) Erkennung und Behandlung systemischer Mykosen. Roche, Basel, S 19–32

Nagel R, Leistenschneider W (1982) Unspezifische Entzündungen der Harnröhre und männlichen Adnexe. In: Hohenfellner R, Zingg EJ (Hrsg) Urologie für Klinik und Praxis, Bd I. Springer, Berlin Heidelberg New York, S 387–399

Noe HN, Tonkin IL (1982) Renal candidiasis in the neonate. J Urol 127: 517–519

Palaniswamy R, Bhandari M (1983) Rhinosporidiosis of male terminal urethra. J Urol 129: 598

Patriquin H, Lebowitz R, Perreault G, Yousefzadeh D (1980) Neonatal candidiasis: renal and pulmonary manifestations. Am J Radiol 135: 1205–1210

Plempel M (1978) Die Imidazol-Antimykotika. In: Wegmann T (Hrsg) Erkennung und Behandlung systematischer Mykosen. Roche, Basel, S 55–71

Powell CR, Allshouse M, Bethel KJ, Mevorach RA (1998) Invasive aspergillosis of the scrotum. J Urol 159:1306–1308

Price MJ, Lewis EL, Carmalt JE (1982) Coccidioidomycosis of prostate gland. Urology 19: 653–655

Rabinowitz R, Schillinger JF, Churchill BM (1979) Leaking mycotic aneurysm of renal artery in a child. J Urol 121: 84–85

Ramsay AG, Olesnicky L, Pirani CL (1985) Acute tubulo-interstitial nephritis from Candida albicans with oliguric renal failure. Clin Nephrol 24: 310–314

Rieth H (1986) Pilzinfektionen im Bereich des Urologen. GIT Labormedizin 6 (Suppl): 48–49

Rodeck G, Thomas C (1982) Urogenitalentzündungen. In: Thomas C (Hrsg) Infektionskolleg in Wort und Bild. Schattauer, Stuttgart

Rohner TJ jr, Tuliszewski RM (1980) Fungal cystitis: awareness, diagnosis and treatment. J Urol 124: 142–144

Rote Liste (1997) Bundesverband der Pharmazeutischen Industrie e.V. (Hrsg). Editio Kantor, Aulendorf

Schönebeck J, Ansehn S (1972) The occurrence of yeast-like fungi in the urine under normal conditions and in various types of urinary tract pathology. Scand J Urol Nephrol 6: 123–128

Selman SH, Hampel N (1982) Systemic sporotrichosis: diagnosis through biopsy of epididymal mass. Urology 20: 620–621

Short KL, Harty JI, Amin M, Short LF (1983) The use of ketoconazole to treat systemic blastomycosis presenting as acute epididymitis. J Urol 129: 382–384

Singh CR, Lytle WF jr (1983) Cystitis emphysematosa caused by Candida albicans. J Urol 130: 1171–1173

Sonda LP, Amendola MA (1985) Candida pyocalix: unusual complication of prolonged nephrostomy drainage. J Urol 134: 722–724

Stuck KJ, Silver TM, Jaffe MH, Bowerman RA (1981) Sonographic demonstration of renal fungus balls. Radiology 142: 473–474

Theobald K, König W (1986) Die Rolle des Fibronectins bei der Infektabwehr. Dtsch Med Wochenschr 111: 1812–1814

Vahlensieck W jr (1987) Mykosen des Urogenitaltraktes. Urologe (B) 27: 151–156

Vahlensieck W jr (1989) Candida-Endophthalmitis nach Zystektomie. Akt Urol 20: 93–94

Vahlensieck W jr (1991) Systemmykosen in der Urologie II. In: Mykosen in der urologischen Praxis. Hoyer, Neuss, S 12

Vahlensieck W jr (1994) Behandlung von Haut- und Schleimhautmykosen im Genitalbereich mit Uromykol®. Urologe (B) 34: 111–114

Vahlensieck W jr, Hofstetter A (1994) Acute prostatitis and prostatic abscess. In: Weidner W, Madsen PO, Schiefer HG (eds) Prostatitis. Springer, Berlin Heidelberg NewYork, pp 133–148

Vahlensieck W jr, Hofstetter A (1995) Pilzinfektionen des Urogenitaltraktes. TW Urol Nephrol 7: 224–235

Vahlensieck W jr, Ott D, Liedl B, Hofstetter A (1993) Epidemiologie, Diagnostik und Therapie der als Raumforderung imponierenden oberen Harnwegsinfektion. Z Urologie Poster 5:44

Vordermark JS II, Modarelli RO, Buck AS (1980) Torulopsis pyelonephritis associated with papillary necrosis: a case report. J Urol 123: 96–97

Warshawsky AB, Keiller D, Gittes RF (1975) Bilateral renal aspergillosis. J Urol 113: 8–11

Wegmann T (1978) Pathologie und Klinik der Systemmykosen. In: Wegmann T (Hrsg) Erkennung und Behandlung systemischer Mykosen. Roche, Basel, S 13–19

Wise GJ (1998) Fungal infections of the urinary tract. In: Walsh PC, Retik AB, Vaughan ED jr, Wein AJ (eds) Campbell's Urology, 7th edn, vol 1. pp 779–806

Wise GJ, Silver DA (1993) Fungal infections of the genitourinary system. J Urol 149: 1377–1388

Wise GJ, Goldberg P, Kozinn PJ (1976) Genitourinary candidiasis: diagnosis and treatment. J Urol 116: 778–780

Wise GJ, Kozinn PJ, Goldberg PE (1980) Flucytosine in the management of genitourinary candidiasis. Five years of experience. J Urol 124: 70–72

Wise GJ, Kozinn PJ, Goldberg PE (1982) Amphotericin B as a urologic irrigant in the management of non-invasive candiduria. J Urol 128: 82–84

Wong-Beringer A, Jacobs A, Guglielmo BJ (1992) Treatment of funguria. JAMA 267: 2780–2785

Yassin A (1989) Persönliche Mitteilung

Parasitäre Urogenitalinfektionen

W. Vahlensieck jr. und H.J. Schmitz

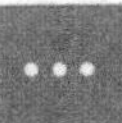

INHALTSVERZEICHNIS

22.1 Allgemeines

Die ursächlichen Erreger von Urogenitalparasitosen kommen aus 5 Tierstämmen, wovon nur die Einzeller und die beiden Wurmstämme eine größere klinische Bedeutung haben:

1. Protozoen – Einzeller oder Urtiere
2. Plathelminthes – Plattwürmer –
   mit Überklasse Trematoda – Saugwürmer –
   Klasse Cestoda – Bandwürmer

3. Nemathelminthes – Schlauchwürmer –
   mit Klasse Nematoda – Rund- oder Fadenwürmer
4. Arthropoden – Gliedertiere
5. Vertebraten – Wirbeltiere

Nur wenige Parasitenspezies spielen bei symptomatischen Urogenitalinfektionen eine größere Rolle. Dabei sind durch einen definierten Übertragungsweg in den Organismus gelangte Erreger (Parasiten) von Zufallsgästen des Menschen ohne klinische Symptome (Pseudoparasiten) zu unterscheiden. Einen Tropismus für den Urogenitaltrakt weisen nur wenige Parasiten wie z. B. Trichomonaden, Pärchenegel und Riesennierenwürmer auf. Häufiger werden Parasiten im Urinsediment gefunden, die Folge einer symptomlosen Besiedelung des Harntraktes oder einer Verunreinigung des Urins mit Stuhl sind. Die Urinprobe sollte als exakter Mittelstrahl-, Katheter- oder Punktionsurin wiederholt werden, einmal, um diagnostische Klarheit zu erhalten und zum zweiten, um einen Parasitenwahn zu erkennen. Durch Lymphfistelbildung zum ableitenden Harntrakt kann auch eine Chylurie auftreten (Tabellen 22.1–22.3). Daneben können verschiedene Parasiten auch die männlichen Adnexorgane befallen (Tabelle 22.4).

Wichtig sind anamnestische Angaben über Aufenthaltsorte der Patienten. Neben den einheimischen Parasitosen (Tabelle 22.5) muß durch den Fernreiseverkehr auch an tropische Parasitosen gedacht werden. Bei symptomlosen Heimkehrern von Tropenreisen fanden sich zu 14% pathologische Urinbefunde. Generell sollten diese Patienten neben der Urinuntersuchung eine Stuhluntersuchung erhalten. Alle anderen Untersuchungen sind als Screeninguntersuchungen zu aufwendig.

Gelegentlich sind einige Erreger nicht sicher oder nur mit großem Untersuchungsaufwand von apathogenen Arten zu unterscheiden (z. B. Entamoeba histolytica von E. dispar). Zur Beurteilung der Serologie bei fehlendem oder nicht möglichem direkten Erregernachweis sollte jeweils ein tropenmedizinisches Zentrum befragt werden (Caroll et al. 1993; Höfler 1992; Langkopf u. Ockert 1979; Martinez-Garcia et al. 1996; Seitz und Saathoff 1987).

Tabelle 22.1. Parasitäre Harnwegsinfektionen bzw. Urinverunreinigungen. (Nach Auwärter u. Köttgen 1975, Höfler 1992, Langkopf u. Ockert 1979 und Nitidandhaprabhas et al. 1975) (V) = meist Verunreinigung

Parasit	Urologisches Leitsymptom	Im Urin nachweisbares Stadium	Geographische Verbreitung
Protozoen			
Bodo urinarius	–	Parasit	Weltweit (V)
Giardia lamblia	–	Zysten	Weltweit (V)
Trichomonas vaginalis	Urethritis, Prostatitis, Zystitis	Trophozoiten	Weltweit
Entamoeba histolytica	–, Zystitis	Zysten, Trophozoiten	Weltweit (meist V)
Entamoeba coli	–	Zysten	Weltweit (V)
Colpoda steinii	–	Parasit	Weltweit (V)
Balantidium coli	–	Parasit	Weltweit (V)

 | W. Vahlensieck jr. und H. J. Schmitz

Parasit	Urologisches Leitsymptom	Im Urin nachweisbares Stadium	Geographische Verbreitung
Helminthen			
Paragonimus westermani	renale Eigranulome	Eier	Ostasien (V)
Schistosoma haematobium	Hämaturie	Eier, Miracidium,	Afrika, Madagaskar, Nahost
Schistosoma mansoni, S. intercalatum	Hämaturie	Eier	Afrika, Südamerika
Echinococcus granulosus	Renale Hydatidenzyste	Protoscolices, Häkchen	Weltweit
Enterobius vermicularis	Hämaturie, Zystitis, Urethritis	Eier, Würmer	Weltweit (V)
Anguillula aceti	–	Wurm	Weltweit (V)
Ancylostoma duodenale	–	Eier, Larven	Weltweit (V)
Necator americanus	–	Eier, Larven	Weltweit (V)
Strongyloides stercoralis	–	Larven	Weltweit (V)
Ascaris lumbricoides	–	Larven	Weltweit (V)
Wucheria bancrofti, Brugia malayi	Chylurie, Hydrozele, Funikulitis	Mikrofilarien	Mittelamerika, Karibik, NO-Südamerika, tropisches Afrika, S-Arabien, Indien, SO-Asien, China, Ozeanien
Loa loa, Mansonella perstans	Hämaturie	Mikrofilarien	Afrika
Onchocerca volvulus	–	Mikrofilarien	Mittel-, N-, (V) S-Amerika, Jemen, (tropisches) Afrika
Dioctophyma renale	Hämaturie, Pyelonephritis, Schmerz	Adulter Wurm, Eier	Weltweit
Gnathostoma spinigerum	Hämaturie, Schmerz	Wurm	Ostasien
Arthropoden			
Fliegenmaden	Mikrohämaturie, Leukozyturie,-	Larven	Weltweit (V) Weltweit (V)
Hausstaubmilben	Algurie,-	Milben	Weltweit (V)
Filzläuse	–	Läuse	Weltweit (V)
Krätzmilben	Zystitis,-	Milben	Weltweit (V)
Vertebraten			
Parasitenwels, Vandellia cirrhosa	Urethritis, Zystitis	Fisch	Amazonas

Tabelle 22.2. Ursachen der Chylurie. (Nach Tan et al. 1990)

Filariosen	Ascaris lumbricoides
Echinokokkose	Dioctophyma renale
Plasmodien	Ancylostoma duodenale
Chronische Infektion des retroperitonealen Lymphsystems	Malignome des Ductus thoracicus
Schwangerschaft	Tuberkulose
Trauma	–

Tabelle 22.3. Symptomatische Parasitosen der Niere

Paragonimiasis	Bilharziose
Trichomoniasis	Spulwurmbefall
Echinokokkose	Madenwurmbefall
Riesennierenwurmbefall	Fliegenmadenbefall (Fannia canicularis)

Tabelle 22.4. Parasitosen der männlichen Adnexorgane

Asymptomatisch	Kala Azar, Milbenbefall (Histiogaster spermaticus), Acanthamoebabefall, Toxoplasmose
Orchitis	Chagas-Krankheit, Amöbenbefall, Malaria, Filariose, Trichomoniasis, Leishmaniose (Kala Azar), Toxoplasmose, Bilharziose, Echinokokkose
Epididymitis	Trichomoniasis, Amöbenbefall, Madenwurmbefall, Bilharziose, Filariose, Paragonimiasis
Prostatitis	Trichomoniasis, Madenwurmbefall, Amöbenbefall, Bilharziose, Echinokokkose, Paragonimiasis
Impotenz	Chagas-Krankheit, Schlafkrankheit, Bilharziose, Hakenwurmbefall
Infertilität	Trichomoniasis, Malaria, Filariose

22.2 Protozoen

Vom Tierstamm der Protozoa mit etwa 30 000 bekannten einzelligen Arten spielen nur etwa 30 als Erreger menschlicher Infektionskrankheiten eine Rolle. 14 können dabei gravierende Gesundheitsstörungen hervorrufen. Andere sind apathogen oder fakultativ pathogen. Durch Protozoen kann neben dem Verdauungskanal mit seinen Anhangsorganen, dem Zirkulationssystem und verschiedenen Geweben auch der Urogenitaltrakt befallen werden. Die meisten parasitären Protozoen spielen in Gebieten mit warmem Klima eine Rolle. Im gemäßigten Klima kommen einige Darmprotozoen (Giardia lamblia, Entamoeba histolytica), Trichomonas vaginalis und Toxoplasma gondii vor.

Protozoen wirken pathogen durch direkte Gewebezerstörung (z. B. L. donovani, T. gondii und Trypanosomen), durch indirekte Mechanismen wie hohes Fieber

 | W. Vahlensieck jr. und H. J. Schmitz

Ascaris lumbricoides	Ancylostoma duodenale
Dioctophyma renale	Echinococcus cysticus
Echinococcus granulosus	Entamoeba histolytica
Enterobius vermicularis	Fliegenmaden
Filzläuse	Giardia lamblia
Milben	Strongyloides stercoralis
Toxoplasma gondii	Trichomonas vaginalis

(P. falciparum, Trypanosomen), Toxine (Trypanosomen, fraglich Trichomonas) und Störung der Hypothalamus-Hypophysen-Achse (Trypanosomen). Die prinzipiellen Infektionswege erfolgen kanalikulär aszendierend (T. vaginalis), durch Ausbreitung aus einem infizierten intraabdominellen Organ (E. histolytica), hämatogen (Trypanosomen, Acanthamoeben) oder in einem zellulären Carrier wie Makrophagen oder Lymphozyten (T. gondii, L. donovani). Besonders bei der gravierenden Immunsuppression bei AIDS oder nach Organtransplantation treten entsprechende Fälle auf. Bis auf Trichomonas haben uropathogene Protozoen keinen Organtropismus für den Urogenitaltrakt. Eine sexuelle Übertragung kommt bei einigen Protozoen vor, spielt aber wohl nur bei Trichomonas und Entamoeba eine größere Rolle (Langkopf u. Ockert 1979; Martinez-Garcia et al. 1996).

22.2.1 Bodo urinarius

Der weltweit freilebende Flagellat wurde meist in faulendem Urin beobachtet. Eine parasitäre Zystitis scheint möglich zu sein, ist aber nicht eindeutig nachgewiesen. Der Flagellat trägt eine Schwimm- und eine Schleppgeißel. Er ist 40–50 µm groß (Langkopf u. Ockert 1979).

22.2.2 Leishmanien

Die verschiedenen 2–4 µm großen Leishmanien sind als rund-ovale, unbegeißelte, intrazelluläre Parasiten morphologisch sehr ähnlich, rufen aber verschiedene Krankheitsbilder hervor. Man unterscheidet vereinfacht eine kutane Leishmaniose (Aleppo- oder Orientbeule), eine mukokutane (Espundia) und eine viszerale (Kala-Azar).

Leishmanien kommen in den Mittelmeerländern, Afrika, Asien und Südamerika vor. Übertragen werden sie durch Phlebotomus- oder Lutzomyia-Mücken, direkt von Mensch zu Mensch oder von Reservoirwirten wie Hunden und Nagetieren auf den Menschen.

Klinik

Leishmania donovani, der Erreger der Kala-Azar, kann eine Nephritis oder eine hämorrhagische Urethritis hervorrufen. Sehr selten wurde über asymptomatische Besiedelungen von Nebenhoden und Hoden und eine Orchitis durch Leishmanien berichtet. Ein Fallbericht weist auf die Möglichkeit der sexuellen Übertragbarkeit der Kala-Azar hin.

Leishmania tropica, Erreger der Aleppobeule, findet sich oft an Skrotum oder Penis. Dabei wird aus einer rötlichen, juckenden Papel ein derbes Knötchen. Aus diesem entsteht ein Ulkus mit aufgeworfenem Rand ohne Schmerzhaftigkeit. Das Allgemeinbefinden ist dabei nicht beeinträchtigt. Im Verlauf kommt es auch ohne Therapie nach 12–24 Monaten zur Abheilung.

Bei Befall mit *Leishmania brasiliensis*, dem Erreger der bösartigsten Form der mukokutanen Leishmaniose, können Harnröhrenöffnung und Vorhaut durch den metastatischen Befall mitbeteiligt sein. Primäre Affektionen entstehen in diesen Regionen aber nicht (Langkopf u. Ockert 1979; Martinez-Garcia et al. 1996; Meleney 1925).

Diagnostik

Der Nachweis erfolgt in Giemsa-gefärbten Materialausstrichen aus Milz-, Leber- und Knochenmarkpunktaten (Leishmania donovani), Affektionspunktaten oder Lymphknotenbiopsien (Leishmania tropica, Leishmania brasiliensis) sowie durch Kultur auf Spezialnährböden. Immundiagnostische Verfahren (Immunfluoreszenz, direkte Parasitenagglutination, ELISA, indirekte Hämagglutination, Komplementreaktion, Gensonden) sind weitere Nachweismethoden (Langkopf u. Ockert 1979; Martinez-Garcia et al. 1996; Seitz u. Saathoff 1987).

Therapie

Die Therapie der Wahl sind 5wertige Antimonverbindungen (6–10 Injektionen mit Pentostam 0,6 g/d). Aromatische Diamidine, Amphotericin B (1 mg/kg KG über 4–6 h jeden 2. Tag), Metronidazol und Nifurtimox sind Reservepräparate (Langkopf u. Ockert 1979; Martinez-Garcia et al. 1996).

Prophylaxe

Die übertragenden Phlebotomus-Mücken werden durch Insektizide und Beseitigung der Brutplätze bekämpft. Sie können bei geringer Größe Moskitonetze durchdringen. Befallene Patienten müssen sofort behandelt werden. Befallene Haustiere müssen getötet und beseitigt werden (Langkopf u. Ockert 1979; Martinez-Garcia et al. 1996).

22.2.3 Trypanosoma brucei gambiense/rhodesiense (Schlafkrankheit), T. cruzi (Chagas-Krankheit)

Die durch die Tsetsefliege übertragene Schlafkrankheit in Afrika und die durch Raubwanzen übertragene Chagas-Krankheit in Südamerika (Kardiomyopathie) weisen eine hohe Mortalität auf (Martinez-Garcia et al. 1996).

Klinik

Neben anderen Symptomen kann es bei der Schlafkrankheit und der Chagas-Krankheit durch eine Zerstörung der Hypothalamus-Hypophysen-Achse zu Impotenz (70%), verringerter Libido (46%), Verringerung des Hodenvolumens, verringerter Spermatogenese bis hin zur Azoospermie und zur Gynäkomastie kommen. Harnblasenentleerungsstörungen und symptomatische Hydrozelen sind weitere mögliche urologische Probleme.

 | W. Vahlensieck jr. und H. J. Schmitz

Gelegentlich treten bei der Chagas-Krankheit symptomatische Orchitiden auf (Begg 1959; Hart u. Toledano 1954; Martinez-Garcia et al. 1996).

Diagnostik

Die Diagnosestellung erfolgt aus dem Blut oder aus Lymphknotenaspiratausstrichen. Immunfluoreszenz und indirekte Hämagglutination stehen als serologische Verfahren zur Verfügung (Martinez-Garcia et al. 1996).

Therapie

Mittel der Wahl bei Schlafkrankheit mit ZNS-Beteiligung sind Pentamidin, Suramin, Eflornithin oder Melarsoprol. Diese Mittel weisen eine gravierende Toxizität auf.

Mittel der Wahl bei Chagas-Krankheit sind Nifurtimox 8–10 mg/kg KG tgl. über 120 Tage oder Benznidazol 4–5 mg/kg KG tgl. über 30 Tage. Bei Kindern ist die Dosis entsprechend zu verringern (Martinez-Garcia et al. 1996; Piekarski 1987).

22.2.4 Giardia lamblia (Lamliasis, Giardiasis)

Lamblien gehören zu den häufigsten einheimischen Parasiten. Sie besiedeln vorzugsweise das Duodenum. Sie haben eine Zysten- und eine Trophozoitenform (Höfler 1992; Langkopf u. Ockert 1979).

Klinik

Coutts berichtete über einen Fall einer Urethritis durch Lamblien bei gleichzeitigem Amöbennachweis (Höfler 1992; Langkopf u. Ockert 1979).

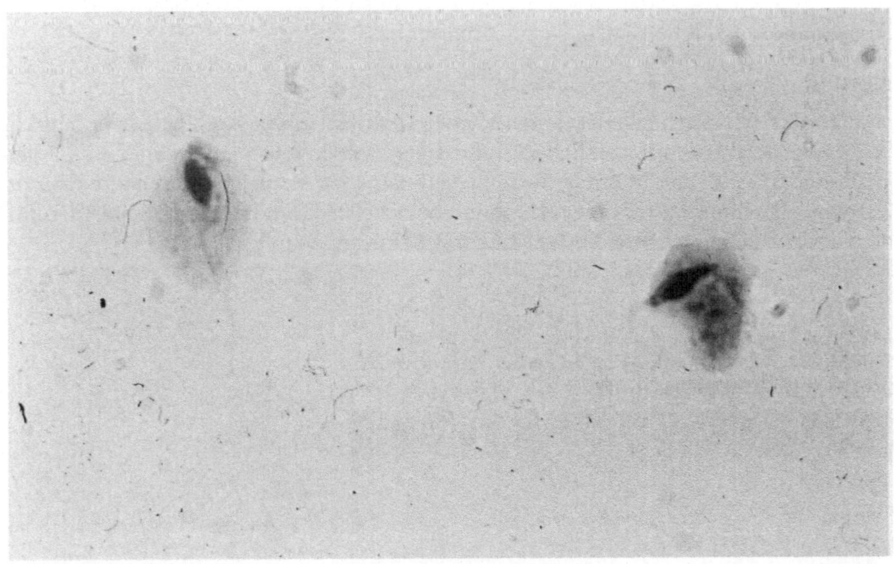

Abb. 22.1. Typisch birnenförmige Trichomonaden im Primärharn mit mehreren Geißeln (400fach, Gram-Färbung). (Aus Blenk et al. 1997, mit freundlicher Genehmigung)

Sie werden nur vereinzelt im Urin als Folge einer Kontamination gefunden (Höfler 1992; Langkopf u. Ockert 1979).

Therapie

Die Therapie erfolgt mit Metronidazol 2mal 250 mg über 10 Tage (Höfler 1992; Langkopf u. Ockert 1979).

22.2.5 Trichomonas vaginalis

Der Flagellat (Abb. 22.1) kommt als Trophozoit ubiquitär nur beim Menschen vor. Beim Mann wird vorzugsweise der Harntrakt mit Urethra, Prostata und Harnblase und bei der Frau Harnröhre, Harnblase, Vaginalschleimhaut, Cervix und Corpus uteri befallen. Mit einer weltweiten Neuerkrankungsrate von 200 Mio. und einer Durchseuchungsrate von ca. 300 Mio. ist die Trichomoniasis trotz eines Rückgangs in den letzten Jahren die zweithäufigste Geschlechtserkrankung und die häufigste Urogenitalparasitose. Die Trichomonaden besiedeln dabei die Epithelzelloberfläche. Bei der Pathogenese wurde ein Synergismus zwischen saprophytären Bakterien und Trichomonaden beobachtet (Höfler 1992; Langkopf u. Ockert 1979; Martinez-Garcia et al. 1996).

Übertragung

Durch Koitus oder Schmierinfektion sowie kontaminierte gynäkologische Instrumente wird Trichomonas vaginalis weltweit übertragen. Die Kontagiosität beim Geschlechtsverkehr beträgt ca. 70%. Personen mit häufig wechselndem Geschlechtsverkehr sind in über 90% infiziert. Die Übertragung durch Fliegenkot, aufspritzendes Toilettenwasser oder Badewasser ist fraglich. Unter der Geburt können Neugeborene, vor allem Mädchen, infiziert werden. Sie erkranken dann an Kolpitis und Urethritis. Die Inkubationszeit beträgt 4–20, im Durchschnitt 7 Tage (Höfler 1992).

Klinik

50–90% der Trichomonasinfektionen bleiben *klinisch stumm*. Am häufigsten tritt klinisch eine *Urethritis* mit weißlich-dünnflüssigem Ausfluß, Jucken, Brennen und Pollakisurie auf. 5–20% der Männer, die eine Ambulanz für sexuell übertragbare Erkrankungen aufsuchten, hatten eine nichtgonorrhoische Trichomonadenurethritis. Sehr oft liegt dabei eine begleitende Besiedelung mit Bakterien vor.

Tabelle 22.6. Verteilung der Diagnosen bei Trichomoniasis (n=116, Mehrfachnennungen möglich). (Nach Krell et al. 1976)

	[%]
Urethritis	84
Prostatitis	16
Epididymoorchitis	29
Balanoposthitis	10

In 23–70% der Fälle einer Trichomonadenurethritis bei Männern findet sich eine begleitende *Prostatitis*, die symptomlos sein kann. Einige Autoren lehnen diese ab.

Auch eine *Balanoposthitis* kommt vor. Der Befall von *Nebenhoden* und *Hoden* wird ebenfalls postuliert, ist aber bisher nur indirekt durch Ansprechen der Symptome auf eine Metronidazoltherapie oder den Nachweis von Trichomonaden in Urin oder Exprimat erfolgt.

Trichomonas vaginalis als Ursache einer *Infertilität* durch erhöhte Ejakulatviskosität, Spermienagglutination oder Zellschäden durch sezernierte Toxine ist Gegenstand kontroverser Diskussionen (Tabelle 22.6).

Neben dem Befall von Vagina, Urethra und Prostata kann Trichomonas vaginalis auch zu einer *Zystitis* mit Pollakisurie, imperativem Harndrang, Leukozyturie und Erythrozyturie führen. Selten tritt bei chronischen Verläufen eine aufsteigende *Ureteritis* oder *Pyelonephritis* auf.

Bei Frauen kann eine *Vaginose* mit wechselnd starkem, grünlich-gelblichen, gelegentlich schaumigem, übelriechendem Ausfluß auftreten. Dieser ist von Brennen und Juckreiz begleitet (CIOMS 1976; Gardner et al. 1986; Krell et al. 1976; Langkopf u. Ockert 1979; Martinez-Garcia et al. 1996; Ohkawa et al. 1992; Schiefer 1994).

Diagnostik

Die 10 mal 25 μm großen Trichomonaden können mikroskopisch – am besten im Phasenkontrast – aus Harnröhrenausfluß, Harnröhrenabstrich, Primär-, Mittelstrahl- oder Exprimaturin, Ejakulat, Prostataexprimat und Vaginalabstrich bei 80–90% der Erkrankten nachgewiesen werden (s. Abb. 22.1). Das Abstrichmaterial sollte in physiologischer Kochsalzlösung aufgeschwemmt werden.

Im Nativpräparat (Urin, Urethral-, Vaginalsekret, Prostataexprimat) zeigen die ovalen oder birnenförmigen, am Hinterende etwas verschmälerten Trichomonaden vor allem in der Phasenkontrast- oder Dunkelfeldmikroskopie Geißelschlag und die charakteristischen rotierenden Bewegungen. Sie tragen 4 gleichlange freie Vordergeißeln. Eine nach hinten gerichtete Geißel verläuft am Rande der nur über die Hälfte, seltener bis 2/3 des Zellkörpers reichenden undulierenden Membran. Die sog. Rundformen stellen Degenerationsstadien dar, keine Zysten. Sie können mit Epithelzellen oder Leukozyten verwechselt werden. Die Größe beträgt 10–30 μm mal 5–15 μm. Bei der Hämatoxylin- oder Giemsa-Färbung wird als Geißelursprung eine Basalkorngruppe und neben dem Zellkern ein Parabasalkörper sowie eine Stützrippe an der Basis der undulierenden Membran sichtbar. Ein Gram-Präparat kann eine begleitende Gonorrhoe nachweisen.

Trichomonadenkulturen und immunologische Nachweisverfahren spielen heute wegen der Kosten trotz ihrer hohen Spezifität nur eine untergeordnete Rolle.

Abzugrenzen sind nichtpathogene Arten wie T. tenax, T. hominis und T. faecalis. Wichtig ist auch, an simultane weitere Geschlechtserkrankungen zu denken (Blenk et al. 1997; Höfler 1992; Langkopf u. Ockert 1979).

Therapie

Therapie der Wahl ist Metronidazol 3mal 250 mg oder ein anderes 5-Nitroimidazol wie Tinidazol über 7 Tage. Alternativ wird auch eine Einmalgabe von 2 g Metronidazol mit einer Heilungsrate von 95% empfohlen. Der Sexualpartner muß mitbehandelt werden. Häufig persistiert auch nach erfolgreicher Sanierung noch ein geringer, glasklarer Ausfluß über eine längere Zeit. Auch muß bei Symptompersistenz an andere Erreger wie Chlamydien, Mykoplasmen oder Pilze gedacht werden. Bei Besiedelung mit mehreren pathogenen Keimen kann eine simultane Sanierung erfolgen. Eine Spontanheilung wird in bis zu 36% der Fälle beobachtet (Höfler 1992; Langkopf u. Ockert 1979; Martinez-Garcia et al. 1996).

22.2.6 Acanthamoeba

Bodenbewohnende Amöben der Gattung Acanthamoeba können eine Keratitis und eine granulomatöse Enzephalitis bei immunsupprimierten Patienten, z. B. mit AIDS, auslösen. Vereinzelt wurde bei generalisiertem Befall über den Nachweis in Prostata und Hodengewebe berichtet. Der direkte Erregernachweis ist selten erfolgreich. Hilfreich ist ein Immunfluoreszenz-Antikörpertest. Die Therapie der Wahl erfolgt mit Amphotericin B (Übersicht bei Martinez-Garcia et al. 1996).

22.2.7 Entamoeba histolytica

Der Erreger der Amöbenruhr (Abb. 22.2) ist einer von 6 humanpathogenen Amöben. Von den weltweit betroffenen 480 Mio. Menschen sind nur etwa 10% symptomatisch. Gelegentlich tritt E. histolytica auch in gemäßigten Breiten auf. Sehr selten können Urogenitalinfektionen ausgelöst werden. Öfter findet sich eine Urinkontamination durch Zysten.

Die Übertragung erfolgt fäkal-oral durch Zystenübertragung bei direktem Kontakt (Hände, Fingernägel), über verunreinigte Nahrungsmittel (gedüngtes Kopfgemüse, Trinkwasser) oder durch Fliegen und Schaben. Mit Blut- und Lymphstrom können

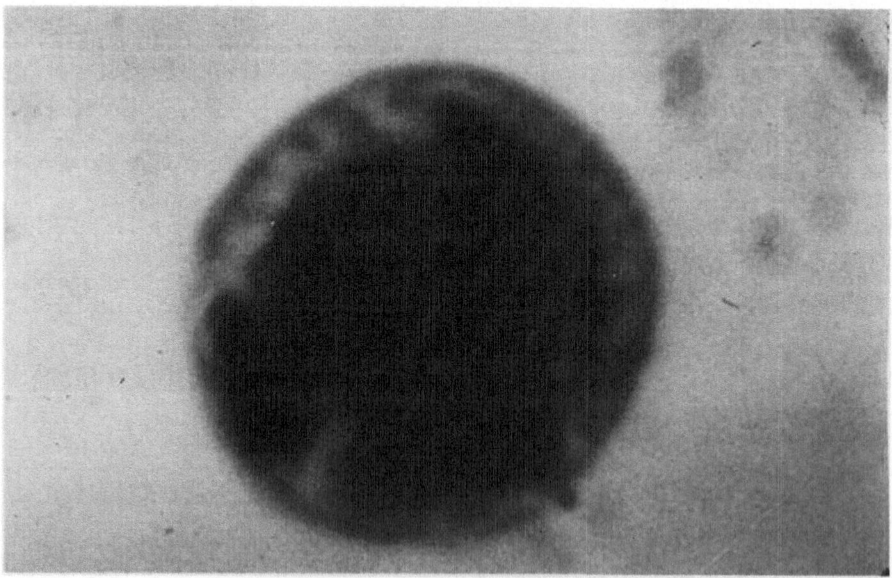

Abb. 22.2. Zyste von Entamoeba histolytica mit 10–12 µm Durchmesser und 2–4 Kernen. (Aus Auwärter u. Köttgen 1975, mit freundlicher Genehmigung)

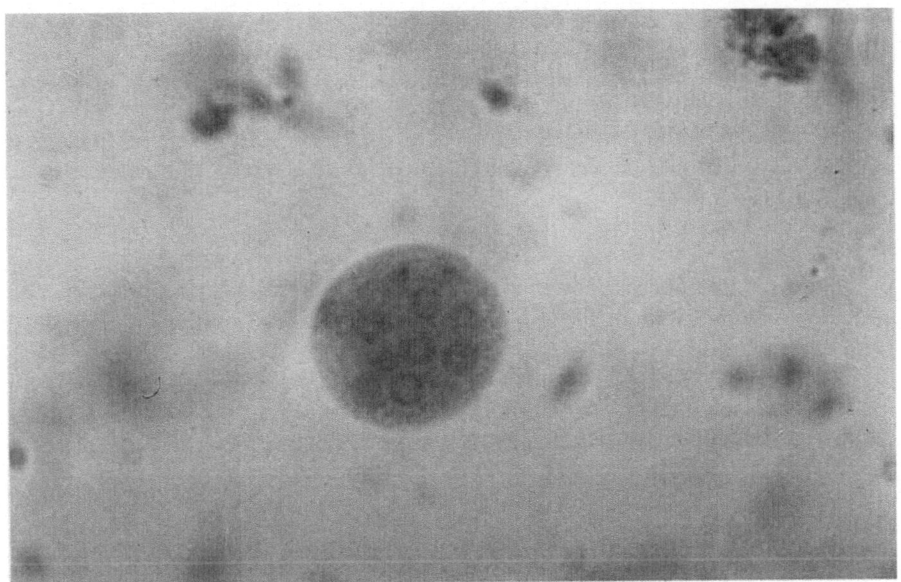

Abb. 22.3. Zyste von Entamoeba coli mit 15–20 μm und 4–8 Kernen sowie exzentrischen Nukleoli. (Aus Auwärter u. Köttgen 1975, mit freundlicher Genehmigung)

auch die Urogenitalorgane befallen werden. Entamoeba coli, E. gingivalis, Endolimax nana sowie einige weitere Amöbenarten wurden als Verunreinigung im Urin gefunden (Höfler 1992; Langkopf u. Ockert 1979; Martinez-Garcia et al. 1996).

Klinik

Die typische Amöbenruhr geht mit Durchfällen und abdominellen Krämpfen einher. Als Komplikation können Leberabszesse auftreten.

Bei der Harnblasenamöbiasis finden sich Hämaturie, Pollakisurie, Algurie, bei der Amöbenurethritis mit Ulzera Brennen in der Harnröhre und Ausfluß. Selten finden sich penile, skrotale und perineale Amöbenulcerationen bei homosexuellen Kontakten, bei Amöbenzervizitis und -vaginitis der Geschlechtspartnerin oder der Ausweitung einer Amöbenproktitis. Sehr selten können auch Nieren, Hoden, Nebenhoden, Vas deferens, Samenblase und Prostata betroffen sein. Die Gefahr einer Urogenitalamöbiasis steigt bei der Durchführung von oral-analen und orogenitalen Sexualkontakten (Gupta et al. 1975; Langkopf u. Ockert 1979; Martinez-Garcia et al. 1996; Mylius u. Ten Seldam 1962).

Diagnostik

Bei einer Kontamination des Urins werden die aus der Minutaform der Entamöben entwickelten 30 mal 20 μm großen Zysten am besten bei der Phasenkontrastmikroskopie gefunden (s. Abb. 22.2). Bei der seltenen Amöbenzystitis und -urethritis lassen sich die Trophozoiten mit phagozytierten Erythrozyten in Urin oder Urethralsekret nachweisen. Sehr selten finden sich die Amöben in Prostatasekret oder Ejakulat. Apathogene Arten müssen von E. histolytica abgegrenzt werden (Abb. 22.3).

Bei Amöbenbefall des Darms sollten Stuhlproben oder rektoskopisch gewonnenes blutiges Material gefärbt mikroskopiert werden. Immunfluoreszenz, ELISA, Immunelektrophorese und Hämagglutination sind bei Verdacht auf extraintestinalen Befall, z. B. von Leber oder Lungen, indiziert (Langkopf u. Ockert 1979; Martinez-Garcia et al. 1996; Seitz und Saathoff 1987).

Therapie

Da die Harnwegsamöbiasis zumeist eine Komplikation der Darminfektion ist, wird sie im Rahmen der Behandlung letzterer miterfaßt. Als Mittel der Wahl gilt Metronidazol 3mal 500–750 mg über 5–10 Tage.

Chloroquin oder Dehydroemetin sind Reservemittel. Bei schmerzhaften Ulzerationen der Harnröhre und der Harnblase sind lokale Spülungen mit 0,25%iger Rivanollösung® empfohlen worden (Langkopf u. Ockert 1979; Martinez-Garcia et al. 1996).

22.2.8 Toxoplasma gondii

Im Rahmen der weltweit beim Menschen und warmblütigen Wirbeltieren vorkommenden Toxoplasmose sind Durchseuchungsraten zwischen 50% (USA) und 90% (Frankreich) berichtet worden. Die Übertragung erfolgt durch nicht genügend erhitztes Fleisch und den Kontakt mit Katzenkot, selten durch Organtransplantation, Bluttransfusion oder Laborunfälle. Ob eine Übertragung durch Sexualverkehr bei Nachweis von Toxoplasmen im Ejakulat möglich ist, ist noch unklar. Die meisten Infektionen sind bis auf eine temporäre Lymphadenopathie symptomlos. Beachtenswert sind eine mögliche Fetopathie und die in 6–60% der Fälle beobachtete Hodenbesiedelung bei AIDS-Patienten, die auch bei anderen immunkompromittierten Patienten beobachtet wird (Langkopf u. Ockert 1979; Martinez-Garcia et al. 1996; Wickbom u. Winberg 1972).

Klinik

Bei AIDS-Patienten kommt neben der asymptomatischen Besiedelung von Hoden und Prostata gelegentlich eine Toxoplasmenorchitis oder auch eine Zystitis vor.

Sehr selten entwickeln Kinder eine rundzellige Immunkomplexnephritis mit nephrotischem Syndrom (Langkopf u. Ockert 1979; Martinez-Garcia et al. 1996; Welker et al. 1994; Wickbom u. Winberg 1972).

Diagnostik

Der direkte Erregernachweis kann aus Lymphknoten, Liquor, Kammerwasser, Plazenta- und Kürretagematerial erfolgen. Sehr selten (<2,4%) können Toxoplasmen aus dem Ejakulat von symptomlosen Toxoplasmosepatienten mit intakter Immunabwehr isoliert werden. Bei der Nephritis ist auf Mikrohämaturie und Proteinurie zu achten. Für den Antikörpernachweis stehen Immunfluoreszenz, indirekte Hämagglutination und ELISA zur Verfügung, bei denen vor allem die Titerverläufe wichtig sind (Langkopf u. Ockert 1979; Martinez-Garcia et al. 1996).

Therapie

Die Therapie sollte in einem erfahrenen Zentrum mit einer Kombination aus Pyrimethamin und einem Sulfonamid (z. B. Sulfadiazin, Sulfisomidin) vorgenommen werden. Die Nephritis kann durch Kortison ausgeheilt werden (Langkopf u. Ockert 1979; Martinez-Garcia et al. 1996; Wickbom u. Winberg 1972).

22.2.9 Plasmodien (Malaria)

Die Plasmodien sind obligate Zellparasiten, deren Entwicklung in einem Wirbeltier- und einem Wirbellosenwirt erfolgt. In Gewebe- und Blutzellen des Wirbeltierwirtes vollzieht sich eine ungeschlechtliche Reproduktion, die Schizogonie. Durch eine unwirksame, fehlende oder unvollständige Prophylaxe erkranken in Deutschland jährlich etwa 1000 Tropenreisenheimkehrer an Malaria. Die Letalität dabei beträgt 2–3% (Aulehla 1997; Martinez-Garcia et al. 1996).

Klinik

Bei der Malaria quartana (Pl. malariae) tritt gelegentlich ein nephrotisches Syndrom auf. Bei der Malaria tropica (Pl. falciparum) wird mitunter ein *Nierenversagen* mit Schüttelfrost, Kopfschmerzen, Übelkeit, hohem Fieber und Lendenschmerzen beobachtet. Der Urin färbt sich durch Oxy- und Methämoglobin, Bilirubin und Urobilinogen schwarzbraun (Schwarzwasserfieber). Neben Oligurie und Anurie entwickelt sich meist eine Leberinsuffizienz. Plasmodium malariae wurde in kasuistischen Mitteilungen als Erreger einer *Orchitis* mit Hodenschmerz, -schwellung und Fieber genannt. Gelegentlich tritt bei einer Malaria eine *Chylurie* auf. Ob durch Malariainfektionen eine *Sub- oder Infertilität* auftreten kann, ist umstritten (Elsdon-Dew 1975; Martinez-Garcia et al. 1996; Tan et al. 1990; Zedda 1945).

Diagnostik

Zunächst muß bei der Anamnese nach Risikoüberseeaufenthalten gefragt werden. Der Parasitennachweis erfolgt im Blut (Giemsa-gefärbter Blutausstrich bzw. dicker Tropfen). Die Materialentnahme sollte auf der Höhe der Fieberzacke erfolgen. Serologische Tests sind nicht indiziert (Elsdon-Dew 1975; Martinez-Garcia et al. 1996; Tan et al. 1990).

Therapie

Man unterscheidet Mittel mit Wirkung gegen die ungeschlechtlichen Parasitenformen wie Chinin oder Chloroquin und vorwiegend gegen die geschlechtlichen Formen wie z. B. Pamaquin. Die Behandlung sollte einem erfahrenen Zentrum vorbehalten bleiben, da heute zahlreiche Resistenzprobleme auftreten. Die Orchitisbeschwerden verschwanden jeweils bei erfolgreicher Malariatherapie (Elsdon-Dew 1975; Martinez-Garcia et al. 1996; Tan et al. 1990).

Prophylaxe

Chemoprophylaxe, Moskitonetze, Repellents und die Bekämpfung von Anophelesmücken sind geeignete Prophylaxemaßnahmen (Elsdon-Dew 1975; Martinez-Garcia et al. 1996; Tan et al. 1990).

22.2.10 Colpoda steinii

Der bei Landschnecken parasitierende Ciliat Colpoda steinii wurde 2mal in Urin (auch Katheterurin) gefunden, wobei es sich am ehesten um eine symptomlose Besiedelung handelte (Engelbrecht et al. 1962; Langkopf u. Ockert 1979).

22.2.11 Balantidium coli

Der bei Schweinen ohne Symptome weltweit parasitierende Ciliat Balantidium coli, der beim Menschen Diarrhoeen (Balantidienruhr) und Lungenbeschwerden hervorrufen kann, wird gelegentlich im Rahmen der Verunreinigung des Urins mit Stuhl gefunden. Eindeutige Urogenitalinfektionen wurden nicht beschrieben. Die 50–150 mal 50–70 µm großen Protozoen sind von Cilien umgeben. Sie haben einen nierenförmigen Makronukleus und einen kleinen Mikronukleus. Es gibt weitere, z. T. Chlorophyll enthaltende Ciliaten, die Urinproben verunreinigen können (Begg 1959; Höfler 1992; Langkopf u. Ockert 1979; Piekarski 1987).

22.3 Helminthen

Typische Beschwerden gibt es bei intestinalen Helminthosen von Ausnahmen abgesehen nicht. Bei geringer Wurmlast ist der Befall asymptomatisch. Ansonsten besteht Übelkeit, Brechreiz, kolikartiger Schmerz und Schwindel. Einige Würmer können zur Anämie führen. Bei intestinalen Helminthosen finden sich überwiegend Rundwürmer (Nematoden), seltener Bandwürmer (Cestoden) und wenige Saugwürmer (Trematoden). Im Harntrakt kommen ebenfalls hauptsächlich Nematoden und seltener Cestoden sowie Trematoden vor. Kratzer (Würmer des Stamms Acanthocephala) treten beim Menschen sehr selten auf; sie rufen keine Urogenitalinfektionen hervor.

22.3.1 Paragonimus westermani

Der Trematode Paragonimus westermani, eine der ca. 20 humanpathogenen Lungenegelarten, kommt in Ostasien vor. Bei Verzehr von mit Metacercarien (letztes Larvenstadium) kontaminiertem rohen Flußkrebs- oder Süßwasserkrabbenfleisch gelangen die juvenilen Würmer in den Darm, durchbohren zunächst die Darmwand, später das Zwerchfell. Die adulten Würmer siedeln sich nach der Darmpassage in der Lunge an, wo sie 1–3 cm große Zysten bilden. Abirrende junge Lungenegel können neben anderen Organen im Rahmen einer abdominalen oder generalisierten Paragonimiasis auch sämtliche Urogenitalorgane besiedeln (Buck et al. 1958; Höfler 1992; Lin u. Chen 1993; Piekarski 1987).

Klinik

Typisch bei Paragonimiasis sind Husten, Hämoptysen und Abdominalschmerzen. Die urologischen Symptome sind unspezifisch, je nach befallenem Organ. Ansammlungen verkalkter Wurmeier werden gelegentlich für Nierensteine gehalten (Buck et al. 1958; Lin u. Chen 1993; Piekarski 1987).

Bei Befall des Harntraktes gelingt aus dem Urin selten der Nachweis der goldbraunen, 90 mal 60 μm großen Eier, die einen Deckel tragen. Ansonsten werden die Erreger histologisch festgestellt.

Im Urogramm können gelegentlich durch Würmer hervorgerufene kirschkern- bis erdnußgroße Aussparungen beobachtet werden. Eine Eosinophilie begründet den Verdacht auf eine Wurmerkrankung. Hauttest, Enzymimmunassay und Hämagglutination können bei fehlendem direkten Eier- oder Wurmnachweis durchgeführt werden (Buck et al. 1958; Höfler 1992; Lin u. Chen 1993; Piekarski 1987).

Therapie

Therapie der Wahl ist die Gabe von 3mal 25 mg/kg KG Praziquantel an 2 Tagen. Der Verzehr roher Süßwassercrustaceen aus Asien sollte vermieden werden (Buck et al. 1958; Höfler 1992; Lin u. Chen 1993; Piekarski 1987).

22.3.2 Bilharziose

Weltweit leiden etwa 200 Mio. Menschen an Bilharziose. 600 Mio. sind exponiert. Häu fig verläuft sie chronisch mit der körperlichen Verelendung des Betroffenen. Pro Jahr sterben 300 000–500 000 Patienten weltweit an Bilharziose. Durch den zunehmenden Ferntourismus wird sie auch bei uns zunehmend festgestellt. Etwa 20% der 22 Mio. Flugtouristen, die 1990 von Deutschland aus starteten, reisten in Bilharzioseendemiegebiete.

Bei der Harnblasenbilharziose wird die Harnblase vom Pärchenegel Schistosoma haematobium, einem Trematoden befallen. Er kommt hauptsächlich im Mittleren Osten und Afrika vor. Die Arten S. mansonii, S. intercalatum und japonicum, die die Darmbilharziose hervorrufen, können selten auch die Harnblase befallen. Gelegentlich treten auch Mischinfektionen auf.

Mit Urin oder Stuhl in stehendes Süßwasser gelangte Eier werden bei Temperaturen von 18–32 °C zu Mirazidien. In Schnecken der Gattung Bulinus werden aus den Mirazidien Sporozysten 1. Ordnung. Diese vermehren sich, indem sie Sporozysten 2. Ordnung hervorbringen. Die Schnecken entlassen männliche oder weibliche Gabelschwanzlarven (Cercarien) in das Wasser. Dort können sich diese aktiv in die gesunde Haut einbohren, wo sie den Gabelschwanz abwerfen. Über Lymphsystem, Blutkreislauf, Herz und Lunge gelangen die Parasiten zur Paarung in die Leber. Die heranwachsenden Tiere suchen pärchenweise die feinen Venenverzweigungen im kleinen Becken, im ableitenden Harntrakt sowie in Sigmoid und Rektum auf. Ausgewachsen messen die Männchen 10–14 mm und die Weibchen 16–20 mm. Die Weibchen leben in einer Bauchrinne des Männchens (Pärchenegel).

Die Würmer selbst rufen nur geringe Reaktionen des Körpers hervor. Die abgelegten, säurefesten Eier mit einem endständigen Stachel (ca. 400 pro Tag und Tier) stellen Antigene dar, die durch Entzündungreaktionen zu Gefäßzerstörungen und -obstruktionen sowie zu Erosionen und Ulzerationen der Mukosa führen. Histologisch sind sie von Epitheloidzellen, eosinophilen Granulozyten, Lymphozyten, Histiozyten und Plasmazellen umgeben. Im frischen Stadium der Infektion finden sich gerötete Schleimhautbezirke und Ödeme. Durch tuberkuloide Granulome und Fremdkörpergranulome um im Gewebe liegende Eier entstehen bis stecknadelkopfgroße

Pseudotuberkel. Es können sich auch Ulzerationen oder himbeerförmige Granulome (Bilharziome) bis hin zu papillomatösen Schleimhautwucherungen entwickeln. Daneben können Zystitis oder Ureteritis zystica, Zystitis glandularis oder eine Plattenepithelmetaplasie mit Von Brunn-Zellnestern auftreten. Die Zysten der Zystitis zystica können auch im Sinne einer Zystitis zystica calzinosa und die Bilharziome als fibrokalzifizierte Polypen verkalken.

Im chronischen Stadium ist die dann grau-gelbliche Schleimhaut oft abgeblaßt und granuliert. Die oft verkalkten Tuberkel scheinen durch die Schleimhaut hindurch („sandy patches“). Es finden sich häufig sog. „spider“ (feine geschlungene Gefäße). Gelegentlich treten milchig-grau gescheckte, ähnlich wie Perlmutt das Licht reflektierende Schleimhautareale auf. Bei submukösen Bluteinlagerungen entstehen Anthrazitflecken („taches noires“). Als Folge der Entzündung bei in der Muskulatur abgelegten Eiern mit narbigem Umbau der Harnblasenwand kann eine Schrumpfharnblase entstehen. Wenn Karzinome auftreten, handelt es sich in 59% um Plattenepithelkarzinome, in 25% um Urothelkarzinome, in 10% um anaplastische Karzinome und in 5% um Adenokarzinome. Bei bakterieller Superinfektion können sich hypogastrische oder pararektale Abszesse mit komplizierter Peritonitis bilden. Gelegentlich finden sich Fistelgänge zu Nabel, Regio pubica und Kolon bzw. Rektum. Charakteristisch ist das gleichzeitige Vorkommen der genannten Läsionen nebeneinander.

Frühestens 70 Tage nach der Invasion der Cercarien (S. mansonii 40 Tage) beginnt die Ausscheidung von ca. 20% der 140–170 mal 40–70 µm großen Eier (etwa 18fache Erythrozytengröße) mit einer transparenten Chitinmembran, die, in Wasser gelangt, eine bewimperte Mirazidienlarve entlassen. Die Inkubationszeit bis zur symptomatischen Harnblasenbilharziose kann 2 Monate bis 3 Jahre dauern. Die Würmer überleben in der Regel 5 Jahre, sehr selten bis zu 30 Jahre im Menschen (Allenspach 1973; Baur et al. 1991; Ehsan u. Zellner 1995; Höfler 1992; Hubmann 1992; Junghanns u. Weiss 1992; Papadopoulos 1984).

Klinik

Klinisch unterscheidet man ein Stadium der Larveninvasion, ein Initialstadium mit akuten Fieberzuständen sowie ein aktives und dann inaktives chronisches Stadium.

Stadium der Larveninvasion. Beim Durchtritt der Gabelschwanzlarven durch die Haut kann ein lokaler Pruritus (Cercariendermatitis) auftreten, an den sich ca. 1/3 der Patienten erinnern.

Katayama (in der Präpatenz). Im Initialstadium (akute Schistosomiasis, Katayama-Fieber) stehen niedriges intermittierendes oder konstantes Fieber (6%), Schüttelfrost, Nachtschweiß, Husten, Kopf- und Gliederschmerzen, Urtikaria, gastrointestinale Beschwerden, allgemeine Schwäche und Anorexie im Vordergrund. Klinisch finden sich Lymphadenitis und Splenomegalie sowie eine Eosinophilie. 3% haben eine Hepatosplenomegalie. 5% der Patienten sind asymptomatisch, 2% haben einen Hypertonus. Besonders gefürchtet ist der ZNS-Befall (Gehirn, Conus medullaris, Rückenmark) in bis zu 7% der Fälle mit z. T. persistierender Querschnittssymptomatik.

Chronisches Stadium. Die wichtigsten urologischen Symptome des chronischen Stadiums sind die schmerzlose Makrohämaturie (67–74%; 70% terminal, 23% total), Pollakisurie (17–42%), dumpfer Druck suprapubisch, lumbal oder perineal (26%), Koliken (33%), Algurie, häufiger Harndrang (42–100%) bis hin zur Urgeinkontinenz (17%), Hitzegefühl bei der Miktion und Urinfisteln. Bei Harnblasenhalssklerose (54%) tritt eine Dysurie auf. 10–47% weisen eine Prostatitis mit Damm- und Genitalschmerzen, 8% eine Beteiligung der Samenblasen mit Hämospermie sowie Schmerzen bei der Ejakulation oder eine Epididymitis, 3% eine Hodenatrophie und 10% inguinale Lymphome auf. Gelegentlich tritt eine Impotenz oder eine Orchitis auf, die mit einem Hodentumor verwechselt werden kann. Bei chronischem Verlauf verkalken die Parasiten in der Harnblasenwand, die Symptome werden immer geringer und verschwinden. Es kann durch Schrumpfungsprozesse zu Harnstauungsnieren bis hin zu Schrumpfnieren, Pyelonephritis, Schrumpfharnblase (1–10%), Steinbildung (31–33%) und Karzinomen (3%–20%) kommen. Häufig findet sich eine funktionelle Harnblasenentleerungsstörung, aber auch Urethrastrikturen, ein schmerzhafter Befall der Prostata und Hämatospermie kommen vor. Ektope Läsionen können auch in Nierenparenchym, Penis und Skrotalhaut auftreten. Raritäten sind die Fälle mit kutanem Befall in der Perinealregion (eitragende makulopapulöse Efflorszenzen), der vor allem bei Touristen mit geringer Immunität zu verzeichnen ist. Bei ZNS-Befall sind Harnblasenfunktionsstörungen zu erwarten. Der chronische Verlauf in Endemiegebieten ist wesentlich gravierender verglichen mit demjenigen bei Patienten mit Gelegenheitsinfektionen (CIOMS 1976; Höfler 1992; Houston 1964; Hubmann 1992; Junghanns u. Weiss 1992; Romero et al. 1991; Schiefer 1994; Wagenknecht 1972; Wedel u. Jess 1991).

Diagnostik

Wichtig ist die *anamnestische* Frage nach Aufenthalten in Endemiegebieten.

Die Diagnose wird durch den *Eiernachweis* im Urin gestellt (58% positiv), am besten aus einem Sammelurin- oder Belastungsurinsediment (Abb. 22.4). Am sichersten ist die Filtration einer großen Urinmenge durch Nucleoporfilter (12–14 µm). Auch können abgegangene Koagel mikroskopisch untersucht werden. Die Untersuchung

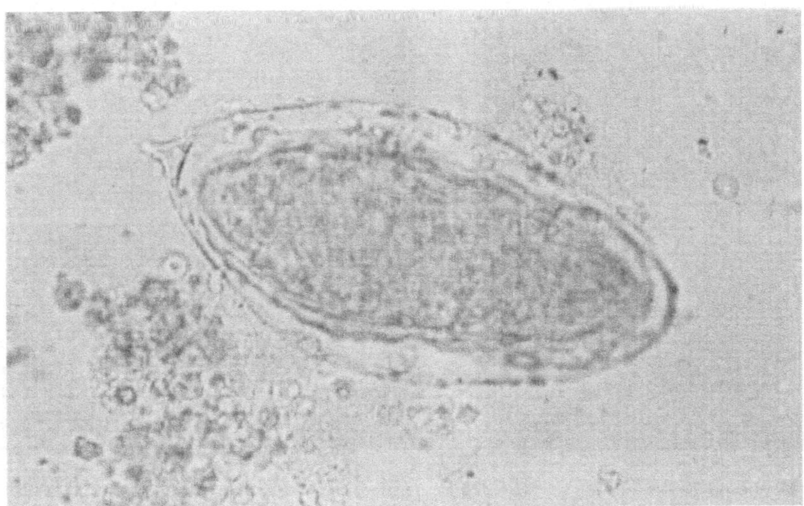

Abb. 22.4. Schistosoma-haematobium-Ei mit typischem Endstachel (130fach). (Aus Lieske 1982, mit freundlicher Genehmigung)

sollte mindestens 3mal wiederholt werden. Gelegentlich können Schistosomeneier neben Harnblase, Urethra und Samenblasen auch in der Prostata entdeckt werden. Dabei finden sich 8000–10 000 Eier/g Prostatagewebe verglichen mit 20 000/g Samenblasengewebe und 50 000/g Harnblasengewebe. Schistosomeneier können auch im Ejakulat auftreten.

Nur selten ist eine Rektumschleimhautbiopsie (58% positiv) oder eine Stuhluntersuchung zum Eiernachweis nötig. Sie ist weniger invasiv als eine oft mit einem Blutungsrisiko behaftete Harnblasenbiopsie.

Die bei knapp 2/3 aller Fälle auftretende *Eosinophilie* kann bei 14% der Patienten über 20% betragen. 30% weisen eine *Monozytenerhöhung* auf.

Die *Cercarienhüllreaktion* (CHR) in unverdünntem Patientenserum spricht nach 10–14 Tagen an. Kreuzreaktionen bei Tiercercariendermatitis sowie Leberegel- und Trichinellabefall kommen vor. Der indirekte *Immunfluoreszenztest* (IIFT) ist die beste serologische Methode zum Nachweis einer frischen, älteren oder ektopen Bilharziose. Er wird 1–2 Wochen nach der CHR positiv. Negative Resultate in CHR und IIFT schließen eine Bilharziose weitestgehend aus. *ELISA und indirekter Hämagglutinationstest* sind etwas weniger aussagekräftig. Der relativ langsame Antikörperabfall läßt serologische Therapiekontrollen wenig sinnvoll erscheinen. Wichtig sind serologische Tests bei weiterbestehendem Verdacht und fehlendem direktem Erregernachweis sowie zur Frühdiagnostik, also frühestens 4 Wochen nach Risikoexposition, vor dem chronischen, „urologischen" Stadium.

Der Behandlungserfolg wird mit dem *Mirazidienschlüpftest (Hatch-Test)*, der lebensfähige Eier nachweisen kann, überprüft. Dabei führt die Zufuhr von 26–32 °C warmen Wassers zum Urin zum Ausschlüpfen der Mirazidien. Mikroskopisch lassen sich in vitalen Eiern oft ruckartige Bewegungen der Mirazidienlarve erkennen.

Die *Urethrozystoskopie* hilft bei der Diagnosesicherung bei negativem Einachweis, bei der Stadieneinteilung und ermöglicht die diagnostische Probeexzision (am besten mit der Tauberzange wegen des Blutungsrisikos). Hierbei finden sich steckna-

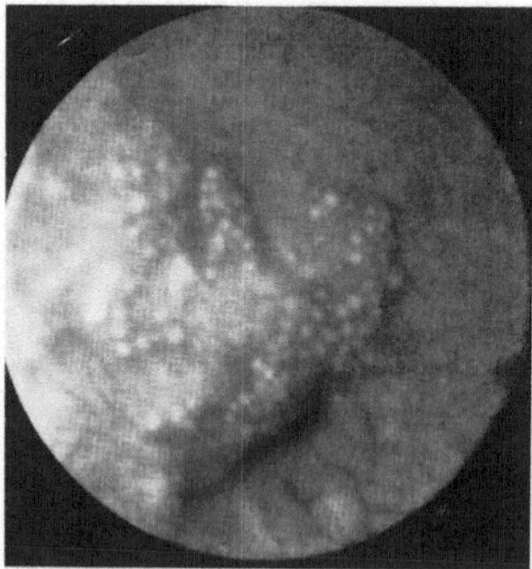

Abb. 22.5. Endoskopische Aufnahme eines bilharziösen Granuloms der Harnblasenschleimhaut. (Aus Ehsan u. Zellner 1995, mit freundlicher Genehmigung)

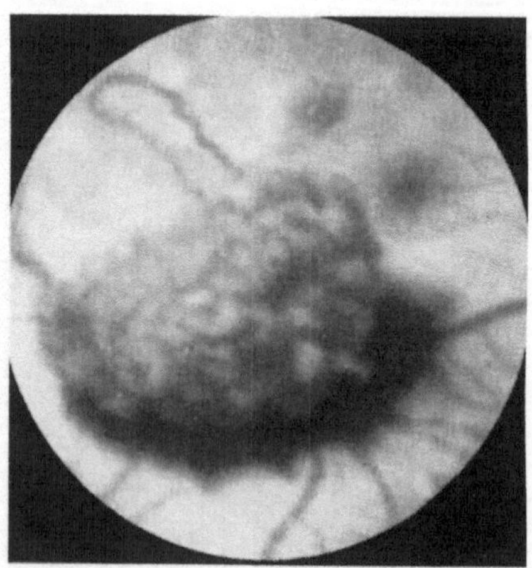

Abb. 22.6. Endoskopische Aufnahme eines bilharziösen Papilloms der Harnblasenschleimhaut. (Aus Ehsan u. Zellner 1995, mit freundlicher Genehmigung)

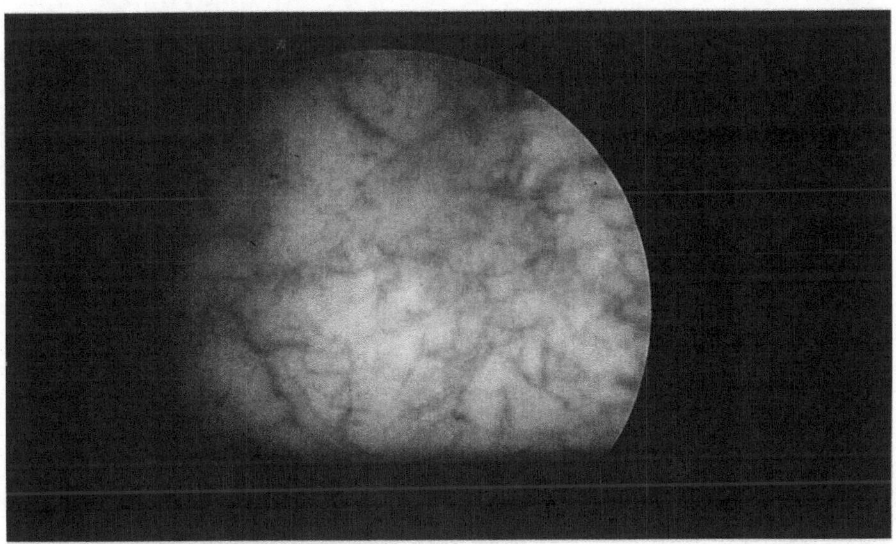

Abb. 22.7. Endoskopische Aufnahme typischer „sandy patches" bei Harnblasenbilharziose

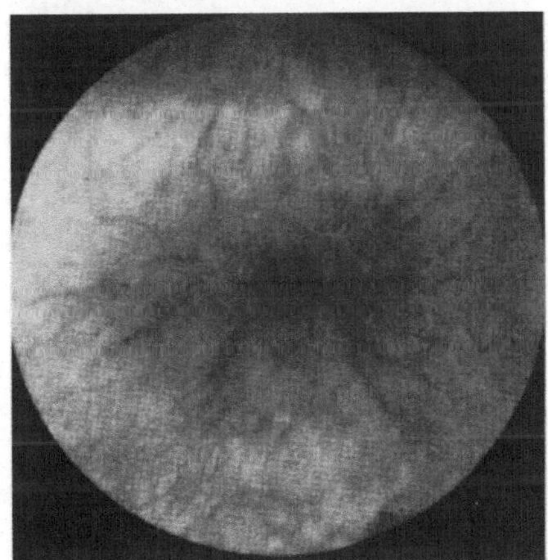

Abb. 22.8. Endoskopische Aufnahme eines chronischen bilharziösen Harnblasenulkus. (Aus Ehsan u. Zellner 1995, mit freundlicher Genehmigung)

Tabelle 22.7. Typische zystoskopische Befunde bei Bilharziose. (Nach Hubmann 1992)

	[%]
Polypöses Schleimhautödem und Hyperämie	28
Pseudotuberkel/„sandy patches"	34
Papilläre, villöse „Tumoren"	–
Granulomatöse Polypen (Bilharziose)	5
Ulcera	4
Fibrokalzifizierte Polypen	1
Zystitis zystica	2
Leukoplakien mit und ohne Spider	13
Unspezifische Entzündung	19
Unauffällig bei positiver Histologie	2
Kombinationsbefunde	29

delkopfgroße, gold-gelbe Granulome, vor allem am Trigonum und ostiennah, die von einer Hyperämiezone umgeben sind (54%) (Abb. 22.5). Liegen diese Läsionen eng zusammen, finden sich hämorrhagische Papeln.

Proliferative Granulome sehen wie eine Himbeere aus (38%), Bilharziosepapillome sind erd- bis walnußgroß (Abb. 22.6).

Bei chronischem Verlauf verschwindet die Hyperämie, und die typischen „sandy patches" aus verkalkten Eiern unter blasser Schleimhaut entstehen (61%)

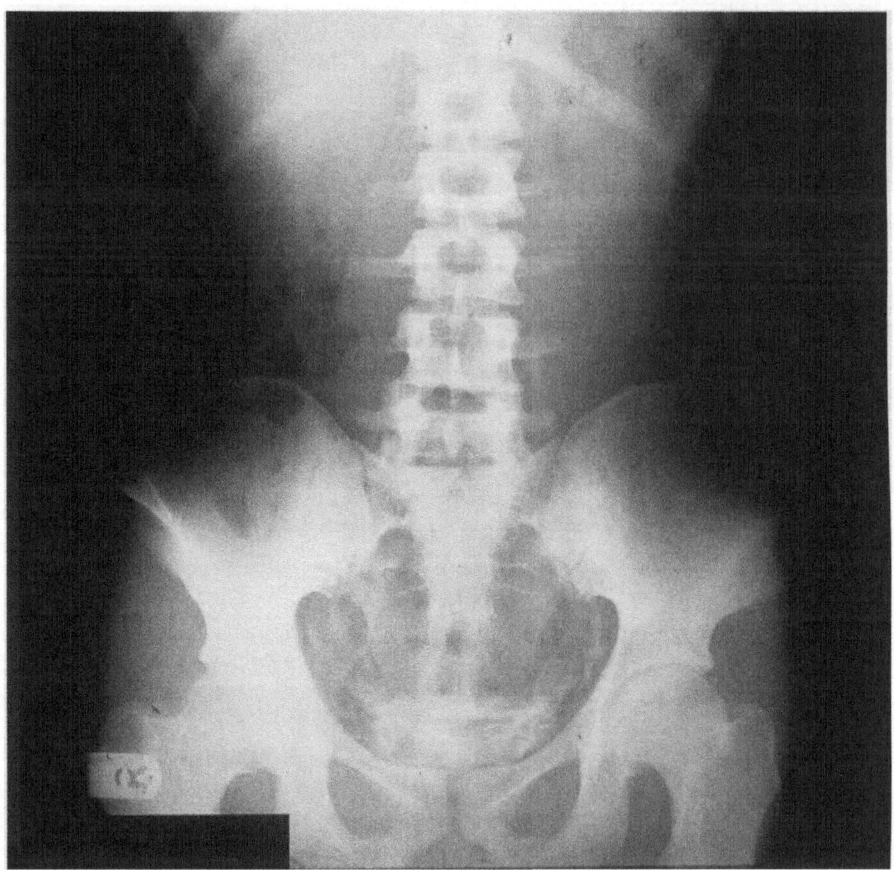

Abb. 22.9. Abdomenleeraufnahme mit massiv verkalkter Harnblase und Ureteren bei Harnblasen- und Ureterbilharziose

(Abb. 22.7). 5–8% der Patienten weisen Ulzerationen auf, 3–20% Karzinome (Tabelle 22.7 und Abb. 22.8). 40–90% der *Urogramme* sind normal. Regelmäßig lassen sich Verkalkungen (bis zu 50%) von distalen Harnleitern (5%) (Ureteritis calcinosa), Harnblase (7–31%), Samenblasen, Prostata und Urethra feststellen (Abb. 22.9). Bei 51% tritt eine Nierenstauung auf (30% beidseitig, 21% einseitig), bei 6% eine stumme Niere.

Tabelle 22.8. Typische Röntgenbefunde bei Bilharziose. (Nach Hubmann 1992)

Harnblasenwandverkalkungen	Ureterwandverkalkungen
Ureterstenosen und -ektasien	Harnstauungsnieren und stumme Nieren
Steinbildungen	Reflux
Schrumpfharnblase	Harnblasenhalsstenose
Urethrastrikturen	

 | W. Vahlensieck jr. und H. J. Schmitz

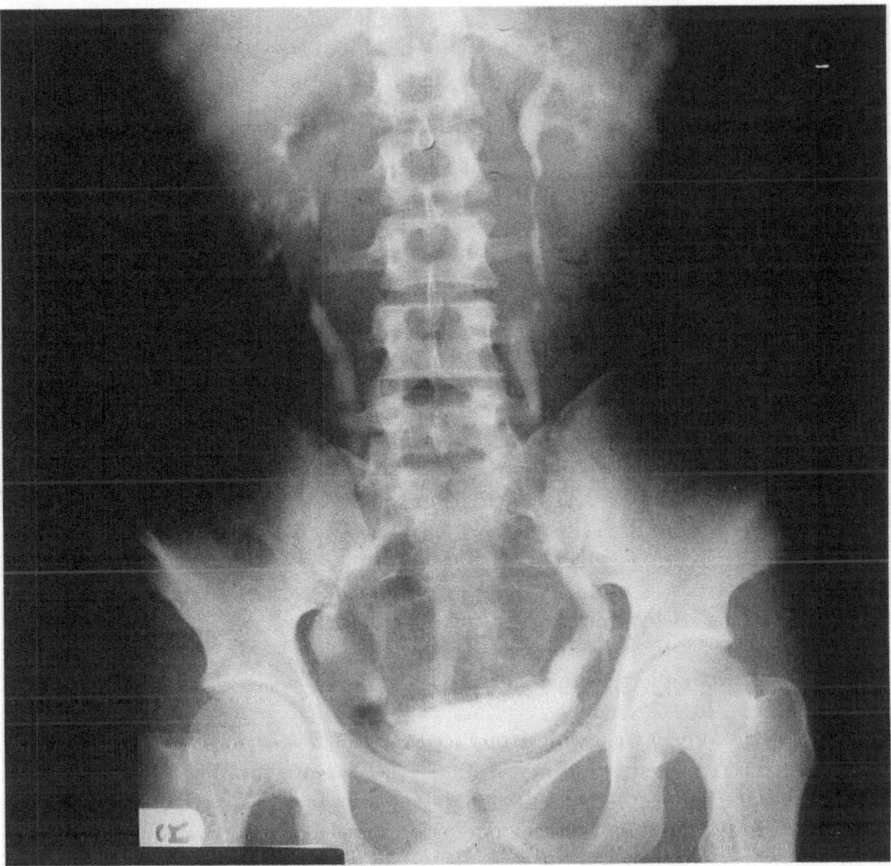

Abb. 22.10. Ausscheidungsurogramm mit segmentaler Ureterdilatation beidseits und massiv verdickter Harnblasenwand bei Ureter- und Harnblasenbilharziose

Ein Frühsymptom ist häufig eine segmentale distale Ureterdilatation (58%, 34% bilateral, 24% unilateral) (Abb. 22.10). Der Ureter kann stenosieren (59%, 34% bilateral, 25% unilateral). Gelegentlich erreicht das Ureterlumen Dünndarmstärke. Ca. 1/3 weisen Harnsteine (21% Nierenbecken, 27% Ureter, 9% Harnblase) auf (Tabelle 22.8).

Im *Miktionszystourethrogramm* läßt sich bei Sklerosierung und Funktionsstarre der Harnblasenwand bei 10–63% der Fälle ein Reflux beobachten (Tabelle 22.9). Zu

Tabelle 22.9. Urologische Diagnostik bei Bilharziose. (Nach Hubmann 1992)

Sonographie Nieren und Harnblase	Abdomenleeraufnahme
Uroflow	Ausscheidungsurogramm
Miktionszystographie	Urethrozystoskopie
Isotopenclearance	Urodynamik
Antegrade Pyelographie	

achten ist auf eine begleitende Niereninsuffizienz bei ca. 6% der Patienten in Folge der Harnstauung und eine begleitende bakterielle Harnwegsentzündung (17–36%) (Allenspach 1973; Baur et al. 1991; Elsdon-Dew 1975; Höfler 1992; Hubmann 1992; Papadopoulos 1984; Schiefer 1994; Seitz u. Saathoff 1987; Wagenknecht 1972).

Therapie

Um schwere Organveränderungen im Harntrakt zu verhindern, ist eine möglichst frühzeitige Therapie angezeigt. Mittel der Wahl ist *Praziquantel* als Einmaldosis (40 mg/kg KG oral). Der Therapieerfolg muß durch wiederholte Untersuchung auf Eiausscheidung mit Vitalitätsprüfung (mikroskopisch oder Mirazidienschlüpftest) kontrolliert werden, da im Gewebe abgelegte Eier 3–4 Wochen überleben. 1 Monat nach einer Therapie sollten Klinik, Leukozytenzahl und Differentialblutbild sowie der Urin kontrolliert werden. 3, 6 und 12 Monate nach der Therapie sollten Klinik, Leukozytenzahl, Differentialblutbild, 3 Urinproben und – bei fehlendem Einachweis im Urin vor Beginn der Therapie – 3 Stuhlproben sowie ein Urinstatus durchgeführt werden. Die Erfolgsquote von Praziquantel liegt zwischen 60 und 90%. Mögliche leichte Nebenwirkungen sind Bauchschmerzen, Übelkeit, Erbrechen, Benommenheit, Hyperglykämie, Gelenkschmerzen, Reaktionseinschränkungen, Schwindel, Kopfschmerzen und Fieber. Während und bis zu 72 h nach der Behandlung besteht ein Stillverbot. Im 1. Schwangerschaftstrimenon sollte die Indikation sehr streng gestellt werden. Nach 3–4 Monaten kann eine Wiederholungsbehandlung mit der gleichen Dosis erfolgen.

Sekundärinfektionen werden testentsprechend antibiotisch und ein *instabiler Detrusor* mit Anticholinergika behandelt.

Ein beim Menschen erfolgreich anzuwendender *Impfstoff* wurde bisher nicht entwickelt. Nur konservativ sind etwa 33–67% der chronischen Bilharziosefälle zu therapieren. 50% der Stenosen gehen durch die Medikation zurück.

Bei einem Teil der Patienten kann eine *endourologische Therapie* mit Elektrokoagulation, Resektion oder Laserbehandlung der Bilharzioseherde in der Harnblase zur Symptomverbesserung führen.

Wegen der genannten Komplikationen ist bei ca. 20% der Patienten, oft nach temporärer Harnableitung über eine Nephrostomie, eine *Harnleterneueinpflanzung* erforderlich. Bei 4% erfolgt eine *Nephrektomie*. 8–17% erhalten eine *Harnableitung* (Ersatzblase, Pouch, Harnleiter-Darm-Implantation oder Ileumkonduit). Wichtig ist die Mitentfernung von befallenen distalen Ureteranteilen. Bei *Harnblasenhalssklerose* kann eine Inzision nach Turner-Warwick erfolgen, bei *Harnröhrenstriktur* eine endourologische oder offene Urethrotomie. Bei *Hodenbefall* sollte ein Hodentumor durch Schnellschnitt ausgeschlossen und bei noch ausreichendem Hodenparenchym organerhaltend operiert werden. Bei terminaler *Niereninsuffizienz* und erfolgreicher Parasitentherapie ist auch eine erfolgreiche Nierentransplantation ohne Gefahr der Infektionsreaktivierung möglich (Allenspach 1973; Baur et al. 1991; Barrou et al. 1997; Ehsan u. Zellner 1995; Höfler 1992; Hubmann 1992; Junghanns u. Weiss 1992; Wagenknecht 1972; Wedel u. Jess 1991).

22.3.3 Echinokokkose

Die Echinokokkose ist eine Zoonose, die durch die Larven (Finnen, Metacestoden) der Cestoden Echinococcus granulosus oder multilocularis im Menschen raumfordernde

Prozesse hervorruft, die lebensbedrohend werden können. Sie kommt in Süd- und Nordamerika, Australien, Nordafrika, Zentralasien und Südeuropa endemisch vor. Bei weltweitem Vorkommen tritt die Echinokokkose besonders häufig in Gebieten mit intensiver Viehzucht auf.

Bei Kontakt mit Hunde- (*E. granulosus* = *E. cysticus*, *E. hydatidosus*, *E. unilocularis*) bzw. Fuchs-, Hunde- oder Katzenkot (*E. multilocularis*) können sich im Menschen als falschen Zwischenwirt (statt Nagetieren, Schafen, Schweinen und anderen Pflanzenfressern) die bis zu 30 cm großen Echinococcuszysten oder Hydatiden (*E. cysticus*) oder kleinblasige, tumorartig infiltrativ wachsende Finnenkonglomerate (*E. multilocularis*) bilden. Die Letalität beträgt bei *E. granulosus* 2–4%, bei *E. multilocularis* 52–94%.

Nach Aufnahme der Eier schlüpfen im Dünndarm die Larven (Onkosphären). Diese durchdringen die Darmwand und werden über die V. portae zur Leber transportiert. Die Würmer, die Leber und Lunge entkommen, können mit dem arteriellen Blutstrom zu nahezu allen Organen des Körpers transportiert werden.

Die überwiegende Zahl der mitgeteilten Nierenechinokokkosefälle (Nieren-Echinokokkose, renale Echinokokkose, Echinokokkeninfektion der Niere) betraf E. cysticus, der im folgenden behandelt wird. Neben Leber (45–70% aller Fälle) und Lunge (30%) werden selten auch Gehirn (3%), Knochen und Milz befallen. Bei den urologischen Manifestationen stehen die Nieren mit 1–6% an erster Stelle. Daneben wurden Echinococcuszysten auch in Harnblase, Prostata, Samenblasen und Hoden gefunden.

Die Echinococcuszyste weist eine innere Keimzellschicht (Germinalschicht) und eine äußere multilamelläre Membran auf. Als 3. bildet sich durch den zunehmenden Druck eine Wirtskapsel aus. Nach etwa 6 Monaten entstehen in den Zysten durch Knospung zahlreiche Larvenstadien (Kopfanlagen, Protoskolizes) in sog. Brutkapseln mit ca. 1 mm Durchmesser. In der Zyste können sich Tochter- und Enkelblasen bilden. Die Zyste wächst im 1. Jahr am schnellsten und kann ihre Vitalität über Jahrzehnte behalten. Multifokale Zysten treten bei 15% auf, bei Nachweis von Nierenzysten steigt diese Rate auf 44% (Angulo et al. 1997; Auwärter u. Köttgen 1975; Brkovic et al. 1992; CIOMS 1976; Deklotz 1976; Piekarski 1987; Roth u. Rathert 1987; Shetty et al. 1992).

Klinik

Eine Geschlechtsprädisposition besteht nicht. Das Durchschnittsalter liegt bei 40–60 Jahren. Nur 3 von 34 (9%) Fällen betrafen Kinder, die jünger als 15 Jahre waren. 70% der Patienten hatten engen Kontakt mit Hunden.

Pathognomonische Symptome finden sich nicht. Die Anamnesedauer beträgt im Mittel 3–5 Jahre, selten mehr als 10 Jahre. Die Hydatidenzysten der Niere bleiben oft symptomlos und werden in 1/4 der Fälle zufällig bei Röntgen- oder Sonographieuntersuchungen entdeckt. Bei 9% der Patienten wird die Zyste bei der Abklärung einer Proteinurie gefunden. Der Befall der Niere kann zu Makrohämaturie (35%), Flanken- (35%) bzw. Oberbauchschmerzen und Koliken führen. Selten tritt Fieber (9%) und eine Ruptur der Niere (3%) auf. Die Zysten selbst können in das Nierenbecken, das Retroperitoneum oder das Peritoneum rupturieren. Auch wurde über eine Chylurie oder den Abgang von Teilen der multilamellären Membran (Patient gibt den Abgang von traubenschalenähnlichem Material an) berichtet. Bei geringfügigen Einrissen der Zystenkapsel können immer wieder allergische Reaktionen wie Urtikaria, Pruritus und Eosinophilie auftreten. Bei Zystenruptur kann es zu tödlichem allergischem

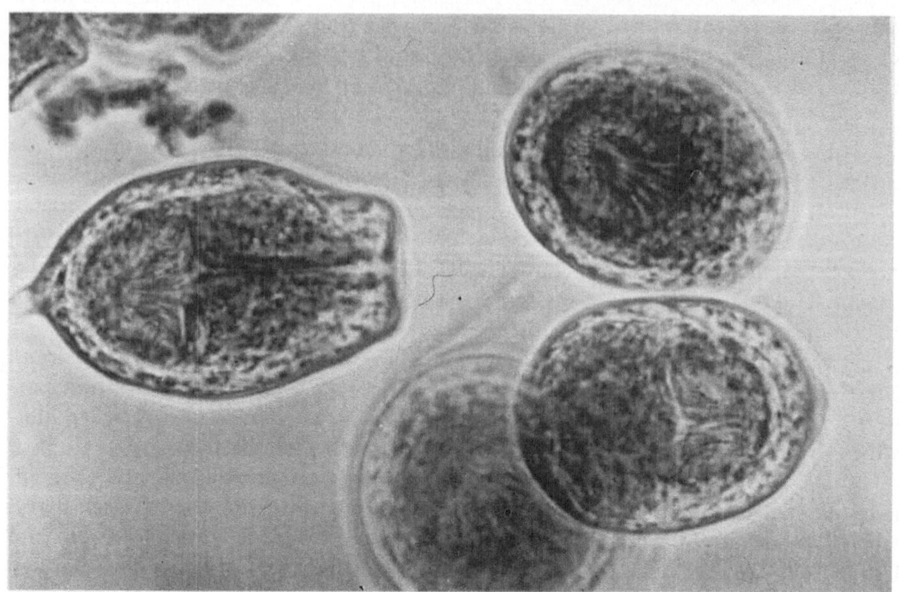

Abb. 22.11. Entwicklung des Skolex von Echinococcus granulosus im ca. 35 µm großen Ei. (Aus Auwärter u. Köttgen 1975, mit freundlicher Genehmigung)

Schock sowie einer miliaren Aussaat mit zahlreichen sekundären Echinococcusblasen kommen (Angulo et al. 1997; Brkovic et al. 1992; Höfler 1992; Roth u. Rathert 1987; Shetty et al. 1992; Tan et al. 1990).

Diagnostik

Die Zysten können im Flankenbereich palpabel sein. Bei Kontakt zum ableitenden Harntrakt treten 120–150 µm große Protoskolizes (Wurmkopfanlagen mit kranzförmig angeordneten Häkchen) und etwa 30 µm große Häkchen im Urin auf (7–29%) (Abb. 22.11 und 12). 10–67% der Patienten weisen eine Eosinophilie auf, die selten über 15% liegt.

Serologische Untersuchungen basieren auf dem Nachweis von Echinococcusantikörpern. Indirekter Hämagglutinationstest (79% positiv) und ELISA sind die beiden serologischen Standardverfahren zum Echinococcusnachweis.

Die Sensitivität der 3 serologischen Verfahren Komplementbindungsreaktion nach Casoni-Weinberg (heute verlassen), indirekter Hämagglutinationshemmtest und Enzymimmunoessay (ELISA) zusammen liegt bei 80–90%. Für jeden einzelnen Test liegt die Sensitivität bei 50–79%. Zu beachten sind falsch-positive Reaktionen bei Intestinalparasitosen, Tumoren (z. B. Myelome), unspezifischen Entzündungen und einer Leberzirrhose. Spezifischer sind Immunelektrophorese und Gegenstromelektrophorese. Die serologischen Verfahren sind spezifischer als die bildgebenden, aber weisen eine geringere Sensitivität auf.

Die bildgebende Diagnostik erfolgt zunächst wie bei jeder anderen unklaren Nierenraumforderung. Sonographisch sind 40% der Zysten serös, ohne typische Binnenstrukturen. Bei weiteren 40% findet sich eine „bienennestartige" Binnenstruktur

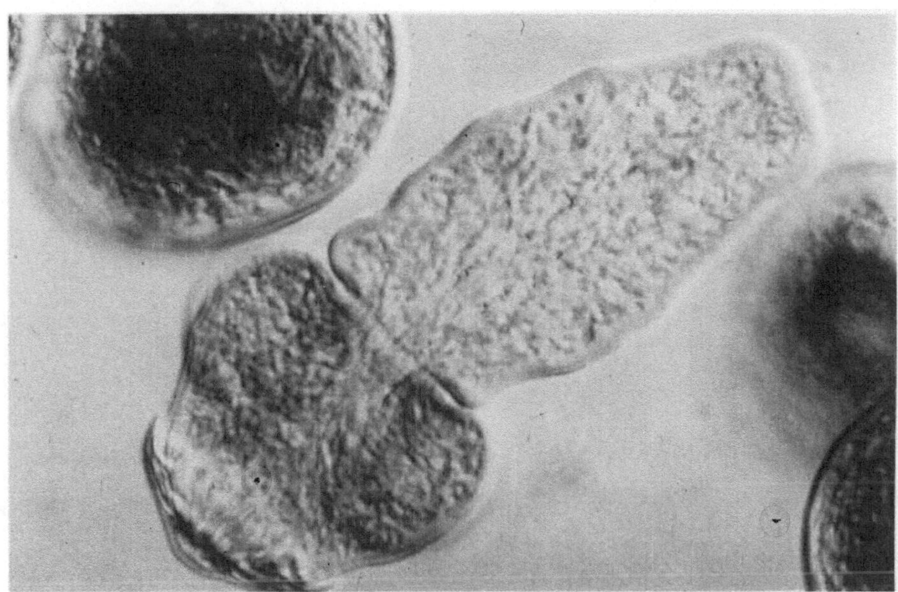

Abb. 22.12. Unreifer Echinococcus-granulosus-Wurm, wie er auch im Urin gefunden werden kann. (Aus Auwärter u. Köttgen 1975, mit freundlicher Genehmigung)

der Zysten mit vielen Innenzysten. 7% weisen eine typische Doppelstruktur der Zystenwand auf. Bei 7% sind Wandverkalkungen erkennbar. 6–12% waren bei pseudotumorösen Binnenechos tumorverdächtig. Falls eine Zyste sonographisch polyzystisch sowie teils solide, teils liquide mit Verkalkungen imponiert, ist an eine Echinococcuszyste zu denken. Bei der Abdomenübersichtsaufnahme weisen 25–62% Verkalkungen auf (70% linear, 20% vielschichtig, 10% amorph). Gelegentlich stellt sich intraluminal ein Flüssigkeitsspiegel dar.

Im Urogramm werden verdrängte Kelche oder eine komplett verdrängte Niere (86%) beobachtet. Eine Harnstauung tritt bei Kelchkompression, Befall des Harnleiters oder des distalen Nierenpols auf (80%). Bei sog. „offenen Zysten" mit Kontakt zum ableitenden Harntrakt können diese auch mit Kontrastmittel dargestellt sein (20%). Jeweils bei 7% finden sich im Nierenbecken Aussparungen und stumme Nieren.

Im CT, dem zuverlässigsten bildgebenden Verfahren, sind bei 38% der Patienten Tochterzysten, sichtbar (Abb. 22.13). Sie weisen oft eine geringere Dichte auf als die Mutterzyste. Im Zysteninneren kann eine flottierende Membran erkannt werden. Aber es werden auch „einfache" Zysten (11%) und solide Läsionen (5%) gefunden. Nach Kontrastmittelinjektion kann eine vermehrte Anreicherung von KM (Kontrastmittel-Enhancement) im perizystischen Wirtsgewebe beobachtet werden. Die Computertomographie ist trotz der je nach Fall unterschiedlichen Struktur der Echinococcuszysten die wichtigste Untersuchung zur Operationsplanung und zum Ausschluß von sekundären Infektionen und multilokularem Befall.

Die retrograde Ureteropyelographie wird gelegentlich bei unklaren Befunden (Raumforderung im Hohlsystem, stumme Niere) eingesetzt. Eine Angiographie wird

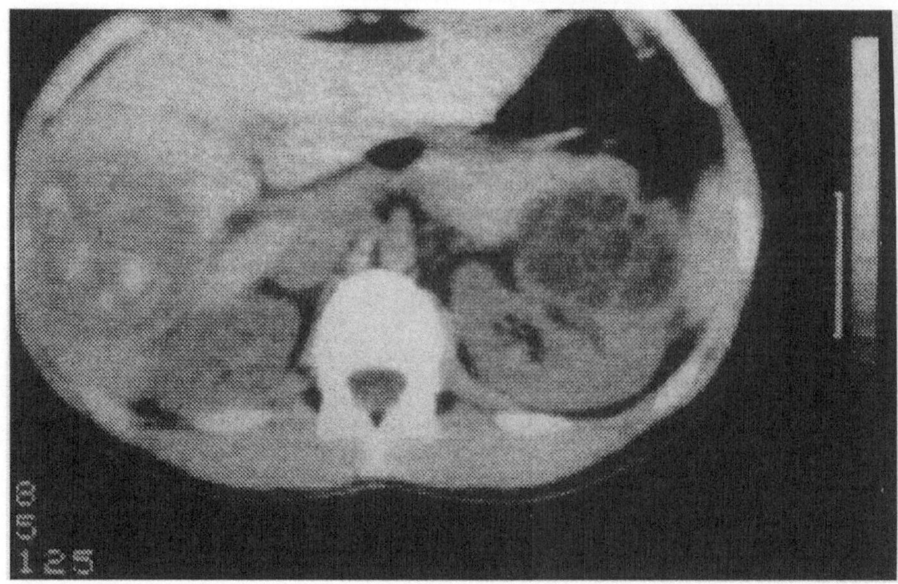

Abb. 22.13. Teils zystische, teils solide Raumforderungen mit Verkalkungen im rechten Leberlappen sowie der linken Niere im Nativ-CT des Abdomens einer 26jährigen Patientin. (Aus Allhoff et al. 1991, mit freundlicher Genehmigung)

bei Tumorverdacht oder zur Planung einer organerhaltenden Operation durchgeführt. Sie stellt typischerweise eine avaskuläre Raumforderung dar. Eine Isotopenclearance hilft, die Funktion der betroffenen Niere zu bewerten.

Häufig wird präoperativ ein Nierenzellkarzinom vermutet. Aber auch ein Abszeß oder verkalkte Nierenzysten sind mögliche Differentialdiagnosen. Trotz Einsatz aller modernen Diagnosemethoden wird die Diagnose Echinococcus präoperativ nur bei 50–62% gestellt, die Verdachtsdiagnose bei 71%. Bei 29% wird die Diagnose präoperativ überhaupt nicht in Betracht gezogen, wobei diese Rate seit Einführung von CT und ELISA bzw. Hämagglutination in Kombination mit einem IFT geringer geworden ist (Angulo et al. 1997; Allhoff et al. 1991; Brkovic et al. 1992; Roth u. Rathert 1987; Seitz u. Saathoff 1987; Shetty et al. 1992).

Therapie

Eine Probepunktion ist aufgrund der Gefahr einer sekundären Aussaat und anaphylaktischen Reaktion zu unterlassen. Sie hat auch nur eine geringe diagnostische Aussagekraft (2% = 1/43 positiv bei Angulo et al. 1997).

Da eine medikamentöse Therapie nicht zum Erfolg führt, ist die operative, wenn möglich organerhaltende, Therapie angezeigt (Abb. 22.14). Falls die Echinokokkose präoperativ erkannt wird, kann der Zysteninhalt abgesaugt und die Zyste mehrmals mit 15–20%iger Kochsalzlösung oder 70-95%igem Alkohol (weniger gut: Zuckerlösung, 0,5% Silbernitrat, Wasserstoffsuperoxid oder 2–10%iger Formalinlösung) aufgefüllt werden. Insgesamt sollte eine Expositionszeit von 15 min erreicht werden. Dabei ist das Austreten von Zysteninhalt in die Umgebung unbedingt zu vermeiden, da sonst in bis zu 6% metastatische Tochterzysten entstehen oder bis zu 20% Todesfälle durch

 | W. Vahlensieck jr. und H. J. Schmitz

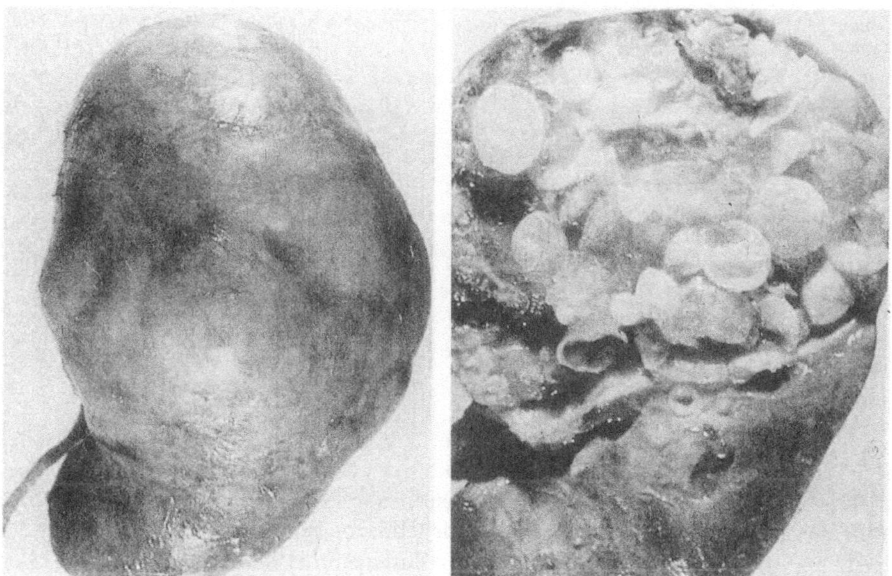

Abb. 22.14. Nierenpräparat mit Echinokokkose im Sektionsschnitt bei präoperativem Verdacht auf Nierentumor. (Aus Allhoff et al. 1991, mit freundlicher Genehmigung)

anaphylaktischen Schock auftreten können. Anschließend wird die Zystenwand eröffnet und werden eventuell noch vorhandene Scolizes mit dem scharfen Löffel einschließlich der inneren Zystenkapsel unter Belassen der sog. Wirtskapsel abgetragen. Anschließend erfolgt die Resektion der überstehenden Zystenwand bis zur Parenchymgrenze. Der entstehende Defekt wird mit perirenalem Fettgewebe gedeckt (Zystektomie mit Fettplombierung). Die Zysten können auch in toto ohne vorherige Abpunktion reseziert werden. Welches Vorgehen vorzuziehen ist (vorherige Abpunktion, komplette Zystenentfernung ohne Abpunktion), ist unklar. Wegen der Gefahr des tödlichen allergischen Schocks bei Zystenruptur empfehlen einige Autoren die perioperative Abdeckung mit Mebendazol (4 Tage präoperativ beginnend) und Kortison (z. B. 1 g Methylprednisolon) sowie Antihistaminika. Die Anthelmintikatherapie sollte 3 Monate fortgesetzt werden. Nach Austritt von Zystenmaterial sollte der Patient 24–48 h intensivmedizinisch überwacht werden, da protrahierte Anaphylaxien beschrieben wurden.

In bis zu 2/3 der Fälle wird allerdings noch immer eine Nephrektomie unter der Verdachtsdiagnose Nierenzellkarzinom oder bei fortgeschrittener Destruktion der Niere durch die Hydatide durchgeführt. Bei rupturierter oder superinfizierter Zyste ist dies immer noch Therapie der Wahl.

Bei einer Verbindung zum ableitenden Harntrakt muß nicht unbedingt eine Nephroureterektomie durchgeführt werden. Einige Autoren postulieren auch in diesem Fall ein organerhaltendes Vorgehen mit chirurgischem Verschluß der Verbindung zum ableitenden Harntrakt. Bei eindeutiger Diagnose und nur renalem Befall kann ein lumbaler Zugang gewählt werden. Bei Tumorverdacht wird die Niere transperitoneal freigelegt (Tabelle 22.10).

Tabelle 22.10. Operative Therapie bei Echinococcuszysten. (Nach Angulo et al. 1997 sowie Roth u. Rathert 1987)

Organresektion	–
Partielle Organresektion	–
Ex vivo Zystenresektion und Autotransplantation	–
Perizystektomie	Ausschälen der Zyste mit Wirtskapsel
Zystektomie oder Enukleationsresektion	Ausschälen der Zyste ohne Wirtskapsel mit und ohne Fettplombierung
Hyperosmolare Zysteninstillation nach Abpunktion des Zysteninhaltes	Offenchirurgisch oder endourologisch

Durch Albendazol oder Mebendazol läßt sich ein Wachstumsstillstand oder eine Rückbildung erreichen. Eine routinemäßige postoperative medikamentöse Therapie ist nicht sinnvoll, sie sollte bei versehentlichem Eröffnen der Zysten 3–24 Monate mit einer Dosis von 40–50 mg/kg KG tgl. Mebendazol, verteilt auf 3 Einzeldosen, oder 10–15 mg/kg KG Albendazol über 8 Wochen durchgeführt werden.

Der Kontakt zu Hunde-, Katzen- und Fuchskot (cave Gemüse, Obst, Beeren oder Trinkwasser) sollte vermieden werden. Tiefgefrieren bei –18 °C tötet die Eier bei E. multilocularis erst nach 240 Tagen ab. Bei Temperaturen über 40 °C leben die Eier noch 1–4 h (Angulo et al. 1997; Allhoff et al. 1991; Brkovic et al. 1992; Deklotz 1976; Höfler 1992; Kern et al. 1993; Roth u. Rathert 1987; WHO-Arbeitsgruppe 1997).

22.3.4 Enterobius vermicularis

Der Madenwurm (Enterobius vermicularis, Oxyure) ist weltweit verbreitet und der häufigste parasitäre Wurm beim Menschen, der der einzige Wirtsorganismus ist. Die Inzidenz schwankt, je nach Weltregion zwischen 1–100%. Die 2–5 mm großen Männchen und die 8–13 mm großen Weibchen leben mit den an die Schleimhaut fixierten Köpfen in Zökum, Appendix und benachbarten Regionen des Darmes. Die Weibchen legen meist nachts in der Perianalregion und seltener in der Vagina 4700–16900 Eier ab. Selten wandern die Würmer auch in Urethra, Prostata, Harnblase, Nierenbecken, Nebenhoden, Uterus, Tube und Peritonealhöhle. Kollias et al. berichteten über den histologischen Nachweis bei einer antibiotikaresistenten Epididymitis (Kollias et al. 1992; Sachdev u. Howards 1975; Simon 1974).

Klinik

Häufigstes Symptom ist der vor allem nachts auftretende perianale Juckreiz. Schlaflosigkeit, Unruhe und Reizbarkeit können hinzukommen. Anorexie, Abdominalschmerz, Übelkeit und Erbrechen sind mögliche systemische Beschwerden. Bei Befall des Urogenitaltraktes sind Fluor vaginalis, Enuresis, Makrohämaturie und die unspezifischen Symptome von Urethritis, Prostatitis, Zystitis, Pyelonephritis oder Epididymitis zu erwarten. Daneben begünstigt eine Oxyureninfektion rezidivierende Harnwegsinfektionen. Viele Infizierte sind asymptomatisch (Kollias et al. 1992; Sachdev u. Howards 1975; Simon 1974).

 | W. Vahlensieck jr. und H. J. Schmitz

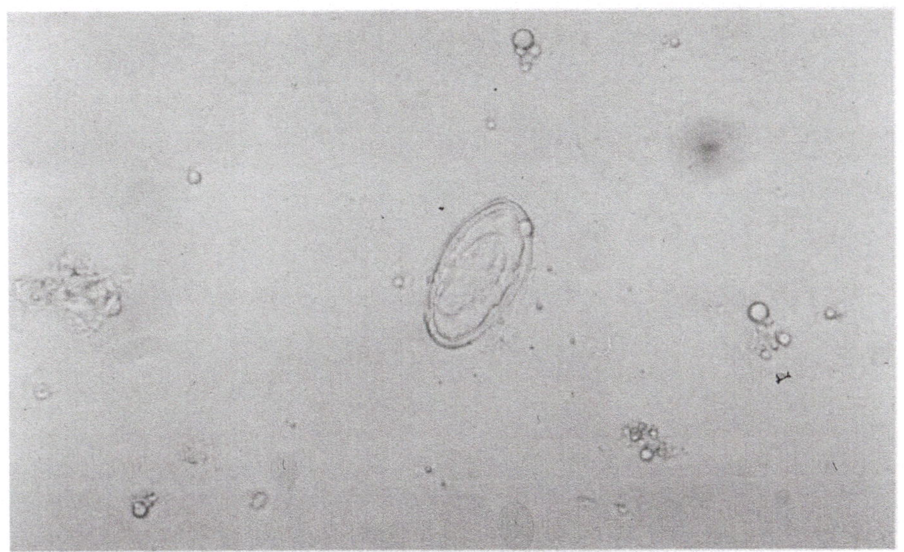

Abb. 22.15. Ovales Madenwurmei (25 x 55 µm) im Urin mit 2schichtigem Wandaufbau und abgeplatteter Seite. (Aus Auwärter u. Köttgen 1975, mit freundlicher Genehmigung)

Diagnostik

Diagnostisch können in der Perianalregion Eier gefunden werden (Mikroskopie von mindestens 7 morgendlichen Tesafilmabstrichen).

Bei Befall des Urogenitaltraktes sind Eier und Würmer im Urin nachweisbar (Abb. 22.15). Eosinophilie und Anämie können auftreten (Kollias et al. 1992; Sachdev u. Howards 1975).

Therapie

Therapeutisch werden 10 mg/kg Pyrantelpalmoat oder 100 mg Mebendazol als Einmaldosis verabreicht. Die Heilungsrate ist sehr hoch, die Reinfektionsrate auch. Eine erneute Behandlung kann nach 2–4 Wochen erfolgen. Nach den Erfahrungen von Sachdev u. Howards ist bei sekundärer Enuresis selbst bei fehlendem Oxyurennachweis ein Therapieversuch mit einem Anthelmintikum angezeigt (Kollias et al. 1992; Sachdev u. Howards 1975).

22.3.5 Hakenwürmer: Ancylostoma duodenale und Necator americanus

Die vorwiegend in den Subtropen und Tropen vorkommenden Hakenwürmer (Abb. 22.16) können den Menschen direkt über die Haut infizieren. In Deutschland kommen sie vor allem bei Bergarbeitern vor. Nach einer Herz-Lungen-Passage – ähnlich wie beim Spulwurm – siedeln sie sich im Dünndarm an. Zwischenwirte sind nicht erforderlich. 20–25% der Erdbevölkerung sind befallen (Piekarski 1987).

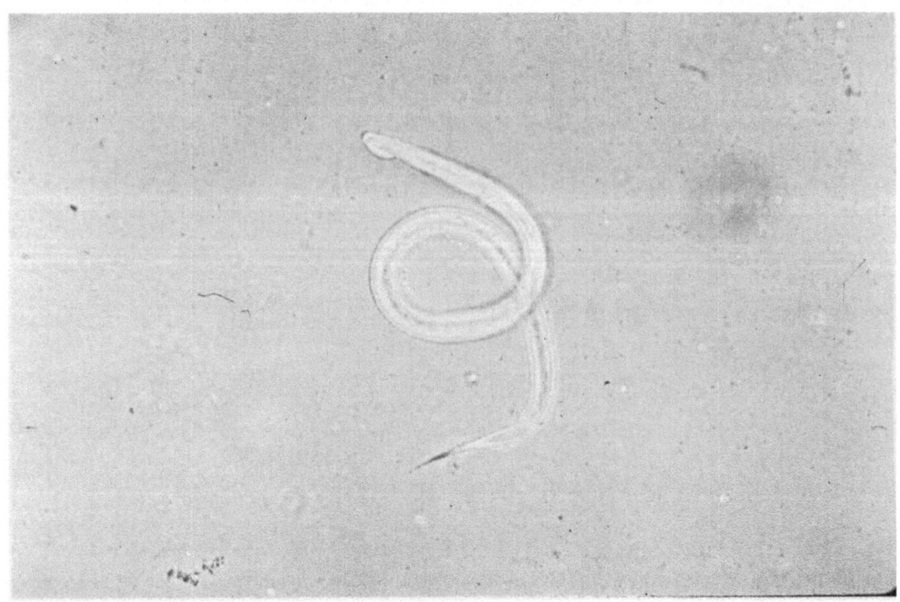

Abb. 22.16. Larvenform von Necator americanus. (Aus Auwärter u. Köttgen 1975, mit freundlicher Genehmigung)

Klinik

Bei massivem Befall mit Hakenwürmern kann es durch die resultierende Eisenmangelanämie mit Hypoproteinämie zu Völlegefühl, Inappetenz, Schwindel, Mattigkeit, Kurzatmigkeit und Anorexie kommen. Daneben kann eine *Impotenz* auftreten. Ancylostoma duodenale kann durch eine retroperitoneale Lymphstauung mit Ruptur der Lymphgefäße in das Urogenitalsystem eine *Chylurie* hervorrufen (Piekarski 1987; Tan et al. 1990).

Diagnostik

Charakteristisch ist bei größerer Wurmlast eine hohe Eosinophilie von 33–40%, eine Eisenmangelanämie und eine Hypoproteinämie. Hakenwurmbefall wird durch eine mikroskopische Stuhluntersuchung nachgewiesen. Ein Nachweis von Eiern oder Larven im Urin deutet auf eine Stuhlverschmutzung der Urinprobe hin (Auwärter u. Köttgen 1975; Piekarski 1987).

Therapie

Wirksam sind Mebendazol (2mal 50–100 mg über 3 Tage), Bephenium (1mal 5 g) (schlechter wirksam bei Necatorbefall), Pyrantelembonat (10 mg/kg KG über 2–3 Tage) und Albendazol (1mal 400 mg; nur Ancylostoma).

22.3.6 Anguillula aceti

Das Essigälchen (Abb. 22.17), ein Nematode, wird üblicherweise in Essig gefunden. Anguillula aceti wird nach Scheidenspülungen mit Essig zur Geburtenkontrolle oder

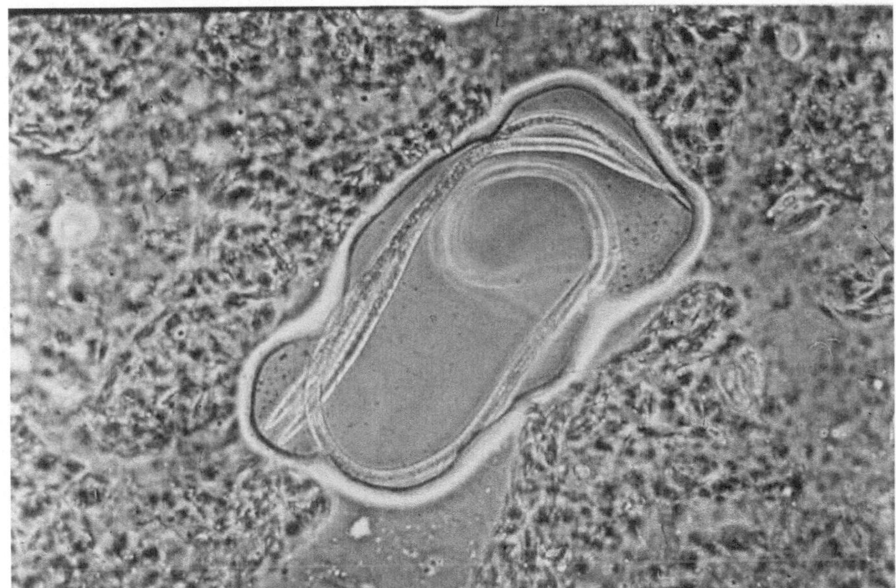

Abb. 22.17. Anguillula aceti, Essigälchen. (Aus Auwärter u. Köttgen 1975, mit freundlicher Genehmigung)

Infektionsprophylaxe gelegentlich im Urin gefunden. Die Besiedelung des Harntraktes ist symptomlos. Mikroskopisch ist A. aceti oftmals schwierig von Hakenwurmlarven zu unterscheiden. Therapieempfehlungen liegen nicht vor (Auwärter u. Köttgen 1975).

22.3.7 Strongyloides stercoralis

Sehr selten kann der Nematode *Strongyloides stercoralis* den ableitenden Harntrakt befallen (Abb. 22.18). Dabei treten Pollakisurie, imperativer Harndrang, Harnträufeln und Abdominalschmerzen auf (CIOMS 1976).

22.3.8 Ascaris lumbricoides (Spulwurm)

Die Inzidenz des Spulwurmbefalls liegt weltweit zwischen 1% und 95%, in Deutschland unter 1%. Ein Viertel aller Menschen soll den Spulwurm beherbergen. Die Übertragung erfolgt durch fäkal-orale Aufnahme der Eier. Aus diesen schlüpfen im Dünndarm Larven. Diese dringen durch die Dünndarmwand in die Blutkapillaren und die Leber ein. Nach 3–5 Tagen gelangen sie auf dem Blutweg in Herz und Lunge. Nach 7–15 Tagen wandern sie in den Rachenraum, werden verschluckt und entwickeln sich innerhalb von 6 Wochen zu adulten Würmern. Ganz selten können die Würmer als Irrläufer über Lungenvenen und Körperkreislauf oder über eine Fistelbildung den Harntrakt befallen. In der Literatur wurde über 2 Fälle des Zusammentreffens eines Ascaridenbefalls mit einem Nierenkarzinom berichtet (Gläser et al. 1975; Langkopf u. Ockert 1979; Piekarski 1987).

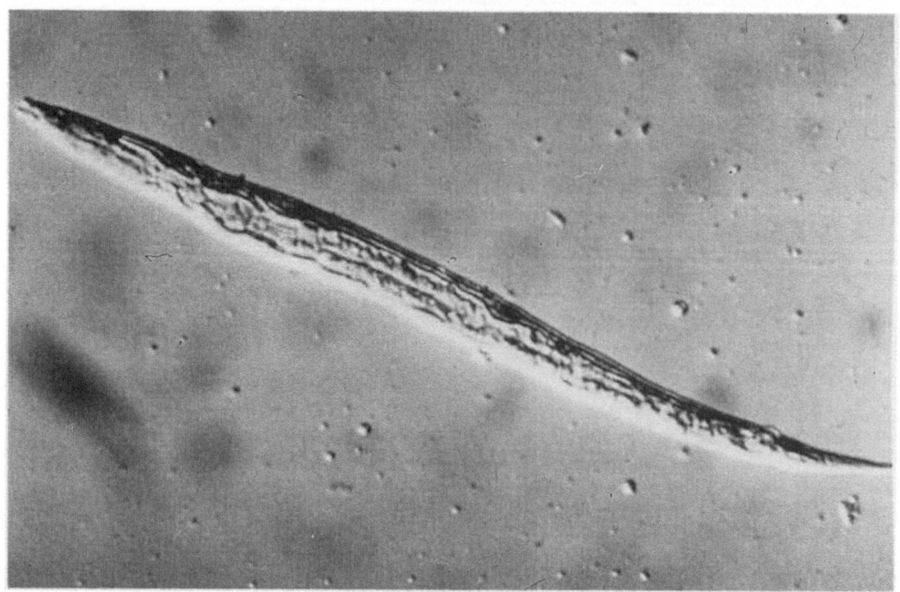

Abb. 22.18. Larvenform von Strongyloides stercoralis. (Aus Auwärter u. Köttgen 1975, mit freundlicher Genehmigung)

Klinik

Beim Abgang der Würmer aus dem Harntrakt können *Koliken, Pollakisurie und Makrohämaturie* auftreten. Meist liegt aber eine sekundäre *Verunreinigung* des Urins mit Stuhl vor. Selten kann es durch einen retroperitonealen Lymphstau zu einer *Chylurie* kommen (Gläser et al. 1975; Tan et al. 1990).

Diagnostik

Die aus dem Harntrakt abgegangenen Würmer können mikroskopisch untersucht werden. Bei der mikroskopischen Stuhluntersuchung sind zahlreiche Eier erkennbar. Bei einer radiologischen Magen-Darm-Passage werden die Würmer oft entdeckt. Die serologische Diagnostik ist nicht sehr aussagekräftig und in den meisten Fällen obsolet (Gläser et al. 1975; Langkopf u. Ockert 1979; Piekarski 1987).

Therapie

Mebendazol 2mal 100 mg über 3 Tage ist die Therapie der Wahl. Alternativ kann eine Einmaldosis Albendazol (400 mg), Pyrantelembonat, Diethylcarbamazepim, Tiabendazol oder Piperazin eingesetzt werden. Bei Befall des Harntraktes sollten die Würmer operativ entfernt oder endoskopisch aus der Harnblase ausgespült, etwaige Fisteln zum Magen-Darm-Trakt saniert werden (Gläser et al. 1975; Langkopf u. Ockert 1979; Piekarski 1987).

22.3.9 Filarien

Die Filariosen sind eine in den Tropen und Subtropen endemische Gruppe von Erkrankungen durch Nematoden, von der ca. 350–400 Mio. Menschen betroffen sind. Die

Übertragung der infektiösen Larven erfolgt durch Mücken als Vektoren (Culex, Aedes, Mansonia und Anopheles). Die 40–70 mm großen Filarien leben in Lymphgefäßen, Lymphknoten sowie subkutanem Bindegewebe, vor allem der unteren Körperhälfte. Nach einigen Monaten werden sie geschlechtsreif. Die ausgewachsenen Würmer werden bis zu 10 cm lang. Die von den Weibchen abgegebenen Larven werden Mikrofilarien (Größe 0,2–0,3 mm) genannt. Sie treten im Blut periodisch in der Nacht auf (Larven von Loa loa am Tag). Die im Blutausstrich feststellbare Anordnung der Zellkerne im gefärbten Präparat ermöglicht eine Artdiagnose. Touristen sind fast nie betroffen, erst bei längerem Aufenthalt in einem Endemiegebiet ist ein Befall möglich.

Die Filarien *Wucheria bancrofti* und *Brugia malayi* rufen die urologisch relevante Filariose hervor. Weitere Filarien wie Loa loa (gelegentlich Hämaturie), Onchocerca volvulus, Mansonella perstans (gelegentlich Hämaturie), Mansonella streptocerca, Mansonella ozzardi, Dirofilaria immitis und Dirofilaria tenuis rufen selten urologische Symptome hervor. Bei Mikrofilarurie durch Onchocerca-Larvenübertritt im Nierenbeckenbereich (11% aller Fälle) treten keine urologischen Symptome auf. Sie ist aber Ausdruck einer gravierender verlaufenden Onchozerkose als bei Patienten ohne Mikrofilarurie.

Klinik

Als Symptome des *akuten Stadiums* können Taubheit und Schwäche der Extremitäten, Juckreiz in der Achselhöhle und Leistenregion, periodischer Schmerz in den Extremitäten und Hodenschmerzen auftreten. An Schenkelbasis, Achsel und Ellenbogen können Lymphadenitiden und an den Extremitäten und im Genitalbereich Lymphangitiden auftreten. Die Prozesse erscheinen oft anfallsartig und haben eine zentrifugale Ausbreitungsrichtung. Ödeme und Urtikaria kommen ebenso wie Kopf- und Gliederschmerzen, Schwäche, Fieber (bis 39°C), Übelkeit und Erbrechen vor.

Daneben können *Funikulitis, Epididymitis und Orchitis* auftreten. Deshalb muß bei anamnestischen Hinweisen in dieser Richtung auch an eine Filariose als Ursache eines *akuten Skrotums* gedacht werden.

Nach dem akuten Stadium, das Wochen bis Monate dauern kann, folgt bei weniger als 1/3 der Patienten nach vielen Jahren durch eine ausgeprägte mechanische Lymphstauung und allergisch-hyperergische Endothelhyperplasie ein chronisches Stadium. Dabei bilden sich Granulome als Reaktion auf abgestorbene und verkalkte Filarien.

Ein irreversibles, chronisches Lymphödem durch die Fibrosierung und Obliteration der Lymphknoten kann dann zur *Elephantiasis* des Genitale führen (Abb. 22.19). Dabei treten zahlreiche, leicht verletzliche, oberflächliche Lymphbläschen (Lymphvarizen) auf, die rupturieren und zum Lymphskrotum führen. Das Skrotum ist z. T. grotesk vergrößert (Elephantiasis filarensis scroti, Elephantiasis des Skrotums, Filariasis scrotalis, Skrotalelephantiasis). Bei einer chronischen *Samenstrangentzündung* findet sich klinisch ein nicht dellenbildendes Ödem des Samenstrangs. Bei einer akuten, rezidivierenden Samenstrangentzündung durch Filarien auf wohl allergischer Basis spricht man von „Mumu". Durch Infektionen der Skrotalorgane mit Wucheria und Brugia kann es zu einem chylösen Erguß (*Chylozele*) in die Tunica vaginalis testis kommen. Die Klinik entspricht der einer Hydrozele.

Weiterhin werden Hydrozelen (häufigste Komplikation, strohgelbe Flüssigkeit oft mit Mikrofilarien), Lymphozelen, Verkalkungen der Tunica vaginalis testis und – durch eine Arteriitis – Oligoasthenozoospermien beobachtet.

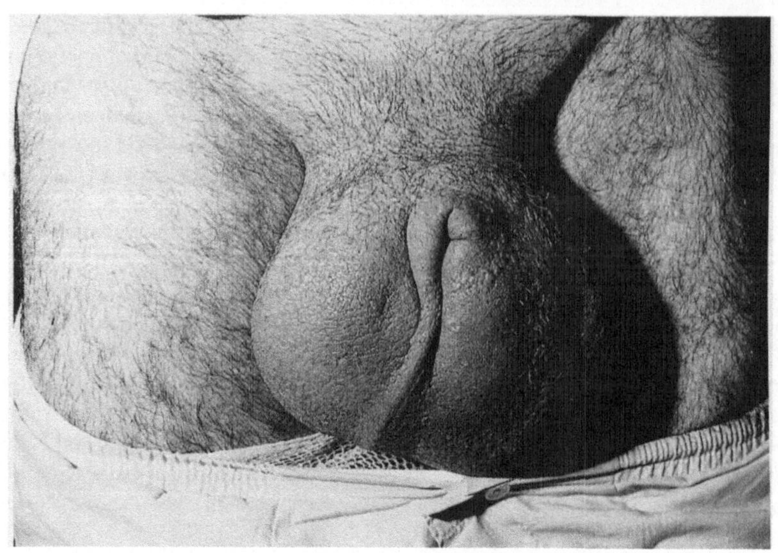

Abb. 22.19. Seit 2 Jahren bestehende Elephantiasis skroti bei einem Mann aus Sri Lanka mit signifikantem Filarienantikörpertiter ohne direkten Filariennachweis. (Abbildung H.M. Seitz, mit freundlicher Genehmigung)

Daneben kann es bei Wucheria-bancrofti-Infektion auch zu *Chylurie* mit Chylusgerinnseln (67%), Harnverhalt (16%), Hämatochylurie (35%) und Harnstauungsnieren als Ausdruck einer tiefen Lymphbahnobstruktion kommen. Dabei können Schmerzen in Rücken, Becken- und Leistenregion auftreten. Die Chylurie kann aus allen Teilen des ableitenden Harntraktes durch Kontakt mit gestauten retroperitonealen Lymphgefäßen resultieren. Ein bilateraler Befall liegt bei 11% der Fälle vor (Begg 1959; Buck et al. 1971; CIOMS 1976; Höfler 1992; Kierfeld u. Magnus 1969; Klenk u. Geyer 1983; Müssner et al. 1997; Tan et al. 1990).

Diagnostik

Wegweisend sind klinisches Bild und Exposition. Bei Filariosen liegt meist eine ausgeprägte und konstante Eosinophilie von 30–40% zusammen mit einer Leukozytose vor.

Die Diagnose und Artbestimmung erfolgt mikroskopisch durch den Mikrofilariennachweis aus dem gefärbten Blutausstrich aus nativem oder 3 ml antikoaguliertem, filtriertem und mit 3 ml Methylenblau versetztem Blut, dem dicken Tropfen sowie bei Onchocerca besser aus Biopsiematerial wie der Haut (Abb. 22.20). Mikrofilarien von W. bancrofti und B. malayi finden sich nur am späten Abend oder nachts. Bei Blutentnahme am Tag sollten 50 min vor Entnahme 2 mg/kg Diäthylcarbamazepin eingenommen werden. Oft finden sich im chronischen Stadium – bis zu 10–15 Jahren nach der Erstinfektion – keine Mikrofilarien mehr. Gelegentlich sind ausgewachsene Würmer in Urin, Hydrozelenflüssigkeit oder exzidiertem Gewebe aus dem Urogenitaltrakt nachweisbar. Unterstützend kann eine serologische Diagnostik erfolgen, die allerdings nicht artspezifisch ist. Hierbei sind Immunfluoreszenz und ELISA empfindlicher als die indirekte Hämagglutination und Komplementbindungsreaktion (Höfler 1992; Klenk u. Geyer 1983; Kierfeld u. Magnus 1969).

 | W. Vahlensieck jr. und H. J. Schmitz

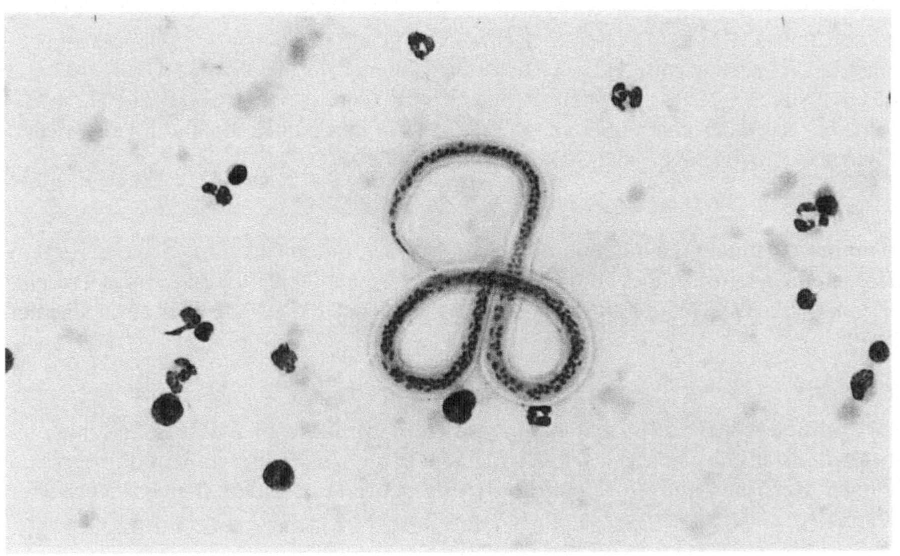

Abb. 22.20. 250–300 µm große Mikrofilarie vonWucheria bancrofti im „Dickem Tropfen" (Hämatoxylin). (Abbildung H.M. Seitz, mit freundlicher Genehmigung)

Therapie

Diäthylcarbamazin wird 3mal tgl. in steigender Dosierung bis 2 mg/kg KG über 2 Wochen oral verabreicht. Dabei werden vorwiegend Mikrofilarien abgetötet. Parallel sollten bei allergischen Symptomen Antihistaminika, Azetylsalizylsäure oder Kortikosteroide zum Verhindern eines allergischen Schocks durch Wurmzerfall verabreicht werden. Möglicherweise ist die zusätzliche Gabe von Ivermectin sinnvoll. Bei bakterieller Superinfektion sind chirurgische Maßnahmen und Antibiotika angezeigt.

Bei chronischen Veränderungen wie Hydrozele, Chylozele und Elephantiasis werden chirurgische Maßnahmen wie z. B. Epididymektomie, Semikastration, Hydrozelenoperation oder plastische Rekonstruktionen durchgeführt.

Bei durch medikamentöse Therapie nicht zu beendender Chylurie mit persistierenden Koliken, Harnverhaltungen und Gewichtsverlust kann eine Nierenbeckenspülung mit 10 ml einer 0,5–2%igen Silbernitratlösung (84% aller Fälle; 77% Erfolg nach 2–21 Jahren) oder eine Dekapsulation der Niere mit Lymphangiektomie (16% aller Fälle; 45% Erfolg nach 2–21 Jahren) erfolgreich sein. Spülungen mit 15%igem Natriumjodid, Shuntoperationen des Lymphsystems, die Entfernung von Lymphfisteln und Lymphknoten oder die Nephrektomie sind mögliche Alternativen. Allerdings ist die Chylurie selbst meist nicht lebensbedrohlich und heilt in 50% der Fälle spontan aus (Kierfeld u. Magnus 1969; Müssner et al. 1997; Tan et al. 1990).

22.3.10 Riesennierenwurm

Der weltweit in Süßwasserfischen vorkommende Riesennematode *Dioctophyma renale* (Eustrongylus gigas) wird vor allem bei Hunden und anderen Karnivoren gefunden. Pferde, Rinder und der Mensch werden selten befallen (Dioctophyma-renale-Infektion, Nierenwurminfektion, Riesenpalisadenwurminfektion). Die bis 100 mal 1,5 cm großen, roten Nematoden siedeln sich im Nierenbecken, Leber und Thorakalhöhle an. Nach Berichten über ca. 40 Fälle sind in den letzten 30 Jahren keine neuen hinzugekommen (Begg 1959; CIOMS 1976; Höfler 1992).

Klinik

Beim immer unilateralen Befall mit bis zu 8 Riesennierenwürmern wird das Nierenparenchym zerstört und es kommt zu *Hämaturie, Symptomen des Harnstaus, Proteinurie und bakteriellen Superinfektionen* (Begg 1959; CIOMS 1976; Höfler 1992; Staehler 1959).

Diagnostik

Im Urin finden sich die 65 mal 40 µm großen Eier mit Pfropfen an beiden Enden im Zweizellstadium sowie gelegentlich kleine Würmer. Im Sonogramm und Urogramm können Harnstau und eine Raumforderung gefunden werden (Begg 1959; Höfler 1992).

Therapie

Die Erreger müssen operativ entfernt werden. Bei noch ausreichender Nierenfunktion kann dies organerhaltend, sonst durch Nephrektomie erfolgen (Höfler 1992).

22.3.11 Gnathostoma spinigerum

Der Nematode Gnathostoma spinigerum gelangt durch den Verzehr rohen Fisches in Ostasien in den menschlichen Körper. Der ca. 1 cm große Wurm ist im vorderen Drittel weiß, im hinteren Drittel schwarz gefärbt (Nitidandhaprabhas et al. 1975).

Klinik

Generell können bei der Gnathostomiasis Übelkeit, Erbrechen, Hämatemesis, subkutaner Befall und Pneumonie auftreten. Beim sehr seltenen Befall der Harnwege mit Gnathostoma spinigerum kann es zu *Hämaturie* und *Harnblasenschmerzen* kommen, bei Befall der Cauda equina, neben der Lähmung der Beine, zu einer hypotonen *Harnblasenentleerungsstörung* (Nitidandhaprabhas et al. 1975).

Diagnostik

Der Wurm kann, aus dem Urin gewonnen, vom Parasitologen bestimmt werden. Häufig tritt eine Leukozytose und eine Eosinophilie auf (Nitidandhaprabhas et al. 1975).

Therapie

Eine medikamentöse Therapie ist nicht bekannt. Wenn die Würmer in der Subkutis vorkommen, können sie chirurgisch entfernt werden.

22.4.1 Myiasis (Dipterenlarven)

Koprophage *Dipteren* insbesondere der Gattungen *Anisopus, Eristalis, Musca, Muscina, Fannia, Psychoda, Calliphora und Sarcophaga* können ihre Eier bei der Defäkation, beim Sonnenbad oder beim Schlafen ohne Bekleidung in der Gegend von Anus, Vulva und der Urethralöffnung des menschlichen Wirtes absetzen. Chemotaktisch wirkt hierbei der Geruch von Stuhl oder Urin sowie der Sekretabgang bei Urethritis, Balanitis, Menstruation oder Portiokarzinom. Eine Übertragung unter unhygienischen Verhältnissen beim Koitus erscheint ebenfalls denkbar. 1 Fall trat nach Katheterismus auf. Die meisten Fälle wurden in den Tropen und Subtropen, einige Fälle in Mitteleuropa beobachtet (Aspöck 1972; CIOMS 1976; Elsdon-Dew 1975; Fischer 1920; Höfler 1992; Langkopf u. Ockert 1979; Pytel u. Aslamasow 1976; Schumann et al. 1975; Werner et al. 1975).

Klinik

Die ausschlüpfenden Larven rufen in Urethra, Harnblase, Vulva, Vagina und Rektum eine Entzündungsreaktion hervor mit Algurie, Pollakisurie und Hämaturie sowie gelegentlich schmerzhaften Erektionen und Ejakulationen (Urogenitalmyiasis, Urogenital-Anal-Myiasis, Anal-Urogenital-Myiasis). Die Maden ernähren sich vom Urogenitalepithel. Zur Verpuppung müssen sie den Harntrakt nach dem 3. Larvenstadium bei Miktion oder Ejakulation wieder verlassen, so daß immer eine Selbstheilung mit dem Verschwinden der Symptomatik auftritt. Bisher wurde nur von Pytel u. Aslamasow über 1 Fall der Besiedelung des Nierenbeckens mit Fannia canicularis berichtet. Bleibende Schäden sind bisher nicht bekannt geworden. Insgesamt ist die Urogenitalmyiasis selten; Pytel u. Aslamasow konnten bis 1976 38 Fälle aus der Literatur zusammenstellen. Dabei wurde in 2 Fällen über das simultane Vorkommen von 2 bzw. 3 Spezies berichtet. Von der symptomatischen Myiasis muß eine Kontamination des Urins abgegrenzt werden. Sehr selten wird bei unzureichender Hygiene auch eine suprapubische Fistelwunde von Fliegenmaden besiedelt (Aspöck 1972; CIOMS 1976; Elsdon-Dew 1975; Fischer 1920; Langkopf u. Ockert 1979; Pytel u. Aslamasow 1976; Schumann et al. 1975; Werner et al. 1975).

Diagnostik

Bei entsprechendem Verdacht wird der Urin oder das Ejakulat makroskopisch auf 8–12 mm lange, weißliche, längliche Fliegenmaden untersucht. Diese werden in 50%igen Ethylalkohol überführt und in einem parasitologischen Labor bestimmt. Von einer tatsächlichen Infektion muß die Kontamination von Urinproben unterschieden werden (Aspöck 1972; CIOMS 1976; Elsdon-Dew 1975; Fischer 1920; Höfler 1992; Langkopf u. Ockert 1979; Pytel u. Aslamasow 1976; Schumann et al. 1975; Werner et al. 1975).

Therapie

Bei Befall der Harnblase und der Urethra sind die Maden eventuell durch endourologische Spülungen zu entfernen. In Ausnahmefällen können umschriebene Entzündungsherde koaguliert werden. Wichtig ist auch die Therapie von bakteriellen Super-

Tabelle 22.11. Fliegenmadenspezies bei Urogenitalmyiasis

Fannia scalaris	Latrinenfliege
Fannia canicularis	Kleine Stubenfliege
Muscina stabulans	Stallfliege
Anisopus fenestralis	Fenstermücke
Psychoda albipennis	Abortmücke
Eristalis tenax	Mistbiene
Teichomyza fusca	Weitmaulfliege
Musca domestica	Stubenfliege
Calliphora vicina	Blaue Schmeißfliege
Sarcophaga carnaria	Fleischfliege

infektionen. Da der Madenabgang aus dem Urogenitaltrakt die Patienten oft stark psychisch belastet, ist häufig eine Psychotherapie erforderlich (Aspöck 1972; CIOMS 1976; Elsdon-Dew 1975; Fischer 1920; Langkopf u. Ockert 1979; Pytel u. Aslamasow 1976; Schumann et al. 1975; Werner et al. 1975) (Tabelle 22.11).

22.4.2 Milben (Akarinen)

In 0,06% aller Urinproben fand Moed 1962 Milben. Bei der Durchsicht der Literatur sind die meisten Fälle als Verunreinigungen anzusehen.

Klinik

Wenige Autoren berichteten über das Vorkommen von Milben zusammen mit Urogenitalsymptomen (Ausfluß, Algurie), die nach Sanierung der Milben sistierten. Milben können also in die Harnwege des Menschen eindringen, dort mindestens eine Zeit am Leben bleiben und zuweilen sogar Entzündungen im Sinne von Pseudoparasiten hervorrufen. Die detrikol (auf Detritus) lebenden Arten gehen aus der Umgebung (z. B. Matratzen) auf den Menschen über und können sich von Epithelgewebe ernähren. 1900 wurde eine Milbenart (Histiogaster spermaticus) aus einer Hodenzyste isoliert. Sie hatte sich dort auch vermehrt (Moed 1962; Trouessart 1900 zit. nach Moed 1962).

Diagnostik

Bei unklaren Beschwerden oder Verdacht auf Akarinenbefall der Harnwege sollte der steril entnommene Harn mikroskopisch auf die weniger als 500 µm großen Milben untersucht werden (Tabelle 22.12).

Therapie

Die Therapie sollte an den Einzelfall angepaßt symptomatisch erfolgen (Begg 1959).

 | W. Vahlensieck jr. und H. J. Schmitz

Tabelle 22.12. Milbenarten, die bisher im Urin gefunden wurden. (Nach Moed 1962)

Nephrophagus sanguinarius	Nur im Urin nachgewiesen
Tarsonemus hominis	Auch andere Organlokalisationen
Tarsonemus floricolus	Herkunft aus Pflanzen oder verrottendem Material
Pyemotes tritici	Obligatorische Insektenlarvenparasiten
Pyemotes takeuchii	Nur im Urin nachgewiesen
Tyroglyphus farinae	Herkunft aus Pflanzen oder verrottendem Material
Tyroglyphus longior	Herkunft aus Pflanzen oder verrottendem Material
Tyroglyphus siro	Herkunft aus Pflanzen oder verrottendem Material
Carpoglyphus alienus	Nur im Urin nachgewiesen

22.4.3 Filzläuse

Bei 40 000 Patienten einer venerologischen Klinik in den USA wiesen 2,4% eine Pediculosis pubis (Befall mit Filzläusen (Phtirus pubis), Morpionosis) auf. Die Inzidenz schwankt in Abhängigkeit von Promiskuität und Körperhygiene.

Klinik

Die Übertragung der ortstreuen Parasiten erfolgt über intimen Körperkontakt oder durch Kontakt mit infizierten Materialien (Wäsche, Decken etc.). Der Juckreiz ist individuell sehr verschieden und gering bis mäßig. Durch Sensibilisierung bei starkem Befall nimmt er zu. An den Stichstellen treten schiefer- bis stahlgraue oder grünliche Flecken (Maculae coerulae, Taches bleues oder Macules cyaniques, Cyaniques grisatres) auf. Diese entstehen als Folge kleiner Einblutungen durch Hämoglobinabbauprodukte unter Einfluß von Läusespeichel. In ihrem Bereich kann keine Pilomotorenreaktion der Haare mehr nachgewiesen werden.

Durch Kratzeffekte, häufiges Baden oder Selbstbehandlung können bakterielle Superinfektionen auftreten (Moll u. Dülfer 1993).

Diagnostik

Der Erreger- und Nissennachweis, ggf. mit Lupe oder Mikroskop, ist beweisend für die Infektion. Gelegentlich werden Filzläuse als Verunreinigung im Urin beobachtet (Elsdon-Dew 1975; Moll u. Dülfer 1993).

Therapie

Wegen z. T. resistenter Stämme und neurotoxischer Nebenwirkungen werden Gamma-Hexachlorcyclohexan und Allethrin (Jacutin®) nur noch selten eingesetzt. Mittel der Wahl sind heute N-Hexanverbindungen aus Chrysanthemenblüten, die Pyrethrine (Quellada®, Goldgeist forte®), die als Gel, Shampoo bzw. Emulsion zur Verfügung stehen. Sie müssen, je nach Applikationsform, 10–30 min vor Ort belassen werden. 0,5%ige Malathionlösung (Organoderm®) muß 8–12 h angewendet werden. Nissen können mit 1 Teil Speiseessig auf 2 Teile Wasser abgelöst werden. Sicherer ist jedoch das Auskämmen mit einem Nissenkamm oder die Rasur. Die Leibwäsche sollte im Kochgang gewaschen und heiß gebügelt werden (Moll u. Dülfer 1993).

22.4.4 Krätzmilben

Die 0,3 mm große weibliche Krätzmilbe (Sarcoptes scabiei) bohrt blind endende Gänge in die Hornschicht. Sie enthalten Kotballen und Eier. Sie wird meist durch direkten Körperkontakt, seltener durch Wäsche oder Kleider übertragen.

Klinik

Im Vordergrund steht der vor allem nachts unerträgliche Juckreiz. Die typischen Milbengänge können auch am Penis auftreten. Krätzmilben können selten Auslöser einer unspezifischen Zystitis mit Hämaturie, Enuresis und Pollakisurie im Sinne eines Pseudoparasitismus sein. Sie werden auch als Auslöser einer akuten Glomerulonephritis diskutiert.

Sie werden in Massenunterkünften, beim Gebrauch eines Bettes oder gemeinsamer Kleidung durch mehrere Personen und durch Geschlechtsverkehr übertragen (Langkopf u. Ockert 1979; Nasemann u. Sauerbrey 1987).

Diagnostik

Der mikroskopische Krätzmilbennachweis im abgeschabten oder abgehobenen Nativpräparat des Hautepithels sollte – neben der klinischen Diagnostik – immer erfolgen (Langkopf u. Ockert 1979; Nasemann u. Sauerbrey 1987).

Therapie

Bei externem Befall kann die Behandlung mit Lindan (Jacutin®), Allethrin, Benzylbenzoat oder Crotamiton gemäß den Herstellerangaben erfolgen. Therapieempfehlungen für die Krätzezystitis bestehen nicht. Das Umfeld sollte von Krätzmilben befreit werden (Wäsche so heiß wie möglich waschen und wechseln, Behandlung aller engen Kontaktpersonen) (Langkopf u. Ockert 1979; Nasemann u. Sauerbrey 1987).

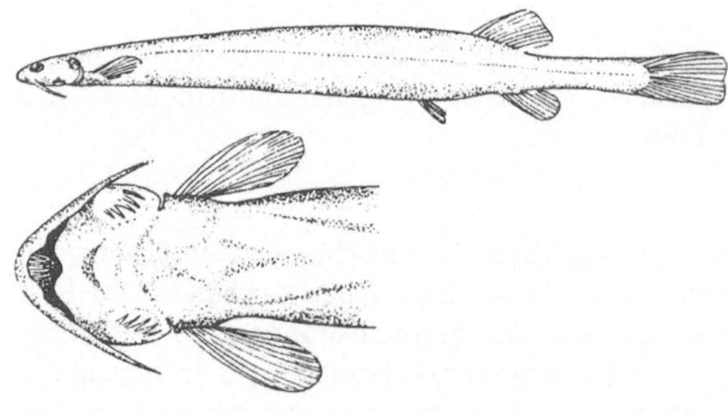

Abb. 22.21. Vandellia cirrhosa, darunter Unterseite des Kopfes mit den unteren Stachelgruppen. (Aus Sterba 1990, mit freundlicher Genehmigung)

 | W. Vahlensieck jr. und H. J. Schmitz

22.5 Vertebraten

Der parasitäre Wels *Vandellia cirrhosa (Candiru)* des Amazonasgebietes parasitiert normalerweise an Fischkiemen. Der Fisch wird bis 2,5 cm lang, ist einheitlich zartgelb und hat große, dunkle Augen. Geschlechtsunterschiede sind nicht bekannt (Abb. 22.21). Er kann als urinophiler Organismus als einziges Wirbeltier in die Harnröhre und Harnblase von badenden Menschen eindringen (CIOMS 1976).

Klinik
Er hakt sich dort fest, stirbt ab und ruft eine Fremdkörperurethritis oder -zystitis hervor (CIOMS 1976).

Diagnostik
Die Diagnose wird durch Urethrozystoskopie gestellt (CIOMS 1976).

Therapie
Spezielle urologische Therapieempfehlungen liegen nicht vor; bei Befall sollte das Tier endourologisch entfernt werden (CIOMS 1976).

22.6 Prophylaxe

Der Urologe sollte sich der Gefahr durch Urogenitalparasitosen bewußt sein. In Endemiegebieten sollte man auf den Verzehr von rohen Blattpflanzen (Spul- und Peitschenwurm, Leberegel), Wasserpflanzen (Darmegel) oder rohen Wassertieren (Darm- und Leberegel) verzichten. Bei Verzicht auf Haut-Boden-Kontakt können Hakenwurm- und Zwergfadenwurminfektionen vermieden werden. Baden, Waten und Trinken in infiziertem Süßwasser kann zur Bilharziose führen und ist deshalb zu unterlassen. Insektenstiche sind unbedingt zu vermeiden (Moskitonetze, Schutzkleidung und Repellentien) (Volkheimer 1986).

Literatur

Allenspach S (1973) Operative Behandlung urologischer Komplikationen bei chronischer Bilharziose (Schistosomum haematobium). Urol Int 28: 417–439

Allhoff E, de Riese W, Franzen W, Meyer H-J, Jonas U (1991) Diagnostik und Therapie der renalen Echinokokkose. Urologe A 30: 139–142

Angulo JC, Sanchez-Chapado M, Diego A, Escribano J, Tamayo JC, Martin L (1997) Renal echinococcosis: clinical study of 34 cases. J Urol 157: 787–794

Aspöck H (1972) Urethrale Myiasis durch Muscina stabulans (Fallén). Zentralbl Bakt Hyg I Abt Orig A 221: 352–356

Aulehla S (1997) Neues Infektionsgesetz geplant. DMW 122: A9

Auwärter W, Köttgen E (1975) Urin unter dem Mikroskop. Editiones Roche, Basel

Barrou B, Bitker MO, Boyer C, Sylla C, Chatelain C (1997) Results of renal transplantation in patients with Schistosoma infection. J Urol 157: 1232–1236

Baur H, Mohr M, Altwein JE (1991) Die urogenitale Bilharziose in Deutschland. Akt Urol 22: 339–343

Begg RC (1959) Parasitic infections of the genito-urinary tract. In: Handbuch der Urologie Bd. IX/2 Inflammation II Specific inflammations (eds Ljunggren E, Begg RC, King AJ). Springer Berlin Göttingen Heidelberg, S 222-305

Blenk H, Hofstetter A, Naber KG, Vahlensieck W jr (1997) Klinische Mikrobiologie für den Urologen. Springer, Berlin Heidelberg New York

Brkovic D, Kälble T, Roeren T, Pomer S, Flühr W, Staehler G (1992) Differentialdiagnostik und -therapie des Echinococcus cysticus der Niere. Akt Urol 23: 320–324

Buck AA, Lieske H, Haage H (1958) Ein Fall von Paragonimiasis der Niere. Tropenmed Parasitol 9: 212–216

Buck AA, Anderson RI, Colston JAC, Wallace CK, Connor DH, Harman LE jr, Donner HW, Ganley JP (1971) Microfilaruria in Onchocerciasis. Bull WHO 45: 353–369

Caroll B, Dow C, Snashall D, Marshall T, Chiodini PL (1993) Post-tropical screening: how useful is it? Brit Med J 307: 541

Council for International Organizations of Medical Sciences (CIOMS) (1976) Krankheiten der Harnorgane und der männlichen Geschlechtsorgane. Deutschsprachiges Sekretariat des CIOMS, Heidelberg

Deklotz RJ (1976) Echinococcal cyst involving the prostate and seminal vesicles: a case report. J Urol 115: 116–117

Ehsan A, Zellner M (1995) Die Urogenitalbilharziose. Urologe B 35: 393–400

Engelbrecht H, Puff I, Lom J (1962) Colpoda steinii Maupas 1883 (Colpodidae, Holotricha, Ciliata) in den Harnwegen bei Kindern. Zentralbl Bakt 187: 551–557

Elsdon-Dew R (1975) Parasitic infections and the genitourinary tract. Practitioner 214: 75–79

Fischer W (1920) Fliegenmaden in der Harnröhre. Z Urol 14: 441–442

Gardner WA, Culberson DE, Bennett BD (1986) Trichomonas vaginalis in the prostate gland. Arch Pathol Lab Med 110: 430–432

Gläser V, Seidel R, Haller W (1975) Gemeinsames Vorkommen von Ascaridiasis der Niere und Nierenkarzinom. Z Ärztl Fortbild 69: 263–264

Gupta S, Mehrotra ML, Ambasta SS (1975) Penile amoebiasis: an unusual presentation. Brit J Urol 47: 690

Hart PH, Toledano D (1954) Specific orchitis in Chaga's disease. Documenta Med Geogr Trop (Amsterdam) 6: 124–130

Höfler W (1992) Parasitäre Harnwegsinfektion. TW Urol Nephrol 4: 271–279

Houston W (1964) Bilharziasis of the testis. Brit J Urol 36: 220–221

Hubmann R (1992) Bilharziose der Urogenitalorgane. TW Urol Nephrol 4: 280–286

Junghanns T, Weiss N (1992) Akute Schistosomiasis bei Tropenreisenden. Dtsch Med Wochenschr 117: 935–940

Kern P, Wechsler JG, Hoch S (1993) Echinokokkose. Chemother J 2: 146–147

Kierfeld G, Magnus L (1969) Chylurie infolge Filariasis. Urologe 8: 314–317

Klenk A, Geyer E (1983) Importierte Tropenkrankheiten: Filariosen. Gelbe Hefte 23: 91–97

Kollias G, Kyriakopoulos M, Tiniakos G (1992) Epididymitis from Enterobius vermicularis: a case report. J Urol 147: 1114–1116

Krell L, Masius W-G, Elste G (1976) Zum Problem der Trichomonadeninfektion beim Manne. Dtsch Gesundheitswesen 31: 1232–1235

Langkopf B, Ockert G (1979) Parasitäre Erkrankungen des Urogenitalsystems. In: Heise GW, Hienzsch E, Mebel M, Krebs W (Hrsg) Allgemeine und spezielle Urologie, Bd 4. Thieme, Leipzig, S 191–243

Lieske H (1982) Wurmeier – Diagnostik in der Praxis. Mat Med Nordmark 34: 67–84

Lin C-M, Chen S-K (1993) Paragonimus calcified ova mimicking left renal staghorn stone. J Urol 149: 819–820

Martinez-Garcia F, Regadera J, Mayer R, Sanchez S, Nistal M (1996) Protozoan infections in the male genital tract. J Urol 156: 340–349

Meleney HE (1925) Histopathology of Kala-Azar in hamster, monkey and man. Am J Pathol 1: 147–168

Moed F (1962) Milben in den Harnwegen des Menschen. Angew Parasitol 4: 29–35

Moll F, Dülfer R (1993) Filzlausbefall, eine vernachlässigte Erkrankung in der urologischen Sprechstunde. Urologe B 33: 167–169

Müssner W, Bösch J, Buhl D, Neuweiler J, Bandhauer K (1997) Filarien: eine Tropenkrankheit als Ursache für das akute Skrotum. Urologe A 36: 84–86

Mylius RE, Ten Seldam REJ (1962) Venereal infection by Entamoeba histolytica in a new guinea native couple. Trop Geogr Med 14: 20–26

Nasemann T, Sauerbrey W (1987) Hautkrankheiten und venerische Infektionen, 5. Aufl. Springer, Berlin Heidelberg New York

Nitidandhaprabhas P, Sirikarna A, Harnsomburana K, Thepsitthar P (1975) Human urinary gnathostomiasis: a case report from Thailand. Am J Trop Med Hyg 24: 49–51

Ohkawa M, Yamaguchi K, Tokunaga S, Nakashima T, Fujita S (1992) The incidence of Trichomonas vaginalis in chronic prostatitis patients determined by culture using a newly modified liquid medium. J Infect Dis 166: 1205–1206

Papadopoulos I (1984) Bilharziose-Infektionen im Urogenitalbereich – auch in Deutschland keine Rarität mehr. Urologe B 24: 307–311

Piekarski G (1987) Medizinische Parasitologie in Tafeln, 3. Aufl. Springer, Berlin Heidelberg New York

Pytel JA, Aslamasow EG (1976) Die Myasis des Urogenitaltraktes. Z Urol 69: 45–48

Romero JA, Alvarez-Vijande R, Gutierrez R, Fernandez I, Alcover J, Mallafre JM, Carretero P (1991) Urinary schistosomiasis with cutaneous lesions. Urol Int 46: 85–86

Roth St, Rathert P (1987) Echinococcuszyste der Niere: Genese, Diagnostik und Therapie. Urologe B 27: 291–298

Sachdev YV, Howards SS (1975) Enterobius vermicularis infestation and secondary enuresis. J Urol 113: 143–144

Schiefer HG (1994) Prostatic infection by unconventional fastidious pathogens. In: Weidner W, Madsen PO, Schiefer HG (eds) Prostatitis. Springer, Berlin Heidelberg New York

Schumann H, Dassenies L, Schuster W (1975) Fannia scalaris (Fabricius, 1794) (Diptera: Muscidae) als Erreger einer Rektal- und Urethralmyiasis beim Menschen. Dtsch Gesundheitswesen 30: 318–320

Seitz HM, Saathoff M (1987) Serodiagnostik parasitärer Erkrankungen (ausgenommen Malaria). Dtsch Ärztebl 84: B1464–B1469

Shetty SD, Al-Saigh AA, Ibrahim IA, Malatani T, Patil KP (1992) Hydatid disease of the urinary tract: evaluation of diagnostic methods. Brit J Urol 69: 476–480

Simon RD (1974) Pinworm infestation and urinary tract infection in young girls. Am J Dis Child 128: 21–22

Staehler W (1959) Klinik und Praxis der Urologie. Bd. II. Thieme, Stuttgart

Sterba G (1990) Süßwasserfische der Welt, 2. Aufl. Eugen Ulmer, Stuttgart

Tan L-B, Chiang C-P, Huang C-H, Chou Y-H, Wang C-J (1990) Experiences in the treatment of chyluria in Taiwan. J Urol 144: 710–713

Volkheimer G (1986) Zur Diagnose von Wurmbefall. Diagn Lab 36: 158–172

Wagenknecht LV (1972) Symptomatik und Therapie der urogenitalen Bilharziose (Analyse von 125 Fällen). Akt Urol 3: 161–167

Wedel PG, Jess P (1991) Testicular schistosomiasis simulating malignancy. Scand J Urol Nephrol 25: 237–238

Welker Y, Geissmann F, Benali A, Bron J, Molina JM, Decazes JM (1994) Toxoplasma-induced cystitis in a patient with AIDS. Clin Infect Dis 18: 453–454

Werner H, Rall E, Hendrischk A (1975) Urogenital-Myiasis durch Fannia scalaris. Dtsch Med Wochenschr 100: 1397–1398

WHO-Arbeitsgruppe zur Echinokokkose (1997) Richtlinien zur Behandlung der zystischen und alveolären Echinokokkose beim Menschen. Chemother J 6: 111–119

Wickbom B, Winberg J (1972) Coincidence of congenital toxoplasmosis and acute nephritis with nephrotic syndrome. Acta Paediat Scand 61: 470–472

Zedda G (1945) Su alcuni casi di orchite malarica. Rass Med Sarda 47: 226

Herrn Prof. Dr. med. Hanns Martin Seitz, Direktor des Institus für medizinische Parasitologie der Rheinischen Friedrich-Wilhelms-Universität Bonn danken wir für die kritische Durchsicht des Manuskriptes.

Schistosomiasis (Bilharziose) der Harnblase *

K.-H. Bichler, G. Feil und H.-J. Nelde

INHALTSVERZEICHNIS

23.1 Einleitung

Die *Bilharziose der Harnblase* oder die *urogenitale Schistosomiasis* ist eine Erkrankung, die durch den Blutparasiten *Schistosoma haematobium* hervorgerufen wird. Die adulten Würmer sitzen bevorzugt im venösen Plexus der Harnblase und verursachen in 50–70% der Fälle (WHO 1993), insbesondere infolge der Reaktion des Menschen auf die Eiablagerungen, krankhafte Veränderungen im Urogenitalsystem.

Die Krankheitssymptome wurden bereits 1500 v.Chr. in einer der ältesten Schriften Ägyptens, dem *Papyrus Ebers*, aufgezeichnet. Dieser frühe Bericht über die Hämaturie in Ägypten wird durch den Nachweis kalzifizierter Schistosomeneier in den Nieren ägyptischer Mumien aus dem 13. Jahrhundert v.Chr. durch Sir A. Ruffer 1910 bestätigt (Piekarski 1987). Schon 1851 hatte der aus Sigmaringen stammende Zoologe und Arzt *Theodor Bilharz* bei einer Autopsie in einem Kairoer Hospital den Erreger nachgewiesen, der daher auch Bilharzia genannt wurde (Dönges 1988). Die übertragende Schnecke und damit der Entwicklungszyklus von *Schistosoma haematobium* wurde jedoch erst 1915 in Ägypten von Leiper entdeckt (Ackerknecht 1963).

Zwar handelt es sich bei der Blasenbilharziose um eine Erkrankung der südlichen Hemisphäre, doch erlangt sie infolge des Massentourismus und des Zustroms von Flüchtlingen auch in der westlichen Welt an Bedeutung. Deshalb kommt sie zunehmend auch in den *Interessenbereich des Urologen*. Besonderes Interesse gilt dem Schistosomiasis-assoziierten Harnblasenkarzinom, bei dem es sich, abweichend von der Mehrheit der Harnblasenkrebse (Urothelkarzinome), meist um den Typ des Plattenepithelkarzinoms handelt. Die Erkennung und sachgerechte Therapie der Schistosomiasis erfordert ein entsprechendes ärztliches Wissen, wobei in zunehmendem Maße auch gutachterliche Kenntnisse notwendig werden (Bichler 1994).

---

* Der Beitrag basiert auf einer Veröffentlichung im Chemotherapie Journal: Bichler KH, Feil G, Nelde H-J (1997) Bilharziose (Schistosomiasis) der Harnblase. Chemother J (Jg 6) 4:147–154.

23.2 Epidemiologie

Die Bilharziose stellt eine der weltweit wichtigsten Infektionskrankheiten dar. Sie ist nach der Malaria die für den Menschen wichtigste parasitäre Erkrankung tropischer und subtropischer Länder. Einem Infektionsrisiko mit *Schistosoma haematobium* sind nach Schätzungen der WHO weltweit wenigstens 180 Mio. Menschen ausgesetzt, und ungefähr 90 Mio. Menschen sind infiziert (WHO 1980).

Die Erreger der Blasenbilharziose kommen in Gebieten zwischen 40 Grad nördlicher und 30 Grad südlicher Breite vor (Abb. 23.1). Die *Hauptverbreitungsgebiete* liegen in Afrika südlich der Sahara. Weitere Herde existieren im Nildelta bzw. Niltal, im östlichen Mittelmeerraum sowie auf der arabischen Halbinsel und im mittleren Osten, weiterhin auf Madagaskar, auf Mauritius sowie in kleineren Gebieten Indiens. Im ostasiatischen und australischen Raum treten nur Darmbilharziosen auf. Ebenso sind auch die mittel- und südamerikanischen Gebiete frei von Blasenbilharziose (Piekarski 1987; WHO 1985).

23.3 Morphologie und Entwicklung des Erregers

Die *Schistosoma-haematobium*-Männchen werden 8–15 mm lang. Die Seitenränder der Männchen sind derart gestaltet, daß sie ventralwärts eingerollt werden können, so daß eine röhrenförmige Bauchfalte entsteht. In diesem Bauchraum lebt das wesentlich dünnere, ca. 3–5 mm längere drehrunde Weibchen, wodurch der Körper des Männchens wie längsgespalten erscheint. Deshalb werden die Erreger der Bilharziose auch als „*Pärchenegel*" oder *Schistosomen* bezeichnet (Dönges 1988; Piekarski 1987).

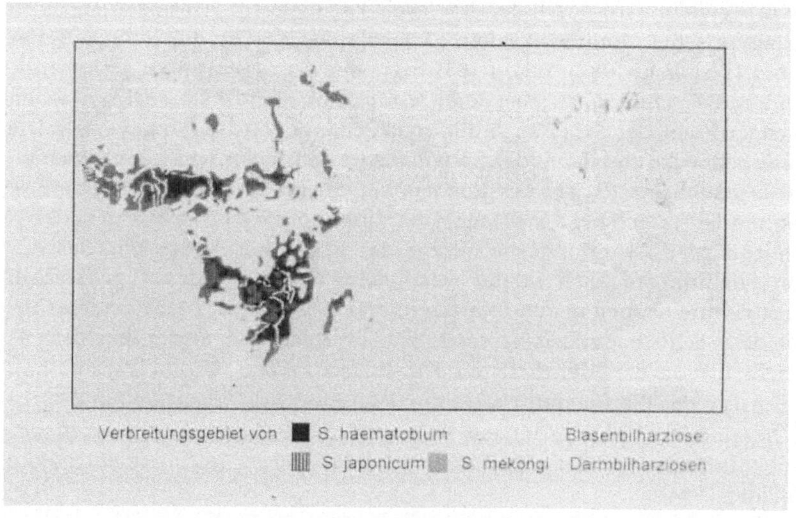

Abb. 23.1. Verbreitungsgebiete von *Schistosoma haematobium*, dem Erreger der Blasenbilharziose, sowie von *Schistosoma japonicum* und *Schistosoma mekongi*, Erregern von Darmbilharziosen. (Nach Piekarski 1987, aus Bichler et al. 1997)

 | K.-H. Bichler, G. Feil und H.-J. Nelde

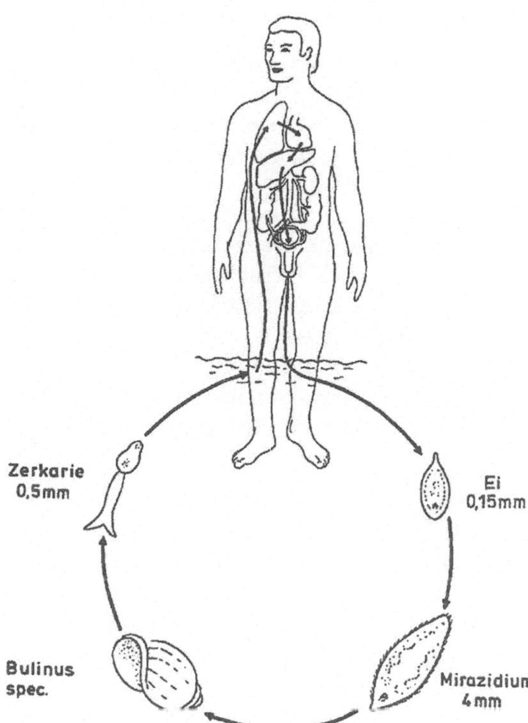

Abb. 23.2. Entwicklungszyklus von *Schistosoma haematobium*. Charakteristisch ist ein Generationswechsel zwischen einer adulten Geschlechtsform im Menschen und den Larvenstadien in geeigneten Süßwasserschnecken. (Nach Lloyd-Davis et al. 1983, aus Bichler et al. 1997)

Für den Erreger der Blasenbilharziose ist ein *Generationszyklus* charakteristisch, der mit einem Wirtswechsel verbunden ist (Dönges 1988; Piekarski 1987). Die *Infektion des Menschen* erfolgt meist in stehenden Gewässern, wo die sog. *Zerkarien* als aktive Larven den Menschen befallen (Abb. 23.2). Sie durchdringen die Haut des Wirtes und werden auf venösem Weg über die Lunge und das linke Herz im großen arteriellen Kreislauf verteilt. Nach Heranwachsen zu Adulten setzen sich diese in den venösen Kapillaren der Blasenwand und des distalen Ureters fest und geben 7–10 Wochen p.i. die ersten Eier in die Blasenwand ab. Sie blockieren dort Gefäße und führen zu einer chronischen Inflammation. Die Eier werden durch die Wirkung proteolytischer Enzyme freigesetzt; sie durchstoßen die Blasenwand und werden dann mit dem Urin ausgeschieden.

Gelangen die Eier ins Süßwasser, schlüpfen dort Zwischenformen, sog. *Mirazidien*, die in *Wasserschnecken* der Gattung Bulinus eindringen. Sie entwickeln dort weitere Generationen und verlassen die Schnecken wiederum als Zerkarien, womit sich der Entwicklungskreislauf schließt.

23.4 Krankheitsbild

Entsprechend dem Entwicklungsstadium des Parasiten im Menschen lassen sich verschiedene Stadien der Bilharzioseerkrankung (s. Übersicht) unterscheiden (Halim u. Hussain 1984; Lloyd-Davis et al. 1983; Smith et al. 1992). Erste Symptome können sich

Stadien und Symptomatik der Bilharziose der Harnblase

- *Erste Symptome:*
  Schistosomendermatitis
- *Initialstadium:*
  Allgemeinsymptome 3–10 Wochen p.i. (Fieberschübe, Abgeschlagenheit, Gliederschmerzen)
  Zystitische Beschwerden (Dysurie, Algurie)
  Hämaturie, terminal
- *Spätstadium:*
  Ulzerierende Zystitis
  Ureterbefall (Strikturen, Harnstau)
  Blasenkrebs (Plattenepithelkarzinom)

als Juckreiz und Hautquaddeln darstellen, die als sog. Schistosomen-Dermatitis (Zerkarien-Dermatitis) bezeichnet werden. Hieraus kann sich im *Initialstadium* eine Allgemeinsymptomatik nach ca. 3–10 Wochen entwickeln, die aus Fieberschüben, Abgeschlagenheit und Gliederschmerzen besteht. Bei Befall der Blasenwand treten zunehmende zystitische Beschwerden wie Dysurie und Algurie auf, was darüber hinaus zur meist terminalen Hämaturie oder zumindest zu einer Mikrohämaturie führt.

Bei persistierendem Befall treten *Spätstadien* auf, die im Bereich der Blase als ulzerierende Zystitis, im Bereich des Ureters über Strikturen und narbige Verengungen zu Harnstau, Reflux und Niereninsuffizienz sowie zur Sepsis führen können. Als das gravierendste Spätstadium nach einem chronischen Verlauf von 2–3 Jahrzehnten wird die Entwicklung tumoröser Prozesse im Sinne eines Blasenkrebses gesehen, der jedoch meist als Plattenepithelkarzinom imponiert (Attah u. Nkposong 1976; El-Bolkainy et al. 1981; Elsebai 1977; Halim u. Hussain 1984; Koraitim et al. 1995).

23.5 Diagnostik

Im folgenden wird ein entsprechender diagnostischer Untersuchungsgang vorgestellt, der verschiedene nichtinvasive bzw. invasive Methoden einschließt (s. Übersicht).

Im Rahmen der *nichtinvasiven Untersuchungen* nimmt die morphologische Diagnostik als *Urinzytologie* eine nicht unbedeutende Stellung ein. Hierbei lassen sich mikroskopisch die im Urin ausgeschiedenen Eier direkt nachweisen (Abb. 23.3a). Auch können mit dieser Methode sehr sicher sowohl Inflammationen als auch Uroteldysplasien und -metaplasien sowie Tumorzellen (Abb. 23.3b) diagnostiziert werden (Bichler 1976; Rathert u. Roth 1991).

Der sichere und schnelle Nachweis einer bestehenden Infektion erfolgt mit dem *Mirazidien-Schlüpftest*, wobei Patientenurin in einem Glaskolben auf schlüpfende Mirazidien-Larven geprüft wird.

Die *invasive Standarddiagnostik* des Urologen ist die *Urethrozystoskopie*. Bei einer akuten Schistosomiasis zeigt sich das typische Bild der Sandkornzystitis, auch

„sandy patches" genannt (Abb. 23.3c). Sie ist durch stärkere Vaskularisation wie auch durch schlechter durchblutete Felder charakterisiert. Die Gefäße sind erweitert und brechen bei Berührung und selbst bei vorsichtiger Zystoskopie sehr leicht auf. Die Oberfläche des Urothels zeigt leichte Granulationen. Dies sind die in den Kapillaren der Mukosa und Submukosa liegenden Eier. Die Sandkornzystitis geht später häufig in eine ulzerierende Zystitis mit bakterieller Sekundärinfektion über.

Im Rahmen der Urethrozystoskopie ist die Entnahme von *Harnblasenbiopsien* zur Diagnosesicherung nützlich. Hierzu sollte mit einer PE-Zange eine entsprechende Biopsie erfolgen, die histologisch aufgearbeitet werden kann. Abbildung 23.3d zeigt ein typisches Bild einer derartigen Gewebebiopsie nach akuter Infektion mit *Schistosoma haematobium*. Im Gewebe eingestreut liegen die angeschnittenen Eier des Parasiten, die leicht zu erkennen sind.

In den besonders gefährdeten Gebieten mit den z. T. fehlenden urologischen Untersuchungsmöglichkeiten wird von den Tropenmedizinern das „Quetschpräparat" präferiert, da die histologische Aufarbeitung des Materials entfällt. Für ein zytologisches Präparat wird das entnommene Gewebe zwischen 2 Objektträgern zerrieben. Bei vorsichtiger Handhabung lassen sich dann im Präparat liegende Eier nachweisen.

Zu den genannten morphologischen Untersuchungen werden zusätzlich *immundiagnostische Methoden* im Serum durchgeführt. Hierzu gehören die Komplementbindungsreaktion (KBR) sowie die Fluoreszenzantikörpertests. Auch *unspezifische Befunde* wie eine starke IgE-Erhöhung bzw. eine in ca. der Hälfte der Fälle auftretende Erhöhung von α_1-Fetoprotein (AFP) im Serum können zur Komplettierung der Diagnostik herangezogen werden (Alsbati 1978). Im Hinblick auf die Tumorgenese sind Untersuchungen auf wissenschaftlicher Basis wie z. B zum Tumorsuppressorgen p53 (Habuchi et al. 1993; Ramchurren et al. 1995; Warren et al. 1995) und zu mutiertem p53-Protein mittels Anti-p53-Autoantikörpern (Bichler et al. 1996; Knobloch et al. 1995) zu nennen (s. Abb. 23.7).

Übersicht der diagnostischen Methoden der Bilharziose der Harnblase

- Direkter Erregernachweis:
  Eier im Urin (Urinzytologie)
  Mirazidienschlüpftest
- Urethrozystoskopie
- Harnblasenbiopsie (Histologie, „Quetschpräparat")
- Immundiagnostische Methoden:
  Zerkarienhüllenreaktion
  Komplementbindungsreaktion (KBR)
  Fluoreszenzantikörpertest
- Unspezifische Befunde:
  AFP (↑ 50%)
  IgE ↑
- Mögliche „Marker"-Nachweise:
  p53-Mutationen
  Anti-p53-Autoantikörper

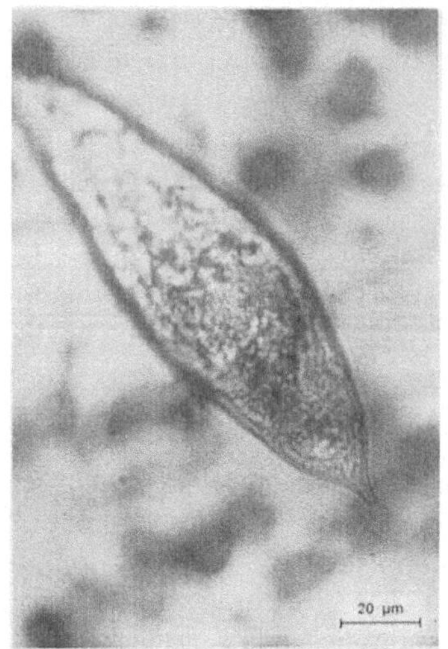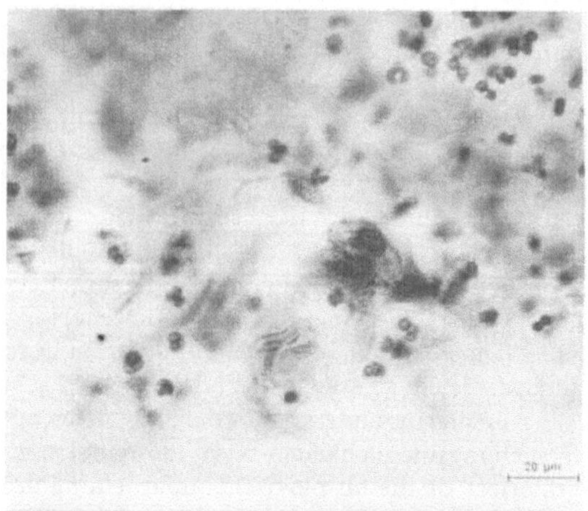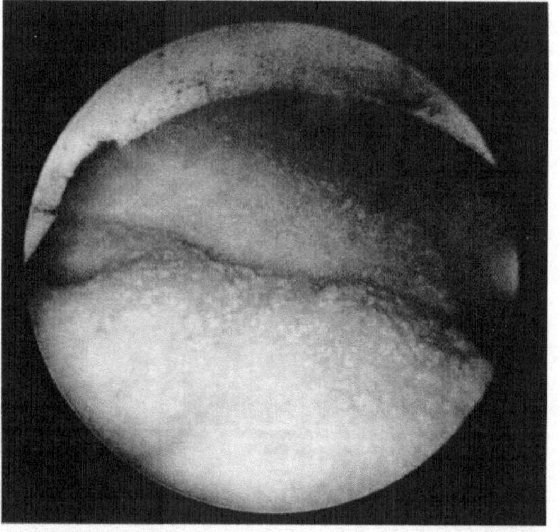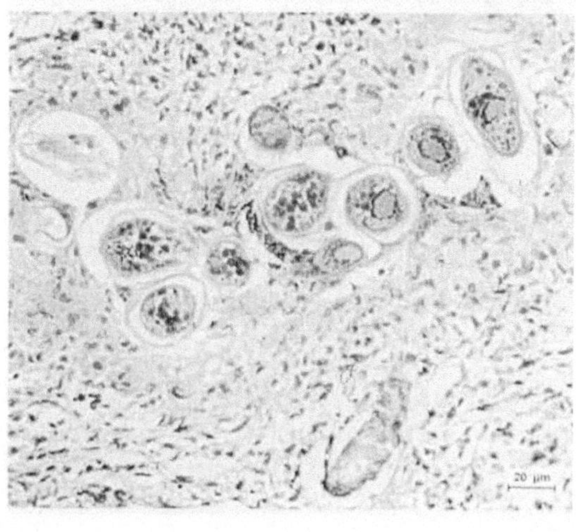

Abb. 23.3a–d. Diagnostische Untersuchungsergebnisse in der Urinzytologie. **a** Eier von *S. haematobium*, **b** Tumorzellen, **c** mit Uretherozystoskopie nachgewiesene Sandkornzystitis und **d** angeschnittene Parasiteneier aus einer Harnblasenbiopsie. (Aus Bichler et al. 1997)

 K.-H. Bichler, G. Feil und H.-J. Nelde

Bei akut Infizierten ist als therapeutische Maßnahme primär an die Durchführung einer *Chemotherapie* zu denken. Als wirksamstes Chemotherapeutikum in der Behandlung der akuten Blasenbilharziose sind hauptsächlich zwei Medikamente zu nennen, wobei das Mittel der Wahl *Praziquantel* (Handelsname Biltrizide™) ist. Auch wird in einigen Ländern – nicht aber in Deutschland – *Metrifonat* (Handelsname Bilarcil™) eingesetzt. Dabei hat Praziquantel den Vorteil, daß es als orale Einzeldosis gegeben werden kann. Die Dosierung beträgt 40 mg/kg KG. Metrifonat muß als dreimalige orale Dosierung im Abstand von ca. 20 Tagen verabreicht werden.

Die *Wirkungsmechanismen von Praziquantel* sind in Abb. 23.4 schematisch aufgezeigt: Die Stimulierung der motorischen Aktivität des Parasiten hat eine tetanische Paralyse zur Folge, parallel wird eine verminderte Glukoseaufnahme hervorgerufen. Eine Schädigung des Teguments schließlich führt zu einer Freilegung von Oberflächenantigenen, wodurch eine Immunreaktion des infizierten Menschen ausgelöst wird. Das Ergebnis dieser Prozesse ist die *Abtötung des Parasiten* (Brindley u. Sher 1990; Burchard et al. 1996; Redman et al. 1996).

Zu erwähnen ist hier auch die *Therapiekontrolle* mittels Urinzytologie. Durch urinzytologische Untersuchungen während der Therapie und der Differenzierung in avitale und vitale Eier läßt sich die Effektivität der Therapie bestimmen und ggf. ein Therapiewechsel einleiten. Eine zweite Kur sollte frühestens nach 6 Monaten durchgeführt werden. Die Differenzierung vitaler bzw. avitaler Eier geschieht mit dem Vitalfarbstoff Trypanblau. Er zeigt gegenüber den Erregern in den Schistosomeneiern eine unterschiedliche Penetrationsfähigkeit. So werden avitale Eier blau angefärbt, vitale nicht (Abb. 23.5).

Kommt es über jahrelangen chronischen Befall zu Inflammationen der Blasenwand und der Ureter, können Spätkomplikationen auftreten, die einer Therapie zugänglich gemacht werden müssen. Hier sind insbesondere *operative Behandlungen* zu

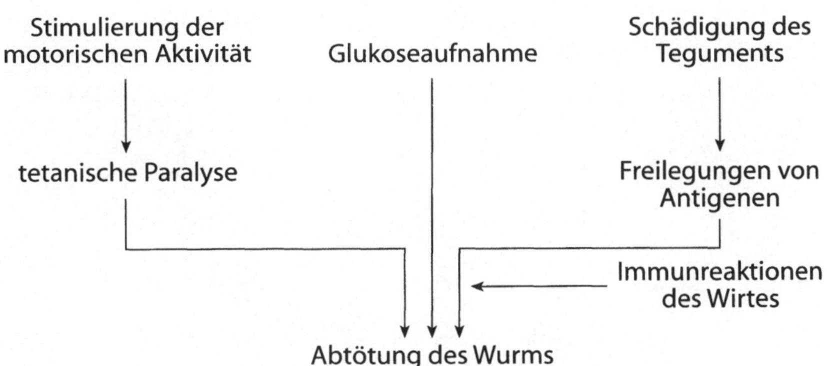

Abb. 23.4. Wirkungsmechanismen von Praziquantel, das sowohl direkt auf den Erreger als auch indirekt über ausgelöste Immunreaktionen des Menschen wirkt. (Aus Bichler et al. 1997)

nennen (s. Übersicht). Bei Blasenhalsengen ist an eine Blasenhalsschlitzung nach Turner-Warwick oder eine transurethrale Blasenhalsresektion zu denken. Bei Harnstauungsnieren ist eine Ableitung mit perkutaner Nephrostomie, eine Ureterschienung oder eine Ureterozystoneostomie angezeigt. Die weitergehenden morphologischen Veränderungen wie z.B. eine Schrumpfblase können zur Zystektomie bei gleichzeitiger Anlage einer Neoblase oder anderer Harnableitung führen. Im Falle des Auftretens tumoröser Prozesse, also eines Blasenkarzinoms, wird primär die transurethrale Blasenresektion angewandt.

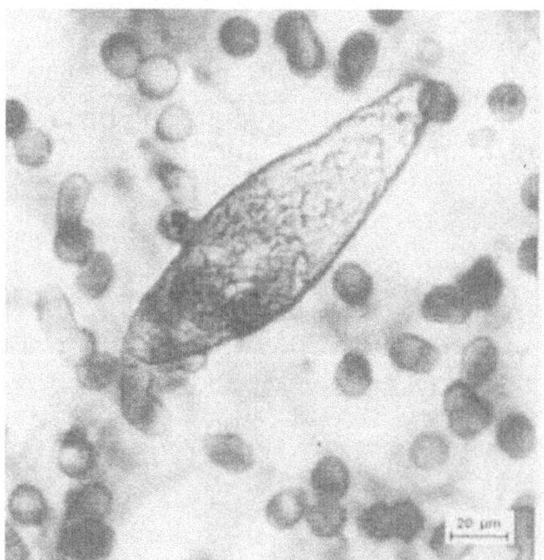
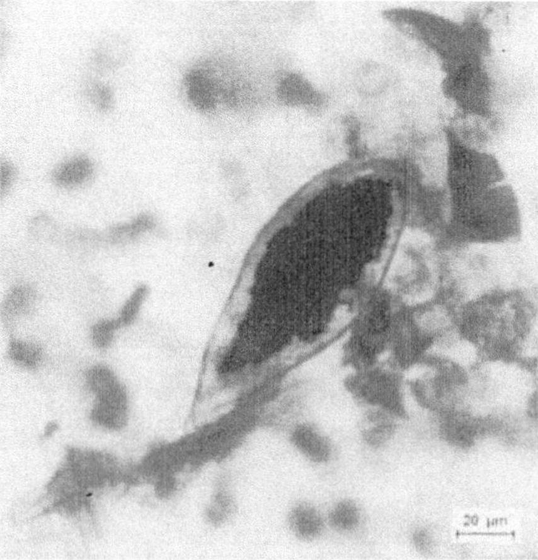

a   b

Abb. 23.5 a,b. Urinzytologische Therapiekontrolle durch Anfärbung mit dem Vitalfarbstoff Trypanblau. **a** Vitales Ei, **b** avitales Ei, blau angefärbt. (Aus Bichler et al. 1997)

Für die urologische Onkologie interessant ist die Tendenz zur Entwicklung einer karzinomatösen Erkrankung der Harnblase im Spätstadium der Schistosomiasis, aus der im speziellen ein *Plattenepithelkarzinom* hervorgehen kann (Attah u. Nkposong 1976; El-Bokainy et al. 1981; Elsebai 1977; Halim u. Hussain 1984; Koraitim et al. 1995). Damit stellt sich die Frage nach den Ursachen dieser Karzinogenese.

Durch die Einwanderung der adulten Würmer und die konsekutive Einlagerung der Eier in die Harnblasenwand tritt eine akute Entzündung auf. Dieser Infekt wird durch die Penetration der Eier durch das Urothel beim Freisetzen gefördert. Das Stadium der akuten Entzündung kann in eine chronische Entzündung mit Fibrosierung des Urothels und der Submukosa übergehen. In der Folge führt dieser Fremdkörperreiz zu einer Verkalkung. Offen jedoch ist noch, inwieweit dieser chronische Reiz die Metaplasie, die Dysplasie und damit die Transformation zum Karzinom fördert.

Hinweise auf eine Koinzidenz von Blasenkarzinom und Schistosomiasisinfektion gibt es bereits seit Anfang dieses Jahrhunderts. Ein kausaler Zusammenhang ist aufgrund folgender Ergebnisse der Untersuchungen verschiedener Arbeitsgruppen anzunehmen (Attah u. Nkposong 1976; Badawi et al. 1995; Bhagwandeen 1976; El-Bolkainy et al. 1981; Elsebai 1977):

- Die *geographische Korrelation* beider Erkrankungen: Die Inzidenz aller Blasentumore ist in für die Bilharziose endemischen Gebieten gegenüber westlichen Ländern mit 8–28% um mehr als 20% höher. So ist in hyperendemischen Ländern wie Ägypten das Schistosomiasis-assoziierte Blasenkarzinom mit über 25% aller Krebserkrankungen der häufigste Tumor überhaupt (Elsebai 1977), und in Mali ist die Inzidenz von Blasenkarzinomen viermal höher als z.B. in den USA (Lucas 1982).
- Vermehrtes *Auftreten eines Plattenepithelkarzinoms* bei Bilharziosepatienten mit einer Häufigkeit von ca. 44–82% gegenüber 2% in den westlichen Ländern.
- Die für die westlichen Länder typische *Tumorlokalisation im Trigonum* ist hier bei selten. Beim Schistosomiasis-assoziierten Blasenkarzinom kann die gesamte Blase betroffen sein, da sich die Tumore abseits der Eigranulome entwickeln.
- Das *Manifestationsalter* liegt bei Patienten mit Schistosomiasis-assoziierten Blasenkarzinomen gehäuft in der 5. und 6. Dekade und damit etwa eine Dekade früher als bei Blasentumorpatienten westlicher Länder.

Nicht gesichert ist bislang die Art und Weise einer Blasenkarzinominduktion durch chronische *Schistosoma-haematobium*-Infektionen. Drei miteinander in Verbindung stehende *Hypothesen* zur Ätiopathologie zeichnen sich ab (Abb. 23.6).

1. *Genetische Instabilitäten* der Blasenepithelzellen könnten die Basis einer malignen Entartung sein (Rosin et al. 1994). Diese Instabilität beruht auf einer extrem gesteigerten Zellproliferation. Dafür kann ursächlich die bei der Harnblasenbilharziose bestehende, chronisch-rezidivierende Zystitis in Frage kommen.
2. *Chemische Mutagene* wie Nitrit und N-Nitrosoverbindungen werden infolge einer *Schistosoma-haematobium*-Infektion vermehrt im Urin ausgeschieden und können dort nachgewiesen werden. Diese Substanzen stellen einen wesentlichen ätiologischen Faktor der Blasenkarzinomentwicklung dar (Tricker et al. 1991). Erhöhte Nitratkonzentrationen werden von Makrophagen als Antwort

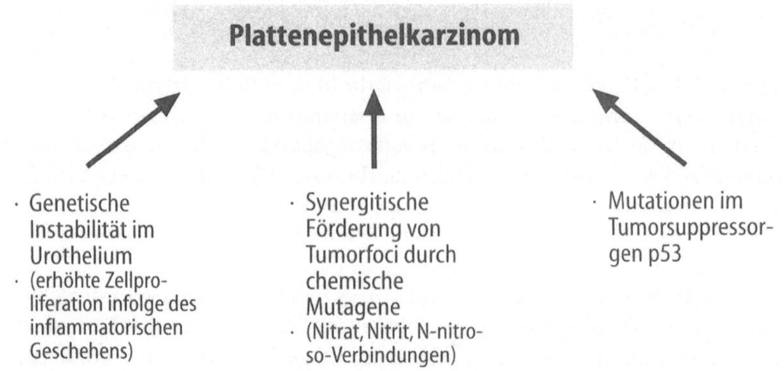

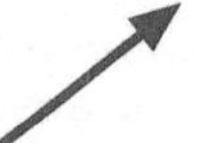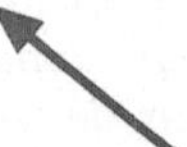

Plattenepithelkarzinom

Abb. 23.6. Hypothesen zur Ätiopathologie des mit der Schistosomiasis-haematobia-assoziierten Blasenkarzinoms.

auf eine chronische Blasenentzündung produziert. Begleitende Infektionen mit nitratreduzierenden Bakterien (z. BProteus), wie sie häufig bei den betreffenden Patienten anzutreffen sind, können die Nitritbildung in der Blase fördern und somit zur Mutation von Epithelzell-DNA führen.

3. Das *Tumorsuppressorgen p53* steht im Verdacht, die Entwicklung vieler Tumoren zu steuern bzw. zu induzieren (Abb. 23.7). Erstmals wurden 1993 von Habuchi und Mitarbeitern (Habuchi et al. 1993) bei 6 der 7 untersuchten ägyptischen Patienten mit *Schistosoma-haematobium*-assoziierten Blasenkarzinomen p53-Genmutationen nachgewiesen. Das Vorliegen entsprechender Mutationen wurde von weiteren Arbeitsgruppen bestätigt (Chaudhary et al. 1997; Ramchurren et al. 1995; Warren et al. 1995). Die p53-Mutationsraten lagen z. Thöher als die bei nicht mit Bilharziose-assoziierten Blasenkarzinomen gefundenen Häufigkeiten von bis zu 65% (Sidransky et al. 1991; Spruck et al. 1993). Hierbei handelte es sich allerdings überwiegend um Urothelkarzinome und nicht um Plattenepithelkarzinome, wie sie bei den an Blasenbilharziose erkrankten Patienten typisch sind. Aufgrund dieser Literaturbefunde ist eine Beteiligung von p53-Genveränderungen bei Schistosomiasis-assoziierten Blasenkarzinomen zu vermuten.

Eigene Untersuchungen in Zusammenarbeit mit dem Institut für Tropenmedizin, Tübingen, auf Anti-p53-Autoantikörper im Serum von 73 Schistosomiasis-Patienten in Ägypten und Gabun zeigten einen signifikanten Unterschied zwischen Patienten mit (8/17) und ohne (8/56) assoziiertes Blasenkarzinom (Bichler et al. 1996; Knobloch et al. 1995). Es ist zu folgern, daß p53-Mutationen eine Rolle in der Onkogenese eines Schistosomiasis-assoziierten Blasenkarzinoms spielen. Der Zeitpunkt einer p53-Mutation kann jedoch nur schwerlich definiert werden. Daher kann zwar die Beteiligung, nicht aber die kausale Rolle von p53 aufgezeigt werden.

Die Aufklärung der p53-Funktion beim Schistosomiasis-assoziierten Blasenkarzinom erfordert deswegen ein kontrolliertes Experiment (am Tier), in dem als Folge einer Schistosomeninfektion die eventuell entstehende Dysplasie und die begleitenden genetischen Veränderungen dargestellt werden.

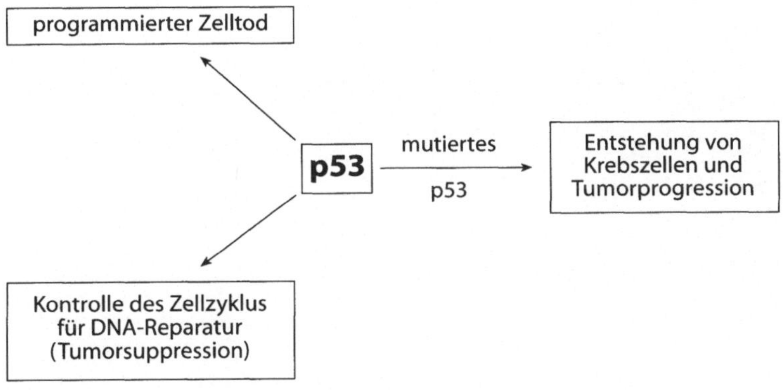

Abb. 23.7. Die Rolle von p53. Mutiertes p53 verliert seine Funktion in der Kontrolle des Zellzyklus für DNA-Reparaturvorgänge (Tumorsuppression) und für den programmierten Zelltod (Apoptose), wodurch eine Tumorentwicklung begünstigt wird. (Zusammengestellt nach Carson u. Lois 1995, aus Bichler et al. 1997)

23.8 Prophylaxe

Nicht zuletzt aufgrund der aufgezeigten Problematik ergibt sich die Notwendigkeit, die Blasenbilharziose mit prophylaktischen Maßnahmen einzudämmen. Im einzelnen sind folgende *Maßnahmen zur Vorbeugung* einer *Schistosoma-haematobium*-Infektion angezeigt, die zum Aufgabengebiet des Tropenmediziners gehören (WHO 1980, 1993):

- Meidung des Kontakts mit stehenden und fließenden Gewässern in Endemiegebieten.
- Vermeidung der Verunreinigung von Wasser durch Urin (und Fäzes) von infizierten Personen. Hierzu müssen verstärkt Hygienemaßnahmen getroffen und gesundheitliche Aufklärungsarbeiten durchgeführt werden, wozu auch die Versorgung der Bevölkerung mit sicherem Wasser gehört.
- Kontrolle der Wasserschnecken. Die systematische Beseitigung aller Schnecken bringt nach neueren Erkenntnissen nur bedingten Erfolg, da der dauernde Einsatz von Molluskiziden zu erheblichen Nebeneffekten wie z.B. Fischsterben führt.

Aus klinischer Sicht sind prophylaktische Maßnahmen bei befallenen Patienten von Bedeutung. Insbesondere stellt sich die Frage, wie die starken urothelialen Veränderungen in der Frühphase der Infektion zu bekämpfen sind, so daß die oben genannten Spätstadien nicht auftreten können. Ein Ansatz sind Maßnahmen im Sinne einer *„Uroprotektion"* (Bichler et al. 1991).

Dazu ist auszuführen, daß dem Urothel, speziell seiner Oberflächenschicht, wichtige Abwehrfunktionen zugeschrieben werden. Es ist bekannt, daß *Proteoglykane* bzw. ihr Bestandteil Glykosaminoglykane (GAG) als „surface coat" das Urothel gegen den aggressiven Urin abdecken. Abb. 23.8 zeigt den immunhistochemischen Nachweis

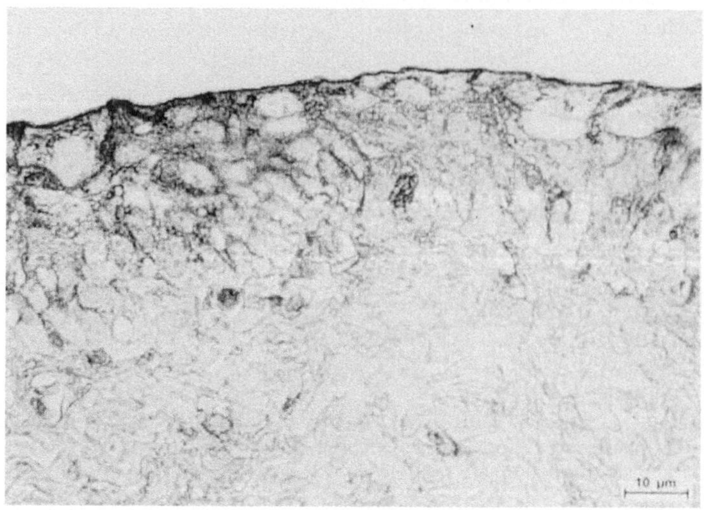

Abb. 23.8. Immunhistochemischer Nachweis der urothelialen Schutzschicht. Die Glykosaminoglykane (GAG) exponieren als rotbrauner Farbniederschlag. (Aus Bichler et al. 1997)

(Peroxidase-gekoppelte Lektine) der urothelialen Deckschicht, die durch den rotbraunen Farbniederschlag sichtbar wird (Bichler et al. 1991). Den GAG wird eine wesentliche Rolle in den Abwehrmechanismen des Urothels gegen Infektionen zuerkannt. Durch den „surface coat" wird die Adhärenz von Bakterien deutlich behindert, wodurch die Eliminierung von Keimen aus der Blase ermöglicht wird (Parsons et al. 1980). Eine weitere Funktion ist die Verhinderung der Anlagerung von Kalziumbestandteilen, die als Kristallisationskeim Bedeutung für die Harnsteinbildung erlangen (Bichler et al. 1991; Parsons et al. 1980). Auch bei der Blasenbilharziose kommt es aufgrund des chronischen Reizes zu Kalzifikationen (Smith et al. 1992) und Gefäßfragilität. Inwieweit die Wirkung mutagener Noxen abgeschwächt wird, ist nicht bekannt.

Zur Verdeutlichung der Uroprotektion soll beispielhaft die *Kasuistik* einer Patientin mit einer *chronischen Zystitis* infolge einer Strahlenbehandlung demonstriert werden (Abb. 23.9):

Wiederholt traten zystitische Beschwerden und Hämaturie auf. Die Bestimmung der GAG-Ausscheidung im 24-h-Sammelurin zeigte initial eine Verminderung deutlich unter den Normwert von 5–6 mg/ 24 h. Nach oraler Therapie mit der Vorläufersubstanz D-Glukosamin, die in die GAG eingebaut wird, stieg die GAG-Ausscheidung in den therapeutischen Bereich bei gleichzeitigem Sistieren der zystitischen Beschwerden. Unter der Therapie war die Patientin 18 Monate lang beschwerdefrei. Nach eigenständiger Dosisreduktion kam es erneut zu zystitischen Beschwerden wie auch zu einer Verminderung der GAG-Ausscheidung. Erst eine erneute Dosissteigerung normalisierte den GAG-Spiegel. Die parallel durchgeführten zystoskopischen Kontrolluntersuchungen zeigten deutliche Anzeichen der Wiederherstellung des Urothels.

Bei der Blasenbilharziose sind ebenfalls schwere Uroteldefekte mit entsprechend lang andauernden pathologischen Veränderungen zu sehen. Diese chronisch-entzündlichen Veränderungen könnten durch eine Substitutionsbehandlung mit GAG deutlich gebessert werden, wobei allerdings eine Langzeitbehandlung erforderlich wäre. Ob sich bezüglich der Tumorbildung im Urothel die vermutete protektive Wirkung von GAG gegen karzinogene Substanzen verifizieren läßt, ist zunächst offen.

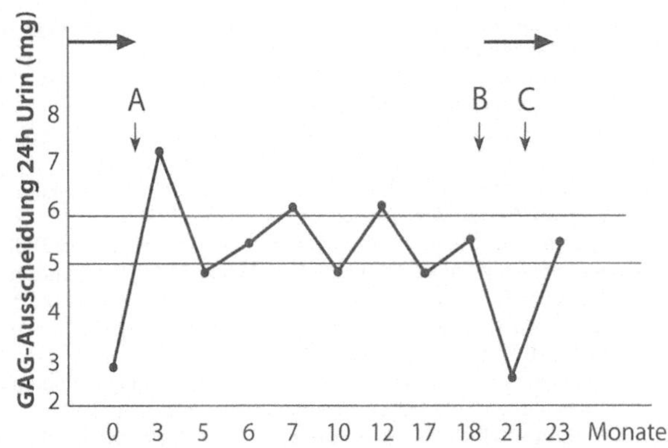

Abb. 23.9. Beispiel für die Uroprotektion mit einer GAG-Vorläufersubstanz bei einer Patientin mit chronischer Zystitis. *A* Therapiebeginn, *B* Dosisreduktion, *C* Dosissteigerung, *Pfeile* zystitische Beschwerden. (Aus Bichler et al. 1997)

Möglicherweise könnten die GAG der Blasenschutzschicht auch die Angriffe potentieller Karzinogene reduzieren. Aufgrund der geringen Nebenwirkungen wäre eine Langzeitprophylaxe gerade bei diesen Patienten durchaus denkbar.

Literatur

Ackerknecht EA (1963) Geschichte und Geographie der wichtigsten Krankheiten. Enke, Stuttgart

Alsbati EAK (1978) Serum Alphafctoprotcin (AFP) in bilharziasis. Br J Urol 50: 134–135

Attah EB, Nkposong EO (1976) Schistosomiasis and carcinoma of the bladder: a critical appraisal of causal relationship. Trop Geogr Med 28: 268–272

Badawi AF, Mostafa MH, Probert A, O'Connor PJ (1995) Role of schistosomiasis in human bladder cancer: evidence of association, aetiological factors, and basic mechanisms of carcinogenesis. Eur J Cancer Prev 4: 45–59

Bhagwandeen SB (1976) Schistosomiasis and carcinoma of the bladder in Zambia. S Afr Med J 50: 1616–1620

Bichler K-H (1976) Tumordiagnostik aus dem Harn: Zytologie und Serologie. Therapiewoche 6: 2–4

Bichler K-H, Strohmaier WL, Nelde HJ, Keil R (1991) Glykosaminoglykane. Substanzen mit urothelprotektiver und lithoinhibitorischer Wirkung. TW Urol Nephrol 6: 350–362

Bichler K-H (1994) Parasitäre Erkrankungen. In: Bichler K-H (Hrsg) Das urologische Gutachten. Springer, Berlin Heidelberg New York, S 200–205

Bichler K-H, Feil G, Nelde HJ, Petri E, Knobloch J (1996) Untersuchungen zur Onkogenese des Harnblasenkarzinoms bei Patienten mit Schistosoma haematobium-Infektion (abstract). Urologe A (Suppl) 1: 39

Bichler K-H, Feil G, Nelde HJ (1997) Bilharziose (Schistosomiasis) der Harnblase. Chemother J 4: 147–154

Brindley PJ, Sher A (1990) Immunological involvement in the efficacy of Praziquantel. Exp Parasitol 71: 245–248

Burchard GD, Büttner DW, Korte R, Kretschmer H, Meier-Brook C (1996) Schistosomiasis (Bilharziose). In: Knobloch J (Hrsg) Tropen- und Reisemedizin. Gustav Fischer, Stuttgart, S 238–256

Carson DA, Lois A (1995) Cancer progression and p53. Lancet 346: 1009–1011

Chaudhary KS, Lu QL, Abel PD, Khandan-Nia N, Shoma AM, El Baz M, Stamp GWH, Lalani EN (1997) Expression of bcl-2 and p53 oncoproteins in schistosomiasis-associated transitional and squamous cell carcinoma of urinary bladder. Br J Urol 79: 78–84

Dönges J (1988) Parasitologie. Mit besonderer Berücksichtigung humanpathogener Formen, 2. überarb. u. erw. Aufl. Thieme, Stuttgart New York

El-Bolkainy MN, Mokhtar NM, Ghoneim MA, Hussein MH (1981) The impact of schistosomiasis on the pathology of bladder carcinoma. Cancer 48: 2643–2648

Elsebai I (1977) Parasites in the etiology of cancer: bilharziasis and bladder cancer. CA – Cancer J Clin 27: 100–106

Habuchi T, Takahashi R, Yamada H et al. (1993) Influence of cigarette smoking and schistosomiasis on p53 gene mutation in urothelial cancer. Cancer Res 53: 3795–3799

Halim A, Hussain I (1984) Bilharzial bladder and carcinoma. In: Javadpour N (ed) Bladder cancer. International perspectives in urology, vol 12. Williams & Wilkins, Baltimore London, S 203–220

Knobloch J, Bichler K-H, Nelde HJ, Petri E, Feil G, Kremsner PG, Abd-Alla MD (1995) Oncogenesis of schistosoma haematobium-associated bladder cancer: a role for p53? European Conference on tropical Medicine. Blackwell Science, Berlin, p 6A53

Koraitim MM, Metwalli NE, Atta MA, El-Sadr AA (1995) Changing age incidence and pathological types of schistosoma-associated bladder carcinoma. J Urol 154: 1714–1716

Lloyd-Davis RW, Gow JG, Davies DR (1983) A colour atlas of urology, chapter 5: Schistosomiasis (bilharziasis) of the genitourinary system. Wolfe Medical, London, pp 118–128

Lucas SB (1982) Squamous cell carcinoma of the bladder and schistosomiasis. E Afr Med J 5: 345–351

Parsons CL, Stauffer C, Schmidt JD (1980) Bladder-surface glycosaminoglycans: an efficient mechanism on environmental adaptation. Science 208: 605–608

Piekarski G (1987) Medizinische Parasitologie in Tafeln, 3. Aufl. Springer, Berlin Heidelberg New York

Ramchurren N, Cooper K, Summerhayes IC (1995) Molecular events underlying schistosomiasis-related bladder cancer. Int J Cancer 62: 237–244

Rathert P, Roth S (1991) Urinzytologie: Praxis und Atlas. Springer, Berlin Heidelberg New York

Redman CA, Robertson A, Fallon PG, Modha J, Kusel JR, Doenhoff MJ, Martin RJ (1996) Praziquantel: an urgent and exciting challenge. Parasitol Today 12: 14–20

Rosin PM, Saad el Din Zaki S, Ward AJ, Anwar WA (1994) Involvement of inflammatory reactions and elevated cell proliferation in the development of bladder cancer in schistosomiasis patients. Mutat Res 305: 283–292

Sidransky D, von Eschenbach A, Tsai YC et al. (1991) Identification of p53 gene mutations in bladder cancers and urine samples. Science 252: 706–709

Smith JH, von Lichtenberg F, Lehmann JS (1992) Parasitic diseases of the genitourinary system. In: Walsh PC, Retik AB, Stamey TA, Vaughan ED jr (eds) Campbell´s urology. Saunders, Philadelphia London Toronto Montreal Sydney Tokyo, pp 883–907

Spruck III CH, Rideout III WM, Olumi AF et al. (1993) Distinct pattern of p53 mutations in bladder cancer: relationship to tobacco usage. Cancer Res 53: 1162–1166

Tricker AR, Mostafa MH, Spiegelhalder B, Preussmann R (1991) Urinary nitrate, nitrite and N-nitroso compounds in bladder cancer patients with schistosomiasis (bilharzia). In: O'Neill IK, Chen J, Bartsch H (eds) Relevance to human cancer of N-nitroso compounds, tobacco smoke and mycotoxins. IARC 105: 178–181

Warren W, Biggs PJ, El-Baz M, Ghoneim MA, Stratton MR, Venitt S (1995) Mutations in the p53 gene in schistosomal bladder cancer: a study of 92 tumours from Egyptian patients and a comparison between mutational spectra from schistosomal and non-schistosomal urothelial tumours. Carcinogen 16: 1181–1189

WHO (1980) Epidemiology and control of schistosomiasis. Techn Rep Series, p 643

WHO (1985) The control of schistosomiasis. Techn Rep Series, p 728

WHO (1993) Expert Committee on the Control of Schistosomiasis. Public health impact of schistosomiasis: disease and mortality. Bull WHO 71: 657–662

Urosepsis

M. Menninger
K.-H. Bichler, A. Zumbrägel und G. Feil

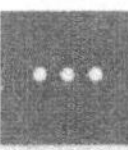

INHALTSVERZEICHNIS

24.1 Klinik, Diagnostik und Therapie

24.1.1 Der Begriff Sepsis bzw. Urosepsis

Schottmüller führte 1914 erstmals eine infektiologisch klinische Definition der Sepsis ein. Die nachfolgenden Sepsisdefinitionen haben die Begriffsbestimmung Schottmüllers zwar in einigen Punkten variiert, aber nicht essentiell verändert. Die modernen Sepsisdefinitionen stützen sich auf die Beschreibung der 5 Grundpfeiler des septischen Prozesses (Schuster 1993b):

- Infektionsherd bzw. die Infektionsquelle als Ausgangspunkt
  → *Septischer Fokus*
- Invasion pathogener Keime und toxischer Keimprodukte in der Blutbahn
  → *Invasion*
- Bildung und Aktivierung von Mediatoren → *Mediatorexplosion*
- Zellfunktionsstörungen und Destruktion von Zellmembranen und Zellstrukturen als Grundlage der Organschädigung → *Zellschädigung*
- Multiorganinsuffizienz als Ausdruck der Zellschädigung und Multiorganversagen als Endpunkt des septischen Prozesses → *Multiorganversagen*

In ca. 20–30% aller septischen Erkrankungen ist der septische Fokus im urogenitalen Bereich lokalisiert. Diese Form der Sepsis wird als Urosepsis bezeichnet. Trotz rasanter Entwicklungen in der Intensivtherapie liegt die Mortalität im septischen Schock bei ca. 70% (Hofstetter 1996).

24.1.2 Ätiologie und Pathogenese

Die Wahrscheinlichkeit, an einer Urosepsis zu erkranken, wird durch verschiedene Grundleiden des Patienten (Prädispositionen) beeinflußt (Hofstetter 1996; Merkle 1997) (s. Übersicht):

Prädisponierende Faktoren einer Urosepsis

- Hospitalisation von älteren Patienten
- Chronisch konsumierende Erkrankungen mit Schwächung der Immunkompetenz
- Maligne Tumorleiden
- Diabetes mellitus
- Immunsuppression
- Zytostase
- Chronische Nieren- und Herzinsuffizienz
- Mangelernährung
- Vorangegangene, längere antibiotische Therapie (Keimselektion)

Als Haupterreger der Urosepsis gelten nach wie vor gramnegative Bakterien, allen voran *E. coli*. Die prozentuale Verteilung der verschiedenen Keime wird in der Übersicht dargestellt (Merkle 1997).

Erregerspektrum der Urosepsis

- *E. coli* 50%
- Proteus spec. 10-15%
- Enterobacter/Klebsiellen <15%
- Pseudomonas aeruginosa 5%
- Grampositive Erreger 10-15%

In den letzten Jahren wird eine zunehmende Verschiebung des Keimspektrums zu den grampositiven Erregern beobachtet. Hierfür und für die Häufung multiresistenter Erreger werden verschiedene Gründe aufgeführt, u.a. die Keimselektion infolge unsachgemäßer Antibiotikatherapie und der unkritische und oft zu lange Einsatz von Blasenkathetern. Der letztgenannte Grund spielt insbesondere bei koagulasenegativen Staphylokokken eine große Rolle, da diese Bakterien, mit speziellen Pathogenitätsmechanismen versehen, polymere Materialien besonders gut besiedeln können. Ein zunehmendes Auftreten multiresistenter Erreger (z.B. meticillinresistenter Staphylococcus aureus, MRSA) ist besonders alarmierend.

Ausgehend von einem septischen Fokus kommt es zur Einschwemmung pathogener Keime in die Blutbahn. Die septische Invasion und insbesondere ihre Folgen werden im wesentlichen durch 4 Faktoren bestimmt (Schuster 1993b):

- Zahl und Virulenz der Erreger
- Lokalisation des Fokus
- Funktion der körpereigenen Abwehr und
- Reaktion des Wirtsorganismus.

Insbesondere die Funktion der körpereigenen Abwehr und die weitere Reaktion des Wirtsorganismus sind beim Schritt von der *Bakteriämie* zur *Sepsis* von elementarer Bedeutung. So können bei reduzierter Abwehrlage traditionell gering pathogene bzw. apathogene Erreger, wie z.B. Staphylococcus epidermidis, zum Vollbild einer Sepsis führen. Die häufigsten Ursachen einer Urosepsis sind die infizierte Harnstauungsniere und die invasiven, instrumentellen urologisch-diagnostischen bzw. -therapeutischen Maßnahmen, insbesondere an bereits infizierten Organen (z.B. Dauerkatheter bei akuter Prostatitis). Darüber hinaus kommt jedes infizierte parenchymatöse Organ des Urogenitaltraktes als septischer Fokus einer Urosepsis in Frage.

Durch die intravasale Freisetzung toxischer Bakterienprodukte, u.a. der Endotoxine (z.B. Lipopolysaccharide der Zellwand gramnegativer Bakterien), kommt es zur Produktion humoraler und zellulärer Mediatoren (Übersicht) und damit zur Aktivierung der großen biologischen Kaskadensysteme, wie Komplementsystem, Gerinnungs- und Fibrinolysesystem, Kallikrein-Kinin-System. Dieser Vorgang wird als *Mediatorexplosion* bezeichnet (Schuster 1993b).

Mediatoren der Urosepsis

- Interleukin-1 und -6 (IL-1, IL-6)
- Tumornekrosefaktor (TNF)
- Interferon-α (IFN-α)
- Plättchenaktivierender Faktor (PAF)
- Weitere Botenstoffe (Prostaglandine, Leukotriene, Thromboxan)
- Aktivierte Komplementfaktoren C3a, 5a
- Elastase
- Sauerstoffradikale O_2^-, $HO^·$, H_2O_2

Es erfolgt die Aktivierung von Entzündungszellen (Monozyten und Makrophagen), aber auch von Endothel- und glatten Muskelzellen. Klinisch finden wir das Bild einer *Sepsis* mit Fieber, Tachypnoe und Tachykardie. Die freigesetzten Mediatorsubstanzen verursachen letztendlich, über komplizierte und derzeit noch nicht vollständig aufgeklärte Mechanismen, die Schädigung von Endothel- und Organzellen, welche die Grundlage der Insuffizienz multipler Organsysteme bildet (Gramm 1995; Schuster 1993b). Sepsis in Verbindung mit Organdysfunktionen wird als *septisches Syndrom* bezeichnet.

Dabei sind 2 Schädigungsketten von besonderer Bedeutung:

1. Ischämisch-hypoxische Zellschädigung durch insuffiziente Sauerstoffversorgung verschiedener lebenswichtiger Organe (Lunge, Leber, Gehirn, Niere etc.), ausgelöst durch präkapilläre Vasokonstriktion, die Entstehung von A-V-Shunts mit verminderter arteriovenöser Sauerstoffdifferenz, Verstopfung der Kapillaren durch intravasale Gerinnung und Volumenverlust bei endothelialer Schrankenstörung und venösem Pooling.
2. Direkte Einwirkung zytotoxischer Mediatoren auf die Organzellen (metabolisch-toxische Schädigung).

Die Aufrechterhaltung eines intakten zirkulatorisch-respiratorischen Systems ist Dreh- und Angelpunkt in der Therapie der Sepsis. Bei Versagen dieses Systems spricht man vom septischen Schock. Zur Wiederholung der verschiedenen Begriffe s. Tabelle 24.1.

24.1.3 Diagnostik und Klinik

Typische Leitsymptome der Urosepsis sind Fieber mit Schüttelfrost (kann bei alten und immungeschwächten Patienten fehlen), ein sich rasch verschlechternder Allgemeinzustand, Tachykardie, Tachypnoe und arterielle Hypotonie. Im Verlauf einer Sepsis läßt sich eine hyperdyname Früh- von einer hypodynamen Spät- bzw. Schockphase unterscheiden (Hofstetter 1996). Eine Aufstellung wichtiger Symptome und Untersuchungsparameter mit Zuordnung zu den genannten Schockphasen findet sich in Tabelle 24.2.

Bei der Erhebung der Anamnese ist auf invasive diagnostische bzw. therapeutische Manipulationen am Urogenitaltrakt zu achten. Die gründliche körperliche Untersuchung des Patienten und sonographische Darstellung der Organe des Urogenitaltraktes dient der Identifikation des septischen Fokus. Dabei ist nach Abszessen und insbesondere nach einer Dilatation des Nierenbeckenkelchsystems, z.B. bei Urolithiasis, zu suchen.

Obwohl Blutkulturen oft negativ ausfallen, sind sie dennoch ein obligatorischer Bestandteil der Sepsisdiagnostik. Sie dienen der Bestimmung der Sepsiserreger und deren Antibiogramm und sind somit Grundlage einer rationellen antibakteriellen

Tabelle 24.1. Differenzierung der häufig fälschlicherweise synonym verwendeten Sepsisbegriffe. (Nach William et al. 1995)

Bezeichnung	Definition
Bakteriämie	Nachweis von Bakterien im Blutstrom
Sepsis	Septischer Focus und systemische Antwort Tachykardie, Tachypnoe und septisches Fieber
Septisches Syndrom	Sepsis und Organdysfunktionen Hypoxie, metabolische Azidose, Oligurie
Septischer Schock	Septisches Syndrom und arterielle Hypotension

Tabelle 24.2. Klinik und Diagnostik der Urosepsis

Hyperdyname Frühphase	Hypodyname Spätphase
Klinische Zeichen: – Schüttelfrost – Septische Temperaturen (rektal > 38,8 °C) – Agitiertheit – Tachykardie (>100/min) – Warme trockene Haut – Tachypnoe (>25/min) – Hypotension (<90 mmHg systolisch)	*Klinische Zeichen:* – Bewußtseinseintrübung – Kaltschweißige Haut – Oligoanurie (<30 ml/h)
Röntgen:	*Röntgen:* – Diffuse Verschleierung der Lunge = Schocklunge
Laborparameter: – Leukozytose (>15000/mm³) mit Linksverschiebung evtl. toxische Granulation – Thrombozytopenie (<100000/mm³)	*Laborparameter:* – Laktatanstieg (>1,6 mmol/l), hohe Werte (>5 mmol/l) korrelieren mit einer hohen Letalität – Thrombozytopenie (<100000/mm³) – Zunahme der Fibrinspaltprodukte – Anstieg der PTT – Abnahme von Quick und AT-III als Ausdruck einer disseminierten intravasalen Gerinnung (DIC) mit anschließender Verbrauchskoagulopathie
Blutgasanalyse: – Hypoxämie (paO$_2$ < 75 mmHg bei Raumluft) – Respiratorische Alkalose	*Blutgasanalyse:* – Metabolische Azidose

Therapie. Die Gewinnung von Blutkulturen sollte wiederholt durchgeführt werden und ist besonders im Fieberanstieg erfolgversprechend. Die mikrobiologische Untersuchung von Urin sollte ebenfalls wiederholt stattfinden und insbesondere, wie die Blutkultur, vor Beginn der Antibiose erfolgen (Simon u. Stille 1997; William et al. 1995).

Die Urosepsis stellt hauptsächlich eine klinische Diagnose dar. Zur Differenzierung des aktuellen Schweregrades der Sepsis und der entzündlichen Aktivität wurde eine Vielzahl von Sepsismarkern entwickelt (AT-III, PaO$_2$, Fibrinogen, Fibrinspaltprodukte, TNF, Elastase etc.). Ein möglichst exaktes Bild über den aktuellen Stand der Erkrankung ist für eine adäquate Therapie unabdingbar. Leider sind diese Marker größtenteils schlecht verfügbar, zu unspezifisch, oder spiegeln nicht den aktuellen Ernst des septischen Geschehens wider. Ein hoffnungsvoller Ansatz zur Lösung dieser Problematik wird derzeit mit Procalcitonin erprobt, das relativ leicht zu bestimmen ist und den aktuellen Zustand des Patienten sehr präzise anzeigt (Kämmerer 1997; Meisner u. Tschaikowsky 1996).

Die arterielle Blutgasanalyse dient der Überwachung des zirkulatorisch-respiratorischen Systems und ist somit einer der wichtigsten diagnostischen Parameter.

24.1.4 Therapie

24.1.4.1 Fokussanierung

Die Beseitigung der Sepsisursache steht an erster Stelle. Entlastung einer Harnabflußstörung, Abszeßeröffnung bis hin zur Entfernung eines infizierten Organes in fortgeschrittenen Fällen, seien hier genannt. Die Wiederherstellung des Harnabflusses bei
infizierter Harnstauungsniere ist Voraussetzung für den Erfolg der antibiotischen
Therapie.

24.1.4.2 Antibiotische Therapie

Mit dem Beginn der antibiotischen Therapie kann nicht auf das Ergebnis der Blutkultur gewartet werden. Die Initialtherapie richtet sich deshalb, bei noch unbekanntem
Erreger, nach dem klinischen Bild und dem hierfür typischen bzw. erwarteten Erregerspektrum (s. Übersicht S. 533). Um ein möglichst weites Spektrum in Frage kommender Erreger zu erreichen werden Antibiotikakombinationen eingesetzt. Vor einer
Überdosierung insbesondere durch Aminoglykoside muß gerade bei Oligoanurie im
septischen Schock gewarnt werden. Die Kombination eines Breitbandcephalosporins
(z.B. Cefotaxim oder Ceftriaxon) mit einem Aminoglykosid (z.B. Gentamicin oder To-
bramicin) hat sich bei Enterobakteriaceen bewährt. Alternativ zu den Cephalosporinen können Acylaminopenicilline (z.B. Mezlocillin oder Piperacillin) verwendet werden, die zusätzlich gegen Enterokokken und Pseudomonas aeruginosa wirksam sind.
Da Acylaminopenicilline jedoch nicht β-Lactamase-stabil sind, bedarf es der zusätzlichen Anwendung von β-Lactamasehemmern (z.B. Sulbactam). Bei Verdacht auf eine
Pseudomonasbeteiligung empfiehlt sich Ceftazidim oder, wie bereits erwähnt, ein
Acylaminopenicillin (Azlocillin oder Piperacillin). Bei nosokomialen Infektionen mit
mehrfachresistenten Erregern sind Carbapeneme (Meropenem) indiziert.

 Wenn das mikrobiologische Ergebnis der Blut- und Urinkulturen vorliegt, sollte
die Initialtherapie diesem Befund entsprechend modifiziert werden. Dabei werden
überflüssige Substanzen abgesetzt und Wirkungslücken geschlossen, z.B. Vancomycin
bei MRSA (Simon u. Stille 1997).

24.1.4.3 Schocktherapie

Schocktherapie bedeutet in erster Linie die Erhaltung der Funktionen des zirkulatorisch-respiratorischen Systems. Zur Aufrechterhaltung einer suffizienten Organperfu-
sion bedarf es einer, am arteriellen Blutdruck und am ZVD orientierten Flüssigkeits-
substitution mit kristalloiden- und kolloidalen Lösungen. Letztere vermindern die
Blutviskosität und die Thrombozytenaggregation und verbessern somit die rheologi-
schen Eigenschaften des Blutes. Die Steigerung des intravasalen onkotischen Druckes
durch Plasmaexpander bewirkt eine Rückführung des durch kapilläres Leakage an
den Extravasalraum verlorenen Volumens. Die Flüssigkeitsbilanzierung wird mit einem Blasenkatheter bzw. einer suprapubischen Blasenpunktionsfistel engmaschig
kontrolliert. Erst bei Erfolglosigkeit dieser Maßnahmen erfolgt der Einsatz von inotro-
pen Substanzen, wie z.B. Dopamin (2–25 µg/kg/min). Jeder Sepsispatient wird zur besseren Oxigenierung des Blutes mit Sauerstoff per Nasensonde behandelt, dabei sollte
mit 4–6 l O_2/s ein PaO_2 von 70–90 mmHg angestrebt werden. Die Indikation zur ma-
schinellen Beatmung mit PEEP sollte dabei spätestens bei $PaO_2 < 60$ mmHg gestellt

werden. Zur Korrektur der metabolischen Azidose wird bevorzugt Bikarbonat verwendet. Dabei wird ein pH-Wert von 7,35 angestrebt. Bei einem Hb-Wert von <9–10 g/dl sollten Erythrozytenkonzentrate verabreicht werden. Bei Einsatz eines Nierenversagens steigt die Letalität auf über 90 %. Unter Verwendung von Dopamin in „Nierendosis" (2–4 µg/kg/min) kann die renale Perfusion verbessert werden. Der Einsatz von Schleifendiuretika sorgt für eine suffiziente Diurese (>50ml/h). Um einer disseminierten intravasalen Gerinnung DIC entgegenzuwirken, sollte rechtzeitig eine antikoagulative Therapie mit Heparin und AT-III durchgeführt werden. Der Verlust an Gerinnungsfaktoren kann mit FFP substituiert werden (Hofstetter 1996; Merkle 1997; Schuster 1993a; Simon u. Stille 1997; William et al. 1995).

24.1.4.4 Ausblick

Der Eingriff in die pathophysiologischen Abläufe des Immunsystems selbst mit Antitoxinen und Antikörpern bzw. Inhibitoren verschiedener Mediatoren (TNF, IL-1, IL-6 etc.) steht im Mittelpunkt der modernen Sepsisforschung. Eine endgültige Bewertung dieser z.T. vielversprechenden Therapieansätze steht momentan noch aus. Ebenso wird die Applikation von Kortikosteroiden beim septischen Schock kontrovers diskutiert. So liegt auch weiterhin die beste Sepsistherapie in der Prävention (William et al. 1995). Die wichtigsten Maßnahmen der Sepsistherapie sind in der Übersicht aufgelistet.

Therapieempfehlungen bei Urosepsis

- Fokussanierung
- Anlegen mehrerer venöser Zugänge, u.a. eines zentralen Venenkatheters zur Kontrolle des ZVD
- Volumensubstitution mit kristallinen und kolloidalen Lösungen unter ständiger Kontrolle des arteriellen Blutdruckes und des zentralen Venendruckes
- Überwachung der Diurese mit Dauerkatheter und Urometer, ggf. Intervention mit 40 mg Furosemid i.v. (> 40–50 ml Urin/h) als Anfangsdosis
- Mikrobiologische Untersuchung von Blut, Urin und ggf. Kathetermaterial
- Antibiotische Therapie
- Regelmäßige Blutgasanalyse (PaO_2 > 60 mmHg), ggf. (4–6 l) Sauerstoffgabe über Nasensonde oder maschinelle Beatmung in schwereren Fällen (PaO_2 < 60 mmHg)
- Ausgleich einer Azidose mit Natriumbikarbonat
- Heparinisierung plus AT-III
- Verbesserung der Nierendurchblutung mit 2–4 µg Dopamin/kg/min
- Substitution von Gerinnungsfaktoren FFP

Literatur

Gramm HJ (1995) Sepsis: Ein Begriff im Wandel. Dtsch Med Wochenschr 120: 498-502
Hengo H (1995) Supportive therapy in septic shock. Acta Anaesthesiol Scand 39: 38-40
Hofstetter A (1996) Urosepsis. In: (Hrsg) Urologie für die Praxis. Springer, Berlin Heidelberg New York, S 111–112

Kämmerer W (1997) Procalcitonin – ein neuer prognostischer Infektionsparameter bei septischen Infektionen. Krankenhauspharmazie 18 (1): 11–15

Meisner M, Tschaikowsky K (1996) Procalcitonin (PCT) – ein neuer Paramater zur Diagnose und Verlaufskontrolle von bakteriellen Entzündungen und Sepsis. Anästh Intensivmed 10 (37): 529–539

Merkle W (1997) Urosepsis. In: (Hrsg) Urologie. Hippokrates, Stuttgart, S 386–391

Schuster HP (1993a) Abriß der Pathophysiologie als Grundlage der Therapie. In: (Hrsg) Intensivtherapie bei Sepsis und Multiorganversagen. Springer, Berlin Heidelberg New York, S 19–34

Schuster HP (1993b) Definiton und Diagnose von Sepsis und Multiorganversagen. In: (Hrsg) Intensivtherapie bei Sepsis und Multiorganversagen. Springer, Berlin Heidelberg New York, S 3–18

Simon C, Stille W (1997) Sepsis. In: (Hrsg) Antibiotikatherapie in Klinik und Praxis, IX. Schattauer, Stuttgart New York S 356–370

William A, Cohen L, Cohen J (1995) Management of septic shock. J Infect 30: 207–212

24.2 Immunpathogenese und -therapie der Urosepsis
K.-H. Bichler, A. Zumbrägel und G. Feil

Die Urosepsis (Allgemeininfektion ausgehend von den ableitenden Harnwegen bzw. Organen wie Prostata, Harnblase u. a.) gehört zu den bedrohlichen Krankheitsbildern in der Urologie. Trotz intensivmedizinischer Maßnahmen besteht hierbei nach wie vor eine Letalität von 20–30%, die im Falle eines septischen Schocks sogar bis auf 80% ansteigen kann. Nach Diagnosestellung sind die anerkannten Therapiemaßnahmen vom Urologen umgehend einzuleiten.

Die Schwere des Krankheitsbildes, aber auch die nicht immer rechtzeitig erkannte Situation und die nicht selten zu beobachtende Therapieresistenz, drängen immer wieder, nach weiteren additiven Möglichkeiten zu suchen. In diesem Zusammenhang spielt für die Urosepsis die Immunpathogenese eine zentrale Rolle. Die durch experimentelle und klinische Forschungen gewonnenen Kenntnisse ermöglichen neue supportive Therapieansätze. Wenn auch viele davon in der Empirie stecken bleiben, so sind doch fortgesetzte Bemühungen um eine spezifischere Immuntherapie septischer Erkrankungen von hoher Bedeutung.

Häufigste Ursachen für die Entstehung der Urosepsis sind obstruktive Harnabflußstörungen. Sowohl obstruierende Harnleitersteine, Anomalien, Stenosen oder tumoröse Veränderungen im harnableitenden System, als auch urodynamisch wirksame Prostatavergrößerungen, sind geeignet, eine Harnstauungssymptomatik hervorzurufen.

Desweiteren gibt es iatrogene Ursachen der Urosepsis wie die transurethrale Resektion der Prostata (TUR-P), die retrograde Urographie, die endoskopische Steinextraktion oder die Prostatabiopsie, um nur einige zu nennen. Aber auch Entzündungen auf urologischem Gebiet wie die Pyelonephritis, renale Abszesse, Zystitis oder Prostatitis können zu einer Urosepsis führen.

Bei über 80% der Patienten geht die Urosepsis von gramnegativen Erregern aus (Bichler et al. 1985; Bichler u. Strohmaier 1986; Wick et al. 1989). Gemäß ihrer Häufigkeit sind hier in erster Linie E. coli, Enterobacter/Klebsiellen, Pseudomonas und Proteus zu erwähnen. Im Falle einer grampositiven Urosepsis sind Pneumokokken, Staphylococcus aureus und Streptokokken zu nennen (Siegenthaler 1994; Wick et al. 1989). Nur sehr selten findet man Pilze oder Protozoen als Ursache. Von besonderer

Bedeutung sind die nosokomialen Infektionen, bei denen sich spezielle Problemkeime aus der Pseudomonas-, Proteus- oder Klebsiellenfamilie gegenüber einer Antibiotikatherapie polyresistent verhalten (Daschner 1996). Die Ursachen für diese therapieproblematischen Erreger sind in der z. T. unsachgemäßen Anwendung von Antibiotika bezüglich Therapiedauer, Keimaustestung, Antibiotikakombination oder Dosierung zu suchen.

Symptomatik und Diagnostik: Die anfänglichen Symptome der Urosepsis, die zunächst sehr unspezifisch sein können, sind Fieber, Schüttelfrost, Tachykardie und Tachypnoe, die zu einer respiratorischen Alkalose mit Beeinträchtigung des Sensoriums führen. Jedoch gibt es auch Patienten, die in den ersten 24 h nach Bakterieneinschwemmung ins Blut mit einer Hypothermie ($<36{,}5°C$) reagieren. In der Frühphase zeigt sich eine hyperdyname Stoffwechsellage mit trockener, warm-rosiger Haut bei erniedrigtem peripheren Strömungswiderstand und einer Hypo- bis Normotonie. Im weiteren klinischen Verlauf kommt es zum Blutdruckabfall, kalt-zyanotischer Haut, Zentralisation des Kreislaufs und Bewußtseinseintrübung.

Das Vollbild des septischen Schocks ist durch Störungen der Mikrozirkulation und des Gerinnungssystems mit Verlust verschiedener Organfunktionen gekennzeichnet. Ein akutes Nieren- und Leberversagen mit Atemnotsyndrom kann die Folge sein.

Die diagnostischen Maßnahmen konzentrieren sich neben einer gezielten Anamnese (Diabetes mellitus, Urolithiasis etc.) und körperlichen Untersuchung (Schmerzlokalisation, Vitalzeichen etc.) auf die Urin- und Blutdiagnostik sowie auf die bildgebenden Verfahren.

Labordiagnostisch müssen Blut- und Urinkulturen angelegt werden. Von besonderer Bedeutung sind die Bestimmungen der harnpflichtigen Substanzen, Elektrolyte, Blutbild, Gerinnungsstatus inklusive Thrombozyten, eventuell Fibrinogen, Prothrombin und AT3 im Serum. Das gleiche gilt für die Blutgasanalyse, Elektrophorese und die Immunglobuline im Blut. In den bildgebenden Untersuchungen sollte mittels Sonographie, Ausscheidungsurographie und Computertomographie nach Obstruktionen der harnableitenden Wege oder entzündlichen Prozessen gefahndet werden.

Es ist unbestritten, daß die Entstehung und klinische Symptomatologie der Urosepsis besonders bei Patienten beobachtet wird, bei denen „prädisponierende Faktoren" vorliegen. Zugrunde liegen hierfür Erkrankungen, die durch Veränderungen zellulärer oder humoraler Immunparameter gekennzeichnet sind und deshalb die Entstehung einer Urosepsis begünstigen können. Hierbei spielen Diabetes mellitus, hohes Lebensalter, chronische Niereninsuffizienz, therapeutische oder erworbene Immunsuppression (AIDS) sowie Alkohol- und Drogenmißbrauch eine Rolle (Siegenthaler 1994; Wick et al. 1989). So zeigen Patienten mit manifestem Diabetes mellitus eine Störung des Phagozytosesystems, was zu einer Agranulozytose führen kann (Niethammer et al. 1975). Patienten im hohen Lebensalter leiden unter einer Atrophie der lymphoretikulären Organe, wodurch die allgemeine Immunantwort reduziert wird (Wick et al. 1989). Im Falle einer chronischen Niereninsuffizienz oder Urämie kommt es über den erhöhten Proteinverlust im Urin zur Verminderung der Lymphozytenfunktion (Siegenthaler 1994). Bei kataboler Stoffwechsellage, wie sie bei Patienten mit langandauernden, konsumierenden Erkrankungen auftritt, führt der Proteinverlust zum Antikörpermangel (Keller 1994; Siegenthaler 1994), während bei Patienten unter Chemotherapie eine Elimination der lymphoiden Zellen zu beobachten ist (Keller 1994). Insbesondere hemmen Glukokortikoide und Zytostatika die Immunglobulinsynthese bzw. zelluläre Immunreaktionen. Bei Suchtpatienten ist eine direkte Wirkung des Alkohols bzw. von Cannaboiden auf die Aktivität der Natural-Killer-(NK)-Zellen anzunehmen (Aschauer-Treiber et al. 1990). Bei Alkoholikern mit einer Leberzirrhose liegen darüber hinaus erhöhte IgM-Spiegel vor (Björkholm 1980).

In den meisten Fällen besteht also eine Abschwächung der Immunabwehr, die als prädisponierender Faktor die Entwicklung einer Urosepis begünstigt.

24.2.1 Immunpathogenese

Die Urosepsis ist dadurch gekennzeichnet, daß es sehr oft zur Ausbildung eines multiplen Organversagens kommt. Ursächlich hierfür ist neben dem Harnwegsinfekt eine Ausschüttung mikrobieller Produkte (Endotoxine) in den Organen des Urogenitalsystems, die zu einer Störung der Mikro- und Makrozirkulation führt. Konsekutiv kann das klinische Bild eines septischen Schocks auftreten mit Verbrauchskoagulopathie, Nierenversagen, Atemnotsyndrom und Schockleber (Abb. 24.1).

Hier ist nun zu fragen, wie eine akute bakterielle Infektion zu den genannten Symptomen führen kann.

Im Falle einer gramnegativen Sepsis wird die Immunantwort durch die Freisetzung von Bestandteilen aus der Zellwand gramnegativer Bakterien ausgelöst (Abb. 24.2). Cusumano et al. (1997) konnte in Kulturen aus Humanblut nachweisen, daß Porine und verschiedene Polysaccharide eine Immunreaktion auslösen. Die Aktivierung der Makrophagen geschieht über das Rezeptormolekül CD 14 (Heumann u. Glauser 1994).

Bei einer grampositiven Sepsis bewirken Peptidoglykane aus der Zellwand bzw. als Superantigene bezeichnete Exotoxine eine Aktivierung des Immunsystems (s. Abb. 24.2). Die Superantigene stehen besonders mit T-Lymphozyten in Wechselbeziehung. Da bei der Bindung der Superantigene an den T-Zellrezeptor die Antigenspezifität der T-Zelle keine Rolle spielt, ist im Gegensatz zur Bindung „konventioneller" Antigene eine massive T-Zellaktivierung die Folge (Heeg et al. 1995).

Im Anschluß kommt es in beiden Formen der Sepsis zu einer massiven Ausschüttung von Zytokinen: Tumornekrosefaktor (TNF) und Interleukine (IL-1, IL-6, IL-8). Für Pseudomonas aeruginosa beispielsweise konnte gezeigt werden, daß die freigesetzten Zytokine TNF-α und IL-6 aus Leukozyten (Monozyten) stammten (Cusumano et al. 1997). Diese vom Patienten gebildeten Mediatoren haben systemische Effekte auf das Endothelium, besonders von Lunge, Nebenniere und Niere (Cusumano et al. 1997; Heumann u. Glauser 1994; Yao et al. 1997).

Die systemische Ausbreitung gewöhnlicherweise lokal ablaufender inflammatorischer Prozesse ist Folge und Kennzeichen der Sepsis. Die Sepsis resultiert somit im Grunde aus einer Dysregulation des Abwehrsystems durch vom Patienten gebildete

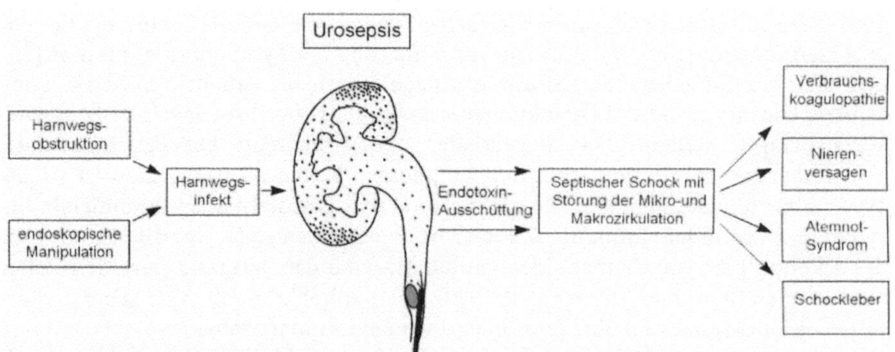

Abb. 24.1. Pathogenese multipler Organfunktionsstörungen bei der Urosepsis

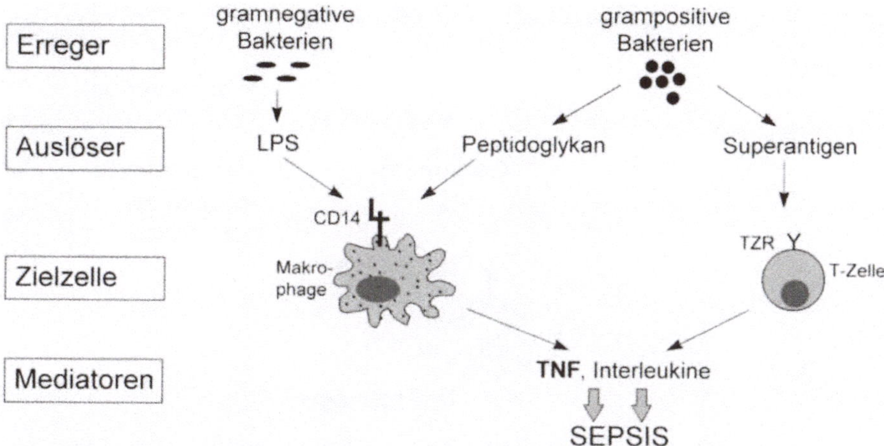

Abb. 24.2. Konzept der Immunpathogenese der Sepsis, *LPS* Lipopolysaccharid, *CD14* Makrophagenrezeptor, *TZR* T-Zellrezeptor. (Mod. nach Heeg et al. 1995)

Mediatoren. Die Zytokinaktivierung und die Bildung inflammatorischer Zellen sind in ihrem Ausmaß und in ihrem zeitlichen Verlauf jedoch schwer zu fassen. Bekannt ist, daß bakterielle Bestandteile, TNF und IL-1 T- bzw. NK-Zellen zur Produktion von Interferon-γ (IFN-γ) anregen.

IFN-γ wiederum aktiviert Monozyten, die das inflammatorische Geschehen verstärken (Heumann u. Glauser 1994). Untersuchungen zur zeitlichen Expression von Zytokinen nach einer Staphylococcus-aureus-Infektion wurden kürzlich von Yao et al. vorgelegt (Yao et al. 1997). In einem Mausmodell konnten sie TNF und IL-1 bereits 1 h p.i. mit einem Peak nach 4 h nachweisen. Eine andere Kinetik zeigte IL-6, für das die höchsten Werte erst 72 h p.i. gemessen wurden. Die Zytokine konnten in inflammatorischen und nichtinflammatorischen Gewebezellen von Lunge und Leber sowie in Endothelzellen nachgewiesen werden. Die Autoren vermuten, daß in diesem Modell die Erhöhung der inflammatorischen Zytokinspiegel nicht allein durch Leukozyten, sondern auch durch Zellen des Endothels und des infizierten Gewebes verursacht wurde.

Weitere immunpathologische Sepsiswirkmechanismen werden sowohl von den Endotoxinen und den Superantigenen auf der einen Seite, als auch von Zytokinen (TNF und IL-1) auf der anderen Seite ausgelöst (Heumann u. Glauser 1994): Die Aktivierung der Gerinnungsfaktoren XII und des Faktors III („tissue factor", Thromboplastin) auf der Membran von Makrophagen und Endothelzellen löst über den intrinsischen bzw. den extrinsischen Weg eine disseminierte intravasale Gerinnung aus. Die Aktivierung von Bradykinin schließlich verursacht eine Vasodilatation und eine erhöhte Permeabilität vaskulärer Endothelien. Ein weiterer pathologischer Mechanismus, der zur Vasodilatation und Gewebeschädigung führt, wird über die Aktivierung der Komplementkaskade in Gang gesetzt. Direkte Folgen sind Plasmaverlust und Hypotonie (Abb. 24.3).

Festzuhalten bleibt, daß am Endpunkt der immunpathologischen Mechanismen das multiple Organversagen und der septische Schock stehen, die letztendlich aus einer immunologischen Dysregulation resultieren.

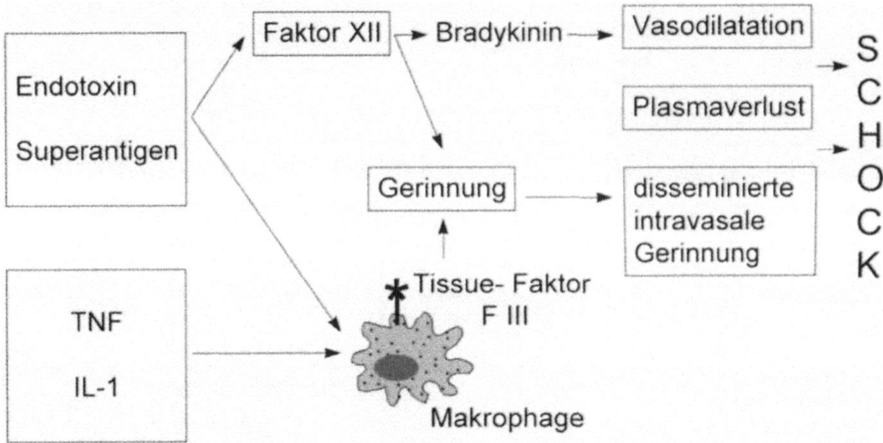

Abb. 24.3. Immunpathogenetische Wirkmechanismen bei einer Sepsis, *TNF* Tumornekrosefaktor, *IL-1* Interleukin-1. (Mod. nach Heumann u. Glauser 1994)

24.2.2 Therapie unter besonderer Berücksichtigung immunologischer Optionen

Die Therapiemaßnahmen richten sich nach dem klinischen Stadium. Die sofortige Einleitung einer Antibiotikatherapie ist unverzichtbar, noch bevor die Ergebnisse der Keimaustestung in Blut- und Urinkulturen bekannt sind. Initial kommen bakterizide Antibiotika mit breitem Wirkspektrum in Frage, wie z. B. die Kombination von Ureido-penizillinen (Breitspektrumpenicilline) mit Aminoglykosiden oder Cephalosporinen (3. Generation) mit Aminoglykosiden (Daschner 1996). Die endgültige Wahl der Anti-biotikatherapie sollte jedoch abhängig von Nierenfunktion, Nebenwirkungen und Keimaustestung individuell getroffen werden.

Parallel zur Antibiotikatherapie ist die Sicherstellung der Harnabflußver-hältnisse von entscheidender Bedeutung. Obstruktionen im oberen Harntrakt werden vorzugsweise mit Nephrostomie abgeleitet oder alternativ über einen Ureteren-katheter. Bei subvesikalen Harnabflußstörungen stehen uns Blasendauerkatheter bzw. suprapubische Katheter zur Verfügung. Unter Umständen sind die offenchirurgische Herdsanierung renaler bzw. perirenaler Abszedierungen mit dem Ziel der Abszeßdrai-nage oder auch die Organentfernung (z. B. Nephrektomie) indiziert.

Je nach Befundkonstellation muß unverzüglich eine Schocktherapie eingeleitet werden. Zur Stabilisierung des Herz-Kreislauf-Systems wird die Volumensubstitution mit Flüssigkeitsbilanzierung über großvolumige Venenkatheter erforderlich. Neben der engmaschigen Kontrolle von (arteriellem) Blutdruck, Herzfrequenz, zentralvenö-sem Druck und Atmung muß die pharmakologische Substitution von herzinotropen und vasoaktiven Substanzen (Dopamin, Adrenalin) sowie Sauerstoffgabe bis hin zur atemkontrollierten Intubation eingeleitet werden. Stoffwechselveränderungen (meta-bolische Azidose) und Elektrolytverschiebungen bedürfen der Pufferung mit Bikarbo-nat bzw. Elektrolytgabe bei sichergestellter, suffizienter Diurese. Unter antikoagulativer Therapie werden die Gerinnungsfaktoren engmaschig kontrolliert und z. B. mit Fresh Frozen Plasma (FFP) substituiert.

Wie schon aufgezeigt, spielt die Immunpathogenese bei der Urosepsis eine wichtige Rolle. Ausgehend von den immunpathologischen Erkenntnissen wurden in experimentellen und klinischen Arbeitsgruppen immunologische Therapiemaßnahmen geprüft (s. Übersicht).

> **Überblick immuntherapeutischer Optionen der Urosepsis**
>
> - Einsatz polyvalenter Immunglobuline der Klasse G (Standard IgG)
> - Immunglobulintherapie mit 7S-IgG- und 5S-IgG-Derivaten
> - Einsatz polyklonaler Antikörper gegen Lipid A
> - Einsatz polyklonaler Antikörper gegen gramnegative Erreger (*E. coli*)
> - Einsatz monoklonaler Endotoxinantikörper, z. B. IgM-Antikörper HA-1A

Anfänglich hat man vor über 30 Jahren damit begonnen, polyvalente Immunglobuline der Klasse G (Standard-IgG) als 16%ige Lösung intramuskulär in Prophylaxe und Therapie einzusetzen. Gewisse Nachteile dieser Anwendung, bedingt durch verzögerte Anflutgeschwindigkeit und vorzeitige enzymatischer Proteolysierung, haben in der Folge zur Entwicklung von Standard-IgG aus einem Plasmapool mit mindestens 1000 Plasmaspendern zur intravenösen Applikation geführt (Brodersen et al. 1970; Kunz et al. 1977; Scheiermann u. Kuwert 1979).

Wenn in einzelnen Situationen die chirurgischen Maßnahmen und Antibiotika bei einer Urosepsis nicht greifen, so kann beispielsweise die Unterstützung der humoralen Immunabwehr mit Immunglobulinen sinnvoll sein (Bichler et al. 1985; Bichler u. Strohmaier 1986).

Um die biologische Effizienz und Verträglichkeit der Immunglobuline weiter zu verbessern, wurden unterschiedliche Isolierungstechniken und Modifikationen des Fc-Teils am IgG-Molekül vorgenommen. Das Fc-Stück ist für die Komplementbindung verantwortlich und kann unerwünschte Nebenreaktionen verursachen. Durch gezielte Pepsinbehandlung und reversible Sulfitolyse des Fc-Anteils konnte die antikomplementäre Aktivität reduziert werden. Je nach Modifikationsverfahren unterscheidet man zwischen 7S- und 5S-Präparaten[1], wobei sich die 5S-Derivate als die nebenwirkungsärmeren Präparate (keine Aggregation von Thrombozyten, keine Serotoninfreisetzung, keine Wechselwirkungen mit Mechanismen der Entzündungsreaktion) im Vergleich zu den 7S-Präparaten erwiesen haben (Bichler et al. 1985; Hofstätter et al. 1983).

Grundsätzlich sollten die Immunglobuline möglichst früh eingesetzt werden, wobei den 5S-Derivaten der Vorzug zu geben ist. Sie zeigen gegenüber den 7S-Präparaten sowohl eine bessere klinische Verträglichkeit, als auch eine schnellere renale Elimination. 5S-Präparate können deshalb höher dosiert und in kürzeren Intervallen gegeben werden (Bichler et al. 1985).

Die Wertigkeit der Immunglobulintherapie ist umstritten (Ronneberger u. Zwirsler 1979; Sasaki et al. 1978), es ist aber zu bedenken, daß Patienten mit einer Urosepsis, drohendem Nierenversagen und trotz Antibiotikatherapie in einer prognostisch ungünstigen Situation sind. Der Einsatz von Immunglobulinen kann bei im-

---

[1] Abgeleitet von Svedberg-Einheiten – Maßeinheit der Sedimentationskonstante in der Ultrazentrifuge.

munkompromittierten Patienten hilfreich sein. Dies gilt insbesondere für Patienten, die erst spät in fachgerechte Behandlung kommen, und eine Standardtherapie allein nicht greift. Zu bedenken ist in diesem Zusammenhang auch, daß eine wissenschaftlich abgesicherte Beurteilung der Effektivität passiver Immunisierung umfangreicher kontrollierter Studien bedarf.

Weitere immuntherapeutische Überlegungen führten zum Einsatz polyklonaler Antikörper gegen Lipid A (Glauser 1983), einem Strukturmolekül der Bakterienzellwand, oder gegen Mutanten gramnegativer Erreger (Ziegler et al. 1982). Der schematische Aufbau der Zellwand gramnegativer Bakterien bzw. der *E. coli* J5-Mutante ist in der Abb. 24.4 dargestellt. Es wurden Freiwillige mit der abgetöteten Mutante *E. coli* J5, die an der Zellwandoberfläche nur den allen gramnegativen Bakterien gemeinsamen Lipopolysaccharidkern trägt, immunisiert und die gewonnene Vakzine bei Sepsispatienten eingesetzt. Im Rahmen einer Doppelblindstudie war die Letalität der Verumgruppe mit 22% deutlich geringer als in der Kontrollgruppe mit 39% (Ziegler et al. 1982). Bei den Patienten im fulminanten Schock zeigte die Vakzinengruppe eine Mortalität von 44% versus 77% in der Kontrollgruppe.

Anfang der 90er Jahre ging die Entwicklung hin zu monoklonalen Endotoxinantikörpern. So wurde z. B. mit dem HA-1A ein humaner monoklonaler IgM-Antikörper entwickelt, der spezifisch an den Lipidkomplex von Endotoxin bindet. In einer Studie konnte die Wirksamkeit von HA-1A bei Patienten mit gramnegativer Bakteriämie dokumentiert werden. Die Verumgruppe zeigte mit einer Sterberate von 30%, im Vergleich zu 49% in der Plazebogruppe, ein deutlich verbessertes Überleben der Patienten (Ziegler et al. 1991). Zusätzlich reduzierte HA-1A die Sterblichkeit unabhängig von der Schwere der Bakteriämie und zeigte insgesamt keinerlei Nebenwirkungen.

Neue, denkbare Therapieansätze lassen sich aus dem Konzept der Immunpathogenese der Sepsis ableiten. Heumann u. Glauser (1994) berichten über verschiedene tierexperimentelle Studien, mit denen die pathophysiologischen Mechanismen der Sepsis beeinflußbar waren. Eine Wirkung auf die Gerinnungsanomalie läßt sich möglicherweise mit Antikörpern gegen die Gerinnungsfaktoren III und XII erzielen (vgl. Abb. 24.3). Bei mit *E. coli*-Erregern infizierten Pavianen konnte nach Applikation von

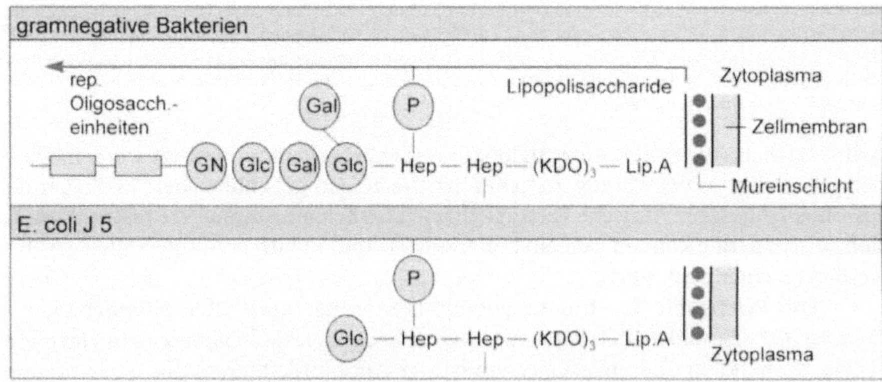

Abb. 24.4. Schematischer Aufbau der Zellwand bei gramnegativen Bakterien und der Mutante *E. coli* J5, *KDO* Ketodesoxyoctonsäure, *Hep* L-Glycero-D-mannoheptose, *Glc* D-Glukose, *Gal* D-Galaktose, *GN* D-Glukosamin, *P* Phosphorsäureester. (Mod. nach Glauser 1983, zit. in Bichler 1986)

Antikörpern gegen den Faktor III die Mortalität reduziert und eine Koagulopathieprophylaxe erzielt werden.

Einen weitereren Ansatz bietet das Rezeptormolekül CD14 auf der Oberfläche der Makrophagen, über das durch Bindung bakterieller Bestandteile eine Immunreaktion ausgelöst wird (vgl. Abb. 24.2). Die Ausschaltung des CD14-Gens bei Mäusen bewirkte eine Resistenz gegenüber einer Lipopolysaccharid-(LPS)-induzierten Sepsis. In einem weiteren Experiment mit löslichen CD14-Molekülen in hohen Konzentrationen ließ sich die Stimulation von Monozyten durch LPS verhindern (Heumann u. Glauser 1994).

Weitere therapeutische Optionen bietet die Hemmung der Mediatoren, die bei der Entzündungsreaktion freigesetzt werden. Dinarello u. Thompson (1991) berichten über die gentechnische Herstellung des natürlich vorkommenden Interleukin-1-Inhibitors, den IL-1-Rezeptor-Antagonisten IL-1ra. Mit dem Einsatz von IL-1ra im Tierexperiment konnte die Schwere einer Sepsis gemindert werden. Derzeit wird IL-1ra beim Menschen getestet.

Somit bietet sich für eine supportive Immuntherapie einerseits der Einsatz von Immunglobulinen oder Antikörpern gegen Strukturmoleküle der Bakterienzellwand an, wie beispielsweise mit dem monoklonalen Antikörper HA-1A, der gegen den Lipidkomplex von Endotoxin gerichtet ist. Andererseits werden mit abgetöteten Mutanten von Erregern (*E. coli* J5) aktive Immunisierungen durchgeführt. Als optional sind die im Rahmen von Tierexperimenten gewonnenen Erkenntnisse anzusehen, aus denen sich unserer Meinung nach vielversprechende Ansätze bei der Suche nach neuen, supportiven Therapieformen für die Urosepsis ergeben. Inwieweit die in der Erprobung befindlichen immunologischen Maßnahmen geeignet sind, die konventionelle Therapie der Urosepsis zu unterstützen, müssen weitere klinische Untersuchungen zeigen.

Festzuhalten bleibt, daß zumindest bei immunkompromittierten Patienten und bei Versagen der Standardtherapie der Urosepsis supportive Maßnahmen zu ergreifen sind.

Literatur

Aschauer-Treiber G, Aschauer HN, Resch F (1990) Das Immunsystem bei Abhängigkeit von Alkohol, Opiaten und anderen psychotropen Substanzen. In: Kaschka WP, Aschauer HN (Hrsg) Psychoimmunologie. Georg Thieme, Stuttgart New York, S 171–178

Bichler KH, Strohmaier WL, Geursen RG, Halim S (1985) Anwendung von Immunglobulinen bei komplizierten Infektionen des Harntraktes. Urologe B 25: 115–118

Bichler KH, Strohmaier WL (1986) Urosepsis und Immundefekt. Die gelben Hefte 26 (Suppl 1): 1–16

Björkholm M (1980) Immunological and hematological abnormalities in chronic alcoholism. Acta Med Scand 207: 197–200

Brodersen M, Haas R, Schmitz H, Veres-Molnar S, Fischer J, Körner L (1970) Viral antibody content in gamma globulin. Dtsch Med Wochenschr 95 (22): 1299

Cusumano V, Tufano MA, Mancuso G et al. (1997) Porins of Pseudomonas aeruginosa induce release of tumor necrosis factor alpha and interleukin-6 by human leukocytes. Infect Immun 65: 1683–1687

Daschner F (1996) Antibiotika am Krankenbett, 8. Aufl. Springer, Berlin Heidelberg New York, S 164–168

Dinarello CA, Thompson RC (1991) Blocking IL-1: interleukin receptor antagonist in vivo and in vitro. Immunol Today 12: 404–410

Glauser MP (1983) Immunoprophylaxis of gram-negative infections: background for a prophylactic study of purified anticore-glycolipid immunoglobulins in neutropenic patients. Schweiz Med Wochenschr 14 (Suppl): 35

Heeg K, Miethke T, Wagner H (1995) Neue Perspektiven zur Pathophysiologie der grampositiven Sepsis. Dtsch Ärztebl 92: A1177–1180
Heumann D, Glauser MP (1994) Pathogenesis of sepsis. Sci Am Sci Med 5: 28–37
Hofstetter T, Gronski P, Kanzy EJ, Schorlemmer HU, Seiler FR (1983) S-sulfonation: a reversible chemical modification of human immunoglobulins permitting intravenous application. II. Effects of Fc-mediated effector functions. Vox Sang 45 (2): 155–165
Keller R (1994) Immunologie und Immunpathologie, 4. Aufl. Georg Thieme, Stuttgart, S 230
Kunz C, Hoffmann H, Stary A (1977) Antibodies in gamma-globulin preparations. Wiener Klin Wochenschr 89 (6): 203–206
Niethammer D, Wildfeuer A, Kleinhauer E, Haferkamp C (1975) Granulozytenfunktion. Erworbene Störungen. Klin Wochenschr 53: 739
Ronneberger H, Zwirsler O (1979) Therapy and prophylaxis of experimental staphylococcal nephritis of the rabbit with gamma-globulin and F(ab)2-fragments. Arzneimittelforsch 29 (29): 312–314
Sasaki T, Koji R, Teramato K, Chin Z, Tashiro K, Masuda F (1978) Treatment of infections in urology. Concomitant use of gamma-venin with antibiotics. Mod Clin Med 20: 859
Scheiermann N, Kuwert EK (1979) Studies on human immunoglobulin preparations: I. Viral antibody profiles. Med Klin 74 (21): 820–824
Siegenthaler W (1994) Klinische Pathophysiologie, 7. Aufl. Georg Thieme, Stuttgart, S 453
Wick G, Schwarz S, Förster O, Peterlik M (1989) Funktionelle Pathologie, 2. Aufl. Gustav Fischer, Stuttgart, S 402
Yao L, Berman JW, Factor SM, Lowy FD (1997) Correlation of histopathologic and bacterial changes with cytokine expression in an experimental murine model of bacteremic *Staphylococcus aureus* infection. Infect Immun 65: 3889–3895
Ziegler EJ, McCutchan JA, Vierer J, Glauser MP, Sadoff JC, Douglas H, Braude AJ (1982) Treatment of gram-negative bacteremia and shock with human antiserum to a mutant Escherichia coli. N Engl J Med 307 (20): 1225–1230
Ziegler EJ, Fisher CJ, Sprung CL et al. (1991) Treatment of gram-negative bacteremia and septic shock with HA-1A human monoclonal antibody against endotoxin. A randomized, double-blind, placebo-controlled trial. N Engl J Med 324 (7): 486–488

Harnwegsinfektion und Harnsteinbildung

D. Bach und G. Stadie

Die Urologen kennen schon lange den engen Zusammenhang zwischen Harnwegsinfekt und Harnsteinbildung. Aus pathophysiologischen Gründen wird zwischen „infizierten Harnsteinen" und sog. „Infektsteinen" unterschieden (Schneider u. Vahlensieck 1975). Als „infizierte Harnsteine" werden Konkremente bezeichnet, die primär „aseptisch" entstehen und zu denen eine Harnwegsinfektion erst sekundär komplizierend hinzutritt. „Infektsteine" sind im Gegensatz dazu nur diejenigen Konkremente, deren Entstehung auf die ureaseproduzierende und damit harnstoffspaltende Eigenschaft einiger gramnegativer Bakterienstämme im Urin zurückgeht (Brown 1901; Vahlensieck 1975).

Urease hydrolisiert Harnstoff zu Ammoniak und Kohlendioxid. Der daraus resultierende kräftige Anstieg der Ammonium- und Bikarbonationenkonzentration ruft eine starke Alkalisierung des Urins hervor (Abb. 25.1). Ein alkalischer Urin-pH-Wert ab 7,4 stellt das Bildungsoptimum für die Kristallisation von Phosphat- und bestimmten Uratsalzen dar, wodurch es zur Entstehung der „Infektsteine" kommt.

Hydrolytische Spaltung von Harnstoff

$$H_2N - \underset{\underset{O}{\|}}{C} - NH_2 \xrightarrow[H_2O]{\text{Urease}} 2\ NH_3 + CO_2 \qquad (1)$$

$$NH_3 + H_2O \rightleftharpoons NH_4^+ + OH^- \qquad (2)$$

$$CO_2 + H_2O \rightleftharpoons H_2CO_3 \rightleftharpoons H^+ + HCO_3^- \qquad (3)$$

Abb. 25.1. Hydrolytische Spaltung von Harnstoff durch Urease

Per definitionem sind „Infektsteine" nur die Phosphatsteine Struvit (Magnesiumammoniumphosphat) und Karbonatapatit (Kalziumphosphat) sowie der Ammoniumhydrogenuratstein (Tabelle 25.1). Der Anteil der Infektsteine an allen Harnsteinen beträgt in Deutschland nur noch 9% (Tabelle 25.2), wobei Frauen signifikant häufiger betroffen sind (Schneider u. Berg 1981). Ihre Bedeutung liegt im schnellen Wachstum, ihrer Größe (Abb. 25.2) und in der starken Rezidivneigung.

Tabelle 25.1. Infektsteine

Struvit (Magnesiumammoniumphosphat	$MgNH_4PO_4 \cdot 6\,H_2O$
Karbonatapatit (Kalzium-Karbonat-Phosphat)	$Ca_{10}(PO_4CO_3OH)_6(OH)_2$
Ammoniumhydrogenurat	$NH_4C_5H_3N_4O_3$

Tabelle 25.2. Anteil der Infektsteine (nach dem Hauptbestandteil) unter 93 500 Harnsteinen. (Nach Schneider u. Berg 1981)

Steinart	Anzahl	Prozent
Ammoniumhydrogenurat	312	0,3
Karbonatapatit	3343	3,6
Struvit	4906	5,3

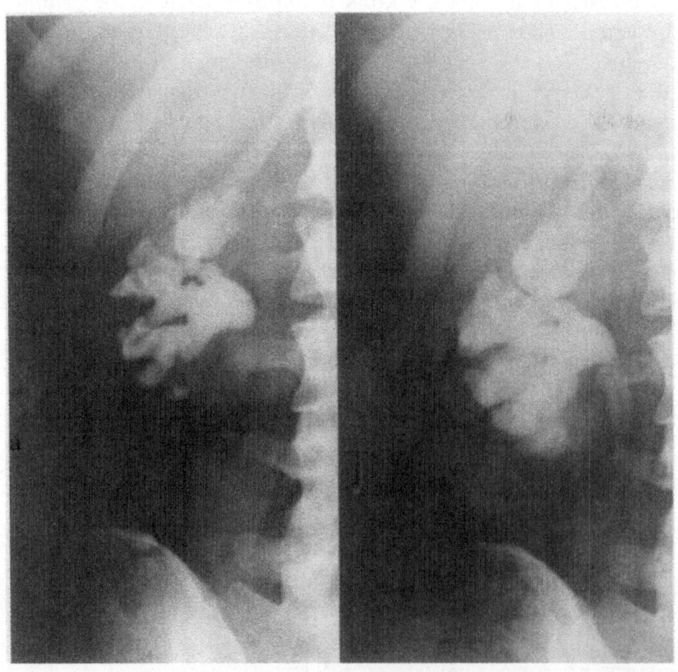

Abb. 25.2. a Röntgenabdomenübersicht und **b** iv-Urogramm eines Infektsteins (sog. Korallenstein) aus 100% Struvit (infrarotspektroskopische Harnsteinanalyse nach Steinentfernung)

 D. Bach und G. Stadie

Die formalgenetischen Abläufe der Kristallbildung folgen beim Infektstein den gleichen physikalisch-chemischen Gesetzmäßigkeiten wie bei den anderen Steinarten (Abb. 25.3 und 25.4). Einige Besonderheiten sind aber hervorzuheben (Hinman 1979):

- Beim Infektstein hat die Steinbildung keinen lokalisierbaren Ausgangspunkt (z.B. eine Kelchnische). Sie läuft von Beginn an im gesamten Hohlsystem gleichzeitig ab, das ja auch insgesamt bakteriell besiedelt ist.
- Die Harnwegsdynamik wird während der Steinentstehung durch bakterielle Endotoxine beeinträchtigt, was sich deshalb besonders schwerwiegend auswirken kann, weil beim Infektsteinpatienten nicht selten zusätzlich eine organische Abflußbehinderung vorhanden ist.

Durch die Endotoxine und auch durch narbige, lokalisierte Wandstarren kann die Differenz der Strömungsgeschwindigkeit benachbarter Teilströme im Urin so groß werden, daß stationäre Wirbel mit extrem langen Verweilzeiten entstehen. In diesen können Teilchen mit einer Dichte um 1 wachsen und sekundär Harnsalze eingelagert werden (Schneider u. Seyfarth 1979).

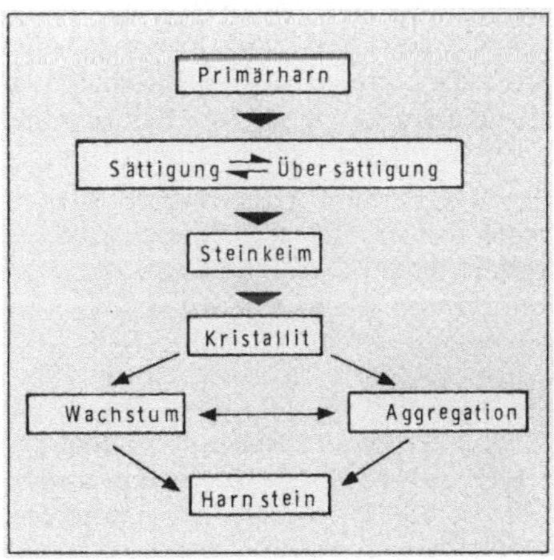

Abb. 25.3. Schema der Formalgenese für einen beliebigen Harnstein

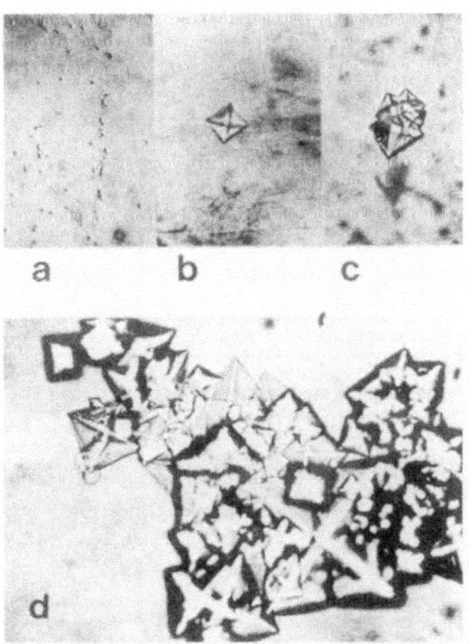

Abb. 25.4 a–d. Kristallwachstum und Aggregation. a Mikrokristalle („Mikrokristallurie"), b einzelner, großer Weddellitkristall (Kalziumoxalat), c Mikrolith durch Aufwachsung neuer Weddellitkristalle entstanden, d Kristallaggregat (s. auch Robertson et al. 1972)

- Nach Überschreitung des Löslichkeitsproduktes kann ganz ähnlich wie beim Versuch im Reagenzglas Magnesiumammoniumphosphat im ganzen Nierenbeckenkelchsystem sozusagen gleichzeitig ausfallen, wodurch ihre schnelle Wachstumsgeschwindigkeit erklärt ist.
- Die durch die bakterielle Entzündung (Pyelonephritis) gesteigerte Schleimbildung führt zur Entwicklung einer „Schleimmatrix", die die ausfallenden Kristalle aufnimmt und in der sich diese rasch zu größeren Aggregaten zusammenlagern.

Bis heute wird der Einfluß der Harnproteine auf die Steinbildung kontrovers diskutiert. So fand Bichler (1975) bei Patienten mit Struvitsteinen und begleitender Pyelonpehritis eine stark gesteigerte Proteinurie gegenüber gesunden Vergleichspersonen. Hesse et al. (1975) konnten zwar bei Steinpatienten eine höhere Glukosaminoglykanausscheidung gegenüber Normalpersonen feststellen, ein Unterschied zwischen aseptischen und Infektsteinen bestand jedoch nicht.

25.2 Ätiologie

Das Risiko der Infektsteinentstehung ist dann besonders hoch, wenn durch ureasebildende Keime ein alkalischer Harn-pH hervorgerufen wird. Die höchste harnstoffspaltende Potenz haben vor allem einige gramnegative Bakterien wie z. B. Proteus-, Providencia- und Klebsiellen-Stämme (Tabelle 25.3). Nach In-vitro-Beimpfung von sterilem Urin mit Proteus morganii verdreifacht sich die Ammoniakkonzentration innerhalb von 4 h und der Harn-pH steigt auf 8,9, wodurch ideale Bedingungen für die Infektsteinentstehung geschaffen werden. Die genannten gramnegativen Keime werden relativ häufig im Harn nachgewiesen und auch als die „urologischen Problemkeime" bezeichnet, weil ihr Anteil in urologischen Kliniken höher liegt als im jeweiligen Gesamtklinikum (Tabelle 25.4). Diese Tatsache verdient deshalb besondere Beachtung, weil nicht jeder Harnwegsinfekt die Infektsteinausfällung begünstigt, aber bei fast jedem Infektstein ureasebildende, gramnegative Keime nachweisbar sind: Bei einer Auswertung der Befunde von 691 Harnsteinpatienten wurde nur in 16% der Fälle ein

Tabelle 25.3. Anteil der harnstoffspaltenden Keime bei gramnegativen Bakterienstämmen

Bakterienstamm	Davon harnstoffspaltend [%]
Proteus	92–99
Providencia	97–99
Klebsiella pneumoniae	64
Pseudomonas aeruginosa	33
Serratia	5–29
Enterobacter aerogen.	3
E. coli	0

 | D. Bach und G. Stadie

Tabelle 25.4. Keimverteilung in 33000 Urinproben der Universitätskliniken Bonn und Münster 1975/
1976. (Nach Brühl u. Bastian 1976)

Keimart	Urologische Universitäts-klinik Bonn [%]	Universitäskliniken Bonn (total) [%]	Universitätskliniken Münster/Westf. (total) [%]
E. coli	37,0	39,1	36,0
Klebsiellen, Enterobacter	18,1	10,9	15,0
Proteus	15,4	12,1	13,0
Enterokokken	8,7	22,9	12,0
Pseudomonas	9,4	3,8	6,0
Sonstige	11,5	11,3	18,0

Harnwegsinfekt bei den kristallographisch reinen Kalziumoxalatsteinen gefunden. Es
handelte sich vor allem um *E. coli*. Demgegenüber bestand bei 92,5% der Struvitstein-
patienten eine Proteusharnwegsinfektion (Bastian et al. 1978).

25.3 Therapie

25.3.1 Operative Therapie

Ohne intensive Behandlung beträgt das Risiko, die befallene Niere zu verlieren, 50%.
Von Patientenkollektiven mit doppelseitigem Ausgußsteinbefall versterben 25% innerhalb von 5 Jahren, innerhalb von 10 Jahren gar 40% (Singh et al. 1973). Zudem ist
die mit dem Infektsteinleiden verbundene Morbidität höher als bei den meisten anderen Steinerkrankungen. Jederzeit können septische Zwischenfälle zur Hospitalisation
zwingen. Bei ungünstigem Verlauf schließlich benötigt die zunehmende Niereninsuffizienz klinische Überwachung und Therapie.

Von zentraler Bedeutung bei der Therapie von Infektsteinen ist die vollständige
Steinentfernung, wobei die chirurgische Steinsanierung durch kombinierte intra-
sinusale Pyelolithotomie und/oder Nephrotomie heute in den Hintergrund gedrängt
worden ist und nur noch bei etwa 10% der Korallensteinpatienten Anwendung findet,
vor allem, wenn auch die steinbegünstigenden Harnwegsanomalien korrigiert und
Abflußhindernisse beseitigt werden müssen (Abb. 25.5).

In der Regel werden Korallensteine heute durch kombinierte extrakorporale
Stoßwellenlithotripsie und perkutane Nephrolitholapaxie entfernt, wofür stets mehrere Sitzungen benötigt werden.

25.3.2 Medikamentöse Therapie

Infektsteine, die ja dadurch definiert sind, daß ihre Entstehung auf die Urease-produzie-
rende und damit harnstoffspaltende Eigenschaft einiger gramnegativer Bakterienstämme im Urin zurückzuführen ist, können mit Ureasehemmstoffen behandelt werden,

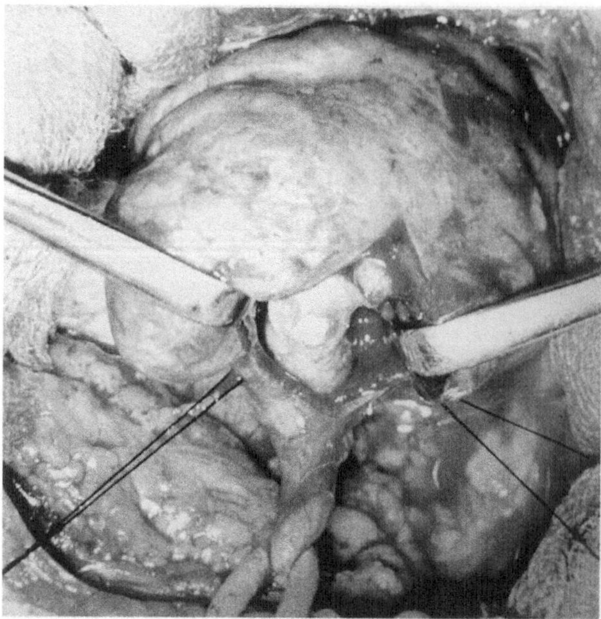

Abb. 25.5. Operationssitus einer Pyelokalikotomie bei Korallenstein

wodurch der Ammoniakgehalt im Urin gesenkt wird. Die bekannteste Substanz unter den „Ureaseinhibitoren" ist die Acetohydroxamsäure (AHA), (Kobashi et al. 1962).

In verschiedenen Studien wurde die Wirkung von AHA bei Patienten mit Infektsteinen überprüft (Smith 1978; Griffith et al. 1978), und es konnte gezeigt werden, daß sich damit der Harn-pH und die Ammoniakkonzentration effektiv senken ließ.

Bei einigen Patienten war es Griffith et al. (1979) sogar möglich, durch eine länger dauernde AHA-/Antibiotikatherapie eine teilweise und vereinzelt sogar vollständige Auflösung der Steine zu erreichen. AHA hat jedoch leider erhebliche toxische Nebenwirkungen, weil sie auch ein sehr potenter DNA-Synthesehemmer ist. Vor allem das hämatopoetische System ist häufig mit gravierender Leukopenie, hämolytischer und aplastischer Anämie beteiligt (Smith 1978; Griffith et al. 1978). Aufgrund dieser doch sehr ernsthaften Komplikationen hat sich die Senkung des Ammoniakgehaltes im Urin durch AHA bis heute nicht durchsetzen können.

25.4 Prophylaxe

Die Prophylaxe der Infektsteine wird durch die „Trias" aus *Ansäuern, Senkung der Phosphatausscheidung* und *Harninfektbehandlung* bestimmt (s. Übersicht).

Da die Phosphat- und Ammoniumuratkristalle im alkalischen Harnbereich ausfallen, muß die Ansäuerung des Urins auf pH-Werte zwischen 5,8 und 6,2 erfolgen. Wie aus dem Clusterdiagramm für Ammoniumkonzentration und Urin-pH bei gesunden Kontrollpersonen und einer Gruppe von Infektsteinbildnern erklärt werden kann

 | D. Bach und G. Stadie

(Abb. 25.6), liegt der pH-Wert des Harns und die Konzentration an steinbildender Substanz bei Gesunden so niedrig, daß dieses Kollektiv nicht einmal in die Nähe der Sättigungskurve für die Infektsteinkristalle kommt. Dies macht eindeutig klar, warum niemals ein Gesunder einen Infektstein bilden kann. Betrachtet man dagegen die Infektsteinpatienten, so zeigt sich, daß ihre pH-Werte weit im neutralen bzw. alkalischen Bereich liegen und daß die Konzentration von Ammoniak im Harn deutlich erhöht ist. Die Mehrzahl dieser Patienten befindet sich somit im Bereich der labilen oder zumindest der metastabilen Übersättigung (Robertson u. Peacock 1985).

Zur *Ansäuerung* eignet sich die essentielle Aminosäure L-Methionin (Acimethin®). Sie stellt heute die „Standardmethode" zur Harnansäuerung dar (Bach 1985; Bach et al. 1987).

In eigenen Untersuchungen haben wir den Ansäuerungseffekt von L-Methionin im Urin an 24 steingesunden Patienten mit sterilem Urin überprüft. Die Dosierung

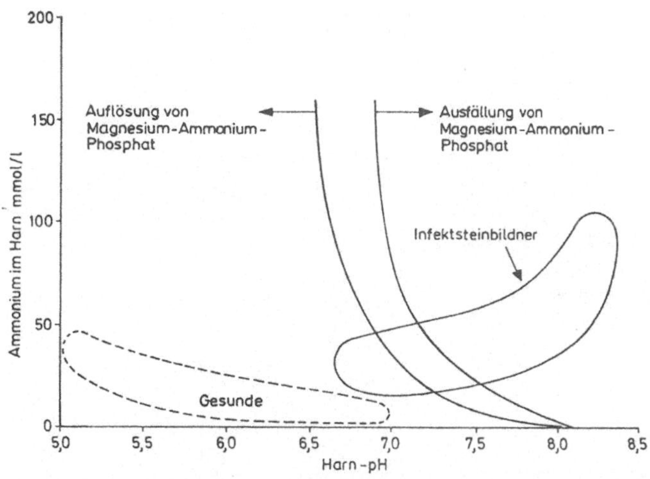

Abb. 25.6. Clusterdiagramm für die Ammoniumkonzentration aufgetragen gegen den Harn-pH-Wert bei Infektsteinbildnern (Harninfekt mit harnstoffspaltenden Bakterienstämmen) und Gesunden. Die Daten wurden in Beziehung zur Löslichkeitskurve für Magnesiumammoniumphosphat im Urin gesetzt. (Nach Robertson u. Peacock 1985)

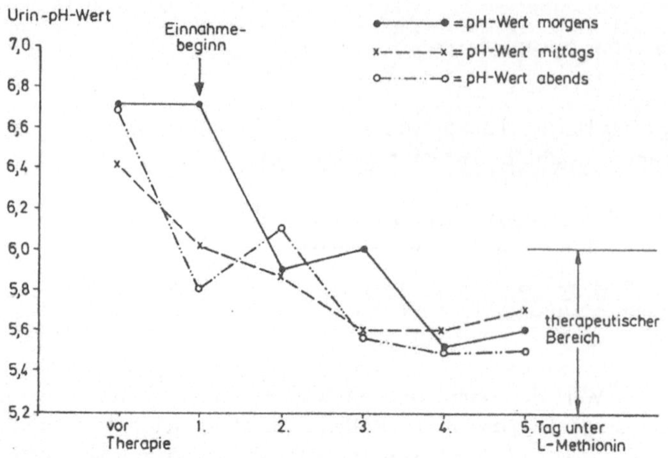

Abb. 25.7. Urin-pH-Werte zu verschiedenen Tageszeiten bei 24 Patienten unter 3mal 1,0 g L-Methionin/ Tag mit sterilem Harn. (Nach Bach 1985)

betrug 3mal 1 g L-Methionin tgl., jeweils morgens, mittags und abends eingenommen. Die Urin-pH-Messung erfolgte 3mal tgl. Zur Überprüfung des Urin-pH ist deshalb eine 3malige Messung am Tage erforderlich, weil der Urin-pH einen zirkadianen Verlauf zeigt (Vahlensieck et al. 1982). Nach spätestens 2 Behandlungstagen wird ein deutlich saurer pH-Bereich zwischen 5,2 und 5,8 zu allen Tageszeiten erreicht (Abb. 25.7). Auch bei infiziertem Harn läßt sich die Ansäuerung erzielen, wenn gleichzeitig die Harnwegsinfektion resistogrammgerecht und konsequent behandelt wird.

L-Methionin ist die einzige essentielle Aminosäure für den Menschen, die Schwefel enthält. Bis zur gewünschten säuernden Wirkung durch das Präparat muß die Struktur des L-Methionins völlig verändert werden. Dieser Metabolismus erfolgt in

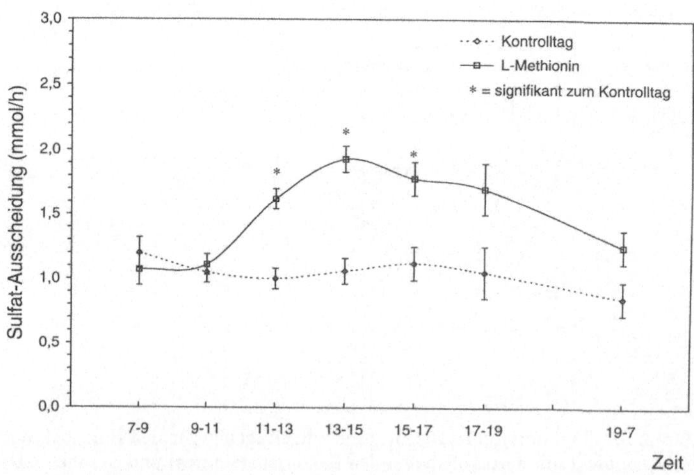

Abb. 25.8. Ausscheidung von Sulfat im zirkadianen Rhythmus über 24 h ohne und mit L-Methionin-Gabe (1,5 g/24 h). (Nach Hesse et al. 1997a, b)

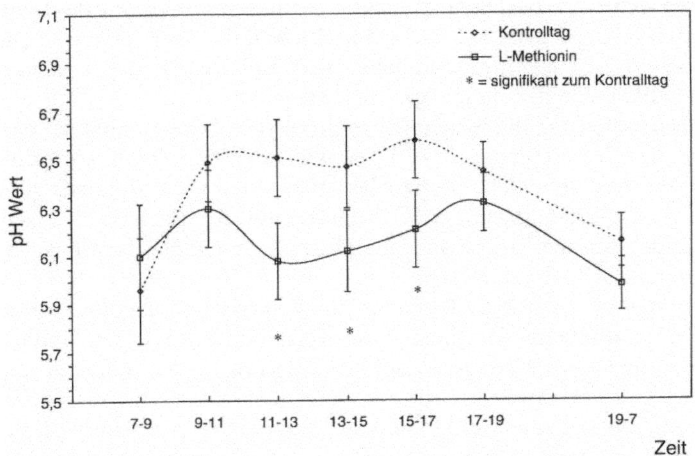

Abb. 25.9. Harn-pH-Wert im zirkadianen Rhythmus über 24 h ohne und mit L-Methionin-Gabe (1,5 g/ 24 h). (Nach Hesse et al. 1997a, b)

der Leber, wobei der Schwefel der Aminosäure zu Sulfat abgebaut wird. Unter den standardisierten Bedingungen der Stoffwechseluntersuchung ist, wie Hesse (1990) zeigen konnte, die Ausscheidung von anorganischem Sulfat in zirkadianem Rhythmus ein Maß für die Absorption und Metabolisierung von L-Methionin (Abb. 25.8). Die eigentliche Säuerung geschieht durch die gleichzeitige Ausscheidung von Sulfat und Protonen und eine Belastung des Phosphatpuffers. Daraus folgt eine signifikante Senkung des Harn-pH-Wertes (Abb. 25.9) und insgesamt hochsignifikante Senkung des Steinbildungsrisikos für Struvit, das durch Berechnung der relativen Übersättigung für Struvit ermittelt werden kann (Abb. 25.10) (Hesse et al. 1997a, b). Die Verträglichkeit des L-Methionins in der Dosierung von 3mal 1 g tgl. ist ausgezeichnet. Nebenwirkun-

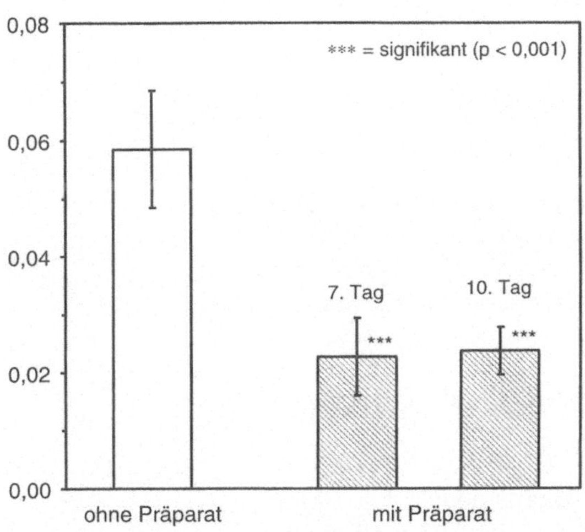

Abb. 25.10. Berechnung der relativen Übersättigung für Struvit ohne und mit L-Methionin-Gabe (1,5 g/ 24 h). (Nach Hesse et al. 1997a, b)

gen werden nicht beobachtet. Zu beachten ist, daß die erwünschte Säuerung des Urins bei infizierten Harnen z. T. erst nach 5–6 Tagen auftritt, weil die Antibiotikawirkung erst nach 3–4 Tagen zum Tragen kommt und daher nicht auf einen Therapieversager oder mangelhafte Medikamenteneinnahme geschlossen werden darf.

Obwohl die Harnsäuerung die wesentlichste prophylaktische Maßnahme darstellt, dürfen im Rahmen der Prophylaxetrias die *Senkung der Phosphatausscheidung* und die *Harninfektbehandlung* nicht vernachlässigt werden. Durch kurzfristige mikrobiologische Urinuntersuchungen (z. B. Uricult) muß ein Harninfekt ausgeschlossen bzw. behandelt werden. Liegt kein Harninfekt vor, reicht die Harnsäuerung als alleinige prophylaktische Maßnahme aus.

Die von Shorr u. Carter schon 1950 empfohlene Reduzierung der alimentären Phosphatzufuhr und Herabsetzung der Phosphatresorption im Darm durch Bindung an Aluminiumhydroxidpräparate führt zu einer Verminderung der Phosphatkonzentration im Urin. Während normalerweise 80% der intestinal aufgenommenen Phosphate über die Nieren ausgeschieden werden und nur 20% durch den Darm, wird dieses Verhältnis durch die Aluminiumhydroxidmedikation ins Gegenteil verkehrt. Die Phosphatausscheidung fällt dabei auf Werte von weniger als 200 mg pro Tag ab.

Bei Ammoniumhydrogenuratkristallen bzw. -steinen ist zu beachten, daß hier die Harnsäureausscheidung durch entsprechende Allopurinolpräparate gesenkt werden muß.

Als adjuvante Maßnahme (s. Übersicht) sind *diätetische Empfehlungen* zu verstehen, die die Flüssigkeitszufuhr und die Kost betreffen. Wie bei allen Harnsteinen – gleich welcher Zusammensetzung – ist auf eine ausreichende Flüssigkeitszufuhr zu achten. Es sollte soviel getrunken werden, daß ein Harnvolumen von mindestens 2 l/24 h erreicht wird. Speziell für Infektsteine sind Johannisbeersäfte und Nieren-Harntee zu empfehlen, da diese – wie durch Untersuchungen in der Harnsteinforschungsstelle Bonn festgestellt werden konnte – den Harn ansäuern (Bach et al. 1981). Milch und Mineralwässer mit hohen Kalziumgehalten sollten reduziert werden.

Die spezielle Diät ist einfach: Kalzium, das der Partner der Kalziumphosphatsteinbildung ist, sollte mit der Kost reduziert aufgenommen werden. Nahrungsmittel mit hohem Kalziumgehalt sind vor allem Milchprodukte.

Allgemeine Maßnahmen zur Infektsteinrezidivprophylaxe

Flüssigkeitszufuhr
- 2–3 l/24 h gleichmäßig über den Tag verteilt, Steigerung bei ungewöhnlichem Flüssigkeitsverlust (Sauna, Tropen etc.)
- Empfehlenswert: Johannisbeersaft und Nieren-Tee (säuern!)
- Nicht empfehlenswert: Mineralwässer mit Kalziumgehalt von mehr als 50 mg/l

Normale Mischkost
- Vermeidung einseitiger Nahrungszufuhr, öfters kleine kalorienarme Mahlzeiten
- „Stuhlregulierung"
- Ausreichende Zufuhr von „Ballaststoffen", kein Abführmittelabusus, ausreichend körperliche Bewegung

Durch experimentelle und klinische Erfahrungen ist heute gesichert, daß die von bestimmten gramnegativen Bakterienstämmen gebildete Urease die maßgebliche Entstehungsursache für Struvit- bzw. Karbonatapatitsteine darstellt. Die Hydrolyse von Harnstoff bewirkt eine Erhöhung der Konzentration der Ammoniak-, Bikarbonat- und Karbonationen und damit auch eine Verschiebung des Urin-pH-Wertes in einen stark alkalischen Bereich. Dadurch wird der Harn für die struvitsteinbildenden Ionen übersättigt und es kommt zur Ausfällung entsprechender Kristalle. Infekte mit Bakterien, die keine Urease bilden, führen nicht zur Entstehung von „Infektsteinen".

Die Therapie besteht in der Ausschaltung der Infektkeime durch hochdosierte, gezielte und genügend lange Verabreichung von Antibiotika mit gleichzeitiger chirurgischer Beseitigung aller infektunterhaltenden Faktoren. Dazu gehört neben der vollständigen Steinentfernung auch die Korrektur von Abflußhindernissen aller Art und von zystoureteralem Reflux.

Mit diesem kombinierten Vorgehen gelingt es bei mehr als der Hälfte der Patienten, ein Steinrezidiv zu verhindern. Die Therapieergebnisse lassen sich weiter verbessern durch konsequente Ansäuerung des Urins mit L-Methionin im Rahmen der Prophylaxemaßnahmen.

Literatur

Bach D (1985) Ansäuerung des Harns – ein wesentliches Prinzip der Infektsteinprophylaxe. Fortschr Med 103: 421–424

Bach D, Strenge A, Hesse A, Vahlensieck W (1981) Nieren-Harntee in der Harnsteinrezidivprophylaxe. Urologe B 21: 304–309

Bach D, Hesse A, Schaefer RM (1987) Harnsäuerung mit L-Methionin. Fortschr Med 105: 300–302

Bastian HP, Vahlensieck W, Brühl P (1978) Die Bedeutung der Harnwegsinfektion für die Nephrolithiasis. 29. Kongreß der Deutschen Gesellschaft für Urologie. Thieme, Stuttgart, S 317–318

Bichler KH (1975) Proteinurie beim Harnsteinleiden. 4. Jenaer Harnsteinsymposium. Symposiumsbericht, Jena 1975, S 60–63

Brown TR (1901) On the relation between the variety of microorganisms and the composition of stones in calculous pyelonephritis. JAMA 36: 1395–1397

Brühl P, Bastian HP (1976) Nephrolithiasis und Harnwegsinfektion. Therapiewoche 26: 5941–5945

Griffith DP, Gibson JR, Clinton CW, Musher DM (1978) Acetohydroxamic acid: clinical studies of a urease inhibitor in patients with staghorn renal calculi. J Urol 119: 9–15

Griffith DP, Moskowitz PA, Carlton CE (1979) Adjunctive chemotherapy of infection-induced staghorn calculi. J Urol 121: 711–715

Hesse A (1990) Zur Bedeutung der pH-Senkung im Harn mit L-Methionin. In: Neugebauer H (Hrsg) Was gibt es Neues in der Medizin. Medizinisches Jahrbuch 90, Bd 5. Peter Müller, Wien, S 239–246

Hesse A, Hartmann U, Schneider HJ, Horn G (1975) Zur Bedeutung der Mukopolysaccharidausscheidung beim Harnsteinleiden. Z Urol Nephrol 68: 401–407

Hesse A, Bongartz D, Struwe F, Schoeneich G (1997a) Senkung des Risikos der Phosphat-Steinbildung durch L-Methionin. Urologe B (im Druck)

Hesse A, Schoeneich G, Bongartz D, Struwe F (1997b) Acidification of urine with L-methionine for relapse prophylaxis of phosphate stones. In: Jungers P, Daudon M (eds) Renal stone disease. Proc 7th Eur Symp on Urolithiasis. Elsevier, Amsterdam, pp 209

Hinman F (1979) Directional growth of renal calculi. J Urol 121: 700–705

Kobashi K, Hase J, Uehara K (1962) Specific inhibition of urease by hydroxamic acids. Biochim Biophys Acta 65: 380–383

Robertson WG, Peacock M (1985) Pathogenesis of urolithiasis-infected stone disease. In: Schneider HJ (ed) Urolithiasis: etiology – diagnosis. Springer, Berlin Heidelberg New York Tokyo, p 263–269

Robertson WG, Peacock M, Nordin BEC (1972) Crystalluria. In: Finlayson B, Hench LL, Smith LH (eds) Urolithiasis – physical aspects. National Academy of Sciences, Washington, p 243–254

Rutishauser G (1987) Harnwegsinfekt und Steinbildung – der Infektstein. In: Vahlensieck W (Hrsg) Das Harnsteinleiden. Springer, Berlin Heidelberg New York, S 444–458

Schneider HJ, Berg C (1981) Epidemiologische Aussagen zum Harnsteinleiden auf der Grundlage von 100 000 Harnsteinanalysen unter besonderer Berücksichtigung der Rezidive. In: Vahlensieck W, Gasser G (Hrsg) Pathogenese und Klinik der Harnsteine VIII. Steinkopff, Darmstadt, S 34–39

Schneider HJ, Seyfarth HH (1979) Investigations on flow dynamics and microstructure and their contribution to urolithiasis genesis. Eur Urol 5: 32–38

Schneider HJ, Vahlensieck W (1975) Definition der Harnsteine. IV. Jenaer Harnsteinsymposium, Symposiumsbericht. Wissenschaftliche Beiträge der Friedrich-Schiller-Universität, Jena, S 266–273

Shorr E, Carter AG (1950) Aluminium gels in the management of renal phosphatic calculi. JAMA 144: 1549–1556

Singh M, Chapman R, Tresidder GC, Blandy J (1973) The fate of the unoperated staghorn calcules. Br J Urol 45: 581–585

Smith MJV (1978) Hydroxyurea and infected stones. Urology 11: 274–277

Vahlensieck W (1975) Häufigkeit und Ursachen sekundärer Harnsteine im eigenen Krankengut. IV. Jenaer Harnsteinsymposium 1974. Wissenschaftliche Beiträge der Friedrich-Schiller-Universität, Jena, S 52

Vahlensieck W, Bach D, Hesse A (1982) Circadian rhythm of lithogenic substances in the urine. Urol Res 10: 195–203

Vermeulen CW (1960) Urinary infection and calculous disease. In: Butt AJ (ed) Treatment of urinary lithiasis. Thomas, Springfield, pp 259–269

Interstitielle Zystitis

M. Menninger

Bei der interstitiellen Zystitis handelt es sich um eine unspezifische entzündliche Zystitis mit Fibrosierung der Blasenwand und zunehmendem Verlust der Harnblasenkapazität. Die Patienten leiden unter Urgesymptomatik und chronischen Schmerzen in der Blasenregion (Holm-Bentzen 1987). Eine stichhaltige Definition der interstitiellen Zystitis (IC), die alle Aspekte dieser Erkrankung berücksichtigt, ist jedoch, nach heutigem Kenntnisstand, nicht möglich. Um dieses Problem zu lösen, wurde 1990 von einem Arbeitskreis der NIDADDK (National Institute of Arthritis, Diabetes, Digestive and Kidney Disease) ein Katalog entworfen, der Ein- und Ausschlußkriterien angibt, nach denen der Arzt entscheiden kann, ob es sich bei seinem Patienten um eine interstitielle Zystitis handelt oder, was noch wichtiger erscheint, ob nicht (s. Übersicht).

Dieser Katalog ist aufgrund der „Undefinierbarkeit" der interstitiellen Zystitis zum „Definitionsersatz" geworden. Schon die Relation von Ein- zu Ausschlußkriterien zeigt, daß es sich bei dieser Erkrankung um eine Ausschlußdiagnose handelt, sozusagen um ein „hole in the air" (Georg 1986).

Klinisch werden 2 Formen der interstitiellen Zystitis unterschieden (Meares 1987):

Frühform:
- Normale Blasenkapazität in Allgemeinanästhesie
- Schleimhaut nach Hydrodistension zeigt Glomerulationen

Klassische Form (fragliche Spätform):
- Fortschreitender Verlust der Blasenkapazität durch Fibrosierung des interstitiellen Gewebes bis zur Schrumpfblase
- Insuffiziente Ureterostien

**NIDADDK-Kriterienkatalog zur interstitiellen Zystitis
(National Institute of Arthritis, Diabetes, Digestive and Kidney Disease 1990)**

Benötigte Kriterien:
- Glomerulationen und/oder Hunner-Ulzerationen der Blasenwand in Verbindung mit Blasenschmerzen und Urgesymptomatik (Zystoskopie in ITN und Hydrodistension der Blase für 2 min bei p=80 cm H_2O).
- Diffuse Glomerulation in mindestens 3 Quadranten, mindestens 10 Glomerulationen pro Quadrant.

Ausschlußkriterien:
- Blasenkapazität beim wachen Patienten >350 ml
- Kein intensiver Urge bei Füllung der Blase auf 150 ml während einer Zystometrie (Füllgeschwindigkeit 30–100 ml/min)
- Motorischer Urge, instabiler Detrusor vesicae bei Zystometrie
- Dauer der Symptomatik von weniger als 6 Monaten
- Keine Nykturie
- Symptomverbesserung unter antimikrobieller, antiseptischer, anticholinerger oder spasmolytischer Therapie
- Pollakisurie von weniger als 8/Tag
- Bakterielle Zystitis bzw. Prostatitis innerhalb der letzten 3 Monate
- Blasen- bzw. distale Ureterkonkremente
- Herpes simplex II
- Maligne Erkrankung von Uterus, Zervix, Vagina oder Urethra
- Urethradivertikel
- Cyclophosphamid oder andere Arten chemischer Zystitiden
- Tuberkulose der Blase
- Radiogene Zystitis
- Benigne oder maligne Blasentumoren
- Vaginitis
- Patient jünger als 18 Jahre

26.1 Epidemiologie

Schwierigkeiten bei der Erkennung einer interstitiellen Zystitis spiegeln sich auch in den verschiedenen Aussagen über die Häufigkeit dieser Erkrankung wider. Dies zeigt eine Gegenüberstellung von 3 epidemiologischen Erhebungen:

- 10 auf 100 000 Einwohner (Finnland 1975) (Oravisto 1975)
- 30 auf 100 000 Einwohner (USA 1987)
- 510 auf 100 000 Einwohner (USA 1989)

Die interstitielle Zystitis befällt 10mal häufiger Frauen als Männer. Der durchschnittliche Beginn der Erkrankung liegt im 40. Lebensjahr. Von den ersten Symptomen bis zur Stellung der Diagnose vergehen ca. 24–51 Monate. Vergleicht man die Lebensqualität von betroffenen Patientinnen mit der von Dialysepatientinnen, ergibt sich für Interstitielle-Zystitis-Patientinnen ein deutlich schlechteres Ergebnis (Hanno 1997).

Intravesikale Instillationen von Blasenantigenen bei Mäusen (Bullock 1992) oder Proteinen bei Meerschweinchen, gegen die die Tiere vorher immunisiert wurden (Christensen 1990), können zwar der interstitiellen Zystitis ähnliche Syndrome erzeugen, helfen jedoch bei der Erfassung der Ätiologie nicht weiter, da diese ja vom Versuchsaufbau selbst abhängt. Eine vor kurzem bei Katzen entdeckte chronische Blasenentzündung mit sterilem Urin und einem der interstitiellen Zystitis entsprechenden zystoskopischen Befund gilt als adäquates Tiermodell zur weiteren Abklärung der Ätiologie (Buffington 1996). Im folgenden werden verschiedene Theorien zur Ätiologie vorgestellt.

Urotheliale Lecks und erhöhte Permeabilität

Protaminähnliche Substanzen im Urin gelangen über geschädigte Urothelzellen, insuffiziente „tight junctions" oder eine instabile Glykosaminglykanschicht in subepitheliale Wandschichten und führen dort zu einer chronischen Zystitis (Hanno 1990). Verschiedene Permeabilitätsversuche wurden bei IC-Patienten vorgenommen. Harnstoffbestimmungen und immunhistochemische Messungen des Tamm-Horsfall-Proteins im subepithelialen Gewebe wiesen unterschiedliche Ergebnisse auf (Hanno 1997). Die Instillation von 0,4 molarer KCl führt bei 70% der Patienten zu starken Urgesensationen, was mit der erhöhten Permeabilität des Urothels für KCl zusammenhängt. Dieser Test ist jedoch für eine interstitielle Zystitis nicht spezifisch, da auch andere Zystitiden bei diesem Test positiv ausfallen (Parsons 1994). Eine erhöhte Durchlässigkeit wird bei interstitieller Zystitis häufig beobachtet, ist aber eher als Wirkung und nicht als Ursache zu sehen.

Infektion als Ursache

Insbesondere zu Beginn der Erkrankung wird die interstitielle Zystitis mit einer infektiösen Zystitis verwechselt. Die meisten Patienten können sich auch nach vielen Jahren auf den Tag genau an den Beginn ihrer Erkrankung erinnern, was für eine chronische Erkrankung ungewöhnlich ist. Hunner vermutete 1915 erstmals Bakterien als Auslöser der Erkrankung. Für die Hypothese einer Poststreptokokkenerkrankung, wie z. B. rheumatisches Fieber, konnte kein Nachweis erbracht werden. Zur Identifikation einer mikrobiologischen Ursache der interstitiellen Zystitis wurde eine große Zahl von Studien durchgeführt. Insbesondere in den letzten Jahren, nach dem Aufkommen hochsensitiver Nachweisverfahren wie PCR und Sequenzierung, konnte ein Interstitielle-Zystitis-Erreger nicht ausgemacht werden. Eine Infektion der Blase als Auslöser eines Autoimmunprozesses, der auch in Abwesenheit des verursachenden Keimes weiterschwelt, wird derzeit mit großem Interesse erforscht (Hanno 1997).

Mastzelleninfiltration

Für die Infiltration des Detrusors durch Mastzellen als Ursache der interstitiellen Zystitis, gibt es derzeit keinen Hinweis. Eine Vielzahl von Erkrankungen geht mit einer Mastzelleninfiltration einher (Galli 1993).

Mastzellen scheiden bei bestimmten Stimulationen Histamin aus. Histamin führt zu Schmerzen. Dies ist jedoch eher eine unspezifische Reaktion auf eine chronische Entzündung als deren Ursache. Es ist jedoch anzunehmen, daß die Mastozytose und die Degranulation zur Unterhaltung des entzündlichen Prozesses beitragen kann. Mastzellen sind jedoch für die interstitielle Zystitis nicht pathognomonisch (Theoharides 1991).

Neurogene Mechanismen

Die Freisetzung von Neuropeptiden aus im Detrusor liegenden Nervenendigungen führt zur Stimulation und Degranulation von Mastzellen. Histamin kann seinerseits wieder die Freisetzung von Neuropeptiden triggern. Außerdem führen diese Peptide zur erhöhten Perfusion im Kapillarbett und zu gesteigerter Permeabilität der Gefäßwände, was dem Bild einer Entzündung entspricht (Hanno 1997).

Autoimmunerkrankung

Trotz intensiver Suche nach spezifischen Antikörpern gegen Blasenzellen bzw. deren Bestandteile ist ein für die interstitielle Zystitis verantwortlicher spezifischer Antikörper nicht nachweisbar. Das gehäufte gleichzeitige Auftreten von IC-verwandten Symptomen mit anderen Autoimmunerkrankungen wie Lupus erythematodes spricht eher für eine Manifestation des Lupus erythematodes an der Blase als für eine gleichzeitig ablaufende interstitielle Zystitis (Hanno 1997).

26.3 Pathologie

Der Pathologe findet eine große inter- und intraindividuelle Variabilität im histopathologischen Bild vor. Es gibt keinen für die interstitielle Zystitis pathognomonischen pathologischen Befund. Die Mastzellenzählung im Bereich des Detrusors gilt nur als Hinweis. Die Rolle des Pathologen bei der Diagnostik der interstitiellen Zystitis besteht vielmehr darin, andere Ursachen der chronischen Entzündung wie Carcinoma in situ und TBC auszuschließen (Hanno 1997).

26.4 Diagnose

Wie oben bereits ausgeführt, ist die Diagnose zur interstitiellen Zystitis ein Ausschlußverfahren anderer in Frage kommender entzündlicher Erkrankungen der Blase. Die Patienten berichten über Pollakisurie, Nykturie, Urgesymptomatik und Blasenschmerzen. Der Beginn der Erkrankung ist oft genau erinnerlich. Zeitweilige, z. T. vollständige Remissionen werden beschrieben. Mikrobiologisch läßt sich kein Erreger nachweisen. Die Urodynamik zeigt beim wachen Patienten eine verminderte Blasenkapazität und sensorischen Urge. Ein instabiler Detrusor spricht gegen eine interstitielle Zystitis. Beim narkotisierten Patienten findet sich erst im späteren Verlauf eine verringerte anatomische Blasenkapazität. Die Zystoskopie zeigt nach Hydrodistension der Blase (80 cm H_2O für 2 min in Narkose) petechiale subepitheliale Blutungen, sog. Granulationen. Hunner-Ulzerationen finden sich in einer Häufigkeit von 20–40% (es wird an dieser Stelle an den Katalog der NIDADDK verwiesen, s. Übersicht). Typische Marker für die interstitielle Zystitis sind derzeit nicht verfügbar.

Bei ungeklärter Ätiologie ist die Therapie der interstitiellen Zystitis von Polypragmatismus bestimmt. Die Patienten sollten darüber aufgeklärt werden, daß sie zwar an einer äußerst lästigen Erkrankung leiden, aber eine interstitielle Zystitis pro ad vitam nicht gefährlich ist. Ein invasives Vorgehen sollte diese Tatsache immer berücksichtigen und somit erst nach konservativen Verfahren eingesetzt werden. Eine spezifische Therapie, die bei allen Betroffenen gleichermaßen anspricht, ist nicht verfügbar.

Eine wissenschaftliche Evaluierung einer IC-Therapie ist sehr schwierig. Schuld an dieser Tatsache ist ein Placeboeffekt, der bei ca. 35% der Patienten auftritt. Placebokontrollierte Studien stehen kaum zur Verfügung. Studien mit ausreichenden Fallzahlen sind selten.

26.5.1 Hydrodistension

Die im Abschn. 26.4 beschriebene Hydrodistension ist zugleich auch die erste Therapie. Der Effekt beruht wahrscheinlich auf der Beschädigung mukosaler afferenter Nervenendigungen (Dunn 1977). Dabei zeigen 12% der Patienten sehr gute und 42% gute Resultate bei einer durchschnittlich 6 Monate dauernden Wirkung (Hanno 1991).

26.5.2 Medikamentöse Therapie

Eine anatomische Blasenkapazität unter Vollnarkose von weniger als 200 ml spricht gegen den Sinn einer oralen medikamentösen Therapie.

Amitryptilin

Die Verabreichung von Amitryptilin (trizyklisches Antidepressivum) führt zu einer lang anhaltenden Schmerzreduktion. Als Hauptnebenwirkung wird eine Sedierung beschrieben, die jedoch von vielen Patienten mit stärkeren Schmerzen als angenehm empfunden werden soll (Hanno 1990).

Antihistaminika

Mastzellen und die Freisetzung von Histamin werden insbesondere mit der Schmerzentstehung in Verbindung gebracht. Eine Therapie mit Antihistaminika liegt somit nahe. Sowohl H1- (Theoharides 1994) als auch H2-Blocker (Seshadri 1994) werden zur Therapie verwandt. Dabei kommt es bei ca. 30–50% der Patienten zu einer Schmerzreduktion.

Glykosaminglykane

Zur Verbesserung der Glykosaminglykanschicht wird Sodium-Pentosan-Polysulfat (PPS, Elmiron) verabreicht. Eine Untersuchung an 87 Patienten führte bei 35% der Patienten zu Schmerzfreiheit und bei 23% zu teilweiser Beschwerdefreiheit (Fritjofsson 1987).

Schmerzmedikation

Nicht-steroidale antiinflammatorische Schmerzmittel sowie in besonders schweren Fällen Opiate sind bei einer schmerzhaften chronischen Erkrankung in angepaßter Dosierung sinnvoll, eingedenk natürlich des möglichen Suchtpotentials bei Opiatmißbrauch.

26.5.3 Intravesikale Therapie

Zur intravesikalen Therapie werden derzeit eine Vielzahl verschiedener Präparate mit individuell unterschiedlichem Erfolg angewendet.

Dimethylsulfoxid (DMSO)

Bei guter Verträglichkeit und verläßlicher Symptomreduktion gilt Dimethylsulfoxid (DMSO) als First-line-Präparat. Als Derivat von Lignin mit guter Membranpermeation wirkt DMSO antiphlogistisch, analgetisch und muskelrelaxierend. 50 ml einer 50%igen Lösung werden für 15 min instilliert. Es wird von einer 80%igen Erfolgsrate berichtet.

Lidocain

Lidocain wirkt als Instillat antiinflammatorisch, hemmt die Freisetzung von lysosomalen Enzymen, reduziert die Kapillarpermeabilität und hemmt die Freisetzung von Histamin. Die Lidocaininstillation ist durch Kostengünstigkeit, Nebenwirkungsarmut und gute Wirksamkeit ausgezeichnet.

Andere Präparate

Als weitere Präparate werden Clorpactin WCS 90, Peroxinorm und Silbernitrat mit unterschiedlichem Erfolg instilliert.

Für den individuellen Patienten die Therapie der Wahl zu ermitteln, kann aufgrund der großen interindividuellen Unterschiede häufig erst nach mehreren Therapieversuchen mit unterschiedlichen Medikamenten gelingen.

26.5.4 Operative Verfahren

Operative Maßnahmen zur Behandlung einer interstitiellen Zystitis sind die Ultima ratio, wenn alle konservativen Therapien fehlschlagen.

Nd-YAG-Laser

Bei dieser Therapie werden suspekte Areale und Ulzerationen zeilenförmig bestrahlt. Es kommt dabei zur berührungslosen Zerstörung der entzündlich veränderten Areale. 89% der Patienten sind nach diesem Eingriff für Monate beschwerdefrei. Es wird mit einer Laserleistung von 20–25 Watt bis zu einer Gesamtdosis von 30000 J bestrahlt.

Als Kontraindikation gilt eine hochgradige Schrumpfblase. Insgesamt stellt die Lasermethode eine gute Palliation bei der interstitiellen Zystitis dar (Hofstetter 1984).

26.5.5 Offen-chirurgische Verfahren

Supratrigonale Zystektomie

Die supratrigonale Zystektomie mit Augmentation wird seit den 70iger Jahren für die
Therapie der interstitiellen Zystitis angewandt. Eine Anzahl verschiedener Studien hat
in den letzten 20 Jahren gezeigt, daß insbesondere unter Berücksichtigung des hohen
Einsatzes der Therapieerfolg äußerst beschränkt ist. Hierfür werden Restprozesse der
Erkrankung im Bereich des Trigonums verantwortlich gemacht.

Zystektomie

Die totale Zystektomie mit Anlage einer Neoblase als letzte Therapie einer schmerzrei-
chen chronischen Erkrankung zeigt im Vergleich zur supratrigonalen Therapie bessere Resultate. Schmerzrezidive sind jedoch auch nach dieser Therapie beschrieben.

Literatur

Buffington C (1996) Decreased urine glycosaminglycan excretion in cats with idiopathic cystitis. J Urol
155: 1801–1804

Bullock A (1992) Experimental autoimmune cystitis: a potential murine model for uncerative interstitial cystitis. J Urol 148: 1951–1956

Christensen M (1990) A guinea pig model for study contraction. J Urol 144: 1293–1300

Dunn M (1977) Interstitial cystitis, treated by prolonged bladder distention. Br J Urol 49: 641–645

Fritjofsson A (1987) Treatment of ulcer and nonulcer interstitial cystitis with sodium pentosanpolysul-
fate: a multicenter trial. J Urol 138: 508–512

Galli S (1993) New concepts about the mastcells. N Engl J Med 328: 257–265

Georg N (1986) (ed) Preface. In: Sensory disorders of the bladder and urethra. Springer, Berlin Heidelberg New York, p 7

Hanno P (1990) Interstitial cystitis. Springer, Berlin Heidelberg New York

Hanno P (1991) Conservative therapy of interstitial cystitis. Semin Urol 9: 143–147

Hanno P (1997) Interstitial cystitis and related disease. In: (eds) Campbell's Urology. Saunders, Philadelphia, pp 631–662

Hofstetter A (1984) Nd:YAG Laser in der Urologie. Med foc 3: 2

Holm-Bentzen (1987) Pathology and pathogenesis of interstitial cystitis. Urology (Suppl) 29: 8–13

Meares EM (1987) Interstitial cystitis. Urology (Suppl) 29: 46–48

Oravisto K (1975) Epidemiology of interstitial cystitis. Ann Chir Gynaucol Fenniae 64: 75–77

Parsons C (1994) Abnormal sensitivity to intravesical potassium in interstitial cystitis and radiation
cystitis. Neurourol Urodyn 13: 515–520

Seshadri P (1994) Cimetidine in the treatment of interstitial cystitis. Urology 44: 614–616

Theoharides T (1991) Bladder mast cell activation in interstitial cystitis. Semin Urol 9: 74–87

Theoharides T (1994) Hydroxyzine in the treatment of interstitial cystitis. Urol Clin North Am 21:
1223–119

27 Infektiöser Hospitalismus

A. Hofstetter

INHALTSVERZEICHNIS

27.1 Begriffsdefinition und Problemstellung

Unter infektiösem Hospitalismus versteht man Infektionen, die im Zusammenhang mit einem Krankenhausaufenthalt erworben wurden. Aufgrund der physiologisch-anatomischen Verhältnisse ist der Harntrakt in besonderem Maße für Infektionen prädestiniert, so daß es nicht verwundert, daß ca. die Hälfte aller nosokomialen Infektionen auf den Harntrakt entfallen, wobei in ca. 70% der Fälle der transurethrale Dauerkatheter eine entscheidende Rolle spielt (Porpaczy u. Schmidtbauer 1982). Nach Haschek u. Schmidtbauer (1984) gehen 40% der nosokomialen Harnwegsinfektionen vom unteren Harntrakt aus, wobei mehr als 7% tödlich verlaufen. Porpaczy u. Schmidtbauer (1982) stellten in einer Serie von 1000 Autopsien fest, daß in 7,4% der Fälle die im Krankenhaus erworbene Infektion die unmittelbare Todesursache war, während in 6,3% der bakterielle Hospitalismus wesentlich zum Tode beitrug. Sie fanden nach urologischen offenen Operationen eine Wundinfektionsrate von 8%. Bei 8–12% der präoperativ infektfreien Patienten entwickelte sich nach offener Adenomektomie eine Harwegsinfektion, während bei ca. 50% der Patienten, die präoperativ bereits eine Bakteriurie aufwiesen, eine manifeste Infektion nachweisbar war.

Abgesehen von der Gefährdung der Patienten, sollte man sich auch der volkswirtschaftlichen Bedeutung des infektiösen Hospitalismus bewußt sein. So verursacht der infektiöse Hospitalismus in den USA nach Rutledge et al. (1985) jährlich Mehrkosten von 1,8 Mia. US$. Auch die Studie von Geroulanos et al. (1991) bestätigte dies anhand einer nosokomialen Infektionsrate von 5–10% aller Patienten in Schweizer Kliniken und der Tatsache, daß in der Schweiz ca. 1000 Personen pro Jahr an einer im Krankenhaus erworbenen Sepsis sterben. Die jährlichen Kosten zur Bekämpfung nosokomialer Infektionen gaben sie mit 100–300 Mio. Schweizer Franken an.

27.2 Ursachen

Die nosokomialen Infektionen werden gewöhnlich durch Mikroorganismen ausgelöst, die zur physiologischen Darm- und Hautflora gehören. Die infektiöse Potenz dieser

Keime hängt im wesentlichen von ihren Pathogenitätsfaktoren, der antibiotikaindu-
zierten Multiresistenz, den Abwehrmechanismen des Wirtsorganismus (Tabelle 27.1)
sowie infektionsbegünstigenden Umweltfaktoren ab (Tabelle 27.2). Begünstigt wird
der infektiöse Hospitalismus vor allem durch mangelnde Hygiene, die Ausweitung des
Operationsspektrums in der Tumor- und Darmchirurgie, die Zunahme der Risikopatienten sowie der älteren Kranken mit Harn- und Stuhlinkontinenz, Immobilisation,
Verwirrtheitszuständen, sowie ganz allgemein durch die zunehmende invasive
Diagnostik.

27.3 Infektionsmodi

Ein wichtiges Keimreservoir stellt der Patient selbst dar (autogene Infektion; Hofstet-
ter u. Schilling 1984). Dazu kommen Keimübertragungen auf den Patienten von dem
Arzt, dem Personal, dem Mitpatienten, der kontaminierten Umgebung sowie dem
Operationsinstrumentarium. Besonders gefährlich sind die für die Harnableitung er-

Tabelle 27.1. Prädisponierende Faktoren für Wundinfektionen

Grunderkrankungen
Herz-Kreislauf-Erkrankungen
Diabetes mellitus
Durchblutungsstörungen (Arteriosklerose)
Fortgeschrittene maligne Tumorerkrankungen
Ernährungsstatus z.B. Adipositas permagna
Kachexie bei schwerer Grunderkrankung
Anzahl und Dauer der operativen Eingriffe
Gewebetraumatisierung
Intraoperative Hypothermie

Tabelle 27.2. Infektiöser Hospitalismus

a	Verschleppung von Darm- und Hautkeimen
b	Mangelnde Hygiene
c	Unkritischer Antibiotikaeinsatz → multiresistente Keime im Krankenhaus
d	Ausweitung des Operationsspektrums → Tumor- und Darmchirurgie
e	Zunahme der Risikopatienten → Multimorbide, Krebspatienten, immunsupprimierte Patienten mit Stoffwechselerkrankungen
f	Zunahme der alten Patienten → mit Harn- und Stuhlinkontinenz, Immobilisation, Verwirrtheitszuständen, mangelnde Körperpflege
g	Zunehmende invasive Diagnostik

Tabelle 27.3. Infektionsmodi

a) Autogen	Patient
b) Allogen	Arzt
–	Personal
–	Mitpatient
–	Kontaminierte Umgebung (Wäsche, Bettzeug, Handtücher, infizierte Verbände etc.)
–	Instrumente (Endoskope)
–	Fremdkörper zur Urin- und Wundsekretableitung (Katheter, Schienen, Stents, Drainagen)
c) Wechselinfektion	–
d) Superinfektion	–

forderlichen Katheter, Stents und Fremdkörper, inklusive der Wunddrainagen und kontaminierten Verbände (allogene Infektion; Tabelle 27.3).

Neben den autogenen und allogenen Infektionsmodi gibt es auch noch andere Formen des infektiösen Hospitalismus wie die Wechselinfektionen, wobei die ursprüngliche Keimflora durch die Krankenhauskeime ersetzt wird.

Während des Krankenhausaufenthaltes kann es aber auch neben einer Neu- und *Wechselinfektion* zu einer sog. *Superinfektion* kommen, d. h., zur ursprünglichen Keimflora kommen noch die Hospitalkeime hinzu. Superinfektionen findet man häufig bei chronisch subakut verlaufenden Infektionen wie z. B. der Urogenitaltuberkulose.

Tabelle 27.4. Keimspektrum aus den Kliniken Zürich, Gera, Freiburg, Straubing und München

Erreger	[%]
E. coli	8,2–33,6
Enterokokken	21,5–29,3
Pseudomonaden	8,2–12,0
Staph. (koag. neg.)	3,7–18,8
Staph. aureus	2,4–9,3
Klebsiellen	3,4–5,8
Proteus mir./vulg.	1,8–8,3
Morganella morg.	0,7–0,8
E. cloacae	1,6–4,7
Candida albicans	4,7–9,3

Als bakterielle Erreger nosokomialer Harnwegsinfektionen finden sich vor allem gramnegative Keime der Darmflora sowie grampositive Staphylokokken der Haut, wie die Studien aus den Kliniken in Zürich, Gera, Freiburg, Straubing und München zeigen (Tabelle 27.4) (Hofstetter et al. 1976; Panknin u. Naber 1997).

27.5 Was ist zu tun?

1. Den Erreger analysieren.
2. Schwachstellen in der Asepsis und Antisepsis aufzeigen.
3. Abwehrmaßnahmen treffen, d. h. die Infektionskette unterbrechen.

Wie kann das geschehen?

- Laufende Analyse des Keimspektrums des Krankenhauses.
- Untersuchung des Resistenzverhaltens dieser Keime.
- Prävention von Harnwegsinfektionen unter strenger Beachtung der Hygienevorschriften (Tabelle 27.5) auf den Stationen, in der Poliklinik sowie im Operationssaal (Tabelle 27.6). Was das Infektionsrisiko bei Operationen betrifft, so spielen hier die Zeitdauer und die Zahl der Eingriffe sowie die verschiedenen Organsysteme eine entscheidende Rolle (Hofstetter u. Schilling 1984) (Abb. 27.1, Tabelle 27.7 und 27.8).
- Perioperative Antibiotikaprophylaxe bei Risikopatienten (Tabelle 27.9–27.12), insbesondere bei Endokarditiskranken (Tabelle 27.13 a,b).
- Exakte postoperative Infektionskontrolle unter Beachtung der typischen Symptomatik (Tabelle 27.14) (Panknin u. Naber 1997) sowie der richtigen Deutung des postoperativen Fiebers (Tabelle 27.15). Dazu kommen tägliche Verbandsvisiten mit Überprüfung von Lage und Funktion etwaiger Drainagen.
- Der stationäre Aufenthalt sollte so kurz wie möglich sein, um nicht nur auto- und allogene Infektionen zu vermeiden, sondern um vor allem auch die Wechsel- und Superinfektionsrate so niedrig wie nur irgendwie möglich zu halten (Abb. 27.2 und 27.3) (Hofstetter u. Schilling 1984).
- Reduzierung der präoperativen instrumentellen Untersuchungen und Verwendung von Einmalkitteln, -Handschuhen, -Handtüchern sowie steril abgepacktem Gleitmittel und Verbandssets.
- Gezielter und rationeller Antibiotikaeinsatz.
- Von besonderer Bedeutung sind natürlich auch bauliche und organisatorische Maßnahmen. In diesem Zusammenhang sei darauf hingewiesen, daß endoskopische Eingriffsräume sowie Röntgenarbeitsplätze, die zu Eingriffen genutzt werden (interventionelle Radiologie!) hinsichtlich der Asepsis den Standard aufweisen müssen, der für Operationsräume vorgeschrieben ist.
  Die Überwachung der Asepsis kann nur dann sinnvoll gestaltet werden, wenn die Abteilungsärzte mit dem Krankenhaushygieniker oder Hygienebeauftragten sowie den Hygienefachpflegekräften aktiv zusammenarbeiten und jeder die erforderliche Selbstdisziplin übt, die die Asepsis erfordert.

  Die *Asepsis* ist die entscheidende Waffe zur Bekämpfung des infektiösen Hospitalismus.

 | A. Hofstetter

Tabelle 27.5. CDC-Empfehlungen zur Prävention von Harnwegsinfektionen. (Übersetzt von Kappstein und Daschner, Freiburg, 1996)

Kategorie I	Aseptisches und atraumatisches Katheterisieren durch geschultes Personal
	Strenge Indikationsstellung für Blasenkatheter
	Händedesinfektion vor und nach Manipulation am Katheter oder Drainagesystem
	Aseptische Katheterisierung mit einem sterilen Katheterisierungsset
	Sichere Fixierung der Blasendauerkatheter nach dem Legen
	Verwendung steriler geschlossener Drainagesysteme
	Verbindung zwischen Katheter und Drainagesystem nie lösen, es sei denn, der Katheter muß gespült werden
	Urinprobenentnahme für die mikrobiologische Diagnostik an der vorgesehenen Stelle nach Desinfektion; größere Urinmengen z. Bzur chemischen Untersuchung, mit Einmalhandschuhen aseptisch aus dem Auffangbeutel entnehmen
	Entleeren des Auffangbeutels immer mit Einmalhandschuhen
	Auffangbeutel nie über Blasenniveau heben
	Freien Urinfluß gewährleisten (z.B. kein „Blasentraining")
Kategorie IIa	Als Alternative zum transurethralen Katheter suprapubische Katheter, Kondomkatheter bzw. intermittierendes Katheterisieren verwenden
	Regelmäßige Schulung des Personals über korrekte Techniken und die möglichen Komplikationen von Blasendauerkathetern
	Blasendauerkatheter so dünn wie möglich wählen, um Urethraschäden zu minimieren, adäquate Drainage muß jedoch gewährleistet sein
Kategorie IIb – unnötige Hygienemaßnahmen	Kontinuierliche Blasenspülungen
	Routinemäßiger Wechsel des Blasenkatheters
	Tägliche routinemäßige Blasenkatheterpflege des Meatus urethrae mit Polyvidon-Jod oder Wasser und Seife
Kategorie III Unbewiesene und nicht empfehlenswerte Hygienemaßnahmen	Wechsel des Drainagesystems bei Fehlern in der aseptischen Technik oder versehentlicher Diskonnektion von Katheter und Drainagesystem
	Räumliche Trennung infizierter und nichtinfizierter Patienten mit Blasenkathetern

Tabelle 27.6. Hygienisches Management nach septischen Eingriffen. (Nach Daschner u. Anding 1992)

Verhalten des Operationsteams nach Beendigung der Operation	Operationskittel und -handschuhe im Operationssaal ausziehen und dort in den Wäschesack bzw. Abfalleimer geben. Schuhe nur wechseln, wenn sie sichtbar mit eitrigem Material kontaminiert sind bzw. wenn während des Eingriffs eitriges Material auf den Fußboden gelangte. Operationsbereichskleidung, Mund- und Haarschutz in der Schleuse wechseln. Nach dem Ausziehen hygienische Händedesinfektion.
Desinfektion	Keine Sprüh- oder Raumdesinfektion, sondern Scheuer-Wisch-Desinfektion (nach Ende des Operationsprogrammes) mit Konzentrationen zur Hospitalismusprophylaxe (s. auch DGHM-Liste) von Lampen, Operationstisch; Instrumententischen, patientennahen Flächen, einschließlich Fußboden, aber nicht Wänden und Decken.
Einwirkzeiten	Die nächste Operation kann begonnen werden, sobald der Fußboden nach Scheuer-Wisch-Desinfektion abgetrocknet ist.

Tabelle 27.7. Eingriffsorte und Infektionsmodus für männliche Patienten (n = 748)

Eingriffsort	Zahl der Eingriffe [n]	[%]	Infektionsmodus Spontan	Iatrogen	Auto- + Allogen
Äußeres Genitale	137	18,3	100	28	9
Harnröhre	88	11,8	57	25	6
Prostata	319	42,6	235	64	20
Blase	575	76,9	402	144	29
Harnleiter	40	5,3	26	6	8
Niere	103	13,8	63	16	24

Tabelle 27.8. Eingriffsorte und Infektionsmodus für weibliche Patienten (n = 496)

Eingriffsort	Zahl der Eingriffe [n]	[%]	Infektionsmodus Spontan	Iatrogen	Auto- + Allogen
Äußeres Genitale	2	0,4	2	0	0
Harnröhre	34	6,8	25	6	3
Prostata	0	0	0	0	0
Blase	261	52,6	163	63	35
Harnleiter	84	16,9	52	20	12
Niere	239	48,2	129	43	67

 | A. Hofstetter

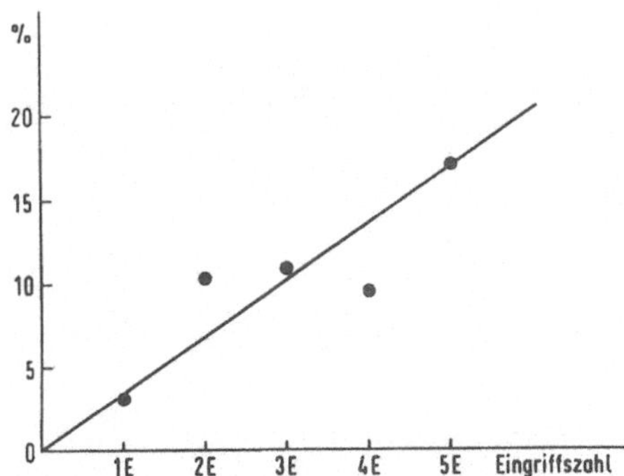

Abb. 27.1. Risiko einer iatrogenen Infektion in Abhängigkeit von den Eingriffen / 2 Wochen (1972–1976)

Tabelle 27.9. Keimspektrum bei Patienten mit Diabetes mellitus

Erreger bei Männern	[n]	[%]	Erreger bei Frauen	[n]	[%]
E. coli	57	21,2	E. coli	43	35,2
Enterokokken	48	17,9	Enterokokken	19	15,6
Klebsiella/Enterobacter	45	16,8	Klebsiella/Enterobacter	18	14,8
Proteus (+)	37	13,8	Proteus (+)	16	13,1
Staphylococcus aureus	26	9,7	Staphylococcus aureus	6	4,9
Pseudomonas aeruginosa	22	8,2	Pseudomonas aeruginosa	5	4,0
Proteus (−)	9	3,4	Proteus (−)	6	4,9
Sonstige	24	8,9	Sonstige	9	7,4
Stämme	268	−	Stämme	122	−

Tabelle 27.10. Keimspektrum bei Patienten mit harnsaurer Diathese

Erreger bei Männern	[n]	[%]	Erreger bei Frauen	[n]	[%]
E. coli	50	23,1	E. coli	57	36,3
Klebsiella/Enterobacter	40	18,5	Klebsiella/Enterobacter	21	13,4
Proteus (+)	37	19,1	Proteus (+)	21	13,4
Enterokokken	26	12,0	Enterokokken	19	12,1
Pseudomonas aeruginosa	22	10,2	Pseudomonas aeruginosa	15	9,5
Staphylococcus aureus	16	7,4	Staphyococcus aureus	10	6,3
Proteus (−)	7	3,2	Proteus (−)	9	5,7
Sonstige	18	8,3	Sonstige	5	3,2
Stämme	216	−	Stämme	157	−

Tabelle 27.11. Keimspektrum bei Patienten mit malignen Tumoren

Erreger bei Männern	[n]	[%]	Erreger bei Frauen	[n]	[%]
E. coli	63	26,2	E. coli	47	39,4
Klebsiella/Enterobacter	41	17,1	Klebsiella/Enterobacter	21	17,8
Enterokokken	39	16,2	Enterokokken	17	14,4
Proteus (+)	32	13,3	Proteus (+)	11	9,3
Staphylococcus aureus	25	10,4	Staphylococcus aureus	7	5,9
Pseudomonas aeruginosa	21	8,7	Pseudomonas aeruginosa	5	4,2
Proteus (–)	6	2,5	Proteus (–)	4	3,4
Sonstige	13	5,4	Sonstige	6	5,1
Stämme	240	–	Stämme	118	–

Tabelle 27.12. Altersverteilung der infizierten Patienten (1973–1976)

Alter der Patienten [Jahre]	Anzahl [n]	Anteil [%]	Spontan	Iatrogen	Autogen + Allogen	Wechsel- infektion
0–10	9	0,7	7	2	0	1
10–20	38	3,0	24	6	8	6
20–30	77	6,2	48	16	13	6
30–40	110	8,4	70	21	19	12
40–50	119	9,6	69	23	27	13
50–60	180	14,5	111	34	35	22
60–70	334	28,8	231	68	35	42
70–80	301	24,2	217	64	20	37
80–90	76	6,1	59	15	2	5
–	1244	100	836	249	159	144

Tabelle 27.13a. Endokarditisprophylaxe. (Nach Empfehlungen der American Heart Association 1990; Frank u. Daschner 1996)

Erkrankung	Erreger	Prophylaxe	Bemerkungen
Abakterielle Endokarditis Nach rheumatischem Fieber, rheumatischer Chorea, rheumatischem Herzvitium (auch bei künstlichen Herzklappen), insbesondere bei Patienten mit niedrigem sozioökonomischen Status, Eltern junger Kinder, Lehrer, Ärzte, Krankenschwestern, Soldaten	A-Streptokokken (Antigene)	Benzathin-Penicillin G i.m. 1,2 Mio. I.E. alle 4 Wochen bzw. Penicillin V 600 000 I.E./Tag, verteilt auf 2 Dosen p.o. bzw. bei Erythromycin (2mal 250 mg/Tag p.o.) lebenslang (wenigstens 5 Jahre)	Kinderdosen: 1mal 600 000 I.E. Benzathin-Penicillin i.m. (<25 kg) 1mal/Monat; 2mal 200 000 I.E./Tag Penicillin V p.o. (<25 kg); <25 kg wie Erwachsene Penicillinallergie: 25 mg/kg KG/Tag Erythromycin, Cephalexin, verteilt auf 2 Tagesdosen
Bakterielle Endokarditis Bei kongenitalen Herzviten (nicht Vorhofseptumdefekt), rheumatischen und erworbenen Herzvitien, Mitralklappenprolaps	A-Streptokokken, Viridans-Streptokokken	Schema A oder B (bei Penicillinallergie Schema C)	Bei allen Eingriffen an Zähnen, die zu Gingivablutungen führen (z. B Extraktion), chirurgischen Eingriffen, Biopsien oder Endoskopien mit starren Instrumenten am oberen Respirationstrakt (z.B. Tonsillektomie, Adenotomie)
	Enterokokken, Streptokokken	Schema D (bei Penicillinallergie Schema F)	Chirurgische oder instrumentelle Eingriffe im Urogenitaltrakt oder Gastrointestinaltrakt
Bakterielle Endokarditis Bei künstlichen Herzklappen	Staphylococcus epidermidis, Streptokokken	Schema D (bei Penicillinallergie Schema E)	Bei allen Eingriffen an Zähnen, die zu Gingivablutungen führen (z.B. Extraktion), chirurgischen Eingriffen, Biopsien oder Endoskopien mit starren Instrumenten am oberen Respirationstrakt (z.B. Tonsillektomie, Adenotomie)
	Enterokokken, Streptokokken	Schema D (bei Penicillinallergie Schema F)	Chirurgische oder instrumentelle Eingriffe im Urogenitaltrakt oder Gastrointestinaltrakt

Tabelle 27.13 b. Schemata zur Endokarditis-Prophylaxe bei Erwachsenen

Schema A	Ampicillin, 2 g i.m. oder i.v., 1/2–1 h vor Eingriff, dann Ampicillin, 1 g i.m. oder i.v. nach 6 h oder Amoxicillin, 1,5 g p.o. nach 6 h
Schema B	Amoxicillin, 3 g p.o., 1 h vor Eingriff, dann Amoxicillin, 1,5 g p.o. nach 6 h
Schema C	Erythromicin, 1 g p.o., 2 h vor Eingriff, dann Erythromycin, 500 mg oral nach 6 h oder Clindamycin, 300 mg p.o., 1 h vor Eingriff, dann Clindamycin, 150 mg p.o. nach 6 h oder Clindamycin, 300 mg i.v., 1/2 h vor Eingriff, dann Clindamicyn, 150 mg i.v. oder p.o. nach 6 h
Schema D	Ampicillin, 2 g i.m. oder i.v., plus Gentamicin 1,5 mg/kg KG i.m. oder i.v., 1/2 h vor Eingriff und 8 h später; alternativ zur 2. Dosis auch: Amoxicillin, 1,5 g p.o. nach 6 h
Schema E	Vancomycin, 1 g i.v. (langsam über 1 h) 1 h vor Eingriff; keine 2. Dosis erforderlich
Schema F	Vancomycin, 1 g i.v. (langsam über 1 h) plus Gentamicin, 1,5 mg/kg KG i.m. oder i.v., 1 h vor Eingriff und 8 h später, alternativ zur 2. Dosis auch: Amoxicillin, 1,5 g p.o. nach 6 h

Tabelle 27.14. Symptome postoperativer Infektionen. Diese Symptome können einzeln oder in Verbindung auftreten und müssen unbedingt Anlaß für eine umfangreiche klinische Diagnostik sein!

a	Laborchemische Veränderungen wie Leukozytose, Thrombozytopenie und Anstieg der harnpflichtigen Substanzen (Kreatinin, Harnstoff)
b	Funktionsstörungen einzelner Organsysteme
c	Fieber über 38,5 °C länger als 3 Tage
d	Vigilanzschwankungen (Eintrübung)
e	Veränderungen in den Drainagesekreten

Tabelle 27.15. Postoperatives Fieber. (Nach Müller 1993)

Intra- oder perioperatives Fieber	Septische Operation, Atelektase, Bluttransfusion, neurochirurgische Operation, maligne Hyperthermie
Fieber innerhalb der ersten 2 Tage	Nekrotisierende Wunden, Atelektase, Bluttransfusion
Fieber am 2.–4. postoperativen Tag	Infekt des i.v.-Zugangs, Harnwegsinfekt, Pneumonie, Atelektase, Lungenembolie, Phlebitis
Fieber am 5.–10. postoperativen Tag	Wundinfektion, Wunddehiszenz, Serom, Harnwegsinfekt, Infekt des i.v.-Zugangs, Phlebitis, Pneumonie, Empyem, Lungenembolie, primär verkannte oder übersehene Verletzungen, Fremdkörper

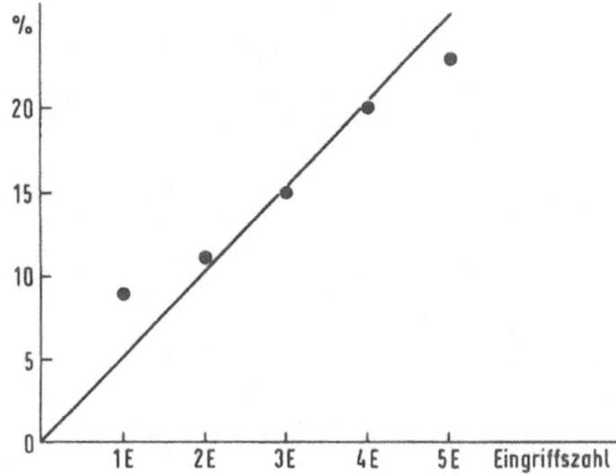

Abb. 27.2. Risiko einer Wechselinfektion in Abhängigkeit von der Eingriffszahl 1972–1976

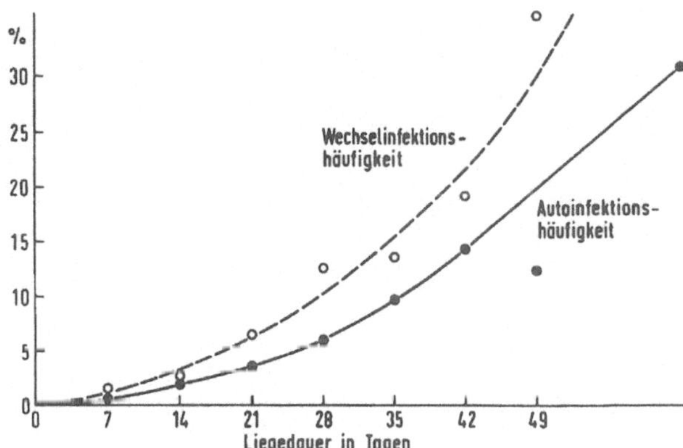

Abb. 27.3. Wahrscheinlichkeit für das Auftreten von Wechsel- und Autoinfektionen in Abhängigkeit von der Liegedauer (1972–1976)

Literatur

Daschner F, Anding K (1992) Hygiene in der Chirurgie. Jahrbuch der Chirurgie, Biermann

Frank V, Daschner F (1996) Infektiöse Endokarditis. In: Roskamm H, Reindell H (Hrsg) Herzkrankheiten. Springer, Berlin Heidelberg New York

Geroulanos S, Attinger B (1991) Hospitalinfektion, Risiken und Konsequenzen. Schw Rundsch Med Prax 80 (12): 291–296

Haschek H, Schmidtbauer CP (1984) Probleme des bakteriellen Hospitalismus. Z Urol Nephrol 77 (7): 385–390

Hofstetter A, Schilling A (1984) Harnwegsinfektionen durch infektiösen Hospitalismus (nosokomialen Infektionen). Urologe A 23: 134–140

Hofstetter A, Staehler G, Sonnenburg FV, Eisenberger F (1976) Änderung der Empfindlichkeit von Harnkeimen auf Antibiotika. Infection 4: 42–48

Müller M (1993) Chirurgie für Studium und Praxis. Medizinischer Verlags- u Informationsdienst, Breisach

Panknin H-T, Naber KG (1997) Nosokomiale Infektionen in der Urologie unter besonderer Berücksichtigung der Prävention von Harnwegsinfektionen und Wundinfektionen. Med Dialog 3: 1–9

Porpaczy P, Schmidtbauer CP (1982) Bacterial nosocomial infections in urology: nosocomial urinary tract infections. Wien Klin Wochenschr 94 (9): 235–240

Rutledge KA, McDonald P (1985) Cost of treating simple nosocomial urinary tract infection. Urology 27 (Suppl): 24–26

Schmidtbauer CP, Porpaczy P (1982) Bakterielle nosokomiale Infektionen in der Urologie: verzögerte Wundheilung. Wien Klin Wochenschr 94 (9): 231–235

Grundlagen der Qualitätssicherung in der Krankenhaushygiene

H.-J. Knopf

INHALTSVERZEICHNIS

Seit der Umsetzung des Gesundheitsreformgesetzes (GRG) von 1989 und des Gesundheitsstrukturgesetzes (GSG) von 1993 hat sich die Krankenhauslandschaft grundlegend verändert. Struktur und Qualität der Krankenhausleistungen müssen sich stärker als je zuvor an Wirtschaftlichkeit und Rentabilität messen lassen. Durch Einführung neuer Vergütungsformen (z. B. Fallpauschale, Sonderentgelt etc.) und Aufhebung des Selbstkostendeckungsprinzips sind die Kliniker gefordert, in bisher nicht gekanntem Ausmaß betriebswirtschaftlich zu denken. Qualitätssichernde Maßnahmen – ihre Bedeutung ergibt sich u.a. aus diesen ökonomischen Handlungszwängen – sollen dazu dienen, durch Standardisierung Krankenhausleistungen auf allen Ebenen vergleichbar zu machen. Im Rahmen der Qualitätssicherung spielt die Krankenhaushygiene eine herausragende Rolle, denn Hygienestandards durchdringen quasi den gesamten Krankenhausbetrieb und sind auf allen Hierarchieebenen und in allen Funktionsbereichen zu berücksichtigen. In Anlehnung an den Qualitätsbegriff der *Deutschen Gesellschaft für Qualität und Qualitätssicherung* kann man Qualität im Krankenhauswesen als die „Gesamtheit von Eigenschaften der medizinischen Dienstleistung, die eine optimale Patientenversorgung gewährleisten" definieren. Kenntnisse der Rahmenbedingungen qualitätssichernder Maßnahmen in der Krankenhaushygiene sind unabdingbar für jeden klinisch Tätigen, denn erst sie ermöglichen die Wahrnehmung eigener Ansprüche an die Krankenhaushygiene, und sie zeigen auch die Abhängigkeiten bei der Realisierung eigener hygienischer Standards.

Nach § 137 des Sozialgesetzbuches (SGB) V sind die nach § 108 bzw. § 111 zugelassenen Krankenhäuser bzw. Vorsorge- und Rehabilitationseinrichtungen gesetzlich verpflichtet, sich an Maßnahmen zur Qualitätssicherung zu beteiligen. Diese Verpflichtung bezieht sich auf die Qualität der Behandlung, der Versorgungsabläufe und der Behandlungsergebnisse. Sie sind so zu gestalten, daß vergleichende Prüfungen ermöglicht werden. Das Nähere wird für Krankenhäuser auf Landesebene nach § 112 SGB V geregelt. Die nach diesem Paragraphen geschlossenen Verträge regeln „Verfahrens- und Prüfungsgrundsätze für Wirtschaftlichkeits- und Qualitätsprüfungen".

Grundlegendes Element jeglicher Qualitätssicherung sind Standards, denn nur sie ermöglichen die oben geforderte Vergleichbarkeit z. B. diagnostischer und therapeutischer Leistungen. Die Festlegung dieser Standards liegt bei übergeordneten Stellen (z. B. Robert-Koch-Institut), Ärztekammern, medizinischen Berufsorganisationen, wissenschaftlichen Fachgesellschaften sowie internen Krankenhausgremien, wie z.B. der Hygienekommission. Weitere Elemente sind der Einsatz einheitlicher Meßinstrumente und -verfahren sowie die Schaffung einheitlicher Dokumentationssysteme.

Als Fundament unseres hygienischen Tuns ist die „Richtlinie für Krankenhaushygiene und Infektionsprävention" des Robert-Koch-Instituts (RKI) anzusehen. In dieser Richtlinie werden die erforderlichen hygienischen Maßnahmen zur Erkennung, Verhütung und Bekämpfung nosokomialer Infektionen definiert. Unter einer nosokomialen Infektion verstehen wir nach der Richtlinie „jede durch Mikroorganismen hervorgerufene Infektion, die im kausalen Zusammenhang mit einem Krankenhausaufenthalt steht, unabhängig davon, ob Krankheitssymptome bestehen oder nicht". Auf der Basis der zugrundeliegenden Gesetze und Verordnungen (s. Übersicht) werden die erforderlichen Maßnahmen zur Erkennung von Krankenhausinfektionen definiert.

Verhütung und Bekämpfung von Krankenhausinfektionen werden durch funktionell-bauliche, durch betrieblich-organisatorische Maßnahmen sowie durch hygie-

---

Rechtliche Grundlagen der Richtlinie zur Krankenhaushygiene und Infektionsprävention des Robert-Koch-Instituts

- Bundesseuchengesetz (Bseuch) vom 18.07.1961 §§ 3, 8, 10
- 3. Durchführungsverordnung (DVO) zum Gesetz über die Vereinheitlichung des Gesundheitswesens vom 30.03.1935 §§ 47, 50, 59
- Reichsversicherungsordnung (RVO) §§ 708 ff.
- Zivil- und strafrechtliche Normen, die grundsätzlich eine Schädigung an Leib und Leben etwa infolge Nichtbeachtens anerkannter Regeln der Hygiene verbieten
- Landeskrankenhausgesetze, soweit sie einschlägige Vorschriften enthalten
- Rechtsverordnungen über Anlage, Bau und Einrichtung von Krankenhäusern (nicht in allen Bundesländern)
- Generalbestimmungen über Gefahrenabwehr in den jeweiligen Ordnungsgesetzen der Länder (z. B. Polizeiverwaltungsgesetz)

nische Maßnahmen in Versorgungs- und technischen Bereichen gefordert. Abschließend werden Maßnahmen zur Desinfektion und Sterilisation erörtert.

Juristisch gesehen ist die RKI-Richtlinie als Sachverständigenempfehlung aufzufassen, eine rechtliche Verbindlichkeit im Sinne eines Gesetzes kommt ihr primär nicht zu. Bei zivil- und strafrechtlichen Auseinandersetzungen ist ihr eine gewisse Rechtsqualität allerdings nicht abzusprechen.

28.2 Ziele qualitätssichernder Maßnahmen in der Krankenhaushygiene

Die in der RKI-Richtlinie geforderten hygienischen Maßnahmen sind als *Instrumente der Qualitätssicherung* aufzufassen und dienen primär der
- Erkennung und Beseitigung von Infektionsrisiken,
- Ermittlung von Infektionswegen und -quellen,
- Kontrolle von Reinigungs-, Desinfektions-, Sterilisations- und anderen hygienischen Maßnahmen.

Hieraus ergeben sich folgende *Problemstellungen* für qualitätssichernde Maßnahmen in der Krankenhaushygiene:
- Schutz von Patienten und Mitarbeitern vor nosokomialen Infektionen,
- Erkennung und Behandlung von Patienten mit nosokomialen Infektionen,
- Behandlung von Patienten mit nicht-nosokomialen Infektionen,
- Schutz vor Infektionen durch oder für Besucher.

Die aus den Problemkreisen resultierenden *Ziele der Krankenhaushygiene* bestehen deshalb primär darin,
- die Rate nosokomialer Infektionen auf das „unvermeidliche Minimum" zu senken,
- die Patienten mit Infektionen (nosokomial und nicht-nosokomial) optimal zu betreuen,
- die Gefährdung von oder durch Patienten, Mitarbeiter und Besucher für andere auszuschließen,
- die Gefährdung von Patienten, Mitarbeitern und Besuchern durch Krankenhausleistungen auszuschließen (z.B. Küche).

Vor dem Hintergrund der in der Einleitung angesprochenen wirtschaftlichen Sachzwänge ist zu gewährleisten, daß alle hierfür erforderlichen Hygienemaßnahmen nur mit *vertretbarem personellem, materiellem und finanziellem Aufwand* durchführbar sind.

28.3 Nosokomiale Infektionen

Bevor grundlegende Probleme der Qualitätssicherung besprochen werden können, sollte man sich die medizinischen, ökonomischen und sozialen Dimensionen nosokomialer Infektionen verdeutlichen.

Medizinische Problematik. Berücksichtigt man nationale und internationale Studien der letzten Jahre, erscheinen Prävalenzraten nosokomialer Infektionen zwischen 4 und 10% realistisch. Bei bis zu 15 Mio. Krankenhauspatienten/Jahr bedeutet dies, daß zwischen 600 000 und 1,5 Mio. Patienten eine krankenhausbedingte Infektion erleiden. Diese Infektionen verursachen einen beträchtlichen Mehraufwand an Diagnostik und Therapie. Das Armentarium dieser Maßnahmen kann dabei in Abhängigkeit vom vorliegenden Krankheitsbild gewaltig variieren. Hinzu kommt, daß nach eher vorsichtigen Schätzungen nosokomiale Infektionen in ca. 1% aller Todesfälle die Haupttodesursache darstellt und daß in weiteren 3% eine nosokomiale Infektion maßgeblich mitbeteiligt war.

Ökonomische Problematik. Durch den erhöhten diagnostischen und therapeutischen Einsatz, die verlängerte Liegedauer, auftretende Dauerschäden, verlängerte Arbeitsunfähigkeit, Berentungen etc. entsteht der Versichertengemeinschaft jährlich über 1 Mia. DM an Mehrausgaben.

Soziale Problematik. Durch die verlängerte Hospitalisierung werden die Patienten dem sozialen Umfeld über längere Zeit entzogen. Der Verlust oder die Einschränkung sozialer Bindungen führt insbesondere bei Kindern und älteren Patienten zu Verhaltensstörungen. Bei Kindern zeigen sich gehäuft aggressive oder depressive Tendenzen; beim alten Patienten findet sich das bekannte Durchgangssyndrom, häufig in Verbindung mit rapidem körperlichem Verfall.

28.4 Verantwortung in der Krankenhaushygiene

Die Gesamtverantwortung für die Krankenhaushygiene lag nach der alten BGA-Richtlinie beim Ärztlichen Leiter. Dies ist unter dem Aspekt der Qualitätssicherung nicht mehr akzeptabel. Da nach § 112 SGB V Verfahrens- und Prüfungsgrundsätze für Wirtschaftlichkeits- und Qualitätsprüfungen vertraglich zwischen den Landesverbänden der Krankenkassen und der Landeskrankenhausgesellschaft oder mit den Vereinigungen der Krankenhausträger geregelt werden sollen, ist die Hygieneverantwortung im Sinne der Qualitätssicherung bei der Krankenhausleitung anzusiedeln, denn nach § 137 SGB V muß diese die Durchsetzung der Krankenhaushygiene hinsichtlich Behandlung, Versorgungsabläufe und Behandlungsergebnisse verantworten.

Prinzipiell ist zunächst jeder für sein hygienisches Verhalten selbst verantwortlich. Ist der Betreffende hierzu nicht ausreichend befähigt, kann er bestimmte Aufgaben nicht übernehmen, ansonsten besteht die Gefahr eines Übernahmeverschuldens.

Für den ärztlichen Bereich sollte bei selbständigen Abteilungen die organisatorische Verantwortung auf Chefarztebene liegen. Dies scheint insbesondere im Hinblick auf das GSG und die damit verbundene Budgetverantwortung sinnvoll. Hiermit verbunden ist allerdings, daß der Abteilungsleiter alle hygienerelevanten Anordnungen etc. zur Kenntnis bringt, ansonsten besteht die Möglichkeit eines Organisationsverschuldens.

Die konkrete *Erarbeitung von Hygienestandards* durch Hygienepläne, Hygiene- und Dienstanweisungen etc., deren *Durchsetzung* und *Überwachung* liegt bei der Hygienekommission. Unter Leitung des Ärztlichen Direktors gehören ihr eine Reihe von Personen an (s. Übersicht), die letztlich alle die für die Belange der Krankenhaushygiene relevanten Bereiche verantwortlichen Mitarbeiter vereinigt.

> **Zusammensetzung der Hygienekommission (Minimum)**
>
> - Ärztlicher Leiter
> - Verwaltungsleiter
> - Pflegedienstleitung
> - Hygieniker
> - Hygienebeauftragter Arzt
> - Hygienefachkraft
> - Technischer Dienst

28.5 Qualitätsmerkmale

Die Erstellung von Hygienestandards muß sich an bestimmten Qualitätsmerkmalen orientieren, die wir als Struktur-, Prozeß- und Ergebnisqualität bezeichnen.

28.5.1 Strukturqualität

Unter Strukturqualität verstehen wir die Summe aller Eigenschaften des Leistungserbingers. Hierzu zählen baulich-funktionelle, technisch-medizinische, personelle, organisatorische und ökonomische Mittel und Ressourcen ebenso wie die Schaffung von Aus-, Weiter- und Fortbildungsmöglichkeiten. Die Strukturqualität bildet also die Rahmenbedingungen, in der die Erbringung von Qualität einerseits ermöglicht, andererseits aber auch limitiert wird.

Qualitätssicherung und -erbringung in der Hygiene kann nur realisiert werden, wenn dafür die erforderlichen Rahmenbedingungen vorhanden sind oder geschaffen werden. Die Voraussetzungen einer adäquaten Strukturqualität sind primär vom „Krankenhaus" (Krankenhausträger, -leitung) zu erbringen.

Bezogen auf das Hygienemanagement bedeutet Strukturqualität damit:

- die Etablierung von Entscheidungs- und Kompetenzebenen (z.B. Hygienekommission) sowie eine klare Aufgabendefinition (organisatorisch),
- Vorhaltung adäquat ausgestatteter Räumlichkeiten (baulich-funktionell),
- Ausrüstung mit hochwertigen technisch-medizinischen Produkten in ausreichender Zahl (technisch-medizinisch),
- eine qualitativ und quantitativ angemessene personelle Ausstattung, die den täglichen Anforderungen genügt (personell).

Mittel und Ressourcen sind so einzusetzen, daß diese Voraussetzungen zur Umsetzung hygienischer Maßnahmen erfüllt werden. Ist dies nicht der Fall, müssen bei der Umsetzung hygienerelevanter Maßnahmen Abstriche gemacht werden.

28.5.2 Prozeßqualität

Die Prozeßqualität bezieht sich auf die Organisation und Umsetzung von Arbeitsabläufen, die die Dienstleistung Krankenhaushygiene überhaupt ermöglichen. Diese Abläufe werden durch Handlungsanleitungen in Form von Hygieneplänen, Hygiene- und Dienstanweisungen etc. definiert. Diese Handlungsanleitungen standardisieren somit alle Hygienemaßnahmen und machen sie vergleichbar. Die Güte der Prozeßqualität hängt deshalb entscheidend von der Kompetenz der Hygienekommissionen ab, die diese Standards unter Berücksichtigung der oben genannten Richtlinien, Gesetze und fachspezifischen Empfehlungen für ihre Ansprüche definieren müssen. Ein weiteres wichtiges Merkmal der Prozeßqualität ist der Umgang mit den Standards. Hygienestandards können nur effektiv und effizient angewendet werden, wenn sie allen Beteiligten bekannt sind. Sie müssen jederzeit verfügbar sein (Station, OP etc.), sie müssen verständlich, einsichtig und zielgerichtet formuliert sein. Ist dies nicht der Fall, muß bei juristischen Auseinandersetzungen ein Organisationsverschulden seitens des Krankenhauses oder des Abteilungsleiters etc. angenommen werden.

28.5.3 Ergebnisqualität

Die Ergebnisqualität ist für den Kliniker das entscheidende Kriterium seiner Arbeit. Sie läßt sich definieren durch die Effektivität und Effizienz unserer diagnostischen und therapeutischen Maßnahmen. Unter dem Aspekt der Hygiene bedeutet Effektivität, daß die Rate nosokomialer Infektionen auf das unvermeidliche Minimum gedrückt wird. Die Effizienz ergibt sich aus dem materiellen und personellen Einsatz, der für dieses Ziel erbracht werden mußte. Diese Abhängigkeit des Klinikers von vorgegebenen Strukturen, ökonomischen Zwängen, verfügbaren Ressourcen etc. zeigt ganz deutlich, daß die Ergebnisqualität nicht nur vom Kliniker selbst, sondern ganz entscheidend auch von der vorhandenen Struktur- und Prozeßqualität beeinflußt wird.

Durch die Beurteilung der Effizienz und Effektivität unserer Hygienemaßnahmen ergibt sich primär die Möglichkeit einer Erfolgskontrolle. Hierdurch ist es möglich, Mittel und Ressourcen sinnvoll und ökonomisch zu nutzen. Sekundär können aber auch Abweichungen vom Standard frühzeitig erkannt werden. Die Analyse dieser Abweichungen kann Änderungen der Struktur- oder Prozeßqualität nach sich ziehen, die ihrerseits wieder zur Steigerung der Ergebnisqualität führen. Ergebnisqualität ist also wie die Prozeßqualität als dynamischer Prozeß aufzufassen, der sich unter verschiedenen Einflüssen ständig verändern kann bzw. Veränderungen auslöst.

28.6 Instrumente qualitätssichernder Maßnahmen

Welche Instrumente stehen uns nun zur Verfügung und welche limitierenden Parameter sind bei der Umsetzung qualitätssichernder Maßnahmen zu beachten? Chancen und Gefahren für den klinisch Tätigen ergeben sich aus dem Qualitätsbegriff selbst, denn Qualität ist keine starre Größe, sondern relativ und planbar. Es sind Zeit- und Kostenfaktoren zu berücksichtigen. Qualität muß prüfbar sein, erfaßt und bewertet werden können. Hygiene als globales Krankenhausproblem darf deshalb nicht zu pauschalen Hygienemaßnahmen verleiten, sondern sie muß fachspezifische Anforderungen und Bedürfnisse berücksichtigen. Hieraus ergibt sich, daß Qualitätssicherung in der Hygiene unter 2 Aspekten zu sehen ist:
1. unter allgemeinen klinisch-praktischen Gesichtspunkten und
2. unter fachspezifischen (berufspolitischen) Optionen.

28.6.1 Hygienestandards

Sie erlauben die methodische und strukturierte Umsetzung formulierter Handlungs-
anweisungen, erhöhen die Sicherheit für Patienten und Mitarbeiter und wirken moti-
vierend. Hygienestandards sind zu formulieren für die Durchführung

- operativer Eingriffe (offen, transurethral, perkutan, minimal-invasiv),
- spezifisch urologischer invasiver Eingriffe (suprapubische Fisteln, Dauerkatheter),
- invasiv-diagnostischer Maßnahmen und
- spezieller pflegerischer Maßnahmen.

Urologen sollten aktiv bei der Erstellung dieser Standards in den Hygienekommissionen mitarbeiten, um für spezifisch urologische Ansprüche adäquate Verhältnisse zu schaffen (Prozeßqualität!). Inwieweit diese Standards von den allgemeinen Rege-
lungen abweichen, ist individuell von den bestehenden Strukturen abhängig zu
machen (Strukturqualität!).

Die berufspolitische Option ist darin zu sehen, daß langfristig Hygienenormen
und -standards für spezifisch urologische Probleme von den entsprechenden Gremien
ausgearbeitet und verbindlich vereinbart werden sollten. Diese Standards könnten
dann jedem urologisch tätigen Kollegen als Grundlage seiner diagnostischen und therapeutischen Maßnahmen dienen. Im Rahmen seiner Entscheidungs- und Verant-
wortungskompetenz sind natürlich jederzeit Abweichungen möglich.

Wie wichtig die Mitarbeit bei diesen Prozeßqualitätsentscheidungen sein kann,
ergibt sich auch bei der Berücksichtigung von *Zeit- und Kostenfaktoren*. Qualität in der
Hygiene bedeutet immer Mehrausgaben durch erhöhte Personal- und Sachkosten. Bei
pauschalierten Hygieneplänen besteht aber immer die Gefahr entweder übertriebener,
unsachgemäßer oder unzureichender Hygienemaßnahmen. Beides bedeutet einen
Kostenanstieg mit entsprechender Beeinflussung des Budgets.

28.6.2 Therapiestandards

Therapiestandards können durchaus als Bestandteil von Hygienestandards angesehen
werden. Die Behandlung nosokomialer Infektionen mit Antibiotika bzw. Chemotherapeutika ist als Beispiel eines Therapiestandards auch im Rahmen krankenhaushy-
gienischer Maßnahmen zu sehen. Die Problematik multiresistenter Erreger ist u.a.
Folge der in den vergangenen Jahren unkritischen Anwendung antimikrobieller Phar-
maka. Durch das zur Verfügung stehende Arsenal der entsprechenden Verbindungen
schien eine differenzierte Anwendung bei Infektionen nicht erforderlich zu sein, da
neuere, „bessere" Medikamente immer wieder auf den Markt kamen. Hierdurch
schraubten sich die Anforderungen an biologische und pharmakologische Eigenschaften immer höher.

Nach eigenen Erfahrungen reichen 5–6 Standardantibiotika aus, um über 95%
aller Infektionen sicher zu therapieren. Für die adäquate Auswahl ist natürlich die
Kenntnis der Resistenzlage und der Erregerverteilung unverzichtbar. Schriftlich for-
mulierte Indikationsschemata, Standards über die routinemäßige Behandlung der
gängigen Infektionen, über Kurzzeitbehandlungen und über die perioperative Prophylaxe runden die Qualitätssicherung in diesem Bereich ab. Der praktische Nutzen

dieses Systems ergibt sich aus der hohen Anwendungssicherheit für den Arzt und den Patienten. Auch für junge Kollegen ist er überschaubar. Die Wirtschaftlichkeit resultiert aus der straffen Indikationsstellung mit vorgegebener Applikationsform, Dosierung und Behandlungsdauer. Antibiotika bzw. Chemotherapeutika, die nicht zur Standardmedikation gehören, sollten nur auf Sonderanforderung erhältlich sein.

28.6.3 Erfassung hygienisch relevanter Daten

Um unsere Ergebnisqualität vergleichbar machen zu können, müssen wir auf *Prüfbarkeit, Erfassung und Bewertung* unserer Qualitätsstandards drängen. Hier bestehen zur Zeit die größten Probleme. Die verfügbaren Daten über hygienerelevante Fragestellungen basieren auf Erfahrungen einzelner Abteilungen. Meistens werden Inzidenz und Prävalenz z. B. nosokomialer Infektionen im Rahmen allgemeiner Morbiditätserhebungen beurteilt. Effektivität und Effizienz einer Antibiotikaprophylaxe werden in der Regel im Rahmen sog. Antibiotikastudien beurteilt. Diese Studien lassen sich häufig nicht vergleichen und die Fallzahlen orientieren sich unter Berücksichtigung der statistischen Auswertbarkeit oft an der notwendigen Untergrenze. Fragestellungen zu Desinfektionstechniken, Abdeckungsmodalitäten, zur Notwendigkeit bestimmter Schutzmaßnahmen z.B. bei endoskopischen Eingriffen spielen eine untergeordnete Rolle.

Das praktische Problem ist die Datenerfassung selbst, denn

- welche Daten sollen erfaßt werden,
- wer soll die Daten erheben,
- wie sollen die Daten erhoben werden?

Eine grobe Datenerhebung, die auf der Analyse des eingesandten Materials der jeweiligen Klinik beruht, kann durch Infektionsstatistiken vom Hygieniker geleistet werden. Im Zeitverlauf lassen sich so Erkenntnisse über Keimspektrum, Keimverteilung, Resistenzlage bzw. Resistenzverschiebung machen. Diese Daten lassen aber keine Aussagen zu über die Häufigkeit nosokomialer Infektionen, die Art des Eingriffs, der Räumlichkeiten, der Operateure etc. Hier hat die Datenerfassung vor Ort zu erfolgen. Eine vollständige Erfassung aller Patienten ist illusorisch, da Zeit- und Personalaufwand in keinem Verhältnis zum Informationsgewinn stehen. Eine vernünftige Regelung besteht m. E. darin, daß man sich auf einzelne Eingriffe, wie z. B. die transurethrale Resektion der Prostata sowie auf die Erfassung aller diagnostizierten nosokomialen Infektionen beschränkt. Die Datenerhebung kann z.B. durch die Hygienefachkraft erfolgen. Eine andere Möglichkeit ist, daß Kollegen diese Aufgabe übernehmen. Die Auswertung der erhobenen Befunde erfolgt nach Eingabe in normale Datenbankprogramme. Es gibt inzwischen auch spezielle, kommerziell erhältliche Programme, die sich jedoch im Handling bisher nicht als sonderlich anwendungsfreundlich erwiesen. Letztlich ist es aber genausogut möglich, sich über eigene EDV-Mitarbeiter maßgeschneiderte Programme erstellen zu lassen.

28.6.4 Regelmäßige Kontrollen

Durch regelmäßige Kontrollen von hygienischen Maßnahmen, wie z. B. bei Verbandwechseln, chirurgischer und hygienischer Händedesinfektion, Abdecktechniken etc.

muß ein Bewußtsein für die Notwendigkeit hygienischer Maßnahmen geschaffen werden. Verstärkt wird die Wirkung solcher Kontrollen durch Abstriche an Händen und Kleidungsstücken des Personals.

28.6.5 Dokumentation

Der schriftlichen Fixierung der Anordnung sowie der Durchführung hygienischer Maßnahmen muß ein hoher Stellenwert beigemessen werden. Zum einen dient die Dokumentation der internen Kontrolle, zum anderen kann sie wichtig werden bei juristischen Auseinandersetzungen. Sie muß lückenlos und vollständig sein, denn nur so können Schwachstellen frühzeitig entdeckt und behoben werden.

28.7 Resümee

Qualitätssichernde Maßnahmen in der Krankenhaushygiene sind ein wichtiger Bestandteil unserer täglichen Arbeit. Da Krankenhaushygiene eine Gemeinschaftsleistung ist, werden wir als einzelner Fachbereich unseren Beitrag zu diesem komplexen Problem beitragen müssen. Wir sollten uns diesbezüglich aber nichts von den Hygienikern vorschreiben lassen, sondern mit den Hygienikern auf dem Boden der angesprochenen juristischen Grundlagen unsere Vorstellungen von Krankenhaushygiene für unsere Bedürfnisse selbst definieren.

Welchen Gewinn kann uns Qualitätssicherung in der Hygiene bringen?

Rechtssicherheit. Wenn wir in der Lage sind, Hygienestandards für spezifisch urologische Problemstellungen zu definieren und allgemeinverbindlich zu handhaben, wird sich jeder Urologe im Rahmen der gesetzten Standards frei bewegen können.

Ökonomisches Arbeiten. Effektivität und Effizienz unserer Tätigkeit wird dadurch gesteigert werden können, wenn es uns durch Standardisierung gelingt, Sinn oder Unsinn hygienischer Maßnahmen zu belegen. Dies wird nicht nur am primären Effekt einer Reduktion nosokomialer Infektionen zu erkennen sein, sondern auch sekundär durch eine verkürzte Liegedauer, verringerten diagnostisch/therapeutischen Aufwand etc.

Fachspezifische Selbständigkeit. Gerade die Urologen sehen sich vielfältigen Angriffen anderer Gesellschaften auf ihre Selbständigkeit ausgesetzt. Auch bei Fragestellungen zur Hygiene sollten Urologen Fachkompetenz beweisen, um sich vor unsinnigen Forderungen anderer Fachbereiche zu schützen. Dies ist nicht nur hinsichtlich der fachspezifischen Selbständigkeit erforderlich, sondern auch unter ökonomischen Gesichtspunkten unabdingbar (s. oben). Vor dem Hintergrund der rigiden politischen Verhältnisse und des anhaltenden Verteilungskampfes müssen wir in der Lage sein, unsere Auffassungen zu diesem Themenkomplex anhand eigener Daten und Erfahrungen sachlich vertreten zu können. Dies gilt übrigens nicht nur für die Hygiene.

Sachverzeichnis

Springer
und
Umwelt

Als internationaler wissenschaftlicher
Verlag sind wir uns unserer besonderen
Verpflichtung der Umwelt gegenüber
bewußt und beziehen umweltorientierte
Grundsätze in Unternehmens-
entscheidungen mit ein. Von unseren
Geschäftspartnern (Druckereien,
Papierfabriken, Verpackungsherstellern
usw.) verlangen wir, daß sie sowohl
beim Herstellungsprozess selbst als
auch beim Einsatz der zur Verwendung
kommenden Materialien ökologische
Gesichtspunkte berücksichtigen.
Das für dieses Buch verwendete Papier
ist aus chlorfrei bzw. chlorarm
hergestelltem Zellstoff gefertigt und im
pH-Wert neutral.

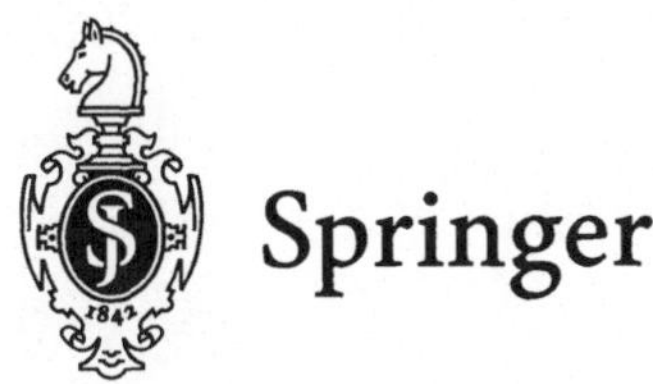